普通高等教育案例版系列教材

供预防医学类专业使用

案例版

毒理学基础

第2版

主　编　张爱华　蒋义国
副主编　徐德祥　刘起展　郑金平
编　委　（按姓氏笔画计算机排序）
王　华（安徽医科大学）　王　莹（锦州医科大学）
王大朋（贵州医科大学）　刘振中（川北医学院）
刘起展（南京医科大学）　刘晋宇（吉林大学）
农清清（广西医科大学）　李煌元（福建医科大学）
杨　萍（广州医科大学）　杨惠芳（宁夏医科大学）
何淑雅（南华大学）　余日安（广东药科大学）
余秋波（重庆医科大学）　汪春红（武汉大学）
张　巧（郑州大学）　张　荣（河北医科大学）
张文昌（福建医科大学）　张玉媛（蚌埠医学院）
张青碧（西南医科大学）　张艳淑（华北理工大学）
张爱华（贵州医科大学）　张增利（苏州大学）
范广勤（南昌大学）　林忠宁（厦门大学）
周显青（首都医科大学）　郑金平（山西医科大学）
赵秀兰（山东大学）　段志文（沈阳医学院）
洪　峰（贵州医科大学）　贾玉巧（包头医学院）
徐莉春（徐州医科大学）　徐德祥（安徽医科大学）
唐焕文（广东医科大学）　黄丽华（包头医学院）
曹　军（大连医科大学）　曹　毅（苏州大学）
蒋义国（广州医科大学）　鲁　彦（佳木斯大学）
裴秋玲（山西医科大学）　潘雪莉（贵州医科大学）
秘　书　马　璐（贵州医科大学）

科学出版社
北　京

郑重声明

图书在版编目（CIP）数据

毒理学基础 / 张爱华，蒋义国主编.—2 版.—北京：科学出版社，2016.8

ISBN 978-7-03-048547-2

Ⅰ. ①毒… Ⅱ. ①张… ②蒋… Ⅲ. ①毒理学-医学院校-教材 Ⅳ. ①R99

中国版本图书馆 CIP 数据核字(2016)第 123278 号

责任编辑：朱 华 / 责任校对：何艳萍 张小霞

责任印制：吴兆东 / 封面设计：陈 敬

科学出版社出版

北京东黄城根北街 16 号

邮政编码：100717

http://www.sciencep.com

北京中石油彩色印刷有限责任公司印刷

科学出版社发行 各地新华书店经销

*

2008 年 8 月第 一 版 开本：787×1092 1/16

2016 年 8 月第 二 版 印张：27

2025 年 7 月第八次印刷 字数：787 000

定价：99.00 元

（如有印装质量问题，我社负责调换）

前　言

毒理学（Toxicology）是研究有害因素（包括化学、物理、生物等因素）对生物系统毒性作用及其机制的基础学科，也是研究环境与健康以及安全性评价和风险评估的重要应用学科。其持续受到各国政府和相关国际组织的高度重视，在食品安全、药品安全、化学品安全、环境及公共卫生安全等方面发挥着至关重要的作用。

毒理学是公共卫生与预防医学的主干学科，亦是现代医学和药学等的重要基础学科。为了进一步贯彻落实教育部提出的深化教学改革、推进创新教育、加强教材建设的要求，同时为适应经济社会发展对毒理学科学和专业人才的需要，我们在第一版（案例版）教材已使用 8 年基础上于 2015 年 7 月至 2016 年 5 月完成了第 2 版《毒理学基础》（案例版）的补充与修订。本教材可供预防医学、药学、卫生检验、卫生管理、基础与临床医学等专业使用，也可供毒理学专业的研究生和其他相关专业人员参考使用。

本教材围绕经济社会发展和毒理学研究与应用的新形势和新需求，结合毒理学本科教学大纲、执业医师及研究生入学考试要求，在征求 30 余所高校师生对第一版教材意见或建议的基础上，收集和总结近年国内外毒理学和相关学科教材、专著及文献中毒理学最新进展，对第一版教材进行更新与完善。在教材编写上紧密围绕毒理学教学核心内容，坚持“三基”（基本理论、基本知识、基本技能）和“五性”（思想性、科学性、先进性、启发性、适用性）基本原则，注重巩固学生毒理学基础理论和技能的同时，力求反映毒理学最新进展。

本教材突出特点是以国内外典型案例导入为主线，教师可根据教学目的和授课对象选择不同的方式组织教学，力求使教学内容、教学形式更加丰富，并促进教与学的互动；同时通过案例分析和讨论加深学生对教学内容与知识点的理解，启发学生思维、激发学习兴趣，提高学生分析问题和解决问题的能力。另外，新增内容及进展能够反映国内外毒理学领域新问题和新成果，拓展学生对新问题、新知识、新技能的了解，启发学生自主创新思维和推进实践。为了培养和提高学生的综合分析能力及自主学习能力，本教材每章结尾列出3～5个综合思考题，书末提供了主要参考文献和中英文名词对照索引。

全书共分两部分23章，包括毒理学基础14章和靶器官毒理学9章，其中毒理学基础部分补充了三个章节的新内容。基于表观遗传毒理学在外源化学物致癌机制、复杂疾病发病机制以及安全性评价和风险评估中的作用日益突出，且在环境相关疾病的预防、早期诊断和治疗方面具有广阔应用前景，故新增"外源化学物表观遗传学作用"章节。另外，随着新材料和能源如纳米材料、放射性核素等的广泛应用，这些物质在发挥效益的同时，对人类健康和环境、生态的危害日渐增多，并成为学界和公众关注的热点公共卫生问题，为深化对上述有害因素的了解，推进风险管理，特增编"电离辐射与纳米材料的有害作用"章节。此外，鉴于毒理组学在毒作用机制研究、生物学标志确定、化学物等有害因素的毒性预测和转化应用方面已经发挥着越来越重要的作用，并在环境与健康风险评估中显示出良好应用前景，为更好地了解及应用其理论知识和技术，故增编"毒理组学"章节。

本教材在科学出版社的大力支持下，在国内30余所医学院校、40余名专家教授的共同努力下完成。借此机会，对他们为本教材付出的辛勤劳动和贡献表示崇高的敬意和衷心的感谢！由于我们的能力和水平有限，书中错误和不足难免，恳请广大师生、同行专家及其他读者不吝赐教和指正。

张爱华　蒋义国

2016年5月

目　录

第一部分　毒理学总论

第一章　绪　论

第一节　毒理学概述

毒理学（Toxicology）是研究外源有害因素（包括化学、物理、生物等因素）对生物体和生态系统的损害作用及其机制的基础学科，也是研究环境与健康以及安全性评价和风险评估的重要应用学科。现代毒理学主要包括描述毒理学（descriptive toxicology）、机制毒理学（mechanistic toxicology）和管理毒理学（regulatory toxicology）三个研究领域。

一、毒理学研究内容

毒理学是一门古老的科学，其起源可追溯到数千年前，但在漫长的年代中着重于描述中毒的表现。毒理学不同历史发展阶段的研究内容和任务不同，传统毒理学研究的是外源化学物（xenobiotics）对生物体的损害作用（adverse effects）；现代毒理学的基本任务是发现毒性、探讨机制、有效预防和科学管理。根据现代毒理学的研究内容和目的将其分为描述毒理学、机制毒理学和管理毒理学三个分支领域。描述毒理学的主要任务是对毒性的发现和描述，对外源有害因素的毒性做到“知其然”；机制毒理学是对毒作用机制的探讨，对外源有害因素的毒性做到“知其所以然”；而管理毒理学则是在描述毒理学和机制毒理学研究基础上，进行风险评估和风险管理，建立相应的基准值、阈限值，制定卫生标准或相关的法律法规，有的放矢的对外源有害因素进行科学管理。描述毒理学、机制毒理学和管理毒理学是一有机整体，三者相辅相成，研究内容各有侧重，共同构成现代毒理学研究的核心——安全性评价和风险评估，其在保障人类健康、保护环境与生态等方面发挥着重要作用。

（一）描述毒理学

描述毒理学是对有害因素的毒性进行描述及鉴定，包括定性描述（即是否引起健康危害）和定量描述（剂量-反应关系）两部分。其主要内容是利用毒理学原理与方法，设计合理的动物模型和细胞模型进行体内和体外毒理学试验，以得到有害因素的一般毒性和特殊毒性的参数和资料。对有害因素，除了进行毒理学试验外，尚需进行人群的暴露评估和健康风险评估，以便将实验结果合理地外推到人。此外，对于可能影响生物体系及生态环境的有害因素，还可采用水生生物（鱼、蚤类）、鸟类、陆栖动物和植物作为受试模型，研究该有害因素的毒性及其对环境和生态的影响。描述毒理学研究结果一方面能够为机制毒理学研究提供重要线索，促进机制毒理学的发展；另一方面还可为安全性评价和管理法规与措施的制定提供基础资料。

（二）机制毒理学

机制毒理学是在毒性描述和鉴定基础上，利用生物化学、细胞生物学、分子生物学、毒理基因组学（toxicogenomics）等方法，研究有害因素在机体内的生物转运与生物转化过程，及其与靶器官发生反应引起不良生物学改变的具体机制。

机制毒理学依据描述毒理学提供的毒性资料和相关理论知识，提出毒性机制假说，通过设计合理的试验，从生理、生化、细胞和分子层面识别和了解有害因素对生物系统产生损害作用的机制以验证假说。机制毒理学研究成果在毒理学的许多领域中均发挥着重要作用：在风险评估中可用于验证某些有害因素在实验动物中所观察到的某种不良结局；亦有助于排除有害因素在实验动物中的危害效应发生于人类的可能性；还可用于指导化学品的合理使用。此外，机制毒理学研究有利于发现敏感生物学标志，确定毒物或药物的作用靶点和新的治疗策略，设计和研发新的药物，筛查易感基因和易感个体，并可依据个体遗传特征对中毒和疾病进行有针对性和个性化的治疗；同时，还有助于促进生理学、药理学、细胞生物学和生物化学等基础学科的发展。

（三）管理毒理学

管理毒理学是毒理学的一门重要分支学科，是现代毒理学的重要组成部分，其主要任务是以描述毒理学和机制毒理学研究提供的有害因素的毒理学资料以及风险评估为依据，结合社会、经济、文化及其他有关因素，协助政府主管部门制定相应的法规条例、管理措施，确保化学品、药品和食品等安全进入人类生活环境，达到保护人群健康的目的。管理毒理学的引入，进一步突出了毒理学的应用性和管理职能。

管理毒理学是将毒理学的原理、技术和研究结果应用于外源化学物等有害因素的管理，以达到保护人类健康和保护生态环境免遭破坏的目的，是管理学和毒理学的交叉学科。管理毒理学工作者在描述毒理学和机制毒理学研究成果的基础上，制定了大量的人类生产和生活环境中化学物的环境基准和卫生标准，并协助政府对健康相关产品进行管理。20 世纪五十年代美国食品药品监督管理局（Food and Drug Administration，FDA）就实施了食品、药品和化妆品中化学物的安全性评价并对其进行规范管理。此后，其他发达国家和发展中国家陆续颁布有关药品、食品、化妆品、农药、杀虫剂和其他产品的法律法规和技术规范。目前，我国对药品、保健食品、化妆品和涉水产品的管理也走上了规范化、法制化的轨道。随着我国卫生法律体系的不断完善，毒理学工作者将在制定卫生标准，应对突发公共卫生事件，协助政府制定环境保护及社会发展规划，出台相应法律方面发挥越来越重要的作用。

根据毒理学在不同学科中的应用，还可以分为药物毒理学、环境毒理学、食品毒理学、工业毒理学、临床毒理学、法医毒理学、分析毒理学等。毒理学的发展与生命科学发展相辅相成，生命科学的新理论新技术推动了毒理学的发展，外源有害因素特异性毒作用研究也成为生命科学打开生命奥秘的工具和钥匙。随着人类生产活动和经济全球化，毒理学将不断地得到发展和创新。

二、毒理学研究方法

评价外源有害因素的毒性或探索已知疾病的环境病因，常用的毒理学研究方法包括体内试验（*in vivo* test）、体外试验（*in vitro* test）、人体观察（human toxicology）和流行病学研究（epidemiological study）。

（一）体内试验

也称为整体动物试验，指以实验动物为模型进行的毒理学试验，一般采用大鼠、小鼠、仓鼠、豚鼠、家兔、狗、猴等哺乳动物。在环境及生态毒理学研究中还可采用鸟类、昆虫、鱼类和其他水生生物。体内试验可用于急性毒性、亚慢性毒性、慢性毒性等一般毒性检测，也可用于致突变、致畸变和致癌等特殊毒性的研究。此外，还可以通过导入或敲除特定基因构建转基因动物模型，研究特定基因功能及其调控作用。体内试验是毒理学研究的基本方法，其结果原则上可以外推到人。但因体内试验影响因素较多，难以阐明外源有害因素的代谢通路和毒作用机制。

（二）体外试验

体外试验通常采用游离器官、细胞、细胞系、细胞器、生物模拟系统等进行的毒理学研究。体外试验可用于有害因素急性毒作用筛查、代谢转化过程及靶器官（细胞）毒性和毒作用机制研究。

1. 游离器官 采用脏器灌流术将含有某种有害因素的液体输入某一离体器官（如心、肺、肝、肾、脑、肠、胰等），观测一定时间内受试物对该器官的损害作用及其代谢情况。

2. 细胞 利用从动物或人的脏器新分离的原代细胞（primary cell）或经传代培养的细胞株（cell strain）和细胞系（cell line）进行试验。

3. 细胞器（organelle）将细胞匀浆离心分离成不同的细胞器或成分（如线粒体、溶酶体、内质网、微粒体、细胞骨架、细胞核等）用于试验。

体外试验可控性好，影响因素少。但体外试验系统缺乏整体动物毒物动力学过程，同时不能反映动物体温、血电解质浓度、细胞-细胞交互作用等，因此应根据实验研究的目的和要求，结合体内试验结果进行相互补充和验证。

（三）人体观察

通过对化学品、药品、食品、农药等急、慢性中毒病例的处理和治疗，可直接获得有关人体的毒理学资料；对新药、疫苗研发的临床试验，可直接提供其安全性评价或风险评估资料，确保新药的使用安全。

在可能的情况下，亦可选择志愿者进行非损害人体健康的受控试验。志愿者试验是在志愿者知情同意并且在不危及健康和不违背医学伦理前提下进行的小样本人群调查，如新药临床观察就是特定人群和特定条件下的志愿者试验。志愿者试验应该是受控试验，其所用的外源化学物或药物应经过毒理学试验研究和安全性评价，志愿者的暴露条件应为低剂量短时间暴露，且毒效应具有可逆性。志愿者试验可获得动物试验所不能得到的资料，减少动物试验结果外推到人的不确定性。

（四）流行病学研究

流行病学研究是以人群为直接观察对象，了解外源化学物等有害因素对人的毒性作用，为安全性评价和风险评估提供参考资料，为制定相关预防措施和安全限值提供依据。流行病学研究在环境危险因素与人类疾病因果关系的建立中发挥越来越重要的作用，一方面可以从因到果研究已知环境危险因素对人群健康的不利影响；另一方面还可以从果到因探索已知疾病的环境危险因素。在确定环境危险因素对人类健康影响的因果关系时需要的标准有：①关联的时间顺序："因"先于"果"；②关联的强度：有害因素对健康影响存在剂量-反应关系；③关联的合理性：具有实验室证据或具有生物学/理论上的合理性；④关联的一致性：研究结果可重复；⑤关联的特异性：原因与结局紧密相关。因此，充分结合毒理学试验和人群流行病学研究结果，才能阐明有害因素与人体毒效应之间的因果关系和作用机制，进而有效保障人群健康。

随着现代生物学技术的飞速发展，一些新的研究手段和方法在毒理学研究中得到充分应用。如芯片技术应用于体内或体外条件下分析有害因素引起的全基因谱或蛋白谱表达改变；代谢组学技术用于分析有害因素造成的机体代谢谱的改变；定量结构-活性关系（quantitative structure activity relationship，QSAR）、计算机和生物信息学技术则可在已有毒理学数据资料的基础上，进行结构活性分析、分子模拟、毒性预测和药物设计。毒理学研究方法与技术手段的不断完善，进一步促进了描述毒理学、机制毒理学及管理毒理学的发展。相信在未来的毒理学研究中，现代生物技术、生物信息学技术、"组"学技术以及系统生物学技术会得到越来越广泛的应用，使毒理学对毒性描述更为细致，机制研究更为透彻，毒理管理更为科学。

三、毒理学的应用

随着毒理学研究范畴的不断拓展，毒理学的理论和技术在有害因素安全性评价、风险评估、风险管理与交流方面，已发挥越来越重要的作用。

（一）安全性评价

毒理学安全性评价（safety evaluation）主要通过体内、体外试验和人群流行病学研究，阐明受试物的毒性及潜在危害，以决定其是否可以进入市场或阐明安全使用的条件，达到保护人群健康的目的。安全性评价需要按一定的程序进行，通过一系列的毒理学试验，获得“未观察到有害作用水平”（no observed adverse effect level，NOAEL）或“观察到有害作用的最低水平”（lowest observed adverse effect level，LOAEL）。在此基础上，根据受试物的毒作用性质、特点、剂量-反应关系以及人群实际暴露情况等，进行综合分析，确定其安全性。

由于各类有害因素的暴露方式和途径等不同，安全性评价的程序和内容也有所不同，通常遵循分阶段试验的原则。在了解受试物的理化特性，查阅相关文献和评估结构-活性关系的基础上，进行第一阶段试验，包括急性毒性试验和局部毒性试验，其目的是获得半数致死量（lethal dose，LD_{50}），为第二阶段试验提供剂量设计的参考依据。第二阶段试验，包括短期重复剂量毒性试验和遗传毒性试验（如 Ames 试验、哺乳动物细胞基因突变试验、微核试验、染色体畸变试验、显性致死试验、程序外 DNA 合成试验、姐妹染色单体交换试验、转基因动物致突变试验等），通常依据其遗传学终点确定组合试验。第三阶段试验，包括亚慢性毒性试验、生殖与发育毒性试验和毒物动力学试验。第四阶段试验，包括慢性毒性试验和致癌试验。通过上述毒性试验，结合受试物的毒作用特点、性质、剂量-反应关系分析，以及人群暴露监测、环境流行病学调查、中毒事故调查和志愿者试验等资料，综合分析评价其安全性。

（二）风险评估

风险评估（risk assessment）又称为危险度评定，是在综合分析毒理学试验、环境监测和人群流行病学研究等多方面资料的基础上，对有害因素损害人类健康的潜在能力进行定性和/或定量评估的过程，同时描述与分析其中存在的不确定性，判断损害可能发生的概率和严重程度。风险评估主要包括四个部分：危害识别（hazard identification）、剂量-反应关系评估（dose-response assessment）、暴露评估（exposure assessment）和风险特征分析（risk characterization）。危害识别是风险评估的定性阶段，主要依据已有的资料（包括结构-活性关系分析、体外和短期毒性试验、整体动物试验、现场监测和人群流行病学资料）来评价有害因素暴露对人群健康是否产生损害作用。剂量-反应关系评估是风险评估的定量阶段，阐明有害因素暴露水平与人群中有害效应发生率之间的关系。暴露评估是通过现场和个人采样监测，定性定量评估有害因素暴露来源、类型、途径、水平、频率、持续时间和内剂量。风险特征分析是对危害识别、剂量-反应关系评估、暴露评估的综合分析，明确外源有害因素暴露对人群健康产生损害作用的特征以及所有证据的充分性。需要注意的是，在风险评估全过程中要高度重视所有不确定性和变异性等的影响，如对暴露因素的正确分类、筛查方法可靠程度、试验结果外推到人、暴露的途径、剂量、频率以及内剂量水平等不确定性和变异性。风险评估已成为管理毒理学的核心内容，其基本原理和方法已被众多国家和国际组织机构广泛采用。

（三）风险管理与交流

风险管理（risk management）又称为危险度管理，是依据安全性评价和风险评估的结果，权衡出管理决策的过程，提出或发展合适的有害因素风险管理措施，包括制定相应的法规和条例等。风险管理包括 3 个要素：风险-效益评估（risk-benefit analysis）、暴露与排放控制（exposure and emission）和风险监督（risk monitoring）。

风险交流（risk communication）又称为危险度交流，是在风险评估者、风险管理者、消费者和其他有关各方之间进行有关风险及其相关因素的信息和观点的交流过程，风险交流贯穿于风险分析的各个阶段。根据交流的内容和对象，有效的风险交流要素包括：风险的性质、风险评估的不确定性、风险管理的措施。风险交流的根本目标是用清晰、易懂的术语向具体的交流对象提供有意义的相关信息，使其更广泛的理解和接受风险管理的决策，推进风险管理措施在各方之间达到较高程度的一致，并得到各方支持。

第二节 毒理学发展简史

一、毒理学启蒙与形成时期

毒理学（toxicology）作为一门学科发展始于20世纪初，而其起源可追溯到数千年前，最早人类对毒物及中毒的认识是用动物的毒液和植物提取液进行狩猎、作战和暗杀。毒物（toxic）一词起源于希腊文的“toxikon”，指浸过毒液的弓箭。随着人类历史的发展，人们在生产和生活中逐渐认识毒物与解毒，并由经验上升为理论，毒理学正是经历了长期对毒物及解毒的认识、经验及理论的积累过程，才从启蒙阶段逐渐发展为今天的现代毒理学，毒理学的形成与发展一直与人类活动密切相关。

我国古代医药学文献对毒理学的形成、发展有着重要贡献，如公元前2735年神农编撰的40卷《本草》，书中记述了有毒植物和有药用价值的植物365种及药物265种，同时描述了这些植物和药物的作用及相应的解毒剂。另如公元前2650年《黄帝内经》，公元652年唐代孙思邈编撰的《千金要方》，公元1247年南宋宋慈编撰的《洗冤集录》，公元1590年明代李时珍编撰的《本草纲目》等对毒理学均有着重要贡献。

古埃及、印度、古希腊、罗马和阿拉伯等国家的相关文献中，都有关于植物、动物和有毒矿物（如砷、铅、锑）及其解毒剂的记载。古埃及第一部有关毒物的著作完稿于公元前1553～公元前1500年间，因被德国古埃及学家Ebers发现被命名为Ebers文稿，著作中记载了700多种毒物和药物，870～900个处方以及47例病史记录。古印度人对医学做出过重要贡献，对毒物的解毒剂也有文献记载，古印度的Susruta曾编写了一本教科书，其中列出了760种药用植物，描述了动物及矿物疗法，并着重介绍了中毒及解毒剂。古希腊人对毒物和解毒剂有着较为深入的了解，Pathagoras（公元前580～公元前489）提出了疾病与中毒因果关系理论，体液平衡理论，并对机体的生物效应进行了研究。Mithridates（公元前120～公元前63）被认为是系统研究毒物对人体有害作用的第一人和临床毒理学的创始人。Dioscorides（公元前90～公元前40）最先将毒物分为植物毒物、动物毒物和矿物毒物，他发现并研究了汞的毒性。

中世纪有关毒物的新发现主要源于伊斯兰教国家，包括发现氯化汞作用，用三氧化二砷代替三硫化二砷制备毒药。Mainodides（1135～1204）撰写了《毒物及其解毒剂》一书，其中详细记述了蚊虫和狂犬病咬伤的抗毒疗法，以及植物和有毒矿物中毒的催吐和导泻疗法。Petrus（1250～1316）在《关于中毒》一书中记述了植物源性、动物源性和矿物毒物的中毒症状及治疗方法，在中世纪末期和文艺复兴时期，毒物常用于谋杀和暗杀，使得该书广为流传，反复再版。

二、毒理学发展时期

文艺复兴时期科学的进步带动了毒理学的发展，瑞士医生Paracelsus（1493～1541）对中世纪后期科学和医学史作出了卓越贡献，被认为是药物化学、实验毒理学和现代化学治疗的奠基人。他提出实验观察和研究对于检测化学物的反应性很重要，需要区分化学物的治疗作用和毒性作用、剂量决定化学物的毒性等。他的许多观点对近代科学和现代毒理学有着重要影响，其中提出的所有物质都是毒物，剂量决定一种物质是毒物还是药物这一著名格言至今在毒理学教学中仍被广泛引用。此外，他为实验毒理学研究、靶器官毒性研究和剂量-反应关系等毒理学基本概念的确定做出了重大贡献。

随着工业化的快速发展，毒物所致的职业病引起当时许多医生、职业医学家与毒理学家的重视。意大利医生 Pamazzini（1633～1714）首先描述岩石工矽肺，陶器工坐骨神经痛，镀金工眼炎和铅中毒，因而被誉为职业医学的创始人。英国职业医学与毒理学家、外科医生 Pott（1714～1788）于 1775 年首先发现烟囱清扫工接触煤烟与其患阴囊癌之间的因果关系，这是职业医学和毒理学研究的一个十分成功的范例，也是化学致癌作用（如多环芳烃）的首例流行病学研究报道。其后，在德国（公元 1875 年、1895 年）和苏格兰（公元 1876 年）相继报道了煤焦油和页岩油作业工人的职业性皮肤癌和苯胺染料作业工人的膀胱癌。意大利生物学家 Fontana（1720～1805）完善了靶器官毒性的概念，提出中毒是毒物作用于靶器官的结果，为靶器官毒理学研究奠定了基础。

19 世纪工业化浪潮进一步促进了科学技术发展，也深刻影响医学和毒理学的发展。1800 年形成了有机化学学科，1825 年合成了光气和芥子气，后被用于第一次世界大战，到 1880 年，合成的有机化合物超过了 10 000 种，人们也更深刻地认识了中毒的生化过程改变。Orfila（1787～1853）、Magendie（1783～1855）和 Bernard（1813～1878）等科学家开始进行实验毒理学的研究工作，为药理学、实验毒理学和职业医学奠定了理论和实验基础。Qrfila 是第一位系统利用尸检材料和化学分析方法作为中毒法律依据的毒理学家，开创了应用化学法研究毒物的先河，被称为现代毒理学之父；Magendie 是 19 世纪伟大的实验生理学家，其对依米丁、士的宁和箭毒的作用机制进行了深入研究；Magendie 的著名学生之一 Bernard 不仅研究了箭毒对神经肌肉传导作用的机制，还对一氧化碳（carbon monoxide，CO）中毒机制进行了研究，发现 CO 与血红蛋白不可逆结合，影响血红蛋白携氧能力和机体组织缺氧是导致 CO 中毒的原因。19 世纪末 20 世纪初德国科学家也为毒理学发展做出了重要贡献，Schmiedeberg（1838～1921）研究了不同动物肝脏马尿酸的合成过程及其解毒机制；Lewin（1850～1929）研究了尼古丁和生物碱的慢性毒性，并对甲醇、丙烯醛和氯仿的毒性进行了研究。此外，Yamagiwa 和 Ichikawa 于 1915 年首次进行了化学致癌的实验研究，他们用煤焦油涂抹兔耳诱发了上皮癌，证实了化学物的致癌作用，成功验证了 140 年前 Pott 提出的致癌假说。

三、现代毒理学

人类对毒物认识的不断深化、研究手段的不断完善和研究成果的不断积累为现代毒理学形成和发展奠定了坚实基础。一般认为，现代毒理学的形成和发展始于 20 世纪初，19 世纪工业化浪潮极大地促进了毒理学的发展，这一时期药品、农药、工业化学品生产急剧增加。毒理学作为一门应用科学，开始关注和研究这些产品的毒性和安全性，使得毒理学科十分活跃和引人注目。

19 世纪末，美国“专利”药品使用的流行导致中毒事故发生，其后工业化生产造成的职业危害问题也逐步显现。在 Wiley（1844～1930）倡导下，美国于 1906 年通过了第一部《美国食品与药品法》，1914 年建立了工业卫生部。1918 年第一本工业卫生杂志《Journal of Industrial Hygiene》创刊，化学品生产商也开始在企业内部建立毒理学实验室。

20 世纪 20 年代，一些毒理学的研究领域初步形成，科学家和毒理学家注意到治疗梅毒的砷化物的急性和慢性毒性，发现三邻甲苯磷酸酯（TOCP）、甲醇和铅具有神经毒性，并开始早期的神经毒理学研究，合成了六六六、DES、乙烯酚和其他二苯乙烯类物质，并对激素的结构-活性关系进行了研究和比较。

20 世纪 30 年代，毒理学研究进一步深入，《Archives of Toxicology》于 1930 年创刊，同年美国成立了国立卫生研究院（National Institutes of Health，NIH）。1937 年美国发生的磺胺导致病人急性肾衰和死亡的事件，促使 Copeland 议案于 1938 年通过，随后通过了成立美国食品药品监督管理局（FDA）的议案。

20 世纪 40 年代，随着机制毒理学研究的深入，人们对化学毒物中毒有了更多认识，研制出了更多解毒剂。例如采用二巯基丙醇治疗砷中毒，用硝酸盐和硫代硫酸盐治疗氰化物中毒，用解磷定治疗有机磷农药中毒。有机磷胆碱酯酶抑制剂的发现是这一时期的另一重要事件。Miller 夫妇的研究发现，微粒体混合功能氧化酶在外源化学物代谢活化及化学致癌过程中具有重要作用。1944年纸层析法及1948年放射性标记二苯并蒽的应用，促进了对细胞色素P450超家族的深入研究。

20世纪50年代，美国强化了管理毒理学职能，FDA的管理毒理学家Lehman（1900～1979）和他的同事于1955年出版了《食品、药品和化妆品中化学物的安全性评价》，为毒理学研究和安全性评价提供了指南；Lehman还与Fizhugh共同提出了安全系数（SF）的概念，该概念至今仍应用在毒理学研究及安全性评价中。Coulston、Lehman和Hayes于1959年共同创办了杂志*Toxicology and Applied Pharmacology*。

20世纪70到80年代，毒理学科发展迅速，涉及毒理学的相关法规、书籍和杂志等亦呈指数扩增。1975年*Casarett&Doull's Toxicology*首次出版，至今已更新至第8版；1982年问世的由Hayes主编的*Principles and Methods of Toxicology*亦已再版5次。此外，1980年，欧洲、亚洲、南美洲、澳洲和非洲的毒理学会共同组建了国际毒理学联合会，极大地推动了毒理学科的发展。

我国现代毒理学起步较晚，50年代由于国家工业建设的需要，首先开展了工业毒理学研究，1957年国内举办了第一个毒理学习班，由前苏联专家介绍毒理学一般毒性及研究方法。1960年举办了军事毒理学习班，为我国毒理学的起步和发展培养了人才。但其后毒理学的发展由于历史原因出现长时间的停滞。70年代后我国陆续开展了环境毒理、食品毒理和放射毒理研究，70年代末部分医学院校为预防医学专业开设了卫生毒理学课程。80年代中华预防医学会毒理学分会和中国环境诱变剂学会相继成立，创刊《卫生毒理学杂志》和《癌变·畸变·突变》。1993年中国毒理学会（CST）成立，目前中国毒理学会下设26个专业委员会，2013年开始由原来的每四年一次代表大会改为每两年召开一次；中国毒理学会与中国药理学会联合创办了《中国药理学与毒理学杂志》。1987年人民卫生出版社出版了《卫生毒理学》全国高等院校教材，2003年更名为《毒理学基础》同时配套出版了《毒理学实验方法与技术》。随着毒理学的学科体系日渐完善，毒理学研究不断深入，有大量的毒理学教材、专著和学术论文相继问世。同时，毒理学在国家经济社会发展过程中发挥了越来越重要的作用，使毒理学逐步成为重要的基础和应用学科。

第三节 毒理学发展展望

自1990年人类基因组计划正式启动以来，生物技术和生物信息学发展迅速，使得现代毒理学面临着前所未有的发展机遇和巨大挑战。化学物超痕量分析技术、基因组学技术、转录组学技术、蛋白组学技术、代谢组学技术、系统生物学技术、表观遗传学技术以及生物信息学技术等的快速发展，为毒理学研究提供了强有力的工具和技术平台。2000年美国成立了国家毒理基因组学中心，旨在促进基因和蛋白表达在毒理学中应用以及人类环境暴露与疾病易感性关系研究。毒理学在发展过程中不断吸收和利用生物学、化学、物理、数学、管理学等最新知识、技术和成果，已发展成为现代医学、药学等的重要基础学科。同时毒理学以毒物为工具研究和阐明生命现象，促进医、药和生命科学的发展。毒理基因组学和系统毒理学的出现，使毒理学正经历着从传统毒理学到系统毒理学的变革，描述毒理学、机制毒理学和管理管理学亦将发生革命性的变化。

一、整体动物试验与替代试验

动物试验是以实验动物为受试对象的科学试验，通过检测实验动物的群体反应、生物学特征等评价受试因素产生的实验效应。整体动物试验模型被传统毒理学研究广泛采用。但由于整体动物试验具有耗时长、成本高等缺陷，毒理科学家一直以来致力于寻求能替代动物试验的方法。20世纪80年代提出的以3R原则为导向设计的实验方法，称为毒理学替代法（alternatives toxicological methods）。3R包括：优化（refinement）毒理学试验方法和技术，提高实验动物福利、降低或消除动物疼痛或痛苦；减少（reduction）实验动物数量并能实现预期目标；替代（replacement）整体动物试验。目前，体外毒性试验研究和体外筛选试验体系日益增多，毒理学替代法已受到许多发达国家政府和科学界的高度重视，美国和欧洲一些国家还成立了实验动物替代研究中心、基金会、信息中心、网站、管委会等相关机构，并取得了一些进展。如：急性毒性试验中 LD_{50} 是毒理学最常用的以动物死亡为观测终点的指标，但其波动性较大，提供的毒理学信息较单一，使用有局限性，目前其替代方法有固定剂量法、急性毒性分级法和上-下移动法等；遗传毒性试验替代法有酿酒酵母基因突变试验（OECD TG480，Annex VB15）和酿酒酵母有丝分裂重组试验（OECD TG481，Annex VB16）等；非遗传毒性致癌物研究中被推荐的替代法有叙利亚仓鼠胚胎细胞（SHE）、小鼠成纤维胚胎细胞（BALB/c3T3）、小鼠胚胎来源的间充质干细胞（C3H10T1/2）体外转化试验；发育毒性（致畸）试验替代法有胚胎干细胞体外试验（EST）等；报告基因试验被用于测试化学物的雌激素、雄激素、甲状腺激素活性。替代动物试验的体内、外模型研究已成为现代毒理学的一个重要发展方向。目前可靠、高效的体外替代试验体系、毒物数据库、生物信息学技术、结构-活性关系分析技术及计算/预测毒理学体系的研究与应用尚处于探索阶段，因此，替代试验取代动物整体试验还面临着严峻挑战。

二、遗传毒理与表观遗传毒理

遗传毒理学（genetic toxicology）是研究有害因素对生物系统的致突变效应及其机制的学科。自然界中的任何生物物种，其形态和生理特征千差万别，但在生物进化过程中，都能以相对稳定的生命形式和物种而存在，并继续不断繁衍后代。亲代与子代之间传递信息的物质，除一部分病毒的遗传物质是 RNA 外，其余的病毒以及全部具典型细胞结构的生物遗传物质都是 DNA。DNA 是染色体的主要成分，还存在于细胞核外的质体、线粒体等细胞器中。遗传物质的基本特性是相对稳定的、能自我复制、前后代保持一定的连续性并能产生可遗传的变异。遗传性状的相对稳定性依赖于 DNA 的特殊结构及精确的复制，以及高保真度的修复能力。

遗传毒理学研究内容主要包括三方面：致突变机制、诱变剂的检测和评估诱变剂对健康的风险。遗传毒理学的主要任务是阐明有害因素对人体细胞遗传物质的损伤及对人类遗传学改变，探讨遗传毒物与基因的交互作用、诱发遗传毒性的机制、对人体健康的影响及风险评估，探索遗传毒物对人体早期损害的指标，建立预警体系。并在此基础上，采取干预措施，确保人体健康。遗传毒理学常用的研究方法除了一般毒理学方法还包括：①反映基因突变的方法：Ames 试验、哺乳动物细胞基因突变试验等；②反映染色体损伤的方法：微核试验、染色体畸变试验、显性致死试验、姐妹染色单体交换试验、转基因动物致突变试验等；③反映 DNA 损伤的方法：单细胞凝胶电泳试验、程序外 DNA 合成试验等；④其他：如细胞恶性转化试验等。研究致突变、致畸变和致癌变三者之间的关系以及通过检测诱变作用来判断有害因素的致畸变和致癌变的可能性已成为遗传毒理学的理论探讨和实际应用的重要内容。

表观遗传毒理学（epigenetic toxicology）是研究有害因素引起的，不涉及 DNA 序列变化的、可遗传的（通过有丝分裂、减数分裂在体细胞间及代际间传递）基因表达改变。早在 2000 多年前，古希腊伟大的哲学家亚里士多德（Aristotle，公元前 384～公元前 322）在关于动物起源的《On the Generation of Animals》一书中首先提出了后生理论（the theory of epigenesis）一词，认为新器官的发育由未分化的团块逐渐形成。而表观遗传学（epigenetic toxicology）是由“epigenesist”和“genetics”缩合而成。100 多年前有些生物学家认为遗传学中一个基因型（genetype）对应一个表型（phenotype）的说法不能解释细胞的分化（cell differentiation）。他们提出的假设是：“未分化的细胞处于决定命运的转折期，此时细胞的基因并不是关键的，而表观特征（epigenetic）决定了细胞分化的命运”，这里提出了表观遗传信息的概念，即“DNA 序列编码蛋白信息以外的信息”。1975 年，Holliday R 对表观遗传学进行了较为准确的描述，他认为表观遗传学不仅在发育阶段，而且应在成体阶段研究可遗传的基因表达改变，这些信息能经有丝分裂、减数分裂在细胞和个体间世代传递，而不借助于 DNA 序列改变，即表观遗传是非 DNA 序列差异的核遗传。

表观遗传毒理学主要涉及 DNA 甲基化（DNA methylation）、组蛋白修饰（histone modification）、染色质重塑（chromatin remodeling）和非编码 RNA（non-coding RNAs，ncRNAs）。DNA 甲基化是一个重要的表观遗传学修饰，近年已发现癌基因启动子区低甲基化被激活和/或抑癌基因的启动子区高甲基化被失活，可直接参与肿瘤的发生发展，故基因的甲基化调控成为肿瘤治疗的新靶点。组蛋白修饰是组蛋白在相关酶作用下发生甲基化、乙酰化、磷酸化、腺苷酸化、泛素化、ADP 核糖基化等修饰过程，从而影响基因的转录活性。染色质重塑是在基因表达的复制和重组等过程中，染色质的包装状态、核小体组蛋白以及对应 DNA 分子发生改变，整个过程均可逆，在某些有害因素作用下，染色质重塑方向可发生改变，从而影响基因的转录激活或抑制、DNA 甲基化、DNA 修复等。非编码 RNA 指不能编码蛋白质的 RNA，主要包括小 RNA 以及长链 RNA，在细菌、真菌、哺乳动物等许多生物体的生命活动中发挥广泛作用。目前越来越多的毒理学家开始关注在外源有害因素作用下非编码 RNA 的生物学功能与疾病的关系。外源有害因素可以通过 DNA 甲基化、组蛋白修饰、染色质重塑和非编码 RNA 等表观遗传变异导致健康损伤，包括肿瘤、衰老、生长发育异常、免疫疾病和中枢神经系统及精神发育紊乱等，此已成为毒作用机制研究的重要领域。另外，由于表观遗传改变具有可逆性，故通过科学的干预有可能影响表观遗传网络，逆转不利基因的表达，因此其在环境相关疾病的早期治疗和预防等方面具有良好应用前景。此外，表观遗传毒理学在化学致癌研究、药物安全性评价和有害因素风险评估中也将发挥重要作用。

三、计算毒理学与毒性预测

计算毒理学（computational toxicology）也称预测毒理学（predictive toxicology），是以计算化学（computational chemistry）、计算生物学（computational biology）、生物信息学及系统生物学为基础，运用先进的高通量测试方法，结合光学分子成像技术和现代仪器分析，研究和发展多种计算模型，高效、快速筛查和预测外源有害因素的毒性及其所致的不良健康效应，确定并定量分析有害因素的暴露风险。目前常用的计算模型有以下几类：

1. 定量结构-活性关系模型（QSAR） 是在结构-活性关系（SAR）基础上发展起来的，是借助分子的理化性质参数或结构参数，以数学和统计学手段定量研究毒物和与生物大分子相互作用、有机小分子在生物体内吸收、分布、代谢、排泄等的方法。QSAR 具有量化、备选参数多和精度高的优点，其在毒性预测和计算机辅助药物设计方面具有良好应用前景。

2. 基准剂量模型（benchmark dose，BMD） 是对动物试验或人群流行病学研究获得的剂量-反应数据适用范围的拓展，可更好地描述潜在风险的特征并将其量化。

3. 生理药代动力学/药效动力学模型（physiologically based pharmacokinetic/pharmacodynamics，PBPK/PBPD） 是根据药物的理化性质和生物学性质、动物的解剖生理学及生化知识，模拟机体循环系统的血液流向，将与药物处理相关的组织器官连接成一个整体，并遵循质量平衡原理来分析化学物代谢动力学数据的方法。该模型在毒物筛选、预测外源化学物在体内的分布浓度及优化实验方案方面有非常重要的作用，近年来在药物相互作用研究中越来越受到重视。PBPK 与 PBPD 可以联合评价，为毒物在体内的分布、代谢与效应之间的相关性研究提供线索。

4. 浓度加和模型（concentration addition，CA） 也称 Bliss 加和（Bliss addition）或剂量加和（dose addition）模型，可以解释具有不同类型浓度-效应曲线的化学物构成的混合物毒性效应，适用于具有相似作用模式的化学物构成的混合物，已被美国 EPA 及欧盟等作为混合物的联合毒性效应评估的标准参考模型。但 CA 模型缺乏坚实的理论基础，也不直接与毒性机制相关，在浓度-效应曲线上，某些浓度区域还存在预测的盲区，因此使用需谨慎。

5. 其他模型 独立作用模型（IA）被认为适用于具有相异作用模式的化学物构成的混合物毒性效应评估。另尚有交互作用模型（IAI）、两步预测模型（TSP）等。

毒性预测是一项十分复杂的工程，也是毒理学家和其他领域科学家一直追求的目标。2007 年，美国国家研究委员会（national research council，NRC）发布了“21 世纪毒性测试：愿景与策略”（Toxicity Testing in the 21st century：A Vision and a strategy）的报告，提出了将毒理学研究方法的重点由以整体动物为基础的测试体系转向利用人源细胞、细胞系或细胞组分来评价生物学过程变化的体外试验、低等生物体内试验以及毒性评估的计算机建模，获得包括有害因素特征描述、毒性测试、剂量-反应和外推模型、人群暴露数据以及风险信息资料等。为应对这一挑战，美国 EPA、国家环境卫生科学研究院（NIEHS）、NIH、NTP、FDA 等合作，共同提出并实施计算毒理学研究计划——TOX21，每年推出 50 个以上 TOXCast™（高效、快速筛选并预测化学物潜在毒性计划，EPA，2007）高通量筛选方法，用于研究、建立、发展、创新化学物测试方法，构建毒性预测模型，分析毒性通路，揭示毒作用机制等。在新的毒性测试策略中，从有害因素特征描述到剂量-反应关系和外推模型建立，计算毒理学发挥了重要作用。新毒性测试策略促进了计算机建模及数据分析技术在毒理学中的应用。计算毒理学作为一个多学科参与、多中心合作、创新而极具前景的研究领域，已成为新世纪毒性测试新的方向与发展战略。

四、毒理基因组学与系统毒理学

现代毒理学对毒物的认识经历了由宏观到微观再到宏观的过程，即由传统毒理学（相对宏观的研究）到现代毒理学（深入到分子层面的相对微观的研究），再到系统毒理学（系统和整合研究）的过程。系统生物学（systems biology）是研究一个生物系统中所有组成成分（如 DNA、RNA、蛋白质、代谢产物等）的构成以及各组分间相互关系的学科。美国科学家莱诺伊·胡德是系统生物学的创始人，也是人类基因组计划的发起人之一。正是因为系统生物学是在基因组计划、基因组学、转录组学、蛋白组学和代谢组学的基础上孕育和形成的，所以有人把系统生物学也称为“组学的组学”、“相互作用组学”和“21 世纪的生物学”，系统生物学与其他“组学”不同之处在于系统和整合。

毒理基因组学（toxicogenomics）是研究生物体的整个基因组与环境有害因素间的交互作用及其方式的一门新兴学科。20 世纪 90 年代后期，毒理基因组学最初的定义是将基因组学的理论和技术应用于毒理学，研究组织细胞特定基因的功能并预测受试物毒性的学科。随着基因组学的发展和研究的深入，目前毒理基因组学不仅包括了基因组水平的效应，还与基因的 mRNA 表达（转录组学）、蛋白产物表达（蛋白质组学）、代谢谱改变（代谢组学）、遗传多态性以及生物信息学等密切相关。毒理基因组学的基本任务是利用人类基因组的资料，帮助筛选和鉴别潜在的环境遗传毒物，并在基因水平上阐明毒作用发生的机制，推动传统的遗传毒性检测方法向基因集群检测方法转变。

系统毒理学（systems toxicology）是系统科学的一个分支，是在系统生物学基础上发展起来的一门新兴的前沿学科。生物系统暴露于环境有害因素后，细胞对于环境的刺激反应是全方位的，而目前的认识仅仅是建立在“线性生物信息学”方法处理相关资料的水平上。因此，发展系统毒理学方法，以毒理基因组学为基础，通过分析环境有害因素不同暴露（方式、剂量、时间）后的基因表达谱、蛋白质表达谱和毒物代谢谱改变，结合传统毒理学的研究资料，利用生物信息学和计算毒理学技术，系统研究有害因素与细胞、组织、器官及其在生物体整体水平上的交互作用（interactions），定量描述生物功能、表型和行为，对于阐明毒性通路（toxicity pathways）与机制，揭示联合暴露效应，发现新的生物学标志，深入进行安全性评价和风险评估，实现毒物毒性的快速筛选、预测和分类具有重大意义。美国国家毒理基因组学中心（National Center for Toxicogenomics，NCT）提出了一个综合研究和利用各类毒理学资料的长期计划。首先建立综合性数据库，即生物系统化学物效应知识库（Chemical Effects in Biological Systems Knowledge Base，CEBS），CEBS 将包括从真菌到人类多种属的基因组与蛋白质组的表达信息、化学物代谢信息、生物体对毒性的反应信息等多种系统毒理学的全面信息；建库完成后，使用者可以化学物名称、结构分类、毒作用或病理效应、基因组/蛋白组表达、毒物代谢等检索词进行检索，可大幅度加速毒理学研究进程；CEBS 也可作为一个毒理学参考信息系统，对于未知化学物的基因或蛋白表达图谱，可通过数据库相关信息比较而获得初步的毒性判断。随着毒理基因组学的发展，现代毒理学正朝着系统毒理学方向发展，可以预计，随着生命科学的发展和技术进步，系统毒理学将对人类进一步认识毒物、管理毒物、控制污染和保障健康发挥重要作用，使预测毒理学乃至预测医学成为可能。

五、转化毒理学与应用毒理学

转化毒理学（translational toxicology）是研究如何将毒理学的基础研究成果转化为能应用于环境与人群监测、环境相关疾病的早期诊断、治疗和预防、安全性评价、风险评估和风险管理的一门新兴毒理学分支学科。转化毒理学是毒理学自身发展的需要，也是现在和将来预防医学及毒理学专业人才培养的需要。

转化毒理学的实质是理论与实际相结合，是分子与细胞、结构与功能、生理与病理、遗传与变异、表型与机制、预警与监护、诊断、预防与治疗，以及现代网络信息系统的高度集成的系统性分析；是多学科、多层次、多靶点、静态与动态、微观与宏观、人文科学与自然科学理论和观念的交叉融合。生物学标志（biomarker）在描述毒理学、机制毒理学和管理毒理学三个研究领域中均有体现，是实现基础研究成果与实际应用相衔接的桥梁。生物学标志是生物体受到严重损害之前在细胞、生化、分子等不同生物学水平上因受有害因素影响而出现变化的信号指标。这种信号指标可以是生态系统的异常变化，个体表现、种群或群落的异常变化，某一生理活动或生理活性物质的异常表达，某一生化代谢过程的变化或产生异常的代谢产物或其含量变化，细胞分子结构和功能变化等。一般可分为暴露生物学标志（biomarker of exposure）、效应生物学标志（biomarker of effect）和易感生物学标志（biomarker of susceptibility）。转化毒理学研究内容除了生物学标志，还包括制定科学的调查研究设计方案，正确的资料收集和数据分析，发现和提炼社会实际工作中需要毒理学家解决的科学问题，制定基础研究成果转化为可以实施的科学决策和制度等。

近几十年来，生命科学领域的新理论、新方法和新技术的快速发展带动了本领域许多学科的发展，也为现代毒理学研究及其转化应用带来了全新的发展空间。如①新的动物模型。主要有基因敲除和转基因动物模型。随着基因生物学功能的逐步明确，毒理学家可以使用基因剔除、条件性基因剔除和转基因动物等，观察任何单个或多个已知基因的缺失或高表达对动物暴露于有害因素的毒效应差异。②新的体外模型。如高通量的细胞毒性筛选模型、转基因细胞模型、报告基因细胞测试模型等。③新的生物学标志筛选技术。如利用多种全基因组测序技术结合生物信息学（bioinformatics）工具，进行全基因组关联研究（genome-wide association study，GWAS），探索新的遗传生物学标志；又如采用高通量芯片、二维电泳-质谱分析法、高效液相色谱-质谱联用等技术筛选血清中生物学标志。④新的影像技术。如荧光分析技术、活细胞工作站、显微 CT、显微 PET、显微磁共振等技术。⑤新的转化方法研究。转化毒理学的理论、方法和技术随着生命科学、医学科学的发展而不断更新，逐步形成相对完整的体系，其在解决人群健康问题、保护环境与生态等方面将发挥重要且不可替代的作用。

思 考 题

1. 现代毒理学的概念及其主要研究领域间的相互关系？
2. 人群流行病学研究对环境有害因素毒性机制的阐明有何意义？
3. 开展毒理学工作需要掌握哪些研究方法？
4. 现代毒理学在经济社会发展中的作用及其意义？

（蒋义国 张爱华）

第二章　毒理学基本概念

案例 2-1

中国"三聚氰胺事件"处置过程的反思

2008 年，由于某奶制品企业在婴幼儿奶粉中违法加入三聚氰胺行为的披露，震惊中外的"三聚氰胺事件"爆发。短时间内，成千上万因为长期或较长时间食用"毒牛奶"的民众（特别是出现肾损害的婴幼儿及其家长）陷入极大的恐惧和不安情绪中。为了平息或缓解这种情绪，有学者在媒体上应邀发表谈话指出：研究资料表明，三聚氰胺属于低毒类化学物，毒性很小，民众可不用担心。然而，这一表述反而再次引起轩然大波和广泛争议。

问题：

1. 这一表述不妥之处在哪？
2. 化学物毒性指标有哪些？标准是什么？评价依据是什么？如何评价？

第一节　毒性、毒效应和毒物

一、毒　　性

（一）概念

毒性（toxicity）是指在特定条件下，化学物引起机体有害作用的、内在的、固有的能力。毒性是物质一种与生俱来的、不变的性质，取决于物质的化学结构。外源化学物进入生物体内，首先经历毒物动力学过程，有一部分外源化学物或其活性代谢产物分布到靶器官中发挥损害作用，引起毒性损害。机体也同时存在一系列的抗损害作用。外源化学物对机体的损害作用和机体的抗损害作用这两个过程也是同时存在的，当外源化学物的作用强度超过机体的抗损害能力后，机体就可能出现一系列中毒的症状及体征，甚至可导致死亡。

根据毒物暴露剂量与时间不同（如大剂量一次性暴露或较小剂量较长时间或小剂量长时间暴露），毒性可分为急性毒性、亚慢性毒性和慢性毒性；根据引起的毒效应类型，毒性又可分为一般毒性和特殊毒性（即致畸、致癌和致突变性）。

（二）选择性毒性

选择性毒性一般是指物种之间的毒性差异。目前，选择性毒性的概念得到进一步推广。现在认为，化学物的这种毒性差异即选择性毒性可发生在物种之间、也可发生在个体内器官或系统之间（易感器官为靶器官）或和群体中个体之间（易感人群为高危险人群）。

化学物进入机体后，对体内各器官的损害作用并不一样，往往有选择性。外源化学物直接或主要损害的器官就称为该物质的靶器官（target organ）。如脑是甲基汞的靶器官，肾是镉的靶器官等。常见的靶器官有神经系统、血液和造血系统、生殖系统以及肝、肾、肺等。某个特定的器官成为毒物的靶器官可能同该器官与该毒物间存在的生物学联系、毒动学、毒效学特点等多种因素有关，如：该器官为毒物吸收和/或排泄器官；该器官的血液供应特点或具有特殊的摄入系统；该器官代谢毒物的能力和活化/解毒系统平衡；存在特殊的酶或生化途径或存在与毒物结合的特殊的生物大分子等。

人群中化学物的选择性毒性表现源于个体易感性的不同。在同一环境条件下，少部分人出现患病甚至死亡，而大部分人反应不大。易受环境因素损害的那部分易感人群称为高危险人群。在同一污染环境中，高危险人群比正常人出现健康危害较早而且较严重，如图 2-1 所示。构成这种易感性的生物学基础有：①年龄；②性别；③遗传因素；④营养及膳食；⑤健康状况；⑥适应和耐受性等。

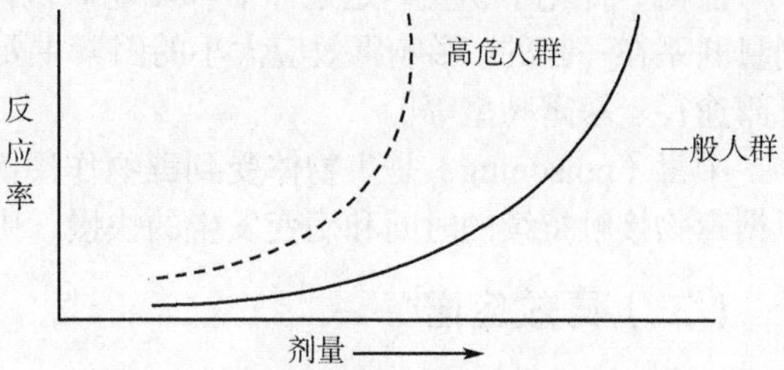

图 2-1　高危险人群和一般人群对环境有害因素的剂量-反应关系

（三）毒性分级

化学物的毒性大小差别很大。表 2-1 列出了某些化学物质引起一组实验动物半数死亡的剂量（LD_{50}），可以看出，不同化学物质的 LD_{50} 相差可达 10^9 倍。

表 2-1　某些化学物的半数致死剂量（LD_{50}）

化学物	物种	途径	LD_{50}（mg/kg 体重）
乙醇	小鼠	经口	10000
氯化钠	小鼠	腹腔	4000
硫酸亚铁	大鼠	经口	1500
硫酸吗啡	大鼠	经口	900
苯巴比妥钠	大鼠	经口	150
滴滴（DDT）	大鼠	经口	100
木印防已碱	大鼠	皮下	5
硫酸士的宁	大鼠	腹腔	2
烟碱	大鼠	静脉	1
d-筒箭毒碱	大鼠	静脉	0.5
河豚毒素	大鼠	静脉	0.1
二噁英（TCDD）	豚鼠	静脉	0.001
肉毒杆菌毒素	大鼠	静脉	0.00001

化学物的毒性大小是相对的，目前尚没有也无法对毒性规定一个统一的定性标准。从特定意义上讲，任一化学物进入机体，只要剂量足够，都具有毒性。为了衡量不同化学物的毒性大小，许多国家和国际组织制订并正在努力完善各种毒性分级标准。

二、毒　效　应

（一）概念

在一定条件下，化学物对机体产生的有害作用称为毒效应，也常称为毒性作用或毒作用（toxic effects）。毒效应和毒性的概念是有区别的，毒性是化学物固有的生物学内在属性，我们不能改变化学物的毒性，而毒效应是化学物毒性在某些条件下引起机体有害的生物学改变，是化学物内在毒性在不同条件下的外在表现，改变条件就可能影响毒效应。

任何一种化学物在一定条件下都可能对机体产生有害作用。化学物质的毒效应总是与一定的剂量联系在一起的，影响毒效应大小的因素主要是剂量以及与剂量有关的暴露特征（如暴露时间、暴露途径、暴露频率等）。

中毒（poisoning）是生物体受到毒物作用而引起的功能性或器质性改变后出现的疾病状态。根据毒物接触持续的时间和病变发生的快慢，中毒可分为急性中毒和慢性中毒等。

（二）毒效应谱

当外源化学物经暴露吸收进入生物体内的作用强度较低（剂量或浓度较低、作用时间较短）且机体的生理适应和抗损伤过程相对较强时，机体可保持相对稳定，仅有负荷增加或生理意义不明确的一些改变，不出现损害作用。如果外源化学物作用强度较强（即剂量或浓度较高、作用时间较长）时，可引起损害作用，此时机体进行病理性适应，这种病理性适应是可逆的，包括组织改建、代偿性肥大和增生、化生等。当外源化学物作用强度进一步增加时，机体的病理适应和代偿出现失调进而出现一系列较特异的中毒症状及体征，最后可导致死亡。

毒效应谱（spectrum of toxic effects）由外源化学物作用于生物体，随剂量的增加所表现出来的一系列不同的生物学效应构成，可以表现为：①外源化学物的机体负荷增加；②意义不明的生理和生化改变；③亚临床改变；④临床中毒；⑤死亡。机体负荷是指在体内化学物和/或其代谢物的量及分布。亚临床改变、临床中毒、死亡属于损害作用（毒效应）。毒效应谱还可包括致癌、致突变和致畸作用。

适应（adaptation）、抗性（resistance）和耐受（tolerance）是与毒效应相关的概念，但含义不同。适应是机体对一种通常能引起有害作用的化学物显示不易感性或易感性降低。抗性是指一个群体对于暴露的化学物引起应激反应的遗传性结构改变，以致与未暴露的群体相比，有更多的个体对该化学物不易感。因此抗性产生必需有化学物的暴露及随后的繁殖遗传。耐受是指个体获得对某种化学物毒作用的抗性（通常是早先暴露的结果），导致对该化学物毒作用反应性降低的状态。

（三）毒效应分类

外源化学物对机体的毒效应可进行以下分类：

1. 速发或迟发性作用 速发性毒作用（immediate toxic effect）是指某些外源化学物在一次暴露后的短时间内所引起的即刻毒作用，如氯气和硫化氢等引起的急性中毒。一般说来，暴露毒物后迅速中毒，说明其吸收、分布快，作用直接，反之则说明吸收缓慢或需经代谢活化。中毒后迅速恢复，说明毒物能很快被排出或被解毒，反之则说明解毒或排泄效率低，或已产生病理性损害而难以恢复。

迟发性毒作用（delayed toxic effect）是指在一次或多次暴露某种外源化学物后，经一定时间间隔才出现的毒作用。如，某些有机磷类化合物引起的迟发性神经毒作用。又如化学致癌物，人类一般要在初次暴露后10～20年才能出现肿瘤。

2. 局部或全身毒作用 局部毒作用（local toxic effect）是指某些外源化学物在机体暴露部位直接引起的损害作用。如酸碱所造成的皮肤损伤；吸入刺激性气体引起的呼吸道损伤等。

全身毒作用（systemic toxic effect）是指外源化学物被机体吸收并分布至靶器官或全身后所产生的损害作用，如苯胺引起的全身性缺氧。

大多数化学物可产生全身毒作用，而有些物质两种作用兼而有之。例如四乙基铅可作用于皮肤（吸收部位），分布至全身后，又可对中枢神经系统和其他器官产生毒作用。

3. 可逆或不可逆作用 可逆作用（reversible effect）是指停止外源化学物的暴露后可逐渐消失的毒作用。如某些有机磷农药对胆碱酯酶活性的早期抑制作用。

不可逆作用（irreversible effect）是指在停止外源化学物暴露后继续存在甚至可进一步发展的

毒作用。如游离二氧化硅引起的肺部纤维化作用等。

4. 超敏反应　超敏反应（hypersensitivity）是机体对外源化学物产生的一种病理性免疫反应。外源化学物可以是完全抗原或半抗原。许多外源化学物作为一种半抗原进入机体后，首先与内源性蛋白质结合形成抗原，然后再进一步激发免疫系统。当再次暴露后，即可产生超敏反应。超敏反应可分为Ⅰ～Ⅳ型。其中，Ⅰ型超敏反应也称为变态反应（allergic reaction）。如青霉素引起的过敏性休克等。

5. 特异质反应　特异质反应（idiosyncratic reaction）通常是指机体对外源化学物的一种遗传性异常的反应性（过强或过弱），主要由于基因多态性，而与免疫性超敏反应无关。例如，一般人接受一个标准治疗剂量肌肉松弛剂（如琥珀酰胆碱），一般情况下引起的肌肉松弛时间较短，因为它能迅速被血清胆碱酯酶分解。但如病人缺乏这种酶，可出现较长时间的肌肉松弛甚至呼吸暂停（血清胆碱酯酶活性缺乏或减少）。又如，体内缺乏烟酰胺腺嘌呤二核苷酸（NADH）-高铁血红蛋白还原酶的人，对亚硝酸盐及其他能引起高铁血红蛋白血症的外源化学物特别易感。

一种外源化学物的毒效应可能同时涉及上述多种类型的毒效应。

（四）损害作用与非损害作用

外源化学物在机体内引起的生物学效应包括损害作用和非损害作用。损害作用是外源化学物毒性的具体表现。毒理学的主要研究对象是外源化学物的损害作用，因此有必要明确损害作用与非损害作用的概念，并加以区别。

损害作用（adverse effect），是指影响机体行为的生物化学改变、功能紊乱或病理损害，或者对外界环境应激反应能力的降低。损害作用也称为健康效应（health effect）。

外源化学物对机体的非损害作用（non-adverse effect）中，机体发生的生物学变化应在机体适应代偿能力范围之内，机体对其他外界不利因素影响的易感性也不应增高。

正如在健康和疾病状态之间没有一个明确的分界而存在亚健康状态和亚疾病状态那样，有时也难以判断外源化学物引起的生物学作用是非损害作用或是损害作用。随着生命科学的进展，过去认为是非损害作用的生物学效应，可能会重新判断为损害作用。

（五）毒物兴奋效应

自 20 世纪 90 年代以来，毒物兴奋效应（hormesis）问题引起毒理学界的再次关注。Calabrese 等认为，剂量-反应关系既非阈值模型，又非线性模型，其基本形式应该是 U 型。U 型曲线通常被称为毒物兴奋性剂量-反应关系曲线，即在低剂量条件下表现为适当的刺激（兴奋）反应，而在高剂量条件下表现为抑制作用。这种兴奋作用通常是在最初的抑制性反应之后，表现为对动态平衡破坏后的一种适度补偿。目前，已有 350 多项研究报告了毒物兴奋效应。

依据所检测的终点不同，毒物兴奋性的剂量-反应关系可以是 U 型或 J 型或倒 U 型或倒 J 型。如终点为生长情况（如多种有毒金属、除草剂和射线在低剂量条件下对植物生长状况的影响）或存活情况（如 γ 射线在低剂量条件下对啮齿动物寿命的影响）时，可见到倒 U 型；终点为发病率（如突变、畸变、癌症）的研究中，可见到 J 型。有些环境内分泌干扰物（如壬基酚、镉等），在低剂量时表现为拟激素样作用，而随着剂量的增大则主要表现为各种不同程度的中毒效应。

目前，有关毒物兴奋效应的作用机制尚不清楚，有待于进一步研究。已有几种假设：①为抵抗外来刺激，机体产生的应激调节机制。当机体在维持动态平衡时应激过度就会出现兴奋效应；②酶或受体结合位点的饱和，使得不同剂量的同一物质表现出完全不同的效应；③必需微量元素以及氟和砷等物质本身就有多种作用方式，其具体效应取决于剂量。大多数学者认为第一种假设较为合理，可以揭示毒物兴奋效应的普遍性和非特异性，但仍不能从生理学和病理生理学上阐明这种反应机制。

三、毒　物

（一）概念

毒物（toxic substance；poison；toxicant），是指在较低的剂量时即可导致机体损害的物质。毒物或非毒物的划分也是相对的，我们没有也无法制定一个统一的判定性界值或标准。从某种意义上讲，所有的外源化学物都可能是毒物，只要进入机体并达到一定的量。即使是每日食用的食盐也可能是致命的，如一次性服用 200～250g，则可导致机体严重中毒甚至死亡。同样，各种药物一旦超过安全使用剂量，即可引起毒效应。

（二）外源化学物与内源化学物

外源化学物（xenobiotics）是指存在于人类环境中、可能与机体接触并进入机体，在体内呈现一定的生物学作用的一些化学物质。与外源化学物相对的概念是内源化学物。内源化学物是指机体内原已存在的以及代谢过程中所形成的产物或中间产物。目前，毒理学主要研究外源化学物对机体的有害作用（不是有益作用，如营养作用、治疗作用等）。近年来，毒理学已加强了对内源性毒物的研究，如含氧自由基、含氮自由基、同型半胱氨酸等的毒性、毒作用机制。

（三）毒物的分类

外源化学物的种类繁多，分类方法也不少。按外源化学物的用途及分布范围，可将毒物分为：①工业毒物，包括生产中的原料、中间体、辅助剂、杂质、成品、副产品、废弃物等；②环境污染物，包括生产中排放的废气、废水和废渣。这些污染物可通过空气、水、土壤或食物而危及人类健康；③食品中有毒成分，包括天然毒素或食品变质后产生的毒素，以及食品中不合格的添加剂；④农用化学物，包括农药、化肥、生长激素等，常因误用、滥用以及农药在食品中的残留而造成危害；⑤嗜好品（如卷烟）、化妆品、其他日用品中的有害成分；⑥生物性毒物，又统称毒素（toxin），如微生物、动物或植物产生的毒性物质；⑦医用药物，包括兽医用药。如各种化疗药物等；⑧军事毒物，如沙林、维埃克斯（VX）等；⑨放射性核素，如 ^{131}I 等。

此外，根据毒物毒作用的主要靶器官不同，可分为肝脏毒物、心血管毒物等；根据化学物的物理性状可分为气态毒物、液态毒物、固体毒物等；根据其毒性大小可分为剧毒、高毒、中毒、低毒、实际无毒化学物等。

四、生物学标志

生物学标志（biomarker）是指能反映已被机体吸收的外源化学物或其生物学后果的各类测定指标，可分为暴露标志、效应标志和易感性标志。通过动物体内试验和体外试验研究生物学标志并推广到人体和人群研究，生物学标志可能成为评价外源化学物对人体健康状况影响的有力工具。

1. 暴露生物学标志（biomarker of exposure）　是测定组织、体液或排泄物中吸收的外源化学物、其代谢物或与内源性物质的反应产物，且其可作为吸收剂量或靶剂量，提供关于暴露于外源化学物的信息的指标。如化学物原型、代谢物、血红蛋白加合物、DNA 加合物等的测定，用以反映机体生物材料中外源性化学物或其代谢物或外源性化学物与某些靶细胞或靶分子相互作用产物的含量。这些暴露生物学标志如与外剂量相关或与毒效应相关，则可评价暴露水平或应用于建立生物阈限值的研究。

2. 效应生物学标志（biomarker of effect）　指机体中可测出的生化、生理、行为或其他改变，且能提示与不同靶剂量外源化学物或其代谢物有关联的健康有害效应的信息的指标，包括反映早期生物效应（early biological effect）、结构和/或功能改变（altered structure/function）及疾病三类标志物。效应标志可为毒物暴露与毒物引起的有害效应提供联系，可用于确定剂量-反应关系。

3. 易感性生物学标志（biomarker of susceptibility）　是指能反映机体先天具有或后天获得的对暴露外源性物质产生反应的能力的指标。如环境化学物暴露者体内代谢酶及靶分子的基因多态性（属遗传易感性标志物）测定。环境因素作为应激原时，机体的神经、内分泌和免疫系统的反应及适应性检测，亦可反映机体的易感性。易感性标志可鉴定易感个体和易感人群，应在危险度评定和危险度管理中予以充分的考虑。

第二节　剂量、反应（效应）和剂量-反应（效应）关系

一、剂　　量

剂量（dose）是决定外源化学物对机体损害作用的重要因素。其概念较为广泛，主要指外源化学物与机体接触或被机体吸收或直接导致机体损害的量。表示剂量的指标可包括以下几种。

（一）外剂量（external dose）

外剂量，又称接触或暴露剂量（exposure dose），指与机体实际接触的量或环境中机体接触毒物的总量。

给予剂量（administered dose），又称潜在剂量（potential dose），是指机体摄入、吸入或应用于皮肤的外源化学物的量。

应用剂量（applied dose）是指直接与机体的吸收部位接触、可供吸收的量。

（二）内剂量（internal dose）

内剂量，又称吸收剂量（absorbed dose），是指已被机体吸收进入体内的量。

送达剂量（delivered dose）是指被吸收且可到达所关注的器官组织的部分。

生物有效剂量（biologically effective dose），又称靶剂量（target dose），是指送达剂量中到达毒作用部位的部分。

化学物对机体的损害作用的性质和强度，直接取决于其在靶器官中的剂量，但测定此剂量比较复杂。一般而言，暴露的剂量愈大，靶器官内的剂量也愈大。因此，常以暴露剂量来估计。暴露剂量以单位体重暴露外源化学物的量（如 mg/kg 体重）或环境中浓度（mg/m^3 空气或 mg/L 水）来表示。此外，血液中血红蛋白加合物等接触生物标志物，也被用来估计毒物作用的靶剂量。在毒理学中，机体最常见的暴露途径为经口、经呼吸道和经皮肤，此外还有各种注射途径等。

暴露特征是决定外源化学物对机体损害作用的另一个重要因素，暴露特征包括暴露途径和暴露期限及暴露频率等。

二、效应和反应

在毒理学研究中，根据所测定的有害作用的生物学和统计学的特点，将终点分为效应和反应两类。

（一）效应（effect）

效应又称量反应（gradual response），表示暴露一定剂量外源化学物后所引起的一个生物个体、器官或组织的生物学改变。此种变化的程度用计量单位来表示。例如某种有机磷化合物可使血液中胆碱酯酶的活力降低，四氯化碳能引起血清中谷丙转氨酶的活力增高，苯可使血液中白细胞计

数减少等。

在游离器官/组织和完整动物均可观察到效应。但在游离器官/组织中效应的分析和描述远比在完整动物中简单，这是因为游离器官/组织不存在多种整体调节系统和机制，如在整体动物的神经和内分泌调节及转运机制等。

在毒理学研究中，更需要集中研究的是在人、动物或其他整体生物中毒物暴露实际上发生的效应。很多类型的效应只能在整体条件下被观察到，例如生长速率（体重），器官重量改变，血压和葡萄糖水平上升或下降等。

不同的化学物有不同的毒效应，即便是同一外源化学物，在不同动物机体条件下，其所致效应也不同，效应类型也不同。如药物反应停是强烈的人类致畸物，但在大、小鼠中则不然。

（二）反应（response）

反应又称质反应（quantal response），指在暴露某一化学物的群体中，出现某种效应的个体在群体中所占比率，一般以百分率或比值表示，如死亡率、肿瘤发生率等。其观察结果只能以“有”或“无”、“异常”或“正常”等计数资料来表示。

三、剂量-反应（效应）关系曲线

剂量-反应（效应）关系（dose-response/effect relationship）是毒理学研究中十分重要的概念。是指外源化学物作用于生物体的剂量与引起的生物学作用的发生率或作用强度之间的相互关系。通常，随着剂量的增加，外源化学物导致的某种生物学作用的发生率或作用强度也随之增加或减少。若以剂量为横坐标，以引起的生物作用发生率或作用强度为纵坐标，则可获得相应的剂量-反应关系或剂量-效应关系曲线（如图 2-2）。

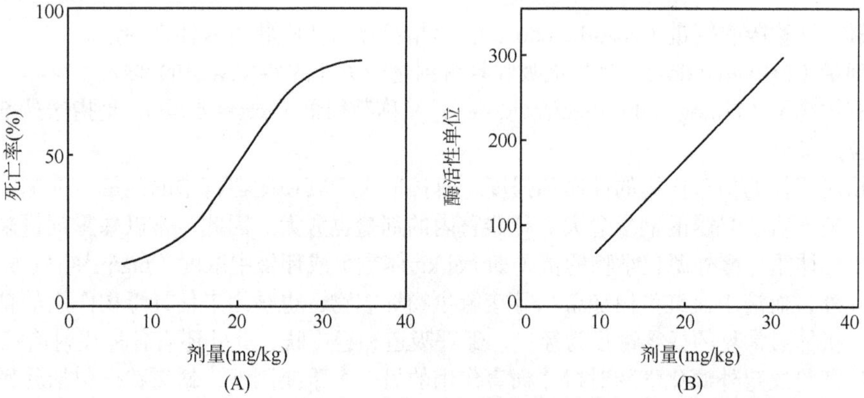

图 2-2 剂量-反应关系曲线（A）和剂量-效应关系曲线（B）示意图

剂量-反应（效应）关系曲线可呈现上升或下降等不同类型的曲线，包括双曲线型、直线型或S-形曲线等多种形状。如苯可使血液中白细胞数减少，即为下降的曲线。有机磷化合物可使血液中胆碱酯酶和羧酸酯酶的活力降低，如将纵坐标换算成抑制百分率，则剂量-效应关系曲线分别为双曲线型（羧酸酯酶）和直线型（胆碱酯酶）。

剂量-反应（效应）曲线的形状正是由于外源化学物导致的生物学作用或作用强度存在的个体生物学差异的结果，反映了人体或实验动物对外源化学物毒作用易感性的分布。如果人体或实验动物对外源化学物易感性完全相同，则在某一个剂量（即中毒剂量，TD）全部个体都发生相同的毒作用（图 2-3 中 1A），剂量-反应曲线应该成为图 2-3 中 2A 的形状。如果个体对外源化学物毒作用易感性的不一致（图 2-3 中 1B），即少数个体对此外源化学物特别易感或特别不易感，整个群体对此外源化学物的易感性成正态分布，则呈 S-形曲线（图 2-3 中 2B）。S-形剂量-反应曲线的特点是在低剂量范围内，随着剂量增加，反应增加较为缓慢，然后剂量较高时，反应也随之急速增加，但当剂量继续增加时，反应强度增加又趋向缓慢。曲线开始平缓，继之陡峭，然后又趋平缓，成为 S-形。若个体对此外源化学物的毒作用易感性成偏态分布（图 2-3 中 2C），则剂量-反应曲线是非对称 S-形曲线。非对称 S-形曲线两端不对称，一端较长，另一端较短（图 2-3 中 1C）。

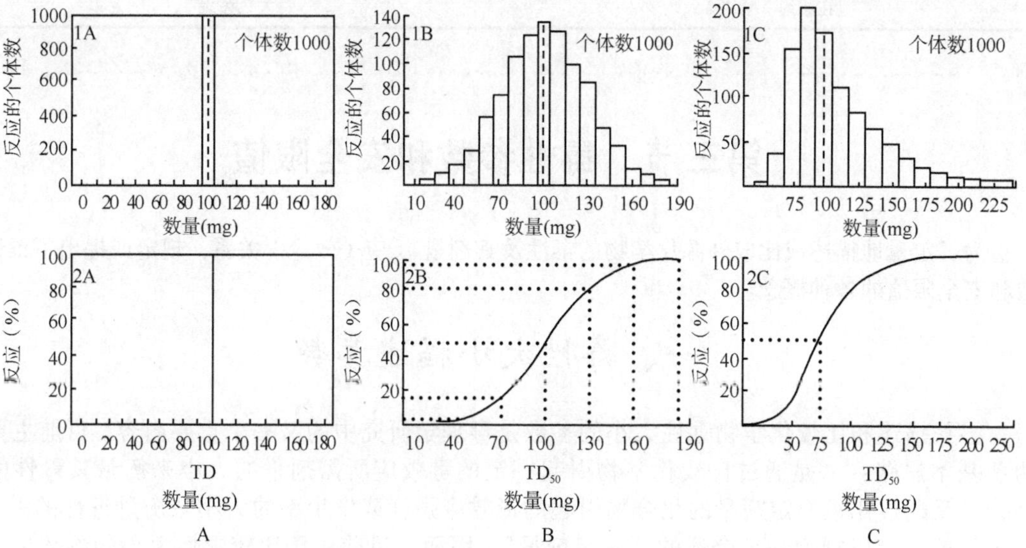

图 2-3　实验动物个体对外源化学物的易感性分布和剂量-反应关系的模式图

个体易感性：A. 完全相同；B. 成正态分布；C. 成偏态分布

在剂量和反应之间的数学关系研究中已建立了不少的理论模型，几种不同的数学转换可用于非线性剂量反应关系外推直线化，如 logit 和 probit 转变。例如图 2-3 的 2C 是一条非对称的“S”形曲线，若横坐标用对数剂量表示，则可转化为一条对称的“S”形曲线；若进一步将纵坐标改为概率单位（probit），则该曲线可转为一条直线。此时，则更有利于进一步的毒理学分析。

知识拓展 2-1

1991 年，国际协调会议（International Conference on Harmonization，ICH）第一次讨论了 LD_{50} 的意义和局限性。结论如下：

①在北美、欧洲和日本，“经典”的 LD_{50} 测定已不再是单剂量毒性试验的正式要求；

②目前申请资料要求建议进行逐渐增加剂量的耐受性研究，以监测不同剂量下的毒性反应；

③建议采用两种哺乳动物。可以用两种啮齿类动物加一种非啮齿动物，以严格设计、单次给药、逐渐增加剂量的耐受性研究取代啮齿类动物和非啮齿动物 LD_{50} 的测定；

④如果相关的话，ICH 建议应用药理学上相关的主要代谢产物应进行单次给药的毒性研究。ICH 规定在新药的报批材料中，不必准确地测定 LD_{50}，只需了解其近似致死量和详细观察记录中毒表现即可。

知识拓展 2-2

美国社会引起死亡率增加 10^{-6} 的某些活动

活动	死因
吸烟（1.4 支 / 天）	肺癌
饮酒（0.5 升 / 天）	肝硬化

续表

活动	死因
煤矿井下劳动（1 小时 / 天）	煤尘肺
驾车旅行 240 公里	车祸
空中旅行 9600 公里	飞机失事
在纽约市居住 2 天	大气污染

第三节　毒性参数和安全限值

为了定量地描述或比较外源化学物的毒性及其剂量-反应（效应）关系，规定或提出了毒性参数和安全限值的各种概念。

一、毒性大小描述参数

寻找描述和比较化学物毒性大小的参数是毒理学研究中的又一个重要内容。目前主要有两条基本思路：一是通过比较化学物引起一定的毒效应所需剂量的大小来衡量其毒性的大小；二是通过比较一定剂量的化合物引起的毒效应强度或发生率的大小来衡量毒性的大小。由于目前尚难以规定一个合适的“一定剂量”，因而，目前用于比较毒性大小的参数主要源于前者。

（一）毒性上限参数

毒性上限参数是在急性毒性试验中以死亡为终点的各项毒性参数。毒性参数的测定是毒理学试验剂量-效应关系和剂量-反应关系研究的重要基础。

致死剂量或浓度　指在急性毒性试验中外源化学物引起受试实验动物死亡的剂量或浓度。

（1）绝对致死剂量或浓度（LD_{100} 或 LC_{100}）：指引起一组受试实验动物全部死亡的最低剂量或浓度。但由于一个群体中，不同个体之间对外源化学物的耐受性存在差异，个别个体耐受性过高，可因此造成 100%死亡的剂量显著增加。因此，该参数变异性较大，不适用于不同化学物的毒性比较。

（2）半数致死剂量或浓度（LD_{50} 或 LC_{50}）：指引起一组受试实验动物半数死亡的剂量或浓度。它是一个经过统计处理计算得到的数值，常用以表示和比较急性毒性的大小。LD_{50} 数值越小，表示外源化学物的毒性越强，反之 LD_{50} 数值越大，则毒性越低。与 LD_{50} 概念相似的毒性参数，还有半数致死浓度（LC_{50}），即能使一组实验动物在经呼吸道暴露外源化学物一定时间（一般固定为 2 或 4 小时）后，死亡 50%所需的浓度（mg/m^3）。半数耐受限量（median tolerance limit，TLm）在环境毒理学研究中常用于表示一种外源化学物对某种水生生物的急性毒性，即一群水生生物（例如鱼类）中 50%个体在一定时间（48h）内可以耐受（不死亡）的某种外源化学物在水中的浓度（mg/L），一般用 TLm_{48} 表示。

在毒理学中测定 LD_{50}（或 LC_{50}），常使用 Bliss 法计算 LD_{50}，也常用 logit 转换法、概率单位（probit）转换法和图解法等。目前，LD_{50} 的使用最为常见和普遍，但由于 LD_{50} 值仅给出死亡毒效应信息，且受诸多因素的影响如实验动物种属、实验条件等，加之其他社会、经济等因素。近年来，对 LD_{50} 的使用有许多异议。寻求新的、更好的参数或寻找更合适的检测试验方法已是面临的新问题。

（3）最小致死剂量或浓度（MLD，LD_{01} 或 MLC，LC_{01}）：指一组受试实验动物中，仅引起个别动物死亡的最小剂量或浓度。该值易受受试动物中个别动物敏感性大小的影响。

（4）最大非致死剂量或浓度（LD_0或LC_0）：指一组受试实验动物中，不引起动物死亡的最大剂量或浓度。

（二）毒性下限参数

毒性下限参数是指观察到有害作用最低水平或最大无有害作用的剂量，可以从急性、亚急性、亚慢性和慢性毒性试验中得到。

1. 观察到有害作用的最低水平（lowest observed adverse effect level，LOAEL）　是指在规定的暴露条件下，化学物引起机体（人或实验动物）某种有害作用的最低剂量或浓度。此种有害改变与同一物种、品系的正常（对照）机体是可以区别的，应具有统计学意义和生物学意义。

2. 未观察到有害作用水平（no observed adverse effect level，NOAEL）　是指在规定的暴露条件下，外源化学物不引起机体（人或实验动物）可检测到的有害作用的最高剂量或浓度。可能可以检测到机体（人或实验动物）在形态、功能、生长、发育或寿命等的改变，但应属于非损害作用。

在具体的实验研究中，比NOAEL高一个剂量组的实验剂量就是LOAEL。应用不同物种品系的动物、暴露时间、染毒方法和指标观察有害效应，可得出不同的LOAEL和NOAEL。在利用NOAEL或LOAEL时应说明相关的实验条件与方法。

急性、亚急性、亚慢性和慢性毒性试验都可分别得到各自的LOAEL或NOAEL。因此，在讨论LOAEL或NOAEL时应说明具体条件，包括反映有害作用的检测指标，并注意该LOAEL有害作用的严重程度。LOAEL或NOAEL是评价外源化学物毒作用与制订安全限值的重要依据，具有重要的理论和实践意义。

3. 阈剂量（threshold dose）　是指外源化学物引起生物体某种非致死性有害作用的最小剂量或浓度。可以从急性、亚慢性、慢性毒理学试验获得。分别称为急性阈剂量、亚慢性阈剂量、慢性阈剂量。阈剂量的概念的使用，过去较为广泛和普遍，在理论上可以获得，而在实际工作中，有限的动物分组、有限的检测水平以及实验方法的局限性等，得到阈剂量几乎不可能，实际得到的可能是LOAEL。

4. 基准剂量（benchmark dose，BMD）　是指外源化学物导致少量个体（如5%）出现特定损害作用的剂量的95%可信区间下限值。如：通过慢性毒性试验，以获得的剂量-反应关系为基础，经统计学处理，可得到镉致大鼠肾小管重吸收障碍（病理检查、尿中β_2-微球蛋白升高等）剂量的95%可信区间下限值，此即为镉致慢性肾损害的BMD。实际上，我们通过毒理学试验得到的LOAEL或/和NOAEL存在的不足之处日益引人关注，即LOAEL受试验分组、剂量选择、组距大小等影响很大。BMD参数通过整体实验设计（梯度剂量分组）经统计学处理求得，参数概括了剂量-反应关系的较多信息（如实验组数、实验动物数、组间距大小、观察值的离散度等），所以具有较好的稳定性、准确性和科学性。此外，即使实验结果未能得到LOAEL和/或NOAEL，也可通过计算求出BMD，且BMD也可利用人群流行病学资料求得，因而，BMD还具实用性，应该重视BMD的概念与方法的研究和应用。

二、毒性特征描述参数

1. 毒作用带　毒作用带（toxic effect zone）是表示化学物质毒作用特点的参数，又分为急性毒作用带与慢性毒作用带。

急性毒作用带（acute toxic effect zone，Z_{ac}）为半数致死剂量与急性阈剂量的比值，表示为：$Z_{ac}=LD_{50}/Lim_{ac}$。Z_{ac}值小，说明化学物质从产生轻微损害到导致急性死亡的剂量范围窄，引起死亡的危险性大；反之，则说明引起急性中毒死亡的危险性小。

慢性毒作用带（chronic toxic effect zone，Z_{ch}）为急性阈剂量与慢性阈剂量的比值，表示为：$Z_{ch}=Lim_{ac}/Lim_{ch}$。Z_{ch}值大，说明Lim_{ac}与Lim_{ch}之间的剂量范围大，由轻微的慢性毒效应到较为明显的急性中毒之间剂量范围宽，易被忽视，故发生慢性中毒的危险性大；反之，则说明发生慢性中毒的危险性小。

2. 药物的治疗指数和安全范围 对于药物，常用治疗指数（therapeutic index，TI）来推测其安全性，TI越大则安全性越高。$TI=LD_{50}/ED_{50}$。其中，ED_{50}是指50%实验动物出现药物疗效时所需的药物剂量。治疗指数一般由动物实验中获得。药物在人体的治疗指数无法求得；有认为新药的治疗指数大于5时，可优先考虑进行下一步临床前实验研究。但治疗指数不够完善，没考虑药物疗效和毒效应剂量-反应关系的斜率，如A、B两药的ED_{50}和LD_{50}相同，则计算的TI相同，但由于A、B剂量-反应曲线斜率不同（A<B），A在99%时没有动物死亡，而B有20%动物死亡，说明A比B安全。故用药物的安全范围（margin of safety，MOS）来评价安全性。

药物的MOS即最小致死剂量LD_{01}与药效ED_{99}的比值，$MOS=LD_{01}/ED_{99}$。这种定量比较主要用于单次给药，不能用于多次重复给予的药物或无有益作用的化学物。药物的TI和MOS的ED_{50}和ED_{99}都是反应率（质反应）。

3. 暴露范围和安全范围 对于化学品（药物除外）的危险性评价已引入了暴露范围和安全范围的概念，该概念以人群“暴露量”估计值为中心，定性地反映人群暴露的危险性。

暴露范围（margin of exposure，MOE）是指动物实验中获得的未观察到有毒作用水平（NOAEL）与人群“暴露量”估计值间的比值，表示为MOE=NOAEL/人群暴露量。MOE大，则表示发生有害作用危险性小。

安全范围（margin of safety，MOS）是人群“暴露量”估计值与安全限值差异大小的指标。表示为MOS=人群暴露量/安全限值。安全限值可以是参考剂量（RfD）等。MOS大，则表示发生有害作用危险性大。

安全范围、暴露范围和毒作用范围相结合，可以比较全面反映化学物毒作用特点和与人群暴露的关系。

4. 强度和效能 为了比较两种或多种化学物毒作用，可比较强度和效能。强度（potency）是指相等效应时剂量的差别，效能（efficacy）是指引起的最大效应的差别。化学物的效能取决于化学物本身的内在活性和药理作用或毒作用的特点，而产生相等效应（如$1/2E_{max}$）所需剂量的大小与化学物或药物的强度成反比。图2-4表示4种不同化学物的某种毒作用（如肝毒性）的剂量-反应关系。可见毒作用的强度A>B，C>D；而效能A=B，C<D。

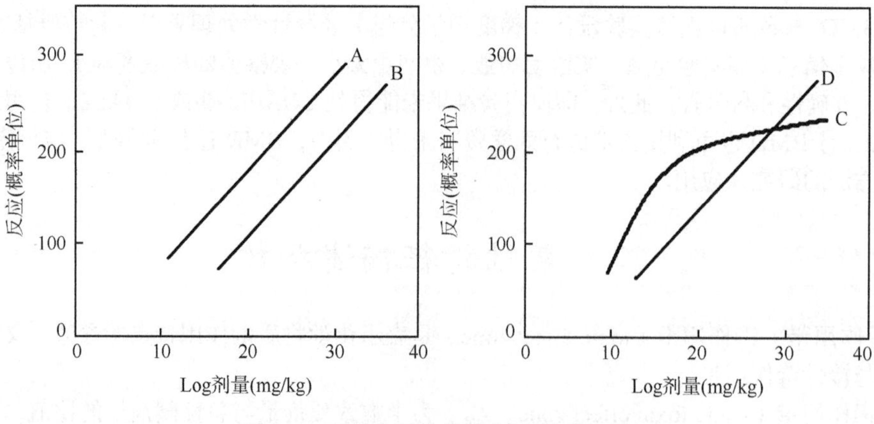

图2-4 四种化学物剂量-反应关系比较

5. 剂量-反应关系曲线斜率　在毒理学研究中，剂量-反应（效应）曲线通常经直线化处理，直线的斜率（k）大小可以用直线与横坐标夹角（tanθ）来表示。斜率越大，即直线越陡峭，则说明较小的剂量增减则可能引起较大幅度的效应或反应增减变化，反映了在一定剂量范围内该毒物危险性大小和毒作用特点。如图 2-5 所示。尽管其 LD_{50} 相同，但斜率却可以明显不同。因此，斜率大小有助于更全面地了解毒物的毒性特点。

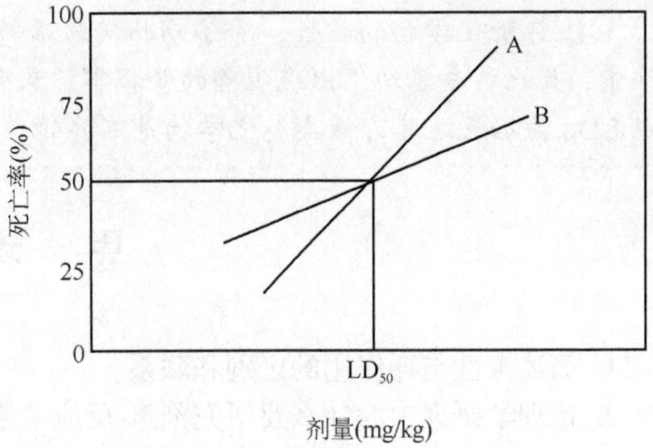

图 2-5　A、B 两种化学物的剂量-反应关系曲线斜率比较

三、安 全 限 值

通过毒理学试验可得到受试物毒作用的 LOAEL 和 NOAEL，以 NOAEL 作为阈值的近似值，以此为基础可得出安全限值，安全限值＝NOAEL/安全系数。安全系数一般采用 100，一般认为，安全系数采用 100，是考虑到物种间差异（×10）和个体间差异（×10）两个安全系数的乘积而设定的。

动物试验结果外推到人除了利用不确定系数（安全系数）外，还有二种，一是利用药动学外推（广泛用于药品安全性评价并考虑到受体易感性的差别），二是利用数学模型。目前尚无统一的意见。

对毒效应有阈值的化学物而言，安全限值是指为保护人群健康，对生活和生产环境和各种介质（空气、水、食物、土壤等）中与人群身体健康有关的各种因素（物理、化学和生物）所规定的浓度和暴露时间的限制性量值。在低于此种浓度和暴露时间，根据现有的知识，无法观察到任何直接和（或）间接的有害作用。目前，常见的安全限值有每日容许摄入量（ADI）、可耐受摄入量（TI）、参考剂量（RfD）、参考浓度（RfC）和最高容许浓度（MAC）等。

对毒效应无可确定阈值的化学物而言，外源化学物在零以上的任何剂量，都是不安全的，如遗传毒性致癌物和致突变物等。因此，对这类化学物无法适用和制订安全限值，只能引入实际安全剂量（virtually safe dose，VSD）的概念。如化学致癌物的 VSD，是指低于此剂量能以 99%可信限的水平使超额癌症发生率低于百万分之一（10^{-6}）。

案例 2-1 分析讨论

为了平息或缓解民众的不安情绪，有关学者在媒体上发表上述谈话。然而，这一表述是否妥当，值得我们反思：

1. 一直以来，国内外均缺乏对化学物毒性大小进行比较和评价的统一标准和参数。目前，我们仍然仅根据 LD_{50} 值的大小确定化学物急性毒性分级标准，用于评价化学物毒性。据文献报道，三聚氰胺的大鼠经口 LD_{50} 约为 3161mg/kg（3000～3300mg/kg），小鼠为 4550mg/kg。显然，仅据此值，只能表明该化学物的急性毒性为低毒类，无法确定其慢性毒性大小。

2. LD_{50} 是通过急性毒性动物实验获得的一个统计估计值，影响因素较多且复杂，如动物种类、品系，染毒途径、方式等等。因此，即使应用 LD_{50} 评价三聚氰胺急性毒性，也要充分考虑其应用的局限性。

3. 三聚氰胺事件中，绝大多数患者均为较长时间食用“毒牛奶”所致，故临床上属于慢性中毒。故不宜采用急性毒性参数 LD_{50} 来评价。

4. 评价化学物的毒性，除了动物实验资料外，人群资料尤其应当引起重视。三聚氰胺事件中，如此之多婴幼儿出现明确的肾损害临床表现，显然三聚氰胺的慢性毒性十分明显。故再以 LD_{50} 为据表述其为低毒类化学物是不妥的，也令人无法接受。

思　考　题

1. 简述毒性与毒作用的区别和联系。
2. 毒理学研究中为什么要研究剂量-反应关系，简述其前提和意义。
3. 在剂量-反应关系研究中，常用的剂量指标有哪些？
4. LD_{50} 应用的主要优缺点有哪些？

（张文昌　农清清）

第三章　外源化学物的生物转运与转化

案例 3-1

铅进入机体，在血液中以 $PbHPO_4$ 的形式存在，如果血浆 pH 增高，呈现碱性时，则形成 $Pb_3(PO_4)_2$ 贮存于骨皮质部位，即铅的贮存库。但如果机体出现感染或外伤、饮酒等原因使血液 pH 降低，则 Pb^{2+} 可游离出来进入血液，游离的 Pb^{2+} 浓度增高可造成机体急性铅中毒发作。铅可作用于红细胞，引起卟啉代谢紊乱和血红素合成障碍，红细胞即是铅毒性作用的靶器官。

问题：

根据铅在体内的分布规律，探讨外源化学物在体内的贮存有什么意义？

剂量-反应关系是毒理学的重要概念之一。外源化学物的剂量越大，所致机体发生的量反应强度应该越大。剂量包括外剂量、内剂量和靶剂量，靶剂量是指外源化学物到达靶器官的量，其对外源化学物所致损害作用的性质和强度起着决定性作用。同样重要的还有外源化学物在靶器官内存留的时间，存留时间越长，产生毒效应的可能性越大。相同暴露剂量的不同外源化学物到达某一或某些靶器官的数量可能相差悬殊，存留时间亦可有很大差别，其根本原因在于机体对于它们的处置过程不同。机体对于外源化学物的处置包括吸收（absorption）、分布（distribution）、代谢（metabolism）、排泄（excretion）四个过程（又称 ADME 过程）。在这四个过程中，吸收、分布和排泄都是外源化学物穿越生物膜的过程，其本身的结构和性质不发生变化，故统称为生物转运（biotransportation）。代谢则是外源化学物在细胞内发生一系列化学结构和理化性质改变而转化为新的衍生物的过程，故称之为生物转化（biotransformation）。每个过程都会受到多种因素的影响，进而改变外源化学物在靶器官存在的剂量、时间和继发的反应。ADME 各过程之间存在密切的关联，彼此相互影响，通常可以同时发生。

对外源化学物的 ADME 过程的研究有重要意义：①ADME 研究得到的外源化学物和活性代谢产物浓度-时间关系及血液和组织中的数据，可用来确定与毒效应发生有关的靶器官或组织的暴露谱。进行实验动物的毒动学研究，有助于理解所观察到的毒理学效应的化学和生物学基础；②毒动学研究可能为其他的毒性研究选择适当的剂量水平提供依据；③有助于阐明化学物单独作用或联合作用所致毒效应的机制以及物种差异存在的原因，以便采取有针对性的干预措施，防治中毒的发生。

在机体对外源化学物的处置过程中，外源化学物在体内的浓度随时间变化的规律，可用数学方程或动力学参数来描述。毒物动力学（toxicokinetics）是研究外源化学物的量在生物转运和生物转化过程中随时间而变化的动态规律。通过建立数学模型，计算各项动力学参数，以定量描述机体对于外源化学物进行处置的特征。

第一节　外源化学物在体内的生物转运

一、生物膜与生物转运

外源化学物的吸收、分布和排泄都是通过由生物膜构成的屏障的过程。生物膜（biomembrane）

是细胞膜（质膜）和细胞器膜的总称，如核膜、内质网膜、线粒体膜、溶酶体膜等。生物膜不仅维持着细胞内环境的稳定，还参与细胞内外物质的交换以及某些生化反应和生理过程。许多外源化学物可以作用于生物膜，通过破坏其结构和（或）影响其功能而发挥毒性作用。

（一）生物膜的结构特点

所有的生物膜都十分相似，主要由脂质和蛋白质组成，厚度约为 7～9nm，生物膜的基本结构是连续排列的脂质双分子层，每一脂质分子有一个“头部”和两条“尾部”。头部由亲水的磷酸和碱基组成，具有亲水性；尾部由两条脂肪酸链组成，具有疏水性。所有脂质分子的头部都向着膜两侧表面，尾部则向着膜的中心。由于“尾部”的脂肪酸大部分为不饱和脂肪酸，熔点低于正常体温，在生理温度下处于半流质状态，因此生物膜具有流动性。脂肪酸中不饱和成分的含量越高、不饱和的程度越大，生物膜的流动性就越大。在脂质双分子层结构中还有球形蛋白镶嵌或贯穿其间，它们中的一部分为载体或组成特殊通道，其余的为受体、酶和结构蛋白等。某些化学物，包括极性分子、离子以及与蛋白质结合的物质可以借助于该组分通过生物膜。此外，生物膜上还具有膜孔，由贯穿于脂质双分子层的蛋白质的亲水性氨基酸构成，某些水溶性小分子化学物可经膜孔转运。

（二）外源化学物通过生物膜的方式

外源化学物通过生物膜的方式可分为被动转运（passive transport）和特殊转运（special transport）两大类。被动转运包括简单扩散（simple diffusion）和滤过（filtration），特殊转运包括主动转运（active transport）、易化扩散（facilitated diffusion）、吞噬作用（phagocytosis）和胞饮作用（pinocytosis）。

1. 被动转运 为外源化学物顺浓度差通过生物膜的过程。

（1）简单扩散：又称脂溶扩散，指溶解的物质从浓度较高的一侧向浓度较低的一侧进行的扩散性转运，是大多数外源化学物通过生物膜的方式。该转运方式不消耗能量，不需要载体，不受饱和限速与竞争性抑制的影响。简单扩散的速率可用 Fick 定律表示：

$$R=K \cdot A\ (c_1-c_2)\ /d \tag{3-1}$$

式（3-1）中，R 为扩散速率；
K 为特定外源化学物的扩散常数；
A 为生物膜的面积；
c_1-c_2 为生物膜两侧的浓度梯度；
d 为生物膜的厚度

由式（3-1）可见，简单扩散的速率取决于以下因素：①膜两侧的浓度梯度：浓度梯度越大，外源化学物透过膜的速率越快。②外源化学物的脂溶性：经简单扩散转运的外源化学物必须具有脂溶性，脂溶性的高低可用脂/水分配系数（lipid/water partition coefficient）来表示，即一种物质在脂相和水相之间的分配达到平衡时，其在脂相和水相中溶解度的比值。一般情况下，外源化学物的脂/水分配系数越大，越易溶解于脂肪，经简单扩散转运的速率也就越快。但由于扩散时不仅需要通过生物膜的脂相，还要通过水相，所以脂/水分配系数极高，仅能全部溶解于脂肪的物质也难以通过简单扩散跨膜转运。③外源化学物的解离状态：外源化学物的分子在水溶液中分解成为带电荷的微粒，即离子的过程称为解离（dissociation）或电离（ionization）。处于解离状态的物质极性大，脂溶性差，不易通过生物膜的脂相进行扩散；而处于非解离状态的物质极性弱，脂溶性好，容易跨膜扩散。弱有机酸和弱有机碱类物质在体液中处于解离态和非解离态的比例取决于其本身的解离常数 pK_a（该物质 50%解离时的 pH）和体液的 pH。在 pK_a 和 pH 为已知的情况下，可以根据 Henderson-Hasselbalch 公式计算这些物质处于解离态和非解离态的比例：

$$\text{有机酸：}pK_a-pH=\log（\text{非解离态 HA}）/（\text{解离态 }A^-） \tag{3-2}$$

$$\text{有机碱：}pK_a-pH=\log（\text{解离态 }BH^+）/（\text{非解离态 B}） \tag{3-3}$$

由式（3-2）和式（3-3）可知，弱有机酸在酸性环境中、弱有机碱在碱性环境中多处于非解离态，易于通过生物膜转运。

（2）滤过：是指水溶性物质随同水分子经生物膜的孔状结构而透过生物膜的过程。凡分子大小和所带电荷与膜上孔状结构相适应的溶质皆可滤过转运，转运的动力为生物膜两侧的流体静压梯度差和渗透压差。细胞膜具有充满水分的小孔道，它是由嵌入类脂质双分子层中蛋白质的亲水性氨基酸构成。在渗透压梯度和液体静压作用下，大量水可通过这些膜孔。此种孔状结构为亲水性孔道，不同组织生物膜之间的主要差别之一在于孔道的直径不同。肾小球的孔道直径较大，约为 70nm，分子量为 60 000 以上的蛋白质分子不能透过，较小的分子可透过。肠道上皮细胞和肥大细胞膜上孔道直径较小，约为 4nm，分子量小于 200 的化合物方可通过。一般细胞孔道直径在 4nm 以下，所以除水分子可以通过外，有些无机离子和有机离子等外源化学物，亦可滤过。

2. 特殊转运　为外源化学物借助于载体或特殊转运系统而发生的跨膜运动。有些外源化学物不具有较高的脂溶性，不能透过生物膜的脂质结构区进行简单扩散；或分子量过大，不能穿过生物膜上的孔状结构，必须借助特殊转运完成其转运过程。

（1）主动转运：指外源化学物在载体的参与下，逆浓度梯度通过生物膜的过程。许多外源化学物的代谢产物经由肝脏和肾脏排出，主要是借助主动转运。机体需要的某些营养物质，例如某些糖类、氨基酸、核酸和无机盐等由肠道吸收进入血液的过程，必须通过主动转运逆浓度梯度吸收。主动转运具有以下特点：①化学物是逆浓度梯度转运，需要消耗能量；②主动转运过程必须有载体参加。载体往往是组成生物膜的蛋白质，它与被转运的化学物结合形成复合物，将化学物携带入膜的另一侧并释放；③转运系统对外源化学物的结构具有特异选择性，只有具备某种结构特征的物质才能被转运；④载体具有一定的容量，当化学物达到一定浓度后，转运系统可被饱和，即存在转运极限；⑤使用同一转运系统转运的外源化学物之间可发生竞争性抑制。

主动转运对于化学毒物的吸收、吸收后在体内的不均匀分布以及排泄均具有重要意义。

（2）易化扩散：指某些不易溶于脂质的亲水性化学物透过生物膜由高浓度处向低浓度处移动的过程。与主动转运一样，是载体中介的转运方式，又称载体扩散。但被转运的化学物为顺浓度梯度转运，因此不需要消耗能量。由于有载体的参与，易化扩散也存在对底物的特异选择性、饱和性和竞争性抑制。例如葡萄糖在体内即顺浓度梯度而被转运，葡萄糖由胃肠道进入血液，由血浆进入红细胞和由血液进入中枢神经系统都通过易化扩散过程。

（3）其他转运方式：吞噬作用和胞饮作用是通过细胞膜的流动将某些固体颗粒、液态微滴或大分子物质包绕并吞入细胞的过程，对于巨噬细胞和肝、脾单核-吞噬细胞系统移除肺泡和血液中的颗粒物具有重要意义。

二、吸　收

吸收是指外源化学物从机体的接触部位透过生物膜进入血液的过程。吸收过程关注的两个要素是吸收的量和吸收的速率。外源化学物吸收的主要部位是胃肠道、呼吸道和皮肤。在毒理学研究中还采用某些特殊的染毒途径，如腹腔注射、静脉注射、肌内注射和皮下注射等。不同的吸收途径影响化学物进入血液中的速度和浓度以及毒效应。

（一）经胃肠道吸收

胃肠道是外源化学物的主要吸收途径之一。凡是由大气、水、土壤进入食物链的外源化学物均可经胃肠道吸收，口服或误服的药物、毒物等也经该途径吸收。

整个胃肠道均有吸收外源化学物的能力，由于大多数物质在口腔的停留时间短暂，而直肠的表面积较小，所以这两个部位的吸收量相对较少。由于小肠肠道黏膜上有绒毛和微绒毛，可增加小肠吸收面积至 200～300m^2，所以外源化学物在消化道的主要吸收部位是小肠，其次是胃。对于弱有机酸和弱有机碱，只有大多数以非解离态存在时才易于吸收。因此，它们的吸收速率与程度取决于自身的 pK_a 和胃肠道内的 pH。由于胃液酸度较高，弱有机酸多以未电离的形式存在，脂溶性亦高，易于进行简单扩散，所以容易吸收；而弱有机碱在胃中高度电离，一般不易吸收。小肠内 pH 达到 6 以上，弱碱性物质主要以非解离状态存在，易于吸收，而弱酸性物质的情况正好与之相反。但由于小肠的表面积很大，血流又可不断地将吸收的弱酸性物质由小肠固有层移除，从而保持一定的浓度梯度，因此，弱有机酸也可在小肠吸收相当的数量。

外源化学物在胃肠道吸收的主要方式是简单扩散，部分化学物的结构或性质与机体所需营养素或内源性化合物相似，可以借助后者的转运系统进入血液。如 5-氟尿嘧啶可利用嘧啶的转运系统吸收；铅可利用钙的转运系统吸收；铊、钴、锰可利用铁的转运系统吸收。少数物质如偶氮染料颗粒和聚苯乙烯乳胶颗粒可经过滤过、吞噬作用和胞饮作用被吸收。

影响外源化学物经胃肠道吸收的因素除了胃肠道内的酸碱度外，还受下列因素影响：①化学物的结构和理化性质：在结构上与内源性物质相似的外源化学物可通过载体的主动转运而被吸收，化学物的脂溶性和解离速率可影响化学物在胃肠道的吸收。②胃肠蠕动情况：当胃肠蠕动增加时，胃肠内容物通过较快，吸收减少；而蠕动减弱时，则吸收增加。③胃肠道内的食物：食物可稀释、吸附化学物，也可与化学物形成不溶性复合物，从而影响某些化学物的吸收。④肠道中的细菌菌丛：某些外源化学物受胃肠道中的菌群作用可形成新的化学物而影响其吸收，如大肠杆菌可将硝酸盐还原成亚硝酸盐，后者被吸收入血后与血红蛋白结合可发生高铁血红蛋白血症。

经胃肠道吸收的化学物可在胃肠道细胞内代谢，或通过门静脉系统到达肝脏进行生物转化，或不经生物转化直接排入胆汁。这种化学毒物进入体循环之前即被消除的现象称为体循环前消除或首过消除，可使经体循环到达靶器官的化学毒物原形数量减少，明显影响其所致毒效应的强度与性质。

（二）经呼吸道吸收

空气中的化学物质以气态（气体、蒸汽）和气溶胶（粉尘、烟、雾）的形式存在，呼吸道是它们吸收的主要途径。从鼻腔到肺泡整个呼吸道各部分由于结构不同，对外源化学物的吸收情况也不同，经呼吸道吸收，以肺泡吸收为主。外源化学物经呼吸道吸收具有如下特点：①吸收迅速。由于肺泡数量众多、上皮细胞层极薄、表面积大、肺泡气与血液之间的间隔距离短、肺内毛细血管网密集等特点，化学物经肺吸收十分迅速，仅次于静脉注射。②外源化学物可直接经肺静脉进入全身血液循环，并在全身组织器官分布，避免了肝脏的首过消除作用，故毒性较强。

根据外源化学物在空气中存在的形式和理化性质不同，经肺吸收的方式和过程可有较大差异。气态物质和气溶胶经呼吸道吸收的情况不完全相同，分别予以论述。

1. 气体与蒸汽的吸收 气体和蒸汽在呼吸道吸收与作用的部位主要取决于它们的水溶性和浓度。水溶性大的气体和蒸汽易溶于上呼吸道黏膜的水中，如二氧化硫、氯气等易在上呼吸道吸收，水溶性小的气体和蒸汽则可深入到肺泡，主要通过肺泡吸收，如二氧化氮和光气等。气态物质到达肺泡后，主要经简单扩散透过呼吸膜而吸收入血。

吸收速率受多种因素影响，最主要的是化学物在肺泡气中与肺毛细血管血液中的浓度差（或分压差）。浓度（分压）差越大，吸收的速率越快。随着吸收过程的进行，血液中该气体的分压逐渐增高，呼吸膜两侧的分压差逐渐减小，最后气体在血液中的分压逐渐接近在肺泡气中的分压并达到平衡。呼吸道两侧的分压达到动态平衡时，气体在血液中的浓度（mg/L）与在肺泡气中浓度（mg/L）之比，称为血/气分配系数（blood/gas partition coefficient）。对于一种气态物质来说，其血/气分配系数为一常数。如乙烯的血/气分配系数为 0.14，二硫化碳为 3，乙醚为 15，乙醇为 1300，甲醇为 1700。血/气分配系数越大的物质在血液中的溶解度越高，则越容易被吸收。此外，气态物质的吸收速率还取决于其在血液中的溶解度、肺通气量和血流量。血/气分配系数低的气态外源化学物经肺吸收速率主要取决于经肺血流量，在血液和气相之间达到平衡时间约为 8～21min。血/气分配系数高的气态外源化学物经肺吸收速率还取决于呼吸的频率和深度，在血液和气相之间达到平衡的时间至少为 1h。

2. 气溶胶和颗粒物的吸收　与气体和蒸汽的吸收不同，气溶胶和颗粒物的吸收受很多其他因素的影响，其中主要是气溶胶中颗粒的大小和化学物的水溶性。气溶胶的沉积部位主要取决于颗粒物的大小，空气动力学直径在 5μm 以上的粒子通常因惯性冲击而沉积于鼻咽部。沉积于无纤毛的鼻前庭外的颗粒物经擦拭或打喷嚏而被清除；沉积于有纤毛的鼻表面黏液层的不溶性颗粒物通过纤毛运动在数分钟内被咽下；可溶性颗粒物则溶解于黏液中，并被转移至咽部或经鼻上皮细胞吸收入血。直径 2～5μm 的颗粒物主要沉积在肺的气管支气管区域，主要通过呼吸道纤毛部分的黏液层逆向运动而被清除，颗粒物质最终可能被吞咽下并在胃肠道吸收。直径在 1μm 以下的颗粒物可在肺泡内扩散而沉积下来。到达肺泡的颗粒物质有 3 个去向：直接从肺泡吸收入血液；随黏液咳出或被咽入胃肠道；游离或被吞噬的颗粒物可透过肺的间质进入淋巴系统并在其中长期存留。

颗粒物可作为气体、蒸汽和烟尘的载体，增加这些污染物在呼吸系统内的存留和作用时间。颗粒物可引起上呼吸道炎症、肺炎、肺肉芽肿、肺癌、尘肺和过敏性肺部疾患。

（三）经皮肤吸收

外源化学物经皮肤吸收主要通过两条途径：表皮和皮肤附属器官（毛囊、汗腺和皮脂腺）。尽管少量外源化学物能够以较快的速度通过附属器官吸收，但是由于汗腺和毛囊在皮肤的分布密度不同，其总截面积仅占皮肤总面积的 0.1%～1.0%，故在吸收中居于次要地位，化学物质主要还是通过占皮肤表面积较大比例的表皮吸收。外源化学物通过表皮吸收需通过三层屏障：①表皮角质层：相对分子量大于 300 的化学物一般不易通过无损伤的表皮角质层。②连接角质层：能阻止水、电解质及某些水溶性物质通过但允许脂溶性物质通过。③基膜：位于表皮和真皮连接处，仅能阻止某些物质透过，多数物质通过表皮后可经乳突毛细管进入血液。

外源化学物经皮肤吸收一般可分为两个阶段：第一阶段是穿透阶段，即外源化学物透过皮肤表皮，也就是角质层的过程。第二阶段为吸收阶段，即由角质层进入乳头层和真皮，并被吸收入血液。

外源化学物经皮肤吸收的主要机制是简单扩散，其扩散速度与下列因素有关：①化学物的相对分子量、脂/水分配系数及角质层的厚度。脂溶性高，相对分子量小的物质穿透速度快，易吸收。因为血浆是一种水溶液，化学物质还必须有一定的水溶性才能透过基膜和真皮进入血液，所以同时具有一定的脂溶性和水溶性，即脂/水分配系数接近于 1 的化学物更易被吸收。角质层越厚，化学毒物越不易透过。②不同物种动物表皮的通透性不同，其吸收速率也不同，可能与其角质层的厚度不同有关。如大鼠及兔的皮肤较猫的皮肤更易通透，而豚鼠、猪和猴的皮肤通透性则与人相似。③外源化学物经皮肤吸收还受皮肤的血流和组织液流动速度的影响。由于气温能影响血流速度，所以在高温环境下外源化学物一般较易经皮肤吸收，特别在高湿、高温和无风环境下，皮肤表面有大量汗液分泌，外源化学物易于溶解和黏附，与皮肤接触时间延长，有利于吸收。④角质层损伤因子。角质层的完整性对皮肤通透性有决定性的作用，损害角质层的酸、碱、二甲基亚砜等可以使皮肤的通透性升高，皮肤充血及局部炎症等都有利于化学物的吸收。

经毛囊吸收的物质不经过表皮屏障，可直接通过皮脂腺和毛囊壁进入真皮。电解质和某些金属，特别是汞，可通过毛囊、汗腺和皮脂腺而被吸收。

（四）经其他途径吸收

在毒理学研究中，外源化学物还可经静脉、腹腔、皮下、肌肉等途径经注射进入机体，静脉注射可使化学物直接入血，不需要任何吸收过程，能迅速分布于全身，导致迅速、明显的毒效应。腹腔注射因吸收面积大和血流丰富，化学物吸收快而完全，吸收后主要经门静脉进入肝脏再进入体循环。皮下、肌内注射吸收速度相对较慢，且易受局部血流量和化学物剂型的影响。

案例 3-2

外源化学物在体内分布的过程中会与血浆白蛋白结合，使它们在血浆中的游离型浓度改变。而多种化学物同时进入血液会产生与白蛋白结合竞争的现象。解热镇痛药物安替比林不与白蛋白结合，而保泰松几乎全部与白蛋白结合。某一血栓病人服用抗凝血药华法林钠，同时又需要服用解热消炎药时，医生开处方时选择用安替比林而不用保泰松。

问题：

1. 医生基于何种缘由配伍选择了安替比林而不是保泰松？
2. 外源化学物和血浆白蛋白之间的结合能力与什么因素有关？
3. 血浆蛋白作为贮存库的毒理学意义。

三、分　布

分布是指外源化学物被吸收后，随血液或淋巴液分散到全身组织器官的过程。化学物在机体内的分布往往并不均匀，到达各组织器官的速度也不相同。在初始分布阶段，影响分布的主要因素是组织器官的血流量，之后取决于化学物与组织的亲和力。血液灌注量高的器官如心脏、肝脏、肾脏、肾上腺、肺脏等在初始分布阶段化学物的分布量最多，而血液灌注量低的脏器如皮肤、结缔组织、脂肪、静止状态的骨骼肌等分布量很少。随着时间的延长，分布受到外源化学物经膜扩散速率及与组织器官亲和力的影响，发生再分布（redistribution）。

（一）外源化学物在组织器官中的贮存

长期接触外源化学物时，如果机体对其吸收速度超过对其解毒和排泄速度，就会导致毒物在体内的含量逐渐增多，称为蓄积作用（accumulation）。有些化学物可在其蓄积的部位直接发挥毒性作用，则该部位称为靶部位，即靶组织或靶器官。如百草枯蓄积于肺脏，可引起肺组织充血、水肿、坏死及广泛的纤维化；有的部位化学物含量虽高，但却未显示中毒效应，这些部位称为该化学物的贮存库（storage depot）。外源化学物在体内的贮存具有双重意义：一方面存在于库内的化学物多数处于无活性状态，对机体不产生毒性作用，因此贮存库可看作是一种保护性的机制，对急性中毒具有保护作用，可减少在靶器官中外源化学物的量。另一方面存在于贮存库中的毒物总是与血浆中游离型的毒物保持动态平衡，当血浆中游离型化合物因代谢和排泄而减少时，贮存库就会释放出更多的外源化学物进入血液循环来补充，从而成为血浆中游离型化合物的来源，具有潜在的危害。故认为贮存库是慢性毒性作用发生的物质基础。

案例 3-1 分析讨论

外源化学物在体内的贮存具有双重意义：一方面贮存库内的化学物多数处于无活性状态，对机体不产生毒性作用，因此贮存库可看作是一种保护性的机制，对急性中毒具有保护作用，可减少在靶器官中外源化学物的量；另一方面存在于贮存库中的化学物与血浆中游离型的化学物保持动态平衡，当血浆中游离型化合物因代谢和排泄而减少时，贮存库就会释放出更多的外源化学物进入血液循环，从而成为血浆中游离型化合物的来源，具有潜在的危害。故认为贮存库是慢性毒性作用发生的物质基础。根据铅在体内的分布及二次分布规律，可以通过改变接触铅作业工人膳食中的成酸性食品（如肉、鱼等）和成碱性食品（蔬菜、水果、奶类）的比例，调节血浆酸碱度，达到有效的由体内排铅或减少铅在体内蓄积的目的。

1. 血浆蛋白作为贮存库　吸收入血的化学物可与各种血浆蛋白结合，但主要与白蛋白结合。白蛋白是血浆中含量最多的蛋白质，浓度可达 500～600μmol/L。外源化学物和血浆白蛋白之间的结合能力与外源化学物的物理化学性质有关。其他可与化学物结合的血浆蛋白有：能与铁结合的转铁蛋白（一种β球蛋白），与铜结合的铜蓝蛋白等。血浆蛋白的分子量大，任何与之结合的化学物均不能透过毛细血管壁，导致与血浆蛋白结合的毒性物质无法立即分布至血管外的组织或经肾脏滤过，可延缓消除过程和延长外源化学物的毒作用。但是外源化学物与血浆蛋白的结合是可逆的，在一定条件下可发生解离。当游离的化学物质从毛细血管扩散出来时，结合部分则从蛋白质上解离，直到游离部分在血管内、外达到平衡。此外，当pH、离子强度和温度发生变化的时候，也会影响化学毒物与血浆蛋白的结合。因此，可以认为血浆蛋白是暂时贮存库。

由于血浆蛋白含量有限，当其结合能力被饱和时，如果继续接触化学物，会使血浆中游离状态的化学物浓度升高，毒效应增强。血浆蛋白与化学物结合的位点专一性不强，当两种化学物均可与血浆蛋白结合时，会发生竞争现象，使结合能力较弱者成为游离型而呈现毒性。

案例 3-2 分析讨论

1. 由于安替比林不和白蛋白结合，不会影响血液中游离型华法林钠的浓度；但如果服用与白蛋白结合力强的保泰松，就会使血液中游离型华法林钠浓度增加，引起出血。

2. 外源化学物和血浆白蛋白之间的结合能力与外源化学物的物理化学性质有关。

3. 由于血浆白蛋白含量有限，当其结合能力被饱和时，如果继续接触化学物，会使血浆中游离状态的化学物浓度升高，毒效应增强。血浆蛋白与化学物结合的位点专一性不强，当两种化学物均可与血浆蛋白结合时，会发生竞争现象，使结合能力较弱者成为游离型而呈现毒性。

2. 肝脏和肾脏作为贮存库　肝脏和肾脏具有与许多外源化学物结合的能力，这些组织的细胞中含有一些特殊的结合蛋白。如肝细胞中有一种配体蛋白（ligandin）能和多种有机酸结合，而且还能与一些有机阴离子、偶氮染料致癌物和皮质类固醇结合，使这些物质进入肝脏。肝、肾还有一种可诱导蛋白即金属硫蛋白（metallothionein），能与镉、汞、锌及铅牢固地结合，可保护肾小管免受这些重金属对它的损害，但当金属硫蛋白耗竭时也可引起毒性作用。肝脏和肾脏既是一些外源化学物贮存的场所，又是体内有毒物质转化和排泄的重要器官。

3. 脂肪组织作为贮存库　环境中的许多有机毒物具有高脂溶性，可通过物理溶解作用贮存在脂肪组织内，往往不具有生物活性。脂/水分配系数大的化学物可大量贮存在脂肪中而降低其在靶器官中的浓度，对机体具有一定的保护作用。但是当机体发生快速的脂肪动员时，脂肪迅速转移，使化学物在血液中的浓度升高，成为潜在危害。

肥胖个体的体脂含量可达体重的50%，消瘦者脂肪占体重的20%，所以在短期内接触毒物时，肥胖者对脂溶性毒物的耐受性比消瘦者强，但肥胖者可能使毒物在体内的生物半衰期延长，特别是当毒物对脂肪含量较多的组织有毒性作用时，就可能带来危害。例如骨髓中含有大量脂肪，而苯的慢性毒作用部位正是骨髓，当吸收苯后，苯大量蓄积在脂肪组织中，某些情况下重新释放出来，故肥胖者的血苯浓度下降速度比消瘦者慢，更容易出现慢性苯中毒。

4. 骨骼组织作为贮存库　由于骨骼组织中某些成分与某些外源化学物有特殊亲和力，因此骨骼也就成了某些化学物在体内的主要贮存库。如铅和锶可替代骨质中的钙、氟替代骨质中的羟基而沉积在骨骼中。外源化学物在骨中的沉积和贮存是否有损害作用，取决于外源化学物的性质，如铅对骨骼没有明显的毒性，但骨氟增加可引起氟骨症，放射性锶可致骨肉瘤及其他肿瘤，故骨骼也是氟和锶的靶组织。近年来研究表明，成骨细胞和破骨细胞是铅毒作用的靶细胞，铅是骨质疏松的潜在危险因素。

（二）体内的特殊屏障

屏障是机体阻止或减少外源化学物由血液进入某种组织器官的一种生理保护机制。机体内较为重要的屏障有血-脑屏障和胎盘屏障等，它们对于保护中枢神经系统和胎儿免受毒物损害具有一定的作用，但这些屏障均不能有效阻止亲脂性物质的转运。

1. 血-脑屏障（blood-brain barrier） 存在于血液和脑组织之间，主要由脑内的毛细血管内皮细胞构成。许多外源化学物不易通过血-脑屏障进入脑组织，其主要的解剖和生理基础是：中枢神经系统的血管内皮细胞结合紧密，细胞间没有或仅有很小的孔隙；脑毛细血管内皮细胞含有一种ATP依赖的转运体即多药耐受蛋白（mdr 蛋白），它可将某些化学物质转运回血液；中枢神经系统的毛细血管很大程度上被胶质细胞（星状细胞）包围；中枢神经系统组织间液的蛋白质浓度较机体其他部位要低，限制了不溶于水的物质穿过细胞转运，因为这些化学物质只有与蛋白质结合才有可能穿过细胞。因此，只有那些既具有脂溶性、又非转运蛋白底物的化学物质才有可能进入脑内。

新生儿和初生动物的血-脑屏障没有发育完全，许多外源化学物对它们的毒效应高于对成年机体的毒效应。这也是吗啡、铅等化学物质对新生儿的毒性较成人大的原因之一。

2. 胎盘屏障（placental barrier） 是母体与胎儿血液循环的间隔，由多层细胞构成。不同物种和同一物种动物的不同妊娠阶段胎盘细胞层数并不一样。例如猪和马有6层，大鼠、豚鼠只有一层；家兔在妊娠初期有6层，到妊娠末期仅有一层。较薄的胎盘，即细胞层数较少者，外来化学物相对容易透过，例如大鼠胎盘较人类为薄，外来化学物容易透过，故用受孕大鼠进行致畸试验可能更为敏感。另外，因人与动物的胎盘结构不同，在应用实验动物的毒理学资料时，应予以注意。

化学物质通过胎盘屏障的主要方式是简单扩散。凡能影响简单扩散速率的因素都会影响化学毒物经胎盘转运。胚胎发育所必需的营养物质，则是通过主动转运而进入胚胎。

此外，机体还存在其他的屏障，如血-眼屏障（blood-eye barrier），血-睾丸屏障（blood-testis barrier）、血-胸腺屏障（blood-thymus barrier）等，可以保护这些器官减少或免受外源化学物的损害。

四、排　泄

排泄是外源化学物及其代谢产物经由不同途径排出体外的过程，主要经肾脏随尿液排出，经肝脏随同胆汁通过肠道随粪便排出，少量气态物质可经肺脏随呼出气排出，此外有些化学物还可通过分泌腺随乳汁、汗液、唾液、毛发、指甲等排出体外。化学物在排出过程中，也可能对排泄器官或排出部位造成继发性损害。如铅、汞、镉等经肾脏排泄时可导致肾近曲小管损害，砷从皮肤汗腺排出可引起皮炎，汞自唾液腺排出可导致口腔炎等。

（一）经肾脏排泄

肾脏是排泄外源化学物最重要的器官，其排泄的效率极高。主要排泄机制有肾小球滤过、肾小管的重吸收和主动分泌。

1. 肾小球滤过 肾脏血液丰富，达心搏出量的25%，其中有约80%通过肾小球滤过。肾小球滤过是一种被动转运，肾小球毛细血管有较大的膜孔（70nm），除分子量大的（超过60kDa）或与血浆蛋白结合紧密的物质外，大部分外源化学物或其代谢产物均可经肾小球滤过到达肾小管。进入肾小管腔的化学物有两条去路：随尿液排出体外或被肾小管重吸收。脂/水分配系数高的化学毒物可以简单扩散的方式进入肾小管上皮细胞并被重新吸收入血，而水溶性高的化学毒物则随尿液排泄。弱酸性物质在pH较高、弱碱性物质在pH较低的尿液中多数处于解离状态，可被大量排出体外。因此，可以使用药物改变尿液的pH，以促进特定毒物的排泄。在生理条件下，尿液的pH一般为6～6.5，低于血浆，有利于弱酸性物质的排泄。

2. 肾小管重吸收 肾小球滤液中含有一些维持机体正常生理功能必需的物质，这些物质能被肾小管上皮细胞重吸收。脂/水分配系数高的化学毒物可以简单扩散的方式进入肾小管上皮细胞并被重新吸收入血，而水溶性高的化学物则随尿液排泄。脂溶性化学物的主要吸收部位为肾近曲小管部分，所以许多被重吸收的外源性化学物对肾脏的损害作用也易在此出现。肾小管尿液的pH可影响弱酸或弱碱性有机化合物的解离度，从而影响它们的排泄率，当尿呈酸性时，有利于碱性毒物的解离和排出，呈碱性时则酸性毒物较易排出。如苯巴比妥中毒时可服用碳酸氢钠使尿呈碱性而促进排泄。

3. 肾小管分泌　肾小管上皮细胞可将化学物及其代谢产物以主动转运的方式排泄到肾小管中，与蛋白结合的化学毒物也可经此方式转运。主要是通过近曲小管的有机阴离子转运系统和有机阳离子转运系统进行。有机阴离子转运体（organic-anion transporter，Oat）家族位于近曲小管的基膜，可转运尿酸、磺酰胺类等有机酸。有机阳离子转运体（organic-cation transporter，Oct）家族负责一些阳离子的摄取。一旦外源化学物聚集在小管细胞内，就会通过多种药耐受蛋白（Mdr）和多重抑制蛋白（Mrp）排入管腔。相反，有机阳离子转运体（Octn2）和肽转运体（PEP2）可以从肾小管重吸收化学物质。

因为肾脏的许多功能在出生时并未发育完善，所以一些外源性物质的清除在新生儿中要比成年人慢，故其毒性反应比成年机体大。

（二）经粪便排泄

粪便排泄是外源化学物排出体外的另一个主要途径。进入胃肠道的化学物可通过以下几种途径随粪便排出。

1. 混入食物中的化学物质　经口摄入到达胃肠道被吸收，但未被吸收的化学毒物可与没有被消化吸收的食物混合，随粪便排泄。

2. 随胆汁排出的化学物质　这是经粪便排泄的化学毒物的主要来源。各种外源化学物在胃肠道中被吸收后，随同血液通过门静脉系统进入肝脏并进行生物转化。经过生物转化形成的代谢产物及某些化学毒物原形可以直接排入胆汁，最终随粪便排出体外。

经胆汁排出的化学毒物多数经历了肝内代谢而水溶性增强，进入肠道后可随粪便排出体外。但葡萄糖醛酸结合物和硫酸结合物可为肠道菌群水解，脂溶性增强后被重新吸收入肝，形成肠肝循环（enterohepatic circulation），使其在体内停留的时间延长，排泄减慢，因而毒性作用增强。

新生动物的肝脏排泄系统发育尚不健全，对某些毒物的反应较成年动物大。

3. 肠道排泄的化学物质　外源化学物可经被动扩散从血液直接转运至小肠腔内，也可在小肠黏膜经生物转化后排入肠腔。小肠细胞的快速脱落则是化学物进入肠腔的另一种方式。肠道排泄的过程相对缓慢，生物转化速率低和（或）肾脏、胆汁清除量少的物质才主要以此种方式排泄。在大肠还存在有机酸和有机碱的主动排泄系统。

4. 肠道菌群　肠道菌群是粪便的主要成分之一，肠道菌群可摄取外源化学物并对其进行生物转化，粪便中的许多化学物都是细菌的代谢产物。

（三）经肺脏随同呼出气排泄

许多常温下以气态存在的外来化学物可经呼吸道排出体外。如一氧化碳、某些醇类和挥发性有机化合物都可经肺排泄。其经肺排泄的主要机制是简单扩散，排泄的速度主要取决于气体在血液中的溶解度，如溶解度低的乙烯可经肺脏快速排泄，溶解度高的氟烃类则排泄速度缓慢。在血液中溶解度低的气态物质，其排出速度受灌注限制，溶解度高的则受通气限制。

（四）经其他途径排泄

1. 脑脊液　主动转运参与脑脊液排出化学毒物的过程，有些外源化学物可经脑脊液通过蛛网膜离开中枢神经系统。

2. 乳汁　有些外源化学物可通过简单扩散进入乳汁，经母乳进入婴儿体内。外源化学物经乳汁排泄具有重要意义，有毒化学物可通过乳汁排泄由母体进入哺乳婴儿体内，同时也可随乳制品进入人体内。有机氯杀虫剂、多氯联苯、乙醚、咖啡碱和某些金属均可随同乳汁排泄。

3. 汗腺和唾液　非解离态、脂溶性化学毒物可经简单扩散由唾液腺、汗腺排出，但其量甚微意义不大。

4. 毛发和指甲　一些重金属可富集于毛发和指甲中，当它们脱落时其中的毒物也随之排出。因此，毛发和指甲中的重金属等含量可作为生物监测的指标。

第二节　外源化学物在体内的生物转化

案例 3-3

琥珀酰胆碱是麻醉科常用的骨骼肌松弛剂。琥珀酰胆碱作用快而短暂，静脉注射后，20 秒内出现肌震颤，1 分钟内肌肉松弛显效，3 分钟左右作用消失，适用于气管内插管、气管镜、食管镜等短时操作。该药口服不吸收，注射吸收后绝大部分被血浆和肝脏中的胆碱酯酶破坏失活。首先水解为琥珀酰单胆碱，肌肉松弛作用明显减弱，再进一步缓慢水解为琥珀酸与胆碱，肌肉松弛作用完全消失。但有些个体对药物的敏感性较高，骨骼肌松弛作用可持续维持达几小时之久，造成呼吸肌麻痹，引起“琥珀酰胆碱窒息”，如不及时抢救，可导致患者死亡。

问题：

1. 为什么有些人会出现“琥珀酰胆碱窒息”？
2. 外源化学物在体内的代谢反应有哪些类型？
3. 如何预防患者个体出现“琥珀酰胆碱窒息”？

一、生物转化的概念与意义

（一）生物转化的概念

在机体整个生命过程中经常有一些外源化学物（如工业毒物、医用药物、环境污染物、农药等）通过不同途径进入体内。此外机体代谢过程中也不断产生一些生物活性物质和代谢产物（如激素、胺类等），这些外源及内源性化学物大部分都在肝内进行代谢转化。

生物转化（biotransformation）是指外源化学物在机体内经多种酶催化的代谢转化。生物转化是机体对外源化学物处置的重要的环节，也是机体维持稳态的主要机制。肝脏是生物转化作用的主要器官，在肝细胞微粒体、胞液、线粒体等部位均含有丰富的生物转化酶系。其他组织如肺、肾、胃肠道、脑、皮肤及胎盘等也具有一定的生物转化能力。此种在肝脏外其他组织器官中进行的生物转化统称为肝外生物转化（extrahepatic biotransformation）。虽然其代谢能力及代谢容量可能相对低于肝脏，但有些外源化学物在这些组织中发生的代谢转化具有特殊的意义。但以肝脏最为重要，其生物转化功能最强。

（二）生物转化的意义

生物转化是一个非常复杂的过程，多数外源化学物的代谢转化需经数个连续反应，不同反应可先后进行。外源化学物在体内可能有多种代谢途径，在不同的组织器官先后发生不同反应，生成不同的代谢产物。由于外源化学物的毒性取决于它本身的化学结构，经过生物转化之后，其化学结构可发生改变，其毒性可能发生改变。大多数外源化学物经生物转化后，极性增强，水溶性增高，易于经肾脏随同尿液或随同胆汁混入粪便排出体外，降低了外源化学物对机体的毒作用，这种转变称为代谢解毒（metabolic detoxication）。但有的外源化学物会生成毒效应高于原型的代谢物，毒作用反而增强，甚至产生致突变，致癌，致畸，这种转变称为代谢活化（metabolic activation）。例如，农药对硫磷在体内代谢转化形成毒性增强的对氧磷，苯并（a）芘本身并不直接致癌，但经生物转化后产生的代谢物才具有致癌作用。活化的代谢产物可分为 4 类：①亲电子剂：其分子中含有一个缺少电子的原子，容易通过共享电子对的方式与生物大分子中富含电子的原子反应，如苯并（a）芘的代谢产物 7，8 二氢二醇-9，10-环氧化物就属于此类物质。②自由基：是化合物中的共价键发生均裂后形成的含奇数电子的原子、分子或离子，如四氯化碳、醌等均可经代谢生成自由基。③亲核剂：如二卤代甲烷经氧化脱卤形成 CO，苦杏仁苷经肠道菌群酶的作用生成氢化物，等。④氧化还原剂：如维生素 C 可将 Cr^{6+}还原为 Cr^{5+}，后者又催化 $HO^{\cdot}$的形成。由此可见，生物转化反应的结局具有代谢解毒和代谢活化的正（有利）负（有害）两面性，掌握其正负两面性，特别是负面作用对理解毒作用及其机制是十分重要的。

研究生物转化的毒理学意义主要有：①外源化学物进入机体经生物转化后，其存在形式可能会发生各种变化，活性也会产生相应改变，其中大部分是经代谢毒性降低，但有的化学毒物经代谢后，毒性反而增强。因此，生物转化对于判定外源化学物对机体的影响有重要作用。②研究外源化学物的生物转化作用，可以探讨外源化学物产生活性基团或活性分子的规律，有利于探讨其损伤机制，作用的靶器官、靶组织、靶细胞乃至靶分子，为防治其对机体损伤有重要意义。③外源化学物经过生物转化会形成新的代谢中间产物、终产物，存在于血液等生物组织中，或被排出体外，可为生物监测、中毒诊断、损伤程度判断和治疗效果评价提供有意义的生物指标。

二、生物转化的反应类型

通常将生物转化反应分为两相反应（表 3-1）。第Ⅰ相反应（phase Ⅰ reaction）包括氧化（oxidation）、还原（reduction）、水解（hydrolysis）反应。Ⅰ相反应是使外源化学物的分子暴露或增加极性基团，如—OH、—NH_2、—SH、—COOH 等，水溶性增高并成为适合于Ⅱ相反应的底物便于排泄，同时也改变外源化学物分子原有的某些功能基团，或产生新的功能基团使毒物解毒或活化。第Ⅱ相反应（phase Ⅱ reaction）即结合反应（conjugation），是指第Ⅰ相反应形成的中间代谢产物与某些内源化学物的中间代谢产物相互结合的反应过程。每一相反应又各自包括多种不同的反应，分别在不同的部位中进行。

表 3-1 生物转化反应的一般类型

反应类型		反应性质	细胞内酶的主要定位
Ⅰ相反应	氧化	羟化反应	微粒体
		脱烷基反应	微粒体
		环氧化反应	微粒体
		脱硫反应	微粒体
		脱卤反应	微粒体
		醇氧化反应	胞液为主、微粒体少量
		醛氧化反应	胞液、线粒体
		脱氨反应	微粒体、线粒体
	还原	醛还原反应	胞液
		偶氮还原反应	微粒体
		硝基还原反应	微粒体、胞液
	水解	酯水解反应	微粒体、胞液
		酰胺水解反应	微粒体、胞液
Ⅱ相反应	结合	葡萄糖醛酸结合	微粒体
		甘氨酸结合	线粒体
		乙酰化反应	胞液
		甲基化反应	胞液
		谷胱甘肽结合	胞液
		硫酸结合	胞液

（一）Ⅰ相反应及相关酶系

1. 氧化反应 见表 3-2。

表 3-2 与生物转化有关的几种氧化酶类

酶系	细胞内定位	反应式及举例
混合功能氧化酶（MFO）	微粒体（滑面内质网）	$RH+O_2+NADPH+H^+ \rightarrow ROH+NADP^++H_2O$（如烃类的氧化等）
胺氧化酶系	线粒体	$RCH_2NH_2+O_2+H_2O \rightarrow RCHO+NH_3+H_2O_2$（如单胺氧化酶催化组胺、酪胺等的氧化）
脱氢酶系	胞液	$RCH_2OH+NAD^+ \rightarrow RCHO+NADH+H^+$
	线粒体	$RCHO \rightarrow RCOOH$（如醇脱氢酶及醛脱氢酶催化的反应）
黄素单加氧酶	微粒体	$RCH_2NHCH_2R \rightarrow RCH_2N(OH)CH_2R$
过氧化物酶依赖型的共氧化反应		花生四烯酸→前列腺素 2→前列腺素 H_2

（1）微粒体混合功能氧化酶催化的氧化反应：微粒体混合功能氧化酶（microsomal mixed function oxidase，MFO）又称为单加氧酶（monooxygenase）或微粒体细胞色素 P450 酶系，是催化外源化学物氧化反应的最主要的酶系。所谓的微粒体（microsome）并非独立的细胞器，而是内质网经组织匀浆和差速离心后形成的碎片，粗面和滑面内质网形成的微粒体均含有 MFO，后者活力更强。该酶系主要由三部分组成，即血红素蛋白类（细胞色素 P450 和细胞色素 b5，它们均含有铁卟啉环结构，具有传递电子的功能）、黄素蛋白类（还原型辅酶Ⅱ-细胞色素 P450 还原酶即 NADPH-细胞色素 P450 还原酶和还原型辅酶Ⅰ-细胞色素 b5 还原酶即 NADH-细胞色素 b5 还原酶）和磷脂类。其中以细胞色素 P450 最为重要。细胞色素 P450 本身在 420nm 处出现强吸收光谱，但在还原条件下与 CO 结合后，最强吸收光带在 450nm 处，因此而得名。

MFO 催化氧化的总反应为：

$$\text{底物（RH）} + O_2 + NADPH + H^+ \longrightarrow \text{产物（ROH）} + H_2O + NADP^+$$

在该系统所催化的反应中，由于氧分子中的一个氧原子掺入到底物中，而另一个氧原子使 NADPH 氧化生成水，即一种氧分子发挥了两种功能，故又称混合功能氧化酶，从底物的角度来看，只掺入一个原子的氧，故称单加氧酶。

细胞色素 P450 酶是一蛋白质超家族，其每一种都有相对特异的底物。其中有些是 P450 结构型的，其他的是诱导型的。很多 P450 的 cDNA 和基因结构已经阐明。这些蛋白质根据结构的相似性组成家族和亚族。P450 酶氨基酸序列相似性＞40%是属于同一家族，如＞59%则属于同一亚族。P450 的命名是用斜体词根 *CYP* 代表除小鼠（小鼠用 Cyp）之外所有物种的细胞色素 P450 的基因和 cDNA。*CYP1A1* 表示 P450 的 1 基因族 A 亚族第 1 基因。所有物种 P450 的 mRNA 和酶都用大字字母表示。

细胞色素 P450 酶系的主要功能是催化体内许多内源性和外源化学物在生物转化过程中的氧化反应。不同器官组织中的细胞色素 P450 酶催化的氧化反应功能存在一定差异，肝脏中细胞色素 P450 酶系主要催化许多外源化学物的氧化反应，也参与少数内源性化学物的代谢过程，例如类固醇等。外源化学物多环芳烃类的氧化反应主要由肺、皮肤和小肠黏膜中细胞色素 P450 酶催化。涉及人肝脏主要的细胞色素 P450 酶的底物、抑制剂和诱导剂举例见表 3-3。

表 3-3 人肝脏主要的细胞色素 P450 酶的底物、抑制剂和诱导剂举例

P450	底物	抑制剂	诱导剂
CYP1A2	乙酰苯胺，咖啡因	a 茶黄酮	焦牛肉，吸烟
CYP2A6	香豆素，丁二烯	二乙二硫氨甲酯	苯巴比妥（PB）
CYP2B6	环磷酰胺	邻甲基苯海拉明	未知
CYP2C8	酰胺咪嗪（卡马西平）	槲皮素	未知

续表

P450	底物	抑制剂	诱导剂
CYP2C9	双氯芬酸，苯妥英	苯磺唑酮	利福平
CYP2C19	环己烯巴比妥	反苯环丙胺	利福平
CYP2D6	异喹胍	氟西汀，洛贝林，奎尼丁	未知
CYP2E1	乙醇，亚硝胺	氨基三唑，二甲亚砜	乙醇，异烟肼
CYP3A4	尼非地平，二氢吡啶	乙炔雌二醇	地塞米松，PB，利福平

注：人肝不表达 CYP1A1

此外，微粒体中还有黄素单加氧酶系（flavin-containing monooxygenase，FMO），此酶不含细胞色素 P450，但含有黄素腺嘌呤二核苷酸（flavin adenine dinucleotide，FAD），代替细胞色素 P450 参与单加氧酶反应。肝、肾、肺微粒体内，以 FAD 为辅酶，也需 NADPH 和 O_2 参与。但只能氧化 N/P/S–杂原子，不能在碳位上催化氧化反应。

细胞色素 P450 酶催化氧化反应的类型（表 3-4）有：

1）芳香族羟化反应：芳香环上的氢被氧化形成酚类。例如苯经羟化反应可形成苯酚，苯胺经羟化反应可形成对氨基酚或邻氨基酚。常用的氨基甲酸酯类农药残杀威经机体内氧化亦可形成羟化产物。MFO 活力测定中可利用该反应，即以苯胺为底物经 MFO 羟化后，形成对氨基酚，测定其含量，用以表示苯胺羟化酶活力。

$$C_6H_5R \xrightarrow{[O]} RC_6H_4OH$$

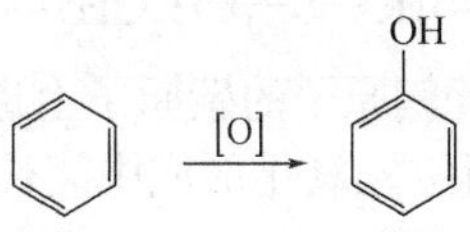

苯　　苯酚

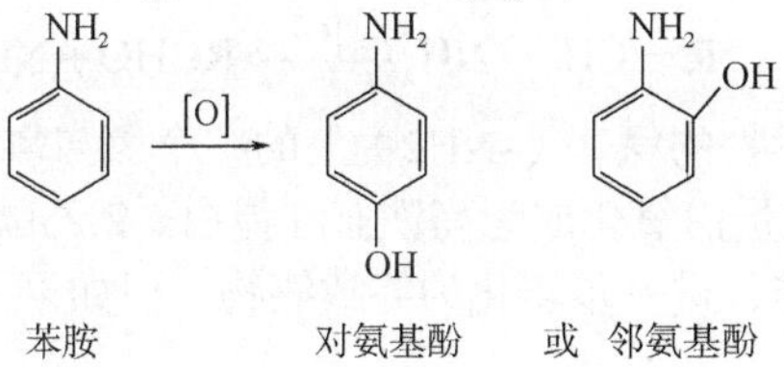

苯胺　　对氨基酚　或　邻氨基酚

2）脂肪族羟化反应：称脂肪族氧化，是脂肪族化合物侧链（R）末端倒数第一个或第二个碳原子发生氧化，形成羟基。常见于丁烷、戊烷和己烷等直链脂肪族化合物烷烃类，其羟化产物为醇类。

$$RCH_3 \xrightarrow{[O]} RCH_2OH$$

3）*N*-羟化反应：是外源化学物的氨基（H_2N-）上的一个氢与氧结合的反应。由于是在氨基上加入一个氧原子，所以也称为 N-氧化反应。苯胺可代表一种类型。苯胺经羟化后形成羟胺（羟基苯胺），羟胺的毒性较苯胺本身为高，可使血红蛋白氧化成为高铁血红蛋白。具有毒理学意义的是有些芳香胺类本身并不致癌，经 N-羟化后才具有致癌作用。

4）环氧化反应：在 MFO 催化下，一个氧原子在外源化学物的两个相邻碳原子之间形成一桥式结构，即为环氧化物。有些环氧化物可以致癌，例如氯乙烯的环氧化产物环氧氯乙烯即为致癌物。有些外源化学物的环氧化物性质极为稳定，可长期在环境和机体脂肪组织中存留，例如有机氯杀虫剂艾氏剂的环氧化物狄氏剂已造成严重的生态问题。还有些外源化学物的环氧化物性质极不稳定，将进一步发生羟化，形成二氢二醇化合物，如萘经环氧化后形成萘环氧化物，继续反应形成萘-1，2-二氢二醇。环氧化反应可分为脂肪族环氧化反应和芳香族环氧化反应。后者的环氧化产物不稳定，将继续发生羟化。

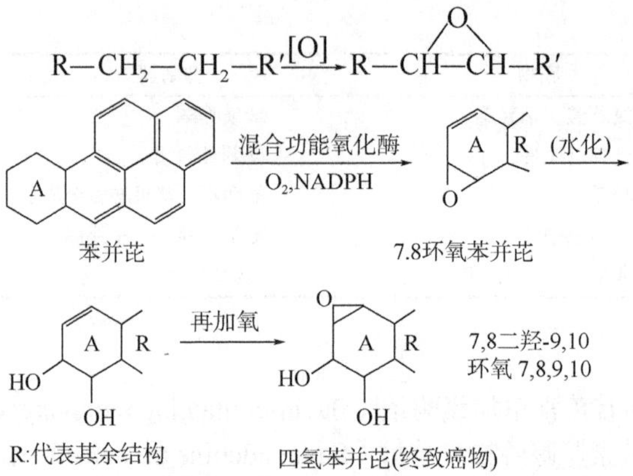

致癌物的环氧化反应

5）氧化性脱烷基反应：是与外源化学物分子中 N，S，或 O 原子相连的烷基 α-碳原子被氧化并脱去一个烷基的反应。反应产物为分别含有氨基、羟基或巯基的化合物并有醛或酮生成。由于反应中有一个 O 原子插入外源化学物的-C-H 键，所以称为氧化脱烷基反应，可分 N-脱烷基反应（如西维因、二甲基亚硝胺、烟碱）、O-脱烷基反应（如对硝基茴香醚）和 S-脱烷基反应。氨基甲酸酯类杀虫剂如西维因和二甲基亚硝胺都可发生此种反应。二甲基亚硝胺经 N-脱烷基反应后可形成自由基[CH_3^+]，使核酸分子上的嘌呤烷基化，诱发突变或致癌。

$$R—O—CH_3 \xrightarrow{[O]} [R—O—CH_2OH] \longrightarrow ROH+HCHO$$
$$R—S—CH_3 \xrightarrow{[O]} [R—S—CH_2OH] \longrightarrow RSH+HCHO$$

6）脱氨基反应：伯胺类化学物在邻近氮原子的碳原子上进行氧化，脱去氨基，形成丙酮类化合物，其中间代谢产物为甲醇胺。如苯丙胺先氧化形成中间代谢物苯丙基甲醇胺，再脱去氨基形成苯基丙酮或苯基丙酮肟。

$$R—CH_2—NH_2 \xrightarrow{[O]} RCHO + NH_3$$

7）N-羟化反应：外源化学物的氨基（-NH2）上的一个氢与氧结合的反应。苯胺经N-羟化反应形成N-羟基苯胺，可使血红蛋白氧化成为高铁血红蛋白。2-乙酰氨基芴（AFF）经 N-羟化生成近致癌物 N-羟基-2-乙酰氨基芴，进一步转化为终致癌物。但如果 AAF 的羟化反应发生在芳香环上，其产物却不具有致癌作用。

$$R—NH_2 \xrightarrow{[O]} R—NH_2—OH$$

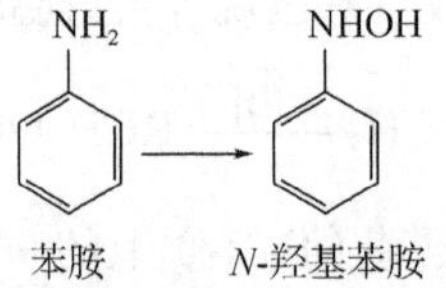

8）烷基金属脱烷基反应：某些烷基金属如四乙基铅可在 MFO 催化下脱去一个烷基，形成三乙基铅，毒性增大，引起脑组织中 5-羟色胺积聚。三乙基铅可继续脱烷基形成二乙基铅。

$$Pb（C_2H_5)_4 \longrightarrow Pb（C_2H_5)_3$$

9）S-氧化反应：多发生在硫醚类化合物，其代谢产物为亚砜，有一部分可继续氧化为砜类，其氧化产物的毒性往往增强。农药内吸磷经 S-氧化生成亚砜型内吸磷，其毒性比母体增加 5-10 倍。

$$R—S—R' \xrightarrow{[O]} R—SO—R' \xrightarrow{[O]} R—SO_2—R'$$

硫醚　　　　亚砜　　　　砜

10）脱硫反应：含硫化合物的硫原子被氧化成硫代化合物，此硫代化合物的硫进一步被氧化成硫酸根脱落。如对硫磷经氧化脱硫反应生成对氧磷，其毒性增强若干倍。

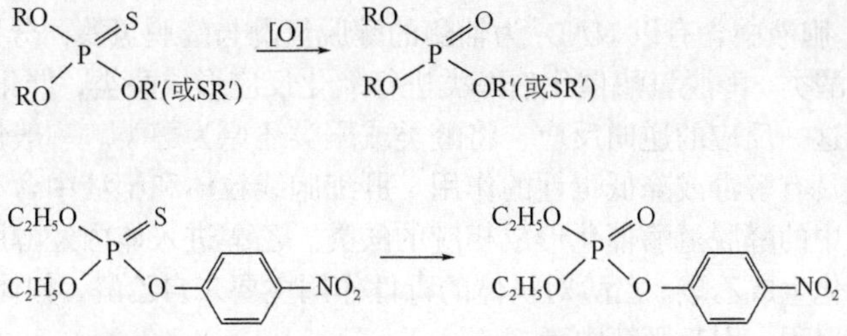

对硫磷　　　　　　　　　　对氧磷

11）氧化脱卤反应：卤代烃类化学物在 MFO 催化下先形成不稳定的中间代谢产物，即卤代醇类化合物，再脱去卤族元素，形成终代谢物。例如，滴滴涕（DDT）可经氧化脱卤反应形成滴滴伊（DDE）和滴滴埃（DDA）。

$$R-CH_2X \xrightarrow{[O]} RCH(X)OH \longrightarrow RCHO+HX$$

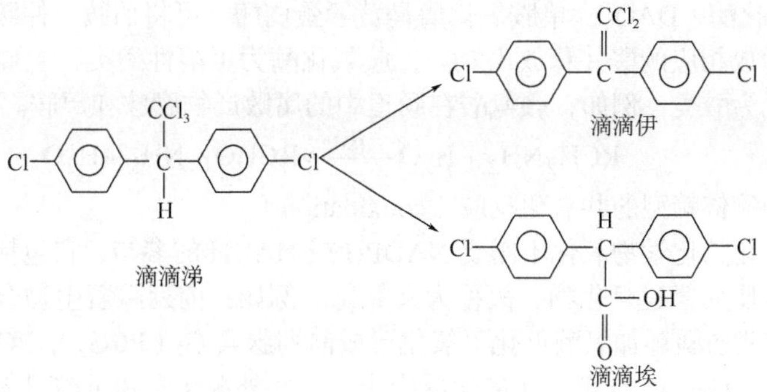

滴滴伊

滴滴涕

滴滴埃

表 3-4　细胞色素 P450 酶催化氧化反应的主要类型

反应类型	反应通式	底物举例
芳香族化合物羟化反应	$RC_6H_5 \xrightarrow{[O]} RC_6H_4OH$	苯、苯胺、萘、3.4 苯并芘、黄曲霉毒素等
脂肪族化合物羟化反应	$RCH_3 \xrightarrow{[O]} RCH_2OH$	巴比妥、八甲磷
N-脱烷基反应	$R-NHCH_3 \xrightarrow{[O]} [RNHCH_2OH] \rightarrow RNH_2 + HCHO$	二甲基业硝胺、奶油黄
N-羟化反应	$C_6H_5NH_2 \xrightarrow{[O]} C_6H_5NHOH$	苯胺、2-乙酰氨基芴磺胺
N-氧化反应	$(R)(R')(R'')N \xrightarrow{[O]} (R)(R')(R'')N-O$	N，N-二甲基苯胺
O-脱烷基反应	$R-OCH_3 \xrightarrow{[O]} [ROCH_2OH] \longrightarrow ROH + HCHO$	可待因、黄曲霉毒素
S-脱烷基反应	$R-SCH_2 \xrightarrow{[O]} [RSCH_2OH] \longrightarrow R-SH + HCHO$	6-甲硫基嘌呤
S-氧化反应	$R-S-R \xrightarrow{[O]} R-SO-R$	氯丙嗪
脱氨反应	$RCH_2CH(NH_2)CH_3 \xrightarrow{[O]} [RCH_2C(OH)(NH_2)-CH_3] \longrightarrow RCH_3COCH_3 + NH_3$	苯丙胺
脱硫反应	$(RO)(R'O)(R''O)P=S \xrightarrow{[O]} (RO)(R'O)(R''O)P=O$	对硫磷

（2）非微粒体酶催化的氧化反应：非微粒体酶具有催化醇、醛、酮功能基团外源化学物的氧化反应，包括醇脱氢酶、醛脱氢酶及胺氧化酶类。此类酶主要在肝细胞线粒体和胞液中存在，肺、肾亦有出现。

1）脱氢酶系：胞液中含有以 NAD^+ 为辅酶的醇脱氢酶与醛脱氢酶，分别催化醇或醛脱氢，氧化生成相应的醛或酸类。醇脱氢酶催化伯醇类进行氧化反应形成醛类，催化仲醇类氧化形成酮类。醇脱氢酶还可催化这一反应的逆向反应，将醛类或酮类还原为醇类。一般情况下，醇类经醇脱氢酶催化的氧化反应具有解毒或降低毒性的作用。肝细胞线粒体和胞液中含有醛脱氢酶。醛类的氧反应主要由肝组织中的醛脱氢酶催化形成相应的酸类。乙醇进入体内经醇脱氢酶催化生成乙醛，再由乙醛脱氢酶催化生成乙酸。乙醇对机体的毒性作用主要来自乙醛，如体内醛脱氢酶活力较低，饮酒后易出现乙醛聚积，引起酒精中毒。

$$\underset{\text{醇类}}{RCH_2OH} \underset{}{\overset{NAD}{\rightleftharpoons}} \underset{\text{醛类}}{RCHO} + NADH + H^+$$

$$\underset{\text{醛类}}{RCHO} \xrightarrow{NAD} \underset{\text{酸类}}{RCOOH}$$

2）胺氧化酶：主要存在于线粒体中，可催化组胺、酪胺、尸胺、腐胺等肠道腐败产物氧化脱胺，生成相应的醛类。氧化反应形成醛类。根据单胺类和二胺类底物不同，可分为单胺氧化酶（MAO）和二胺氧化酶（DAO）。单胺氧化酶是黄素蛋白酶，可将伯胺、仲胺和叔胺等脂肪族胺类氧化脱去胺基，形成相应的醛并释放出氨。二胺氧化酶为可溶性酶类，主要催化二胺类氧化为醛类，再进一步氧化为酸类，例如，赖氨酸在肠道中的腐败产物腐胺和尸胺。

$$RCH_2NH_2 + H_2O \xrightarrow{[O]} RCHO + NH_3 + H_2O$$

（3）过氧化物酶依赖型的共氧化反应（cooxidation）

过氧化物酶催化的化学物氧化不需要 NADPH 或 NADH 的参与，它包括氢过氧化物的还原和其他底物氧化生成脂质氢过氧化物，故称为共氧化。例如：前列腺素生物合成过程中的共氧化作用，花生四烯酸在脂肪酸环加氧酶催化下氧化形成前列腺素 G_2（PCG_2），PCG_2 被过氧化物酶氧化形成前列腺素 H_2（PGH_2）。在第二步氧化反应中，一些外源化学物可被过氧化物酶同时氧化，即发生共氧化反应。如氨基比林的N—脱甲基反应、苯并（a）芘羟化反应等都可经过共氧化作用完成。某些外源化学物在共氧化反应过程中可形成亲电子化合物，并可与 DNA 等生物大分子结合，从而导致细胞突变或癌变。

$$\text{花生四烯酸} \xrightarrow{\text{脂肪酸环加氧酶}} PGG_2 \xrightarrow[\text{（共氧化反应）}]{\text{过氧化物酶}} PGH_2$$

2. 还原反应 含有硝基、偶氮基和羰基的外源化学物以及二硫化物、亚砜化合物，在体内可被还原。①机体参与催化还原反应的酶类主要是细胞色素 P450 和黄素蛋白酶，大多存在于肝、肾和肺的微粒体或作为可溶性酶存在于胞液中，肠道菌群中某些还原菌也含有还原酶。②还原反应除做为独立反应外，还可能是氧化还原可逆反应中的还原反应部分。例如醇脱氢酶和醛脱氢酶催化的醇、醛氧化反应皆属于可逆反应，当氧化反应达到平衡状态时，即有可能转为还原反应。催化还原反应的酶类可能与催化氧化反应为同一种酶，但有时也可能由另一种酶进行催化。③在氧化反应中一般以 NAD 或 NADP 为辅酶，而在还原反应中的辅酶为 NADH 或 NADPH，所需要的电子或氢由 NADH 或 NADPH 供给。

（1）微粒体还原主要包括硝基还原、偶氮还原、还原性脱卤。

1）硝基还原反应：硝基基团，特别是芳香族硝基化合物如硝基苯，在还原反应过程中先形成中间代谢物亚硝基化合物，最后还原为相应的胺类。例如，硝基苯的还原反应，在反应过程中先形成亚硝基苯和苯羟胺，终产物为苯胺。催化硝基化合物还原的酶类主要是微粒体 NADPH 依赖性硝基还原酶。

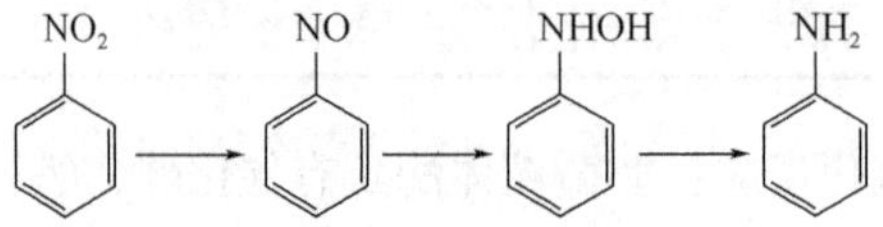

硝基苯　亚硝基苯　苯羟胺　苯胺

2）偶氮还原反应：脂溶性偶氮化合物在肠道易被吸收，其还原作用主要在肝微粒体以及肠道中进行；而水溶性偶氮化合物虽然可被肝脏胞液以及微粒体中还原酶还原，但由于其水溶性较强，在肠道不易被吸收，所以主要被肠道菌丛所还原，肝微粒体参与较少。脂溶性偶氮化合物以百浪多息（偶氮磺胺）经偶氮还原反应先形成含联亚氨基（-NHNH-）的中间产物，然后形成氨苯磺胺。偶氮化合物中还有一些色素，例如苏丹Ⅳ，经还原后形成邻氨基偶氮甲苯。

3）还原性脱卤：即含卤素基团还原反应，在此类反应中，与碳原子结合的卤素被一氢原子所取代。例如，四氯化碳在体内可被 NADPH-细胞色素 P450 还原酶催化还原，形成三氯甲烷自由基（$CCl_3^{\bullet}$），破坏肝细胞膜脂质结构，引起肝脂肪变性以及坏死等。

$$CCl_4 + NADPH \xrightarrow[\text{素P450 还原酶}]{\text{NADPH细胞色}} CCl_3^{\bullet} + NADP + HCl$$

（2）非微粒体还原：如醛类和酮类还原反应，可分别生成伯醇和仲醇。乙醇在氧化还原反应中可经醇脱氢酶催化氧化为乙醛，同时醇脱氢酶也可催化乙醛还原为乙醇，这是可逆反应中相反方向的反应。

$$\underset{\text{醛}}{RCHO} \longrightarrow \underset{\text{仲醇}}{RCH_2OH}$$

$$\underset{\text{酮}}{RCOR'} \longrightarrow \underset{\text{仲醇}}{RCHOHR'} \qquad \underset{\text{乙醇}}{CH_3CH_2OH} \xrightleftharpoons{\text{醇脱氢酶}} \underset{\text{乙醛}}{CH_3CHO}$$

（3）醌还原：醌由 NADPH-H-醌氧化还原酶（此酶是黄素蛋白）催化还原成氢醌；醌也可经 NADPH-P450 还原酶催化一个电子还原，生成半醌自由基，生成具有细胞毒性的超氧阴离子、羟基自由基等，使脂质过氧化，造成蛋白质、DNA 等生物大分子损伤（图 3-1）。

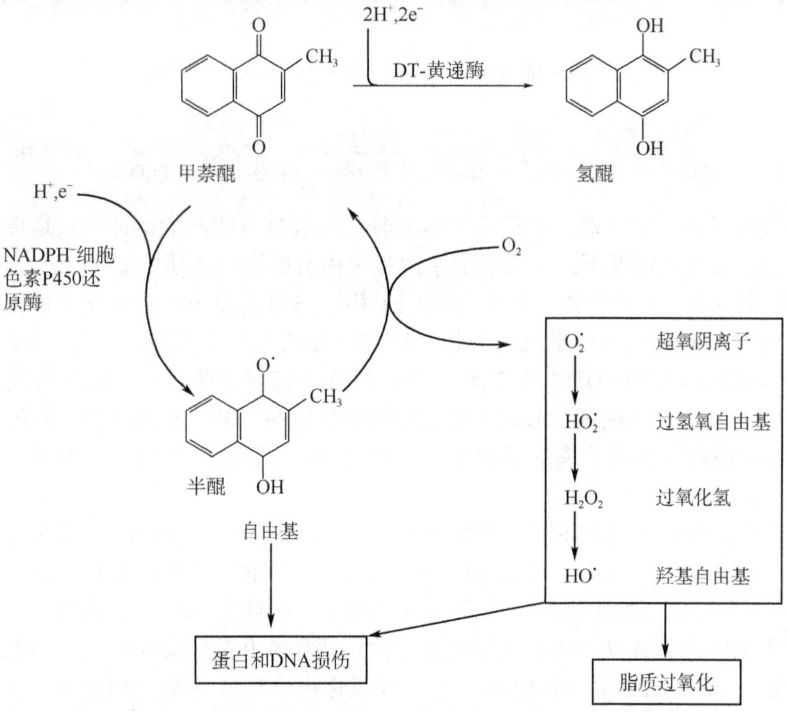

图 3-1　甲萘醌二电子还原成氢醌和一电子还原成半醌时生成活性氧自由基

3. 水解反应　水解反应是在水解酶的催化下，化学物与水发生反应而引起化学物分解的过程。在水解反应中，水离解为 H^+ 和 OH^-，并分别与外源化学物分解部分结合，一般不会形成新的功能基团，这是与氧化反应或还原反应的不同之处。水解酶在体内分布广泛，种类繁多，血浆、肾、肠、肌肉和神经组织等肝外组织也含有这些酶。其中以酯酶（esterase）最广泛，其次为酰胺酶（amidase）。许多外源化学物（如酯类、酰胺类等）极易水解。酯类（普鲁卡因）、酰胺类（异丙异菸肼）可分别在酯酶、酰胺酶的作用下被水解。根据化学物的结构和反应机制，可将水解反应分为以下几类：

（1）酯类水解反应：酯类在酯酶的催化下发生水解反应生成相应的酸和醇。水解反应是许多有机磷农药在体内的主要代谢方式，例如敌敌畏、对硫磷、乐果和马拉硫磷等，经水解反应产生的代谢物毒性降低或消失。有些昆虫对马拉硫磷有耐药性，即由于其体内羧酸酯酶活力较高，极易使马拉硫磷失去活性。杀虫剂乐果可通过此类水解反应降解和解毒。例如乙酸乙酯水解形成乙酸和乙醇。

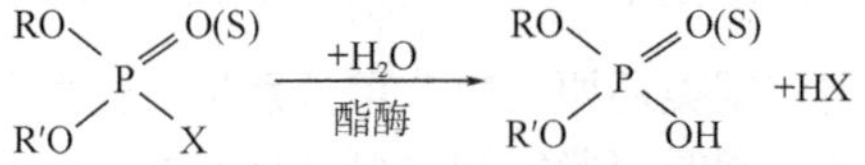

有机磷杀虫剂　　　　烷基磷酸（或烷基硫代磷酸）

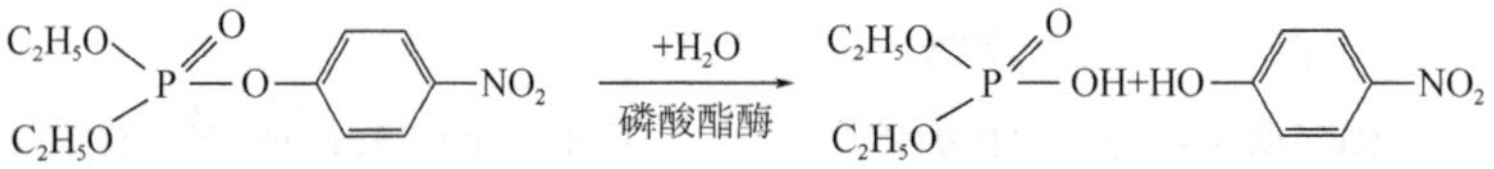

对氧磷　　　　二乙基磷酸　　　　对硝基酚

$$\mathrm{RCOOR'} \xrightarrow{\text{酯酶}} \mathrm{RCOOH + R'\ OH}$$

$$\mathrm{CH_3COOC_2H_5 + H_2O} \longrightarrow \mathrm{CH_3COOH + C_2H_5OH}$$

（2）酰胺类水解反应：酰胺是羧酸中羧基的 OH 被胺基置换而形成的产物，酰胺酶催化酰胺生成酸和胺。

$$\mathrm{RCONHR^{+}} \xrightarrow[\text{酰胺酶}]{+[\mathrm{H_2O}]} \mathrm{RCOOH + R'\ NH_2}$$

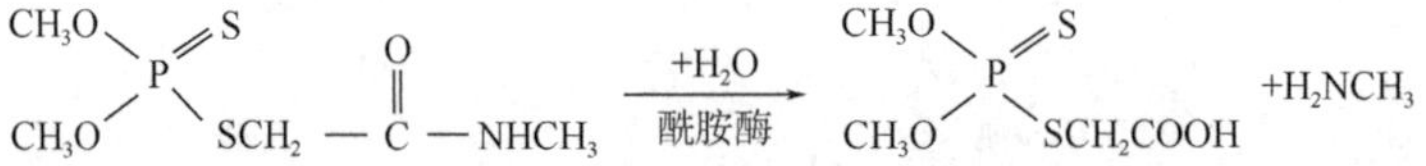

酯酶和酰胺酶虽有一定区别，但很难严格区分，二者具有彼此的活性，只是催化水解反应的速度不同。因此，在某些情况下，酰胺类的水解也可由肝脏微粒体酯酶催化。

（3）水解脱卤反应：脂肪族化合物中与碳原子相连的卤素原子在酶催化下可由碳链脱落。滴滴涕（DDT）在生物转化过程中形成滴滴伊（DDE）是典型的水解脱卤反应，DDT-脱氯化氢酶可催化 DDT 和 DDD 转化为 DDE 和 TDE，催化过程中需要谷胱甘肽，以维持该酶的结构。昆虫（特别是家蝇和蚊类）体内的 DDT-脱氯化氢酶活性较高，故昆虫对 DDT 的耐药性很强。如将 DDT 与能抑制该酶活性的杀螨醇联合使用，则 DDT 不易转化为 DDE，昆虫对 DDT 的耐药性将降低或消失。

（4）环氧化物的水化反应：环氧化物水化酶（epoxide hydrolase，EH）主要催化脂肪类环氧化物和芳烃类环氧化物的水化反应，生成相应的二氢二醇化合物，如苯乙烯环氧化物水化可形成苯代乙二醇，萘-1，2-环氧化物水化产物为萘-二氢二醇。一般认为 EH 为解毒酶，但实际它在某些外源化学物的生物转化中具有活化和失活化双重性，例如苯并芘经微粒体混合功能氧化酶催化为几种环氧化合物：苯并芘 2，3-环氧化物、4，5-环氧化物、7，8-环氧化物及 9，10-环氧化物。其中苯并芘 7，8-环氧化物再经水化反应形成苯并芘 7，8-二氢二醇，苯并芘 7，8-环氧化物和苯并芘 7，8-二氢二醇为近致癌物，后者将继续进行代谢转化并形成终致癌物苯并芘-7，8-二氢二醇-9，10-环氧化物，其他环氧化物异构体经重排形成相应的酚，不具有致癌性，且有利于参加各种Ⅱ相结合反应（图 3-2）。

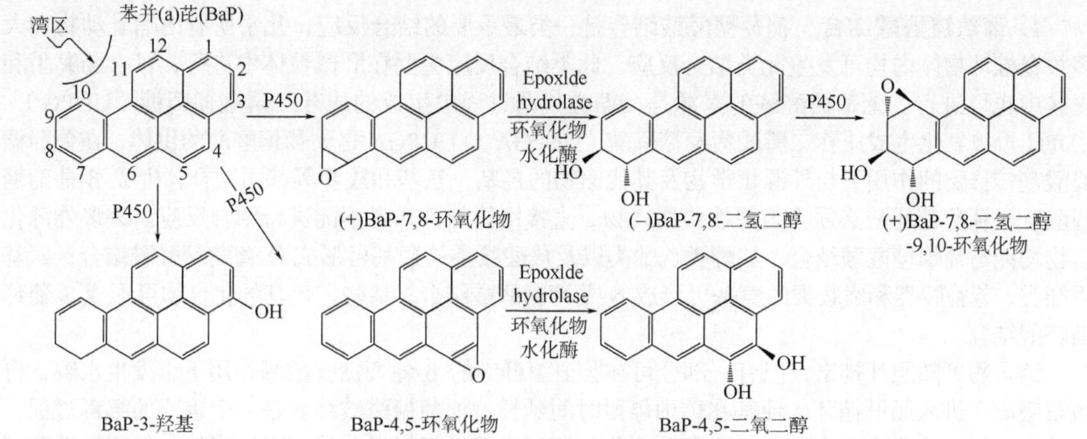

图 3-2　苯并（a）芘的代谢活化和解毒

案例 3-3 分析讨论

如果某个体有遗传性胆碱酯酶缺陷症，琥珀酰胆碱在体内不能迅速水解，使血药浓度明显增高，引起骨骼肌松弛作用可持续几小时之久，造成呼吸肌麻痹，引起“琥珀酰胆碱窒息”，如不及时抢救，可导致患者死亡。因此个体用此药时，若发现长时间的肌肉松弛，应提高警惕，及时采取必要措施。

（二）Ⅱ相反应及相关酶系

Ⅱ相反应（phase Ⅱ biotransformation）又称为结合反应（conjugation），是外源化学物，特别是具有极性基团的物质，在代谢过程中与某些内源性化学物或基团发生的生物合成反应。外源化学物及代谢产物与内源性化合物或基团结合所形成的产物为结合物（conjugate）。结合反应主要发生在肝脏，其次是肾脏，在肺、肠、脾、脑中也可进行。结合反应需要相应的转移酶和辅酶参加，并消耗能量。外源化学物和内源性辅因子均需要活化，由 ATP 提供能量。参加结合反应的内源化学物或基团是体内正常代谢过程中的产物，主要来自糖类、蛋白质和脂肪，而直接由体外输入的不能参与反应。外源化学物在代谢过程中可以直接发生结合反应，也可先经过上述氧化、还原或水解等第Ⅰ相反应，然后再进行结合反应。

在一般情况下，通过结合反应，一方面可使外源化学物极性增强，水溶性增高，促进其排泄，同时也使其分子上某些功能基团失活，原有生物学活性或毒性降低或消失；另一方面使外源化学物的脂溶性增高，水溶性减弱，不易排出体外，增强其生物活性或毒性，如酸类与甘油或胆固醇结合，醇类与脂肪酸结合，形成亲脂性较强的结合物，不易溶于水和排出体外，对机体造成某些伤害。根据结合反应的机制，可将结合反应分成葡萄糖醛酸结合、硫酸结合、乙酰基结合、甘氨酰基结合、甲基结合、谷胱甘肽结合等（表 3-5）。但其中以葡萄糖醛酸结合最为重要。

表 3-5　结合反应的主要类型

结合反应	结合基团的直接供体	酶类	酶定位	底物类型
葡萄糖醛酸结合	尿苷二磷酸葡萄糖醛酸（UDPGA）	葡萄糖醛酸基转移酶	微粒体	酚、醇、羧酸、胺、羟胺、磺胺、巯基化合物等
硫酸结合	3′-磷酸腺苷-5′-磷酸硫酸（PAPS）	磺基转移酶	胞液	醇、酚、芳香胺类
乙酰基结合	乙酰辅酶 A	乙酰基转移酶	胞液	芳香胺、胺类、氯基酸
甘氨酰基结合	甘氨酸（Gly）	酰基转移酶	线粒体	酰基 CoA（如苯甲酰 CoA）
甲基结合	S-腺苷蛋氨酸（SAM）	甲基转移酶	胞液	生物胺、吡啶喹啉、异吡唑等
谷胱甘肽结合	谷胱甘肽（GSH）	谷胱甘肽-S-转移酶	胞液	卤化有机物、环氧化物、溴酚酞、胰岛素等

1. 葡萄糖醛酸结合 葡萄糖醛酸结合是一类最重要的结合反应，几乎所有的哺乳动物和大多数脊椎动物体内均可发生此类结合反应。此类结合反应主要在肝微粒体中进行，肾、肠黏膜和皮肤中也可进行。葡萄糖醛酸的来源是在糖类代谢过程中生成的尿苷二磷酸葡萄糖（UDPG），UDPG 再被氧化生成尿苷二磷酸葡萄糖醛酸（UCPGA）。UCPGA 是葡萄糖醛酸的供体，在葡萄糖醛酸基转移酶的作用下与外源化学物及其代谢物的羟基、氨基和羧基等基团结合，生成 β-葡萄糖醛酸苷。葡萄糖醛酸必须为内源性代谢产物，直接由体外输入者不能进行结合反应。许多外源化学物均能与葡萄糖醛酸结合，如醇类、酚类以及羧酸胺类的羟基可形成 O-葡萄糖醛酸结合；氨基甲酯类、芳香胺类和磺胺类的氨基可形成 N-葡萄糖醛酸结合；某些带巯基的化合物可形成 S-葡萄糖醛酸结合。

结合物可随胆汁排出，但有一部分可在肠道菌群中的 β-葡萄糖苷酸酶作用下，发生水解，再被重吸收，进入肠肝循环，使其在体内停留时间延长。葡萄糖醛酸结合是一个重要的解毒过程，对外源化学物或具有潜在毒性的内源化合物如胆红素等进行解毒，使其毒性降低。但葡萄糖醛酸与类固醇激素 D 环结合会引起胆固醇沉着病；芳香胺与葡萄糖醛酸结合所形成的 N-葡萄糖醛酸结合物是具有活性的亲电子物，可引起癌症的发生。

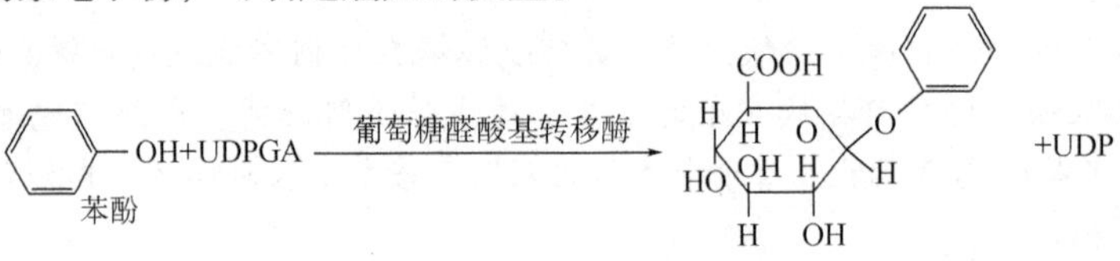

苯 β 葡萄糖醛酸苷
(醚型)

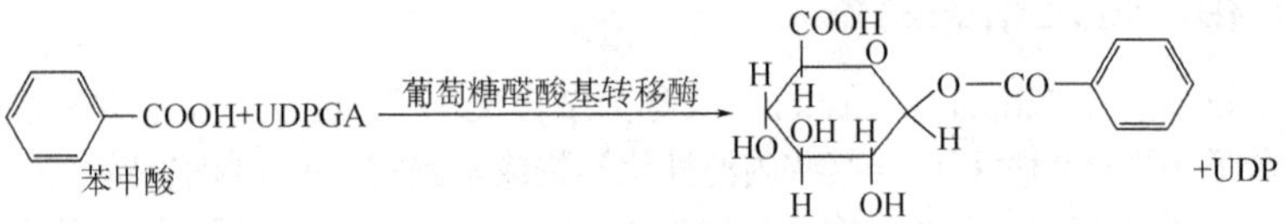

苯甲酰 β 葡萄糖醛酸苷
(酯型)

2. 硫酸结合 硫酸结合反应也是体内重要的结合反应之一，外源化学物及其代谢物中的醇类、酚类或胺类化合物在磺基转移酶的作用下可与硫酸结合，形成硫酸酯。硫酸结合反应多在肝、肾、胃肠等组织中进行。内源性硫酸的主要来自含硫氨基酸的代谢产物，但必须先经腺苷三磷酸活化，成为 3′-磷酸腺苷-5′-磷酰硫酸（PAPS）。由于体内硫酸来源所限，不能充分提供，故较葡萄糖醛酸结合反应为少。硫酸结合反应往往与葡萄糖醛酸结合反应同时存在，如果机体接触的外源化学物剂量较大，大都以葡萄糖醛酸结合反应为主；剂量较低，则首先进行硫酸结合，因为许多外源化学物与硫酸亲和力大。一般通过硫酸结合反应可使外源化学物的毒性降低或丧失。但有些外源化学物经硫酸结合反应后，其毒性反而增高。例如芳香胺类化合物 2-乙酰氨基芴（简称 AAF）在体内经 N-羟化反应，形成 N-羟基-2-乙酰氨基芴后，其羟基与硫酸结合，形成硫酸酯，其致癌性比 AAF 更强。大鼠、小鼠和犬都有此种反应。

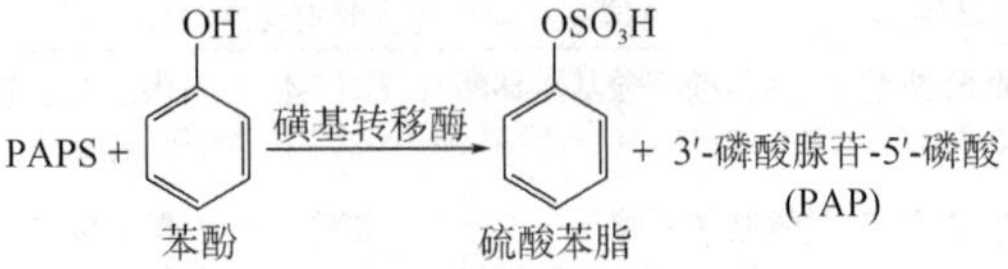

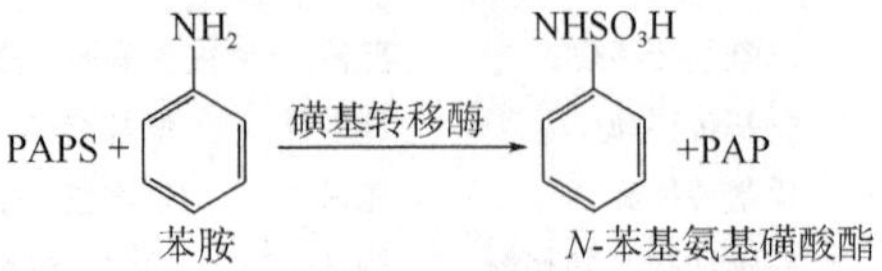

3. 乙酰化结合　酰基结合反应由乙酰转移酶催化，多发生在芳香族伯胺类、磺胺类、肼乙酰基类化合物的氨基（$-NH_2$）或羟氨基，生成乙酰衍生物。乙酰基由乙酰辅酶 A 提供，乙酰辅酶 A 是糖、脂肪以及蛋白质的代谢产物。例如苯胺可通过其氨基与乙酰辅酶 A 反应，经乙酰转移酶催化使芳香胺类生成其乙酰衍生物。磺胺类化合物的乙酰结合反应在毒理学中有特殊意义，有些磺胺类化合物的结合产物，水溶性降低，如磺胺吡啶和磺胺噻唑的乙酰结合物易于在肾小管中结晶，引起肾小管损伤。

乙酰转移酶广泛存在于整个生物世界，在哺乳动物主要定位于肝脏或肠道。在不同物种的动物，乙酰转移酶存在一定的差异，对不同的底物有不同的活力，它们的底物专一性和最适 pH 等都不相同，所催化的反应也不相同，此现象称为乙酰结合反应的多态性。一般根据异烟肼乙酰结合反应的情况，将人类机体分成快速乙酰化和缓慢乙酰化型。机体对某些外源化学物的易感性与乙酰结合反应速度的个体差异有关，如缓慢型人群对联苯胺诱发膀胱癌的作用较为敏感。

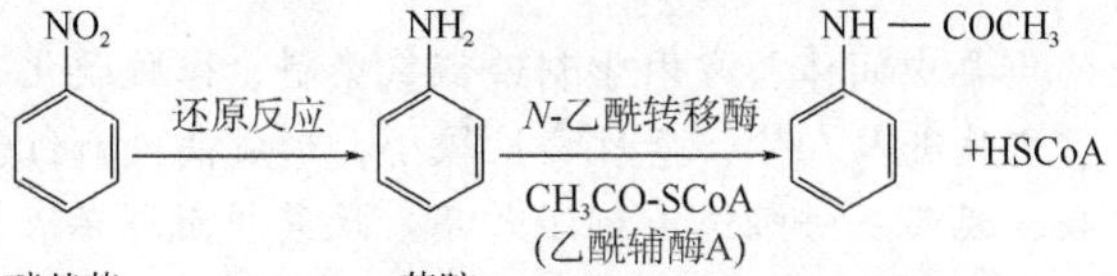

硝基苯　苯胺

4. 氨基酸结合　氨基酸结合是带有羧酸基的外源化学物与一种 α-氨基酸结合的反应，多发生在芳香羧酸，参与结合反应的氨基酸主要有甘氨酸、谷氨酰胺以及牛磺酸。

外源化学物的羧基在辅酶 A 连接酶（又称酰基辅酶 A 合成酶）催化下，与乙酰辅酶 A 作用，生成酰基酸辅酶 A，再由 N-酰基转移酶催化与氨基酸的氨基结合，形成肽或酰胺。例如甲苯在体内代谢，生成苯甲酸，苯甲酸可与甘氨酸结合，形成马尿酸而排出体外。剧毒的氰氢酸可与半胱氨酸结合解毒，由唾液和尿液排泄。

$$C_6H_5COOH+NH_2CH_2COOH \longrightarrow C_6H_5CONHCH_2COOH+H_2O$$

苯甲酸　　甘氨酸　　　　　马尿酸

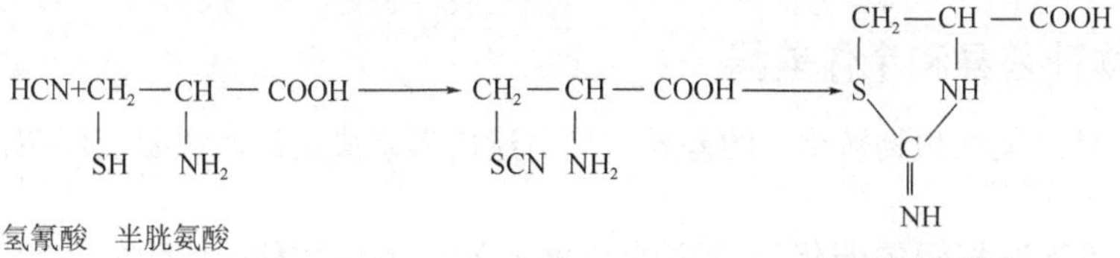

氢氰酸　半胱氨酸　　　　　亚氨噻唑烷-4-羧酸

5. 甲基结合　甲基结合是在甲基转移酶催化下，将内源性的甲基结合于外源化学物分子结构内的反应。能够进行甲基结合反应的外源化学物主要有含羟基、巯基或氨基的酚类、硫醇类和各种胺类，还有吡啶、喹啉等含氮杂环化合物。内源性甲基来源是蛋氨酸的甲基经 ATP 活化，生成的 S-腺苷甲硫氨酸（SAM）。与其他结合反应相比，甲基结合后，外源化学物的功能基团未被遮盖，仍暴露在外，水溶性没有明显的增强，有的反而下降，生物学作用并未减弱，有的反而增强。

此外，金属元素的生物甲基化普遍存在，尤其在微生物中发生较多，如汞、铅、锡、铂、铊、金以及类金属如砷、硒、碲和硫等，都能在生物体内发生甲基化。金属生物甲基化的甲基供体是 S-腺苷蛋氨酸和维生素 B_{12}（甲基类咕啉）衍生物。

6. 谷胱甘肽结合　谷胱甘肽结合是外源化学物在一系列酶催化下与还原型谷胱甘肽结合形成硫醚氨酸的反应。谷胱甘肽结合反应是由谷胱甘肽 S-转移酶（GST）催化进行的。谷胱甘肽 S-转移酶主要存在于肝、肾细胞的微粒体和胞液中，它能催化亲核性的谷胱甘肽与各种亲电子外源化学物的结合反应。许多外源化学物在第 I 相反应中极易形成活性中间产物，它们可与生物大分子发生共价结合，对机体造成损害，而谷胱甘肽能防止此种共价结合的发生，起到解毒作用。

谷胱甘肽与环氧化物之间的结合反应非常重要，许多致癌物和肝脏毒物在生物转化过程中可形成对细胞毒性较强的环氧化物，如溴化苯经环氧化反应生成的环氧溴化苯是强肝脏毒物，可引起肝脏坏死，但与谷胱甘肽（GSH）结合，将被解毒并排出体外。但谷胱甘肽在体内的含量有一定的限度，如短时间内形成大量环氧化物，会导致 GSH 耗尽，产生的明显毒作用。

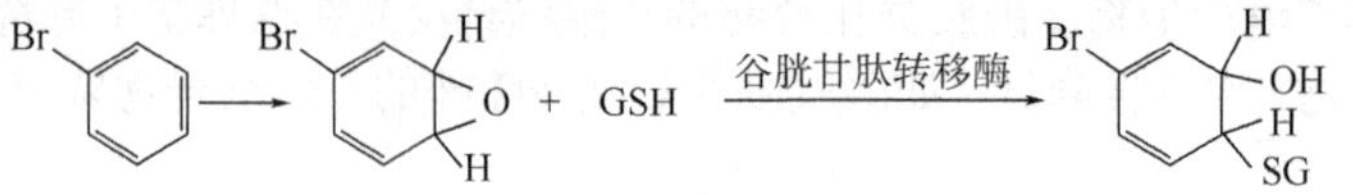

溴化苯　　环氧溴化苯　谷胱甘肽　　溴化苯谷胱甘肽结合物

三、影响生物转化的因素

案例 3-4

联苯胺是染料工业的重要中间体，常用于制造偶氮染料、橡胶硬化剂和塑料薄膜等。联苯胺可经呼吸道、胃肠道、皮肤进入人体，急性毒性较小，形成高铁血红蛋白的作用微弱。短期接触联苯胺对眼睛、皮肤、黏膜及呼吸道有刺激作用。反复接触联苯胺，损害肝、肾和骨髓，引起膀胱反复性乳头状瘤和膀胱癌，膀胱癌发病率是正常人群的 28 倍。联苯胺对实验动物豚鼠却无致癌性。

问题：

1. 为什么联苯胺能引起人的膀胱癌，对豚鼠却无此作用？
2. 影响外源化学物在体内的代谢因素有哪些？

生物转化是外源化学物毒作用的决定因素。很多因素可通过改变催化生物转化过程中各种酶类的活性或功能，使外源化学物生物转化的途径和速度发生变化，影响其对机体的生物学作用和机体对该化学物的反应等。主要表现为外源化学物对机体毒作用的消失、减弱或增强，也可表现为以代谢产物形式直接排出体外或生成高活性的中间代谢物，并与生物大分子发生共价结合等。

（一）物种差异和个体差异

物种和个体之间在生物转化上的差异，是由遗传因素决定的。主要表现在相关催化酶类的种类和活力上。

1. 生物转化过程相关催化酶活力的物种差异 不同物种中催化生物转化反应的酶活力不同，如猪体内的 NADPH-细胞色素 P450 还原酶活力为大鼠或猴的 3 倍，人每克肝脏含细胞色素 P450 是大鼠的 1/3～2/3。机体对长期生活环境和饮食习惯的适应也可影响酶的活力，例如兔类为草食动物，由于经常以含氰苷的植物为食，因而体内硫氰酸酶活力较高，具有将毒性较高的氰化物转化为毒性较低的硫氰酸盐的能力，人类和犬由于为杂食动物，对氰化物易感性较兔类高 200 倍。

催化酶活力同样存在个体差异。例如芳烃羟化酶（AHH）可使芳香烃类化合物羟化，并产生致癌活性，其活力存在明显个体差异。在吸烟量相同的情况下，AHH 活力较高的人，患肺癌的危险度比活力低的人高 36 倍。体内 AHH 具有中等活力的人，患肺癌的危险度比活力低者高 16 倍。代谢酶活力的个体差异及不同个体对化学毒物的敏感性的差异的重要原因是毒物代谢酶的遗传多态性（见第四章），常见的代谢酶细胞色素 P450、环氧化物水解酶、GST、NAT 等酶多存在遗传多态性。

案例 3-4 分析讨论

不同物种动物对同一外源化学物的代谢存在差异。在人体内含有 *N*-羟化酶，能将联苯胺分子中的氮发生羟化，羟化后再与硫酸结合形成酯，形成具有致癌作用的代谢产物，而豚鼠体内缺乏此酶，故联苯胺能引起人的膀胱癌，对豚鼠却无致癌性。

2. 外源化学物的代谢速度和途径 同一外源化学物在不同物种和品系动物体内的半减期不同，例如：苯胺在小鼠体内生物半减期为 35min，犬为 167min。安替比林在大鼠体内生物半减期为 140min，人为 600min。同一外源化学物在不同物种进行的代谢情况可以不同，因而呈现不同的生物学作用。例如，*N*-2-乙酰氨基芴（AAF）在大鼠、小鼠、犬和人类体内进行 N-羟化，并再与硫酸结合生成为硫酸酯，呈现强烈致癌作用。而在豚鼠体内因缺乏N-羟化酶，一般不发生 N-羟化，因此不能结合成为硫酸酯，也无致癌作用或致癌作用极弱。

3. 外源化学物对机体的毒性作用的个体、品系和物种的差异 外源化学物在体内生物转化过程的个体差异还表现在某些参与代谢的酶类在各个体中的活力。例如芳烃羟化酶（AHH）可使芳香烃类化合物羟化，并产生致癌活性，其活性在个体之间存在明显的差异。在吸烟量相同的情况下，AHH 活力较高的人，患肺癌的危险度比活力低的人高 36 倍；AHH 活力中等的人，患肺癌的危险度比活力低者高 16 倍。个体之间对同一外源化学物的反应可有差异。例如乙醇在体内先经乙醇脱氢酶催化，形成乙醛，乙醛再经乙醛脱氢酶催化分解，形成二氧化碳和水排出体外。如乙醛脱氢酶活力较低的个体，乙醛代谢转化速度缓慢，使乙醛在体内聚积，引起各种不适感以及酒醉。反之，乙醛脱氢酶活力较高者对乙醇耐受力较强。

不同品系动物对同一外源化学物可有不同的反应。例如环己巴比妥在同样剂量下，引起 Wistar 与 Sprague-Dawley（SD）品系大鼠睡眠持续时间基本接近，但 Long-Evans 品系大鼠可延长 1 倍左右。

（二）代谢酶的抑制和诱导

1. 抑制作用 一种外源化学物的生物转化可受到另一种化合物的抑制，此种抑制与催化生物转化的酶类有关。能使一种酶活力减弱、含量减少或催化反应的速度减慢的现象称为抑制作用（inhibition），具有抑制作用的化学物则为抑制物（inhibitor）。抑制作用的关键是生物转化过程中有关催化酶的活力受到抑制物的抑制，从而引起外源化学物生物转化速度减慢和对机体毒性作用的改变。根据抑制作用的性质不同，可分为可逆性抑制作用（reversible inhibition）和非可逆性抑制作用（irreversible inhibition）。

可逆性抑制作用又可分为竞争性抑制和非竞争性抑制。竞争性抑制的实质是抑制物与外源化学物之间竞争同一催化酶的活性中心，二者的结构相似。如在谷胱甘肽结合反应中，马来酸二乙酯可与外源化学物发生竞争，使其结合反应受到抑制，临床上用乙醇治疗 1，2-亚乙基二醇和甲醇中毒，因乙醇与醇脱氢酶有较强的亲和力，可降低 1，2-亚乙基二醇和甲醇的代谢和毒性。

非竞争性抑制是在抑制过程中抑制物与酶—底物复合物结合，不是直接与酶的活性中心结合，因此不存在抑制物和外源化学物的竞争现象。如胡椒中主要活性成分胡椒碱对肝微粒体芳烃羟化酶和 UDP-葡萄糖醛酸转移酶具有非竞争性抑制作用。非可逆性抑制作用是抑制物与酶发生共价结合或形成一稳定的结合物，致使酶的结构遭受破坏，失去原有的生物活性并不再可能出现可逆性反应，引起较为严重的后果，所以非可逆性抑制作用具有重要的毒理学意义。如胡椒基丁醚具有非可逆性抑制作用，可与肝脏微粒体单加氧酶结合，阻止外源化学物的氧化过程。抑制作用对生物转化过程的影响表现为某些外源化学物在机体内代谢速度减慢，在血液中浓度增高，例如戊巴比妥在血液中的浓度可因抑制物 α，β-二乙基氨基苯丙基乙酯（SKF-525A）的作用而增高。由于外源化学物在机体内代谢速度变慢，使其对机体的毒性作用增强。环己巴比妥睡眠持续时间可在抑制物作用下而延长，原因是细胞色素 P450 单加氧酶活力的减弱或丧失，影响了环己巴比妥的代谢速度，致使毒性增强。但亦有使毒性减弱的相反现象。例如谷硫磷在生物转化过程中可形成具有强抗胆碱酯酶作用的代谢物，在 SKF-525A 的抑制作用下形成减少，毒性因而降低。

2. 诱导作用 有些外源化学物可使某些代谢过程催化酶系活力增强或酶的含量增加以及所催化反应的速度加速的现象，称为诱导作用（induction），凡具有诱导效应的化合物称为诱导物（inducer）。诱导的结果可促进其他外源化学物的生物转化过程，使其增强或加速。在微粒体混合功能氧化酶诱导过程中，还观察到滑面内质网增生、酶活力增强及对其他化合物代谢转化的促进。

根据诱导物的作用性质可将诱导物分成三种类型：

1）巴比妥类型：主要以苯巴比妥为代表，此外还有滴滴涕、林丹等有机氯杀虫剂，其诱导作用主要表现在细胞色素 P450 活力增强，但对细胞色素 P448 并无影响。经诱导后肝脏滑面内质网增生，酶蛋白合成的增加，刺激 mRNA 的合成并降低酶的分解速度。

2）多环芳烃类型：以苯并（a）芘和 3-甲基胆蒽为代表，主要诱导细胞色素 P450 的一种同功酶（细胞色素 P448），可增强多环芳烃羟化酶的活性，催化苯并（a）芘等多环芳烃类化合物的羟化反应。

3）其他类型诱导物：除上述两种类型诱导物外，还有一些不属于上述两种类型的诱导物。例如多氯联苯类化合物的 Arochlor1254，可诱导细胞色素 P450 酶类，又可诱导细胞色素 P448 酶类。乙醇、异烟肼诱导 *CYP*2E1。地塞米松诱导 *CYP*3A1/2。

诱导物对外源化学物生物转化过程影响为：①某些有关的催化酶类活性增高以及有关的催化反应增强。②某些有关的生物转化反应速度增高。③有关外源化学物对机体的生物学作用发生改变，可能增强，亦可能减弱或消失。这三个方面并非相互独立的，而是存在明确的因果关系。一种外源化学物与诱导物或抑制物接触后，由于其代谢转化有关催化酶的活力或含量受到影响，外源化学物对机体的生物学作用以及毒性作用也将发生变化。凡经生物转化后毒性降低或消失的外源化学物，在诱导物作用下，其毒性作用将加速消失或减弱。反之，在抑制物作用下，由于代谢酶活力降低，毒性将有所增强。有些外源化学物本身对机体并无损害，经代谢转化后形成的代谢物才具有毒性，则情况将完全相反，诱导物可使其毒性增强，抑制物反而使其减弱。值得注意的是，诱导物既然可以促进或加速某些外源化学物的代谢转化过程，但一般不能利用一种诱导物来加速某种有毒外源化学物的代谢及排泄，达到解毒的目的。

3. 代谢饱和状态 一种外源化学物在机体代谢的饱和状态对其代谢情况相当的影响，并因此影响其毒性作用。外源化学物在生物体内可以有多种代谢途径，进而产生不同的代谢物。各种代谢途径的酶活性和生物转化能力均有一定限度。随着外源化学物吸收剂量或浓度的增加，其代谢过程中所需的基质可能被耗尽，或者参与代谢的酶的催化能力不能满足其需要，这样单位时间内的代谢产物量就不再随毒物浓度升高而增大，经某种途径进行生物转化的能力就会达到饱和，正常的代谢途径就可能发生改变，这种代谢过程达到饱和的现象称为代谢饱和（metabolic saturation）。如溴化苯在体内首先被转化成为具有肝脏毒作用的溴化苯环氧化物，当进入体内的溴化苯剂量较小时，约有 75%的溴化苯环氧化物可与谷胱甘肽结合成为谷胱甘肽结合物，并以溴苯基硫醚氨酸的形式排出；但当溴化苯剂量较大时，仅有 45%可按上述形式排出；当溴化苯剂量过大时，因谷胱甘肽量不足，甚至出现谷胱甘肽耗竭，结合反应有所降低，因而未经结合的溴苯环氧化物可与 DNA、RNA 或蛋白质反应增强，呈现毒性作用。

4. 其他影响因素 生物转化作用还受年龄、性别和营养状况等因素的影响。年龄对外源化学物代谢转化过程的影响，表现在肝微粒体酶功能在初出生和未成年机体尚未发育成熟，老年后又开始衰退，其功能皆低于成年，对外源化学物的代谢以及解毒能力较弱。例如大鼠出生后 30 天，肝微粒体混合功能氧化酶才达到成年水平，250 天后又开始下降。葡萄糖醛酸结合反应在老年动物减弱，但大鼠的单胺氧化酶活力随年龄而增强。在一般情况下，幼年及老年机体对外源化学物代谢转化能力较成年弱，故外源化学物的对其损害作用也较强，在实际生活和工作中应特别注意老年和儿童等易感人群对有毒物质的防护。

哺乳动物对外源化学物生物转化能力也存在性别差异，此种差异主要由性激素所决定，所以在性发育成熟的青春期即开始出现，并持续整个成年，直到进入老年以前。一般情况下，雄性成年动物对外源化学物的代谢转化能力较雌性强。如，用戊巴比妥钠麻醉大鼠，雌性动物的敏感性是雄性动物的 2.5～3.8 倍。

蛋白质、维生素 C（抗坏血酸）、维生素 B_2（核黄素）、维生素 A 和维生素 E 的营养状况都可影响微粒体混合功能氧化酶的活力。在动物试验中如蛋白质供给不足，则微粒体酶活性降低。膳食中多不饱和脂肪酸不足或过多均可引起肝细胞色素 P450 单加氧酶活力下降。当维生素 C 缺乏时，苯胺的羟化反应减弱。缺乏维生素 B_2，可使偶氮类化合物还原酶活力降低，增强致癌物奶油黄的致癌作用。大鼠停食过夜，肝脏谷胱甘肽含量大幅度减少。上述酶活力降低，可能造成外源化学物转化过程减弱或减慢。

第三节　毒物动力学

案例 3-5

剂量为 150mg/kg 的甲基丙烯酸甲酯经兔耳缘静脉注射染毒，注射后测定的不同时点的血浆浓度如表 3-6 所示。

表 3-6　采样时间和血浆浓度

时间（min）	1	2	4	6	8	10	12
血浆浓度（ug/ml）	90.4	75.2	52.0	36.0	24.9	17.2	11.9

问题：

1. 判断甲基丙烯酸甲酯在体内的过程符合何种类型的房室模型？
2. 计算 Vd、AUC、$t_{1/2}$ 和 CL。

毒物动力学（toxicokinetics）是以速率论的观点出发，用数学模型分析和研究化学毒物在体内吸收、分布、代谢和排泄过程及其动力学的规律。时-量关系是毒物动力学研究的核心问题，其目的在于：①求出动力学参数，阐明不同染毒频率、剂量、染毒途径下毒物的吸收、分布和消除特征，为毒理学试验设计提供依据；②根据毒物时-量变化规律与毒理学效应之间的关系，明确靶器官，解释毒作用机制，用于人的危险度评定。

一、经典毒物动力学

由于机体对外源化学物的处置过程错综复杂，影响因素较多，为使研究问题简化，使用相对简单的动力学模型描述体内化学毒物的变化情况，对这一处置过程进行描述和评价，毒物动力学使用了两个基本概念：速率类型（type of rate）和房室模型（compartment model）。

（一）基本概念

1. 速率类型　按照化学物在体内转运或转化的速率不同可分为一级速率过程（first order rate process）和零级速率过程（zero order rate process）。

一级速率过程指化学物在体内某一瞬间的变化速率与其瞬时含量的一次方呈正比。多数化学物的体内过程符合一级速率，其特点为：化学物的生物半减期恒定；单位时间内消除的化学物的量与其体存量呈正比；其半对数时-量曲线为一条直线。

零级速率过程在化学毒物的数量超过机体的转运和转化能力时发生，指化学物在体内某一瞬间的变化速率与其瞬时含量的零次方呈正比。在一次染毒时，其特点为：化学物生物半减期不恒定；单位时间内消除的化学物的量恒定，相当于机体的最大消除能力，与体存量无关；其半对数时-量曲线为一条曲线。部分需要载体转运或限速酶代谢的化学毒物的体内过程符合零级速率。

2. 房室模型 指在动力学上相互之间难以区分的，转运和转化性质近似的组织、器官和体液。凡是转运和转化速率相似者，均可视为同一个室，这样便可将整个机体视为一个彼此相连的房室系统。按照这一概念，如果外源化学物入血后能迅速均匀地分布到全身并呈现出一致的消除过程时，可视为一房室模型（one-compartment model）；如果外源化学物入血后在体内不同部位的转运和转化速率不同，在达到平衡前需要有一个分布过程时，可视为多房室模型（multi-compartment model）。多房室模型由一个中央室和若干个周边室相互连接而成。中央室由血液及供血丰富、血流通畅的组织器官如心、肝、肾等组成；周边室通常指血管供应较少、血流缓慢或化学毒物不易进入的组织器官，如脂肪、皮肤、骨骼和静止状态的肌肉等。

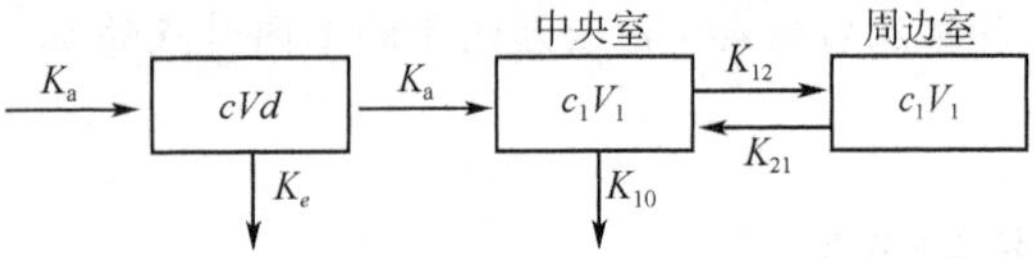

图 3-3 一室和二室开放式模型

房室模型又分为开放式和封闭式两种。如果外源化学物以各种途径不可逆地从机体排泄或经历代谢过程的，称开放式模型；如果化学物进入机体后，仅在各房室间转运而不再从机体排泄或代谢转化的，称封闭式模型。绝大多数化学物符合开放式模型（图 3-3）

（二）房室模型和时-量曲线

血浆外源化学物浓度随时间变化的动态过程，可用时量关系表示。在染毒后不同时间采集血样，测定血中外源化学物浓度，以血中外源化学物浓度为纵坐标，时间为横坐标作图，即为外源化学物浓度时间曲线（concentration-time curve），简称时-量曲线，通过曲线可定量地分析外源化学物在体内的动态变化。化学物在体内的吸收、分布、代谢及排泄过程是同时进行的，时-量曲线实际上是吸收、分布速率和消除速率的代数值。

1. 一房室模型 时-量曲线理论上，符合一房室模型的化学毒物瞬间即可均匀分布到全身，在血液与组织间达到平衡。

同一化学毒物经由不同途径染毒时得到的时-量曲线并不相同。一次经静脉注射染毒，化学毒物直接入血，其血浆浓度零时最高，继之不断下降；而经静脉外染毒，化学毒物血浆浓度的峰值出现时间相对滞后，数值也小。反映了吸收过程对时-量曲线形式的影响（图 3-4）。

图中实线表示静脉注射染毒的时-量曲线，虚线表示静脉外染毒时吸收过程对时-量曲线的影响。由于经静脉染毒无吸收过程的影响，可使分析的问题简化，有利于获得准确性和重现性较好的各项基本参数，因此在毒代动力学研究中经常使用。

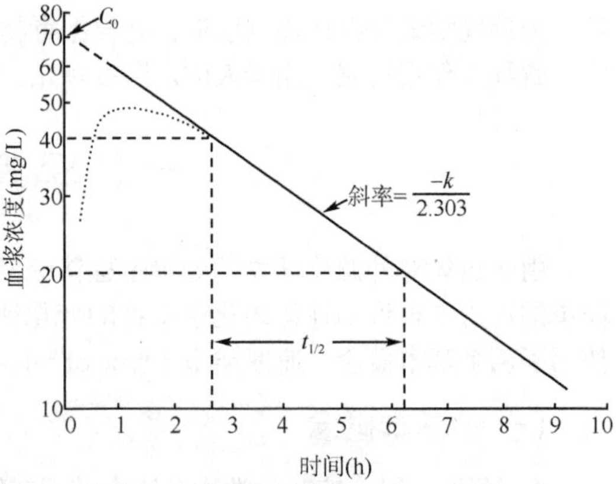

图 3-4 一次染毒一房室模型的时-量曲线

2. 二房室模型 时-量曲线二房室模型由一个中央室和一个周边室组成。化学物在体内组织器官中的分布速率不同。外源化学物进入机体后，先进入中央室，再向周边室分布，同时，中央室的化学物不断地向体外排出。化学物在中央室和周边室之间的分布是可逆的，需经过一定的时间后才能达到动态平衡。

经静脉途径进入机体且体内符合一级速率的化学物，其时-量曲线在半对数坐标上表现为二项指数衰减曲线。前段曲线下降迅速，主要反映了化学物从中央室向周边室的分布过程（同时还有消除过程），称为分布相；后段曲线下降趋缓，反映了化学物消除过程，称为消除相（图 3-5）。

当化学物由非静脉途径进入机体时，其分布相曲线可能会部分或全部被呈上升势态的吸收相曲线所掩盖，此时的时-量曲线与一房室模型的曲线类似，容易引起误认，需要注意。

3. 非静注染毒　时-量曲线可分为三期：潜伏期、持续期及残留期。潜伏期（latent period）是染毒后到开始出现毒作用的一段时间，主要反映毒物的吸收和分布过程。静注染毒时一般无潜伏期。峰时间（peak time）是指染毒后达到最高浓度的时间。峰浓度（peak concentration）与毒物剂量成正比，峰浓度超过最低有害浓度时，就会出现毒作用。持续期（persistent period）是指毒物维持有害浓度的时间，其长短与毒物的吸收及消除速率有关。残留期（residual period）是指体内毒物已降到有害浓度以下，但尚未从体内完全消除。残留期的长短与消除速率有关。残留期长反映毒物在体内储存，多次反复染毒容易引起蓄积中毒。（图 3-6）

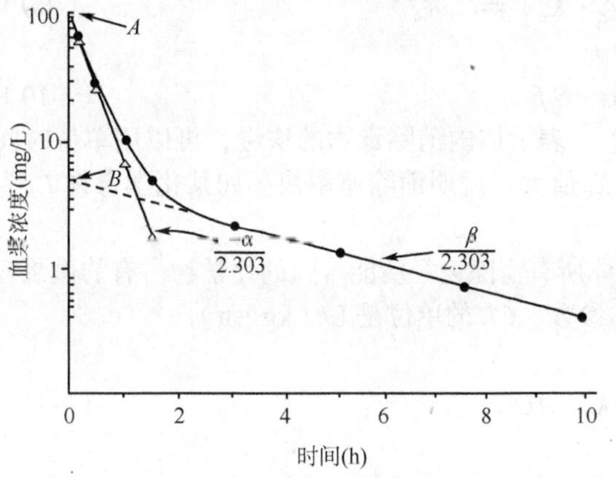

图 3-5　一次静脉注射染毒二房室模型的时-量曲线

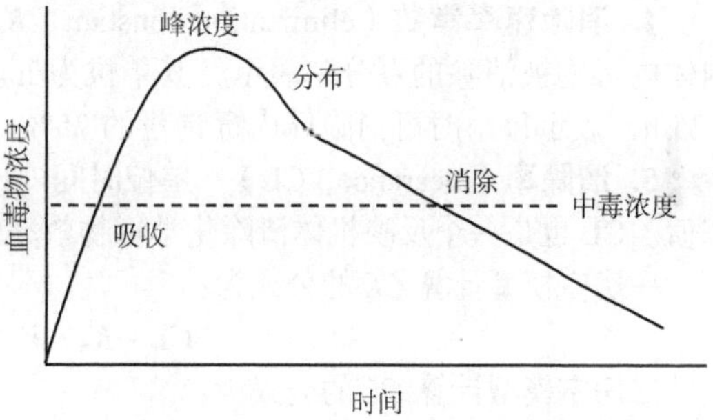

图 3-6　非静注染毒的时-量曲线

（三）基本参数

毒物动力学每一个基本过程如吸收、分布、代谢和排泄，都可以用一些参数来描述这些过程出现的程度和速率，也就是说毒物动力学参数可说明化学毒物在体内吸收、分布和消除的动力学规律。

1. 生物半减期（half life，$t_{1/2}$）　是化学毒物的血浆浓度下降一半所需的时间，单位是min、h 或 d。它是表示毒物消除速度的参数，不受浓度所制约。$t_{1/2}$ 短，说明毒物消除迅速，不易蓄积中毒。在一级消除动力学，$t_{1/2}$ 不受血毒物浓度和染毒途径的影响，肝肾功能不全可能延长 $t_{1/2}$。

一房室模型计算生物半减期的公式为：

$$t_{1/2}=0.693/k \quad (3\text{-}4)$$

二房室模型计算分布相和消除相半减期的公式分别为：

$$\text{分布相：}t_{1/2\alpha}=0.693/\alpha \quad (3\text{-}5)$$

$$\text{消除相：}t_{1/2\beta}=0.693/\beta \quad (3\text{-}6)$$

2. 表观分布容积（apparent volume of distribution，V_d）　指在体内达到动态平衡时，体内化学物的量（D）与血浆中化学物浓度（C）的比值，表示化学物以血浆毒物浓度计算应占有的体液容积，单位用 L 或 L/kg 表示。由于它并不代表真正的容积，所以称为表观分布容积，用于推测化学物在体内分布范围的宽窄。经静脉注射染毒时，一房室模型计算 V_d 的公式为：

$$V_d=X_0/C_0 \quad (3\text{-}7)$$

式中，X_0 为染毒剂量（mg/kg）；C_0 是 $t=0$ 时化学物的血浆浓度（mg/L）；V_d 的单位为 L/kg。

二房室模型 V_d 的计算公式为：

$$V_d=V_1\left(\text{化学毒物在中央室的分布容积}\right)\times\left(1+\frac{k_{12}}{k_{21}-\beta}\right)=\frac{X_0}{\left(A/\alpha+B/\beta\right)\beta} \quad (3\text{-}8)$$

V_d 的数值越大,表示化学毒物在体内的分布范围越广。当 V_d 分别是 0.05L/kg、0.2L/kg 和 0.6L/kg 时，表示化学毒物主要在血浆、细胞外液或全身分布。如果 V_d 值过大，提示化学毒物在体内有大量蓄积。

3. 曲线下面积（area under curve，AUC） 指化学毒物从血浆中开始出现到完全消除这一时间过程内时-量曲线下覆盖的总面积，单位为 mg・h/L。AUC 表示经某一途径给予毒物后一定时间内吸收入血的毒物相对量。外源化学物的 AUC 越大，表示从机体消除的速度越慢。

在静脉染毒时，一房室模型计算公式为：

$$AUC=X_0/(V_d\cdot K_e)=C_0/K_e \quad (3\text{-}9)$$

二房室模型计算公式为：

$$AUC=A/\alpha+B/\beta \quad (3\text{-}10)$$

4. 消除速率常数（elimination constant，K_e） 表示体内消除毒物的快慢，可以用单位时间内体内毒物被消除的百分率表示，其单位为/h 。K_e 值大，说明消除速率快。如某化学毒物 K_e 为 0.25/h，表示每小时可消除体内毒物量的 25% 。

5. 清除率（clearance，CL） 单位时间内机体所有清除途径所能排除的化学物占有的血浆容积值。CL 也是一个反映机体清除化学毒物效率的参数。CL 的单位是 L/（kg・h）。

一房室模型计算 CL 的公式为：

$$CL=K_e\cdot V_d=X_0/AUC \quad (3\text{-}11)$$

二房室模型计算 CL 的公式为：

$$CL=V_d\cdot\beta=V_1\cdot K_{10}=X_0/AUC \quad (3\text{-}12)$$

6. 生物利用度（bioavailability，F） 又称生物有效度，是指毒物被机体吸收利用的程度，此参数可用于比较外源化学物以不同途径进入机体时的吸收程度，完全吸收时生物利用度为 1。

经口生物利用度是指经口染毒的 AUC 与该毒物静注后的 AUC 的比值，常用经口吸收百分率表示。计算公式为：

$$F=(AUC_{po}/AUC_{iv})\times 100\% \quad (3\text{-}13)$$

（四）非线性毒物动力学

非线性毒物动力学（non-linear toxicokinetics）指外源化学物在体内的数量过多，超过了机体的生物转运、转化及蛋白质结合能力时，其消除由一级速率过程转变为零级速率过程的现象。当下列情形出现时可认为存在非线性毒物动力学过程：①血浆化学毒物的浓度不呈指数下降，即消除动力学不呈一级动力学特征；②V_d、CL、K_e、$t_{1/2}$ 等参数随化学毒物的剂量增加而发生变化；③AUC 与染毒剂量不成正比；④经同一酶系统代谢或经主动转运的化学毒物之间发生了竞争性抑制；⑤排泄物在质量和数量上随剂量改变而改变；⑥在明显的饱和效应出现之后，剂量-反应曲线不随剂量增加而显示出成比例的变化。

非线性毒物动力学过程在毒理学中具有重要意义，符合此种速率过程的外源化学物从体内消除的速度相对较慢，在靶器官可以较高浓度停留较长的时间，从而可使毒效应增强。特别是在重复或连续接触的条件下，机体内的化学毒物总量可能会无限度地升高，以致没有一个稳态的坪值存在。此时，化学毒物的剂量-反应关系不复内在，其所致的生物学效应急剧增强。

二、生理毒物动力学模型

经典毒物动力学房室模型的研究已有多年历史，因研究方法相对简单而被广泛应用，但它也存在许多缺点。组成模型的基本单位“房室”，仅仅是一个数学上的抽象概念，缺乏实际的解剖学、生理学意义，无法描述各组织器官内化学毒物的浓度与时间变化之间的关系。60 年代中后期，Bischoff 及 Dedrick 等开始了比较可行的“生理药动学”的研究。以生理学为基础的毒物动力学模型（physiologically based toxicokinetic model，PBTK）描述了动物的生理解剖并提供了一些参数如血流、通气速率、代谢常数、组织可溶性和大分子结合等，具有以下优点：①能够提供化学毒物在各器官或组织中的时间-分布过程；②能够估计生理参数改变对化学毒物组织浓度的作用；③通过对动物生命周期的等比例缩放，用相同的模型可预测化学毒物在不同物种动物体内的动力学过程；④适用于研究复杂的染毒方式以及代谢、结合这样的饱和动力学过程。

PBTK 模型是将每个器官或组织按照解剖结构作为一个房室并用心血管系统将它们联系起来。毒物在各房室里的实际血流流速取决于毒物在组织中的可溶性。毒物在房室里的转运是符合简单扩散定律的，也就是说毒物的转运是与浓度梯度呈正比的。

$$\delta C / \delta t = K \cdot \Delta C / V \qquad (3\text{-}14)$$

式中，C 为房室内毒物浓度；ΔC 为浓度梯度；V 为房室容积。

当扩散、转运限定，转运常数 K 就相当于进入房室的血流速度（Q）。浓度梯度则是进入房室动脉血的毒物浓度（C_a）与从房室出来的静脉血的毒物浓度（C_v）间的差异。

$$\delta C / \delta t = Q\,(C_a - C_v) / V \qquad (3\text{-}15)$$

毒物在房室中的浓度分成两部分：体液内游离的部分（相当于静脉端的浓度）和组织中结合的部分。这两者间的分配比例（P）决定于毒物在组织内的可溶性和分配系数：

$$P = C / Cv \qquad (3\text{-}16)$$

$$\delta C / \delta t = Q\,(C_a - C/P) / V \qquad (3\text{-}17)$$

这是 PBTK 模型的基本关系，对于那些非代谢、非消除和非组织结合的房室也可适用。

（一）模型建立

1. 选择适当的组织房室　常用的方法是通过对每个器官和组织的描述，将整个身体都模式化。但在大多数情况下只作选择性模式化。这就需要了解毒物的理化性质、毒作用途径和机制以摸清完整模型中的房室情况。对于脂溶性物质需要将脂类组织判为单独的房室并将非靶器官进行归类，如高灌流器官（肾脏）和低灌流器官（皮肤和肌肉）。这些同类器官就可以有相同的动力学表现。

PBTK 模型对各生理室可分为：①灌注限制室，组织室摄取外源化学物的速率受到达该组织的携带该物质的血液速率的限制，而与该物质跨越细胞膜的速率无关。在多数组织是灌注速率限制的。②扩散限制室，外来化合物被摄入室内的速率由细胞膜的渗透性和膜的总面积决定，被称之为扩散限制模型。当外来化合物的转运速率、或跨越细胞膜的转运慢于到达该组织的血流速度时，发生扩散限制转运。

在灌注限制模型，毒物经组织室时的变化规律，根据质量平衡原则，当毒物随血流进入某组织后，组织中药量的变化速度应为：

（1）无清除作用的组织

$$V_{ts} \times dC/dt = Q_{ts} \times C_{in} - Q_{ts} \times C_{out} \qquad (3\text{-}18)$$

式中，V_{ts}＝组织的解剖容积；Q_{ts}＝组织血流量；C_{in}＝流入（动脉）血中毒物浓度；C_{out}＝流出（静脉）血中毒物浓度；CL_{ts}＝组织对毒物的清除率；C_{ts}'＝组织中游离毒物浓度。

有清除作用的组织

$$V_{ts} \times dC/dt = Q_{ts} \times C_{in} - Q_{ts} \times C_{out} - CL_{ts} \times C_{ts}' \qquad (3\text{-}19)$$

在稳态时，组织中的药量基本保持不变。$V_{ts} \times dC/dt = 0$；$CL_{ts} \times C_{ts}' = Q_{ts} \times C_{in} - Q_{ts} \times C_{out}$

得出 $CL \cdot C_{in} = Q_{ts} \cdot C_{in} - Q_{ts} \cdot C_{out}$；$CL$＝该组织对毒物的表观清除率；

即：毒物在某一组织累积速率＝（进入该组织动脉血流速率×血毒物浓度）—（流出该组织静脉血流速率×血毒物浓度）—（毒物在组织中生物转化/排泄速率）

进而得出：$$CL=Q_{ts}[(C_{in}-C_{out})/C_{in}]=Q_{ts}\cdot E \tag{3-20}$$

式（3-20）中 E 为提取率［Extraction ratio，$E=(C_{in}-C_{out})/C_{in}$］

在组织中，真正被清除的是游离型毒物，而组织中的游离型毒物浓度又等于从组织流出的静脉血中游离型毒物浓度。因此，

$$CL\cdot C_{in}=CL_{int}\cdot f\cdot C_{N\text{-羟化酶}}t=Q_{ts}\cdot C_{in}-Q_{ts}\cdot C_{out}$$

式中 CL_{int} 代表组织的固有清除率，反映组织对毒物进行清除的真实能力；f 代表血液中毒物的游离分数。

根据质量平衡原则，对每一生理室可以列出一个微分方程描述化学毒物在室内动态变化，设计多少个生理室，就可写出多少个方程，这一套方程组即是生理毒物动力学模型的表达方式。

2. 收集资料和解方程组 选定模型后应收集所需的资料，一般包括：①解剖学参数，模型中每个生理室的解剖容积。②生理学参数，血流速率、肺泡通气和肝、肾脏消除率。③热力学参数，外来化合物的分配或分布系数。④转运外源化学物穿过界膜时的转运速率。然后进行必要的动物实验。

3. 模型的验证和修订模型的验证 是通过对模型的实际应用和考察来确认的。生理模型的特点之一可将动物实验的结果外推到人类，这就比其他数学模型更有条件来进行验证和确认。任何一个有价值的模型在建立时都要有一个反复验证、反复修订和不断完善的过程，以便达到最终的研究目的。

（二）PBTK 模型的应用

1. 危险度评价 PBTK 模型在毒理学上最常见的应用是对人类健康危险度评价进行剂量分级。利用化学物靶组织的剂量可为危险性评定的剂量-效应关系研究提供可靠基础，可能预测和估算不同暴露方案、途径、剂量和毒物的靶组织剂量，有助于降低传统外推方法的不确定性，包括从一种接触条件向另一种接触条件（接触程度、时间、途径和方式）、从一个种属向另一个种属（实验动物向人）以及从一个群体向另一群体（一般群体向敏感群体）所作外推时的误差。

2. 接触限值的制定和修订 一般都用毒物空气浓度的监测来评价工业毒物的职业接触情况。由于生物利用度和代谢作用，空气中毒物的剂量并不一定是吸收的剂量。除了吸入以外，其他因素也会影响体内的负荷水平。目前用生物监测技术来正确地测定实际接触剂量，用生物材料中化学物可接受水平作为生物接触指数（biological exposure indices，BEIs）。PBTK 模型可通过接触水平来推断不同体液和组织中的毒物浓度，从而确定 BEI 值。

3. 改进毒性实验的实验设计 使用 PBTK 模型可以了解在不同接触条件下外剂量与内剂量之间的关系，对这种复杂动力学的了解有助于选择适当的毒理学实验剂量。特别是对癌的生物学测定，常常强调使用最大耐受量。如果用 PBTK 模型作预测，一般只需少量的动物，如果是用于慢性毒性试验，可以增加试验的讯息量并且减少动物用量。

（三）PBTK 模型的不肯定性和局限性

由于模型所使用的资料存在一些不能避免的偏差，PBTK 模型难免有一定的不确定性，特别是模型的选择和参数的估计，所以该模型用于预测时需要有各水平上的可信限，也就是说需要测定 PBTK 模型的敏感性或变异性。因此 PBTK 模型不能用于超过自身可信范围去进行外推，并且自身必须先得到验证。

案例 3-5 分析讨论

1. 先根据注射后测定的不同时点的血浆浓度做出时-量曲线，判断甲基丙烯酸甲酯在体内过程的房室模型的类型。

2. 根据公式求出参数。

思 考 题

1. 外源化学物在体内可通过哪些转运方式进行生物转运?
2. 外源化学物在机体内分布的特点是什么?
3. 简述外源化学物生物转化的毒理学意义?
4. 外源化学物在体内的代谢反应有哪些类型? 请举例说明。
5. 外源化学物生物转化可在哪些器官进行?
6. 试述影响外源化学物生物转化的主要因素?
7. 请解释代谢饱和，并举例说明其如何影响生物转化。
8. 对乙酰氨基酚（扑热息痛）为解热镇痛药，治疗剂量对乙酰氨基酚在肝脏代谢后绝大部分与葡萄糖醛酸相结合而形成复合物，排出体外，仅大约 10%对乙酰氨基酚被 P450 氧化，生成*N*-乙酰-对-苯醌亚胺（NAPQ1），与肝细胞内谷胱甘肽（GSH）结合而被解毒，为什么大剂量可引起动物和人肝细胞损害?简述其原因?
9. 经典毒物动力学的基本概念和主要参数?
10. 一级速率和零级速率的特点?

（李煌元　贾玉巧）

第四章　毒作用机制

外源化学物对生物机体的毒性作用主要取决于机体暴露的程度与途径。阐明外源化学物毒作用机制至少具有两方面重要意义：第一，阐明外源化学物毒作用机制，为更清楚地解释描述性毒理学资料、评估特定外源化学物引起有害效应的概率、制定预防策略、设计危害程度较小的药物和工业化学物以及开发对靶生物具有良好选择毒性的杀虫剂等提供理论依据；第二，现代毒理学已经从单纯研究外源化学物对机体的损害作用扩展为一门工具学科，对外源化学物毒作用机制的深入研究，有利于人们对机体基本生理和生化过程以及人类某些重要疾病病理过程的进一步认识。

尽管对某些外源化学物毒作用机制进行过深入研究，但对大多数毒物毒作用机制尚未完全阐明。本章重点介绍通过对人群和实验动物研究已确认或比较肯定的毒作用机制。由于有毒化学物种类和数量繁多，不同种类外源化学物毒作用机制不完全相同。一些毒物的毒作用机制比较简单，而另一些毒物的毒作用机制则可能相当复杂。多数毒物发挥其对机体的毒作用至少经历四个过程：经吸收进入机体的毒物通过多种屏障转运至一个或多个靶部位；进入靶部位的终毒物与内源靶分子发生交互作用；毒物引起机体分子、细胞与组织水平功能和结构紊乱；机体启动不同水平的修复机制应对毒物对机体的作用，当机体修复功能低下或毒物引起的功能和结构紊乱超过机体的修复能力时，机体即出现组织坏死、癌症和纤维化等毒性损害。

第一节　毒物转运与转化及终毒物形成

机体对外源化学物的处置包括吸收（absorption）、分布（distribution）、代谢（metabolism）和排泄（excretion）四个过程。毒物毒效应强度主要取决于作用靶部位的终毒物浓度与持续时间。终毒物（ultimate toxicant）指直接与内源靶分子反应或引起机体生物学微环境改变、导致机体结构和功能紊乱、表现毒物毒性作用的化学物。终毒物可以是外源化学物原型，可以是外源化学物代谢产物，也可以是外源化学物体内生物转化过程生成的活性氧（reactive oxygen species，ROS）、活性氮（reactive nitrogen species，RNS）或内源性分子。外源化学物在体内的吸收、分布、重吸收和增毒（代谢活化）过程促进终毒物在靶部位的蓄积，而外源化学物进入体循环前的消除、毒物从作用部位分布到其他部位、毒物的排泄和解毒则减少终毒物在靶部位的蓄积。

案例 4-1

对乙酰氨基酚（acetaminophen）是常用解热镇痛药。尽管治疗剂量范围内使用相对安全，过量使用易诱发急性肝衰竭。病理组织学检查发现，过量对乙酰氨基酚主要引起肝小叶中心性坏死和肝脏弥漫性充血。越来越多的研究证实，快速注射高剂量 *N*-乙酰半胱氨酸（NAC）是缓解对乙酰氨基酚急性肝衰竭最有效治疗方法。动物实验研究发现，饥饿状态可加重对乙酰氨基酚急性肝脏毒性；采用分子生物学技术敲除细胞色素 P450（CYP）2E1 基因或采用药物方法抑制肝脏 CYP2E1 活性均能显著减轻对乙酰氨基酚引起的急性肝脏毒性。

问题：

1. 对乙酰氨基酚引起急性肝衰竭的终毒物是什么？终毒物形成的机制是什么？对乙酰氨

基酚在体内经何种方式代谢？其在体内的代谢过程属于增毒作用还是解毒作用？

2. 为什么饥饿状态加重对乙酰氨基酚引起的急性肝脏毒性？为什么 CYP2E1 基因敲除或活性受抑制显著减轻对乙酰氨基酚引起急性肝脏毒性？*N*-乙酰半胱氨酸缓解对乙酰氨基酚急性肝衰竭的可能机制是什么？

一、毒物在体内转运和转化

（一）毒物的吸收和进入体循环前的消除

毒物从接触部位进入血液循环的过程，称为毒物的吸收。绝大多数毒物透过细胞扩散穿越上皮屏障到达毛细血管。毒物吸收率与其在吸收表面的浓度有关，主要取决于暴露速率及化学物的溶解度；毒物吸收率也与暴露部位的面积、发生吸收过程的上皮特征（如皮肤的角质厚度）、上皮下微循环以及毒物的理化特性有关。脂溶性通常是影响毒物吸收的最重要理化特性，通常脂溶性物质比水溶性物质更容易吸收。不同接触途径的吸收速率由高至低依次为静脉注射、吸入、肌肉注射、腹腔注射、皮下注射、经口、皮内注射。

毒物从暴露部位转运到体循环的过程中可能被消除（elimination）。从胃肠道吸收的化学物在透过体循环分布到机体其他部位之前，必须首先通过胃肠道黏膜细胞、肝脏和肺。肠上皮细胞和肝细胞均含有丰富的药物（毒物）代谢酶和药物（毒物）转运蛋白。经胃肠道吸收进入血液循环之前，一部分毒物在药物（毒物）转运蛋白作用下从肠上皮细胞快速泵回肠腔，一部分毒物在肠和肝药物（毒物）代谢酶作用下迅速代谢，最终只有一部分毒物可越过屏障进入体循环。例如，环孢素 A 在胃肠道吸收过程中部分被 P-糖蛋白（药物转运蛋白）从肠上皮细胞泵回肠腔，部分在肠上皮细胞经 CYP3A4 代谢；吗啡在肠黏膜和肝脏发生葡萄糖苷酸化作用；锰从门脉血进入肝脏，从胆汁排泄。苯巴比妥、利福平、地塞米松等代谢酶诱导剂通过诱导肠上皮细胞和肝细胞毒物代谢酶基因表达，加速毒物在肠肝代谢，最终减少毒物进入体循环；而细菌脂多糖抑制肠肝药物（毒物）代谢酶和药物（毒物）转运蛋白表达，增加毒物进入体循环。

（二）从血液循环进入靶部位

毒物离开血液循环进入细胞外间隙并进入细胞。溶解在血浆中的外源化学物通过毛细血管内皮经水相细胞间隙和穿细胞孔道和（或）穿越细胞膜而扩散。影响毒物分布的主要因素有：毒物脂溶性、分子大小与形状、电离度和组织血流量。脂溶性化合物通常易于扩散并迅速进入细胞，而高度离子化和亲水性的外源化学物则主要局限于细胞外空间。毒物通过分布过程到达其作用靶部位。

1. 促进毒物分布到靶部位的机制 下列因素促进毒物分布到靶部位：①毛细血管内皮的多孔性：肝窦和肾小管周围毛细血管具有较大的孔道，甚至可容许与蛋白质结合的外源化学物通过，有助于化学物在肝脏与肾脏的蓄积。②专一化的膜转运：专一化的离子通道和膜转运蛋白可转运毒物进入细胞内靶部位。③细胞器内的蓄积：具有可质子化的胺基和亲脂特征的两性外源化学物蓄积在溶酶体和线粒体。毒物在溶酶体的蓄积需借助于 pH 陷阱（trapping）的作用。所谓 pH 陷阱即非质子化形式的胺扩散进入酸性细胞器内部，导致胺被质子化继而阻止其外流。胺与溶酶体磷脂的结合则削弱其降解作用，引起磷脂沉着症。毒物在线粒体的蓄积过程则通过离子渗透而实现。胺在线粒体膜间腔被质子化，由此形成的阳离子借助于强烈的负电势吸引进入基质腔，损害β-氧化与氧化磷酸化过程。④可逆性细胞内结合：黑色素是细胞内多聚阴离子芳香族聚合物，可结合有机和无机阳离子及多环芳烃化学物。

2. 妨碍毒物分布到靶部位的机制 下列因素妨碍毒物向特定部位分布：①血浆蛋白结合：

外源化学物与血浆高分子量蛋白质或脂蛋白的结合影响其通过扩散透过毛细血管。即使其透过孔道离开血流，亦难以渗透通过细胞膜。绝大多数外源化学物只有游离形式才能进入细胞，与血浆蛋白的牢固结合推迟并延长了毒物排出与效应。②专一化屏障：脑组织毛细血管内皮细胞缺乏孔道并通过极其紧密的连接联系在一起，所以水渗透性极低。血脑屏障阻止亲水性化学物进入脑组织。生殖细胞与毛细血管之间被多层细胞分隔，精母细胞被足细胞包裹并紧密连接形成血睾屏障。血睾屏障阻止亲水性化学物进入生殖细胞。胎盘组织也有类似屏障结构，亲水性毒物在穿越胎盘屏障过程也受到限制。所有这些屏障对脂溶性毒物均没有屏障作用。③贮存部位的分布：外源化学物蓄积在某些组织却不发生毒性效应。氯代烃杀虫剂蓄积在脂肪细胞，而铅通过取代羟磷灰石的 Ca^{2+}而沉积在骨骼。毒物在上述组织和细胞的贮藏减少其在毒作用靶部位的浓度，起到暂时保护作用。饥饿所致脂肪过量消耗导致储存在脂肪组织的氯代烃重新进入体循环并分布至靶部位——神经组织，推测可能是暴露于杀虫剂的鸟类迁徙期间和冬季食物受限时死亡的原因。④与细胞内结合蛋白结合：与细胞内非靶部位的结合也能暂时减少毒物在毒作用靶部位的浓度。金属硫蛋白是富含半胱氨酸的胞浆蛋白。金属硫蛋白与镉结合能减轻急性镉暴露对细胞的毒性作用。⑤从细胞内排出：多药耐药基因编码 ATP 依赖的膜转运蛋白（简称 P 蛋白）。P 蛋白能将胞内毒物转运回胞外间隙。脑组织毛细血管内皮细胞膜高表达 P 蛋白，将进入脑组织的毒物泵出毛细血管内皮细胞，起到血脑屏障作用。卵母细胞、肠上皮细胞、肝细胞和肾小管上皮细胞均高表达 P 蛋白。胎盘组织高表达 P 蛋白以阻止环境致畸物透过胎盘屏障引起对胎儿的损害效应。

3. 排泄与重吸收 排泄指外源化学物及其代谢产物从血液中消除并返回外界环境的过程。排泄是消除毒物的物理机制，而生物转化是消除毒物的化学机制。排泄的途径与速度主要取决于毒物的物理化学特性。主要排泄器官（肾和肝）仅能有效清除高亲水性和离子化的化学物。非挥发性高亲脂性化学物尚无有效排泄机制。这些化学物能抵抗生物转化，所以从体内消除过程十分缓慢。当机体重复暴露时，易于在体内蓄积。非挥发性高亲脂性化学物可通过三个效率相对不高的途径从体内消除：①从乳汁排泄；②与胆汁胶团和（或）磷脂囊泡结合从胆汁排泄；③从肠道排泄。

转运到肾小管的毒物可穿越肾小管细胞扩散回小管周毛细血管。小管液的重吸收促进这一过程。经扩散重吸收的过程需要化学物有一定的脂溶性。有机酸和有机碱的扩散与离子化程度呈负相关。弱有机酸和有机碱的离子化过程与小管液 pH 密切相关。尿液的酸化有利于弱有机碱的排泄，而尿液的碱化有利于有机酸的消除。生理性氧阴离子载体介导某些有毒金属氧阴离子在肾脏的吸收。铬酸盐和钼酸盐通过硫酸盐转运蛋白重吸收，而砷酸盐通过磷酸盐转运蛋白重吸收。经胆汁和胃肠排泄以及唾液腺和外分泌胰腺分泌而转运到胃肠道的毒物可通过穿越小肠黏膜扩散而重吸收。由于分泌到胆汁的化学物通常是有机酸，只有在肠腔中能被转变为脂溶性较强的化学物才有可能从肠道重吸收。

二、增毒与解毒作用

（一）增毒作用

外源化学物在体内经生物转化为终毒物的过程称为增毒（toxication）作用。终毒物指直接与内源靶分子反应或引起机体生物学微环境改变、导致机体结构和功能紊乱并表现毒物毒性的物质。有些外源化学物具有直接毒性作用，而另一些化学物毒效应强度取决于终毒物在作用靶点的浓度和持续时间。终毒物主要分为下列四类：亲电子剂（electrophiles）、自由基（free radicals）、亲核物（nucleophiles）和氧化还原性反应物（redox-active reductants）。

1. 亲电子剂 亲电子剂指含有一个缺电子原子的分子。亲电子剂带部分或全部正电荷，使其容易与亲核物富含电子原子共享电子对而发生反应。外源化学物通过插入一个氧原子而生成亲电子剂，插入的氧原子从其附着的原子中获得一个电子，使其具有亲电性；而另一类亲电子剂形成过程则涉及共轭双键形成。外源化学物通过氧的去电子作用而被极化，使其双键碳之一发生电子缺失，继而形成亲电子剂。化学键的异裂作用产生阳离子亲电子剂。经典例子是7,12-二甲基苯并蒽和2-乙酰氨基芴在形成终致癌物前需经羟化，分别形成苄基醇和*N*-羟基芳香胺化合物（酰胺），随后在磺基转移酶作用下发生酯化，所形成的酯类化合物中C—O或N—O键发生异裂反应，分别形成硫酸氢盐阴离子和苄基正碳离子或硫酸氢盐阴离子和芳基正氮离子。金属汞氧化为Hg^{2+}，CrO_4^{2-}还原为Cr^{3+}，AsO_4^{3-}还原为AsO_3^{2-}或As^{3+}则是无机化合物形成亲电毒物的例子。

2. 自由基 自由基是在其外层轨道中含有一个或多个不成对电子的分子或分子片段。常见的自由基包括：羟自由基（$HO^{\bullet}$）、超氧阴离子自由基（$O_2^{\bar{\bullet}}$）、过氧自由基（$ROO^{\bullet}$）、氯离子自由基（$Cl^{\bullet}$）和一氧化氮分子自由基（$NO^{\bullet}$）。对乙酰氨基酚本身对肝细胞并无明显毒性损害，但对乙酰氨基酚经肝脏细胞色素P450 2E1（CYP2E1）代谢可转化为毒性更强的*N*-乙酰醌亚胺（NAPQI）。NAPQI属自由基，过量产生的NAPQI可引起肝细胞还原型谷胱甘肽耗竭，诱发肝细胞线粒体膜通透性转换（mitochondrial permeability transition，MPT）并伴随ATP耗竭，最终可导致肝细胞线粒体肿胀、肝细胞结构与功能丧失和肝细胞坏死。外源化学物通过多种途径形成自由基。

（1）外源化学物通过接受一个电子形成自由基。某些外源化学物从还原酶接受一个电子后形成自由基，这些自由基进一步将额外电子转移给分子氧并生成$O_2^{\bar{\bullet}}$，其自身重新形成原型化学物。通过这种"氧化还原循环"，一个作为电子受体的外源化学物分子能生成多个分子$O_2^{\bar{\bullet}}$。机体自身产生的内源性$O_2^{\bar{\bullet}}$主要来源于巨噬细胞和粒细胞中NAD（P）H氧化酶，线粒体电子传递链解偶联状态也产生$O_2^{\bar{\bullet}}$。$O_2^{\bar{\bullet}}$在体内进一步生成毒性更强的$HO^{\bullet}$和过氧亚硝基阴离子（$ONOO^-$）。

（2）亲核外源化学物在过氧化物酶催化作用下丢失一个电子而形成自由基。氢醌可连续发生两次单电子氧化，产生半醌自由基，继而形成醌。半醌自由基易于自氧化，生成具有细胞毒性的$O_2^{\bar{\bullet}}$、$HO_2^{\bullet}$、H_2O_2和$HO^{\bullet}$。醌不仅是具有反应活性的亲电子剂，而且是具有启动氧化还原循环或使巯基和NAD（P）H氧化的电子受体。同过氧化物酶类似，氧合血红蛋白（Hb-FeⅡ-O_2）可催化氨基酚氧化为半醌自由基和醌亚胺，这些产物反过来氧化亚铁血红蛋白（Hb-FeⅡ）生成不能携带氧的高铁血红蛋白（Hb-FeⅢ）。

（3）电子向分子转移引起的还原性键均裂过程也可产生自由基。四氯化碳从细胞色素P450或线粒体电子传递链获得一个电子，经还原脱卤作用生成三氯甲基自由基（$Cl_3C^{\bullet}$），$Cl_3C^{\bullet}$与O_2反应形成活性更强的三氯甲基过氧自由基（$Cl_3COO^{\bullet}$）。具有很强毒性作用的$HO^{\bullet}$也是由均裂生成的：水在电离辐射作用下均裂为$HO^{\bullet}$，过氧化氢（HOOH）均裂为$HO^{\bullet}$和HO^-。由过渡金属Fe（Ⅱ）、Cu（Ⅰ）、Cr（Ⅴ）、Ni（Ⅱ）或Mn（Ⅱ）催化的Fenton反应是HOOH、$O_2^{\bar{\bullet}}$及过渡金属的主要增毒机制。氨基三乙酸、博来霉素和丝膜蕈毒等化学物通过与过渡金属螯合而提高过渡金属离子对Fenton化学反应的催化效率。吸入的石棉和二氧化硅对肺的毒性作用至少部分是由颗粒表面Fe离子触发$HO^{\bullet}$形成所引起。H_2O_2是单胺氧化酶、黄嘌呤氧化酶和酰基辅酶A氧化酶等酶促反应直接或间接副产物，NAD（P）H氧化酶产生的$O_2^{\bar{\bullet}}$在超氧化物歧化酶（SOD）作用下进一步反应生成大量H_2O_2。均裂也参与$ONOO^-$生成自由基的过程，$ONOO^-$与CO_2反应产生亚硝基过氧碳酸盐（$ONOOCO_2^-$）并自发均裂为两种自由基：二氧化氮（$NO_2^{\bullet}$）和碳酸阴离子自由基（$CO_3^{\bar{\bullet}}$）。

3. 亲核物形成 亲核物是毒物增毒作用较为少见的机制。氰化物属亲核物。苦杏仁经肠道细菌β-糖苷酶催化形成氰化物；丙烯腈环氧化后与谷胱甘肽结合形成氰化物；硝普钠经巯基诱导降解后形成氰化物。亲核物CO是二卤甲烷经过氧化脱卤的有毒代谢产物。硒化氢是一种强亲核物和还原剂，由亚硒酸盐与谷胱甘肽或其他巯基反应形成的。

4. 活性氧化还原反应物 活性氧化还原反应物的生成有其特殊机制。亚硝酸盐既可在小肠由硝酸盐经肠道细菌还原生成，也可由亚硝酸酯与谷胱甘肽反应产生。氨苯砜和磷酸伯氨喹的羟化代谢物氨苯砜羟胺和 5-羟磷酸伯氨喹通过协同氧化作用引起高铁血红蛋白形成。维生素 C 和 NADPH 依赖性黄素酶还原 Cr（Ⅵ）为 Cr（Ⅴ）；氧化还原循环生成的外源性自由基和$O_2^{\cdot-}$与 NO˙能还原结合于运铁蛋白的 Fe（Ⅲ）为 Fe（Ⅱ）；Cr（Ⅴ）和 Fe（Ⅱ）反过来又催化 HO˙生成。

（二）解毒作用

消除终毒物或阻止终毒物生成的生物转化过程称为解毒（detoxication）。有时解毒过程与代谢活化过程竞争同一外源化学物。毒物解毒作用可通过多种途径实现，取决于毒物的化学特征。

1. 无功能基团毒物的解毒 不含功能基团化学物的解毒过程分为两相反应。Ⅰ相反应包括氧化反应、还原反应和水解反应，Ⅰ相反应涉及暴露或引入一个功能基团；Ⅱ相反应为结合反应，即一些内源性基团（如葡萄糖醛酸、硫酸或氨基酸）与外源化学物代谢产物的功能基团结合而形成无活性、高度亲水并易于排泄的有机酸。

2. 亲核物的解毒 亲核物通过与亲核功能基团的结合反应进行解毒。羟基化合物与硫酸或葡萄糖醛酸结合、巯基化合物甲基化或与葡萄糖醛酸结合、胺类和肼类化合物乙酰化都是亲核功能基团通过结合反应进行解毒的典型实例。亲核功能基团与内源性基团结合以防止亲核物转变为自由基和亲电子剂。消除肼类和巯基化合物的另一途径是黄素单加氧酶催化的氧化反应。醇类化学物经醇及醛脱氢酶催化氧化成羧酸而被解毒。氰化物在硫氰酸酶作用下生成硫氰酸是亲核物解毒的一种特殊机制。

3. 亲电子剂的解毒 亲电子剂通常与巯基亲核物谷胱甘肽发生结合而解毒。该结合反应有时属自发，有时需谷胱甘肽 S-转移酶参与。Ag^+、Cd^{2+}、Hg^{2+}和 CH_3Hg^+等金属离子易与谷胱甘肽结合而解毒。亲电化学物解毒的特殊机制包括：环氧化物水化酶催化环氧化物和芳烃氧化物分别生成二醇类和二氢二醇类化合物。

4. 自由基的解毒 $O_2^{\cdot-}$可转变为活性更强的自由基，所以清除$O_2^{\cdot-}$是一种重要的解毒机制。体内$O_2^{\cdot-}$自由基的清除主要依赖于超氧化物歧化酶（SOD）的作用。SOD 定位于胞浆（Cu、Zn-SOD）和线粒体（Mn-SOD）。SOD 首先将$O_2^{\cdot-}$转变为 H_2O_2，H_2O_2 在过氧化氢酶作用下还原为 H_2O。某些相对稳定的自由基（如过氧自由基）在谷胱甘肽、α-生育酚或抗坏血酸等抗氧化剂作用下还原为非自由基。尚没有一种酶能有效清除 HO˙，HO˙的半衰期极短（10^{-9}s），抗氧化剂对 HO˙的解毒无效。预防 HO˙毒作用最有效方法是阻止其生成。$ONOO^-$不属于自由基，在体内比 HO˙更稳定（半衰期约 1 秒）。$ONOO^-$能迅速与 CO 反应生成具有反应活性的自由基，谷胱甘肽、尿酸、抗坏血酸、α-生育酚等抗氧化剂很难阻止其在体内的生成。体内 $ONOO^-$的解毒作用主要依赖于以下几种机制：$ONOO^-$在谷胱甘肽过氧化物酶作用下还原为亚硝酸盐（ONO^-）；内皮细胞表面含 10 个硒半胱氨酸残基的硒蛋白能有效清除血液 $ONOO^-$；氧合血红蛋白、含血红蛋白过氧化物酶和白蛋白反应也是 $ONOO^-$的消除场所；清除两种 $ONOO^-$前体（$O_2^{\cdot-}$和 NO˙）、阻止 $ONOO^-$生成是预防 ONOO 毒性作用的有效机制。过氧化物酶生成的自由基可从谷胱甘肽获得电子而被消除，氧化型谷胱甘肽在 NADPH 依赖性谷胱甘肽还原酶作用下还原为还原型谷胱甘肽。谷胱甘肽在亲电子剂和自由基解毒过程中起重要作用。

5. 蛋白质毒素的解毒 胞内和胞外蛋白酶参与了有毒多肽的解毒作用。α-和 β-银环蛇毒素、半环扁尾蛇毒素和磷脂酶等几种蛇毒毒素中含有分子内二硫键，这些二硫键是保持蛇毒活性必不可少的。硫氧还蛋白（thioredoxin）可使上述几种蛋白失活。

6. 解毒过程失效 解毒过程可因几种原因而失效。

（1）毒物接触剂量超过机体解毒能力，引起解毒酶耗竭、共底物消耗或者胞内抗氧化剂（如还原型谷胱甘肽）耗竭，最终导致终毒物蓄积。

（2）偶尔可见某种具有反应活性的毒物使解毒酶失活。$ONOO^-$导致 Mn-SOD 失效，而 Mn-SOD 对抗 $ONOO^-$形成。

（3）某些结合反应可被逆转。α-萘胺在肝脏经 N-羟化并与葡萄糖醛酸结合，以葡萄糖苷酸形式从尿液排泄。葡萄糖苷酸在膀胱被水解，释放的芳基羟胺经质子化和脱水过程转变为具有反应活性的亲电子芳基硝鎓离子。肺部吸入的甲基异氰酸盐在吸收部位形成不稳定谷胱甘肽结合物、分布到其他组织并重新分解为亲电子的异氰酸和异硫氰酸，因此异氰酸和异硫氰酸与谷胱甘肽形成不稳定的谷胱甘肽结合物被认为是毒物转运的另一形式。

（4）解毒过程有时产生潜在有害副产物。自由基解毒过程产生谷胱甘肽自由基和谷胱甘肽二硫化物。谷胱甘肽二硫化物与蛋白巯基形成混合二硫化物，而谷胱甘肽硫基自由基（$GS^{\cdot}$）在与硫醇盐（GS^{-}）反应后形成谷胱甘肽二硫化物自由基阴离子（$GSSG^{\dot{-}}$），能使 O_2 还原为 $O_2^{\dot{-}}$。

第二节　终毒物与靶分子相互作用

毒性是由终毒物与靶分子反应所介导的一系列继发生化事件，导致靶分子本身、细胞器、细胞、组织和器官甚至整个机体的结构损伤和功能异常。所有内源性分子均是毒物的潜在靶分子。内源性分子作为毒物靶分子必须具有合适的反应性和/或空间构型，以容许与终毒物发生共价或非共价反应。靶分子必须接触足够高浓度终毒物才能与终毒物发生反应，位于反应活性化学物邻近或接近其形成部位的内源性分子常常更容易成为靶分子。活性代谢物靶分子有时是催化外源化学物代谢并形成活性代谢物的代谢酶。在密切靠近其形成部位没有合适内源性分子时，活性代谢物可扩散直至遇到这样的反应物。然而，并非外源化学物与机体所有内源性分子结合均能产生毒性效应。某种毒物引起毒性的靶分子，需要最终确认：终毒物与靶标反应并对其功能产生不良影响；终毒物在靶部位达到有效的浓度；终毒物以某种机制与所观察的毒性相关的方式改变靶分子。

案例 4-2

对乙酰氨基酚本身对肝细胞并无明显毒性损害，但对乙酰氨基酚经肝脏细胞色素 P450 2E1（CYP2E1）代谢可转化为毒性更强的 *N*-乙酰醌亚胺（NAPQI）。NAPQI 属自由基，NAPQI 产生过量可引起肝细胞游离还原型谷胱甘肽（GSH）耗竭，诱发肝细胞线粒体膜通透性转换（MPT）并伴随 ATP 耗竭，最终可导致肝细胞线粒体肿胀、肝细胞结构与功能丧失和肝细胞坏死；NAPQI 也可与蛋白质巯基结合并与蛋白质形成氧化加合物，导致细胞功能丧失和细胞死亡。体外实验证实，在加入 NAPQI 的同时加入 NAC 或 GSH，保护 NAPQI 对肝细胞的毒性损伤；但加入 NAPQI 后 5 分钟加入 NAC 或 GSH，对 NAPQI 肝毒性作用没有保护效应。这些研究结果提示，NAPQI 与 GSH 的结合是不可逆的。

问题：

根据上述资料推测 NAPQI 细胞内游离 GSH 和蛋白质巯基可能以何种方式发生结合反应。NAPQI 与靶分子结合对靶分子的可能有害影响有哪些？

一、终毒物与靶分子反应类型

终毒物可能与靶分子发生非共价或共价结合，也可能通过去氢反应、电子转移或酶促反应而改变靶分子。

（一）非共价结合

某些毒物以非极性交互作用或氢键、离子键等非共价结合方式与膜受体、细胞内受体、离子通道和某些酶等靶分子结合。士的宁与脊髓运动神经元甘氨酸受体的结合、TCDD 与芳烃受体的结合、蛤蚌毒素与钠通道的结合和佛波酯与蛋白激酶 C 的结合均属于非共价结合。这些化学物原子的空间排列使其与内源性分子的互补部位结合，因而表现出毒性效应。非共价结合的键能相对较低，非共价结合通常是可逆性的。

（二）共价结合

共价结合是不可逆的。共价结合持久改变内源性分子，有重要的毒理学意义。一些亲电子剂（如非离子和阳离子亲电子剂及自由基阳离子）以共价结合方式与靶分子结合。亲电子剂通常与生物大分子（如蛋白质和核酸）中亲核原子反应，亲电子剂与亲核原子的反应表现出某些选择性，取决于其电荷/半径比。软亲电子剂容易与软亲核物（二者均具有较低的电荷/半径比）反应，而硬亲电子剂容易与硬亲核物（二者均具有较高的电荷/半径比）反应。银和汞等金属离子被归为软亲电子剂，优先与软亲核物反应；而锂、钙和钡等硬亲电子剂优先与硬亲核物反应；铬、锌和铅等重金属离子与两种类型的亲核物均有较强的结合能力。亲电子剂的反应性决定其与哪种内源性亲核物反应并成为靶分子。

中性自由基（如$HO^{\bullet}$、$NO_2^{\bullet}$和$Cl_3C^{\bullet}$）也能与生物靶分子发生共价结合。$Cl_3C^{\bullet}$加入到脂质的双键碳或脂质自由基生成含有氯甲基脂肪酸的脂质；$HO^{\bullet}$加入到DNA碱基生成多种产物，常见产物包括 8-羟基脱氧鸟嘌呤、5-羟基甲基脱氧尿嘧啶和胸腺嘧啶与胞嘧啶乙二醇酯。亲核毒物倾向于与亲电内源性分子反应。鉴于生物体内亲电化合物十分罕见，只有少数亲核毒物与体内亲电内源性分子发生反应。经典实例包括：胺类和肼类与吡哆醛的共价反应；一氧化碳、氰化物、硫化氢和叠氮化物与各种血红素蛋白中的铁形成配位共价键。

（三）去氢反应

自由基迅速引起内源性分子去氢并生成新的内源性自由基。经典实例是：自由基使巯基化合物（R—SH）去氢形成硫基自由基（$R—S^{\bullet}$），该自由基是次磺酸（R—SOH）和二硫化物（R—S—S—R）等巯基氧化产物的前身。自由基能使游离氨基酸或氨基酸残基CH_2基团去氢，转变为羰基化合物，并进一步与胺类化合物反应，形成DNA或蛋白质交联。自由基脱氧核糖去氢并产生C-4'自由基是引起DNA链断裂的第一步，而脂肪酸去氢并产生脂质自由基最终启动脂质过氧化。

（四）电子转移

化学物将血红蛋白分子中的Fe^{2+}氧化生成Fe^{3+}，引起高铁血红蛋白血症。亚硝酸盐能氧化血红蛋白，而*N*-羟基芳胺（如氨苯砜羟胺）、酚类化合物（如 5-羟伯氨喹）和肼类（如苯肼）与氧合血红蛋白共氧化，形成高铁血红蛋白与过氧化氢。

（五）酶促反应

少数毒素通过酶促反应作用于特定靶蛋白。例如，蓖麻蛋白诱发核糖体水解断裂，阻断蛋白质合成。几种细菌毒素催化ADP-核糖从NAD^+转移到特定蛋白质。例如，白喉毒素阻断蛋白质合成过程中延伸因子（elongation factor）的功能，霍乱毒素通过这样一种机制活化一种G蛋白，蛇毒含有破坏生物分子的水解酶。

总之，大多数终毒物借助于其化学反应性作用于内源性分子。具有一种类型以上反应性的毒物可以通过不同机制与不同靶分子发生反应。例如，醌类既可作为电子受体启动巯基氧化或导致脂质过氧化，也可以作为软亲电子剂共价结合于蛋白巯基。铅离子与血红素合成过程中的δ-ALAD分子的关键巯基形成配位共价键，表现为软亲电子剂的特性；然而，当铅在发挥其阻断钙通道的作用时，却像一种硬亲电子剂或一种离子。

二、终毒物对靶分子的有害影响

毒物对靶分子的影响主要包括两种机制：①通过作用于靶分子，引起靶分子功能失调；②破坏靶分子结构。

(一) 靶分子功能失调

有些毒物能模拟内源性配体并活化靶蛋白分子。吗啡能激活鸦片受体，氯贝丁酯为过氧化物酶体增殖物激活剂受体激动剂；佛波酯和铅离子能激活蛋白激酶 C。另一些毒物能抑制靶分子功能。阿托品、箭毒和士的宁通过附着于配体结合部位或通过干扰离子通道功能而阻断神经递质受体；河豚毒素和蛤蚌毒素抑制神经元膜电压激活的钠通道开放；DDT 和拟除虫菊酯杀虫剂则抑制钠通道关闭。某些毒物能阻断离子转运蛋白，而另一些毒物则抑制线粒体电子转移复合物或抑制酶的活性。一些毒物结合于微管蛋白（长春碱、秋水仙碱、紫杉醇和三价砷）或肌动蛋白（细胞松弛素 β 和次环肽毒素）、损害细胞骨架蛋白组装（聚合）和拆装（解聚）过程。

许多蛋白质具有酶催化活性，而另一些蛋白质则包含组装大分子复合物所必需的关键基团。蛋白质巯基极易与毒物发生共价结合或发生氧化修饰。一旦蛋白质巯基与毒物发生共价结合或发生氧化修饰，其活性发生改变并影响细胞信号转导通路、损害细胞能量和代谢稳态。酪氨酸硝化是蛋白质分子基团氧化修饰的常见形式。蛋白质分子中酪氨酸硝化可改变蛋白质功能甚至干扰酪氨酸激酶和磷酸酶参与的信号转导途径。

毒物可干扰 DNA 的模板功能。化学物与 DNA 共价结合引起 DNA 复制过程核苷酸错配。黄曲霉素氧化物与鸟嘌呤共价结合，导致 G-A 配对继而诱发某些重要基因发生碱基置换突变。8-羟基鸟嘌呤和 8-羟基腺嘌呤是由 $HO^\bullet$ 引起的致突变碱基，能引起本身错配及与邻近嘧啶错配。多柔比星插入双螺旋 DNA 中重叠碱基间，导致邻近碱基对分开，通过移动读码框架引起移码突变。

(二) 靶分子的结构破坏

毒物通过与内源性分子形成加合物、发生交联和断裂而改变内源性分子的一级结构。双功能的亲电子剂能与细胞骨架蛋白和 DNA 分子发生交联或引起 DNA 与蛋白质之间的交联。羟自由基通过转换大分子为活性亲电子剂（蛋白羰基），与另一生物大分子亲核部位反应；羟自由基也可通过转换大分子为自由基，与另一大分子自由基相互反应。分子交联使生物大分子发生结构与功能障碍。

某些靶分子在毒物作用下发生自发性降解。自由基（如 $CL_3COO^\bullet$ 和 $HO^\bullet$）引起脂肪酸脱氢而启动脂质过氧化降解，所形成的脂质自由基（$L^\bullet$）经氧固化作用转变为脂质过氧自由基（$LOO^\bullet$），通过去氢反应形成脂质氢过氧化物（LOOH），通过 Fe（Ⅱ）催化 Fenton 反应形成脂质烷氧自由基（$LO^\bullet$），进一步断裂形成烃和活性醛。脂质过氧化能导致细胞膜脂质结构破坏，脂质过氧化物能与邻近膜蛋白分子反应，甚至扩散至胞核与 DNA 分子反应。

毒物可通过几种方式引起 DNA 链断裂。DNA 碱基受 $HO^\bullet$ 自由基攻击形成咪唑环开放的嘌呤或环收缩的嘧啶，导致 DNA 复制障碍；鸟嘌呤 N-7 位形成大分子加合物使 *N*-糖苷链不稳定，诱发脱嘌呤作用，导致无嘌呤部位形成；羟自由基通过从 DNA 核糖获得 H、产生 C-4′自由基、随后发生 $O_2^{\bar{\bullet}}$ 加成、Criegee 重排和磷酸二酯链的断裂，引起 DNA 单链断裂；电离辐射产生的多种羟自由基攻击长度较短的 DNA，引起双链断裂并导致细胞死亡。

(三) 新抗原形成

外源化学物及其代谢产物与生物大分子共价结合对多数个体免疫系统并不产生严重后果，但与外源化学物共价结合的蛋白质在少数个体可作为新抗原激发免疫应答。硝基氯苯、青霉素和镍本身具有与蛋白质结合的能力，另一些外源化学物则需要通过自氧化为醌类或转化为代谢产物才能与蛋白质发生共价结合。氟烷在体内经代谢生成三氟乙酰氯，后者作为半抗原与肝微粒体和细胞表面蛋白质结合，诱导抗体生成并最终引起自身免疫性反应，临床上表现为肝炎样综合征。药物引起狼疮和粒性白细胞缺乏症通常是由药物-蛋白质加合物触发的免疫反应所介导。

第三节　细胞调节功能障碍

案例 4-3

镉是重要的男（雄）性生殖毒物。因其在睾丸组织长期蓄积，镉的男（雄）性生殖毒性作用持久。长期低剂量镉暴露引起精子质量下降，短期高剂量镉暴露则诱发睾丸生殖细胞凋亡。越来越多的研究发现，镉诱发细胞内多种应激反应：如热应激、缺氧应激、氧化应激、内质网应激和遗传毒性应激；最近几个报告证实，热应激和内质网应激与镉诱发睾丸生殖细胞凋亡之间存在重要关联。

问题：

镉通过哪些可能机制诱发细胞内不同应激反应？镉诱发细胞内应激反应的毒理学意义有哪些？热应激和内质网应激可能通过哪几种机制介导镉诱导睾丸生殖细胞凋亡？

毒物与靶分子反应并导致细胞功能损害，是毒性发展过程的第三个阶段。机体每个细胞均执行着特定的程序。某些程序决定细胞命运，如细胞的增殖、分化、凋亡或自噬；另一些程序则控制细胞瞬息活动，如细胞分泌活性物质的种类和含量及细胞转运和代谢营养物质的速率。为调节上述程序，细胞具有能被外部信号分子激活或失活的信号网络；为执行这些程序，细胞装备有合成、代谢、转运和产生能量的体系及结构元件。细胞内不同组件组装为大分子复合物、细胞膜和细胞器，以维持其自身完整性并支持其他细胞功能。毒物引起哪些细胞功能障碍主要取决于受影响靶分子在细胞的功能。如果受影响靶分子参与细胞信号通路的调节过程，则基因表达调节障碍和/或细胞瞬息活动调节障碍就会发生；如果受影响靶分子主要参与维持细胞自身功能，则可能威胁到细胞的存活；毒物作用于行使外部功能靶分子，则影响其他细胞甚至整个器官系统的功能。细胞功能障碍的发生也遵循一定的先后次序。通常细胞在受到外界有害刺激情况下，首先会发生细胞应激（celluar stress）；如果细胞损伤进一步加重，则引起细胞调节功能障碍，最终发展为细胞稳态失调（deregulation of cellular homeostasis），甚至出现细胞死亡。

一、细 胞 应 激

细胞应激指细胞处于不利环境和遇到有害刺激时所产生的防御或适应性反应。根据引起细胞应激的原因不同及细胞应激反应的差异，将细胞应激分为热应激（heat stress）、缺氧应激（hypoxic stress）、氧化应激（oxidative stress）、内质网应激（endoplasmic reticulum stress）和遗传毒性应激（genotoxic stress）。细胞应激反应过程包括一系列高度有序事件：应激原诱发的细胞内信号转导激活相关的转录因子和促进应激基因的快速表达，合成多种特异性和非特异性的、对细胞具有保护作用的应激蛋白质，从而对细胞产生特异性和非特异性保护作用，同时细胞内一些正常基因表达受到抑制；若细胞损伤严重而导致损伤无法修复，则启动细胞自噬、凋亡或程序性细胞坏死过程，加速细胞死亡。接触某些外源性物理因素、化学毒物或生物因素（如细菌和病毒感染）均能导致机体产生细胞应激。机体某些必需的物质缺乏（如缺氧或营养缺乏）或机体内环境紊乱（如过量活性氧产生、细胞渗透压改变或细胞钙离子失稳态）也可引起机体产生细胞应激。能导致细胞应激的物理、化学和生物因素称为应激原（包括 DNA 损伤性应激原和非 DNA 损伤性应激原）。DNA 损伤性应激原主要有：紫外线、离子射线、活性氧、化学致畸剂、化学致癌剂和化学致突变剂，DNA 损伤性应激原介导的细胞应激称为基因毒性应激；非 DNA 损伤性应激原主要有：创伤、感染、营养剥夺、渗透压改变、缺氧和热应激，非 DNA 损伤性应激原介导的细胞应激称为非基因毒性应激（如热应激、缺氧应激、氧化应激和内质网应激）。

（一）热应激

热应激是最早被认识的细胞应激反应。热应激的特征性反应是诱导细胞表达生成热休克蛋白（heat shock protein，HSP）。HSP 的产生不限于热应激，其他细胞应激反应（如缺氧应激、氧化应激和基因毒性应激）也可诱导 HSP 生成，故 HSP 又被称为应激蛋白（stress protein）。HSP 按其分子量分成若干个家族（如 HSP90、HSP70 和 HSP27 等），其中与应激反应关系最密切的是 HSP70 家族。这些应激蛋白对细胞具有非特异性保护作用。HSP 能作为分子伴侣（molecular chaperone），参与新合成蛋白的正确折叠和运输；HSP 还能识别并结合于变性蛋白质暴露的疏水区域，防止其凝聚，协助蛋白酶系统对其进行降解或帮助其重新形成天然构象。HSP 可增强机体对多种应激原的耐受能力。应激能促进诱导性 HSP 生成，是因为多种损伤性应激能使原存在于细胞质的热休克因子（heat shock factor，HSF）激活。HSF 属转录因子，非应激状态下与 HSP70 结合，不表现转录活性。多种应激原能导致蛋白质变性，变性蛋白通过与 HSP70 结合并导致 HSF 游离并激活，与 HSP 基因热休克元件（HSE）结合并上调 HSP 基因表达。

（二）氧化应激

氧化应激的应激原主要为自由基、活性氧（ROS）或活性氮（RNS）。引起机体发生氧化应激的自由基包括：$HO^{\bullet}$、$O_2^{\bar{\cdot}}$、$ROO^{\bullet}$、$Cl^{\bullet}$和 $NO^{\bullet}$。ROS 是一类由氧形成、并在分子组成上含有氧且化学性质比氧活泼的物质总称，包括$O_2^{\bar{\cdot}}$、$HO^{\bullet}$和 H_2O_2；RNS 是 NO 及其体内继发性产物的总称，包括一氧化氮（NO）、二氧化氮（NO_2）和 $ONOO^-$。生理状态下，ROS 和 RNS 是机体维持多种重要生理功能的物质基础。①ROS 和 RNS 是机体防御体系的重要一环，在吞噬细胞杀灭、清除病原微生物过程起重要作用。②体内多种免疫细胞具有杀伤肿瘤细胞的作用，其作用机制直接或间接与 ROS 有关。③ROS 和 RNS 直接或间接参与体内解毒作用。④ROS 参与细胞信号转导和基因表达的调控作用。细胞内 ROS 是重要信号分子，参与细胞增殖、分化和凋亡相关信号通路的调控作用。⑤ROS 通过影响细胞内 Ca^{2+}稳态、蛋白质磷酸化和转录因子激活等细胞信号转导过程中多个靶点发挥调节作用。Ca^{2+}作为细胞内重要第二信使，可诱导广泛细胞效应。蛋白质磷酸化是细胞信号传递过程重要环节，ROS 可通过影响多种蛋白激酶、磷酸酶发挥细胞调节作用。ROS 对激活因子蛋白-1（activator protein，AP-1）和核因子-κB（nuclear factor kappa B，NF-κB）家族也有重要调控作用。机体在长期进化过程中形成了有效抗氧化防御系统。机体产生的少量自由基、ROS 或 RNS 在发挥其生理作用的同时被机体抗氧化系统迅速清除而不至于引起细胞氧化性损伤。如果机体因暴露毒物而产生过量自由基、ROS 或 RNS，或因机体抗氧化能力减弱引起 ROS 或 RNS 清除能力减弱，导致细胞内自由基、ROS 或 RNS 过量和机体氧化/还原失平衡，即诱发组织和细胞发生氧化应激。氧化应激是真核细胞的一种保护性应激反应。氧化应激早期，机体通过启动细胞内抗氧化防御系统，清除过量的自由基，使细胞免于氧化性损伤。但氧化应激通常具有细胞应激特有的两重性：即随着氧化应激反应的持续，机体在清除过量自由基和 ROS 的同时，有可能导致细胞调节功能和细胞维持功能的障碍，甚至引起细胞凋亡、自噬和程序性细胞坏死。

目前认为 ROS 通过下列机制诱导细胞凋亡：①线粒体机制：ROS 直接作用于线粒体，导致位于线粒体 Bcl-2 家族促凋亡成员（Bax 和 Bim）激活，启动细胞凋亡程序；②过量 ROS 通过激活内质网应激信号通路，启动细胞凋亡程序。体内自由基和 ROS 生成过量可引起机体暂时或持久损害。自由基和 ROS 可与细胞内生物大分子物质发生各种化学反应，对细胞结构和功能产生损害。自由基（如 $CL_3COO^{\bullet}$和 $HO^{\bullet}$）引起脂肪酸脱氢而启动脂质过氧化降解，所形成的脂质自由基（$L^{\bullet}$）经氧固化作用转变为脂质过氧自由基（$LOO^{\bullet}$），并通过去氢反应形成脂质氢过氧化物（LOOH），通过 Fe（Ⅱ）催化 Fenton 反应形成脂质烷氧自由基（$LO^{\bullet}$），进一步断裂形成烃和活性醛。自由基与胞内外蛋白质反应，引起蛋白质变性、降解和交联，从而影响蛋白酶活性。自由基能与核酸碱基和核糖-磷酸支架反应，生成氧化性产物（如8-羟基鸟嘌呤），破坏核酸分子的完整性和构型。

（三）缺氧应激

细胞和组织为适应低氧压力而诱导血管生成、铁代谢和糖代谢相关基因表达，以维持细胞增殖和存活，这一过程称为缺氧应激。低氧是最重要的缺氧应激原。重金属（镉、镍、钴、铬）、砷、细菌脂多糖、IL-1、胰岛素、胰岛素样生长因子、TNF-α、去铁胺、凝血酶均可引起缺氧应激。NADPH氧化酶是最重要的氧感受器，能识别缺氧。Ca^{2+}、NO和CO在低氧信号转导过程中均发挥重要作用。介导缺氧应激反应的关键分子是缺氧诱导因子1（hypoxia-inducible factor-1，HIF-1）。HIF-1由HIF-1α和HIF-1β两种亚基组成，为异源二聚体转录因子。胞质HIF-1β亚基稳定，而HIF-1α亚基的稳定性取决于其自身羟基化、乙酰化、泛素化和磷酸化水平。正常氧饱和状态下，HIF-1α亚基被泛素-蛋白酶体水解复合体降解，细胞中基本检测不到HIF-1α亚基；缺氧状态下，HIF-1α亚基降解受到显著抑制。HIF-1β与HIF-1α亚基形成有活性的HIF-1，转移到细胞核内调节多种基因的转录。HIF-1下游靶基因包括：①红细胞生成和铁代谢相关基因（如促红细胞生成素、铁转运蛋白和铁转运蛋白受体）；②血管生成相关基因（如血管内皮生长因子、瘦素、转化生长因子β）；③血管收缩相关基因（如诱导性一氧化氮合酶、血红素氧化酶1、内皮素-1）；④基质代谢相关基因（如基质金属蛋白酶）；⑤糖代谢相关基因（如葡萄糖载体蛋白1、葡萄糖载体蛋白3、乳酸脱氢酶、3-磷酸甘油醛脱氢酶）；⑥细胞增殖和存活相关基因（如胰岛素样生长因子Ⅱ、转化生长因子α）。这些基因产物对缺氧条件下维持红细胞生成、血管形成、细胞能量代谢和细胞在缺氧状态下的增殖和存活起重要作用。

（四）内质网应激

内质网是细胞内重要细胞器，蛋白质和脂质合成、加工、折叠和运输均在内质网进行。内质网蛋白质加工和包装需要内质网特异性分子伴侣的协助，其中糖调节蛋白78（glucose regulated protein 78，GRP78）是最常见的内质网特异性分子伴侣。当细胞内质网受损或需要加工和包装的蛋白质合成增加即引起内质网应激和非折叠蛋白反应（the unfolded protein response，UPR）。三个主要内质网跨膜蛋白（即IRE1、PERK和ATF6）介导非折叠蛋白反应信号通路。PERK通路：磷酸化PERK通路通过启动下游翻译起始因子eIF2α磷酸化并失活、继而减少蛋白质合成；IRE1通路：一方面，磷酸化IRE1具有RNA酶活性，磷酸化IRE1能切割完整XBP1（uXBP-1）mRNA分子上的26个核苷酸，形成裂解型XBP-1（sXBP-1）mRNA，造成蛋白翻译移码和终止密码通读。XBP-1是重要转录因子，上调内质网降解增强因子α甘露糖苷酶样蛋白（EDEM）表达，继而促进内质网非折叠蛋白质降解。另一方面，磷酸化IRE1也具有激酶活性，能够导致JNK磷酸化。ATF6通路：ATF6前体属内质网跨膜蛋白，其膜内部分与内质网分子伴侣结合而滞留于内质网。在内质网应激条件下，ATF6脱离内质网分子伴侣，经剪切加工后成为有活性的转录因子。活化型ATF6能提高编码内质网分子伴侣蛋白基因转录活性，从而增加内质网蛋白转运、折叠和降解能力。内质网应激是真核细胞的一种保护性应激反应，通过内质网应激降低胞内未折叠的蛋白浓度，阻碍未折叠蛋白发生凝集。当内质网应激反应超过一定限度，即通过启动多种机制诱发细胞凋亡：①通过激活位于内质网的caspase 12，启动细胞凋亡程序；②通过启动内质网IRE1信号下游分子JNK磷酸化或上调PERK通路下游分子CHOP表达，启动细胞凋亡程序。目前普遍认为，内质网应激诱发因素包括：①内质网特异性分子伴侣（如GRP78）的减少或缺乏；②内质网Ca^{2+}耗竭；③氧化应激或缺氧应激；④基因突变导致基因产物蛋白质分子折叠障碍；⑤二硫键形成减少。越来越多的研究资料证实，过量活性氧和一氧化氮产生引起的氧化应激是诱发内质网应激的重要因素，而缺氧应激和热应激通常会伴随有内质网应激。

（五）遗传毒性应激

人体细胞需不断面对来自环境和自身产生的遗传毒物对DNA完整性损伤的威胁。为避免DNA

受遗传毒物损伤，机体构建了预防和应对遗传物质 DNA 免受损伤的防御网络系统。这一防御网络系统由系列蛋白激酶级联构成，参与 DNA 损伤识别、转录因子激活、DNA 修复蛋白基因表达调控、细胞周期和细胞凋亡调节等一系列重要生命活动。人体细胞启动自身防御网络系统以应对 DNA 免受外源遗传毒物损伤的过程称为遗传毒性应激。遗传毒性应激的应激原主要有：遗传毒性致癌剂和致突变物、紫外线和放射性核素、大多数化疗药物，甚至细胞正常生命过程产生的某些代谢产物（如自由基和活性氧）也是遗传毒性应激的应激原。丝裂酶原活化蛋白激酶（MAPKs）途径是细胞遗传毒性应激主要信号转导途径之一。MAPKs 途径主要包括 ERK、JNK/SAPK 和 p38 通路。MAPKs 途径不同通路通过特定 MAPK 信号级联放大反应使细胞形成应对 DNA 损伤的应激反应，从而保证细胞正常生长和 DNA 复制的保真度。MAPKs 级联反应的启动依赖于 DNA 损伤的识别。毛细血管扩张性共济失调症突变蛋白（ATM）、ATM 与 Rad-3 相关蛋白（ATR）和 DNA 依赖性蛋白激酶（DNA-dependent protein kinase，DNA-PK）在 DNA 损伤识别和 MAPKs 级联反应启动过程中起重要作用。ATM 基因属于 PI3K 激酶家族成员，ATM 激酶通过启动 p53 和 p21 等抑癌基因和细胞周期调节相关蛋白磷酸化、继而启动 DNA 修复过程和调节细胞周期关卡的功能。DNA 损伤激活的 ATM/ATR 能阻遏 E3 泛素连接酶 Siah-1 和同源结合域相互作用蛋白激酶 2（HIPK2）的相互作用，导致 HIPK2 积累并因此激活 P53。当细胞完成 DNA 损伤修复后，Siah-1 使 HIPK2 泛素化而降解。DNA-PK 属双链 DNA 激活的丝-苏氨酸激酶（包括 Ku 蛋白和 DNA-PK）。DNA-PK 是多细胞生物 DNA 双链断裂修复过程非同源末端连接（NHEJ）过程的关键酶。DNA-PK 也可导致 P53 磷酸化而激活，继而引起细胞周期阻滞而修复损伤的 DNA 链或诱导细胞凋亡。DNA-PK 在电离辐射所致 DNA 损伤过程中发挥关键作用。DNA-PK 缺失延缓机体对电离辐射所致 DNA 损伤的修复进程，使机体易发肿瘤；肿瘤细胞 DNA-PK 高表达则增强抗肿瘤药物所致 DNA 损伤修复，导致肿瘤对药物的抗性。

细胞应激涉及从细胞能量代谢、蛋白质合成与加工、细胞内环境稳态的建立与维持、细胞遗传物质损伤的识别与修复、细胞增殖与细胞周期的调控和细胞存活与凋亡等生命活动几乎所有过程。一方面，细胞应激是机体面对有害因素刺激的防御性反应，有利于维持机体内环境相对稳定；另一方面，细胞应激过程引起细胞信号转导的迅速改变，某些重要信号分子或信号通路的改变可能损害细胞的正常功能。细胞应激与衰老、恶性肿瘤、心脑血管疾病、机体炎症反应、胰岛素抵抗和 2 型糖尿病、非酒精性脂肪肝病和婴儿出生缺陷等人类重要疾病的发病过程密切相关。

二、细胞调节功能障碍

细胞受各种信号分子调节。信号分子通过细胞受体将信号传递给基因调节区域和/或功能蛋白。传递信号的细胞受体包括细胞表面受体和核受体。细胞受体激活最终可导致：①基因表达改变，引起特定蛋白功能增加或减少；②特定蛋白发生化学修饰（磷酸化、甲基化、乙酰化、硝化），从而激活或抑制蛋白功能。控制细胞命运的程序主要影响基因表达，而调节控制细胞瞬息活动的程序则主要影响功能蛋白活性。然而，由于信号网络的分支和交互联系，一个信号通常同时触发两类应答。

（一）基因表达调节障碍

毒物可通过直接作用于顺式作用元件，但更多通过作用于细胞内信号转导分子或影响细胞外信号分子的合成、贮存或释放过程，最终导致基因表达调控障碍。

1. 基因转录调节障碍 遗传信息从 DNA 转录给 mRNA 主要受转录因子（TFs）与基因的调节或启动子区域间的相互作用所控制。毒物可通过与基因启动子区域、转录因子或前起始复合物其他元件交互作用调节基因转录过程。影响转录因子活性是毒物调节基因表达最主要方式。已知有两种类型的转录因子：配体激活的转录因子和信号激活的转录因子。某些激素（如类固醇和甲状腺激素）和维生素（如视黄醇和维生素 D_3）是某些受体的天然配体，其通过激活转录因子、调控其下游靶基因表达。有些毒物能模拟内源性配体的作用继而调节其下游基因表达。邻苯二甲酸酯可模拟多不饱和脂肪酸的作用，激活过氧化物酶体增殖物激活性受体（peroxisome proliferator-activated receptor，PPAR）；Zn^{2+}属于金属应答元件结合转录因子（metal-responsive element-binding transcription factor，MTF-1）的内源性配体，而 Cd^{2+}进入机体后则发挥与 Zn^{2+}相同的作用；糖皮质激素与糖皮质激素受体（glucocorticoid receptor，GR）结合可诱发淋巴细胞凋亡；TCDD 与芳香烃受体（aryl hydrocarbon receptor，AhR）结合引起胸腺萎缩。雌激素与雌激素受体（estrogen receptor，ER）结合，可促进生殖细胞增殖和生殖腺的正常发育。某些拟雌激素也能与 ER 结合，促进乳腺和肝脏细胞的过度增殖甚至诱发肿瘤发生。表 4-1 列举了最常见的几种核受体及其内源性和外源性配体，并举例说明其外源性配体因接触外源性配体所产生的毒性效应。

表 4-1 作用于配体激活的转录因子的毒物

配体激活的转录因子	内源性配体	外源性配体	效应
雌激素受体（ER）	雌二醇	乙炔基雌二醇 二乙基已烯雌酚 DDT 玉米赤霉烯酮	乳房和肝脏的致癌作用 猪的外阴下垂
糖皮质激素受体（GR）	皮质醇	地塞米松	淋巴细胞凋亡致畸作用（腭裂）
视黄酸受体（RAR，RXR）	全反式视黄酸	1，3-顺式视黄酸	致畸作用（颅面骨、心脏、胸腺的畸形）
芳香烃受体（AhR）	未知	TCDD PCBs PAHs	胸腺萎缩 消耗性综合征 致畸作用（腭裂） 大鼠肝脏致癌 诱导 CYP1A1
过氧化物酶体增殖物激活的受体（PPAR）	脂肪酸	氯贝丁酯 邻苯二甲酸酯	大鼠肝脏致癌 过氧化物酶体增殖 诱导 CYP4A1 和乙酰辅酶 A 氧化酶
组成型雄甾烷受体（CAR）	3α，5α-雄烯醇 3α，5α-雄烷醇	苯巴比妥 DDT，PCP 氯丙嗪	诱导 CYP2B 和 CYP3A
孕烷 X 受体（PXR）	孕烯醇酮 黄体酮	PCN 地塞米松 螺旋内酯固醇 利福平 环丙氯地孕酮 PCBs，氯丹	诱导 CYP3A
金属应答元件结合转录因子（MTF-1）	Zn^{2+}	Cd^{2+}	诱导金属硫蛋白合成

2. 信号转导调节障碍 生长因子、细胞因子、激素和神经递质等胞外信号分子通过细胞表面受体和细胞内信号转导网络激活转录因子，调控影响细胞周期进展和决定细胞结局的基因。c-Fos 与 c-Jun 结合及 c-Myc 与 Max 结合所形成的二聚体能分别调节细胞周期蛋白 D 和 E 基因表达，通过细胞周期蛋白活化细胞周期蛋白依赖性蛋白激酶、加速细胞分裂周期并促进细胞分裂和增殖。TGF-β 则诱导细胞周期蛋白依赖性蛋白激酶抑制蛋白表达，抑制细胞有丝分裂。细胞表面受体接受的信号通过连续的蛋白-蛋白交互作用和蛋白磷酸化而分段传递到转录因子。所有位于细胞表面

的生长因子受体都是受体蛋白酪氨酸激酶，配体诱导相应受体自身磷酸化，磷酸化受体进一步与适配体（adapter）结合，通过连接物蛋白激活 Ras 启动丝裂酶原激活的激酶（MAPKs）通路，引起一系列蛋白激酶磷酸化，最终使信号传递到转录因子。从表面受体经蛋白激酶再到转录因子的许多信号元件活性受特定丝氨酸、苏氨酸和酪氨酸羟基磷酸化的影响，这些信号转导蛋白一般通过蛋白激酶催化的磷酸化而激活，通过由蛋白磷酸酶介导的脱磷酸化反应而失活。毒物通过多种途径引起信号转导障碍。引起信号转导障碍的途径有：改变蛋白磷酸化、干扰 G 蛋白 GTP 酶活性、破坏正常蛋白-蛋白交互作用、建立异常蛋白-蛋白交互作用、改变信号蛋白合成与降解。毒物通过影响信号转导过程最终影响细胞周期进展。

细胞内存在一些抑制性结合蛋白（如 NF-κB 抑制因子 I-κB）。NF-κB 是多种基因的转录因子，由多个亚基组成。在未受胞外信号分子刺激情况下，NF-κB 多个亚基与 I-κB 结合形成异源多聚体，存在于胞浆，不具有调控基因表达的作用。一旦 MAPKs 信号通路被激活，MAPK 家族蛋白激酶 Raf 作用于 I-κB，导致 I-κB 磷酸化而降解；一旦 PI3K/AKT 信号通路被激活，磷酸化 AKT 也可作用于 I-κB，导致 I-κB 磷酸化而降解；过量活性氧也可引起 I-κB 降解。上述原因引起的 I-κB 降解均可促进游离 NF-κB 进入胞核发挥其基因表达调控作用。NF-κB 在炎症和急性期反应中起主导作用，NF-κB 激活可导致多种细胞因子和急性期蛋白质表达上调。另一方面，NF-κB 具有抗凋亡作用，其机制可能由于：①NF-κB 通过上调 c-Myc 基因转录，维持细胞存活；②NF-κB 通过诱导 IAP 蛋白表达，抑制半胱天冬酶活性、阻止细胞凋亡。

3. 细胞外信号产生的调节障碍　垂体前叶激素通过作用于细胞表面受体，促进外周内分泌腺细胞有丝分裂并调控外周腺体激素分泌；而外周腺体激素负反馈调控垂体激素的产生。苯巴比妥促进甲状腺激素代谢，继而降低甲状腺激素水平，通过反馈调控增加垂体促甲状腺激素（TSH）的分泌，过量 TSH 刺激甲状腺细胞的分裂，导致甲状腺肿或甲状腺肿瘤的发生。许多拟雌激素类环境内分泌干扰化学物通过促性腺激素分泌的反馈抑制而引起睾丸萎缩。

（二）细胞瞬息活动的调节障碍

特定细胞正常运行的控制是通过作用于膜受体的信号分子来实现的，这些受体通过调节 Ca^{2+} 进入胞浆或刺激细胞内第二信使的酶促反应传递信号。Ca^{2+}或其他第二信使最终引起功能蛋白磷酸化或去磷酸化并改变其活性，引起细胞功能变化。毒物通过干扰信号转导过程中的任何一个步骤而影响细胞的瞬息活动。

1. 电可兴奋细胞的调节障碍　许多毒物影响神经元、骨骼肌、心肌和平滑肌等可兴奋细胞的活动，这些细胞的功能（如：神经递质的释放和肌肉的收缩）受邻近神经元合成和释放的递质或介质的控制。许多药物通过调节神经和肌肉活动发挥其药理学效应，而过量药物、杀虫剂及微生物和动植物毒素则通过这种机制产生对机体的毒效应。神经元是信号转换细胞。外源化学物作用于神经元不仅对神经元本身造成损伤，也影响其下游细胞的正常生理功能。如：河豚毒素通过阻断运动神经元电压门控的 Na^+通道，引起骨骼肌麻痹；环二烯通过阻断中枢神经系统 GABA 受体，诱发神经兴奋和惊厥。外源化学物可通过下列几个途径引起细胞瞬息活动障碍：①神经递质浓度；②受体功能；③细胞内信号转导；④信号终止过程。

2. 其他细胞活动的调节障碍　很多信号转导机制也在非可兴奋细胞中起作用，但这些细胞信号转导过程的失调通常不产生严重后果。例如，大鼠肝细胞表达 α_1-肾上腺素能受体，受体的激活可引起葡萄糖水解和谷胱甘肽输出增加，这些改变可能对细胞有一定毒理学意义。许多外分泌细胞受毒蕈碱样乙酰胆碱受体调控。有机磷杀虫剂中毒刺激外分泌细胞毒蕈碱样乙酰胆碱受体引起唾液、流泪和支气管过度分泌，而阿托品中毒则阻断外分泌细胞毒蕈碱样乙酰胆碱受体引起高热。饮用乙醇可引起血液细菌脂多糖（LPS）水平迅速升高，LPS 通过激活肝脏库普弗细胞表面 Toll 样受体 4（toll-like receptor 4，TLR4）、启动 Toll 样受体信号通路并产生大量炎性细胞因子和活性氧，引起邻近肝实质细胞毒性损伤。库普弗细胞具有甘氨酸受体（即甘氨酸门控的 Cl^-通道），摄入甘氨酸（通过 Cl^-内流诱导超极化）可阻断库普弗细胞分泌炎症介质，缓解乙醇引起的肝脏损害。磺胺类降糖药抑制胰腺 β 细胞 K^+通道，诱导去极化，引起 Ca^{2+}通过电压门控的 Ca^{2+}通道内流和胰岛素外排。抗高血压药二氮嗪以相反的方式作用于 K^+通道，抑制胰岛素分泌，这种药物可开发应用于无法手术治疗的胰岛素分泌型胰腺肿瘤的治疗。

三、细胞稳态失调

案例 4-4

细胞死亡是最极端的损伤方式。过去的观点认为，对乙酰氨基酚急性肝损伤过程肝细胞坏死是不可逆、不可调控、被动和无序的细胞死亡方式。但最近研究发现，对乙酰氨基酚急性肝损伤过程伴随有大量有序分子事件：①对乙酰氨基酚肝损伤过程伴随有 JNK 持续磷酸化，并在急性肝损伤发生过程中起关键作用；②对乙酰氨基酚急性肝损伤过程伴随有线粒体凋亡诱导因子（AIF）从线粒体向胞核的转位以及促凋亡蛋白从胞浆向线粒体外膜的转位；③AIF 从线粒体至胞核的转位是诱发对乙酰氨基酚急性肝损伤早期肝细胞染色体 DNA 断裂的直接原因，而促凋亡蛋白从胞浆向线粒体外膜的转位是线粒体膜通透性增加的重要诱因；④对乙酰氨基酚急性肝损伤过程伴随有肝细胞受体相互作用蛋白激酶（RIP）1 和 RIP3 的激活。上述结果提示，对乙酰氨基酚或其终毒物并非只通过不可调控、被动和无序的细胞死亡方式诱发肝细胞坏死，也可通过某种未知机制诱发肝细胞程序性坏死或凋亡。

问题：

细胞死亡的方式有哪些？对乙酰氨基酚或其终毒物诱导肝细胞程序性坏死的可能诱因有哪些？对乙酰氨基酚或其终毒物调控肝细胞程序性坏死启动阶段可能关键靶点有哪些？对乙酰氨基酚或其终毒物调控肝细胞程序性坏死执行阶段涉及的因素有哪些？

细胞稳态（cellular homeostasis）指在神经、内分泌和免疫系统共同调节下，细胞内各种成分和生理功能保持相对稳定的状态。细胞稳态是细胞存活和正常代谢所必需。生物膜决定细胞内外之间及不同亚细胞结构与细胞质之间发生频繁的物质交换。生物膜完整性是维持细胞稳态的关键。线粒体产生细胞生命活动所需的能量。线粒体功能障碍有可能干扰细胞稳态。维持细胞稳态需要一个细胞稳态调节系统。机体生理性衰老状态下，细胞稳态调节系统出现异常，导致细胞内物质转运障碍和代谢功能丧失，甚至诱发细胞死亡，这种现象称为细胞稳态失调。一些外源性化学物可通过干扰细胞稳态调节系统，损害生物膜结构完整性或破坏线粒体功能，最终导致细胞稳态失调。

（一）细胞稳态失调的机制

所有细胞必须合成内源性分子，组装大分子复合物、细胞膜及细胞器，以维持细胞内环境，并产生细胞活动所需的能量。破坏这些功能的毒物，特别是损害线粒体能量产生功能和控制基因组功能蛋白合成的毒物均可引起细胞稳态失调，甚至导致细胞死亡。外源性化学物通过启动如下三种机制引起细胞稳态失调：ATP 耗竭、持续性细胞内 Ca^{2+}升高、ROS 和 RNS 过量产生。

1. ATP 耗竭　ATP 是体内生物合成的重要原料和能量的主要来源，在细胞维持过程中起核心作用。ATP 参与多种生物合成反应、通过磷酸化和腺苷化作用活化内源性化合物；ATP 为肌肉收缩和细胞骨架的聚合作用、细胞运动、细胞分裂和囊泡转运提供能量，对维持细胞形态必不可少；ATP 驱动质膜 Na^+/K^+-ATP 酶、质膜和内质网膜 Ca^{2+}-ATP 酶、溶酶体膜及神经递质囊泡 H^+-ATP 酶等离子转运蛋白，这些离子转运蛋白是细胞维持各种功能所必需。

化学能以 ATP 水解为 ADP 或 AMP 的形式释放，ADP 在线粒体中由 ATP 合酶重新磷酸化，与氢氧化为水相偶联，这一过程称为氧化磷酸化。除 ATP 合酶，氧化磷酸化还需要：①氢以 NADH

形式传递给初始电子转运复合物；②氧传递给终末电子转运复合物；③ADP 和无机磷转运给 ATP 合酶；④电子沿电子传递链流向 O_2，伴有质子从基质腔穿内膜逐出；⑤质子沿电化学梯度下穿越内膜返回到基质腔从而驱动 ATP 合酶。

外源性化学物通过干扰线粒体 ATP 合成继而破坏细胞内环境稳态，这些化学物包括如下五类：A 类化学物干扰氢向电子传递链传递；B 类化学物抑制电子沿电子传递链转移到分子氧；C 类化学物干扰氧传递到终末电子转运蛋白——细胞色素氧化酶；D 类化学物抑制 ATP 合酶活性。抑制 ATP 合酶有以下四种方式：①直接抑制 ATP 合酶；②干扰 ADP 传递；③干扰无机磷传递；④剥夺 ATP 合酶的驱动力——受控的质子向基质间腔内流的力量。疏质子化学物（如 2，4-二硝基酚和五氯酚）将质子输入到线粒体基质，使驱动质子受控流入基质的质子梯度消散；E 类化学物引起线粒体 DNA 损伤、损害由线粒体基因组编码的特定蛋白质合成。

氧化磷酸化过程障碍对细胞有害。①ADP 重新磷酸化障碍导致 ADP 堆积和 ATP 耗竭。②ATP 缺乏损害离子泵功能，导致离子及细胞容量调节控制功能丧失。③细胞内酸中毒及高镁血症快速引起暴露于 KCN 和碘乙酸的肝细胞内 Na^+浓度升高，导致质膜出现大疱状结构。磷酸可与细胞内 Ca^{2+}形成不溶性磷酸钙盐并阻止胞浆内 Ca^{2+}浓度升高，因此细胞内磷酸性酸中毒对细胞是有益的。低 pH 也降低磷脂酶活性，抑制线粒体渗透转移。然而，随着细胞内 pH 升高，磷脂酶活性增加，通过磷脂的降解和内源性去垢剂（如溶血磷脂和游离脂肪酸）的生成，最终导致不可逆的膜损伤。由于溶血性磷脂与脂肪酸酰化过程受损，ATP 的缺乏加剧这种变化。

2. 细胞内 Ca^{2+}持续升高　细胞内 Ca^{2+}水平受到严格调控。细胞外液和胞浆之间 10000 倍 Ca^{2+}浓度差通过质膜对 Ca^{2+}不渗透和 Ca^{2+}从胞浆清除的转运机制来维持，Ca^{2+}从胞浆穿过质膜被主动泵出，并隔离在内质网和线粒体内。由于线粒体配备的转运蛋白亲和力低，只有当胞浆 Ca^{2+}水平升高到微摩尔浓度范围时，线粒体才在 Ca^{2+}隔离中起有意义的作用。此时，大量 Ca^{2+}蓄积于线粒体中，以磷酸钙形式沉积。

毒物通过促进 Ca^{2+}向细胞质内流或抑制 Ca^{2+}从细胞质外流而引起胞浆 Ca^{2+}水平升高。配体或电压门控 Ca^{2+}通道开放或质膜损伤均可引起细胞外液与细胞质之间 Ca^{2+}浓度梯度降低。毒物也可诱导 Ca^{2+}从线粒体或内质网漏出而增加胞浆 Ca^{2+}，可通过抑制 Ca^{2+}转运蛋白或耗竭其驱动力而减少 Ca^{2+}外流。细胞 Ca^{2+}持续升高能导致：①能量储备耗竭；②微丝功能障碍；③水解酶活化；④ROS 和 RNS 的生成。

3. ROS 与 RNS 的过度产生　一些外源化学物（如重金属）可直接生成 ROS 与 RNS，细胞内高钙也可引起 ROS 和 RNS 过度产生。Ca^{2+}以下列方式激活生成 ROS 和 RNS 的酶：①Ca^{2+}活化三羧酸循环中的脱氢酶加速氢产生和电子沿电子传递链流动，这一过程与 ATP 合酶活性抑制共同增加由线粒体电子传递链形成的 $O_2^{\bar{\cdot}}$。②Ca^{2+}激活的蛋白酶通过蛋白质水解过程使黄嘌呤脱氢酶转变为黄嘌呤氧化酶，其副产品为 $O_2^{\bar{\cdot}}$ 和 HOOH。③神经元和内皮细胞形成 Ca^{2+}激活的 NOS。NOS 产生的 $NO^{\cdot}$与 $O_2^{\bar{\cdot}}$ 具有极高的活性，这两种自由基反应生成毒性更强的 $ONOO^-$。$ONOO^-$可通过使高敏感性 Mn-SOD 失效而进一步增加 $ONOO^-$的生成。

（二）细胞稳态失调各要素的相互关系

诱发细胞稳态失调的各要素之间并非是各自孤立的事件，而是以多种方式相互作用、彼此放大。一方面，细胞内 ATP 储存的耗竭使内质网质膜 Ca^{2+}泵失去能量，导致胞浆 Ca^{2+}升高。随着 Ca^{2+}内流进线粒体，$\Delta\Psi m$ 下降，ATP 合酶发生障碍。另一方面，细胞内高钙促进 ROS 和 RNS 的形成，而 ROS 与 RNS 使巯基依赖的 Ca^{2+}泵发生氧化性失活，反过来又加剧了细胞内高钙。另外，ROS 与 RNS 也能消耗 ATP 储备，NO 是一种细胞色素氧化酶可逆性抑制剂。NO^+（亚硝基鎓阳离子，一种 NO 的产物）使甘油醛-3-磷酸脱氢酶发生 S-亚硝酰化并使之失活，影响糖酵解作用；而 $ONOO^-$使呼吸链复合物Ⅰ、Ⅱ、Ⅲ和顺乌头酸酶发生不可逆的失活。因此，NO 和 $ONOO^-$抑制细胞 ATP 合成。最后，$ONOO^-$能诱发 DNA 单链断裂，导致多聚（ADP-核糖）聚合酶（PARP）激活。作为修复策略的一部分，激活的 PARP 将来自 NAD^+的多个 ADP-核糖部分转移到核蛋白和 PARP 本身。NAD^+的消耗严重地危及 ATP 合成，而 NAD^+的再合成又消耗 ATP。因此，$ONOO^-$引起 DNA 损害的主要后果是细胞能量不足。有些引起细胞稳态失调的连锁反应及代谢状况恶化是某些细胞特有的。例如，氰化物诱发神经元去极化和谷氨酸释放、导致 Ca^{2+}经电压门控及谷氨酸门控的 Ca^{2+}通道内流，最终引起神经元毒性。由于表达受 Ca^{2+}激活的 NOS 调控，所以神经元易于产生“亚硝化应激”，不仅影响神经元本身，也影响邻近的星形胶质细胞。相反，氰化物和碘乙酸处理的肝脏细胞，胞浆 Ca^{2+}增加不是早期事件，也不产生 NO。但 ATP 耗竭、细胞内高钙及 ROS 和 RNS 过度产生有交互影响，涉及多步毒作用循环，可能进行性加剧生化紊乱，最终引起细胞死亡。

（三）细胞稳态失调的后果

细胞稳态失调的直接后果是细胞损伤。细胞损伤通常经过几个不同的时相后才产生细胞死亡，这取决于温度、刺激强度、细胞类型和细胞内环境稳态紊乱程度。在致死性损伤作用下，细胞经历“致死前时相”（prelethal phase）。如果损伤性刺激在致死前时相消除，细胞损伤可以恢复；如果损伤性刺激继续，超过了某一特殊时点（“不可复时点”或“细胞死亡点”），即使损伤性刺激停止，细胞损伤也不能恢复，细胞进入坏死时相。在致死前时相，细胞可发生凋亡（apoptosis）、胀亡（oncosis）和自噬（autophagy）改变。坏死（necrosis）系指细胞死亡时发生的一系列变化，包括：肿胀性坏死、凋亡性坏死和自噬性坏死。

（1）坏死：线粒体 Ca^{2+}摄取、$\Delta\Psi m$ 下降、ROS 和 RNS 生成、ATP 耗竭和原发性代谢紊乱均是引起线粒体渗透性转变（MPT）的重要因素。MPT 是跨越线粒体内外膜间的蛋白质孔（“巨通道”）开放所致。MPT 使质子自由内流进入基质间隙，引起$\Delta\Psi m$ 迅速和完全消失、ATP 合成中断及水渗透内流，导致线粒体膨胀，已蓄积于基质间隙的 Ca^{2+}通过孔流出，涌进胞质。MPT 导致线粒体不仅不能合成 ATP，而且由于内膜去极化迫使 ATP 合酶以相反的模式（即作为一种 ATPase 水解 ATP）运作，从而浪费剩余 ATP，甚至糖酵解过程也因 ATP 供应不足而受到影响。如果毒物引起的代谢紊乱导致大部分或全部线粒体发生 MPT 并伴随 ATP 耗竭，细胞降解过程随之发生，最终引起细胞结构和功能完全丧失、细胞溶解或坏死。

（2）凋亡：对细胞能量代谢、Ca^{2+}稳态和氧化还原状态造成不良影响并最终引起细胞坏死的外源化学物也可诱发另一种形式的细胞死亡——细胞凋亡。坏死细胞出现肿胀与溶解，而凋亡细胞则出现皱缩、核和胞质物质浓缩并形成凋亡小体。细胞坏死所涉及的多种代谢紊乱是互为因果的，但次序上是随机的。然而，凋亡过程却是有序的。引起细胞凋亡的机制有三种途径：线粒体途径、死亡受体途径和内质网应激途径。大多数化学物诱发细胞凋亡涉及 MPT，另一相关事件是细胞色素 *c*（Cyt *c*）从线粒体释放进入胞浆。Cyt *c* 从线粒体释放进入胞浆导致：①线粒体 ATP 合成受阻并增加 $O_2^{\cdot-}$ 形成；②激活胱天蛋白酶（caspases），启动细胞凋亡过程。胱天蛋白酶是一类能在特定天门冬氨酸残基裂解蛋白质的半胱氨酸蛋白酶，通常以无活性胱天蛋白酶原形式存在于胞浆，经蛋白水解转变为具有活性的蛋白酶。主要包括信号型 caspases 和效应型 caspases 两大类。信号型 caspases（如 caspase 2、caspase 8 和 caspase 9）激活其下游胱天蛋白酶原并最终激活效应型 caspases，剪切特定细胞蛋白、使之活化或失活。正是 caspase 催化这些特定蛋白的水解，直接或间接地引起细胞形态学和生物化学改变。决定细胞凋亡的线粒体事件（即 MPT 和 Cyt *c* 释放）受 *Bcl-2* 基因家族调控。*Bcl-2* 基因家族包括促凋亡基因（*Bax*、*Bad*、*Bid* 和 *Bim*）和抗凋亡基因（*Bcl-2* 和 *Bcl-XL*）。促凋亡蛋白直接作用于线粒体膜，而抗凋亡蛋白则通过与促凋亡蛋白形成二聚体，使凋亡蛋白失活。抗凋亡蛋白作为细胞存活与死亡的调节开关起重要作用。促凋亡蛋白（Bax 和 Bid）作为联系线粒体内外凋亡信号的桥梁，细胞核 DNA 损伤或细胞表面 Fas 受体启动的凋亡信号通过促凋亡蛋白传达至线粒体，以确保同步启动线粒体凋亡通路。电离辐射和 UV 辐射、烷化剂、阿霉素和拓扑异构酶Ⅱ抑制剂引起 DNA 损伤的同时，激活 p53 蛋白并诱导 Bax 蛋白表达。由于 DNA 损伤可能引起突变和致癌作用，DNA 损伤细胞凋亡是机体对抗肿瘤发生的重要自我防御。TNF 受体 1（TNFR1）或 Fas 能直接活化 caspases 并启动细胞凋亡，Fas 也能通过 caspase 介导的 Bid 活化继而启动线粒体凋亡途径。Fas/FasL 系统参与细胞介导的细胞毒性。细胞毒 T 淋巴细胞表达 FasL，激活肝脏、心脏和肺细胞膜 Fas。细胞凋亡过程可能有多个通路，几种通路均涉及 caspase 活化。不同通路的先后顺序主要取决于最初的损伤及细胞的类型和状态。

凋亡与坏死具有几个共同特征。①许多外源化学物既可引起凋亡，也能引起坏死。通常低水平暴露或高水平暴露早期阶段倾向于诱发凋亡，而高水平暴露后期则引起坏死。②细胞毒物引起两种形式的细胞死亡涉及相似的代谢紊乱，其中最重要的是 MPT。MPT 阻断剂（如环孢素 A）既可阻止凋亡、也能阻止坏死发生。③ATP 利用度是决定细胞死亡形式的关键。当出现 ATP 耗竭时，暴露于 Ca^{2+}的肝细胞、受 Fas 刺激的 T 淋巴细胞和暴露于 HOOH 的内皮细胞均出现细胞坏死；当提供 ATP 生成基质而使 ATP 耗竭得以缓解时，则细胞发生凋亡。发生 MPT 的线粒体数量影响到细胞 ATP 耗竭的严重性和随后的细胞结局。④当仅有极少数线粒体发生 MPT 时，这些受损线粒体及伴随出现的促凋亡信号被溶酶体自吞噬清除，细胞存活；当较多线粒体发生 MPT 时，自吞噬机制被压制，线粒体释放 Cyt *c* 并启动 caspases 活化，细胞凋亡发生；当全部线粒体发生 MPT，ATP 严重耗竭，需 ATP 参与的凋亡程序被阻止，细胞倾向于坏死。⑤蛋白激酶受体相互作用蛋白（receptor-interacting protein 3，RIP3）通过调节能量代谢，促进肿瘤坏死因子诱导 NIH 3T3 细胞由细胞凋亡转换为细胞坏死。RIP3 是细胞凋亡与细胞坏死之间相互转换的重要分子“开关”。

有些毒物通过其他机制引起细胞死亡。这些化学物包括：①可直接损伤细胞膜的脂质溶剂、去污剂和来自蛇毒的水解酶；②可损伤溶酶体膜的氨基苷类抗生素和结合于 $\alpha_{2\mu}$-球蛋白的烃类；③破坏细胞骨架的微丝毒素（如鬼笔环肽和细胞松弛素）和微管毒素（如秋水仙碱和 2, 5-己二酮）；④可引起微丝和其他细胞蛋白超磷酸化的蛋白磷酸酶抑制剂（如微囊藻毒素）；⑤细胞蛋白质合成抑制剂（如 α-鹅膏蕈碱和蓖麻蛋白）。

（3）细胞程序性坏死：过去的观点认为，细胞坏死是由外界因素导致的一种不可逆、不可调控、被动的细胞死亡方式。越来越多的研究发现，肿瘤坏死因子 α（TNF-α）可诱导两种形式的细胞死亡，即细胞凋亡和细胞坏死，提示细胞坏死与细胞凋亡共用某些信号转导通路，细胞坏死也可能是一种程序性细胞死亡。其他死亡配体（如 TRAIL 和 FasL）在半胱天冬酶抑制剂 Z-VAD-FMK（Z-VAD）抑制细胞凋亡情况下同样可诱导细胞坏死发生，进一步表明细胞坏死是死亡配体与死亡受体结合后通过级联信号转导反应触发的另一种程序性细胞死亡。细胞坏死也具有诱导因子、起始因子和执行因子三大部分，从而构成完整的信号转导通路。目前认为，部分有害因素引起的细胞坏死是一种可调控的程序性细胞死亡，称为细胞程序性坏死（programmed necrosis）或坏死性凋亡（necroptosis）。细胞程序性坏死不具有特殊的细胞形态，其细胞膜破裂，细胞器肿胀及细胞质内形成透明样结构等坏死样形态特征与普通细胞坏死相同。缺血再灌注损伤、物理和化学因素诱导的机体损伤、病毒与细菌入侵导致的机体感染以及神经退行性疾病发生与发展过程中均伴有细胞程序性坏死发生。一些化学药物（如 DNA 烷化剂）和细胞因子（如 TNF-α、FasL 和 TRAIL）均能诱导细胞程序性坏死，其中死亡配体诱导细胞程序性坏死的调控机制目前研究得最清楚。受体相互作用蛋白 1（receptor interacting protein 1，RIP1）是调控 FasL 与 Z-VAD 联合诱导细胞程序性坏死的靶蛋白。坏死抑素 1（necrostatin-1，Nec-1）是 RIP1 的别构抑制剂，能显著抑制 RIP1 的激酶活性，从而抑制细胞程序性坏死。RIP3 是调控细胞程序性坏死的另一关键靶点，RIP1 /RIP3 形成的坏死复合体成为细胞程序性坏死起始阶段的调控核心。细胞程序性坏死执行阶段涉及的因素包括：细胞内 ROS 水平升高、Ca^{2+}浓度升高、细胞能量衰竭和组织蛋白酶激活。Ca^{2+}浓度升高能够影响细胞内线粒体膜通透性，从而阻断线粒体呼吸链，促进 ROS 生成；ROS 具有很强的氧化活性，胞内 ROS 过度积累导致蛋白质、核酸与脂质氧化，破坏细胞内蛋白质结构，阻断生化反应进行（尤其是 ATP 生成），使细胞发生能量衰竭。细胞膜蛋白质和脂质氧化使得细胞膜变脆、破裂，最终导致细胞程序性坏死的发生。

（四）细胞稳态失调的毒理学意义

细胞稳态对维持细胞能量代谢、基因表达与调控、细胞信号转导、脂质和蛋白质合成与修饰、细胞增殖与细胞周期调控和细胞存活等重要生命活动过程起重要作用。细胞稳态失调则干扰细胞正常生理功能，甚至导致细胞死亡。目前对外源化学毒物诱发细胞稳态失调的分子机制知之甚少。越来越多的研究资料证实，细胞稳态失调与衰老、恶性肿瘤、心脑血管疾病、心力衰竭、机体炎症反应、胰岛素抵抗、2 型糖尿病、神经退行性疾病、非酒精性脂肪肝病和婴儿出生缺陷等人类重要疾病的发病过程密切相关。阐明外源化学毒物诱发细胞稳态失调发生的分子机制对最终阐明化学毒物的毒作用机制有重要意义。

四、毒物毒作用的表观遗传机制

案例 4-5

20 世纪 90 年代丹麦科学家 Carlsen 在 BMJ 刊文指出，过去 50 年人类精子数量下降约 50%。随后的研究认为，人类精子持续下降的重要原因是由于过量暴露环境有害化学物。然而有一个事实无法解释环境有害化学物与人类精子数量持续下降之间的因果关联：即过去 50 年欧洲国家环境污染状况持续改善，但人类精子质量却持续下降。2005 年著名期刊 SCIENCE 报道，孕期短暂暴露乙烯菌核利或甲氧 DDT 可导致雄性仔鼠后代生精细胞凋亡、精子数减少、活力降低，这些损害作用至少可传至第Ⅳ代。这一研究结果清楚地解释了欧洲国家环境污染状况持续改善而人类精子质量却持续下降的原因。

问题：

孕期乙烯菌核利和甲氧 DDT 导致雄性子代生殖损害及其传代效应的机制有哪些？

遗传信息提供生物体蛋白质合成的模板，而表观遗传信息提供何时、何地和如何应用遗传信息指令，在时空顺序上调控基因表达。表观遗传修饰不涉及 DNA 序列改变但又可以通过细胞分裂遗传给子代细胞。真核细胞主要由 DNA 甲基化、组蛋白修饰、染色质重塑和非编码 RNA 等形式组成的表观遗传修饰网络调控组织和细胞特异性基因表达模式。毒物毒作用的表观遗传机制是毒理学学科的全新领域。越来越多的研究发现，许多毒物可通过改变表观遗传模式而发挥其毒作用：如致癌作用、致畸作用、生殖毒性作用、免疫毒性作用和对内分泌代谢的损害作用。表观遗传修饰机制在相关章节已经有详细的介绍，本章节仅就胚胎发育毒性损害的表观遗传机制作一简要介绍：

胚胎发育早期需经历系列表观遗传事件，其中最重要的表观遗传事件是印记重编程（reprogramming）和 X 染色体失活。基因组印记（genomic imprinting）是一种不遵循孟德尔遗传规律的亲本等位基因不对称表达现象，不对称表达的基因称为印记基因（imprinting gene），分为母系印记基因和父系印记基因。印记基因成簇分布于一段很大的染色体区域，印记基因等位位点专一性抑制由印记控制区（ICR）所调控，通过等位位点一方 ICR 甲基化修饰和组蛋白乙酰化修饰控制等位基因不对称性表达。早期胚胎发育和配子发生均需经历印记重编程过程。基因印记重编程包括印记擦除与重建。生殖细胞重编程经历从原始生殖细胞迁移至配子成熟的漫长过程。印记擦除通常发生于 11.5dpc-12.5dpc，而不同印记基因重建具有特异“时间窗”。哺乳动物雌雄个体 X 染色体数目不同，需要某种方式解决 X 染色体数目差异。雌性哺乳动物两条 X 染色体中的一条失活，成为 X 染色体失活。X 染色体失活发生于胚胎发育早期，由 X 染色体失活中心控制，属于反义转录调控模式。X 染色体失活中心存在 X 染色体失活特异转录基因，以某种特定方式调控 X 染色体失活。DNA 甲基化和组蛋白乙酰化在维持 X 染色体失活过程起重要作用。

已知影响胚胎发育编程过程表观遗传修饰的主要因素包括环境因素和营养因素。*S*-腺苷甲硫氨酸是 DNA 甲基化过程甲基的供体。胚胎发育编程过程叶酸、胆碱和维生素 B_{12} 缺乏可引起胚胎细胞合成 S-腺苷甲硫氨酸障碍，导致胚胎细胞 DNA 甲基化受影响并最终改变胚胎的表观遗传编程过程。Barker 的“成年疾病发育起源”学说认为，多种成年疾病开始于人类生命早期，主要由于宫内营养缺乏所致。动物实验研究资料支持“成年疾病胎生起源”学说：子宫胎盘功能不全、孕期蛋白营养不良和镁元素缺乏均可导致子代成年后发生胰岛素抵抗和 2 型糖尿病。胎儿期营养不良之所以导致成年疾病发生，主要由于组织器官发育敏感期宫内环境突然变化影响了胚胎细胞的表观遗传重编程过程。宫内毒物暴露也能改变胚胎细胞的表观遗传重编程过程。孕期乙醇暴露可导致子代成年后发生胰岛素抵抗和 2 型糖尿病；宫内暴露香烟烟雾能加速小鼠成年后发生动脉粥样硬化；胎鼠宫内暴露铅引起大鼠晚年脑组织 Aβ 前体蛋白基因表达上调、Aβ 淀粉样蛋白明显升高。孕期短暂暴露乙烯菌核利或甲氧 DDT 可导致雄性仔鼠后代生精细胞凋亡、精子数减少、活力降低，这些损害作用至少可传至第Ⅳ代。乙烯菌核利和甲氧 DDT 的雄性生殖毒作用之所以具有传代效应，也是由于这两种环境内分泌干扰化学物对胚胎细胞表观遗传重编程过程有损害作用。

第四节　修 复 障 碍

案例 4-6

过量对乙酰氨基酚引起肝小叶中心性坏死。坏死肝细胞释放高迁移率族蛋白 B1（HMGB1）、DNA 片段、热休克蛋白和其他损伤相关模式分子（DAMPs）。机体先天免疫细胞（主要巨噬细胞）能识别坏死肝细胞释放的损伤相关模式分子。这些损伤相关模式分子激活先天免疫细胞不同 Toll 样受体信号通路并释放促炎细胞因子、抗炎细胞因子和趋化因子。有研究资料显示，对乙酰氨基酚引起趋化因子受体 2（CCR2）基因缺乏小鼠相同程度的肝脏损伤，但 CCR2 基因缺乏小鼠肝损伤后的肝细胞再生修复速度明显减慢。

问题：

为什么 CCR2 基因缺乏小鼠在对乙酰氨基酚肝损伤后的肝细胞再生修复速度明显减慢？损伤相关模式分子介导肝细胞再生修复的可能机制是什么？炎性细胞因子和趋化因子在对乙酰氨基酚肝损伤后的肝细胞再生修复过程起什么作用？

一、损伤修复机制

（一）分子修复

受损伤分子以不同方式修复。蛋白巯基氧化和 DNA 甲基化可以被简单地逆转，有些受损分子则需要完全降解并重新合成后才能有效地修复。

1. 蛋白质修复　巯基被氧化使许多蛋白质功能受损，被氧化的蛋白巯基可通过酶促还原而逆转。内源性的还原剂包括：硫氧还蛋白（thioredoxin）和谷氧还蛋白（glutaredoxin），其活性中心均含有两个氧化还原活性半胱氨酸。磷酸戊糖途径中葡萄糖-6-磷酸脱氢酶和 6-磷酸葡萄糖醛酸脱氢酶酶促反应生成 NADPH 提供还原蛋白巯基所需的氢。高铁血红蛋白还原依赖于高铁血红蛋白还原酶，通过细胞色素 b_5 获得电子。细胞内可溶性蛋白对各种物理或化学刺激均很敏感，容易变性。蛋白变性后合成大量热休克蛋白对变性蛋白再折叠起重要作用。受损蛋白质也可通过水解而消除。ATP/泛素依赖性蛋白酶体在有效调节细胞内某些重要调控蛋白水平的同时，对变性蛋白清除也发挥重要作用。受损蛋白质的清除对维持眼睛晶体透明度至关重要。红细胞中含有不依赖 ATP 的非溶酶体蛋白水解酶，可迅速而有选择性地降解 $HO^{\bullet}$ 引起的变性蛋白质。

2. 脂质修复过氧化脂质 修复过程涉及一系列还原剂及谷胱甘肽过氧化物酶和过氧化物还原酶；含有脂肪酸氢过氧化物的磷脂，首先被磷脂酶 A_2 水解，继而正常脂肪酸取代过氧化脂肪酸。过氧化脂质修复过程需要 NADPH 参与。

3. DNA 修复 DNA 分子极易与亲电子剂和自由基反应。但间期细胞核内 DNA 分子被核蛋白严密包裹，只有处于细胞分裂周期 DNA 复制期 DNA 双链部分暴露。核内 DNA 非常稳定。多种修复机制（直接修复、切除修复和重组修复）保证细胞遗传物质相对稳定。然而，线粒体 DNA 缺乏核蛋白的保护和有效修复机制，因而更易于受到外源化学物损害。

（二）细胞修复

机体多数组织可通过存活细胞分裂增殖替代受损死亡细胞。成熟神经元细胞失去增殖能力。外周神经轴索受损主要依靠巨噬细胞和施万细胞（Schwann cell）参与其修复过程。巨噬细胞通过吞噬作用清除细胞碎片并产生细胞因子与生长因子，激活施万细胞增殖并从成髓鞘作用模式反分化为生长支持模式。施万细胞合成细胞黏附分子，精确合成参与基膜构建的细胞外间质蛋白，产生一系列神经营养因子（如神经生长因子、胶质细胞衍生的生长因子）及其受体。施万细胞与再生轴索共同移动，通过物理引导和化学诱惑轴索而使靶细胞重新受神经支配。哺乳动物中枢神经系统轴索再生受到少突胶质细胞产生的生长抑制糖蛋白（NI35）和硫酸软骨素聚糖蛋白及星形胶质细胞产生的瘢痕所限制。因此，中枢神经元损害是不可逆的。

（三）组织修复

具有细胞增殖能力的组织，受损细胞通过凋亡或坏死而清除，而受损组织通过细胞增殖和再生而修复。

1. 细胞凋亡 细胞损伤启动凋亡过程是组织修复过程的一部分。其一，坏死产生比凋亡更为有害后果，而凋亡可以阻止坏死发生。即将凋亡的细胞出现皱缩，核和胞浆物质浓缩，然后破裂为凋亡小体而被吞噬；组织坏死导致细胞与细胞内细胞器肿胀并随着膜溶解而碎裂；细胞坏死成分吸引入侵的炎症细胞，进而发生炎症过程并加剧细胞损伤，而凋亡细胞碎片不经炎症而清除。其二，凋亡通过清除具有潜在突变的 DNA 受损细胞而抑制肿瘤形成的过程。细胞凋亡作为组织修复过程的一部分，只适合于具有细胞增殖能力的组织。神经元、心肌细胞和精细胞若出现大量凋亡，即可引起器官功能障碍。

2. 细胞增殖 组织由各种各样细胞与细胞外间质组成。组织元件通过穿膜蛋白质相互锚定，钙黏蛋白使相邻细胞彼此黏附在一起，而间隙连接蛋白通过间隙连接点在内部连接邻近的细胞，整连蛋白使细胞与细胞外间质相联系。损伤组织的修复不仅涉及丢失的细胞和细胞外间质再生，也涉及新形成元件的重新整合连接。各种不同类型的细胞参与肝、肾和肺等实质性器官的组织修复过程。存在于组织间充质的非实质细胞（如巨噬细胞和内皮细胞）和迁移到损伤部位的细胞（如单核细胞）分泌细胞因子以刺激实质细胞分裂，同时刺激特定细胞（如肝脏星形细胞）合成细胞外间质分子。

细胞分裂：细胞损伤后，邻近损伤区域细胞迅速进入细胞分裂周期。给予大鼠低剂量四氯化碳 2～4 小时后即可观察到肝细胞有丝分裂现象，36～48 小时后肝细胞有丝分裂达到高峰。小肠黏膜和骨髓由干细胞首先分裂继而分化并取代受损细胞。肝胆小管也发现干细胞。一旦发生中毒性肝损伤伴随肝细胞复制障碍，存在于肝胆小管的干细胞增殖形成椭圆形细胞，并分化为肝细胞和胆管上皮细胞。一旦发生臭氧引起的肺损伤，无纤毛 Clara 细胞和Ⅱ型肺细胞经过有丝分裂和分化并分别取代受损有纤毛支气管上皮细胞和Ⅰ型肺细胞。

细胞损伤后细胞分裂周期的启动受多种基因调控。细胞损伤早期，MAPKs 通路迅速启动并激活 NF-κB、AP-1、C/EBP 等核转录因子，诱导即时早期反应基因快速表达。即时早期反应基因包括：编码转录因子（如：*c-fos*、*c-jun* 和 *c-myc*）和细胞因子样分泌蛋白相关基因。即时早期反应基因产物通过直接刺激其他基因或通过细胞表面受体及偶联的转导网络放大初始的基因活化过程。细胞损伤数小时迟发早期反应基因（如抗凋亡蛋白 Bcl-X_L）开始表达，继而调节细胞周期加速蛋白（如细胞周期蛋白 D 和 MDM2）和细胞周期减速基因（如 *p53* 和 *p21*）表达。细胞增殖过程 DNA 合成和有丝分裂优先于特定细胞活动。肝细胞损伤过程再生肝细胞失去分化能力，导致细胞色素 P450 表达降低，肝脏星形细胞不再储存脂肪和维生素 A。

再生过程由损伤细胞释放化学介质来启动。非实质性细胞（如滞留巨噬细胞和内皮细胞）可感受这些化学信号并产生大量信号分子、细胞因子和生长因子。这些因子促进再生过程。细胞因子 TNF-α 和 IL-6 可促进静止期细胞向细胞周期过渡（“引爆” priming），而肝细胞生长因子（hepatocyte growth factor，HGF）和转化生长因子-α（transforming growth factor alpha，TGF-α）则启动细胞周期过程已“引爆”细胞向有丝分裂进展。HGF 并不仅限于在肝脏发挥作用，其他组织和器官滞留巨噬细胞和内皮细胞（包括肝脏、肺和肾脏）均可表达 HGF 并以旁分泌方式活化邻近实质细胞受体。中毒剂量四氯化碳显著上调肝和肾非实质细胞 HGF 表达并引起血液 HGF 水平迅速升高。

细胞移动在某些组织重建过程也起重要作用。胃肠道黏膜是重要屏障。肠道黏膜受损导致残留上皮细胞迅速移向损伤部位并延伸变薄以重建表面的连续性，这种连续性甚至可能在细胞复制前即已进行。黏膜修复不仅受生长因子和细胞因子调节，而且受特殊因子（如：胃肠道黏膜相关联的三叶肽）所支配。

3. 细胞外基质的替代 细胞外基质由蛋白质、糖胺聚糖和糖蛋白与蛋白聚糖的糖聚合体组成。肝脏细胞外基质由星形细胞和脂肪贮存细胞合成。星形细胞在肝脏再生期间被激活，发生有丝分裂和重要表型改变。星形细胞激活主要是由血小板源性生长因子（platelet-derived growth factor，PDGF）和转化生长因子-β（TGF-β）所介导。这两种生长因子均可从血小板释放。TGF-β 也可由活化星形细胞释放，但主要来源于库普弗细胞。PDGF 促进星形细胞增殖，而 TGF-β 通过启动 MAPKs 信号通路刺激星形细胞合成胶原、纤连蛋白、生腱蛋白和蛋白聚糖等细胞外间质成分。TGF-β 在其他组织细胞外间质形成中也起核心作用，只是作用靶细胞不同。

二、修复障碍及其引起的毒作用

（一）修复障碍

修复机制发生在分子、细胞和组织水平，但有时不能对损伤起保护作用。①修复机制保真度并非绝对，某些损伤的修复可能被遗漏；②损伤程度超过机体修复能力时，修复失效；③修复所必需的酶或辅因子被消耗时，修复能力耗竭；④某些毒性损害不能被有效地修复。当修复机制被破坏或被耗尽时，即产生对机体的损害。

修复过程也可能引起毒性，这种情况通常是被动发生的。DNA 损伤修复过程消耗过量 NAD^+，机体抗氧化过程消耗过量 NAD（P）H 均可危及氧化磷酸化过程，导致或加剧 ATP 耗竭，从而引发细胞损害；DNA 剪切修复和脂质再酰化作用也因为消耗大量 ATP 而导致细胞供能障碍和损伤。修复过程也可能主动产生毒性作用。慢性组织损伤的修复过程有时偏离正确轨道，导致不可控制增生而不是组织重建。细胞不可控制增生即可形成肿瘤，而细胞外间质过度产生则导致组织纤维化。

（二）修复障碍引起的毒性

1.炎症

（1）细胞与介质：炎症的标志是微循环改变和炎性细胞（巨噬细胞和粒细胞）聚集。启动炎症反应主要依赖于巨噬细胞分泌的炎性细胞因子，炎性细胞因子主要由巨噬细胞分泌。巨噬细胞根据活化状态和功能分为 M1 型巨噬细胞和 M2 型巨噬细胞。M1 型巨噬细胞为经典活化型巨噬细胞，主要分泌促炎细胞因子；M2 型巨噬细胞是一群由骨髓多能干细胞和祖细胞分化而来，主要分泌抗炎细胞因子，参与损伤后组织细胞的再生和修复。M1 型和 M2 型巨噬细胞之间可相互转化。一方面，干扰素（IFN）-γ 可定向诱导巨噬细胞向 M1 型细胞分化，释放促炎细胞因子而加重炎症反应；另一方面，IL-4、IL-10、IL-13、脂联素和硫氧还蛋白（thioredoxin）-1 可定向诱导巨噬细胞向 M2 型细胞分化，释放抗炎因子而促进组织愈合；巨噬细胞趋化因子（如 MIP-2 和 MCP-1）则可定向锚定 M2 型巨噬细胞和粒细胞进入坏死组织部位。

（2）活性氧和活性氮：聚集在损伤部位的巨噬细胞和粒细胞产生并释放大量自由基和水解酶，损害邻近正常组织。炎症过程自由基主要来源于三种氧化酶：NAD（P）H 氧化酶、一氧化氮合酶和髓过氧化物酶。NAD（P）H 氧化酶源自由基产生过程如下：

$$\text{NAD(P)H}+2O_2\rightarrow \text{NAD(P)H}^{+}+H^{+}+2O_2^{\bar{\cdot}} \quad (4\text{-}1)$$

$$2O_2^{\bar{\cdot}}+2H^{+}\rightarrow O_2+\text{HOOH} \quad (4\text{-}2)$$

$$\text{HOOH}+Fe^{2+}\rightarrow Fe^{3+}+HO^{-}+HO^{\cdot} \quad (4\text{-}3)$$

细菌内毒素和细胞因子（IL-1 和 TNF-α）诱导巨噬细胞表达诱导型一氧化氮合酶，产生一氧化氮（$NO^{\cdot}$），并进一步与 $O_2^{\bar{\cdot}}$ 反应生成其他自由基：

$$\text{L-精氨酸}+O_2\rightarrow \text{L-瓜氨酸}+NO^{\cdot} \quad (4\text{-}4)$$

$$O_2^{\bar{\cdot}}+NO^{\cdot}\rightarrow ONOO^{-} \quad (4\text{-}5)$$

$$ONOO^{-}+CO_2\rightarrow ONOOCO_2^{-} \quad (4\text{-}6)$$

$$ONOOCO_2^{-}\rightarrow NO_2^{\cdot}+CO_3^{\bar{\cdot}} \quad (4\text{-}7)$$

粒细胞释放的溶酶体髓过氧化物酶催化过氧化氢（HOOH）与 Cl^{-}反应生成 HOCl，并接受 Fe^{2+} 或 $O_2^{\bar{\cdot}}$ 转移的电子进一步生成 $HO^{\cdot}$：

$$\text{HOOH}+H^{+}+Cl^{-}\rightarrow \text{HOH}+\text{HOCl} \quad (4\text{-}8)$$

$$\text{HOCl}+O_2^{\bar{\cdot}}\rightarrow O_2+Cl^{-}+HO^{\cdot} \quad (4\text{-}9)$$

2. 坏死 细胞损伤向组织坏死进展可被两种协同修复机制所中止：细胞凋亡与增殖。损伤的细胞可启动对抗中毒性损伤进展的凋亡过程，继而阻止损伤细胞坏死和随后的炎症反应。另一个终止毒性损伤扩散的重要修复机制是迅速启动损伤局部邻近细胞分裂增殖。给予大鼠低剂量四氯化碳后数小时内，肝细胞即出现一个有丝分裂高峰。十氯酮阻断四氯化碳引起的早期肝细胞有丝分裂过程。经十氯酮预处理后，非致坏死剂量四氯化碳即可引起肝组织坏死。因此，早期细胞分裂增殖有助于损伤组织迅速和完全恢复并预防坏死。

有效的修复是决定细胞损伤是否进一步发展为组织坏死的重要因素。机体接触低剂量毒物主要引起细胞凋亡与增殖；随着接触剂量的增高，细胞损伤程度超过了机体修复能力，细胞损伤进一步发展为组织坏死。三种修复能力失效导致细胞坏死：①受损分子修复失效；②凋亡对损伤细胞的清除失效；③邻近细胞分裂替代受损细胞的机制失效。

3. 纤维化 纤维化是一种以异常成分在细胞外间质过度沉积为特征的病理损害。慢性饮酒或长期接触四氯化碳引起肝纤维化或肝硬化；长期吸入矿物颗粒或服用博莱霉素和胺碘酮诱发肺纤维化；多柔比星引起心肌纤维化，而暴露于电离辐射则诱发多器官纤维化。

纤维化是受损组织修复不良的一种特殊表现。细胞损伤启动急速增加的细胞增生和细胞外间质形成，这种情况通常在损伤的组织重塑（改建）时终止。假如细胞外基质的增生没有被终止，纤维化就会发生。肝脏星形细胞及肺和皮肤成纤维细胞样细胞在纤维化过程起主要作用，这些细胞在细胞因子和生长因子作用下表型发生改变。TGF-β 是纤维形成的主要介质，TNF-α 和血小板生长因子也参与纤维化过程。

纤维化的有害影响包括：①瘢痕收缩挤压实质细胞和血管；②基膜成分沉积于毛细血管内皮细胞和实质细胞之间并形成扩散屏障，导致组织细胞营养不良；③细胞外间质增加、导致组织弹性和易曲性降低，影响心、肺等脏器的机械功能；④改变细胞外环境，通过跨膜蛋白和偶联的细胞内信号转导网络，影响细胞极性、运动性和基因表达。

4. 致癌作用 化学致癌过程涉及各种修复机制的功能不足，包括：①DNA 修复失效：化学性和物理性因素对机体的损害可通过遗传毒性机制和非遗传毒性机制诱发细胞恶性转化。前者主要引起DNA损伤，其损伤后修复不全可通过DNA复制而使突变固定，并通过原癌基因活化与抑癌基因失活，最终形成肿瘤；后者通过增强遗传毒性致癌物的致癌作用、促进自发性转化细胞形成及抑制细胞凋亡等途径，诱发癌症产生。②细胞凋亡失效：机体通过细胞凋亡清除DNA受损细胞并抵抗癌前细胞克隆扩展。抑制凋亡是有害的，它可促进突变和癌前细胞克隆扩展。抑制凋亡是苯巴比妥（一种肿瘤促进剂）促进癌前细胞克隆表达的机制之一，这在动物实验中已得到证实。③终止细胞增生失效：有丝分裂活性的增高，通过增加突变概率、引起原癌基因过表达、启动细胞克隆扩展形成结节和肿瘤以及破坏细胞-细胞间通讯和细胞间黏附等机制，进而促进致癌过程。④非遗传毒性致癌物：有些化学物并不改变DNA或诱发突变但在慢性进入机体后却诱发癌症，称之为非遗传毒性致癌物（nongenotoxic carcinogens）。它包括有丝分裂促进剂和细胞凋亡抑制剂。非遗传毒性致癌物通过促进遗传毒物或自发DNA损伤所启动的致癌过程而引发癌症。一方面通过促有丝分裂作用和前面讨论的机制而增加自发突变的频率，另外也可通过抑制细胞凋亡而增加含有DNA损伤和突变细胞数，从而引起有丝分裂活性的增高及凋亡活性降低，结果使转化的细胞群体扩展，促进癌症发展。

思　考　题

1. 简述解毒过程失败的原因。
2. 简述细胞应激的毒理学意义。
3. 举例说明毒物引起的细胞调节功能障碍与毒效应的关系。
4. 目前已知引起中毒性细胞死亡的机制有哪些？
5. 简述毒物引起线粒体渗透性转变（MPT）的毒理学意义。
6. 以乙烯菌核利为例说明孕期暴露环境化学物诱发子代发育损害和传代效应的意义。
7. 简述修复障碍的后果。

（徐德祥　王　华）

第五章 毒作用影响因素

案例 5-1

糖精钠是食品工业中常用的合成甜味剂，且使用历史长，其甜度比蔗糖甜 300～500 倍，在生物体内不被分解，由肾排出体外。

（1）化学性质：熔点 226～230℃，水溶性 10g/100ml（20℃时），无臭或有轻微气味，易溶于水（1g/1.5ml），微溶于乙醇（1g/50ml）。

（2）致病性：研究人员发现糖精钠可引起一些实验大鼠诱发膀胱癌、子宫癌、卵巢癌和皮肤癌等，从而认为糖精钠具有致癌性。但后来进一步研究发现糖精钠在人体内不被蓄积，且大部分快速从尿液中排出，而不损伤膀胱和肾脏，且不改变体内酶系统活性；全世界曾广泛使用糖精钠数十年，尚未发现对人体的毒害作用。从而认为糖精钠对动物具有致癌性并不代表其对人也致癌，因为动物和人对糖精钠的代谢和排泄速度不同，从而使其影响存在种族差异。

（3）安全性：美国食品药品监督管理局（FDA）根据糖精钠的动物实验发现致膀胱癌的可能，于 1977 年明令禁用该物质，到了 20 世纪 90 年代末，在糖精钠的产品包装上均贴有警告标签，指出糖精钠对实验室动物具有致癌作用。1993 年联合食品添加剂专家委员会（JECFA）重新对糖精钠的毒作用进行了评价，结果并不支持使用糖精钠与膀胱癌之前存在联系，并认为人们不会像大鼠一样患上膀胱癌，因此，应该除去这个警告标签。2000 年，美国国会废除了相关法规，糖精钠产品不必进行健康警告标签。糖精钠是所有甜味剂中价格最低的一种，虽然安全性基本得到肯定，但考虑到其甜味以及消费者对其毒害作用忧虑的心理因素等，加上它不是食品中天然成分，从长远来看，糖精钠将可能被其他安全性较高的甜味剂所逐步代替。

问题：

1. 为什么会出现对糖精钠致病性和安全性的争论？
2. 影响糖精钠的致病性有哪些主要因素？
3. 为什么糖精钠的安全性基本得到了肯定，但消费者还对其毒害作用存在忧虑？
4. 如何正确地开展糖精钠的毒理学安全性评价？

毒作用是外源化学物与机体相互作用的结果。但是，机体接触外源化学物后是否表现出毒作用，以及毒作用的性质、强度都受到很多因素的影响（图 5-1）。不同外源化学物对同一种属个体产生的毒作用各不相同，同一外源化学物对不同物种、品系、个体，在不同条件和环境下产生的毒作用也存在明显差异。外源化学物或其代谢产物必须以具有生物学活性的形式到达靶器官或靶细胞，并达到有效剂量或浓度、持续足够的时间，再通过与靶分子相互作用或改变其微环境才能产生毒作用。凡能在质或量方面影响此过程的因素均可影响外源化学物的毒作用。

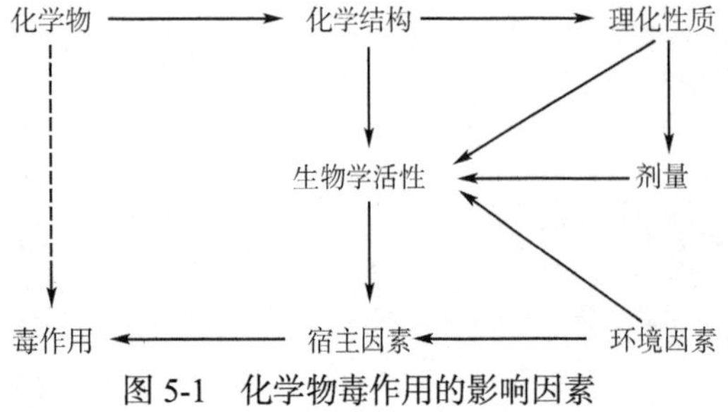

图 5-1 化学物毒作用的影响因素

了解外源化学物毒作用的影响因素对毒理学研究与应用具有重要的理论和实际意义，如：①在评价外源化学物毒作用时，可针对性对其进行控制以避免干扰，使实验结果更准确，重现性更好；②研究各种影响毒作用的因素是毒作用机制研究的重要组成部分；③人类暴露外源化学物时，各影响因素并不能完全控制，加之人和动物间存在物种差异，因此，在制定预防措施，特别是将动物实验结果外推于人时，其可提供综合分析与考虑的有用信息。

影响外源化学物毒作用的因素很多且复杂，概括起来主要有五方面：①化学物因素；②机体因素；③暴露因素；④环境因素；⑤化学物的联合作用（图 5-2）。

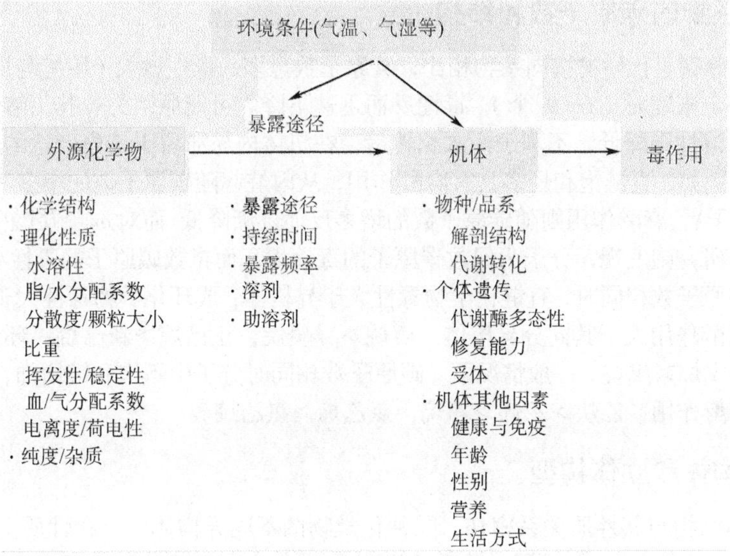

图 5-2　影响外源化学物毒作用的主要因素

第一节　化学物因素

各种化学物的生物学作用各异，是由其固有特性所决定。化学物的化学结构、理化性质、分散度和纯度及其杂质、溶剂和暴露条件等均可影响毒作用的性质和危害的大小。

一、化 学 结 构

化学结构（chemical structure）是决定化学物毒性的物质基础，直接影响其毒作用的性质和毒性的大小，而化学结构决定其理化性质和化学活性，进而影响化学物在体内的代谢转化类型及其可能参与和干扰的生化过程，则可能影响吸收与剂量，从而影响毒作用和靶器官的选择（图 5-3）。所以，化学结构的细微改变可能导致生物学效应的显著变化。化学结构与毒性的关系相当复杂，化学物的取代基团、异构体和立体构型、同系物的碳原子数和结构、饱和度等都与其毒性密切相关。

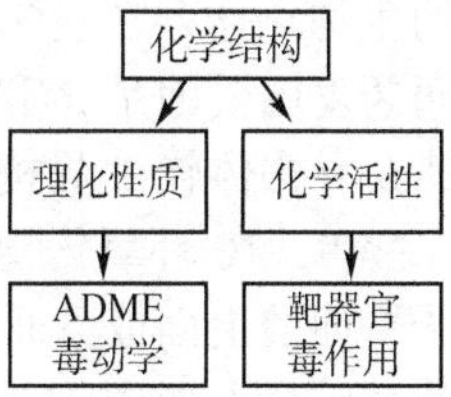

图 5-3　化学结构对毒作用的影响

（一）取代基团

取代基团不同，化学物的毒性可能不同。例如苯具有麻醉作用和抑制造血机能的作用，苯环中的氢若被甲基取代（成为甲苯或二甲苯），则造血抑制作用不明显而麻醉作用增强；若被氨基取代，则具有形成高铁血红蛋白的作用；若被硝基（硝基苯）或卤素取代（卤代苯）后，具有肝毒作用。烷烃类的氢如被卤素取代，其毒性增强，且取代愈多，毒性愈大，如 CCl_4＞$CHCl_3$＞CH_2Cl_2＞CH_3Cl，其原因是卤素取代后分子极性增加，易与酶系统结合而使其毒性增强。

取代基团的位置不同也可影响毒性。一般情况下，带两个基团的苯环化学物的毒性是，对位＞邻位＞间位，分子对称的＞不对称的。如 1，2-二氯甲醚＞1，1-二氯甲醚；三邻甲苯磷酸酯（TOCP）可导致迟发性神经毒作用，但当邻位的甲基转到对位，则失去迟发性神经毒作用。

（二）同系物的碳原子数和结构

烷、醇、酮等碳氢化学物按同系物相比，碳原子数愈多，毒性愈大（甲醇与甲醛除外），但当碳原子数超过一定限度时（7～9 个），毒性反而迅速下降。可能原因为：其脂溶性随碳原子数的增多而增加，水溶性则降低，不利于经水相转运，在机体内易滞留于最先到达的脂肪组织中，不易到达靶组织。例如，直链饱和烃多具有麻醉作用，从丙烷起随碳原子数的增多其麻醉作用增强，但超过9个碳原子后，麻醉作用则随碳原子数的增多反而逐渐降低。而对ω-氟羧酸[$F(CH_2)nCOOH$]系列的比较毒性研究则发现，分子为偶数碳原子的毒性大，而奇数碳原子的毒性小。

同系物当碳原子数相同时，直链化学物毒性大于异构体，成环化学物毒性大于不成环化学物。如直链烷烃的麻醉作用大于其同分异构体：庚烷＞异庚烷，正己烷＞新己烷；环烷烃的麻醉作用大于开烷烃：环戊烷＞戊烷。一般情况下，碳原子数相同时分子中不饱和键增加，其毒性也增强，如二碳烃类的麻醉作用：乙炔＞乙烯＞乙烷，氯乙烯＞氯乙烷。

（三）异构体和立体构型

分子的立体结构与其性质关系密切。同种化学物的不同异构体由于在性质上存在一定差异，其毒作用就可能不同。六六六是同一物质不同异构体之间生物活性具有明显差异的典型例子。六六六共有七种同分异构体，常用的有 α、β、γ 和 δ 等，毒性差别很大。γ、δ-六六六急性毒性强；β-六六六慢性毒性大；α、γ-六六六对中枢神经系统有很强的兴奋作用；β、δ-六六六则对中枢神经系统则有抑制作用。

许多外源化学物存在手征性（chirality），可能含有一个或多个手性中心，因此有两种镜像分子，即立体异构体或对映体（enantiomer）。对映体构型的右旋和左旋相应以 *R* 和 *S* 表示，对于氨基酸、糖类等少数物质以 *D* 和 *L* 表示，其中一部分显示出旋光性的右旋或左旋相应以（+）和（-）表示，部分也以 *d* 和 *l* 表示。化学物的这种立体异构对生物转化和生物转运都有一定影响，从而影响其毒性。

化学物的手征性对生物转化的影响主要表现在以下三个方面：①对映体结构影响生物转化反应的位置。如丁呋心定（bufuralol）作为（+）体时在 1 位发生羟化，而（-）体时，在 4 位或 6 位发生羟化，当进一步发生葡萄糖醛酸结合时，仅能对（+）体的 1 位羟化物产生反应。②某些化学物的生物转化存在立体结构的选择性，即一种立体异构体的生物转化速度较其对映体要快。如抗癫痫药麦山妥因是 *R*-和 *S*-美芬妥英的外消旋混合物，其在人体的生物转化过程中存在立体选择性，其 *S*-异构体较 *R*-异构体更容易发生羟化反应而从体内清除。另外，苯并[a]芘的代谢产物 7，8 二氢二醇-9，10 环氧化物有四种立体异构体，其差别只表现在环氧基团或羟基基团是位于苯并[a]芘分子平面的上面或下面。但其中苯并[a]芘 7*R*，8*S* 二氢二醇-9*S*，10*R* 环氧化物能优先与脱氧鸟嘌呤残基结合，形成 *N*-2 加合物，故其致突变性和致癌性最强。③有些外源化学物可经生物转化使对映体从一种构型转变为另一种构型，甚至消失其手征性。如布洛芬（ibuprofen）可经生物转化由 *R*-构型转变为药效更高的 *S*-构型。

化学结构的手征性对生物转运的影响也屡有报道。对吸收和经肾脏排出方面似乎主要影响主动转运而与其他转运方式无关。例如，*L*-多巴比 *D*-多巴在胃肠道更易吸收。特布他林（terbutaline）的（+）对映体经肾排出为（-）对映体的 1.8 倍。化学结构的手征性也影响体内分布和蓄积，如布洛芬与血浆蛋白结合，其（+）对映体是（-）对映体的 1.5 倍。而普萘洛尔的 *S*-体选择性地蓄积于某些组织（如心肌）的肾上腺素能神经末梢。

（四）结构-活性关系研究

毒性与化学结构的关系存在普遍规律。研究化学物的化学结构与其毒性之间的关系，并找出其规律，已成为毒理学中预测毒理学的重要研究内容，即结构-活性关系（structure-activity relationship，SAR）和定量结构-活性关系（quantitative structure-activity relationship，QSAR）研究。开展结构-活性关系研究的意义有：①有助于通过比较，开发高效低毒的新化学物；②从分子水平推测新化学物的毒作用机制；③预测新化学物的毒作用和安全接触限量。

Hansch 等（1964）认为化学物在体内转运与其疏水性参数（π）有关，在作用部位反应与其电性效应参数（σ）和立体效应参数（Es）有关，并提出用 Hansch 方程来描述结构-活性关系。$\mathrm{Log}1/c = a\pi + b\sigma + cEs + d$；式中 $\mathrm{Log}1/c$ 是化学物定量生物活性。随着人工智能和计算机技术的快速发展，QSAR 的方法也越来越多。应用较多的分子结构描述参数可分为两类：第一类为分子的整体理化性质，如偶极矩、溶解度、亲电性等；第二类则取分子结构的拓扑性质，如分子结构的线性、二维或三维表达式，分子片断或分子连接性等结构描述。再经不同的方法处理，获得与特定活性有关的性质或性质组合。第一类方法依赖于对化学物理化性质的了解；第二类方法只需知道分子结构，更易广泛使用。综合利用统计学、人工智能、人工神经网络等知识，建立模型进行机器自动识别，从而发展成三维 QSAR，并开发了多种软件包。结构-活性关系研究，已成为毒理学中预测毒理学的重要部分，并已列入国际组织和政府机构的化学物健康危险度评定指南。

二、理 化 性 质

化学物的理化性质可影响吸收、分布、蓄积、代谢和排泄过程，以及在靶器官中的浓度，进而影响毒作用的性质和大小。其中脂/水分配系数、分子量和颗粒大小、挥发性、比重、电离度和荷电性是较为关键的因素。

（一）脂/水分配系数

脂/水分配系数（lipid/water partition coefficients）是化学物在脂相（油相）和水相中的溶解分配率达到动态平衡时的浓度之比。非解离的无极性的化学物脂/水分配系数较大。脂/水分配系数大的化学物脂溶性高，易以简单扩散的方式通过脂质双分子层，易在脂肪组织中蓄积（如 DDT）或易通过血脑屏障侵犯神经系统（如四乙基铅）。但是，脂溶性极大的化学物不利于经水相转运，故不易排泄，从而多需经生物转化成水溶性代谢产物才能排泄。

脂/水分配系数小的化学物水溶性高。含有离子化基团的化学物在生理条件下，通常具有较高水溶性，不易通过膜吸收，但较易随尿排出体外。化学物的水溶性直接影响毒性大小和毒作用部位，水溶性越大，毒性愈大。如砒霜（As_2O_3）在水中的溶解度是雄黄（As_2S_3）的 3 万倍，其毒性远远大于雄黄。铅化物在体液中的溶解度与其毒性成正比，一氧化铅＞金属铅＞硫酸铅＞碳酸铅。此外，气态化学物的水溶性可影响其在呼吸道的作用部位：氟化氢、氨等易溶于水的刺激性气体，主要作用于上呼吸道，引起局部刺激和损害作用；而不易溶于水的二氧化氮（NO_2）则可深入到肺泡，引起肺水肿。

（二）分子量、粒径大小和比重

1. 分子量　分子量较小（＜200）的亲水性分子，如乙醇或尿素能经膜孔（直径 0.4nm）以滤过方式通过膜；然而离子化化学物、甚至小离子（如钠），在水性环境中可形成大于正常膜孔的水合物而不能通过。

2. 粒径大小　粉尘、烟、雾等气溶胶，其毒作用与粒径大小有关。外源化学物粒径的大小与分散度（dispersion degree）成反比，即分散度越大，粒径越小，比表面积越大，生物活性越强。

气溶胶的分散度（粒径大小）不仅影响其进入呼吸道的深度和溶解度，而且还影响它的化学活性。例如，粒径较小的一些金属烟（锌烟和铜烟），因其表面化学活性大，可与呼吸道上皮细胞或细菌等蛋白作用，产生异性蛋白，引起发烧；而粒径较大的锌尘和铜尘则无此种作用。

经口染毒的悬浮物粒径大小对其毒作用也会产生显著影响，一般情况下化学物的溶解度与其粒径呈反比，因此，粒径越大越难吸收。例如金属汞经口摄入所致毒作用较小，而粉末状的砷化物较颗粒状的砷化物毒作用更大。因此，经口染毒时，需保证悬浮物粒径大小一致。

随着经济社会的发展，纳米材料的应用范围越来越广，涵盖食品、工业化学品、化妆品、药品、医疗用品等应用领域。纳米粒子（尺度在 10^{-9}m 以下）由于其颗粒结构微小、表面积较大、表面化学活性较强等特性，几乎可以穿透机体所有屏障，故其对人体和生态环境的影响日益受到重视。

3. 比重 外源化学物的比重在某些特定情况下也可对毒作用产生影响。如在密闭的、长期空气不流通的空间，如沼气池、竖井、地窖、地沟和废矿井中，有毒气体可能因比重不同而分层，导致中毒事故。又如化学性火灾的有毒烟雾比重较轻，应匍匐逃生。

（三）挥发性和稳定性

挥发性液态化学物的毒作用与其挥发性的大小有关。常温下易挥发的化学物易形成较大的蒸汽压，易通过呼吸道和皮肤进入机体，如汽油、四氯化碳、二硫化碳等。有些毒物的绝对 LD_{50} 或 LC_{50} 相同，但因其挥发性不同，实际毒作用相差较大，如苯与苯乙烯的 LC_{50} 均为 45mg/L 左右，但苯的挥发性较苯乙烯大 11 倍，故其经呼吸道吸入的危害性远大于苯乙烯。而易经皮肤吸收的液态化学物，则挥发性大的较挥发性小且黏稠不易祛除的，因接触时间较短而危害性较小。

毒物在使用情况下不稳定可影响毒作用，如有机磷酸酯杀虫剂库马福司在储存中形成的分解产物对牛的毒作用增加。因此，在进行毒理学实验研究之前，应获得使用情况下外源化学物的挥发性和稳定性资料，特别是采用喂饲法染毒时应注意，挥发性的外源化学物加入饲料后可因挥发而减少暴露剂量，不稳定的外源化学物可因生成分解产物而影响毒作用。

（四）气态物质的血/气分配系数

气态物质到达肺泡后，主要经简单扩散透过呼吸膜而进入血液。当呼吸膜两侧气体的分压达到动态平衡时，其在血液中浓度和肺泡气中浓度之比称为血/气分配系数（blood/gas partition coefficient），该系数越大，气态物质越易通过简单扩散跨呼吸膜吸收入血。如乙醇、乙醚、二硫化碳和乙烯的血/气分配系数分别为 1300、15、5 和 0.4，乙醇则远比其他三种物质易被吸收。

（五）电离度和荷电性

许多外源化学物是弱有机酸或有机碱，在溶液中以非电离或电离形式存在。化学物质呈解离状态时，通常脂溶性较低，难以通过细胞膜的脂质双分子层；而以非电离形式存在的弱有机酸或有机碱具有一定的脂溶性，易通过细胞膜，且转运速率与脂溶性大小呈正相关。因此，弱有机酸或有机碱通常在不带电荷或非电离状态时才能以被动扩散的方式通过生物膜。

解离常数 pK_a 值不同的化学物，在 pH 不同的局部环境中电离度不同，因此，其脂/水分配系数和离子化程度不同，影响化学物的跨膜转运。如在酸性条件下弱酸主要呈非离子化，而弱碱主要呈离子化，故有机酸更容易从酸性环境跨膜转运，而有机碱更容易从碱性环境跨膜转运。值得注意的是，化学结构和电离度相似的化学物可能有明显不同的脂/水分配系数。如戊硫代巴比妥和戊巴比妥在结构和电离度上很相似，但因脂/水分配系数不同而致其在体内的分布不同。

三、化学物纯度

在化学物的毒作用研究中，所用样品的化学成分通常可影响其毒作用。化学物的毒作用评价应尽可能采用纯品。但在实际工作中，受检样品常含有不纯物，包括原料、杂质、副产品、溶剂、助溶剂、稳定剂和着色剂等。这些不纯物可影响受检化学物的毒作用，其中存在的杂质的毒作用可能比受检化学物的毒作用还高，从而影响对受检化学物毒作用的正确评价。如在进行除草剂 2，4，5-T 的毒作用评价时，由于样本中含有相当量（30mg/kg）的剧毒杂质二噁英（TCDD），TCDD 的急性经口 LD_{50}（雌大鼠）仅为 2，4，5-T 的万分之一，而致胚胎毒作用的剂量相当于 2，4，5-T 经口 LD_{50}（雌大鼠）的 400 万分之一，即 2，4，5-T 毒作用评价中获得的毒作用结果均为杂质 TCDD 所致。因此，评价外源化学物的毒作用应尽可能弄清受检化学物的组成成分及其比例，包括同分异构体的组成和比例以及不纯物。

四、化学物的暴露条件

案例 5-2

1. 事故经过 2012 年 12 月 5 日深圳宝安区某公司员工李某某突然在岗位晕倒，并出现头晕、恶心、干呕、食欲缺乏、心悸、胸闷、四肢乏力等症状。厂方当即将其送往该公司所在的龙华人民医院门诊部，进行了简单处理后，回家休息，于 11 日回厂上班后再次发生不适。7 日至 13 日，该厂陆续又有 8 人出现类似症状，9 例病例均为女性，年龄为 17～36 岁，均为该公司水泥灌浆工种作业人员，工种作业时间分别为 9～54 个月不等。症状均为不同程度的头晕、呕吐、四肢无力、视力模糊等。最后经省组织权威机构诊断 9 名出现不适的劳动者均为甲醇中毒。

2. 本次群体性急性甲醇中毒的原因分析 ①本次事故发生企业向职业卫生监管部门申报的危害只有甲苯，而且事故车间每年的技术报告也只检测了苯系物，忽略了其中重要的职业病危害因素-甲醇，从而导致这次事件的发生。②作业工人的职业病防护措施很差：可能是平时的培训不到位，工人缺乏最基本的职业病防护意识。毒物接触作业工人放弃所有的通风设施，导致车间的甲醇浓度升高，从而导致事故的发生。③接诊医生的职业病诊断知识缺乏：当短时间内，同一企业的多名员工出现类似症状时，接诊医生没有第一时间考虑是否与职业有关，延误了最佳的诊断和早期控制时机。

问题：

1. 如何分析中毒案例中的个体暴露因素？
2. 如何分析车间混合物的暴露问题？
3. 此事故发生主要因素是什么？应吸取什么教训？

外源化学物的剂量和暴露特征（暴露途径、暴露持续时间、暴露频率等）与化学物的毒作用大小密切相关。剂量是决定外源化学物对机体是否产生毒作用的重要因素。通常只有外源化学物达到一定的有效剂量，才能对机体产生毒作用。例如，维生素、药物在正常使用剂量下，对防治疾病是有益的，而过量摄入则可造成中毒。外源化学物对机体毒作用的性质和强度，直接取决于其在靶器官中的剂量（内剂量），一般而言，暴露剂量越大，内剂量也越大，所引起的毒作用就越强。

（一）暴露途径

外源化学物的暴露途径不同，其吸收速度和吸收率可能不同，从而影响其毒作用。静脉注射时，外源化学物直接进入血流，通常引起最大的效应和最迅速的反应。经口给药时，外源化学物在胃肠道吸收后经门静脉系统到达肝脏而被代谢，称为首过效应（first pass effect），在肝脏中的代谢结果（活化或解毒）将造成其与预期毒作用的差异（增毒或减毒作用）。一般认为，化学物暴露途径的吸收速度和毒作用大小的顺序是：静脉注射≈吸入＞腹腔注射≥肌肉注射＞

皮下注射＞皮内注射＞经口＞经皮。但也有例外，如农药久效磷小鼠腹腔注射与经口暴露毒作用基本一致，前者 LD_{50} 为 5.37mg/kg，后者为 5.46mg/kg，表明久效磷经口吸收速度较快，且吸收完全。大鼠经口给予氨基氰 LD_{50} 为 210mg/kg，经皮 LD_{50} 为 84mg/kg，经口毒作用反而比经皮毒作用低，有学者认为这是由于氨基氰在胃内可被胃酸作用迅速转化，吸收后先到达肝脏被较快降解的原因所致。

化学物不同暴露途径的致死量比较常可提供其吸收程度的有用资料。例如，经口或皮肤给药的致死量与静脉注射给药的致死量相似时，可推测该化学物容易快速地被吸收；相反，若经皮给药的致死量比经口致死量高几个数量级，则提示皮肤对该化学物的吸收是一个有效的障碍。

（二）暴露持续时间

根据机体暴露外源化学物的持续时间，可将对实验动物的染毒分为四类：急性染毒、亚急性染毒、亚慢性染毒和慢性染毒。许多外源化学物，急性大剂量染毒与较长时间低剂量染毒的毒作用表现不同。例如，苯的原发急性毒作用显示中枢神经系统抑制作用，但是长期慢性暴露可导致骨髓毒作用，即再生障碍性贫血和白血病的危险。

（三）暴露频率

一定剂量的外源化学物，一次全部给予动物时可引起严重中毒，若分几次给予可能只引起轻微的毒作用，甚至不引起毒作用。主要取决于两次染毒间隔时间内，该外源化学物排除的速率和已造成损伤的修复。任何重复染毒，毒作用的产生可能完全依赖于染毒的频率和剂量而非染毒的持续时间。如果化学物在体内蓄积（暴露频率间隔时间短于其生物半衰期），可引起严重的毒作用；机体对毒作用损害恢复的间隔时间不够，则可能发生慢性毒作用。

（四）溶剂和助溶剂

染毒时往往需要将待测物质用溶剂溶解或稀释，有时还需用助溶剂。溶剂或助溶剂、化学物的稀释度等都可对化学物的毒作用产生影响。

选择的溶剂和助溶剂应该无毒、与受试物无反应、制成的溶液稳定。常用的溶剂有水（蒸馏水），生理盐水，植物油（玉米油、菜籽油），二甲基亚砜（DMSO）等。常用的助溶剂有吐温-80（Tween-80），但其对某些化学物的吸收速度有影响，且有一定毒作用。溶剂或助溶剂选择不当，可加速或减缓毒物的吸收、排泄而影响其毒作用。如分别采用油和水作为溶剂测试有机氯农药 DDT 的一般毒作用，结果以油作为溶剂的 DDT 溶液对大鼠的 LD_{50} 为 150mg/kg，而以水作为溶剂的 DDT 溶液对大鼠的 LD_{50} 为 500mg/kg，提示油能促进 DDT 的吸收。

一般在同等剂量情况下，浓溶液较稀溶液毒作用强。如氰化钾和氰化钠，以 1.25%水溶液分别对 20 只小鼠灌胃染毒，前者死亡 9 只，后者死亡 2 只，而以 5%水溶液灌胃染毒时，20 只小鼠中前者死亡 19 只，后者死亡 13 只。但也有例外，如 1，1-二氯乙烯原液的毒作用不明显，稀释后肝毒作用增强。

第二节 机体因素

毒作用是外源化学物与机体相互作用的结果，机体自身的多种因素可影响外源化学物的毒作用。某些外源化学物在相同剂量及接触条件下作用于人或动物，个体（individual）之间的反应可从无任何可观察到的有害作用，到出现严重损伤甚至死亡，即使在双生子之间亦不例外。处于相同环境中的人群，其发病的危险性和病损程度在不同的个体间可存在很大差异，那些出现异乎寻常反应的人被认为对毒作用有敏感性，又称为高危个体（high risk individual）。

目前认为引起物种、品系、个体差异以及选择毒作用的比较重要因素是遗传因素，包括：

①解剖结构、生理与生化的差异；②代谢转化的差异；③代谢酶的遗传多态性；④修复功能的个体差异；⑤受体的个体差异；⑥机体其他因素等。

一、物种、品系及个体的遗传学差异

不同物种动物的解剖、生理、遗传、代谢过程等生命特征均存在差异（表 5-1），所以，动物与人在解剖结构、生理、代谢过程等多方面存在差异。了解和比较其差异具有重要的毒理学意义：一方面，实验动物和人之间有许多生理学和解剖结构的类似性，为毒理学评价选择使用动物提供了依据；另一方面，大体上人能够进行其他哺乳动物能进行的所有代谢转化，并且在酶存在和缺乏方面未显示出特别差异，因此，毒理学研究中可将试验动物结果外推到人。物种和品系的正确选择，对切合实际地评价外源化学物对人的毒作用至关重要。

表 5-1　不同物种动物的解剖、生理、遗传、代谢过程等生命特征

项目	狗	兔	豚鼠	大鼠	小鼠
寿命周期	10～20 年	4～9 年	6～8 年	2～3 年	2 年
性成熟期	8～10 月	5～8 月	4～6 月	2～3 月	35～55 天
发情周期	2 次/年	全年	全年	全年	全年
解剖学特征	肝 7 叶	肝 5 叶	肝 8 叶	肝 6 叶、无胆囊	肝 4 叶
生理学特征	听觉、嗅觉敏感			无呕吐反应	无呕吐反应
遗传学特征	78 条	44 条	64 条	42 条	40 条

（一）解剖结构、生理与生化的差异

不同物种的动物因基因组不同，解剖、生理、转运转化过程等存在明显差异。例如，人的尿量[ml/（kg·d）]为 9～29，狗为 20～100，猫为 10～20，兔为 50～75，大鼠为 150～300，可见大鼠的排尿速度比人快一个数量级，因此经尿排出外源化学物也较人快，如羟甲乙二醛双丙咪腙的排出率大鼠为 65%，人为 25%，则可能与此差异有关。

（二）代谢转化的差异

不同物种的动物对外源化学物毒作用的反应不同，主要原因为物种间对化学物的代谢转化存在差异。如小鼠每 g 肝脏的细胞色素氧化酶活性为 141 活性单位，大鼠为 84，兔为 22，代谢酶在量上的差异意味着占优势的代谢途径不同，从而导致毒作用不同。

不同物种的毒作用差别往往因解毒机制不同所致。例如：由于解毒酶活性的不同，环己巴比妥对各种实验动物所造成的睡眠时间明显不同，不同品系小鼠对环己巴比妥的反应也不尽相同。苯胺在猪、狗体内转化为毒作用较强的邻氨基苯酚，而在兔体内则生成毒作用较低的对氨基苯酚，因此，兔对苯胺的毒作用不如猪和狗敏感。

生物活化作用的不同也是许多毒作用不同的重要原因。如 β-萘胺经细胞色素 P4501A2 催化生成相应的 *N*-羟胺。*N*-羟胺被 *N*-乙酰基转移酶转变成高度不稳定的 *N*-乙酰氧萘胺，后者降解成高度反应性的芳基氮宾离子（arylnitrenium）。β-萘胺在人体内能迅速有效催化 *N*-乙酰化，大鼠已知是慢乙酰化，狗缺乏胞质 *N*-乙酰基转移酶，但在微粒体 *N*，*O*-乙酰基转移酶和细菌脱乙酰酶的催化下，狗能够进行上述活化作用，因此，β-萘胺是人和狗较强的膀胱致癌物，而对大鼠则不致癌。又如 2-乙酰氨基芴（2-AAF）在许多动物体内可经 *N*-羟化而形成致癌的 3-OH-2-AFF，从而致癌，但在豚鼠和猴体内则为芳香族羟化，不能形成致癌物，故无致癌性。

鉴于物种间解剖结构、生理和生化的不同都取决于物种间基因组的差异，对人和动物结构基

因组和功能基因组进行比较研究，有助于更深入了解物种间差异对毒作用的影响，并更有利于实验动物结果应用于人类。

案例 5-3

大量调查研究已证实了吸烟是引起肺癌发生的主要原因，香烟烟雾中含有多种致癌物或促癌物，如多环芳烃化合物等。肺癌发病及死亡与吸烟量、开始吸烟年龄和卷烟中多环芳烃化合物等有害成分的多少密切相关。一般来说，吸烟量大、开始吸烟年龄小、卷烟中有害成分含量高，则肺癌的患病和死亡危险度均高。同时，研究还发现，在吸烟量相同的情况下，患肺癌的危险度存在着明显的个体差异。香烟烟雾中的多环芳烃类化合物在芳烃羟化酶（AHH）作用下可使芳香烃化合物羟化，并产生致癌活性，其活力在个体之间存在明显的差异。在吸烟量相同的情况下，AHH 活力较高的人，患肺癌的危险度比活力低的人高 36 倍，中等活力的人患肺癌的危险度比活力低的人高 16 倍。

问题：

1. 吸烟量相同的情况下，为什么患肺癌的危险度存在着明显的个体差异？
2. 影响吸烟引起肺癌的主要因素有哪些？
3. 如何控制吸烟的危害？

（三）个体间的遗传学差异

由于个体间微小的遗传差异，即使在同一物种之间，不同个体对化学物反应也存在明显不同。目前研究认为，遗传多态性是产生个体毒作用差异或疾病风险增高的主要原因之一。此外，个体的修复能力和受体与毒作用关系也密切，其对毒作用的影响也越来越受到重视。相关研究为阐释个体间毒作用差异和易感性机制提供了依据。

1. 代谢酶的遗传多态性 代谢酶的多态性可使代谢功能出现很大差异，并因此影响某些化学物毒作用的敏感性；不同基因型与疾病的发生有关。许多外源化学物的代谢酶都具有多态性，目前研究较多的具有多态性的代谢酶有细胞色素 P450 酶类（CYP）、环氧化物水解酶（EH）、谷胱甘肽转移酶（GST）、N-乙酰基转移酶（NAT）、葡萄糖-6-磷酸脱氢酶（G-6-PD）和尿苷二磷酸葡萄糖醛酸转移酶（UGT）等。

（1）CYPs 的遗传多态性：同一种属个体的不同器官组织，甚至细胞内不同亚细胞结构中，CYPs 含量、活性和功能均存在很大差异。如在我国人群中，降压药异喹胍的羟化酶 CYP2D6 极快代谢型（ultrarapid metabolism，UM）占 35.83%、快代谢型（extensive metabolism，EM）占 63.33%、慢代谢型（poor metabolism，PM）占 0.8%，而高加索人中有 5%～10%是 PM。PM 个体使用冠心平（氯贝丁酯）后 50%的个体可发生外周神经疾病，且对心律平（普罗帕酮）的毒副作用更敏感。

（2）GST 的遗传多态性：GST 的 M1、T1、P1 等基因多态性被认为与多种疾病的易感性有关。如 GSTM1 基因型缺失的个体，不能表达 GSTM1 而缺乏 GSTM1 酶活性，对外源化学物的解毒能力降低或消失。GSTT1 与 GSTM1 为同工酶，也具有不能表达 GSTT1 酶活力的缺失基因型，GSTM1 和 GSTT1 基因缺失的个体患肺癌、胃癌、结肠癌、膀胱癌等的易感性增加。GSTP1 基因有两个多态位点，其中 GSTP1 Ala 114 Val 的多态对酶活性无明显影响，而 GSTP1 Ile 105 Val 的多态与肺癌、大肠癌、膀胱癌等的易感性有关。

2. 修复能力的个体差异 机体所有组织、细胞和大分子对化学物所致损害都有其相应的修复机制。这些修复过程有各种酶参与，若这些酶出现功能缺陷，将明显影响对毒作用损害的修复能力。修复酶亦存在多态性，使个体的修复能力也表现出明显差异。

着色性干皮病（XP）是修复功能缺陷对毒作用影响的典型例子。XP 是一种常染色体隐性遗传病，患者有 DNA 损伤的切除修复、光修复和复制后修复缺陷，对紫外线和某些化学物引起的 DNA 损伤敏感，可出现严重的皮肤灼伤、神经系统损伤，甚至皮肤癌高发。XP 纯合子出现率在人群中十分罕见，但杂合子较常见，发病率大约为 1/300。有报道 XP 纯合子对致癌原作用的敏感性比正常人高 100 倍，杂合子比正常人高 5 倍。

O^6-甲基鸟嘌呤-DNA-甲基转移酶（MGMT）是体内一种高效的 DNA 修复酶，能够将 O^6-烷基鸟嘌呤上的烷化基团转移到自身胱氨酸的残基上，从而使 DNA 上损伤的鸟嘌呤复原。该酶具有明显的组织差异和个体差异，如肝脏的活性为 0.34～1.09pmol/mg 蛋白，脑的活性为 0.07～0.1pmol/mg 蛋白；一些对烷化剂敏感的肿瘤细胞株，MGMT 活性降低或全无活性；MGMT 基因多态性与食管癌、肺癌等的易感性有关。

3. 受体的个体差异　受体是高等生物体内的一类重要蛋白质，常常是毒作用的靶分子。在不同个体、不同的生理状态下，受体在细胞表面分布的数量存在差异。另外，受体亦可出现变异型，使其生物活性发生变化，影响机体对相应外源化学物的反应。

早在 20 世纪 60 年代初，就有人观察到一些使用麻醉剂（如卤烷类及琥珀胆碱）的病人用药后出现高热、代谢急剧升高、肌肉僵硬和死亡率增高，直到 90 年代初才发现该病是由于骨骼肌钙释放通道受体的缺陷所致，正常受体内氨基酸序列上的精氨酸变成了半胱氨酸。另外，二噁英（TCDD）是一类通过活化受体发挥作用的物质，它可以结合到芳香烃受体（AhR）上使之活化；AhR 活化后，与转录因子（AhR 转运蛋白）形成异种二聚体；这种三元复合物结合到 DNA 的调控序列上，使某些蛋白的表达发生改变，其中一些与化学物的代谢活化有关；TCDD 毒作用的强弱还与其结合 AhR 的数量有关。TCDD 可通过 AhR 和雌激素抑制性交互作用来阻滞乳腺癌的发生，表现为 TCDD 诱导 AhR/ARNT 复合物的形成，增加雌激素受体（ER）的泛素化修饰，而介导蛋白酶依赖的 ER 降解。

尽管受体对毒作用所产生的影响及其在疾病发生、发展中的作用目前认识还不够深入，但其重要性已逐渐显露，进一步开展相关研究将有助于人类深入认识其作用机制，并了解其在个体疾病发生发展中的作用。

二、机体其他因素对毒作用的影响

机体的健康状况、免疫状态、年龄、性别、营养状态及生活方式等均可不同程度影响外源化学物毒作用的敏感性。

（一）健康与免疫状态

一般情况下，疾病往往会加重外源化学物对机体产生的损害作用。如肝脏作为外源化学物在体内代谢最重要的器官，若有肝脏疾患，可减弱对外源化学物的代谢，致使外源化学物在血浆中的半衰期延长。肾脏作为重要的排泄器官，若出现功能下降或衰竭，对许多外源化学物的排泄半衰期亦出现延长作用，从而对药效和毒效均产生影响。

免疫状态对某些毒作用有直接影响，过低或过高的免疫反应水平都可能带来不良后果。患免疫缺陷病的患者，易受外源化学物的损害。过敏性反应可见于接触多种药物或暴露于金属化学物情况，但一般发生率不太高，主要见于少数敏感者。

其他疾病状态、不利的环境条件或在动物中引起应激的刺激，均可影响机体对药物的代谢与分布。如感冒或过度噪音引起的应激，可增加芳香族的羟基化作用。呼吸道疾病如哮喘等可使患者对空气污染物（如 SO_2）更敏感。内分泌失调也能改变机体对毒作用的敏感性，如甲状腺功能亢进、高胰岛素症、肾上腺切除等。母体怀孕或哺乳期间暴露外源化学物，敏感性通常较正常状态高。

（二）年龄

不同年龄的机体各系统和器官功能状态不同。老年人和婴幼儿由于生物转运和代谢能力与正常成年人存在差异，对毒作用的敏感性一般较高。

1. 年龄对生物转运的影响 由于新生儿和老年人的血浆总蛋白和血浆白蛋白含量均较低，与外源化学物的结合较少，致游离化学物的浓度增加，使机体对其敏感性增强。如新生儿对药物利多卡因，只有20%与血浆蛋白结合，而正常成年人中有70%与其结合。新生儿和老年人胃酸分泌较少，因此可改变某些外源化学物或药物的吸收，如对青霉素的吸收增加，而对对乙酰氨基酚的吸收减少。幼儿肠道对铅和镉的吸收能力分别为正常成年人的4～5倍和20倍，其可能与乳汁蛋白和金属结合而促进吸收有关。新生儿肠道菌群的缺乏也影响外源化学物吸收前的转化。身体总含水量新生儿最多，并随年龄的增加而减少，从而可明显影响水溶性药物的分布。新生儿由于血脑屏障发育不完善，对吗啡等中枢神经系统毒作用较敏感。婴儿和老年人肾小球的滤过作用和肾小管分泌均较低，其结果是减少外源化学物从体内清除，延长接触时间，在慢性给药时导致蓄积毒作用增加。

2. 年龄对代谢酶活性的影响 机体的代谢能力在不同年龄阶段差异较大。胎儿和新生动物的药物代谢酶活性一般很低，要达到正常成年的活性水平，因物种不同而需要时间不同。如微粒体单加氧酶在大鼠出生时水平很低，需到出生后30天才达到成年大鼠水平，而对于人在6个月妊娠时已能测出，而且其含量可达成年人水平的20%～50%。

现有的资料表明，幼年动物对许多毒物较敏感，其敏感性为成年动物的1.5～10倍，其主要原因为缺乏各种解毒酶系统。如一次给予10mg/kg环已巴比妥后，1日龄小鼠的睡眠时间超过360分钟，而21日龄小鼠则为27分钟。需要代谢活化的对乙酰氨基酚对新生小鼠的肝毒作用比成年小鼠小；四氯化碳在新生大鼠中无肝毒作用。氯霉素主要以葡萄糖醛酸结合物的形式排出体外，新生儿期葡萄糖醛酸结合的缺乏，而导致未结合的氯霉素持续高血浆水平，从而引起婴儿严重的发绀甚至死亡。由于发育过程中酶活性水平低下的不仅仅是解毒酶，也有活化酶，因此并不是所有化学物对婴幼儿的毒作用都大，也有毒作用低于成年的，如有报道DDT对新生大鼠的LD_{50}为成年大鼠的20倍以上。老年动物对某些化学物的代谢能力较正常成年动物低，如老年大鼠肝、肾中葡萄糖-6-磷酸酶、线粒体细胞色素还原酶、红细胞膜Na^+-K^+-ATP酶等的活性下降，从而使老年个体对某些化学物较敏感。

（三）性别

一般情况下，雌雄两性动物对化学物的反应相似，但有些化学物毒作用存在性别差异，成年雌性动物对化学物的敏感性多高于雄性动物，但也有例外。

1. 代谢的性别差异 一般雄性动物代谢化学物比雌性动物更快速，如：环已烯巴比妥的生物半衰期在雌性大鼠中比在雄性中长得多，诱导的睡眠时间也比雄性长；杀虫剂阿特灵在雄性大鼠中比在雌性中更快速地代谢为毒作用更大的环氧化物；1-萘酚与葡萄糖醛酸结合、磺胺的乙酰化在雄性大鼠中都比雌性更强。因此，通常经过代谢活化的化学物对雄性动物的毒作用增加，而通过代谢解毒的化学物对雄性动物的毒作用降低。如：经代谢解毒的有机磷化学物巴拉松对雌性大鼠的毒作用是雄性的两倍；普鲁卡因碱在雄性大鼠中被更多地水解而毒作用较低。

代谢的性别差异与性激素有关，因此性别差异通常表现在实验动物性发育成熟开始，直至老年期。给雌性动物雄激素可消除性别差异。典型的性别差异例子是氯仿对小鼠的肾毒作用，雄性明显比雌性敏感，阉割雄性小鼠后可消除这种差异，而随后给予雄激素后又可恢复性别差异。

2. 排泄的性别差异 某些外源化学物的毒作用性别差异是由于排泄差异所致。如食物添加剂丁基羟基甲苯在雄性大鼠中主要经尿排泄，而雌性大鼠则主要经胆汁（粪便）排泄。又如，工业化学物2，4-二硝基甲苯的致肝癌作用，雄性大鼠较雌性敏感，是因为雄性大鼠的葡萄糖醛酸结合物更多由胆汁排泄，随后在肠管被解离、还原后再吸收，此被还原的代谢产物而导致肝癌发生。

（四）营养状况与生活方式

饮食方面的因素能改变机体对毒物的代谢、机体的生理或生化功能以及营养状态，进而影响化学物的毒作用，因此，合理膳食、合理营养至关重要。在毒理学动物实验中，若实验动物营养素缺乏，易患疾病并影响毒理学研究结果，故实验中实验动物的营养素供给要求完全且充足。

营养物的不足或失调影响外源化学物代谢，其中研究较多的是蛋白质缺乏对外源化学物代谢的影响。喂饲含5%蛋白饲料与喂饲含20%蛋白饲料的动物相比，微粒体蛋白质的水平较低，酶活性显著丧失。给予低蛋白质饮食后血浆白蛋白水平减少，可显著增加血浆非结合化学物水平，从而增加毒作用。

脂肪酸的缺乏可降低微粒体酶的水平和活性，可使乙基吗啡、环己巴比妥和苯胺代谢减少，其可能为脂类是细胞色素P450所必需所致。

矿物质和维生素缺乏也容易减少外源化学物的代谢。矿物质缺乏可降低细胞色素P450催化的氧化还原反应，降低其生物转化活性，而恢复矿物质摄入水平后，细胞色素P450活性可恢复到生理水平。维生素（C、E和B复合物）可直接或间接参与细胞色素P450系统的调节，其缺乏可降低外源化学物的生物转化速率；维生素A缺乏可影响内质网的结构，使混合功能氧化酶活性受损。

饥饿可减少代谢所需要的辅助因子，如Ⅱ相结合反应必需的硫酸盐容易被耗损。短期食物缺乏增加二甲亚硝胺的脱烷基化作用，可增加肝毒作用。动物整夜禁食可增加对乙酰氨基酚和溴苯的肝毒作用，原因可能为正常水平的谷胱甘肽（glutathione，GSH）50%被消耗而导致这些化学物解毒作用所需的GSH不足。

酗酒、吸烟等行为习惯对机体的有害影响已为人所熟知，具有这些生活习惯的人在接触其他外源化学物时，对某些毒作用的敏感性也可能增加。此外，社会及心理因素、精神因素等对外源化学物毒作用也有影响。

第三节　环 境 因 素

案例 5-4

不同环境温度下家蚕对毒死蜱毒作用的敏感性差异。毒死蜱属中等毒性的有机磷杀虫剂，家蚕对毒死蜱的反应非常敏感。环境温度20～25℃时，毒死蜱对家蚕的毒作用变化小，但随温度升高，毒作用明显增强。江浙蚕区晚秋时期环境温度不稳定，经常出现20℃以下温度，因此，楼黎静等研究了17～21℃、29～33℃两个温度区域内毒死蜱对家蚕的毒作用变化，特别探讨了低温（17℃）的毒作用，期望进一步了解在不同环境温度条件下毒死蜱对家蚕的毒作用变化情况。研究表明，毒死蜱对家蚕的LC_{50}值：胃毒为0.7mg/L，触杀为6.4mg/L。家蚕在不同温度环境中对毒死蜱的敏感性差异较大：不同温度条件下毒死蜱对家蚕的毒作用影响差异达到极显著；温度与毒作用的动态关系呈抛物线型，两端温度的毒作用影响显著增强，尤其是低温（17℃）影响最为显著，其次为高温（33℃）；中间温度（21～29℃）对毒作用的影响虽有起伏变化，但差异不显著。

问题：

1. 环境温度是如何影响毒死蜱对家蚕毒作用的？

2. 生活与劳动环境中的气象条件、季节或昼夜节律、动物饲养条件、物理因素如噪声与紫外线等，是否影响外源化学物对机体的毒作用？

一、气象条件

（一）环境温度

环境温度的改变可引起不同程度的生理、生化系统和内环境稳定系统的改变，如改变某些生理功能（通气、循环、体液、中间代谢等）并影响外源化学物的吸收、代谢和毒作用。有人比较了 58 种化合物在不同环境温度（8℃、26℃和 36℃）中的大鼠 LD_{50}。结果表明，55 种化学物在 36℃高温环境下毒作用最大，26℃环境下毒作用最小。引起代谢增加的外源化学物，如五氯酚、2，4-二硝基酚在 8℃时毒作用最低；而引起体温下降的外源化学物，如氯丙嗪在 8℃时毒作用最高。一般在正常生理状况下，高温引起动物皮肤毛细血管扩张、血循环和呼吸加快，胃液分泌减少，出汗增多，尿量减少。使经皮和经呼吸道吸收的化学物吸收增加（如增加氮氧化物和硫化胺对呼吸道的刺激作用），经胃肠道吸收减少，随汗液排出增加，经尿液排出减少。

毒死蜱对家蚕的毒作用研究表明，虽然随着温度升高，家蚕对毒死蜱的敏感性提高，但由于毒死蜱毒作用的有效成分也同时蒸发，毒作用提高相对较缓慢；而在低温环境中，毒死蜱的有效成分不易散失，家蚕食下毒死蜱的量也相对增加，双重因素使得家蚕对毒死蜱毒作用敏感性的温度效应更加显著。

（二）环境湿度

高气湿可造成冬季易散热，夏季不易散热，增加机体体温调节的负荷。高气湿伴高气温可因汗液蒸发困难，使皮肤角质层的水合作用增强，进一步增加经皮吸收的化学物的吸收速度，并因化学物易黏附于皮肤表面而延长接触时间。此外，在高湿环境下，某些化学物如氯化氢、氟化氢、硫化氢的刺激作用增大；某些毒物还可改变形态，如二氧化硫可转化为三氧化硫和硫酸 H 使毒作用增加。

（三）气压

一般情况下，气压变化不大，因而对毒作用影响相对较小。但在特殊情况时，气压增高往往影响大气污染物的浓度，气压降低可因降低氧分压而增加一氧化碳的毒作用。

二、昼夜或季节节律

生物体的许多功能活动常有周期性的波动，如 24 小时（昼夜节律）或更长周期（季节节律）的波动。外源化学物的毒作用可因每日给药的时间不同或给药的季节不同而有差异。如对于夜行动物小鼠，下午 2 时给予苯巴比妥的睡眠时间最长，而清晨 2 时给药睡眠时间最短（约为下午 2 时给药的 40%～60%）。大鼠血液嗜酸性粒细胞、淋巴细胞和白细胞计数的量均呈现昼夜节律。人排出某些药物的速度也显示有昼夜节律，例如口服水杨酸，于早上 8 时服，排出速度慢，在体内停留时间最长，而晚上 8 时服，排出速度快，在体内停留时间最短。

这种昼夜节律有的是受体内某种调节因素所控制，如切除肾上腺后的大鼠其昼夜节律变化则不明显；有的是受外环境因素如进食、睡眠、光、温度等所调节，如单独笼养动物昼夜节律的幅度减小。动物处于 24 小时光照下昼夜节律消失。大鼠对吸入二氯乙烯毒作用的感受性有昼夜节律，这与肝 GSH 浓度的节律有关，而 GSH 浓度的昼夜节律又与喂饲活动有关。

季节影响：例如给予大鼠苯巴比妥盐的睡眠时间以春季最长，秋季最短（只有春季的 40%）（表 5-2）。有人认为动物对外源化学物毒作用敏感性的季节差异，与动物冬眠（hibernation）反应或不同地理区域的气候有关。

表 5-2　大鼠对苯巴比妥钠反应的季节变化

季节	入睡时间（min）	睡眠时间（min）
春	56.1±11.0	470.0±34.0
夏	93.6±11.3	242.0±14.3
秋	120.0±19.0	190.0±18.7
冬	66.5±8.2	360.0±33.0

三、动物饲养条件

动物笼养的形式、每笼饲养的动物数、垫料和其他因素也能影响某些外源化学物的毒作用。大鼠为群居性动物，单独笼养会使大鼠烦躁易怒，凶猛且具有攻击性。异丙基肾上腺素对单独笼养三周以上的大鼠，其急性毒作用明显高于群养的大鼠。养于“密闭”笼（四壁和底为薄铁板）内的群鼠对吗啡等物质的急性毒作用较养于“开放”笼（铁丝笼）中的大鼠为低。为了防止环境条件影响化学物的毒作用，应该把实验动物在实验前后置于恒温、恒湿及人工昼夜环境中饲养。

四、噪声与紫外线

噪声与紫外线等物理因素与化学物共同作用于机体时，可影响该化学物对机体的毒作用。例如，噪声与二甲替甲酰胺（DMF）同时存在时，有协同作用；紫外线有某些致敏化学物的联合作用，可引起严重的光感性皮炎；全身辐照可降低中枢神经系统抑制剂的毒作用，增加中枢神经系统兴奋剂的毒作用，但不影响吗啡类药物的止痛作用。

第四节　化学物的联合作用

在生活和生产环境中，人类往往同时或先后暴露于来自多种环境介质中的大量化学物，多种外源化学物同时作用于人体，在体内呈现十分复杂的毒作用。一种外源化学物对机体的毒作用，可以由于同时或先后暴露于另一种外源化学物，而使其表现的联合毒作用比任一单一的外源化学物的毒作用增强或减弱，毒理学将同时或先后暴露两种或两种以上外源化学物对机体产生的毒作用称为联合作用（joint action）。

一、联合作用的方式

各种外源化学物产生的联合作用，可分为在外环境和在体内进行的两种方式。

（一）外环境中进行的联合作用

两种或两种以上外源化学物在进入机体前就发生相互作用而改变其作用的性质和程度，产生增毒或减毒效应。如烟尘中的三氧化二铁、重金属锰等是二氧化硫氧化成硫酸的最好触媒，它凝结在烟尘上形成硫酸雾，其毒作用比二氧化硫大 2 倍；而环境中酸碱共存时引起的酸碱中和作用可产生减毒作用。

（二）体内进行的联合作用

有害因素在体内的联合作用，常常是通过改变机体的功能状态或代谢能力而实现的。它可发生在毒物摄入、吸收、分布、代谢转化、排泄等过程中，或是作用于同一靶器官而产生的相关作用效应。

二、联合作用的类型

目前，公认和普遍应用的是世界卫生组织（WHO）1981年提出的分类法：独立作用、相加作用、协同作用和拮抗作用。根据外源化学物生物学活性是否相互影响，又将上述四种联合作用类型分为两类：非交互作用和交互作用。

（一）非交互作用

非交互作用指机体同时或先后接触两种或两种以上的外源化学物，各化学物相互不影响彼此的毒作用，可以通过各化学物的暴露剂量总和或生物学效应总和直接推算联合毒作用。非交互作用包括相加作用（addition joint action）和独立作用（independent action）。

1. 相加作用 指两种或两种以上化学物以同样的作用方式和机制，作用于相同的靶，仅仅它们的效力不同，其对机体产生的毒作用等于各个外源化学物单独对机体所产生毒作用的算术总和。例如，大部分刺激性气体引起的呼吸道刺激作用、或同分异构物或结构类似物，如多氯联苯（PCB）和TCDD的联合毒作用，多呈相加作用。

相加作用也称为简单的相似作用、简单的联合作用或剂量相加作用，是一个非交互的过程。这种联合作用中每个化学物都按照他们的相对毒作用和剂量比例对总毒作用做贡献，原则上不存在阈值。

2. 独立作用 也称为简单的独立作用、简单的不同作用或反应（或效应）相加作用。当两种或两种以上外源化学物对机体作用时，其作用的部位-靶器官不同，而且各自的靶部位或靶器官之间生理关系较为不密切，此时各外源化学物的毒作用表现为各自的毒作用，称为独立作用。在这一事件中，各外源化学物相互不影响彼此的毒作用，作用的模式和作用的部位可能（但不是必然）不同，各化学物表现出各自的毒作用。效应相加是对混合物中每个化合物的反应的总和决定的相加效应。如严重中毒导致的共同效应死亡。

这里的“反应”和“效应”通常被当作同义词使用。但是，“反应相加”应该更明确地被用来描述群体中的“反应的数量”。因为存在着群体中的每个个体是否对混合物中的化学物有耐受性的问题。如果浓度超过耐受剂量，个体将显示出对一个毒物的一个反应。在这种情况下，应得出反应的数量而非混合物对一群个体的平均效应。

在人体实际的低剂量暴露中，反应相加和剂量相加的概念存在很大差别。对于反应相加，当各化学物剂量低于无作用水平，即各化学物造成的反应为零时，总联合作用为零。而对于剂量相加模型，各化学物低于无有害作用水平也可发生联合毒作用。对于低剂量的多重暴露，剂量相加可能导致严重的毒作用。对于有线性剂量-反应关系的遗传致癌物（假设不存在无作用水平），作用机制被认为是“相似的”反应相加和剂量相加可得到相同的毒作用。

（二）交互作用

两种或两种以上外源化学物造成比预期的相加作用更强的（协同，增强）或更弱的（拮抗作用）联合效应，在毒理学中称之为外源化学物对机体的交互作用（interaction），主要表现为协同作用（synergistic effect）和拮抗作用（antagonistic joint action）。但若一种化学物对某器官或系统并无毒作用，而与另一种化学物同时或先后暴露时可增强或降低另一种化学物的毒作用则被称为加强作用（potentiation joint action）或抑制作用（inhibition joint action）。例如，三氯乙烯和异丙基肾上腺素对肝脏并无作用，却能明显地增强四氯化碳对肝脏的毒作用，此为加强作用。

1. 协同作用 两种或两种以上外源化学物对机体所产生的总毒作用大于各个外源化学物单独对机体的毒作用总和，即毒作用增强，称为协同作用。例如，马拉硫磷与苯硫磷联合染毒，毒作用明显增加，可能是苯硫磷可以抑制肝脏分解马拉硫磷的酯酶，使马拉硫磷分解减慢之故。又如四氯化碳和乙醇对肝脏均有毒作用，当同时进入机体时，其对肝脏的损害作用要比它们单独作用大得多。又如暴露于石棉可使肺癌危险度增加 5 倍，吸烟可使肺癌危险度增加 11 倍，但是吸烟的石棉工人患肺癌率增加了 55 倍。

2. 拮抗作用　两种或两种以上外源化学物对机体所产生的联合毒作用低于各个外源化学物单独毒作用的总和，即为拮抗作用（antagonistic joint action）。拮抗作用的机制很复杂，可以是化学拮抗或灭活、功能拮抗、竞争性拮抗和非竞争性拮抗。化学性拮抗是指发生化学反应形成了一种毒作用较低的产物，如二巯基丙醇与砷、汞、铅等金属离子络合作用。功能性拮抗作用发生于两种化学物质对同一生理指标有相反的作用，如中枢神经兴奋剂和抑制剂的对抗作用。竞争性拮抗是毒物与拮抗剂作用于同一受体，如神经节抑制剂可阻断尼古丁对神经节的作用。非竞争性拮抗是毒物和拮抗剂作用于不同受体，如治疗有机磷农药中毒的阿托品，它能降低胆碱酯酶（AChE）抑制剂的毒作用，并不是作用于 AChE，而是阻断胆碱能神经所支配的效应细胞的 M 胆碱受体。解磷定则是有机磷化学物的生化拮抗剂。

三、联合作用的评价

在人类的实际生活与生产环境中，往往同时或先后暴露在多种外源化学物下，对环境中共存化学物的联合毒作用评价和健康危险性评定已成为迫切需要解决的问题，同时它可以为制定卫生标准和研究防治药物提供客观的毒理学依据。

（一）联合作用的评价

国内、外尚未形成对外源化学物联合作用类型的统一评价体系。目前，用于外源化学物联合作用定性或定量评价的方法主要有以下几种。

1. 等效应线图法　在试验条件和暴露途径相同情况下，以横、纵坐标表示两种化学物的剂量范围，并将两种化学物的 LD_{50} 值或 ED_{50} 值及其 95%可信限值连成三条直线，此即为等效应线，如果混合物实测 LD_{50} 值或 ED_{50} 值在两种化学物可信限上、下连线之间则判断为相加作用，上限以上则为拮抗作用，下限以下则为协同作用。该法简单，结果直观，但只能评价两种化学物的联合作用，而不适用于非概率型效应指标资料。

2. 联合作用系数法　该法是在先求出化学物各自 LD_{50} 值的基础上，以各化学物的联合作用是相加作用的假设出发，计算出混合物预期的 LD_{50} 值，根据预期 LD_{50} 与实测 LD_{50} 的比值，即联合作用系数 K 值，来评价联合作用类型。一般认为，K 值在 0.4～2.5 之间为相加作用，$K<0.4$ 表示拮抗作用，$K>2.5$ 表示协同作用。

3. 等概率和曲线法　等概率和曲线法以效应相加为基础进行联合作用评价，它根据混合物中各化学物的剂量-死亡概率回归曲线求出预期死亡概率，再对概率求和，推算死亡率。

4. 共毒系数法该法　根据不同的指标又分为 3 种：①以毒性指数为指标，先以常规方法测定混合物及各化学物的 LD_{50}，再以一种化学物质的 LD_{50} 为标准与其他化学成分和混合物的 LD_{50} 进行比较（称为毒性指数），然后推算混合物的理论和实际毒性指数，据此计算共毒系数并作出联合作用评价。②以死亡率为指标，根据实测混合物死亡率和预期死亡率计算共毒系数，评价混合物的联合作用。③共毒可信限法，测定两种化学物的 LD_{50} 及可信限，按混合比例和各自 LD_{50} 值推算混合物的预测 LD_{50} 及可信限，预测 LD_{50} 与实测 LD_{50} 之比即为共毒系数，据此评价联合作用类型。同时根据实测值与预测值的可信区间是否相覆盖进行分析，覆盖者为联合作用较弱，反之则强。

5. Logistic 模型　是一种应用范围较广的非线性模型，以函数形式来表示联合作用的剂量-反应关系，适用于两种或多种因素联合作用的分析，其适用范围广。

6. 方差分析　将各单因素的剂量-效应曲线和联合作用的剂量-效应曲线进行重复设计的方差分析，可以确定各因素之间是否有交互作用。以两因素为例，如交互作用显著，两曲线随剂量增大而远离，则说明两因素之间具有协同作用；如交互作用不显著，两条量效曲线互相平行，则说明两因素之间具有相加作用；若两曲线随剂量增大而靠近或交叉，则说明两因素之间具有拮抗作用。该方法可以直接利用连续的测量结果进行计算，从而充分利用实验数据中所含的信息。

7. 广义三阶多项式回归模型 在研究固定剂量或固定比例设计下的联合作用时，若其单独或联合的量-效曲线散点图呈三次抛物线型时，可采用广义三阶多项式回归模型。该模型可成功解决不同效应水平（如 ED_{50}、ED_{60} 等）所对应的联合作用特征可能不一致的问题，具有简便、有效、客观及使用范围较宽的优点。

8. 分类与回归树法（CART）、多因素降维法（MDR）等 近年来，这几种方法常用于评价基因-基因和基因-环境因素的交互作用。

上述各种方法均可通过相应的统计学软件实现，但每种方法又有各自的使用条件和优、缺点，因此，在进行外源化学物联合作用评价时，应严格根据条件选择方法。

（二）联合作用评价中应注意事项

1. 明确实验结果的代表性 两种或多种化学物在某种剂量比例下的实验结果不能作为其联合作用的普遍结果。

2. 注意给药途径 在实际生产生活中，接触毒物主要是经呼吸道和皮肤，而单用经口联合作用实验结果是不够的，必须有经呼吸道与经皮肤联合作用实验资料。

3. 观察毒作用的指标 选择某种毒作用作为观察指标对联合作用的评价和以另一种毒作用作为指标所作的评价，有时结论恰恰相反，故在评价时应注意。

4. 接触化学物的时间、顺序和途径 多种化学物同时暴露与间隔暴露，以及不同接触途径，其联合作用结果可能不尽相同。

5. 实验结果外推的不确定性 体内实验结果与体外实验结果有时并不一致，将动物实验结果外推到人更应慎重。

6. 要注意化学物代谢动力学中的有关因素 单纯地以酶诱导或酶抑制来解释化学物的联合作用有时会导致错误。

思 考 题

1. 毒作用影响因素研究在化学物毒作用评价及健康危险度评定中有何理论及实际意义？
2. 在毒理学研究中了解毒物的化学结构有何意义？毒物的化学结构与毒性有何关系？
3. 影响化学物毒作用的主要理化因素有哪些？它们如何影响化学物的毒作用？
4. 影响化学物毒作用的机体因素中，其遗传因素如何起主要作用？
5. 在毒理学试验设计中为何要选择多种动物进行试验？
6. 化学物联合作用的类型有哪些？有什么毒理学意义？
7. 评价外源化学物联合作用类型的方法有哪些？各自有哪些优缺点？
8. 外源化学物联合作用评价中应注意哪些问题？

（刘起展 余秋波）

第六章　一般毒性作用及评价

外源化学物的一般毒性（general toxicity）是相对于特殊毒性（通常指致癌、致畸、致突变作用和生殖毒性等）而言的，它是指外源化学物在一定的剂量、接触时间和接触方式下对机体产生综合毒性效应的能力，也称为基础毒性（basic toxicity）。根据外源化学物接触时间的长短，可分为急性毒性、亚慢性毒性和慢性毒性。其研究方法包括体内试验和体外试验，一般以体内试验为主。一般毒性研究是探讨外源化学物对机体损伤的重要基础资料，为毒作用机制和靶器官毒性研究提供线索；是进行外源化学物安全性评价和危险度评估的重要组成部分，为制定卫生标准、进行卫生决策提供依据。

第一节　急性毒性试验

案例 6-1

1985 年 6 月，某地组织使用溴氰菊酯乳油剂-敌杀死防治棉田害虫。施药者直接用农药瓶盖量药，每盖约 3ml，然后加水配成 1：8000～1：10000 浓度药液作棉田喷雾。平均每亩用药 0.5g。施药者全部采用个人背负式压力喷雾器，左手持压缩柄，右手持喷杆。施药以农户为主，缺乏个人防护知识，喷药时不戴口罩，不穿长袖衣和长裤，而是赤足、短裤、裸臂喷雾。施药时违反操作规程，不是隔行、顺风、退行喷洒，而是成行列式前进，逆风操作，致使药液反吹到施药者身上。有些施药时由于事先没有检修喷雾器，在操作过程中药液外漏，严重污染了背部皮肤。当喷雾器发生堵塞时，施药者即蹲在田间直接用手修理。喷药后不洗手、脸，就直接吸烟、喝水。施药时平均气温均在 30℃以上。施药者中午不休息，连续作业，污染部位未及时清洗。参加喷药者共 5306 人，其中男 2902 人，女 2404 人。喷药过程中出现明显中毒症状者有 173 人，中毒发生率为 3.26%。男女中毒率分别为 3.13%和 3.14%，差别无显著意义。各年龄组中毒发生率亦无显著性差异。出现症状时间最短在接触农药后 10 分钟，最长 24 小时，多数是 4～6 小时。轻者有头晕、头痛、乏力、精神萎靡、食欲减退、恶心、呕吐、多汗、口鼻分泌物增多、腹痛、腹泻以及明显的皮肤和眼的刺激症状，如局部皮肤红斑、丘疹、烧灼感和畏光、流泪、结膜充血及疼痛等。重者除以上症状明显加重以外，尚有面色潮红（或苍白）、流涎、多汗、视物模糊、瞳孔中度缩小、胸闷、心悸及肌颤或抽搐等。医生立即让患者脱离中毒环境，脱去被药水污染的衣服，并用大量肥皂水或碱性溶液（2%～3%碳酸氢钠液）冲洗手、脸和其他污染部位。多数患者经以上处理并停止喷药 1～3 天后，自觉症状逐渐消失。其中少数皮炎严重的患者，经外擦地塞米松软膏和内服扑尔敏等药而治愈，不留色素沉着。对中毒较重患者，以安定剂和支持疗法为主。全部病例均于 2～3 天内治愈。

问题：

1. 本次中毒事件的特点是什么？出现了哪些系统的中毒症状？
2. 从案例分析可能的中毒原因和途径有哪些？
3. 如何对敌杀死进行急性毒性评价？

一、急性毒性的概念

急性毒性（acute toxicity）指人或实验动物一次或24小时内多次接触某外源化学物短期内所产生的毒效应。经口或注射途径染毒“一次”指瞬间给予实验动物染毒；经呼吸道吸入或皮肤染毒时，“一次”接触是指实验动物在特定时间内持续接触外源化学物的过程。“24小时内多次”指外源化学物毒性很低，一次染毒难以达到其规定限量，需24小时内多次染毒。通常24小时内染毒不超过3次，且应有一定的时间间隔，如经口灌胃每次间隔至少4小时。

二、急性毒性试验目的与常用参数

急性毒性试验（acute toxicity test）是认识和探讨外源化学物对机体毒作用的第一步，可在短期内得到有价值的基础毒性资料。急性毒性试验分为致死性试验和非致死性试验。死亡是最早应用于急性毒性试验的指标。因为死亡是各种毒物共同的最严重的毒效应，它客观、易观察，所以，长期以来，急性致死性毒性试验是衡量外源化学物毒性大小、取得毒性基本资料、划分毒性等级的基本方法。其他毒效应指标对评价外源化学物的急性毒性也是非常重要的。急性非致死性试验以某个或某些系统的毒效应为观察指标，主要测定急性阈剂量和半数毒效应剂量，也可以观察模型生理、生化及行为指标的变化。

（一）急性毒性试验的目的

（1）确定一系列急性毒性参数，评价其急性毒性大小。获得以死亡为终点的毒性上限参数（如LD_{50}或LC_{50}），并进行急性毒性分级。

（2）通过观察动物中毒表现、毒作用强度和死亡情况，初步评价外源化学物对机体产生危害性的大小、毒效应特征、靶器官、剂量-反应（效应）关系等。

（3）为亚慢性、慢性毒性试验研究和其他毒理学试验的接触剂量设计、观察指标选择提供依据。

（4）为毒作用机制研究提供线索。

（二）急性毒性试验常用的参数

通过急性毒性试验，一般可得到下列常用参数：绝对致死剂量（LD_{100}或LC_{100}）、半数致死剂量（LD_{50}或LC_{50}）、最小致死剂量（minimum lethal dose，MLD，LD_{01}或MLC，LC_{01}）、最大耐受剂量或浓度（maximum tolerated dose/concentration，MTD/MTC）或最大非致死剂量（maximum non-lethal dose/concentration，MNLD，LD_0或MNLC，LC_0）。以上都是以死亡为终点的参数，也可以得到以非致死性急性毒作用为终点的毒性参数，包括急性毒性LOAEL（观察到有害作用的最低水平）和急性毒性NOAEL（未观察到有害作用水平）等。

三、急性毒性试验设计

不同国家或地区对不同类型的外源化学物的急性毒性评价方法都有相应的标准、规范或指南，其基本原则和要点基本上是相似的。经典的急性毒性试验以死亡为其观察终点。试验设计包括以下内容。

（一）受试物信息的了解和收集

试验前应充分了解受试物的信息，包括化学结构、分子量、常温常压下的状态和特性，如纯度、杂质的成分与含量、溶解度、挥发度等。对于新的受试物，要先查阅与该受试物在结构、物理和化学性质相似的其他化学物资料，为实验动物品系、受试物剂量的选择提供信息。此外，收集人群可能接触受试物的途径，为染毒方式的选择提供依据。

（二）实验动物的选择与控制

实验动物选择的原则是选择对受试物的代谢和毒效应表现与人的反应尽可能一致，易于饲养管理，试验操作较简单，容易得到、价格较低廉的动物品系。

1. 种属与品系 在急性毒性试验中最好选择两个以上种属的实验动物，一种啮齿类，另外一种是非啮齿类。小鼠和大鼠为啮齿类动物的首选。试验中最好采用常见的品系。一般不要求纯系动物，常选用封闭群杂种动物。

2. 性别与年龄 一般选择雌雄各半，雌性动物应为未曾交配和受孕的动物。如果有特殊要求或急性毒性可能存在性别敏感性差异，可选择雌雄动物分别进行试验。一般情况下选用健康成年实验动物。啮齿类动物的体重和年龄相关，可用体重来表示年龄。常见实验动物的成年体重范围是：大鼠180～240g，小鼠18～25g，家兔2～2.5kg，豚鼠200～250g，狗10～15kg。实验动物体重差异不要大于平均体重的20%。

3. 数量与分组 不同的急性毒性试验方法对实验动物数的要求不一样，一般按照要求进行。例如，寇氏法要求每个剂量组小鼠10只，大鼠8只，狗等大动物至少6只。试验应设足够的剂量组，一般需3～7个剂量组（至少3组）。分组按照随机化原则把每只动物随机地分配到不同剂量组，以保障试验中非处理因素均衡一致。一般按动物体重进行随机分组。

4. 检疫与禁食 实验动物选定后，应在检疫室放置5～7天，剔除异常的实验动物。检疫期与实验期雌雄动物必须分笼喂养，防止交配及受孕。凡经口染毒时，要求试验前动物应禁食，以保证胃内无食物，减少食物对化学物毒性的干扰。大鼠应隔夜禁食；小鼠应禁食4小时；大动物可在染毒前不喂食，染毒后继续禁食3～4小时，但要保障饮水的供应。

（三）受试物剂量的选择

剂量选择是否恰当是急性毒性试验能否成功的基础。在了解其物理和化学性质的基础上，根据与受试物性质近似的化学物毒性资料，以文献中相同的动物种系和接触途径测得的LD_{50}作为该受试物预期毒性中值，然后按照一个合适的间距进行其他剂量组的设计。就啮齿类动物而言，总的原则是先用少量动物，以较大剂量间隔（一般是按几何级数）给药，找出10%～90%（或0%～100%）的致死剂量范围，然后在这个剂量范围内以合适的间距设几个剂量组。在利用不同的方法计算LD_{50}时，实验设计中对剂量设计和动物数的要求不同，因此，在设计剂量分组之前，要先确定LD_{50}的方法。急性致死性毒性试验可以不设阴性对照组。

（四）染毒途径

尽量模拟人接触受试物的途径和方式，同时考虑化学物的性质和用途。如未明确人类可能的接触途径或欲比较不同染毒途径的毒性差别时，常选用经口、呼吸道和皮肤三个途径。常见经口（胃肠道）染毒方式包括灌胃、喂饲、饮水和吞咽胶囊。灌胃法可准确控制染毒剂量，是经口（胃肠道）染毒中最常用的染毒方式。常用的呼吸道染毒方法有吸入法和气管灌注法，吸入法又分为静式吸入和动式吸入法。目前还有一种大气污染物染毒时可通过空气浓缩得到相对高浓度的污染空气，然后利用浓缩后的大气进行染毒，这种方法多用于科学研究。经皮染毒前，要去除实验动物的被毛，但不能损伤皮肤。若受试物是注射用药物，其染毒方式可选择不同的注射途径，如静脉、腹腔、肌肉、皮下注射等。

无论以何种途径染毒，都要考虑到人在实际情况下的接触途径，注意不同染毒方式的最大染毒容积。如果一次染毒不能达到相应的剂量，可在24小时内进行多次染毒。

（五）毒效应观察

试验观察期限 14 天，也可依据毒性反应、症状发生速度延长观察期。试验除获得 LD_{50} 外，更重要的是要全面观察动物出现的毒性效应及变化，这对于了解受试物的急性毒作用特征和靶器官（Target organs）非常重要，可补充 LD_{50} 的不足。

1. 中毒症状 动物染毒后，应仔细观察并详细记录动物出现的各种中毒症状、症状发生的时间和程度、症状发生发展的过程与规律、动物死亡前的特征和死亡时间等。机体对受试物毒作用的反应在各个系统表现相应的特征，不同系统的毒性表现不一，有一些中毒表现和行为的改变是多个系统受损的结果。具体表现见表 6-1。

表 6-1 急性毒性试验中常见的中毒表现

系统和器官	观察项目	中毒后的表现
中枢神经系统	行为	活动异常，不安，多动、少动或呆卧，侧倒，体位异常，叫声异常
	运动状态	步态蹒跚、痉挛、抽搐、强直、麻痹，后肢无力
	对外界刺激反应性	反应低下或过高，如易兴奋、易激惹，感觉迟钝或过敏
	脑、脊髓反射	减弱或消失
	肌张力	增加（紧张）或减少（松弛）
植物神经系统	瞳孔	散大或缩小
	腺体分泌	流涎，流泪，出汗
呼吸系统	鼻	鼻孔溢液，鼻翼扇动
	呼吸表现	呼吸过缓、过速，张口或腹式呼吸，呼吸衰竭
心血管系统	心电图异常	心动过速或过缓、心律不齐等
	四肢末端血管	充血，四肢末端明显发红
消化系统	摄食	少食、拒食
	大便	腹泻、便秘
	腹部外形	膨隆、凹陷
	粪便硬度与颜色	不成形，色泽异常（黄色、灰白色、褐色、咖啡色等）
泌尿生殖系统	小便	尿频，失禁，浑浊，血尿
	阴户、阴道口、阴茎	肿胀，分泌物增多，会阴部污秽，脱出
皮肤和被毛	颜色、张力	皮肤松弛、皱褶、发红、发绀、皮疹、溃疡、被毛蓬松、竖毛
黏膜	结膜、口腔	分泌物增多、充血、水肿、发绀
眼睛	眼睑	上睑下垂
	眼球	突出、震颤、充血
	角膜	混浊、血性分泌物
其他	直肠温、皮温	升高或降低

2. 体重 体重的变化可反映动物中毒后的整体变化。其原因很多，外源化学物刺激或损伤消化道后，引起实验动物的摄食减少甚至拒食，出现体重减轻；外源化学物引起的腹泻，影响了动物对食物的吸收和利用，可导致体重降低；若外源化学物引起了动物对水的摄取或肾功能的改变，体重也可能发生变化。因此，应在观察期 14 天内多次测量动物的体重。

3. 死亡和死亡时间 经典的急性毒性试验是以死亡为观察终点，因此应重点观察记录每只动物的死亡时间、不同剂量组动物的死亡数量，分析动物死亡的规律。

4. 病理检查和其他指标 包括对死亡动物大体解剖和病理学检查，观察主要脏器的大体病理变化如大小、外观、有无充血、出血、水肿等改变；对发生改变的脏器进行病理组织学检查，对其他存活动物应在试验结束时进行大体病理学观察，必要时做病理组织学检查。根据不同的外源化学物毒性特点，还可以增加其他观察或检查指标，如体温、心电图、脑电图、血液生化指标等。

（六）LD_{50}的计算

LD_{50}的计算有很多方法，要求经过统计分析得到LD_{50}及95%可信限范围。常用的有改良寇氏（Karber）法、霍恩（Horn）法和Bliss法。

1. 改进寇氏（Karber）法　又称平均致死剂量法，根据剂量对数与死亡率呈S型曲线包含的面积推导出死亡率平均为50%时的剂量。该法要求在试验设计中每个染毒组试验动物数相同，一般为10只；死亡率呈正态分布，最低剂量组死亡率小于20%，最高剂量组死亡率大于80%；各剂量组间剂量按几何级数排列，至少5个剂量组。按公式计算LD_{50}及95%可信限范围。

2. 霍恩法（Horn法）　是根据剂量对数与死亡率或（反应率）的转换数呈直线关系而设计的方法，又叫平均移动内插法或剂量递增法。该法要求设4个剂量组，每组动物数相等（4只或5只），各剂量公比为$\sqrt{10}$或$\sqrt[3]{10}$，根据不同组的动物死亡数，查表得到该受试物的LD_{50}和95%的可信限。该法简便，使用动物少，但是LD_{50}的95%可信限范围较大。

3. Bliss法　又叫最大似然法。我国《新药临床前毒理学研究指导原则》及《新药（西药）毒理技术要求规范》均推荐该法。其试验设计要求不是十分严格，计算比较麻烦，要给各数值加权后再计算。目前利用软件计算LD_{50}。

（七）经典的急性毒性试验中LD_{50}的局限性

LD_{50}在外源化学物的急性毒性评价方面有十分重要的毒理学意义，但还存在一定的局限性。

（1）消耗实验动物的数量多，一次实验需要60～100只动物。

（2）获得的信息有限，LD_{50}的值不能等同于急性毒性，死亡仅仅是评价急性毒性的许多观察终点之一。化学物单次大剂量急性中毒，动物多死于中枢神经系统及心血管功能障碍，并不能很好地显示出各自的毒作用特征，另外，由于死亡迅速，各种器质性变化尚未发展，不能显示出靶器官的病变。

（3）测得的LD_{50}值实际上仅是近似值。

（4）在安全性评价中仅评价动物死亡和简单的症状观察是不够的，更需要的是生理学、血液学及其他检查所提供的深入详细的毒性信息。

四、急性毒性替代试验

替代法（alternatives）又称为“3R”法，即优化（refinement）试验方法和技术，减少（reduction）受试动物的数量和痛苦，取代（replacement）整体动物试验的方法。鉴于目前日益增加的公众舆论压力和经济上的考虑，整体动物试验如LD_{50}毒性试验、兔Draize试验等正面临替代的可能。1991年美国、欧盟、日本为了国际注册要求的统一协调，召开了第一次人用药品注册技术要求国际协调会，对经典急性毒性试验进行了科学、客观的分析与评价。1995年国际毒理学大会后，出现no animal test production的趋势。2001年经济合作与发展组织（Organization for Economic Co-operation and Development，OECD）对急性经口毒性试验方法进行了较大修改，并颁布了固定剂量法、急性毒性分级法和上-下移动法或阶梯法测定急性毒性的新方法。美国环境保护署（Environmental Protection Agency，EPA）推荐使用的急性毒性方法也包括OECD推荐的上述3种方法，同时还包括限量试验和传统的急性毒性试验。近几年美国发展了一种新的毒性测试系统——微观毒性测试系统（the microtoxic test system），它是利用一组毒物反应敏感的发光微生物，在标准的条件下，毒物→微生物→代谢影响→光输出降低，降低程度与毒物毒性成正比。时间30min，样品1ml，费用低。美国等许多国家将其已作为标准。

（一）固定剂量法

固定剂量法（fixed dose procedure）与经典的急性毒性试验不同，不以动物死亡为终点，而以明显的毒性体征作为终点进行评价。利用预先选定或固定的一系列剂量染毒，观察化学物的毒性反应来对化学物的毒性进行分级。剂量范围为 5、50、500、2000mg/kg，特殊情况下可增加到5000mg/kg。1984 年英国毒理学会提出该法，1992 年被 OECD 采用，2001 年更新。

欧共体（European Economic Community，EEC）的急性经口毒性分级标准为：高毒（very toxic，LD_{50}＜25mg/kg）、有毒（toxic，LD_{50}为 25～200mg/kg）、有害（harmful，LD_{50}为 200～2000mg/kg）、不分级（unclassified，LD_{50}＞2000m/kg）等四个等级。固定剂量法的结果评价可见表 6-2。

表 6-2　单次口服固定剂量法试验结果的评价

剂量（mg/kg）	试验结果		
	存活数＜100%	100%存活，毒性表现明显	100%存活，无明显中毒表现
5.0	高毒 LD_{50}＜25 mg/kg	有毒	用 50 mg/kg 试验
50.0	有毒或高毒用 5 mg/kg 试验	有害 LD_{50}为 200～2000 mg/kg	用 500 mg/kg 试验
500.0	有毒或有害 50 mg/kg 试验	LD_{50}＞2000 mg/kg	用 2000 mg/kg 试验
2000.0	用 500 mg/kg 试验	该化学物无严重急性中毒的危险性	

（二）急性毒性分级法

急性毒性分级法（acute toxic class method）是以死亡为终点的分阶段试验法。该法用动物少，可得到可接受的结论。该法基于生物统计学原理，通过 OECD 组织的国际性验证。本法应选择啮齿类动物，首选大鼠。每次选用设定剂量 5、50、300、2000mg/kg 之一，单性别 3 只动物进行试验，根据动物的生死情况进行下一步试验。有三种可能结局：①不需进一步试验即可分级；②下一步试验降低或升高一档剂量进行；③下一步试验以相同剂量再做 3 只动物，根据结果决定是升高还是降低一档剂量。根据在某一剂量下发生死亡的数量来判断 LD_{50}的大致范围，直接进行毒性分级。平均经 2～4 阶段可判断急性毒性。

（三）上-下移动法

上-下移动法（up/down method）或阶梯法由 Dixon 和 Mood 首次提出，1985 年 Bruce 进行了改进，目前是 OECD、EPA 和美国试验材料协会（American Society for Testing and Materials，ASTM）推荐的方法之一。其最大特点是在节省实验动物的同时，不但可以进行毒性表现的观察，还可以估算 LD_{50}及其可信限，适用于能引起动物快速死亡的外源化学物。该法是以死亡为观察终点，也可用于观察其他的毒性终点，适用于“全”或“无”的反应。根据资料确定第 1 只动物的染毒剂量，观察 48 小时，如果不死亡，提高第 2 只动物的染毒剂量；反之亦然。但是每一只存活的动物都要观察值 14 天，后期死亡动物在统计结果时也应记为死亡。试验需要选择一个比较合适的剂量范围，使得大部分的动物所接受的化学物剂量都会在真正的平均致死剂量左右。上-下移动法一般需 6～9 只实验动物。

（四）限量试验

限量试验（limit test）可用于某些低毒的受试物。一般使用啮齿类动物（大鼠或小鼠）20 只，雌性各半，在合理的最大染毒浓度及染毒容量的前提下，以允许的最大剂量单次染毒或 24 小时内多次染毒，单次染毒剂量不超过 5g/kg 体重，也有认为剂最一般不超过 2g/kg 体重，对于食品毒理学试验限量可为 15g/kg 体重。可能结果为：①如果实验动物无死亡，结论是最小致死剂量（MLD）大于该限量；②如果死亡动物数低于 50%，结论是 LD_{50}大于限量；③如果死亡动物数高于 50%，则应重新设计，进行常规的急性毒性试验。也可用 10 只动物进行试验，如无死亡或死亡数仅为 1 只，才可认为 LD_{50} 大于限量。

五、急性毒性分级和评价

急性毒性试验主要目的之一是对化学物的急性毒性进行分级（acute toxicity classification），以比较其急性毒性大小，评价化学物的急性毒性强弱。2003 年，WHO 公布了《全球化学品统一分类和标签制度》（Globally Harmoni zed System of Classification and Labeling of Chemicals，GSH. 2005 年修订，2008 年全面实施），对多种毒性进行分级（表 6-3）。GHS 急性毒性分级基于经口、皮肤途径的 LD_{50} 或经呼吸道的 LC_{50} 值（近似）为依据划分，将化学品或混合物的急性毒性划分为 5 类（表 6-4）。药品、食品添加剂、化妆品和食品中杀虫剂残留物等不在全球统一分类和标签制度覆盖范围内。我国除参考使用国际上几种分级标准外，也陆续制定了农药（表 6-5）、工业毒物（表 6-6）、药品等国家标准。中国食品毒理则沿用了国际上六级标准（表 6-7）。

表 6-3　WHO 急性毒性分级

毒性分级	大鼠一次经口 LD_{50}（mg/kg）	6 只大鼠吸入 4h 死亡 2～4 只的浓度（ppm）	兔经皮 LD_{50}（mg/kg）	对人可能致死的剂量	
				g/kg	总量（g/60kg）
剧毒	<1	<10	<5	<0.05	0.1
高毒	1～	10～	5～	0.05～	3.0
中等毒	50～	100～	44～	0.5～	30.0
低毒	500～	1000～	350～	5.0～	300.0
实际无毒	5000～	10000～	2180～	>15.0	>1000.0

表 6-4　急性毒性危害类别和急性毒性估计值（LD_{50} 或 LC_{50}）

接触途径	第 1 类	第 2 类	第 3 类	第 4 类	第 5 类
经口（mg/kg 体重）	5	50	300	2000	5000
经皮（mg/kg 体重）	50	200	1000	2000	5000
气体（ppm，V）	100	500	2500	5000	5000
蒸气（mg/L）	0.5	2.0	10	20	5000
粉尘与烟雾（mg/L）	0.05	0.5	1.0	5	5000

表 6-5　农药的急性毒性分级

级别	经口 LD_{50}（mg/kg）	经皮 LD_{50}（mg/kg）4h	吸入 LC_{50}（mg/m^3）2h
剧毒	<5	<20	<20
高毒	5～50	20～200	20～200
中等毒	50～500	200～2000	200～2000
低毒	>500	>2000	>2000

表 6-6　工业毒物急性毒性分级标准

毒性分级	小鼠一次经口 LD_{50}（mg/kg）	小鼠吸入 2h LC_{50}（ppg）	兔经皮 LD_{50}（mg/kg）
剧毒	<10	<50	<10
高毒	11～100	51～500	11～50
中等毒	101～1000	501～5000	51～500
低毒	1001～10 000	5001～50 000	501～5000
微毒	>10 000	>50 000	>5000

表 6-7 中国食品毒理急性毒性分级法（1994）

毒性分级	大鼠一次经口 LD_{50}（mg/kg）	大致相当于体重为 70Kg 人的致死剂量
6 级（剧毒）	＜1	稍尝，＜7 滴
5 级（高毒）	1～50	7 滴～1 茶匙
4 级（中等毒）	51～500	1 茶匙～35 克
3 级（低毒）	501～5000	35～350 克
2 级（实际无毒）	5001～15 000	305～1050 克
1 级（无毒）	＞15 000	＞1050 克

六、局部毒作用及其评价

案例 6-2

钟某，男，16 岁，既往否认胃肠道疾病史。2006 年 7 月 26 日始在某厂生产车间工作，接触三氯乙烯。8 月 20 日双手、腹部皮肤出现红色皮疹，伴瘙痒，一周后皮疹蔓延全身，在当地抗过敏治疗。9 月 6 日开始腹泻。9 月 8 日觉头晕、发热（38℃），皮疹继续增多并出现少许水泡，伴腹痛、血水样便达 30 多次/d，每次量不等。9 月 13 日入院。全身见多形红斑皮疹，大部分融合成片，双手背见小水泡。口唇干燥，皲裂，血痂，口腔黏膜糜烂。入院后确诊为“三氯乙烯药疹样皮炎”，皮疹形态属重症多形红斑。

资料来源：吴奇峰，等. 三氯乙烯药疹样皮炎并消化道黏膜损害 2 例报告. 中国工业医学杂志，2011，24（5）：341～343

问题：

1. 钟某是通过什么途径接触三氯乙烯？这次中毒的特点是什么？
2. 如何设计体内和体外试验证明三氯乙烯可导致药疹样皮炎。

（一）局部刺激试验

局部刺激试验（local irritation test）旨在了解外源化学物对皮肤、眼睛的局部刺激性和腐蚀性，包括眼刺激、皮肤刺激试验。我国一类新药、农药、化学品和消毒剂的毒理学试验程序均规定了局部刺激试验为必做项目。

1. 眼刺激试验 眼原发性刺激试验（eye primary irritation test）观察终点是眼刺激和眼腐蚀性的程度，包括单次、多次眼刺激试验。眼刺激性（eye irritation）指眼前表面接触受试物后引起的眼睛可逆性炎症变化。眼腐蚀性（eye corrosion）指眼睛前表面接触受试物后引起的眼睛不可逆性组织损伤。一般对皮肤产生刺激的强酸或强碱性物质可免做眼刺激试验。大部分化学物质 pH 接近中性，其对皮肤和眼的刺激性反应结果可能不一致，对皮肤有刺激的物质不一定引起眼刺激体征，应单独进行眼刺激试验。

目前推荐的眼刺激试验方法是 Draize 眼试验。选择白色家兔 4 只，每只家兔的 1 只眼滴入 0.1ml 受试物，另 1 只眼作为对照。染毒后不同时间点（1、2、3、4 天和 7 天时）用肉眼或手提式裂隙灯检查眼睛反应，包括结膜（发红、球结膜水肿和分泌物）、角膜（浑浊程度和范围）和虹膜（充血、肿胀和角膜周围充血）的反应，按国标规定的分级标准进行评分。Draize 眼试验以主观判断为主，不同实验室之间或同一实验室内部对受试物的分级都可能存在一定的差异。为了减少不同实验者在判别上的偏差，可以采取一些措施，如将角膜、结膜、虹膜的不同反应程度拍成彩色照片，以统一不同实验室的判别标准。兔眼试验检测人的眼睛刺激性是有效的，但某些情况下家兔出现的刺激反应比人的大。

数十年来，Draize 眼试验在化学物的眼刺激性毒理学安全性评价、保护人群健康方面做出了杰出的贡献，但 Draize 眼试验本身存在的缺点（如评分标准主观性强、实验室间检测结果重复性差，引起动物较大痛苦等）也面临越来越多的批评和谴责。所以，国内外也探讨使用眼刺激试验的替代方法，目前主要集中在以下几类：

（1）离体器官试验：指利用离体眼球或角膜与受试物接触，通过检测角膜水肿、通透性以及渗透性等指标的变化来判断受试物对眼刺激性程度的方法。包括：牛角膜浑浊和渗透性试验（Bovine Corneal Opacity and Permeability，BCOP）；离体兔眼试验（isolated rabbit eye test，IRE）、离体鸡眼试验（Isolated Chicken Eye，ICE）等。2009 年，BCOP、ICE 和 IRE 方法被 OECD 正式认可，可作为 Draize 试验的替代试验。此类试验适用于重度眼刺激性物质的筛选，但对轻度刺激性物不敏感，不能作为区分刺激物与非刺激物的确认试验。

（2）以细胞毒性为基础的试验：包括特殊细胞毒性试验和一般细胞毒性试验。如中性红摄取试验（neutral red uptake assay，NRU）；中性红释放试验（neutral red release assay，NRR）；红细胞溶血试验（red blood cell haemolysis test，RBC）。NRU 试验，通过检测受试物抑制细胞摄取中性红染料的能力来评价眼刺激性，中性红摄取能力是细胞活性的标志。常用于 NRU 试验的细胞包括：中国仓鼠 V79 细胞，正常人表皮角质形成细胞（normal human epidermal keratinocytes，NHEK），BALB/c 3T3 小鼠成纤维细胞和兔角膜上皮细胞系。NRU 试验对于检测表面活性剂与体内试验有很好的相关性。因此，NRU 试验更适合于评价轻度刺激物，表面活性剂类以及基于表面活性剂的配方类物质，比如洗发水等。

（3）基于鸡胚绒毛尿囊膜的试验：指利用鸡胚绒毛膜尿囊膜结构与人结膜相似的特点，通过检测出血、充血、凝血等指标的变化来评价受试物的眼刺激性。包括：鸡胚绒毛膜尿囊膜试验（hen's egg test on the chorio-allantoic membrane，HET-CAM）、绒毛膜尿囊膜血管试验（chorioallantoic membrane vascular assay，CAMVA）、绒毛膜尿囊膜苔盼蓝染色试验（chicken chorioallantoic membrane trypan blue staining，CAM-TB）。CAM-TB 是经过改进的 HET-CAM 方法，通过测定 CAM 吸收台盼蓝的量来检测受试物损伤作用，克服了其缺乏客观性和难量化的缺点。结果表明该方法比 HET-CAM 实验方法变异性低，而且和 Draize 试验最大平均分值（maximal average score，MAS）有很好的相关性。但有色物质可能干扰终点的测定。

（4）基于重组的人角膜组织模型进行的试验：指利用体外培养的类角膜组织模型评价受试物的眼刺激性。主要有美国 MatTek 公司生产的 EpiOcular 模型和法国 SkinEthic 实验室开发的 SkinEthic ™ HCE 模型。目前该类方法已在化妆品、个人护理、日化和化工等领域使用，此外，还用于产品配方（轻至中度眼刺激性）的临床前安全性检测，以及用于配方优化、表面活性剂及其配方（个人和家庭护理用品）的安全性评估等。

2. 皮肤刺激试验 皮肤原发性刺激试验（skin primary irritation test）包括单次和多次皮肤刺激试验，完整皮肤和破损皮肤刺激试验等。观察终点为皮肤刺激和皮肤腐蚀。皮肤刺激（dermal irritation）是指其皮肤接触化学物后产生的局部可逆性的炎症变化。皮肤腐蚀（dermal corrosion）是指其皮肤接触化学物产生的局部不可逆性组织损伤。不是所有的化学物都适合做皮肤刺激试验，可免于皮肤刺激试验的 3 种情况：①根据结构与活性关系及理化特性推测可能有腐蚀性的物质（如 $pH \leq 2$ 或 $pH > 11.5$ 的酸或碱）。②在急性经皮毒性试验显示有很强系统毒性的物质。③在急性经皮毒性试验中染毒剂量达 2000mg/kg 时仍未产生皮肤刺激体征的物质。

Draize 等人首次提出皮肤刺激评价，又称为 Draize 皮肤试验，现已将其列入化学物安全性评价方法之一。家兔及豚鼠的皮肤对有害物质较敏感，是该试验的常用实验动物。选用成年、健康、皮肤无损伤的实验动物，至少 4 只。试验前 24 小时去除动物脊背两侧的被毛，去毛范围在 3cm×3cm。取受试物 0.5g 或 0.5ml 均匀涂抹在皮肤上，同时用玻璃纸和纱布覆盖、固定，用自身对照方式观察比较。染毒时间一般为 4 小时，可根据实际情况把染毒时间延长至 24 小时。试验结束后，用温水或无刺激的溶液除去残留的受试物，尤其是有色素的受试物。在去除受试物后 1、24、48、72 小时观察涂抹部位的皮肤反应是否有红斑、紫色红斑，最重的可形成焦痂，一般按红斑和水肿的严重程度评分。观察时间的长短应足以观察到可逆或不可逆刺激作用，一般不超过 14 天。按照皮肤刺激反应评分标准评分，根据各观察时点最高积分均值进行评价，判定皮肤刺激强度。

在皮肤原发刺激试验过程中，要注意影响皮肤刺激反应因素：①皮肤完整性受到破坏，导致皮肤吸收增强；②固态受试物的物理特性，如边缘锋利的颗粒状物质及较硬的纤维状物质可能对皮肤产生机械刺激和原发性刺激反应；③某些固态受试物在干燥及溶解状态下皮肤刺激和腐蚀的试验结果不同，溶解状态的刺激作用增强；④受试物可能用于人受损伤的皮肤，则受试动物皮肤也要作相似的处理；⑤受试物在动物皮肤表面封闭染毒的严密程度；⑥实验动物的年龄、性别以及不同受试部位随着年龄的增长，皮肤敏感性降低。一般选用动物背部皮肤（而不是脊柱表面皮肤，该处皮肤较厚，对刺激不敏感）。不同性别的动物皮肤厚度、血液情况有差异。⑦个人对试验结果主观判断的差别；⑧动物物种不同会造成皮肤反应的差异。有人用 Draize 皮肤试验测试了 40 种化妆品成分，结果发现皮肤反应的敏感性顺序为兔＞豚鼠＞人＞猪，提示兔对化学物皮肤毒性的敏感性比人强。因此，急性皮肤刺激试验结果从动物外推到人的可靠性十分有限，如用不同品系动物试验都得到类似结果，则增加从动物资料外推到人的可靠性。

2009 年，欧盟禁止用动物实验评价化妆品原料和成品。近年来，有几种皮肤刺激试验替代方法通过了欧洲替代方法验证中心（ECVAM）和替代方法验证协调委员会（JCCVAM）的验证，如荧光素漏出试验（FLT）。介绍如下：

（1）单层皮肤细胞培养模型：目前应用较多的有皮肤角质形成细胞，皮肤黑色素细胞、皮肤成纤维细胞。值得注意的是，单层皮肤细胞培养模型不具有皮肤的完整性，在实验结果外推到人的就相对较差。但是单层皮肤细胞培养模型可消除物种差异，并具有重现性好的特点，可应用于皮肤刺激物的初筛。

（2）表皮组织培养模型：气液交界面皮肤组织培养可模拟人类正常的表皮。国外一些单位已研发出不同系列的人工皮肤产品，并提供了商品化供应，其中的 CorroSkin、RHE 和 EpiDermr（EPI）是几种人工表皮模型，已通过验证，并用于替代皮肤刺激性试验。

（3）器官型人工皮肤模型：体外构建汉表皮和真皮的器官型人工皮肤，由于其结构和功能接近正常皮肤，成为目前研究的热点。

（二）皮肤变态反应试验

皮肤变态反应（skin sensitization）是一种由免疫介导化学物质的皮肤毒性反应，又称致敏性接触性皮炎（allergic contact dermatitis）。人体反应的特点是瘙痒、红斑、水肿、丘疹、小水疱、大疱，其他物种动物的反应皮肤致敏可能仅见红斑和水肿。皮肤变态反应试验（skin sensitization test）的目的是通过动物试验预测外源化学物经皮肤接触对人类产生皮肤致敏反应的危害。

皮肤与外源化学物初次接触后，产生较轻的反应或无明显反应，经过一段时间再次接触，会产生迟发性超敏反应（接触性皮炎），且在最初染毒部位以外的皮肤都可发生。其机制可能是外源化学物在穿透皮肤过程中，以半抗原与体内某些特定的载体蛋白共价结合，形成完全抗原，结合于表皮朗格罕细胞膜上或与巨噬细胞结合，诱导抗体形成，产生免疫记忆，当皮肤再次接触相同或相似的较低浓度化学物质，会出现皮肤超敏反应。该反应是 IV 型超敏反应，有迟发性超敏反应 T 淋巴细胞（TCD）参与，反应高峰在第二次抗原接触后 24～48 小时。

皮肤变态反应试验已有两种类型试验，一种是福氏完全佐剂（FCA）法，另一种是不加佐剂的方法。佐剂法可增强动物对致敏物的敏感性，弱致敏物可用本法检出，有利于预测人类的致敏性。

传统的皮肤变态反应试验方法有局部封闭涂皮法（Buehler test，BT）和豚鼠最大值试验法（guinea pig maximinatim test，GPMT）。GPMT 采用完全弗氏佐剂皮内注射染毒。试验动物一般选择豚鼠，试验分诱导接触（induction exposure）和激发接触（challenge exposure）。前者是以较低或中等浓度受试物对皮肤重复（每天或每周 4～5 天）染毒（涂皮或皮下注射），一般需 14 天。然后间隔 10～14 天为激发阶段，用激发剂量（比诱导剂量低）受试物处理未染毒的皮肤部位，观察 24、48、72 小时后有无皮肤反应，以皮肤反应的严重程度来评分，比较诱导、激发后皮肤水肿、红斑出现的情况，判断受试物是否有皮肤超敏反应。体内试验除观察诱导/激发后皮肤的局部反应外，还有其他观察指标的试验，如耳肿胀试验、黏膜局部淋巴结分析试验等，用于评价外源化学物是否会引起迟发超敏反应。

目前正在研究的皮肤致敏体外替代方法包括：①基于树突状细胞及 T 细胞等接触性过敏性皮肤诱导相和激发相中的关键免疫细胞的免疫识别的化学致敏过程。②建立化学物渗透表皮生发层/真皮层的皮肤模型；③角质形成细胞培养模型。

第二节　短期、亚慢性和慢性毒性试验

案例 6-3

某电子公司主要生产笔记本电脑周边绝缘材料—MYLAR 和泡棉等，主要生产工艺流程为：开片-备胶-冲材-擦拭包装。因工艺要求车间内空气清洁，故门窗关闭。擦拭包装车间较拥挤，无排风和送风设施，操作台无局部抽风排毒设备，现场有机溶剂气味较浓。工人工作时左手的拇指、食指和中指戴橡胶指套，右手用蘸湿去渍油的棉布擦拭产品，未佩戴有效防护用品。擦拭包装工段的车间共有女工 380 名，年龄 18～25 岁，平均 21.5 岁。该车间使用的去渍油主要成分为 80%正己烷，每月用量 1 吨左右，已使用 5 年。女工接触该去渍油工龄 0.5～4.5 年，平均 2.5 年。经测试，擦拭作业场所空气中正己烷平均浓度为 450.23mg/m^3（国家标准最高容许浓度为 180.00mg/m^3）。对 380 名女工健康检查发现，神经检查异常 47 人，占 12.37%；出现手足发麻、四肢无力等症状者 73 人，占 19.21%；有体征者 26 人，占 6.84%，对其中 12 例症状和体征较严重的患者进行了神经肌电图检查，结果显示为上下肢周围神经源性损害。另外 8 例患者做了尿 2，5-己二酮测定，其浓度均大于 5.0mg/L，平均浓度达到 13.99mg/L。

问题：

1. 本案例中毒的特点是什么？可能中毒途径是什么？
2. 本次中毒应该如何诊断？诊断的依据是什么？
3. 本次调查的女工接触工龄为 0.5～4.5 年，中毒症状也不尽相同，应该设计哪些试验来全面评价正己烷的毒性？如何确定工作环境的安全限值？

人类在日常活动中接触到的外源性化学物一般情况具有剂量较，且长期、重复性接触的特点。一次较大剂量染毒和长期重复低剂量染毒可能出现完全不同的毒作用表现，如急性苯中毒有中枢神经系统麻醉症状，慢性苯中毒损伤血液系统，引起白细胞减少、血小板减少、贫血，甚至出现再生障碍性贫血或白血病。此外，动物的不同年龄阶段对化学物的敏感性不同，如动物生长过程的体内一些代谢、生理改变能影响体内的一些代谢酶活性，使机体对于外源化学物的代谢能力发生改变。同时，一些退行性病变、自发性疾病发生率随着年龄的增加而上升。因此，急性毒性资料难以预测慢性毒性，研究长期重复接触外源化学物的毒性作用对于其安全性评价更为重要。

一、蓄 积 作 用

外源化学物进入机体后，可经代谢产物或化学物原型的形式排出体外，但当外源化学物与机体慢性接触，且进入的速度或总量超过代谢转化与排出的速度或总量时，外源化学物有可能在体

内逐渐增加并潴留，该现象称为外源化学物的蓄积作用（accumulation）。体内蓄积的化学物质可以原形或代谢产物的形式，或与体内某些物质结合的形式存在。当实验动物多次、反复暴露于外源化学物一定时间后，若能用化学方法测得机体内（或某些组织脏器内）存在该化学物母体或其代谢产物，例如重金属铅、汞、锰等，又如DDT的代谢物，就称之为物质蓄积（material accumulation）；若体内不能测出其原形或代谢产物，却发生慢性毒作用，如某些溶剂、有机磷化合物等，称为损伤蓄积或效应蓄积（damage accumulation）或功能蓄积（functional accumulation）。功能蓄积是指多次暴露化学物所引起的机体损害累积现象。外源化学物有无蓄积作用是评定其是否有潜在慢性毒性的佐证之一，也是制定卫生限量标准时安全系数的科学依据。

蓄积作用的检测有理化方法和生物学方法。理化方法主要是利用化学分析方法或放射性同位素的方法分析检测外源性化学物及其代谢产物在体内变化的过程，从而判断其在体内的蓄积情况、储存库和半衰期。生物学方法是将重复染毒与单次染毒所产生的生物学效应进行分析，来判断其是否具有蓄积作用。蓄积系数（accumulation coefficient，K）是指多次染毒使半数动物出现效应的总剂量（$ED_{50(n)}$）与一次染毒的半效量（$ED_{50(1)}$）之比值，即 $K=ED_{50(n)}/ED_{50(1)}$，实验常以死亡为观察的效应，此时 $K=LD_{50(n)}/LD50_{(1)}$。

二、短期、亚慢性和慢性毒作用概述

（一）短期、亚慢性和慢性毒性的概念

短期重复剂量毒性（repeat dose toxicity）指实验动物或人连续接触外源化学物 14～30 天出现的中毒效应。

亚慢性毒性（subchronic toxicity）指实验动物或人连续较长期（约为 1/10 的生命周期）接触外源化学物出现的中毒效应。

慢性毒性（chronic toxicity）指实验动物或人长期接触外源化学物出现的毒性效应。“长期”无统一、严格的时间界限，可以是终生染毒。蓄积作用是发生慢性毒性的基础。

（二）短期、亚慢性和慢性毒性试验的目的

由于慢性毒性试验持续时间长、消耗大量的人力、物力，短期重复剂量和亚慢性毒性试验可作为预备和筛选试验，特别是 28 天短期毒性试验，是一种初步推测长期接触可能出现毒效应的经济实用试验方法。近年我国颁布的食品和消毒剂评价规范都将该试验列入程序中。1995 年，Parkinson 将 117 种药品对犬的亚慢性（90 天）和慢性（24 个月）毒性试验结果与大鼠短期或长期试验结果比较，几乎未观察到新的毒性效应，故认为除致癌试验外，无需进行更长时间的染毒。目前，亚慢性毒性试验（尤其是 90 天试验）是较常用的重复剂量毒性试验，该试验可以确定外源化学物的 NOAEL。慢性毒性试验可与致癌试验合并进行。

短期重复剂量毒性试验、亚慢性毒性试验和慢性毒性试验主要目的：

（1）了解长期暴露受试物的毒性效应谱、毒作用特点、靶器官和机制。

（2）了解长期暴露受试物毒作用的可逆性。

（3）探讨重复暴露受试物毒作用的剂量-反应（效应）关系，初步确定 NOAEL 和 LOAEL，为制定人类暴露的安全限量提供建议值。

（4）亚慢毒性试验可为慢性毒性试验和致癌试验的剂量设计和观察指标的选择提供依据。

（5）观察不同动物对受试物的毒效应差异，为把研究结果外推到人提供科学依据。

三、短期毒性和亚慢性毒性试验

短期重复剂量毒性试验和亚慢性毒性试验在试验设计、指标选择和结果评价上有许多相同之

处，其分析结果可初步确定受试物的 NOAEL 和 LOAEL，并为慢性毒性试验的剂量设计和动物选择提供重要依据。故短期重复剂量毒性试验和亚慢性毒性试验已经纳入许多化学物、药物等常规毒性评价程序，是最重要的一般毒性评价试验之一。

（一）实验动物的选择

1. 物种和品系 根据研究资料选择对受试物敏感的试验动物。亚慢性毒性试验一般要求两种实验动物，一种是啮齿类，另一种是非啮齿类。选择的实验动物应是对受试物的生物转化、毒性反应与人类相当或相似的物种。短期重复剂量毒性试验如果是为亚慢性和慢性毒性试验做准备，则应该与慢性毒性试验动物一致。目前，常用的试验动物是大鼠、犬，有条件时可用猴。大鼠常用品系为 Wistar 和 Sprague-Dawley，犬的品系多为 Beagle 犬。亚慢性经皮毒性试验可用兔、豚鼠。

2. 性别、年龄和数量 通常要求实验动物雌雄各半，特殊研究（如研究化学物的性腺毒性或生殖毒性）可选用单性别动物。一般选择刚断乳的健康动物，啮齿类动物不超过 6 周龄，大鼠 100g 左右，小鼠 15g 左右；犬通常选用 4～6 个月（一般不超过 9 个月）的幼犬。小动物（大、小鼠）每组不少于 20 只，大动物（犬、猴）每组不少于 6 只。若试验要求在试验中期处死部分动物做检测，则每组动物数量要相应增加。各试验组和对照组动物数应相同，体重相近，同组动物体重相差不超过平均体重的 10%，组间平均体重不超过平均体重的 5%。

3. 实验动物的微生物要求和饲养条件 应该选择清洁级以上等级的实验动物，饲养在屏障环境内，有充足的营养的饲料、清洁的饮水和消毒的垫料。严格控制昼夜交替。

（二）染毒途径与染毒期限

1. 染毒途径 染毒途径应当尽量选择和人类接触途径相似的方式，并与预期进行的慢性毒性试验的接触途径一致。一般经口、呼吸道和皮肤染毒三种途径较多。每日染毒一次，连续给予，如试验期为 3 个月或以上时，可每周 5 次或 6 次。经口染毒以灌胃法和喂饲法较多见，用犬或猴试验时采用胶囊法较好。喂饲法应保证受试物在饲料中混合均匀、稳定，受试物掺入量以不影响动物摄食、营养平衡和饮水量为原则，一般掺入比例应小于 5%，最大不超过 10%。经呼吸道染毒以动式染毒较常见，一般每天 2～6 小时；OECD 要求，染毒柜受试物浓度达到平衡后，持续 4 小时。经皮肤染毒每天 6 小时，每周应对染毒部位脱毛一次。注射染毒应模拟人的实际接触途径。由于静脉注射染毒在长期试验中实施有一定难度，必要时可用腹腔注射作为替代方法，但要注意无菌操作。

2. 染毒期限 短期重复剂量毒性试验期限是 28 天，最多不超过 32 天。亚慢性毒性试验通常是 1～3 个月。

（三）试验分组与剂量选择

1. 试验分组 为了得出明确的剂量-反应关系，确定 NOAEL 或 LOAEL，并且充分观察受试物长期暴露的毒作用，试验通常至少要设 3 个剂量组和 1 个阴性对照组，必要时再加一个溶剂对照组。

2. 剂量选择 受试物剂量选择根据 LD_{50} 和人实际摄入的剂量确定。一般高剂量组应能引起明显的毒性，动物不出现死亡或少量动物死亡（少于 10%）；中剂量组应能观察到较轻微的中毒症状，约相当于 LOAEL；低剂量组应无中毒反应或只观察到极轻微的反应，相当于 NOAEL。较理想的组距以 3～10 倍为宜，最低不少于 2 倍。一般以 LD_{50} 的 1/100～1/5 范围来考虑剂量分组，可以 1/5～1/20 的 LD_{50} 或受试物急性毒性阈剂量（相同的实验动物品系、相同的染毒途径）为最高剂量组，最低剂量组一般应该是人体（预期）摄入量的 3 倍。对于不能得到 LD_{50} 受试物，可采用人体可能用的最高剂量为剂量设计依据，低剂量组要高于人实际应用剂量。对于药物而言，大鼠的染毒剂量可用人临床剂量的 10、30 和 100 倍，对非啮齿类可用 5、15、50 倍剂量。

对食品而言，试验剂量应尽可能涵盖人体与其摄入量的 100 倍量，在不影响动物摄食及营养平衡的前提下，应尽可能提高高剂量组的剂量。对于人体拟摄入量较大的受试物，高剂量组也可以按最大给予量设计。各类化学药品的特殊性和管理政策的不同，其法规程序对剂量设计的要求也有差异。

（四）毒作用观察

在染毒过程和结束时，要全面、系统、深入地观察检测实验动物。一般在短期重复剂量试验中，观察指标的范围应适当放宽，即进行较为全面、系统的观察，以免遗漏重要的信息。而在其后的亚慢性毒性试验中，可重点观察意义较大而敏感的终点和毒性损伤指标。检测各种毒性终点的流程图见图 6-1。

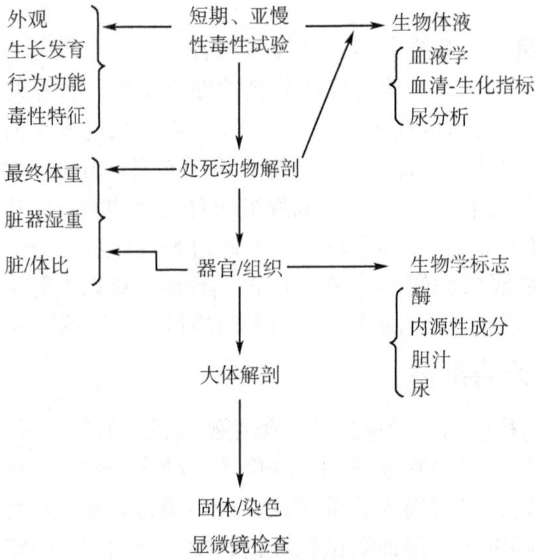

图 6-1 检测各种毒性终点的流程图

1. 一般观察

（1）动物体重：是反映动物机体中毒效应的综合性指标。与对照组处于相同的喂饲条件下，如果受试组动物体重增长比对照组低 10%，那么就可以认为这是由受试化学物引起的毒效应；如果各试验组体重增长抑制呈剂量-反应关系，则可以肯定这是一种综合毒性效应。一般大鼠每周测一次体重，犬每 7～10 天测一次体重，并根据体重的变化调整给药量。

（2）食物利用率（feed efficiency）：指动物每食入 100g 饲料增长的体重克数。试验期间，要注意观察和记录动物每日饮食情况，在此基础上计算食物利用率。比较各染毒组与对照组实验动物的食物利用率，有助于分析受试物对实验动物的生物学效应，可鉴别动物体重降低或增长缓慢是由于进食减少还是受试物的毒作用所致。

经喂饲或饮水染毒时，还要每天记录饲料摄入量或饮水量，计算和报告受试物各剂量组的实际摄入量。

（3）中毒症状：每天观察包括被毛、皮肤、眼、黏膜、分泌物、粪便性状、呼吸系统、神经系统、自主活动（如流泪、竖毛反应、瞳孔大小、异常呼吸）及行为（如步态、姿势、对外界刺激的反应、有无强直性或阵挛性活动、反常行为、躁动、好斗、冷漠、探究行为变化）方面的异常表现，详细记录各症状出现的时间和先后顺序，有助于判断受试物损害机体的部位和程度。发现有中毒反应的动物，应取出单笼饲养，重点观察。要及时尸检死亡或濒死动物。

（4）眼部检测：在实验室有条件的情况下，试验前和试验结束后，至少对高剂量和对照组实验动物进行眼部（角膜、球结膜和虹膜）进行检查。若发现高剂量组动物有眼部变化，则应对其他剂量组所有动物进行检查。

2. 生化检测　一般在试验中或结束后，要收集血、尿，进行血液学、尿常规及肝、肾功能的检测。通常大鼠亚慢性毒性试验在试验结束时检查，必要时在染毒期间检测一次。非啮齿类动物要在染毒前、期间和结束时进行检查。若在试验过程中收集血液样本，对动物采血量不能影响实验动物的生理功能，最大取血量是为总血量的 10%。如 300g 重大鼠约有 15.0ml 血液，一次取血量不大于 1.5 ml。

（1）血液学指标：血细胞检测包括红细胞计数、红细胞比容、红细胞平均体积、血红蛋白、总白细胞计数、白细胞分类等。凝血功能检测包括凝血酶原或活化部分凝血酶时间、血小板计数。如预期对血液系统有影响，则还应加网织红细胞、骨髓涂片细胞学检查等。

（2）血液生化学指标：主要包括反映肝肾功能、电解质平衡、糖、脂和蛋白质代谢等方面的指标。如天门冬氨酸氨基转换酶（AST）、丙氨酸氨基转换酶（ALT）、碱性磷酸酶（ALP）、总蛋白（TP）、白蛋白（ALB）、血糖（GLU）、总胆红素（T-BIL）、总胆固醇（T-CHO）、甘油三酯（TG）、尿素氮（BUN）、肌酐（Cr）、血清非蛋白氮（NPN）、氯、钾、钠等。必要时还应检测血清钙、磷、尿酸（UA）、胆碱酯酶、山梨醇脱氢酶、总胆酸（TBA）、高铁血红蛋白、激素等。根据生化指标显示的功能变化，不仅可发现受试物作用的器官和系统，为病理学检查提供线索，也可为阐明受试物毒作用机制提供依据。由于生物化学指标繁多，在试验观测时，必须依据受试物可能产生的毒性作用，有目的地加以选择。

（3）尿液指标：试验期间至少进行 1 次尿液分析，应用代谢笼进行试验动物的尿液收集，检测项目包括：尿的颜色与浊度、比重、pH、总蛋白质、尿糖、潜血等。如预期有毒性反应出现，还应增加尿沉渣镜检和细胞分析等项目。

3. 系统解剖和病理组织学检查　在试验过程中，应该及时尸解死亡或濒死的动物，且在试验结束时，对所有存活的实验动物采集生物样品后进行系统解剖，全面细致地观察是否有器官异常，如有异常要对其进行病理组织学检查。

（1）脏器系数（organ coefficient）：指某个脏器湿重与单位体重的比值，通常是每 100g 体重中某脏器所占的质量，表示为脏器质量（g）/ 体重（100g）。一般要称重心、肝、肾、脾、肺、肾上腺、甲状腺、睾丸、卵巢、子宫、脑、前列腺，并与体重相比，计算脏器系数。脏器系数比较适用于实质性脏器，如果某脏器系数增大，反映该脏器的肿大，提示可能出现增生、充血、水肿等病变；脏器系数减小，可能反映脏器发育不良、坏死或萎缩等改变。

（2）病理组织学检查：所有实验动物，凡在试验期间死亡和濒死的动物均需及时进行病理组织学检查，必要时选择脏器（尤其是临床中毒症状涉及受累的器官或系统）做详细的组织化学或电镜检查。对照组和高剂量组的动物及尸检异常者要详尽检查，其他剂量组在高剂量有异常性改变时才进行检查。超微结构的电镜检查及组织化学检查都是较敏感的指标，有助于毒作用机制的阐明。

病理学检查是实验毒理学的基础，亚慢性毒性试验重视对病理组织学检查结果进行分析，除此之外，还应结合其他功能指标综合加以评价。

4. 其他特异性指标　指能反映毒物对机体毒作用本质的特征性指标，一般与其毒作用机制有关，有时可能是效应生物学标志。在试验中，可以依据受试物毒性资料、试验中发现的线索增加一些特异性的指标。如能反映心血管系统、内分泌系统、免疫系统、神经系统毒性的指标。分子生物学和分子免疫学的快速发展，也相继发现了许多具有毒理学意义的指标，选择相关指标进行测定，有利于深入探讨有害作用的机制和进行安全性评价。

（五）观察时间

试验期在 3 个月以内时，通常在最后一次给药后 24 小时和恢复期结束时分别做一次全面的检查，必要时在试验中检测一次有关指标。短期重复剂量毒性试验恢复期为停止染毒后 14 天，

90 天亚慢性毒性试验恢复期为停止染毒后 28 天。试验期为 3 个月以上的，可在试验中期处死少量高剂量组和对照组动物，进行全面检测有关指标。

四、慢性毒性试验

案例 6-4

富山县位于日本中部地区，一条名叫“神通川”的河流贯穿富山平原，注入富山湾，不仅是居住在河流两岸人们世世代代的饮用水源，也灌溉着两岸肥沃的土地，使之成为日本主要粮食基地的命脉水源。

20 世纪初期开始，人们发现该地区的水稻普遍生长不良。1931 年又出现了一种怪病，患者大多是妇女，病症表现为腰、手、脚等关节疼痛。病症持续几年后，患者全身各部位会发生神经痛、骨痛现象，行动困难，甚至连呼吸都会带来难以忍受的痛苦。到了患病后期，患者骨骼软化、萎缩，四肢弯曲，脊柱变形，骨质松脆，就连咳嗽都能引起骨折。患者不能进食，疼痛无比，常常大叫“痛死了！痛死了！”，有的人因无法忍受痛苦而自杀。这种病由此得名为“痛痛病”（Itai-Itai Disease）。1972 年患病者达 258 人，死亡 128 人。到 1977 年 12 月，又死亡 79 例。

1946～1960 年，日本医学界从事综合临床、病理、流行病学、动物实验和分析化学的人员经过长期研究后发现，“痛痛病”是由于神通川上游的神冈矿山废水引起的镉（Cd）中毒。据记载，由于工业的发展，富山县神通川上游的神冈矿山从 19 世纪 80 年代成为日本铝矿、锌矿的生产基地。神通川流域从 1913 年开始炼锌，“痛痛病”正是由于炼锌厂排放的含镉废水污染了周围的耕地和水源，下游用河水灌溉的稻田土壤受到污染，产生了“镉米”，人们长期食用“镉米”和饮用含镉的水而得病。

1961 年，富山县开始进行调查，确定了三井金属矿业的神冈矿山引致镉污染，而受影响最严重的是矿山下游 30 公里的地区。厚生省于 1968 年对由镉中毒引发的“痛痛病”的病征发表了声明。在减少了供水里的镉含量后，发病者的数量下降了。1946 年以后没有发现新的发病者。

资料来源：莫若斌，曲伯华. 1931 年日本发生富山“痛痛病”事件. 环境导报，2003，16：20

问题：

1. 该案例中毒的特点是什么？
2. 作为一名毒理学工作者，你如何设计动物实验来证实镉与“痛通病”之间的关系及其机制，并确定人类接触镉的限值？

慢性毒性试验（chronic toxicity test）目的是确定实验动物的大部分生命期间充分给予受试物引起的慢性毒性效应，阐明受试物慢性毒性的剂量-反应关系和靶器官，并确立 NOAEL 和 LOAEL，为预测人群接触该受试物后可能发生的慢性作用的危险性，制定人群的接触限值提供依据。基于 3R 的原则和节省人力、物力，慢性毒性试验通常与致癌试验合并进行。

（一）慢性毒性试验的设计

1. 实验动物的选择 选用的实验动物应该与短期重复毒性试验和亚慢性毒性试验相同。最好选择两个物种实验动物（啮齿类和非啮齿类），常用大鼠和犬，雌雄各半。一般选择初断乳动物，大鼠出生 3～4 周，体重约 50～70g，小鼠出生后 3 周，体重约 10～15g。每组动物数量应以统计学方法处理可靠性数据为依据。

2. 试验分组与染毒剂量 在慢性毒性试验设计中，至少要设 3 个剂量组和 1 个对照组，必要时另设 1 个溶剂对照组。高剂量组应能观察到明显的毒性效应，但不引起过高的死亡率，低剂量组应无中毒效应（相当于阈剂量或 NOAEL），中剂量组在二者之间，引起轻度的毒性效应。较理想的组距以 2～4 倍为宜，不应超过 10 倍。剂量设计（表 6-8）可参考亚慢性毒性试验的阈剂量、MTD 或 LD_{50}。

表 6-8　慢性毒性试验剂量设计参考值

参考剂量名称	亚慢性阈剂量	LD_{50}	MTD
高剂量	1/5～1/2	1/10	1/2
中剂量	1/50～1/10	1/100	1/4
低剂量	1/100	1/1000	1/8

3. 染毒途径与染毒期限　染毒途径以人类实际使用和接触的途径为选择依据，与短期重复毒性试验和亚慢性毒性试验相同。经口染毒每日一次，每周 5～6 天；经呼吸道染毒，工业毒物每天染毒 4～6 小时，环境毒物每日大于 8 小时。

慢性毒性试验的试验期限一般为 12 个月，具体期限应根据试验具体要求和所选用的动物种属来定。工业毒物的染毒期限至少是 6 个月，环境毒物与食品要求 1 或 2 年的染毒期限。OECD 要求慢性毒性试验大鼠至少染毒 1 年。目前，多数人认为动物终生染毒获得的 LOAEL 和 NOAEL 能更准确地反映化学物的慢性毒作用。新药临床毒性评价的长期毒性评价不同于亚慢性、慢性毒性试验概念。试验期限主要取决于临床拟用药的期限，一般是临床用药的 2～3 倍。如临床用药 3 天，长期毒性试验时间是 9 天；临床用药 10 天，长期试验期限是 1 个月。如果要监测由受试物所致的毒性反应的可逆性、持续性和延迟效应，一般应该在停止染毒后至少观察 28 天，但不宜超过主体试验期限的 1/3。

4. 观察指标　观察指标与短期重复毒性试验和亚慢性毒性试验的指标基本相同，病理检查应为重点，根据亚慢性毒性试验结果重点选择敏感、特异性指标，适当增加能反映受试物特异性作用的其他指标。

由于在慢性毒性试验中，受试物的浓度相对较低，一些观察指标的变化要十分注意：①染毒前对预先设计的指标进行观察和检查，既可以对实验动物的健康状况进行判断，又有利于染毒后实验结果的比较；②染毒期间动态观察各项指标，并与对照组同步测定和比较，以消除年龄差的影响；③实验期间发生动物死亡或染毒终止时动物出现肿物时，必须及时做病理组织学检查；④对各项指标的检测要实施严格的质量控制，以保证各批动物观察指标测试结果的可信性。

（二）慢性毒性试验注意事项

慢性毒性试验由于试验周期长，动物消耗大，需要投入大量的人力和物力，故实验设计中要周到、全面，如果设计不周或实施过程中失败，造成实验结果不准确，还带来难以估量的损失。因此，实验室质量控制是保障试验成功、实验数据的科学性和准确性的先决条件。慢性毒性试验应该遵循良好实验室规范（Good Laboratory Practice，GLP）进行管理。

（1）实验设计合理：剂量设计是慢性毒性试验的关键，只有在剂量达到设计要求时，得到的结果，尤其是阴性结果才有意义。良好的剂量设计是获得 LOAEL 和 NOAEL 的重要条件。

（2）动物选择与管理：必须严格按照试验的要求选择健康的实验动物。准确记录动物的相关信息。通过检疫和适应性饲养，获得完整的检疫期动物的相关健康信息。实验动物必须饲养在屏障实验室，实验动物的饲料必须是国家规定实验动物全价配合饲料，饮水必须符合国家卫生标准，垫料必须消毒后才能够使用。染毒期间一定要保证合理的饮食和适宜的温湿度、光照时间，排除噪声等环境因素的影响，防止饲料和饮水的污染，以防止非试验因素引起的动物某些生理、生化指标的改变或出现疾病甚至死亡现象。

（3）受试物的配置和管理：根据 GLP 要求，受试物管理首先要了解受试物的相关背景，并对其接收、保存、使用、留样、剩余受试物的遗弃、返还等进行详细的记录和监控。在受试物配置的过程中，严格进行样品称取和配置，对配置过程中出现的问题进行记录和及时处理。整个试验过程中所用受试物必须为人类实际接触的且规格和纯度稳定的同一批次产品。受试物必须稳定，不与饲料或饮水发生反应。

（4）试验操作：试验人员要具备熟练的操作技巧，避免操作给动物造成损伤，以影响实验结果；动物中毒症状的观察要相对准确规范，要求观察者有足够的毒理学实验背景知识。如果有多个实验人员共同进行观察时，要制定和完善症状观察标准操作规程（SOP），统一中毒症状记录用语；生物样品采集时要迅速、冷冻保存。

（5）检测条件的控制：实验检查指标对受试物引起的毒性描述具有重要的地位，在试验前、试验中和试验后的指标检测中要求实验条件尽可能一致，包括实验仪器的型号、实验试剂的生产厂商、耗材的选取等。

五、亚慢性、慢性毒性评价

对亚慢性或慢性毒性试验结果的评价应包括三个方面：①明确化学物的毒效应；②确定毒效应的敏感指标；③确定亚慢性或慢性毒性的 NOAEL 和 LOAEL，对受试物亚慢性或慢性毒性的毒性进行评价。另外，可根据急性阈剂量（Lim_{ac}）和慢性阈剂量（Lim_{ch}）计算慢性毒作用带（Z_{ch}）。对于易挥发的液态化合物，可计算慢性吸入中毒可能指数（$I_{ch}=C^{20℃}/Lim_{ch}$，$C^{20℃}$为 20℃时饱和蒸汽浓度）来评价发生慢性吸入中毒的危险性。

对亚慢性和慢性毒性试验的结果分析，需要应用相应的统计学方法，结合毒理学相关知识对其结果综合评价、分析，才能得出受试物毒性的准确结论。首先要按数据类型选择合适的统计学方法，比较染毒组与对照组的检测值来确认组间差异是否有统计学意义。统计学分析可确定染毒组与对照组的差异是否有统计学意义，但不能作为判断受试物毒效应的主要标准。实际工作中，往往发现某参数水平的差异有统计学意义，但是没有生物学和毒理学意义。当某剂量组与对照组之间差别有统计学意义时，首先应该判断该差异是与受试物有关还是偶然关联。可通过剂量依赖性趋势、结果重现性、相关参数变化和雌雄性别一致性等方面来确认染毒组与对照组的差别是否有生物学意义。

1. 剂量-反应（效应）关系　是确认反应或效应与处理因素相关性的最重要参数之一，即效应大小随受试物剂量水平增加而发生相应改变。若某个或几个剂量组与对照组检测结果之间有差异，且该差异随着受试物剂量水平增加而升高，那么该效应的出现很可能与受试物的作用有关。若仅高剂量组与对照组产生的效应有差异，在确定该差异是否与处理因素相关时要同时考虑其他因素。如果无剂量-反应关系，可初步判断与受试物无关或者是剂量范围选择不合适。因此，选取适当的剂量范围非常重要，有利于解释与说明实验结果。最佳的试验结果是低剂量组未见毒效应，中剂量组出现轻度损伤，最高剂量组有明显的中毒效应。如果观察参数中，参数差异有统计学意义但无生物学意义的过多（如大鼠 90 天亚慢性毒性试验总指标数目的 15%以上），试验可能有质量问题，应认真总结。

2. 时效关系　如果受试物处理组与对照组之间的差异存在时效关系，即随着染毒时间的延长，差异逐渐增大，这种效应则有可能是受试物引起的。

3. 组间差异　受试物处理组与对照组检测参数的差异大小可反映该差异与受试物暴露可能的关联程度。如染毒组动物器官重量是对照组的 2 倍，要比增加 10%或 20%更应考虑与受试物相关。用差异大小估计一种改变的意义时，需要了解数据的正常范围与趋势。

4. 重现性　若试验结果可重复，一般可确定该毒效应与受试物有关。不同时间断面的观察、同一物种实验动物在其他独立研究的重复，或在另一个物种试验中出现同样的差异，则表明差异与受试物处理有关。在依据 GLP 的前提下，若研究结果没有重现，特别是在同一物种、相同实验条件下，则说明该差异很可能是偶然产生的。

5. 相关指标的变化　若与对照组相比，受试物处理组某项参数值出现改变，且伴随着其他相关参数值的变化，该效应可能与染毒有关。特别是血液生化学指标变化的分析更应该横向比较相关指标。此外，尚需要结合病理组织学检查，才能正确判断。如血清谷氨酸氨基转移酶活性增高，且伴有血清天门冬氨酸氨基转移酶活性升高和肝坏死，则该效应可能与受试物有关。若无相关指标改变，提示该酶活性升高可能无意义，或该意义要结合其他影响因素来综合评价。

6. 差异的有效性　即使受试物处理组与对照组之间某效应差异具有统计学意义，也还需要判断这种效应是否为有害效应。一般来说，差异越大，越有可能为有害效应。但如有下列情况，可帮助排除有害效应的可能性：①动物的相关功能没有发生改变；②效应为短暂的、适应性改变；③没有其他相关指标或参数的变化；④与某些相关指标变化的方向性不一致等。

7. 性别差异　通常认为，不同性别动物对外源化学物的反应类型基本是一致的，但雌雄动物的体内代谢酶活性高低可能不一致，表现为对受试物的敏感性不同，故在分析结果时要全面考虑、综合评价。

8. 历史对照的作用　同一实验室的历史参考范围可作为评价阴性对照组与染毒组差别的依据。一般来讲，同一实验室对照值是利用最近 10～12 次试验研究中阴性对照结果进行计算历史对照的均值、标准差和极值。在计算过程中要注意实验动物的品系、年龄、性别、饲养条件、实验方法等在组间比较是否有可比性。历史的对照资料反映了正常的生物学变异，其意义：①可识别异常的阴性对照，若同期对照水平超出历史对照的范围，要检查实验动物的资料、饲养条件的变化等。②可以更好地认识和发现低发生率事件。历史的对照资料在判断真实效应与同室对照的差别上非常重要，如肿瘤、致死性畸形发生率。染毒组可能出现低发生率，对照组发生率可能是零，即使两组比较差异无统计学意义，若应用历史对照，该差异仍有生物学意义。③如果染毒组指标变化与对照组比较有统计学意义，但在历史性对照范围内（正常生物变异范围内），该差异不能确认为与受试物有关的效应。

综上，在重复剂量染毒、亚慢性和慢性毒性评价过程中，要对整个受试期间的全部观察和检测结果进行全面的综合分析，结合受试物的理化性质、化学结构，应用生物学和医学的基本理论进行科学评价，获得准确的结论，为外源化学物的管理决策提供实验室的科学依据。

思　考　题

1. 急性、亚慢性和慢性毒性试验设计中需要关注哪些问题？
2. 急性、亚慢性和慢性毒性试验之间存在哪些联系？
3. 为什么要发展急性毒性替代试验？常用的急性毒性替代试验有哪些？
4. LD_{50}的毒理学意义是什么？存在哪些局限性？
5. 如何对亚慢性和慢性毒性试验结果进行正确评价？

（郑金平　张艳淑）

第七章 外源化学物致突变作用及其评价

第一节 概　　述

案例 7-1

黄曲霉素（aflatoxins，AF）是黄曲霉、寄生曲霉等真菌代谢生成的剧毒代谢产物，主要存在于各种霉变的食物中，特别是花生和玉米等。AF 毒性极强，能够引起人畜急性中毒死亡。AF 慢性暴露具有很强的致癌、致畸和致突变作用。我国存在由于粮食保存不当导致的粮食 AF 污染问题，南方地区尤为严重。现有的一些流行病学证据表明，AF 暴露与人类的肝脏、胃等部位的肿瘤发生存在相关性。国际癌症研究机构已经将 AF 认定为人类致癌物（Ⅰ类）。1966 年联合国粮农组织、世界卫生组织限制食品中 AF 的最高允许量为 30.00μg/kg，随后又将标准限制剂量降低到 20.00 和 15.00μg/kg，婴儿食品不得检出。对 AF 的致突变性进行探索和研究，对于阐明其遗传毒性机制、降低其对人类的危害具有重要意义。

案例 7-2

2002 年瑞典学者在一些油炸和烧烤的淀粉类食品（薯片、炸薯条、面包等）中检出了丙烯酰胺。丙烯酰胺主要是由高碳水化合物、低蛋白的植物性食物在烹调加热过程中形成的，140～180℃为其最佳的生成温度。丙烯酰胺具有一定的神经毒性、遗传毒性和致癌性，因此，食品中的丙烯酰胺的存在引起了各国的广泛关注。丙烯酰胺可通过多种途径被人体吸收，其中经消化道吸收最快，在体内各组织广泛分布，进入人体内的丙烯酰胺约 90%被代谢，仅少量以原型经尿液排出。丙烯酰胺进入体内后，在细胞色素 P4502E1 的作用下，生成活性环氧丙酰胺（glycidamide）。环氧丙酰胺比丙烯酰胺更容易与 DNA 上的鸟嘌呤结合形成加合物，导致遗传物质损伤和基因突变。丙烯酰胺的致突变性检测对验证其遗传毒性，明确其致癌作用具有重要意义。

问题：

1. 上述案例对于认识化学物致突变作用有什么样的启发？
2. 如何对黄曲霉素和丙烯酰胺进行致突变性检测？

生物物种以相对稳定的状态存在于自然界，并繁衍子代，这个过程称遗传。生物体历代之间或同一代不同个体之间出现的各种差异称为变异（variation）。遗传使物种保持相对稳定，而变异使物种不断进化。

细胞内遗传物质结构发生的可以遗传的变异称为突变（mutation）。突变分为自发突变（spontaneous mutation）和诱发突变（induced mutation）。自发突变频率较低，与物种进化有密切的关系；诱发突变比较常见，是指由于物理、化学、生物等环境因素引起的突变。Müler 最早（1927）发现 X 射线可诱发果蝇生殖细胞的基因突变。Cattanack（1966）第一个报道化学物可诱导哺乳动物（小鼠）发生突变。能够引起突变的物质称为致突变物或诱变剂（mutagen）。诱变剂是多种多样的，包括电离辐射和紫外线等物理因素、内源性及外源性的生物因子。根据作用方式，可将致突变物分为直接致突变物（direct-acting mutagen）和间接致突变物（indirect-acting mutagen），前者化学活性很高，不需要代谢活化就能引起生物体突变，后者本身不具有致突变活性，必须经过代谢活化后才具有致突性。由于致突变物作用于生物体的遗传物质，故又称为遗传毒物（genotoxic agent 或 genotoxicant）。化学物质或其他环境因子引起遗传物质发生突变的性质和能力称为致突变性（mutagenicity）。致突变作用（mutagenesis）指突变发生的过程或突变发生的状态，是致突变物和生物体的遗传物质相互作用的结果。突变是致突变作用的后果。

许多化学物质对多种生物体具有致突性。研究致突变物与遗传物质的相互作用，评定致突变物对人体健康和其他生物的影响与危险度，采取干预措施，预防或减小致突变危害，保护人类健康，是致突变研究的主要目的。

案例 7-1 和案例 7-2 分析讨论

案例 7-1 和 7-2 提示，生活环境中的致突变物是广泛存在的，致突变研究离我们并不遥远，很多环境中潜在的有害物质被不断发现，需要对其进行遗传毒性评价，以指导制定相应的政策和采取合理的防治措施，维护人类健康。

第二节　突变的类型

根据遗传物质损伤的性质和程度，可以将突变分为基因突变、染色体畸变和染色体数目的改变。一般根据遗传物质的损伤能否在光学显微镜下直接观察到来区分染色体畸变（chromosome aberration）和基因突变（gene mutation）。染色体损伤大于或等于 0.2 微米时，可在光学显微镜下观察到，称为染色体畸变；若小于这一下限，不能在显微镜下直接观察到，要依靠对其后代的生理、生化、结构等表型变化判断突变的发生，称为基因突变。

近年表观遗传学研究受到越来越多的关注，其包括 DNA 甲基化、组蛋白修饰以及 miRNA 修饰等。这些改变能够引起基因表达异常，且能够遗传，但是不涉及 DNA 序列的改变，因此在本章不做叙述。

一、基因突变

基因突变（gene mutation）是指基因中 DNA 序列的变化。因为基因突变通常发生在基因的某一特定位点，因此又称为点突变（point mutation）。

（一）根据基因结构的改变分类

1. 碱基置换　当 DNA 链上某一碱基由于致突变物作用发生脱落或配对性能改变时，在 DNA 复制时互补链的相应配对位点就会配上一个错误的碱基，发生错误配对（mispairing），这一错误的碱基在下一次 DNA 复制时，仍按正常规律配对，这样错误的碱基对置换了原来的碱基对，最终产生碱基置换（base substitution）。碱基置换包括转换和颠换两种情况。原来的嘌呤被另一嘌呤置换或原来的嘧啶被另一嘧啶置换，称之为转换（transition）；原来的嘌呤被嘧啶置换或原来的嘧啶被嘌呤置换，则称之为颠换（transversion）。无论是转换还是颠换都只涉及一对碱基，其结果可造成一个三联体密码子的改变，可能出现同义密码、错义密码和终止密码。错义密码所编码的氨基酸不同，表达的蛋白质可能发生改变；如果错义密码为终止密码，可使所编码的蛋白质的肽链缩短。

2. 移码突变　移码突变（frameshift mutation）是 DNA 中增加或减少不为 3 的倍数的碱基对所造成的突变。移码突变由碱基的插入、缺失或扁平的碱基染料分子嵌合引起。移码突变能使密码子的阅读框架改变，从原始损伤的密码子开始一直到信息末端的核酸序列完全改变，形成错误的密码，转译成为不正常的肽链。如果阅读框架改变使其中某一点形成无义密码，就会产生一个无功能的肽链片段。由于移码可以产生无功能肽链，故其易成为致死性突变。

3. 大片段损伤 大片段损伤（large fragment damage）是指 DNA 序列上较长一段序列的重排，包括大段（一个至数千个碱基）的缺失、插入、取代、重复和倒位。大片段损伤以缺失最为常见。

（二）根据突变的后果分类

1. 同义突变（synonymous mutation） 是指没有改变氨基酸序列的改变，与密码子的兼并性有关。

2. 错义突变（missense mutation） 碱基序列的改变引起了编码的氨基酸序列的改变。一些错义突变会影响蛋白质的活性，从而影响表型。如果该基因是关键基因，那么发生的突变引起细胞死亡，就是致死突变（lethal mutation）。有不少错义突变的产物有部分活性，表型介于完全的突变型和野生型之间，这样的突变称为渗漏突变（leaky mutation）。如果突变不影响或基本不影响蛋白质的活性，不表现出明显的表型变化，则称为中性突变（neutral mutation）。中性突变和同义突变被统称为沉默突变（silent mutation）。

3. 无义突变（nonsense mutation） 碱基的改变使代表某个氨基酸的密码子变成蛋白质合成的终止密码子，导致多肽链在成熟之前终止合成的一类突变。如果终止密码子因突变变成编码氨基酸的突变，则会产生延长的肽链，称为延长突变（elongation mutation）。

（三）按照突变的方向分类

1. 正向突变（forward mutation） 是指改变了野生型性状的突变。

2. 回复突变（backward mutation） 突变体可以通过第二次突变恢复失去的野生型性状，这种第二次突变称为回复突变。Ames 试验就是检测细菌的回复突变。真正的原位回复突变很少，多数的情况是第二次突变的效应抑制了第一次突变的效应。

二、染色体畸变

染色体畸变（chromosome aberration）是指染色体结构发生的改变，由染色体或染色单体发生断裂及断裂的不正确重接所致。染色体畸变意味着染色体物质（遗传信息）丢失、重排或扩增。如果畸变涉及两条染色单体，称为染色体型畸变（chromosome-type aberration），如果畸变仅发生在复制体中的一条染色单体上，称为染色单体型畸变（chromatid-type aberration）。根据畸变的方式，又可分为稳定性染色体畸变（stabilizing chromosome aberration）和非稳定性染色体畸变（non-stabilizing chromosome aberration），前者包括缺失、裂隙、对称性互换、臂间倒位等畸变类型，由于仍具有着丝点，能进行有丝分裂，细胞的复制不受影响，畸变可以稳定存在。后者包括双着丝点、无着丝点断片、环等畸变类型，在细胞分裂过程中很容易丢失。

1. 染色体型畸变 染色体型畸变包括如下几种类型：

（1）无着丝粒断片和缺失（acentric fragment and deletion）：一个染色体发生一次或多次断裂而不重接，这些断裂的片段分开，就会出现一个或多个无着丝粒断片（图 7-1）和一个缺失了部分染色质并带有着丝粒的异常染色体。

（2）环状染色体（ring chromosome）：染色体两臂各发生一次断裂，重接形成环状结构，称为环状染色体。

（3）倒位（inversion）：当染色体发生两次不同部位断裂时，中间片段倒转 180°再重接，形成倒位。

（4）易位（translocation）：从某个染色体断下的片段连接到另一个染色体上称为易位。易位染色体类型很多，放射损伤常见双着丝粒染色体（图 7-1）。

（5）插入和重复（insertion and duplication）：染色体的断裂处插入了其他部位的片段，称为插入。如果在一套染色体里，同一个染色体片段出现不止一次，则称为重复。插入又可分为：①一条染色体的断片插入另一条染色体上；②同一染色体的断片插入不同的部位。

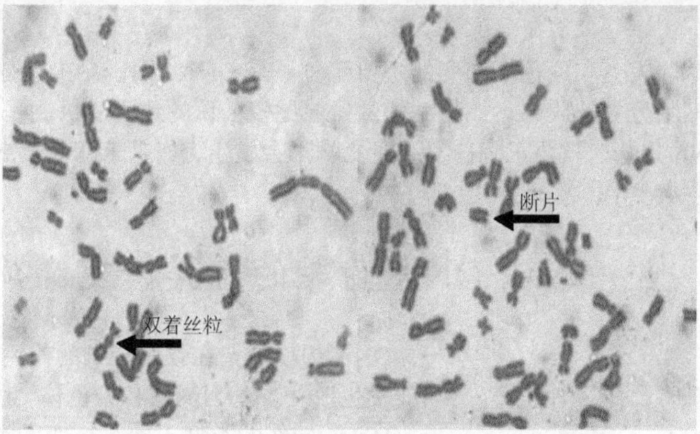

图 7-1　双着丝粒染色体畸变和染色体断片畸变

2. 染色单体型畸变　染色单体型畸变指某一位点的损伤只涉及姐妹染色单体中的一条，它包括断裂、缺失和染色单体交换等。染色单体的交换（chromatid exchange）是两条或多条染色单体断裂后异位重接的结果。姐妹染色单体交换（sister chromatid exchange，SCE）是指某一染色体在姐妹染色单体之间发生同源片段的互换。使用差异染色法时，可见到两条姐妹染色单体染成一深一浅，如某一染色体在姐妹染色单体间发生等位片段的互换时，就会使两条姐妹染色单体都出现深浅相间的染色（等位节段仍是一深一浅），这种现象就是姐妹染色单体交换。

三、染色体数目改变

染色体数目改变也称基因组突变（genomic mutation），指基因组中染色体数目发生的改变（图 7-2）。以二倍体细胞染色体数目为标准，染色体数目异常可能表现为整倍性畸变（euploidy aberration）和非整倍性畸变（aneuploidy aberration）。整倍性畸变是指染色体数目以染色体组为单位的增减，如单倍体、三倍体和四倍体，常常由于细胞核分裂和细胞分裂不同步所致。凡染色体组数目超过 2 的统称为多倍体。非整倍体畸变指染色体的增加或减少不是染色体组的整倍数，常常由于在有丝分裂或减数分裂过程中染色体不分离造成，例如，单体、三体、四体和缺体等。

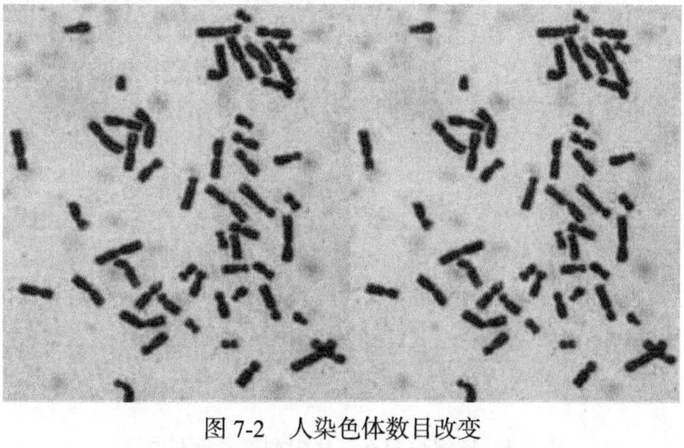

图 7-2　人染色体数目改变

左图为 56 条染色体，右图为 53 条染色体

第三节 外源化学物致突变作用的机制

化学物质诱导基因突变和染色体畸变的主要靶分子是DNA，而诱导染色体数目改变的靶部位主要是有丝分裂或减数分裂的成分，如纺锤丝。目前比较公认的致突变机制是DNA损伤-修复-突变模式，即任何DNA损伤，只要正确修复，突变就不会发生，如果未能修复或者修复错误，损伤固定下来，就会发生突变。

一、以DNA为靶的直接诱变

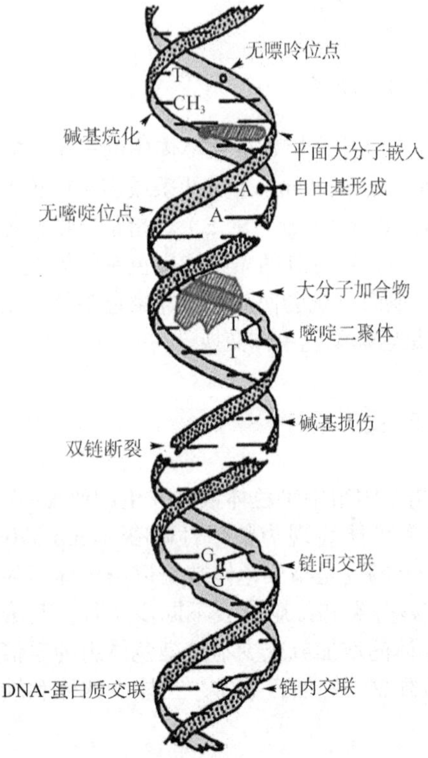

图7-3 DNA分子损伤的主要类型

DNA损伤是指在致突变物的作用下，DNA的结构和功能发生改变。基因突变和染色体畸变是DNA损伤的结果。DNA损伤的类型不同，突变的类型也不同。图7-3显示了主要的DNA损伤类型。

（一）碱基烷化

烷化剂是对DNA和蛋白质都具有强烈烷化作用的物质。常见的烷化剂有硫酸二甲酯、甲基磺酸乙酯、乙基磺酸乙酯、氮芥和硫芥等。烷化作用是指烷化剂提供甲基或乙基等烷基与DNA共价结合的过程。各类烷化剂分子上的烷基不同，烷化活性也不同，一般情况下，甲基化＞乙基化＞高碳烷基化。除连接戊糖的氮原子外，多核苷酸链全部氧和氮原子，都能在中性环境中发生烷化作用。目前认为，最常发生烷化作用的是鸟嘌呤的N-7位，其次是O-6位。腺嘌呤的N-1、N-3和N-7也易烷化。在发生烷化作用时，烷化基团甚至整个烷化剂分子可与碱基发生共价结合，形成加合物。烷化的位置不同可使烷化的碱基表现出不同的配对特性。通常在鸟嘌呤N-7位上的烷化有正常配对特性，而在鸟嘌呤O-6位上的烷化很易与胸苷配对，引起G：C→A：T转换（图7-4）。鸟嘌呤发生烷化后可从DNA上脱落，出现空缺，导致移码突变；亦可在互补位置上配任一碱基，发生碱基置换。有的烷化剂可同时提供两个或三个烷基，称为双功能或多功能烷化剂。这些多功能的烷化剂常使DNA链内、链间或DNA与蛋白质之间发生交联（cross linkage）。

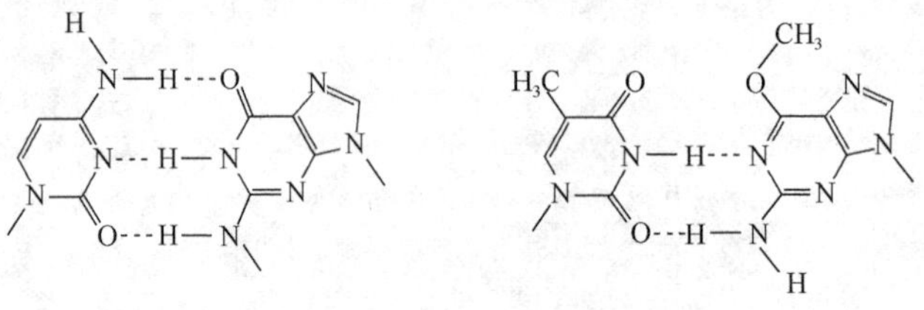

图7-4 鸟嘌呤O-6烷化引起碱基配对改变

（二）平面大分子嵌入 DNA 链

有些大分子能嵌入 DNA 单链的碱基之间或 DNA 双螺旋结构的相邻多核苷酸链之间，称为嵌入剂（intercalating agent）。它们多数是多环的平面结构，如前黄素（2，8-二氨基吖啶）、吖啶橙（acridine）、吖黄素（acriflavine）等。这些吖啶类染料分子含有吖啶稠环，大小与 DNA 的碱基对大小差不多，可以嵌合到 DNA 的碱基对之间。嵌入剂一般是以静电吸附的形式嵌入 DNA 链的。如果嵌入到新合成的互补链上，就会缺失一个碱基；如果嵌入到两模板链的碱基之间，就会使互补链插入一个碱基。这些改变会造成移码突变。

（三）致突变剂改变碱基的化学结构

有些化学物可对碱基产生氧化作用，从而破坏碱基的结构，有时还可引起链断裂。例如，亚硝酸根能使胞嘧啶和腺嘌呤发生氧化性脱氨，相应变成尿嘧啶和次黄嘌呤。这些改变都会造成转换型碱基置换。还有些物质可在体内形成有机过氧化物或自由基，间接破坏嘌呤的化学结构，最终导致 DNA 链断裂。例如，甲醛、氨基甲酸乙酯（又称尿烷或乌拉坦）和乙氧咖啡碱等都以这种机制诱导突变。

（四）碱基类似物的取代

有些化学物的结构与碱基非常相似，称碱基类似物（base analogue）。它们能在 DNA 复制时掺入并与互补链上的碱基配对，常常引起碱基替代突变。常见的例子是 5-溴脱氧尿嘧啶取代胸腺嘧啶，2-氨基嘌呤取代鸟嘌呤。

（五）二聚体的形成

紫外线和一些化学物作用于机体或细胞后，DNA 同一条链上的两个相邻的嘧啶核苷酸会发生共价连接，形成嘧啶二聚体。主要的二聚体类型是胸腺嘧啶二聚体（TT），此外还有胞嘧啶二聚体（CC）以及胞嘧啶-胸腺嘧啶二聚体（CT）。嘧啶二聚体能使 DNA 两条双螺旋链之间的氢键减弱，使 DNA 结构局部变形，含有二聚体的 DNA 链不能作为复制的模板，因此二聚体的形成会严重影响 DNA 的复制和转录，诱导突变的发生。

（六）DNA 加合物和交联分子的形成

许多化学物或其活化产物是亲电子剂，易与蛋白质或核酸等生物大分子中的亲核集团（□OH、□SH、□N 等）发生共价结合，形成加合物（adduct）或者交联分子。

活性化学物与 DNA 发生共价结合后形成 DNA 加合物。DNA 加合物能够活化癌基因，影响调节基因和抑癌基因的表达。比如黄曲霉素 B 和苯并[a]芘经生物活化形成环氧化物，然后与 DNA 共价结合，形成 DNA 加合物，从而诱发突变。不同的致突变物和 DNA 共价结合时所攻击的碱基和位置的专一性不同，比如乙酰氨基芴仅特异性地作用于鸟嘌呤的 C-8 位，而烷化剂在中性环境中几乎能与核苷酸链上的全部氧原子和氮原子（连接在戊糖上的氮原子除外）发生烷化作用。

DNA 分子上一条链的碱基与互补链上的相应碱基形成共价连接，称为 DNA-DNA 交联（DNA-DNA cross linkage，DDC）。DNA-DNA 交联在 DNA 复制中不能解离，能够引起 DNA 复制和转录的停止，细胞死亡。能够引起 DNA-DNA 交联的化学物质很多，例如亚硝酸、丝裂霉素 C、氮芥、硫芥和顺二胺二氯化铂等。

许多致突变物如烷化剂、苯并[a]芘、砷化合物、醛类化合物、铬、镍等能够引起 DNA 和蛋白质的共价结合，形成稳定的 DNA-蛋白质交联物（DNA-protein crosslink，DPC）。DPC 形成的机制还不清楚，目前认为可能与下列因素有关：①自由基可能是引发 DPC 的重要因素；②细胞内巯基水平的降低有利于 DPC 形成；③有些化合物可直接介导蛋白质中的氨基酸残基与 DNA 分子上的碱基共价结合，如甲醛、顺铂、铬、镍等。不同的化学物引起DPC的机制和交联方式不同，但是DPC一旦形成，都会引起突变的发生，这是因为：①DNA链上共价结合的蛋白质会直接影响DNA的构象和功能；②如果核蛋白和DNA链发生共价结合，则核蛋白维持DNA构象、参与调控DNA复制与转录的功能就会受到影响；③由于DPC修复困难，因此在DNA复制过程中可引起某些基因的突变。

二、不以DNA为靶的间接诱变

（一）纺锤体抑制

染色体数目改变主要涉及细胞分裂过程的改变。一些化学物作用于纺锤体、中心粒或其他核内细胞器，从而干扰细胞分裂过程。受作用的靶分子比较广泛，包括微管蛋白的合成与聚合，微管结合蛋白合成与功能发挥，细胞分裂纺锤纤维功能的发挥，与着丝粒有关的蛋白质作用，减数分裂时同源染色体联合配对和重组等。对纺锤体作用的分子机制大致有以下几方面：

（1）与微管蛋白二聚体结合，妨碍微管的正确组装，引起细胞分裂完全抑制。秋水仙碱、长春花碱就是与微管蛋白二聚体结合，引起染色体不分离的。

（2）某些化学物、药物和铅、锌、汞、砷等金属可以与微管上的巯基结合。这种结合有明显的化学结构特异性，如甲基汞易与极间微管，即连接两中心粒的连续纤维结合，而苯基汞易与着丝粒微管结合。结合可引起多种后果，但不至使细胞分裂完全抑制。

（3）破坏已组装完成的微管：不同的物质对微管的作用方式不同，灰黄霉素破坏其聚合-解聚的动态平衡，而秋水仙碱直接使之解体，有些物质（如毛地黄皂苷）则通过蛋白质变性作用破坏微管。此外，氨基甲酸酯类使微管失去定向能力，其机制尚不完全清楚。

（4）妨碍中心粒移动：秋水仙碱能妨碍有丝分裂早期两对中心粒的分离和移向两极，其机制尚不清楚。

（5）其他作用：N_2O亦可产生与秋水仙碱同样的后果，但观察不到微管组装抑制或微管破坏。N_2O的作用机制尚不清楚。一些化学物质作用于组蛋白和非组蛋白成分，也可造成突变。

（二）对酶促过程的作用

化学物作用于DNA合成和复制有关的酶系统，可间接影响遗传物质。例如，一些氨基酸类似物可破坏与DNA合成有关的酶系统，从而诱发突变；脱氧核糖核苷三磷酸在DNA合成时不平衡可诱发突变；铍和锰除可直接作用于DNA外，还可作用于酶促防错修复系统而诱发突变。

第四节　DNA损伤的修复

遗传物质DNA会受到自发性化学降解、氧化、甲基化等内源性因素和辐射、化学致突物等外源性因素的损伤，但是遗传物质仍能够代代相传，这是因为：①DNA可执行高保真度的复制，对复制中的错误能及时修复，从而达到高度的保真；②细胞能够通过对DNA损伤的修复而保护亲代DNA链，使之避免由于内、外各种因素的损伤而发生改变。

机体对DNA的修复途径可以分为六类：直接修复，碱基切除修复，核苷酸切除修复，双链断裂修复，错配修复和链内交联修复。

一、直接修复

直接修复存在于多数生物体内，主要依赖酶作用，如光裂合酶和烷基转移酶。

（一）光复活修复

光复活修复（photoreactivation repair）是一种酶促的简单的特异的修复过程，是复制前的DNA修复机制。它可以完全修复紫外线诱发的嘧啶二聚体，使其在原位上恢复为单体。在修复过程中光裂合酶结合到嘧啶二聚体上，吸收蓝光光子，通过电子传递，使二聚体断开。从原核生物到真核生物都发现有光复活机能，但认为光裂合酶并非普遍存在于各种生物和各种细胞中，而且发现生物进化程度越高，这种修复功能似乎越弱。

（二）O^6-烷基鸟嘌呤-DNA烷基转移酶修复

一些烷化剂能使鸟嘌呤的6位氧（O-6）烷化，引起碱基错配。O^6-烷基鸟嘌呤-DNA烷基转移酶（O^6-alkylguanine-DNA-alkyltransferas，AGT）是广泛存在的一种烷基转移酶，主要修复DNA烷化损伤。DNA中O^6-烷基鸟嘌呤上的烷基被转移到AGT的半胱氨酸残基上，酶失去活性，烷化的碱基又变成正常的碱基。AGT除了修复甲基化损伤外，较长的烷基基团如乙基、正丙基、正丁基、2-氯乙基、2-羟乙基、异丙基、异丁基等引起的损伤也可修复。

二、碱基切除修复

DNA糖基酶作用于受损的DNA，识别并切除损伤碱基，留下一个无嘌呤或无嘧啶位点。无碱基核酸内切酶将DNA链切断，由聚合酶和连接酶完成修复过程。碱基切除修复的DNA糖基酶特异性很强。碱基切除修复是细胞对碱基氧化损伤的主要防御系统。

三、核苷酸切除修复

核苷酸切除修复系统使细胞具有从DNA上移除较大损伤的能力。核苷酸切除修复是系列连续的酶促反应过程，其基本步骤是：①损伤识别；②损伤两侧切开损伤链，原核生物中释放出一个12～13核苷酸长度的低聚体，真核生物中低聚体长度为24～32个核苷酸；③切除寡聚核苷酸；④修复合成填补产生的缺口；⑤DNA连接酶封闭，恢复原有DNA序列。核苷酸切除修复是生物体内最常见的修复机制，基本上能修复所有种类的DNA损伤。核苷酸切除修复在基因转录中有着重要意义，转录基因的DNA损伤较基因组的其他DNA损伤更优先得到修复，因此就保证了细胞转录过程的完整性。

四、错配修复

DNA错配修复（mismatch repair，MMR）系统广泛存在于生物体中。从原核生物大肠杆菌到真核生物及人类，MMR系统有不同的组成成分和修复机制。MMR基因缺陷会造成基因组的不稳定，并与肿瘤易感性和自发肿瘤有关。DNA错配修复系统执行由物理化学因素诱发DNA损伤、DNA复制和遗传重组等过程中形成的错配碱基的修复。目前了解比较多的是细菌的错配修复。错配修复的主要步骤是通过一个特定的连接在错误配对处的蛋白质识别损伤，并在该处募集一个或多个蛋白质使结合更加稳固，在距错误配对一定距离处切割DNA，切除错误配对，重新合成和连接。

五、双链断裂修复

DNA双链断裂严重威胁细胞存活。未修复的双链断裂可以启动DNA损伤反应系统，使细胞阻滞于周期的某一期或诱发细胞凋亡。双链断裂可以通过同源重组或者非同源末端连接机制被修复。

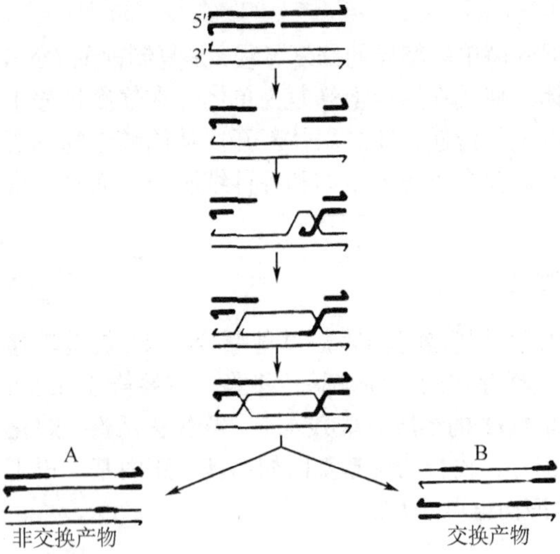

图 7-5 DNA 双链断裂重组修复示意图

（一）同源重组修复

双链断裂的同源重组修复包括下面几个基本步骤（图 7-5）。首先通过外切酶或解旋酶的作用产生 3′-末端单链，然后 3′端单链侵入非损伤的同源DNA分子，通过DNA合成，形成所谓的Holliday连接体，被结构特异性的核酸内切酶、拆分酶分解为两个双螺旋，这样便产生了两个 DNA 分子，其中任何一个链都不再有损害。同源重组的特点是可以从同源双螺旋中重新获得因双螺旋断裂而丢失的信息。

（二）非同源性末端连接

非同源末端连接（non-homologous end joining，NHEJ）是高等真核细胞中双链断裂修复的主导机制。NHEJ 修复机制与同源重组修复最大的差异，就在于完全不需要任何模板的帮助。修复蛋白可以直接将双链断裂的末端彼此拉近，再由 DNA 连接酶（ligase）将断裂的双链重新结合。这一类型的重组需要双链解开、DNA 碎片重组和重新连接几步。在反应过程中首先需要把两个 DNA 断端相邻区域进行“基因沉默”处理（组蛋白氨基酸残基的甲基化以及形成异染色质），以避免在断端处出现基因转录等，然后是 DNA 末端识别和结合蛋白 Ku70、Ku86 等蛋白质保护末端免受降解，具有 DNA 酶活性的蛋白复合体对结合有蛋白质的 DNA 断端进行加工处理。DNA 酶的加工主要是去除与 DNA 断端共价连接的蛋白质或电离辐射等造成的损害的核苷酸残基，并最终制造出彼此具有“黏性”的末端，然后通过 DNA 连接酶 ERCC IV 把两者彼此连接。

六、交联修复

DNA 链内交联会引起双链断裂，机体启动两种修复：①无误交联修复，双螺旋链降解，使链内交联转变为链内二核苷酸加合物连接于双链断裂处，随后 Holliday 连接体分解，核苷酸切除修复最终去除二核苷酸交联；②易误交联修复，其作用是次要的，包括整个核苷酸切除修复系统和易误 DNA 聚合酶。

上述各种修复机制是生物体长期进化的结果。不同的修复途径可以共用某些酶和反应的中间体，特定的损伤也可以通过一种或多种修复途径修复。修复与突变有着密切的关系。

第五节 突变后果

案例 7-3

1943 年，青霉菌产生青霉素只有 20U/ml。后来科学家用 X 射线、紫外线等射线照射青霉菌，结果大部分菌株均死亡，仅极少数菌株生存下来。在这些生存下来的菌株中，有的菌株产生青霉素的能力提高了几十倍，目前青霉素产量已经在 20000U/ml 以上。

1895 年伦琴发现 X 射线，不久人们就意识到了辐射具有致突性和致癌性。1902 年报道了第一例辐射造成的皮肤癌病例。1911 年，首次报道了放射性工作人员患白血病的病例。第二次世界大战以后，对日本原子弹爆炸幸存者长期的流行病学调查，进一步验证了电离辐射的致突变性和致癌性。

问题：

1. 上述案例说明辐射照射会使生物体产生怎样的变化？
2. 辐射诱导突变还有那些应用？
3. 辐射诱导突变会对人体健康产生哪些不利影响？
4. 辐射致突变有哪些特点？

突变的实质是 DNA 的改变。同义突变既无益处，也无害处，而大多数的非同义突变是有害的。致突变物对人类健康的影响是多方面的，主要取决于靶细胞的类型。当体细胞发生突变时，只影响接触者本身，不会对下一代产生影响；当生殖细胞发生突变时，则会影响后代（图 7-6）。

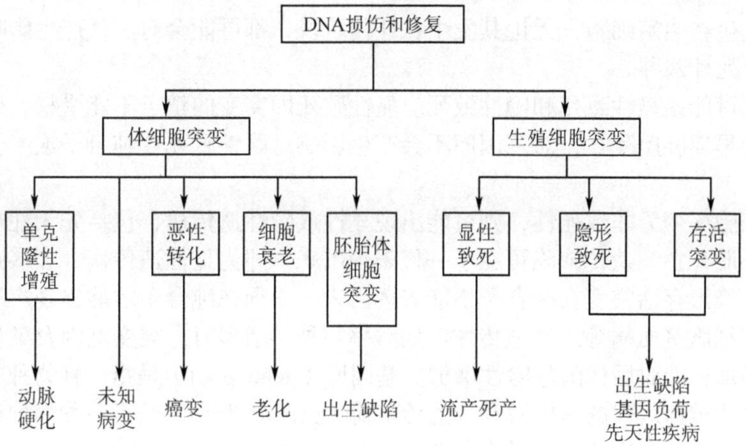

图 7-6　突变后果示意图

一、体细胞突变的后果

体细胞突变的后果有肿瘤、老化、动脉粥样硬化和致畸等。

体细胞突变的后果中最受注意的是致癌问题。大多数环境化学物的致癌作用都是通过影响遗传物质起作用的，肿瘤是细胞中多种基因突变累积的结果。原癌基因经点突变或染色体畸变可转变成活化的癌基因。例如，在人类的许多肿瘤中可以发现 ras 原癌基因有碱基置换。抑癌基因的突变、失活或缺失在许多肿瘤的发生过程中起重要作用。已发现大多数人体细胞致癌物在致突变试验中呈阳性结果，比如吸烟、黄曲霉素 B_1、氯乙烯等。

其次，胚胎体细胞突变可能导致畸胎。据报道人类妊娠最初 3 个月流产中有 60%存在染色体畸变，在一定程度上这是致突变物透过胎盘作用于胚胎体细胞所致，而不完全是亲代生殖细胞突变的后果。

体细胞突变也可能与动脉粥样硬化症有关。正常动脉壁细胞中的葡萄糖-6-磷酸脱氢酶有两种变异体，而从动脉粥样硬化症同一斑块取下的细胞在电泳中只表现为同一种变异体，因此认为动脉粥样硬化斑块是单克隆来源。1973 年，Benditt 根据动脉粥样硬化斑内细胞是单克隆性的发现提出了一种假说，即动脉粥样硬化斑可被看作动脉壁的一种单克隆的良性赘生物，认为动脉粥样硬化起始于某一突变或病毒感染，转化为单一、分离的平滑肌细胞，成为增殖克隆的祖细胞。流行病学研究发现某些致癌物，如氯乙烯单体和含多环芳烃的工业燃烧排放物，都有致动脉硬化的效应。暴露于砷和二噁英人群的肿瘤以及动脉粥样硬化相关疾病的死亡率增加。这些资料说明致动脉粥样硬化作用与致突变作用和致癌作用有关。

衰老又称老化，机制复杂。目前有遗传学说、体细胞突变学说、差错积累学说等，尚未达成共识。体外培养的人类非恶性转化细胞，其寿命都有限。这些细胞在传代过程中，细胞遗传学异常率逐渐增高，而有丝分裂逐渐下降，因此可以推测，体细胞突变是衰老的起因。另外，突变引起的DNA修复能力缺陷与早衰老综合征也有一定关系。

支持体细胞突变和衰老两者因果关系的一个主要论据是 DNA 的生物学作用的重要性和突变的不可逆性，认为体细胞的突变积累是由内外环境因素引起的，与年龄有关的内源性DNA损伤与自由基的产生有关。外源性因素有辐射、化学物质等，内外环境因素引起的突变的积累可能导致细胞死亡、细胞转化和细胞衰老，从而构成生物体衰老的基础。

二、生殖细胞突变的后果

如果突变发生在生殖细胞，无论其发生在任何阶段，都可能会对后代产生影响，其后果可分为致死性和非致死性两种。

致死性影响可能是显性致死和隐性致死。显性致死即突变的精子不能受精，或合子在着床前死亡或着床后的早期胚胎死亡，对基因库不会产生影响。隐性致死要纯合子或半合子才能出现死亡效应。

如果生殖细胞突变为非致死性，则可能出现显性或隐性遗传病，包括先天性畸形。显性存活突变不会引起胚胎死亡，遗传缺陷可在子一代表现出来，即为显性遗传病，如多趾（指）病、遗传性舞蹈病等。隐形存活突变在杂合子不能表现出来，必须在纯合子才能出现疾病，如白化症、全色盲、镰刀型细胞贫血病等。在遗传性疾病频率与种类增多时，突变基因及染色体损伤将使基因库遗传负荷增加，即对后代的危险性增加。基因库（gene pool）是指一种物种的群体中生殖细胞内具有的、并能传给后代的基因总和。遗传负荷（genetic load）是指一种物种群体中每一个体携带的可遗传给后代的有害基因的平均水平。

遗传病是指个体生殖细胞或受精卵的遗传物质发生突变引起的疾病，一般可分为基因病和染色体病。基因病是由基因突变引起，多数的突变是点突变或者小片段缺失。染色体病由染色体畸变引起。生殖细胞的基因突变可以遗传很多代，但染色体畸变多数只能遗传到 F1 代。某些遗传病是环境致突变物危害人类遗传物质的后果。生殖细胞染色体数目和结构异常与新生儿出生缺陷的关系已积累了大量的资料。1959 年法国医生 Lejeune 及其同事首先肯定唐氏综合征与 21 号染色体三体的存在（21-三体征）有关，新生儿中约有 1%患有染色体显性突变的疾病（如家族性息肉、多发性神经纤维瘤等）、0.25%患有染色体隐形突变的疾病（如苯丙酮尿症、着色性干皮病等）。约 6%的新生儿死亡、30%的自发性胚胎和胎儿死亡与染色体异常有关。

生殖细胞突变不仅可导致遗传负荷增加或遗传病，还可能导致各种发育毒性。生殖细胞突变对一些多因素疾病的发生也有影响，例如增加心脏病、高血压和糖尿病的发生率。

案例 7-3 分析讨论

辐射是以粒子或波的形式传递的能量，作用于生物体能够引起遗传物质突变。人们利用辐射诱导突变，可以培育高产、抗病的蔬菜、小麦和水稻等作物品种。人体暴露于超剂量辐射，如果产生的突变不能修复或错误修复，就会引起不利的健康影响。紫外线作用于皮肤，主要引起皮肤细胞 DNA 嘧啶二聚体的形成，X 射线和 γ 射线照射引起的突变以单链断裂为主，而 α 粒子照射主要引起 DNA 双链断裂。如果突变发生在体细胞，有可能引起癌症，如果突变发生在生殖细胞，则可能引起发生在受照者后代身上的遗传效应。

第六节　致突变性评价方法

案例 7-4

近年来，人类的活动导致了水体富营养化的发生。微囊藻毒素（microcystins，MC）是由水体富营养化的藻类产生的一种生物毒素。MC 对于人类健康的危害受到了广泛的关注。微囊藻毒素具有热稳定性，普通的煮沸不能破坏微囊藻毒素。人类在日常的饮水、生活用水等方面都会接触到 MC。当接触剂量较大时，会导致急性毒作用发生，通常会发生皮肤、肝脏、胃肠道等毒作用症状。亦有研究表明，饮水中微量的 MC 可能与人群原发性肝癌的发生有关。研究 MC 的致突变性，对于评价 MC 的致癌危险性、探寻有效控制 MC 健康危害的措施具有重要意义。

案例 7-5

多氯联苯(PCBs)是联苯在不同程度上由氯原子取代后生成的一类氯代烃类化合物的总称。PCBs 作为阻燃剂和润滑剂在工业上广泛应用。PCBs 具有较强的脂溶性，在生物体内具有明显的蓄积性，可以通过食物链不断蓄积。研究表明 PCBs 具有内分泌干扰作用，PCBs 可以与 DNA 和 RNA 等遗传物质结合引发细胞的突变。流行病学研究表明，人类的乳腺癌、肝胆管癌的发病风险与 PCBs 的暴露有关。

因此，对 PCBs 进行致突变性研究，可为评估 PCBs 的致癌性提供依据。

问题：

1. 如何根据遗传毒理学成套试验的原则，分析 MC 的致突变性？
2. 应该检测哪些项目确定 PCBs 的致突变性？

检测化学物的致突变性旨在评价其产生不良后果的潜能。致突变试验在化学物的毒理学评价中的作用是：①鉴定生殖细胞和体细胞的致突变物；②预测潜在致癌物；③环境致突变物的监测与评价。致突变试验发展很快，目前已有 200 多种试验，但重要的和作为常规使用的约 20 种。

需要注意的是，遗传毒性和致突变性是两个不同的概念，遗传毒性是指化学物引起遗传物质损伤的能力，而致突变性是指化学物引起可在细胞分裂过程中传递给下一代的遗传物质改变的能力。遗传毒性检测的生物终点比致突变检测更广泛。例如非程序 DNA 合成（unscheduled DNA synthesis，UDS）试验、姊妹染色单体交换试验和 DNA 链断裂分析都是遗传毒性检测方法，而不是致突变性评价方法。为了保证实验方法的完整性，上述评价方法在本章一并叙述。

一、遗传学终点和成套试验

（一）观察终点的类型

基因突变和染色体畸变检测直接反应外源化学物的致突变性，是评价化学物致突变性的可靠方法。许多实验观察到的现象并不反应基因突变、染色体畸变和染色体分离异常，而仅反应致突变过程中发生的其他事件，因此，将致突变试验的观察终点称为遗传学终点（genetic endpoint）。目前的致突变试验反应的遗传学终点包括原发性 DNA 损伤、基因突变、染色体畸变和染色体组畸变（多倍体、非整倍体）。

（二）成套试验

我国对食品、农药、化学品和工业毒物均有各自的遗传毒理学评价程序。遗传毒理学试验包括基因突变、染色体畸变、DNA 损伤的测定等。受试化学物在其中任何一种试验中出现可重复的阳性结果，即可认为是遗传毒物。

由于一个致突变试验只能反映一个或两个终点，体外试验又在生物转化方面与体内试验有差别，体细胞和生殖细胞突变的后果也不同，因此需要用一组试验配套进行致突变性检测。

入选遗传毒理学成套试验的原则为：①一套可靠的试验系统应包括每一类型的遗传学终点。现在还没有一种试验能同时检测出 DNA 损伤、基因突变、染色体畸变和染色体数目异常等效应终点；②通常的实验材料涉及病毒、细菌、霉菌、昆虫、植物、培养的哺乳动物细胞和哺乳动物等。一般认为成套试验应包括进化程度不同的物种，至少应包括原核细胞和真核细胞两个系统；③体内试验与体外试验配合。体外试验应包括加与不加代谢活化系统。体内试验接近人类暴露的实际情况，但是由于毒性动力学或其他原因，可能漏检一些致突变物，而且花费的时间、经费、人力和物力均比体外试验大。体外试验简便易行，检出率通常高于体内实验，其不足在于生物转化及解毒等方面与体内不同。因此在配套试验中，应同时选择体内试验和体外试验，以便取长补短。ICH（International Conference of Harmonization）是美、欧、日三方药品注册国际协调会议的简称，ICH（1997）对于药品的遗传毒性评价建议的试验组合为：①细菌基因突变试验；②体外哺乳动物细胞染色体畸变试验或体外小鼠淋巴瘤细胞 tk 试验；③体内啮齿类造血细胞染色体损伤试验（骨髓细胞染色体畸变试验或骨髓或外周血多染红细胞微核试验）。在对标准致突变试验组合的结果进行进一步研究时，可以选择其他一些试验，如 DNA 加合物测定、DNA 链断裂检测、DNA 修复试验等。

二、常用的致突变试验

（一）细菌回复突变试验（Ames 试验）

细菌回复突变试验是利用营养缺陷型的突变体菌株，观察受试物能否纠正或补偿突变体所携带的突变改变，从而判断其致突性。常用的菌株有组氨酸营养缺陷型鼠伤寒沙门菌和色氨酸营养缺陷型的大肠杆菌。

鼠伤寒沙门菌回复突变试验是由美国加州大学的 Ames 教授于 20 世纪 70 年代建立的，所以又称 Ames 试验。鼠伤寒沙门菌的组氨酸营养缺陷型菌株在组氨酸操纵子中有一个突变，突变的菌株必须依赖外源性的组氨酸才能够生长。致突变物可以诱导突变的菌株发生回复突变，恢复组氨酸合成的能力，在不含组氨酸的选择性培养基上生长成可见的菌落。如果选择培养基上回复菌落数超过了自发回复突变数，即可判断受试物为鼠伤寒沙门菌的致突变物（图 7-7）。

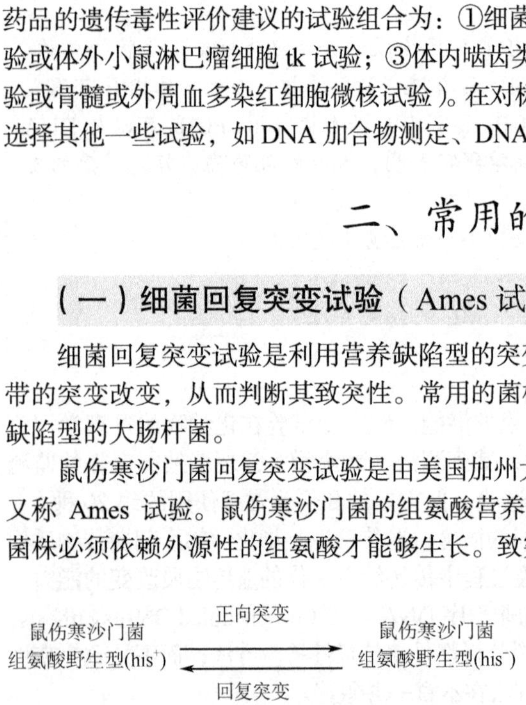

图 7-7 Ames 试验原理示意图

Ames 试验的各种菌株突变部位、方式不同，附加的基因型改变也不同。表 7-1 列出了几个常见菌株的基因型和检测类型。

表 7-1 Ames 试验常见菌株的基因型和检测类型

菌株	突变位点	检出突变	切除修复	R 因子	脂多糖突变
TA1535	hisG46	置换	ΔuvrB	—	rfa
TA100	hisG46	置换；移码	ΔuvrB	pKM101	rfa
TA1537	hisC3076	移码	ΔuvrB	—	rfa
TA97	hisD6610	移码	ΔuvrB	pKM101	rfa
TA98	hisD3052	移码	ΔuvrB	pKM101	rfa
TA102	hisG428	置换；移码	+	pKM101，pAQ	rfa
TA104	hisG428	置换；移码	ΔuvrB	pKM101，pAQ	rfa

不同的菌株对不同化学致突变物的检出能力不同。进行 Ames 试验时，应使用一组菌株进行检测试验。我国普遍采用由 Maron 和 Ames 推荐的组合菌株，即 TA97、TA98、TA100 和 TA102。细菌回复突变试验的方法可分为点试验法、平板掺入法及预培养平板掺入法。点试验法一般用于预试验，平板掺入法是细菌回复突变试验的标准试验法，对于某些受试物通过预培养可提高测试的灵敏度。

（二）微核试验

微核（micronucleus）是在细胞分裂后期，染色体的断片或受损伤而丢失的整个染色体滞留在细胞质中，末期之后，在子代细胞质内形成一个或几个圆形或椭圆形的次核，与细胞主核着色一致，因比主核小，故称微核。微核试验（micronucleus test，MNT）是以微核发生率或有微核的细胞率为观察指标来检测化学物染色体损害能力的试验，用于检测 DNA 断裂剂、核非整倍体诱发剂。

可用于微核检测的细胞很多，有植物细胞（紫露草花粉母细胞、蚕豆根尖细胞等）、哺乳动物细胞[骨髓细胞（图 7-8 和彩图 7-8）、肝细胞、脾细胞、肺细胞、淋巴细胞（图 7-9 和彩图 7-9）、精子等]、非哺乳类动物细胞（鱼红细胞、蟾蜍红细胞等）。

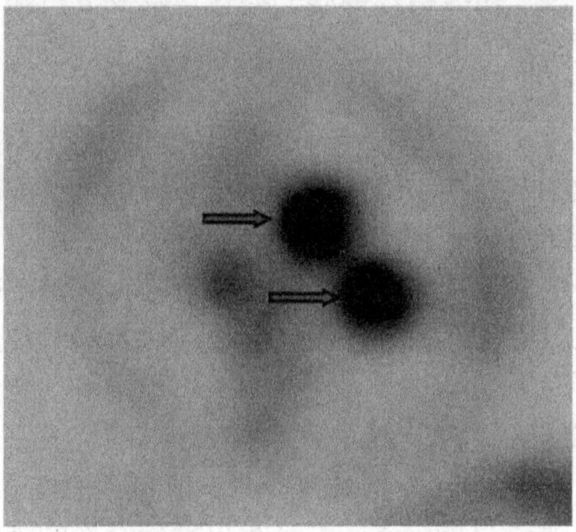

图 7-8　骨髓多染红细胞微核试验（箭头所指为微核）（另见彩图 7-8）

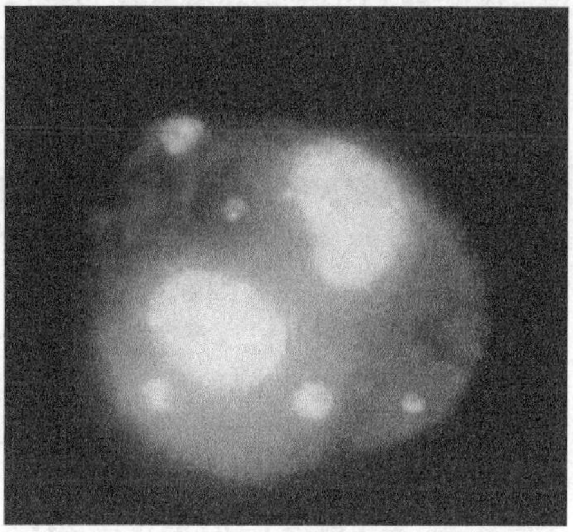

图 7-9　淋巴细胞胞质分裂阻断法微核试验微核（另见彩图 7-9）

尽管许多类型的细胞都可形成微核，但有核细胞的胞质少，微核与正常核叶及核的突起难以鉴别。因此微核试验中用的最多的是骨髓多染红细胞微核试验（micronuleus assay in bone marrow polychromatic erythrocytes）。多染红细胞是成红细胞发展为成熟红细胞时，主核已排出，而微核仍保留在细胞质中，成为多染红细胞（polychromatic erythrocytes，PCE），这些细胞保持其嗜碱性约 24 小时，然后成为正染红细胞（normochromatic erythrocytes，NCE），并进入外周血。计数骨髓有微核多染红细胞率可判断受试物对骨髓细胞的染色体损伤作用。

致突变物诱导微核的形成需要一次细胞分裂，为了排除细胞分裂速率不同对微核形成率的影响，提高检测灵敏度和准确度，发展了细胞质分裂阻断法微核试验（cytokinesis-block micronucleus assay），即在细胞培养体系中加入细胞松弛素 B（cytochalasin-B），细胞质分裂受阻，而细胞核正常分裂，形成双核细胞，仅选择双核细胞进行微核计数。最常用的是外周血淋巴细胞，也可用中国仓鼠肺细胞（CHL）、中国仓鼠卵巢细胞（CHO）及中国仓鼠成纤维细胞（V79）等哺乳动物细胞。利用抗着丝点抗体进行免疫荧光染色可以判断微核是来自染色体的断片还是迟滞的染色体。啮齿类动物早期精细胞微核分析可以分析减数分裂过程中的染色体损伤，染毒与取样之间的时间间隔应与暴露靶细胞发育为早期精细胞的时间相当。目前已经发展了使用流式细胞仪和图像分析系统进行自动化微核检测的技术。

（三）染色体畸变分析

制备细胞分裂中期相染色体标本，在光镜下直接观察染色体数目和结构的改变，称为染色体畸变分析（chromosome aberration assay）。染色体畸变分析也常称为细胞遗传学试验（cytogenetic assay）。染色体结构异常主要观察裂隙、断裂、断片、缺失、微小体、着丝点环、无着丝点环等。对于染色体分离异常，需在染毒后经过一次细胞分裂才能发现，但此时一些不稳定的染色体畸变往往消失。

体外染色体畸变试验（in vitro chromosome aberration test）常用人外周血淋巴细胞、中国仓鼠卵巢（CHO）细胞及中国仓鼠肺细胞（CHL）等。长期传代的细胞染色体不稳定，不能准确地观察非整倍体，故在体外试验中，如果要进行染色体数目观察，就应当使用原代细胞或早代细胞，例如人外周血淋巴细胞等。体外试验由于受试物与细胞直接接触，故一般比体内试验灵敏。

体内染色体畸变试验（in vivo chromosome aberration test）主要有啮齿类动物骨髓细胞染色体畸变试验和啮齿类动物睾丸细胞染色体畸变试验。骨髓细胞染色体畸变体内试验与人实际接触情况相似，但应注意受试物或其活性代谢产物在骨髓中是否能达到足够的浓度。啮齿类动物睾丸细胞染色体畸变试验中，常用的有精原细胞及初级精母细胞染色体畸变试验。观察精原细胞染色体畸变，是在染毒后经过一次有丝分裂的细胞中进行，一般在末次染毒一天后取样测定。初级精母细胞染色体畸变试验，一般在染毒后 12～14 天取样。对于初级精母细胞的染色体畸变分析除了染色体结构异常之外，还应分析染色体相互易位、染色体的单价体。

（四）姐妹染色单体交换试验

姐妹染色单体交换（sister-chromatid exchange，SCE）指一个染色体的两个姐妹染色单体的同源片段发生交换，可能与 DNA 的断裂与重接有关，是反应 DNA 损伤的一个灵敏指标。

SCE 试验的原理是：在细胞培养液中加入 5-溴脱氧尿嘧啶核苷（5-BrdU），5-BrdU 是嘧啶类似物，在 DNA 合成期可与胸苷竞争掺入 DNA 中。DNA 是半保留复制，经过一次有丝分裂后，仅在新合成的互补链中有 BrdU 掺入，这时两条染色单体的掺入情况是一样的。再经过一次有丝分裂，两条染色单体就会出现 BrdU 掺入的不同，一条单体中两条 DNA 链均有 BrdU 的掺入，另一条单体仅一条 DNA 链中有 BrdU 的掺入。此时，用染色剂如 Giemsa 和光处理，双链含 BrdU 的染色单体着色浅，而单链含 BrdU 的染色单体着色深，在光学显微镜下，可分辨出发生交换的染色单体（图 7-10），计数 SCE 数，可判断受试物对 DNA 的损伤作用。

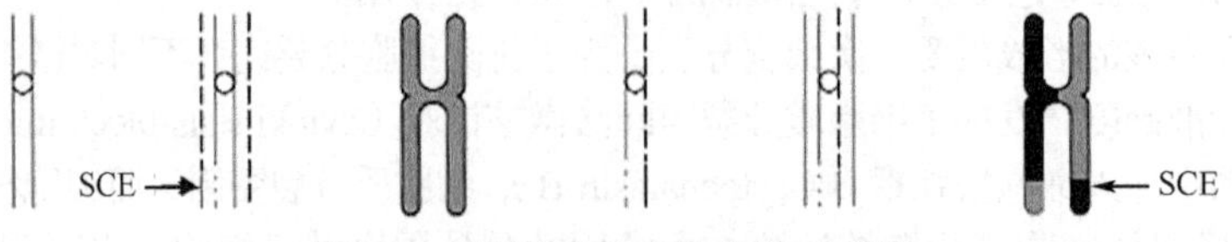

图 7-10 姊妹染色单体交换示意图

体外 SCE 试验可以用细胞株和人外周血淋巴细胞，体内 SCE 试验可用骨髓细胞或睾丸生殖细胞进行。

（五）哺乳动物细胞基因突变试验

哺乳动物细胞基因突变试验（mammalian cell gene mutation assay）是正向突变试验，即从原型至突变型的基因突变，这种突变可引起酶和功能蛋白的改变。常用的细胞系有小鼠淋巴瘤

（L5178Y）细胞，中国仓鼠卵巢（CHO）细胞和中国仓鼠成纤维（V79）细胞；常用的测定突变的标志有胸苷激酶（tk）和次黄嘌呤鸟嘌呤磷酸核糖基转移酶（hgprt）。

tk 和 hgprt 基因编码的产物可以催化相应核苷的磷酸化反应，生成相应的单核苷酸。核苷类似物（5-溴脱氧尿嘧啶核苷、6-硫代鸟嘌呤等）也可作为其底物被磷酸化，这些磷酸化产物掺入 DNA 可引起细胞死亡。如果这些基因发生突变，细胞就会对核苷类似物产生抗性。通过观察在含核苷类似物的选择培养液中细胞集落形成的增加，即可检测受试物的致突性。

tk 基因突变试验是 20 世纪 70 年代发展起来的一种用于初筛致癌物和致突变物的方法，经过几十年的发展，其检测机制已基本阐明，并已积累了大量的实验数据。tk 基因位于常染色体上。tk 基因位点的突变可反应基因突变、基因缺失、易位及有丝分裂重组等遗传学改变，它比其他位点的突变试验能检测更广泛的遗传毒物。ICH 把小鼠淋巴瘤细胞（L5178Y）TK 基因突变试验作为哺乳动物细胞基因突变首选试验。

hgprt 基因位于 X 染色体上，由于 X 染色体在雌性有一条处于失活状态，所以 hgprt 基因在功能上和结构上为半合子状态，它可能被必需的基因隐蔽，大的缺失或染色体数目改变一般不能形成突变体集落，因而限制了其检出遗传学改变的范围。

hgprt 基因位点突变试验和 tk 基因位点突变试验相似，干扰基因表达的任何类型突变都能检出，而不像细菌回复突变那样必须纠正或补偿测试菌株 DNA 已有的突变损伤才能检出。

（六）显性致死试验

致突变物可引起哺乳动物生殖细胞染色体畸变，以致不能与异性生殖细胞结合或导致受精卵在着床前死亡，或导致胚胎早期死亡。显性致死试验以胚胎早期死亡为观察终点，用于检测受试物对动物生殖细胞的染色体损伤。

由于卵细胞对致突变物的敏感性相对较低，且受试物可能作用于母体动物，产生不利于胚胎发育的种种干扰因素，影响实验结果的准确性。因此一般对雄性动物染毒，然后与未处理的雌性动物交配，观察胚胎死亡情况。但也有一些化学物，如博莱霉素（bleomycin）、阿霉素（adriamycin）等，在雄性显性致死突变中呈阴性，但在雌性生殖细胞中呈阳性。

显性致死试验（dominant lethal assay）常用的动物为性成熟大、小鼠。不同化学物在精子发育的不同阶段起作用。为检测化学物对精子发育全过程的影响，并检出精子受损伤的发育阶段，在试验时，每周更换一批新的雌鼠与染毒雄鼠交配，小鼠持续 6～8 周，大鼠 8～10 周。根据在不同周次交配的雌鼠发生的显性胚胎致死可判断受试物遗传毒性作用于精子发育的哪个阶段。检测显性致死突变发生的终点为受孕率（受孕动物数与交配雌性动物数的比率），有死胎雌性动物数与受孕动物总数比，胚胎死亡数与总着床数比等。

（七）程序外 DNA 合成试验

正常细胞在有丝分裂过程中，仅在 S 期进行 DNA 复制合成，称为程序性 DNA 合成（scheduled DNA synthesis）。DNA 受到化学物损伤后，细胞启动损伤的酶修复过程，这一过程将合成一条较短的 DNA 新链，此修复称为“程序外 DNA 合成”（以此来区别正常细胞 S 期半保留复制的 DNA 合成）。程序外 DNA 合成试验的原理是通过检测 DNA 损伤后的修复情况来间接反映损伤本身。经受试物处理过的细胞接触放射性核素标记（氚标记）的胸腺嘧啶，与此同时正常 DNA 合成被抑制。如果受试物损伤 DNA，并启动 DNA 损伤修复机制，放射性标记的胸腺嘧啶就会掺入到程序外合成的 DNA 中。掺入到 DNA 中的放射性活性，可表示 DNA 修复合成强度，同时也说明原发性 DNA 损伤的程度。常用于 UDS 检测的细胞有：外周血淋巴细胞、大鼠原代培养肝细胞、人成纤维细胞及 Hela 细胞等。

（八）单细胞凝胶电泳试验

单细胞凝胶电泳（single cell gel electrophoresis，SCGE）是一种可以在单个细胞水平上检测

DNA断裂的技术。其基本原理是：在细胞裂解液的作用下，有核细胞的生物膜破坏，使细胞质内的蛋白质及其他成分进入凝胶，继而扩散到裂解液中，而核中DNA仍附着在剩余的核骨架上，留在原位。DNA解螺旋后进行电泳，如细胞DNA未受损伤，电泳时DNA因其分子量大而停留在核基质中，经荧光染色后呈圆形的荧光团，无拖尾现象；如果DNA受到化学物损伤，DNA断片较多，小分子量的DNA断片进入凝胶中，向阳极移动，荧光显微镜下呈一个亮的头部和尾部，形似彗星，故又称彗星试验。DNA受损越严重，产生的断片越多，并且片段越小，电泳时迁移的DNA量也就越大，迁移距离越长，荧光显微镜下可观察到尾长增加、尾部荧光强度增强，通过测定迁移部分的光密度和迁移长度就可定量测定单个细胞的DNA损伤程度（图7-11和彩图7-11）。单细胞凝胶电泳试验的优点是：检测低水平DNA损伤的敏感性高，对样品的细胞数要求少，操作简便，费用低。

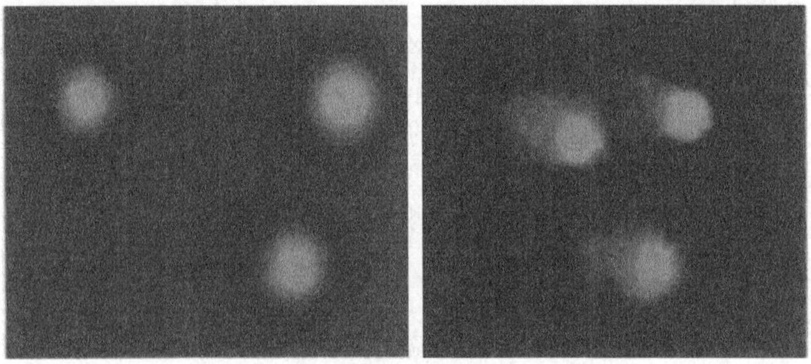

图7-11　彗星试验（另见彩图7-11）

左图为正常细胞；右图为彗星细胞

（九）精子畸形试验

精子的成熟和正常的形态发育受基因控制，基因突变会导致精子畸形率增高，化学物质诱导的性染色体重排是诱发精子畸变的主要机制。变态反应、缺血、体温升高、电离辐射等也可以诱发精子畸形。因此，染毒后发现精子畸形率增高并非一定意味着是受试物诱发了精子畸变，但在严格控制试验条件的情况下，精子畸形率增高，可以说明受试物是一种诱发精子畸形的因素，具有毒理学意义。精子畸形试验（sperm malformation test）通过检查精子的头部、颈、尾部和顶体等形态学改变，以检测化学物质对精子的遗传毒性。

（十）人群流行病学研究

在对外源化合物的致突变性评价中，人群流行病学资料无疑是最直接和可靠的。致突变性的流行病学研究遵从一般的流行病学研究方法。由于人群的遗传背景不一，有害物质的接触剂量不确定，以及生活习惯等混杂因素的存在，致突变的流行病学研究存在一定的困难。为了保障流行病学调查数据的可靠性，需要增大人群样本量，选择合理的对照和分组情况来消除一些常见的混杂因素。目前，可以将一些外源化学物的原型、代谢产物以及DNA和蛋白的加合物等作为暴露标志，将一些现有的遗传学试验（如微核试验、彗星试验、染色体畸变以及基因突变等）中的检测指标作为人群接触外源化学物的效应指标，运用流行病学研究方法来综合评定外源化学物的致突变性。

（十一）致突变试验方法的新进展

随着社会的发展和科技的进步，需要对越来越多的化学物的致突变性进行快速准确的检测，这就对传统的致突变试验方法提出了挑战。近年来，分子生物学飞速发展和转基因动物的出现，为化学物遗传毒性的检测提供了新的技术手段。

1. 转基因动物致突变检测系统　转基因动物是指基因组中整合了以实验方法导入的DNA，

并能稳定地遗传给后代的一类动物。利用转基因动物模型可以在哺乳动物体内检测基因突变，分析化学物诱导突变的组织和器官特异性。目前用于致突变研究的商品化转基因动物有 BigBlue 小鼠和 MutaMouse 小鼠。用转基因动物进行致突变试验时，对动物进行染毒后，提取不同器官或组织的基因组 DNA，在体外进行遗传学分析，检测突变的发生率。

2. 现代分子生物学技术在基因突变检测中的应用 用于突变检测的分子生物学方法很多，包括单链构象多态性分析、变性梯度凝胶电泳、切割酶片段长度多态性分析等，这里介绍几种主要的方法。①DNA 测序：DNA 测序是检测基因突变最直接的方法。虽然目前 DNA 测序自动化程度不断提高，但测序仍然是一个比较烦琐、需要高昂设备和专业技术的工作，不适合大范围基因突变的筛查。②PCR–单链构象多态性分析：PCR–单链构象多态性分析（PCR-single strand conformation analysis，PCR-SSCP）是一种常用的检测较小突变试验方法。样品 DNA 经 PCR 扩增，其产物变性后生成单链，如果存在基因突变，哪怕是一个碱基的改变，单链的构象就会发生改变，正常与突变的 DNA 单链在聚丙烯酰胺凝胶中的迁移率不同，以此可以检测发生突变的 DNA；③DNA 芯片：DNA 芯片把成千上万个靶基因或寡核苷酸探针排列在玻璃或硅片等不同载体上，用不同荧光标记的待测 DNA 单链与载体上的探针杂交，如果样品与芯片阵列中已知核酸探针不发生互补结合，即意味着碱基序列的变异或多态性的存在。所以通过分析荧光杂交信号，就可以检测出突变。

3. 结构分析和计算机模拟研究 化学物的致突性和化学物的结构相关。如果化学物分子存在亲电子位点，则很容易和 DNA 的亲核位点发生结合，提示其具有潜在的致突性。利用自动化的计算机程序，通过分析化学物的结构来预测其致突变能力，可以有效提高致突变分析效力和减少实验动物的使用量。这项技术目前还不成熟，对新化学物致突性的预测准确性还不够，有待进一步完善。

三、致突变试验中的一些问题

（一）对照的设立

在致突变各项试验中，对照组（品）的设置对于判断试验材料（如菌株、细胞株和动物等）的反应性乃至检验整个试验系统的合格性非常重要。对照设计不严密，会影响到试验结果的可靠性。

阴性对照为空白对照，即不加任何处理，或是溶剂对照，除无处理因素外，实验条件、环境等与试验组一致。其目的是获得实验的基础数据，作为与处理组比较的依据，如根据 Ames 的阴性对照，可了解所用菌株的自发突变率，证实除处理因素外无任何引起回复突变增加或减少的其他因素。空白对照应和溶剂对照的结果应一致，如有显著差异则可能表明有实验误差，如溶剂对照结果显著高于空白对照则可能是溶剂具有致突变性。

阳性对照是加入已知突变物的对照，对于体外试验应包括需活化的和不需活化的两种已知致突变物。其目的是通过阳性物质的试验证实实验方法的可靠，证实经过一段时间后本实验的重复性，验证实验人员在本实验条件下的技术能力和鉴定致突变物的能力。例如，如果 Ames 试验中阳性对照未出现阳性结果，就应考虑突变菌株可能发生问题，或代谢活化能力不足等。

（二）体外试验的活化系统

微生物和培养的哺乳动物细胞缺乏整体动物体内的许多代谢能力，在致突变试验中，必须加入代谢活化系统，才能检出间接致突变剂。

1. 哺乳动物细胞介导 使用完整的细胞，特别是大鼠肝原代细胞，与测试细菌或细胞一起培养。掺入的哺乳动物细胞有完整的细胞结构和各种酶及内源性辅助因子，代谢能力优于无细胞系统（如 S9），但不如体内活化系统。

2. S9 S9 指动物经酶诱导剂处理后制备肝匀浆，再经离心分离，所得上清液加上适当的缓冲液和辅助因子后制备的活化体系。它主要含有混合功能氧化酶（MFO），是国内常规用于体外致突变试验的代谢活化系统。肝匀浆的物种来源、在 S9 混合液中的浓度、诱导剂的特性等，都影响其代谢活化的效果。

纯化酶和基因工程：应用纯化细胞色素 P450，谷胱甘肽转移酶及过氧化物水解酶，可严格控制代谢产物诱发突变的条件，但技术难度大。利用基因工程，将人的细胞色素 P450 基因插入嵌合细胞内，使细胞具有代谢活化系统后，用于致突变试验。

代谢活化系统不能完全取代整体哺乳动物代谢，因为不同的组织在活化或降低化学毒物反应性方面有差异；体外活化与解毒之间的平衡也不同于整体动物体内；诱导酶系统的物质以及可改变生理状态的物质可能改变毒物的代谢；消化道的菌群在整体动物体内也具有代谢活化系统。

（三）试验结果的评价

试验结果的判断对化学物致突变性的评价至关重要。因为受试生物体变异性大，影响因素不易控制，所以同一观察终点在不同实验室，或在同一实验室的不同时间所获实验结果可能有差异。因此检查实验的质量和采用正确的判断标准对正确评价试验结果非常重要。

1. 实验质量检查 在评定阳性或阴性之前，应首先检查实验的质量控制情况。①致突变试验须设有阴性对照和阳性对照；②受试化学物的上限浓度一般应达到一定的毒性浓度或（和）饱和浓度，否则阴性结果不能判定，因为受试物浓度增高后很可能获得阳性结果；③盲法观察：观察人员在不了解所观察的标本的染毒剂量或组别的情况下进行实验，可免除观察人员对实验数据产生主观影响；④实验结果经不同的操作人员复核，或者在同一个实验室或不同的实验室能够重现，则会提高结果的可靠性，因此，如 Ames 试验要求至少重复一次；⑤检查测试系统是否具有代谢活化系统。在缺乏代谢活化系统下获得的阴性结果，需要加入代谢活化系统后再次测试。

2. 试验结果判定条件 阳性结果判定：试验组与对照组比较要有统计学差别，且应当具有剂量反应关系，即剂量越高，致突变效应越强。阴性结果的判定条件是：①最高剂量应包括受试物溶解度许可或灌胃量许可的最大剂量。如该剂量毒性很大，则体内试验和细菌试验应为最大耐受量。溶解度大，毒性低的化学物，在细菌试验中往往以 5mg/皿作为最高剂量。使用哺乳动物细胞进行体外试验，常选 LD_{50} 或 LD_{80} 为最大剂量；②各剂量的组间差距不应过大，以防漏检仅在非常狭窄范围内才有突变能力的某些化合物。满足上述条件，仍为阴性，才能慎重下结论。

3. 假象的识别和排除 ①体内动物试验时，要注意动物对受试物的处置过程对试验结果的影响。例如配制成油剂的农药会随着动物的粪便排出，减少吸收。带有异味的受试物混入饲料中喂食时，动物拒食，如果不仔细观察动物进食量，就可能错误认为受试物无致突效应。②体外致突变试验时，如果受试物的细胞毒性过大或者受试物改变细胞培养系统的渗透压和 pH，会引起细胞过多死亡，掩盖受试物的遗传毒性。

思 考 题

1. 如何认识不同类型突变发生的机制？
2. 如何理解 DNA 损伤、损伤修复、突变和健康危害之间的关系？
3. 致突变试验为什么要进行配套试验？配套试验的原则是什么？

（曹　毅　刘振中）

第八章　外源化学物表观遗传学作用

案例 8-1

砷及其化合物是国际癌症研究中心（IARC）确认的人类致癌物，也是至今未能在动物身上获得成功致癌模型的极少数致癌物之一。研究证实，长期砷暴露可引起皮肤色素沉着、色素脱失、角化过度等皮肤损伤，而且大量的流行病学调查研究显示无机砷暴露与人的皮肤癌、膀胱癌、肝癌、肺癌及肾癌的发生存在剂量-反应关系。在砷中毒作用机制研究中，目前较公认的学说有：①干扰酶活性；②改变信号转导、调控细胞周期、分化与凋亡；③诱导氧化应激；④遗传损伤。其中大量遗传损伤研究已证实，砷可诱导哺乳动物细胞染色体畸变、微核、姐妹染色体交换、DNA-蛋白质交联、DNA 链断裂等。砷与基因突变的关系目前尚存有争议，细菌和哺乳动物系统的一些体外诱变试验表明，砷不能诱发点突变。砷暴露并不导致基因突变等直接的遗传物质损伤，提示砷致病和致癌机制可能与其染色体水平的异常有关。

问题：

1. 什么是表观遗传学？与遗传学的区别与联系？
2. 环境因素是否可通过表观遗传机制改变基因的表达？
3. 表观遗传学的应用前景？

第一节　概　　述

经典遗传学认为，核酸是遗传的分子基础，生命的遗传信息储存在核酸的碱基序列上，碱基序列改变会引起生物体表型的改变。然而，随着遗传学的发展，人们逐渐认识到仅靠基因组碱基序列还不能解释包含人类在内的多细胞生物的生命活动规律。如一个受精卵发育形成胚胎，这些本来由同一个受精卵分裂而成的细胞经过分化后，形成了具有不同形态和功能的细胞（如肝细胞、上皮细胞和血细胞等），从而组成了不同的组织和器官。这些细胞具有相同的基因组，但它们的表型却有着巨大差异。又如人体的 200 多种细胞含有同样的 27000 个基因，但每种细胞只有数千个基因有活性，各种细胞具有活性的基因又各不相同，且具有时间和空间的特异性。同样，同卵双生孪生子从遗传学的角度来看，具有完全相同的基因组，如果这两个孪生子在同样的环境下成长，两人的体质和气质应非常相似，但往往一些同卵双生子长大成人后在性格、健康和疾病易感性方面都有着较大差异。以上现象均提示在遗传学之外存在着更高层次的信息来调控着基因的差异表达，目前认为这些高层次的信息主要包括 DNA 甲基化、组蛋白修饰、染色质重塑以及非编码 RNA 调控等，统称为表观遗传学信息。

表观遗传学（epigenetics）是一门新兴学科，是研究不涉及 DNA 序列变化而表现为 DNA 甲基化谱、染色质结构状态和基因表达谱在细胞代间传递的遗传现象的一门科学。研究内容包括 DNA 甲基化、组蛋白修饰、染色质重塑、非编码 RNA 调控，可使基因发生可遗传的变化，并最终导致表型变异的遗传现象及本质，具可遗传、可逆转、DNA 序列不变等特征。

C.H.Waddington 在经典遗传学创立数十年后，于 1942 年提出表观遗传学（epigenetics）的概念。希腊语前 epi-意味着“在……之上”或“除……以外”，因此表观遗传学是传统遗传学之上或之外的遗传。最初，人们认为表观遗传只是一种表型，但随着生命科学研究的发展，基因组学不能解释的问题越来越多，表观遗传学在这样的情况下不断发展。20 世纪 70 年代中期，人们对表观遗传的理解开始变化，Holliday 对其进行了系统表述，即现在广为接受的表观遗传学概念——研究非 DNA 序列变化所致的可遗传的基因表达变化。在分子生物学空前发展的形势下，表观遗传学也在分子水平上得到了更为系统的研究，人们不仅发现了多种表观遗传修饰方式，而且探究了其错综复杂的生物学作用。表观遗传学现已成为生命科学领域的研究热点之一，形成了独立的分支学科。

目前认为，遗传学信息和表观遗传学信息共同调控着真核基因的表达。遗传调控包括基因转录、转录后加工、翻译及翻译后修饰等环节，而表观遗传学调控是基因在染色质水平上的结构调整，所以表观遗传学调控又被称为染色质为基础的基因表达调控，是真核基因组一种独特的调控机制。广义上讲，DNA 甲基化、基因沉默、染色体重塑、RNA 剪接、RNA 编辑、RNA 干扰、组蛋白修饰、蛋白质剪接和蛋白质翻译后修饰等均可归为表观遗传学范畴。表观遗传学研究的具体内容可分为两大类：①基因选择性转录表达的调控；②基因转录后的调控。表观遗传调控不仅在维持细胞正常功能、胚胎发育、X 染色体失活和基因印记等正常的生理过程中起着至关重要的作用，同时其调控模式的失常导致了多种重大疾病的发生，如肿瘤、自身免疫性疾病、代谢性疾病、精神性疾病和衰老等，并在这些重大疾病的预防、诊断和治疗方面展现了良好的应用前景。

第二节　DNA 甲基化

一、DNA 甲基化生物学特征

DNA 甲基化（DNA methylation）是一种 DNA 的天然修饰方式，是由 *S*-腺苷甲硫氨酸（*S*-adenosylmethionine，SAM）提供甲基基团，在 DNA 甲基转移酶（DNA methyltransferases，DNMTs）的作用下，将胞嘧啶第 5 位碳原子甲基化为 5-甲基胞嘧啶（5mC）的化学修饰过程。哺乳动物基因组中 5mC 占胞嘧啶总量的 2%～7%，约 70%的 5mC 存在于基因 5'-CG-3'序列（也称作 CpG 二核苷酸）。在人类基因组中，发生甲基化的 CpG 二核苷酸有两种分布形式，一种分布于结构基因 5'端的调控区，以成簇串联的形式排列，这种富含 CpG 二核苷酸的区域称为 CpG 岛（CpG island），约 56%的编码基因含该结构。通常情况下，CpG 岛不发生甲基化修饰，其原因目前尚不清楚。另一种为散在分布的 CpG 二核苷酸，通常呈甲基化状态。5'端的 CpG 岛具以下特征：①CpG 岛主要位于基因的启动子区，少数延伸至基因的第一外显子区；②CpG 岛一般是非甲基化的，看家基因的启动子都含 CpG 岛，且保持非甲基化状态；③启动子区的 CpG 甲基化可直接导致相关基因的表观遗传学沉默，而基因下游非岛区的 CpG 二核苷酸甲基化不抑制基因的转录；④启动子区 CpG 甲基化的密度与转录的抑制程度相关，弱的启动子能被密度较低的甲基化完全抑制。

甲基化模式建立于配子形成期，并在发展过程中发生变化，任何特定细胞的 DNA 甲基化模式的建立都是甲基化、去甲基化动态变化的过程。DNA 甲基化根据作用方式和参与反应酶的不同，分为从头甲基化和维持甲基化。从头甲基化是在原来没有甲基化的 DNA 双链上进行甲基化的过程，它是在 DNA 甲基转移酶 3a 和 3b 的协同作用下完成的，该过程主要发生在胚胎完全去甲基化后的植入期。维持甲基化是指在 DNA 双链复制过程中，在 DNMT1 的作用下，根据亲代链上的甲基化位点进行子代链相应甲基化修饰的过程。DNA 甲基化可能存在于所有高等生物中，但不同生物中甲基化胞嘧啶的含量有较大差异，同种生物，在不同组织中或同一组织处于不同发育阶段，其 DNA 甲基化程度也存在差异。可见，DNA 甲基化的分布存在种属特异性和组织特异性，并随着生物发育阶段的不同而改变。

DNA 去甲基化（DNA demethylation）与 DNA 甲基化相反，是指在 DNA 去甲基酶（DNA demethylases）的作用下将 5-甲基胞嘧啶甲基基团移除的过程，包括非特异性去甲基化和特异性去甲基化。非特异性去甲基化发生在胚胎早期的植入期前，在这个时期，整个基因组发生了普遍的非特异的去甲基化过程。然后在胚胎植入期对绝大部分 CpG 位点进行从头甲基化，但在 CpG 岛不发生甲基化。胚胎植入期后，大部分基因组 DNA 是甲基化的，然而组织特异性基因在其表达的组织中又经历了去甲基化过程。所以 DNA 去甲基化是分化发育过程中的一个重要组成部分。随着进一步的发育，这种 DNA 甲基化模式就相对稳定下来，对维持细胞正常功能、胚胎发育、X 染色体失活和基因印记等起着重要的调节作用。但近年来研究显示 DNA 的复制过程也有去除 DNA 上 5-甲基胞嘧啶的作用，染色体结构及与转录活性相关的核蛋白复合体可能会干扰 DNMT1 维持甲基化的特性。

二、DNA 甲基化调控机制

DNA 甲基化是如何影响基因表达分化的呢？目前研究表明，DNA 甲基化对于基因表达分化的调控来源于其对基因转录的抑制。DNA 甲基化虽然未改变核苷酸序列，但可在转录水平调控基因表达，尤其是转录起始阶段。真核细胞基因转录是受多种因素调节的复杂过程，目前已发现多种基因的转录抑制与启动子区 CpG 岛高甲基化相关。

目前共有 3 种假说用于解释 DNA 转录调控抑制机制：

（1）特异性转录因子与其相对应的启动子识别位点的结合受到甲基化的直接影响而抑制基因转录。在细胞中有些转录因子如 CARBE、AP2、E2F 及 MYC，其特异结合位点中有 CpG 位点，但当此二核苷酸序列中的碳与甲基结合以后，降低了转录因子与启动子结合的效率，从而降低基因转录率。同时 DNA 的双螺旋大沟内是众多转录因子和 DNA 的结合部位，甲基伸入到 DNA 双螺旋大沟，直接干扰转录因子与相应的识别位点结合。

（2）存在特异性的阻遏蛋白与已甲基化的 DNA 进行结合而抑制基因转录。如甲基化 CpG 结合蛋白（MeCPs）选择性地与甲基化启动子结合形成复合物，阻断了转录因子的结合部位。转录因子可与此类转录阻遏蛋白竞争已甲基化的 DNA 上的识别及结合位点。

（3）通过改变染色质构象而抑制基因转录。DNA 染色质构象始终是动态的，当将 DNA 染色质甲基化以后，染色质构象即变化为非活化形式，便不再具备可转录的性质。染色质非活化区域不但甲基化含量非常高，去乙酰化的组蛋白含量亦非常高，这是由于启动子区甲基化的 CpG 与 MeCPs 蛋白特异性结合，后者再与组蛋白去乙酰化酶 HDACs 结合形成复合物，结果使核心组蛋白尾部发生去乙酰化，进而染色质结构变得更加紧密，减小了转录因子到达它们结合部位的通道。

第三节　组蛋白修饰

组蛋白修饰，是指其 N-末端氨基酸残基可发生乙酰化、甲基化、磷酸化、泛素化和糖基化等多种共价修饰。在细胞里，DNA 以染色质的形式存在，核小体是染色质的基本组成单位。核小体是由核心组蛋白八聚体（2 个拷贝的 H2A、H2B、H3、H4）及缠绕其外周长度为 146 碱基对的 DNA 组成。最初组蛋白被认为仅仅用于维持染色体的空间结构，现在人们逐渐认识到组蛋白在保持染色质的动态平衡方面起着重要作用，而正是这种动态平衡调控了多细胞生物在发育各个阶段基因的表达谱。组蛋白虽然在进化中高度保守，在各种真核生物中它们的氨基酸顺序、结构和功能都十分相似，但它们并不是通常认为的静态结构，而是动态变化的。每个组蛋白约有 20 个氨基酸 N-端末尾伸出核小体之外，由于其性质不稳定，可发生各种翻译后修饰。这些修饰结构具有类似 DNA 遗传密码的功能，故又称作“组蛋白密码”。细胞对外在刺激做出的每一个反应几乎都会涉及染色质活性的改变，就是通过组蛋白修饰、变换组蛋白密码来实现的。

一、组蛋白修饰种类及生物学特征

（一）组蛋白乙酰化和去乙酰化

组蛋白乙酰化（histone acetylation）是最早被发现的与转录有关的组蛋白修饰方式，由组蛋白乙酰基转移酶（histone acetyltransferases，HATs）催化，去乙酰化由组蛋白去乙酰化酶（histone deacetylase，HDACs）催化，是一可逆的动态过程。乙酰化修饰大多在组蛋白 H3 赖氨酸 9、14、18、23 和 H4 赖氨酸 5、8、12、16 等位点。研究发现，组蛋白的乙酰化/去乙酰化修饰是基因转录调控的关键机制之一。HAT 将乙酰辅酶 A 的乙酰基部分转移至核心组蛋白氨基末端上特定赖氨酸残基的氨基基团，这些赖氨酸的乙酰化中和组蛋白所带的正电荷，以及疏水的乙酰基团产生的空间阻力，降低组蛋白与 DNA 的亲和力，使核小体松解，从而使各种转录因子易于与 DNA 结合位点特异性结合，促进转录发生。HDACs 则移去组蛋白赖氨酸残基上的乙酰基，恢复组蛋白的正电性，带正电荷的赖氨酸残基与 DNA 之间的相互作用可限制核小体在 DNA 上的移动，使启动子不易接近转录调控元件进而抑制转录。组蛋白乙酰化程度与转录活性密切相关，一般是转录活跃区的核小体组蛋白呈高度乙酰化，而不活跃区则呈低乙酰化状态。

（二）组蛋白甲基化和去甲基化

组蛋白甲基化（histone methylation）是指在组蛋白赖氨酸甲基转移酶（histone lysine methyltransferases，HKMTs）和蛋白精氨酸甲基转移酶（protein arginine methyltransferases，PRMTs）催化下，将 *S*-腺苷甲硫氨酸的甲基转移到组蛋白赖氨酸或者精氨酸残基末端的过程。与组蛋白乙酰化相比，组蛋白甲基化是更加稳定的表观遗传标记，组蛋白甲基化对染色质结构有重要影响，参与异染色质形成、基因印记、X 染色体失活和基因转录调控等。甲基化修饰不同于其他的组蛋白修饰，它可以发生在精氨酸和赖氨酸的侧链，每个残基侧链的氨基酸可单独或多次被甲基化。根据每个位点甲基化程度不同，可分为单甲基化（me）、双甲基化（me2）和三甲基化（me3）。组蛋白 H3 赖氨酸甲基化位点主要在 K4、K9、K27、K36、K79，组蛋白 H4 甲基化位点在 K20，组蛋白 H1 甲基化位点在 K26，赖氨酸残基可以是单、二或三甲基化的组合。精氨酸也可以是单甲基化或者双甲基化，组蛋白 H3 和 H4 的尾部精氨酸侧链甲基化位点包括 R2、R8、R17 以及组蛋白 H3 的 R26 和组蛋白 H4 的 R3，精氨酸侧链可以单甲基或二甲基化。组蛋白赖氨酸的去甲基过程，是赖氨酸特异性去甲基化酶 1（Lysine specific demethylase1，LSD1）特异性作用于 H3K4 位点的去甲基化酶，它只能作用于单甲基化或者双甲基化，而对于三甲基化却无能为力。组蛋白精氨酸的去甲基过程主要是利用肽酰精氨酸去亚胺酶 4（peptidylarginine deiminase 4，PAD4）催化精氨酸转变为瓜氨酸，使 PRMT 等精氨酸甲基转移酶失去作用位点，从而完成抑制甲基化反应过程。同样，PAD4 也只催化单甲基化的精氨酸，对双甲基化无效。

（三）组蛋白磷酸化与去磷酸化

组蛋白磷酸化（histone phosphorylation）修饰，是指在磷酸激酶等相关酶的作用下，ATP 水解后的磷酸基团与组蛋白 N 末端丝氨酸或苏氨酸残基的缩水结合。组蛋白磷酸化分别参与了基因转录、DNA 修复、细胞凋亡及染色体浓缩等过程，与组蛋白乙酰化等其他修饰方式一起在细胞的生长、分裂等一系列生命活动中起调控作用。目前已知的组蛋白 H3 的磷酸化主要在其第 10、28 位丝氨酸（Ser10 / Ser28）和第 3、11 位苏氨酸（Thr3 / Thr11）上。对组蛋白 H4 磷酸化的研究主要集中在其第 1 位丝氨酸（Ser1）上。最具特色的磷酸化标志存在于 H3 第 10 位丝氨酸上，这一修饰招募了含有 HAT 活性的 GCN5，因而能增加邻近组蛋白赖氨酸残基 K9 和 K14 的乙酰化，这就是为什么组蛋白乙酰化和磷酸化常常同时存在。物理学研究显示，磷酸化能破坏组蛋白与 DNA 间的相互作用，而使染色质结构不稳定。这样一种不稳定性对有丝分裂时染色质凝集成为同源染色体过程中的结构重组是必要的。组蛋白磷酸化可被蛋白磷酸酶 PP1 和 PP2a 所逆转，这两种脱磷酸化酶又可被其他分子级联包括多巴胺和 cAMP 调节的磷酸蛋白 32 所抑制。

（四）组蛋白泛素化与去泛素化

组蛋白泛素化（histone ubiquitination）修饰就是组蛋白赖氨酸残基与泛素分子羧基端相互结合。泛素化修饰涉及三类催化酶：泛素激活酶（ubiquit-in activating enzyme，E1），泛素接合酶（ubiquitin conjugatingenzyme，E2）和泛素连接酶（ubiquitin protein ligase，E3）。这三种酶分三步进行泛素化修饰，第一步 E1 利用 ATP 形式存在的能量与泛素结合成高能硫酯键，构成泛素-E1 偶联物将泛素激活；第二步，通过转酯作用将活化的泛素转移到泛素结合酶 E2 的活性半胱氨酸残基上；随后，E2 将活化的泛素转移至泛素连接酶 E3 上，形成高能量 E3-泛素偶联物，最后 E3 可直接或间接地促使泛素转移到特异靶蛋白上，使泛素的羧基末端与靶蛋白的赖氨酸的 S-氨基形成肽链或转移到已与靶蛋白相连的泛素形成多聚泛素链。多聚泛素化需要以上三种酶的共同作用，而单泛素化一般仅需要前两种酶。组蛋白 H2A 泛素化修饰位点是高度保守的 H2AK119 位点。除了 H2A 以外，组蛋白 H2B 也可以被泛素化修饰。H2B 的泛素化位点也定位于 C 端的赖氨酸残基。相比而言，组蛋白 H1、H3 的泛素化形式比 H2A、H2B 少，目前也还没有发现组蛋白 H1、H3 的泛素化位点。泛素部分可以通过泛素 76 位点甘氨酸的肽键水解而去除。去泛素化酶分为两个家族，泛素羧基端水解酶家族（Ub C-terminal hydrolase，UCH）和泛素特异性加工蛋白酶家族（Ub-specific processing protease，UBP）。

二、组蛋白修饰调控机制

人们很早就发现组蛋白乙酰化与基因活化、去乙酰化与基因沉默有关。组蛋白乙酰化主要通过以下三种方式调控基因表达：①组蛋白乙酰化与去乙酰化改变核小体周围环境，加强或削弱基因表达相关蛋白质与 DNA 的相互作用；②组蛋白乙酰化与去乙酰化参与染色质构型改变，进而影响蛋白质与蛋白质、蛋白质与 DNA 的相互作用；③组蛋白乙酰化与去乙酰化作为特殊信号，被其他蛋白质因子识别并影响它们的活动，从而实现对基因表达的调控。

不同位点的组蛋白甲基化对于基因的表达可起到抑制或促进的作用。如 H3K9 甲基化在编码区和启动子区就有不同功能，在启动子区抑制基因表达，在编码区激活基因表达。在同一位点，甲基化数目的不同也可以对基因的表达产生不同的影响。甲基化还可作用于 DNA 一定区域，如 H3K27 三甲基化可以阻止 DNA 调节序列发挥生物学功能。甲基化还可在影响可变剪接和产生不同转录本方面发挥重要作用。

组蛋白磷酸化修饰和其他表观遗传修饰一样，也可通过以下两种机制影响染色体的结构和功能：①磷酸基团携带的负电荷中和了组蛋白上的正电荷，造成组蛋白与 DNA 之间亲和力的下降；②修饰能够产生与蛋白质识别模块（protein recognition modules）结合的表面，与特异的蛋白质复合物相互作用。

组蛋白泛素化对转录的影响，既有促进方面也有抑制方面，主要是通过其调控组蛋白甲基化来实现的。泛素偶联酶 Rad6 可促使 H2BK 123 发生泛素化，即是 H3K4、H3K79 发生甲基化的信号，进而 Rad6 能够参与基因沉默、DNA 修复等许多细胞活动。

知识拓展 8-1

与基因突变等遗传学改变不同，表观遗传学改变在本质上具有可逆性，逆转表观遗传异常改变对基因的调控已成为一种新的治疗策略或药物设计模式。基于人们目前对表观遗传学的认识，绝大部分针对表观遗传学设计的药物都是以 DNA 甲基转移酶、组蛋白去乙酰化酶为靶点或进行 RNA 干扰。

2015 年，中国自主知识产权的原创抗癌新药西达本胺（chidamide）获准全球上市，也是中国首个授权美国等发达国家专利使用的原创新药。西达本胺是一种苯甲酰胺衍生物，主要靶标是第Ⅰ大类组蛋白去乙酰化酶 HDAC1，2，3 亚型，能够特异性识别并结合组蛋白去乙酰化酶 Arg83，Tyr91，Glu92，Phe141，Tyr196，Phe198，Gln192 和 Lys267 活性中心位点，从而降低 HDAC 的催化活性。HDAC 低表达促进相关基因组蛋白 H3 乙酰化水平。目前主要用于治疗复发及难治性外周 T 细胞淋巴瘤，关于肺癌和乳腺癌的三期临床试验也在进行中。是全球首个获准上市的亚型选择性组蛋白去乙酰化酶口服抑制剂。

西达本胺由深圳微芯生物科技有限公司总裁兼首席科学官鲁先平带领微芯团队研发，该药的问世在中国医药制造行业具里程碑式意义。

第四节　染色质重塑

一、染色质重塑生物学特征

染色质重塑（chromatin remodeling）是指染色质位置、结构的变化，主要包括紧缩的染色质丝在核小体连接处发生松动造成染色质的解压缩，从而暴露了基因转录区启动子区的顺式作用元件，为反式作用因子与之结合提供了可能。染色质重塑可改善转录相关因子在其染色质 DNA 局部的可接近性，从而调控相关基因的转录。染色质重塑在基因转录调控中起着关键性的作用。引起染色质动态变化的主要因素包括 ATP 依赖的染色质重塑以及不依赖于 ATP 水解的 DNA 甲基化、组蛋白修饰、染色质构象变化等。ATP 依赖的染色质重塑是重塑因子利用水解 ATP 的能量通过滑动、重建、移除核小体等方式改变组蛋白与 DNA 的结合状态，重塑因子除了 CHD1 和 CHD2 可单独发挥其重塑功能，大多数重塑因子在体内通常以组成多亚基复合物的形式来行使其重塑功能，称之为染色质重塑复合物。依据重塑复合物包含的 ATP 酶中催化亚基结构域的不同，目前发现的重塑复合物可分为 SWI/SNF、ISWI、CHD、INO80 四大家族。每类重塑复合物都具有独特的亚基组成和各自特异的 ATP 酶亚基，ATP 酶亚基中的核心结构域称为 ATP 酶结构域，不同重塑复合物具有一些相似的 ATP 结构域。

二、染色质重塑调控机制

在真核细胞中，染色质重塑复合物负责染色质结构的改变，当染色质结构致密时，会阻止初始转录因子及 RNA 聚合酶募集到特定 DNA 序列上，使基因处于沉默状态；当染色质结构疏松时，初始转录因子就可以募集到基因的启动子区域，激活相应基因的转录。通常染色质重塑因子在调控基因转录起始过程时，由特异的转录因子将其募集到其靶基因部位，并作为共激活或共抑制因子而发挥功能。大多数染色质重塑复合物既可以参与基因转录激活，也可以参与基因转录抑制。敲低或敲除重塑复合物中关键亚基的表达，都会导致一部分基因的表达升高和另一部分基因表达的下降。虽然其中对有些基因表达的调控是间接的，但是可以推测，染色质重塑复合物对基因的激活或抑制可能通过相似的机制，即改变核小体和 DNA 之间的相互作用来改变染色质结构，从而影响基因的转录水平。

除了调控基因转录起始外，染色质重塑复合物也能影响基因转录延伸过程。RNA 聚合酶Ⅱ在转录延伸过程中会遇到基因组上由核小体形成的诸多障碍，此时一系列转录延伸因子、组蛋白伴侣、组蛋白修饰酶以及染色质重塑因子等都参与其中，帮助其完成整个转录过程。此外，在DNA复制过程中，随着DNA双链的解离，核小体结构也随之消失。一旦复制完成，在两条复制子链上核小体会迅速重新组装。研究表明，核小体的组装过程涉及一系列的辅助蛋白，其中包括染色质重塑因子。

第五节　非编码RNA

案例 8-2

有机磷类杀虫剂由于具有广谱高效的特点，被广泛用于农业及卫生虫害的控制。人类可通过职业和生活暴露于有机磷类杀虫剂，引起消化系统、呼吸系统和神经系统的损害。传统评价有机磷类杀虫剂暴露是通过检测尿液中的代谢产物等。最近有研究显示尿液中 miRNA 能反映有机磷类杀虫剂的暴露和早期生物学效应，可作为表观遗传学生物标志用于评价杀虫剂暴露和预测危害。

问题：

1. 什么是 miRNA？为何可作为表观遗传学生物标志用于评价外源化学物的暴露与效应？
2. miRNA 与 DNA 甲基化及组蛋白修饰作用机制有何不同？

一、非编码RNA种类及生物学特征

非编码RNA（non-coding RNAs，ncRNAs）是指不编码蛋白质的RNA。中心法则（DNA-RNA-蛋白质）认为基因信息储藏于编码蛋白的基因中，蛋白质是细胞功能的主要体现者，而RNA被认为仅仅是DNA 和蛋白质之间的媒介。但近年来，随着新技术的发展，这种观念正在被打破。根据基因组学和转录组学的测序结果显示，生物体复杂的生命活动可能是被或长或短的非编码RNA所调控。研究发现，人类基因组中只有不到2%的DNA序列编码蛋白质，97%以上的人类基因组序列含有非蛋白质编码 DNA。这些非编码 RNA 虽然不被翻译成蛋白质，但却参与了编码基因的转录调控，并在蛋白质的翻译过程中发挥关键作用。且越是复杂的生命形式拥有的非编码RNA数量越多，形成庞大的RNA信息网络，在真核生物细胞活动调控中发挥核心作用。非编码 RNA 根据其生物学功能，分为看家非编码 RNA 和调控非编码 RNA。看家非编码 RNA 对细胞的生存和基本功能是必需的，包括核糖体RNA（ribosomal RNA，rRNA）、转运RNA（transfer RNA，tRNA）、小核RNA（small nuclear RNA，snRNA）、核仁小分子RNA（small nucloar RNA，snoRNA）等。调控非编码 RNA 一般在组织发育和分化的特定阶段表达，或者对外界环境应激表达，调控一系列生物过程或参与疾病发生，按其大小主要分为短链非编码RNA、中链非编码RNA 和长链非编码RNA。

（一）短链非编码RNA

短链 ncRNA 是指长度在 50nt 之内的 ncRNA，包括 mircoRNA（miRNA）、piRNA（PIWI-inter-acting RNA）和转录起始RNA（transcription initiation RNA，tiRNA）等。miRNA是目前研究得最清楚的一类ncRNA，是一类19～24nt左右的ncRNA。1993年Lee等首次在线虫中发现控制线虫发育时序性的miRNAs，Lin-4，但并未在肿瘤领域引起人们的重视。直到2000年Let-7的发现，miRNAs迅速成为生物学领域的研究热点。miRNA又被称为基因调控的小巨人，国际生物学顶级杂志连续将miRNAs的研究进展列入“十大科技突破”，对miRNAs系统研究正在加深我们对 RNA 世界的了解和认知。miRNA 在其产生过程中经历了三种形式的变化：pri-miRNA、 pre-miRNA 和成熟 miRNA，主要起负性调控基因表达的作用。研究表明 miRNA 参与了大多数细胞的生物学调控，比如细胞的分化、增殖、凋亡、迁徙和转移等，尤其在恶性肿瘤的产生、转移等过程中占据了重要的位置。同时研究发现 miRNA 不仅存在于组织细胞中，尚广泛存在于血液、唾液、尿液和精液等细胞外液中，具有不被 RNA 酶及强酸强碱降解的特性，可以在体液中稳定存在，使得越来越多的学者将 miRNA 作为疾病的诊断、治疗以及预后的生物学标志来进行研究。

（二）中链非编码 RNA

中链 ncRNA 的长度一般在 50～200nt，主要包括核仁小分子 RNA（small nucloar RNA，snoRNA）、启动子相关小 RNA（promoter-associated small RNA，PASR）、转录起始点相关 RNA（transcription start site-associated RNA，TSSa-RNA）和启动子上游转录本（promoter upstream transcript，PROMPT）。在这些 ncRNA 中研究得最多的是 snoRNA。snoRNA 是真核细胞核仁中的小分子非编码 RNA，链长在 60～300nt 之间。编码 snoRNA 的基因可以是独立的基因，也可以存在于蛋白质编码基因的内含子中。独立编码型 snoRNA 的转录往往由 RNA 聚合酶Ⅱ催化，而大多数内含子编码型 snoRNA 的产生常伴随着 mRNA 前体的剪切加工形成，少部分通过核酸内切酶直接从 mRNA 前体中水解而来。snoRNA 的功能是参与细胞质中 rRNA 和其他 RNA 转录后的加工过程。经 snoRNA 成熟的 rRNA 先在核仁中与核糖体蛋白结合，再经过复杂的进一步成熟过程和转运过程出核，最终在细胞质中形成功能成熟的核糖体。

（三）长链非编码 RNA

长链非编码 RNA（long non-coding RNA，lncRNA）一般是指大于 200nt 的 ncRNA，这一类 ncRNA 在人类基因组中分布非常广泛，也是近几年才发现并被重视的 ncRNA。随着微阵列和新一代测序等高通量技术的发展，越来越多的 lncRNA 被发现，有关 lncRNA 的报道快速增长。其中最先发现 lncRNA 为长链基因间非编码 RNA（long intergenic noncoding RNA，lincRNA）。目前对于 lncRNA 来源尚不十分清楚，认为其可能来源于以下途径：①在早期进化时由蛋白质编码基因的开放阅读框发生突变而成；②由染色质重排，导致两个原本距离较远的非转录片段串联到一起而成；③非编码基因通过逆转录转座作用形成；④ncRNA 内部某段序列的重复复制，产生了具有相邻重复序列的 lncRNA；⑤转录元件插入形成新的 lncRNA。大多数 lncRNA 是由 RNA 聚合酶Ⅱ催化转录生成，少部分由 RNA 聚合酶Ⅲ催化转录生成。有的 lncRNA 转录后很快被降解，但同样具有重要的调节功能，有的 lncRNA 虽短暂表达，但可以产生长期的调控效应。现已发现，lncRNA 可通过影响 mRNA 的转录、剪接、转运、稳定性和翻译等过程，调节蛋白质基因的表达。从而影响剂量补偿、基因印迹、细胞周期、端粒生物学、亚细胞结构组成、发育、配子形成及染色体结构动态变化等生物学过程。

二、非编码 RNA 调控机制

（一）非编码 RNA 对基因表达在转录水平的调控

无论真核生物还是原核生物，转录水平的调节都是基因表达调控最重要的环节。非编码 RNA 可以通过多种方式调节基因的转录：①非编码 RNA 调节转录因子的结合和装配：转录因子的结合与装配是转录起始的关键步骤，lncRNA 作为一类含量丰富的非编码 RNA，可通过多种方式调节转录因子与启动子序列的结合和装配，从而调节下游靶基因的表达。②非编码 RNA 与调控序列 DNA 形成三链复合物，阻止转录因子与启动子的结合，抑制基因转录。③非编码 RNA 调控 RNA 聚合酶Ⅱ：人类短散布核元件序列（如 Alu），这些元件在遇到热刺激等外界胁迫时由 RNA 聚合酶Ⅲ转录 lncRNA，后者能够与 RNA 聚合酶Ⅱ结合，抑制前转录活性复合体的形成。④非编码 RNA

与转录干扰：转录干扰是指天然反义转录物（natural antisense transcript，NAT）在转录时，相反链上的两个 RNA 聚合酶Ⅱ发生碰撞，导致转录终止的现象。

（二）非编码 RNA 对基因表达在转录后水平的调控

对于大多真核生物而言，虽然基因在转录水平上的调控是决定细胞质中 mRNA 种类和数量的主要方式，但 mRNA 前体的加工修饰涉及一系列复杂过程，主要包括 mRNA 前体的加工和剪接、mRNA 通过核孔和在胞质内定位、RNA 编辑和 mRNA 的稳定性等多个环节。许多类型的非编码 RNA 在转录后水平参与了基因表达的调控。如 miRNA 对基因表达的负性调控作用，当 miRNA 与目标 mRNA 靶位点完全互补或者几乎完全互补时（植物中常见），这些 miRNA 的结合往往引起靶 mRNA 的降解，这种机制作用的 miRNA 的结合位点通常都在 mRNA 的编码区或开放阅读框中。当 miRNA 与靶 RNA 不完全互补（多见于动物）时可通过蛋白翻译抑制发挥作用，这种机制的 miRNA 的结合位点通常都在 mRNA 的 3′-非翻译区（3′-untranslated region，3′-UTR）。但最近也有证据表明，这些 miRNA 也有可能影响 mRNA 的稳定性。这种复杂的调节网络既可以通过一种 miRNA 来调控多个基因的表达，也可以通过几种 miRNA 的组合来精细调控某个基因的表达。lncRNA 在转录后水平可通过与互补的 mRNA 形成 RNA 双链体-dsRNA，掩盖 mRNA 内部与反式作用因子结合必需的主要元件，影响 mRNA 的加工、剪接、转运、翻译和降解等过程，从而正性或负性调节基因的表达。

第六节　外源化学物与表观遗传学改变

知识拓展 8-2

继人类基因组计划结束后，英国剑桥大学 Wellcome Trust Sanger Institute 和德国 Epigenomics 公司合作，组建了人类表观基因组联盟（Human Epigenome Consortium，HEC），并于 2003 年 10 月正式宣布开始投资和实施人类表观基因组计划（Human Epigenome Project，HEP），其主要任务是绘制出人类基因组甲基化可变位点（Methylation Variable Positions，MVP）图谱，来确认、分类和解释人类主要组织中所有基因在基因组水平的 DNA 甲基化模式。2006 年 6 月来自上述两个研究机构人员在《Nature-Genetics》杂志上公布了人类 6 号、20 号和 22 号染色体的 DNA 甲基化信息，这是人类表观基因组计划公布的第一项结果。

随着表观遗传学研究的进展，一个规模更大，内容更为深入的国际表观基因组学研究联盟（International Human Epigenome Consortium，IHEC）在 2010 年 2 月正式启动。主要工作包括在未来 7～10 年完成与健康和疾病状态密切相关的 1000 例标准样本的表观基因组图谱，这 1000 例图谱中含 250 种典型人体细胞和 10%典型模式生物的表观基因组图谱，包括全基因组 DNA 甲基化、组蛋白修饰、染色体结构和 miRNA 调控等信息。

环境表观基因组学（Environmental Epigenomics）也正是在相关研究基础上应运而生。2005 年 11 月由美国国家环境卫生研究所（NIEHS）和杜克大学综合癌症中心联合资助的国际研讨会召开，会议首次提出了环境表观基因组学概念。环境表观基因组学是从基因组水平探讨环境因素的表观遗传效应及其对基因表达影响的科学。环境表观基因组学作为一个新兴的研究领域，许多根本问题有待解答，如哪些人类基因在受到环境因素作用而出现表观遗传失调时可能提高对疾病的易感性？何种环境因素在何种剂量下对表观基因组产生不良影响？表观基因组在生殖发育和疾病病因学中起何种作用？营养补充能否减少化学和物理因素表观基因组的损害作用？能否鉴定出一些表观遗传标志用于疾病的早期诊断？能否开发出可迅速准确地在全基因组进行表观基因组评价的检测技术？表观遗传学能否作为一个重要机制整合到系统生物学？

表观遗传学曾被称为环境、基因、疾病之间“迷失的桥梁”，随着表观遗传学研究的深入，其在环境和疾病之间的桥梁作用逐渐明晰。研究表明，环境因素包括多种有毒金属（如镍、镉、铬、甲基汞等）、有机毒物（如多环芳烃、苯、杀虫剂、酒精等）、无机砷、环境激素、低剂量放射线、营养因素等都能导致表观遗传机制的改变。这种改变会影响基因的表达和功能，进而与肿瘤、胚胎发育、自身免疫性疾病、中枢神经系统疾病、糖尿病、衰老及老年性疾病等密切相关，并会呈现发病的隔代效应。这种表观遗传学的改变又被称为“表观突变”。在某种意义上，表观遗传机制可能比遗传机制更加有助于探讨和阐明环境、基因与疾病之间的联系。同时表观遗传学改变不是随机事件，它具有鲜明特征：疾病特异性、基因特异性和组织特异性，这为其成为一种新的生物标志奠定了生物学基础。表观遗传改变还具有可逆性，改善环境、适当的营养补充和针对性的干预措施可以通过表观遗传特征而逆转不利的基因表达模式和表型。这些为环境相关疾病的预防、早期诊断和治疗提供了新的思路。

一、环境金属暴露与表观遗传学改变

金属在生活中和工业上都有广泛应用，是人类活动中不可或缺的物质，也是广泛存在的环境污染物。金属暴露可引起肿瘤、心血管疾病、神经系统疾病以及自身免疫性疾病等金属相关疾病的发生。最近研究发现，金属离子在氧化还原反应中能够产生大量活性氧（reactive oxygen species，ROS）和自由基，活性氧和自由基在对生物大分子造成氧化损伤过程中，也会影响 DNA 甲基化、组蛋白修饰及 miRNA 调控等表观遗传学事件。

（一）镍暴露与表观遗传学改变

镍（nickel，Ni）是环境和职业领域具有严重危害的重金属污染物，也是人类及动物的强致癌物，镍应用广泛，生活中使用的硬币、电池及佩戴的首饰均含有大量镍，职业性电镀工人和焊接工人也会长期接触到镍。从业人群在镍加工职业暴露后，肺癌和鼻咽癌的发病率显著提高。尽管该化学物质具有致癌特性，但镍的遗传毒性一直是争议较大的问题，在经典及啮齿类遗传毒性测试系统中，均未表现致突变性或仅存弱诱变性，属于非遗传毒性致癌剂。

镍能引发 DNA 高甲基化、改变异染色质状态、导致基因失活进而促进细胞恶性转化。在中国仓鼠 G12 细胞中转染大肠杆菌 *gpt* 基因并与镍化合物共培养后，镍可引发 *gpt* 基因启动子区高甲基化导致其表达失活，可能是镍取代镁，从而增加染色质浓缩，引发 *gpt* 基因从头甲基化。镍化合物接触工人血液 DNA 中发现 *p15* 基因启动子甲基化发生率明显增高，镍化合物染毒大鼠肺组织中 DNA 甲基转移酶表达增高，使 *p15* 基因启动子甲基化从而导致 P15 表达量降低，而使用抗氧化剂后 P15 表达显著升高。在镍诱导的野生型 C57BL/6 小鼠肿瘤模型中，观察到了 *p16* 基因高甲基化。将结晶型 NiS 与 16HBE 细胞共孵育后，发现 *hMSH2*、*MGMT* 基因的启动子区 CpG 岛存在高甲基化，且伴有表达水平降低。

镍还能够通过改变组蛋白修饰模式而使基因转录关闭。镍离子可以抑制组蛋白 H4 乙酰化，增加 H3K4 双甲基化和三甲基化与 H3K9 的单、双甲基化。镍离子可以降低酵母和哺乳动物细胞组蛋白 H4 乙酰化水平。A549 细胞暴露于 $NiCl_2$ 可以增加 H3K4 双甲基化和三甲基化，而对单甲基化几乎无影响。正常人支气管上皮细胞暴露于 $NiSO_4$ 也增加了 H3K4 三甲基化。在结晶型 NiS 诱导永生化人支气管上皮细胞恶性转化过程中，*MGMT* 基因转录调控区组蛋白 H4、H3K9 乙酰化水平降低，H3K9 双甲基化水平升高。此外也有研究显示镍还可引起 H2A、H2B、H3 和 H4 乙酰化水平降低和增加 H2A、H2B 泛素化。镍除了影响 DNA 甲基化和组蛋白修饰外，miRNA 介导的基因沉默也在镍致细胞恶性转化过程中扮演重要作用。在用结晶型 NiS 诱导人支气管上皮细胞第 18 代及第 35 代细胞转化过程中，发现 miR-22 的表达在细胞转化的不同阶段呈现不同的特征，提示 NiS 诱导的恶变细胞中，miR-22 可能对抑癌基因 PTEN 基因产生反向调控作用。

（二）镉暴露与表观遗传学改变

环境镉（cadmium，Cd）污染主要来源于工业应用，如锌、铜、铅矿的冶炼、电镀、蓄电池、油漆、电器制造及航空材料等工业生产领域，人类通过烟草烟雾、食物、水、空气暴露于环境中的镉。镉类化合物在环境中存在时间较久、毒性和生物蓄积性较强，是国际癌症机构确认的人类致癌物。镉属于非直接遗传毒性致癌物，致突变性较弱，越来越多的研究表明表观遗传学途径可能是镉致癌的主要机制之一。

研究表明，大鼠 TRL1215 肝脏细胞镉暴露 1 周可降低 DNMTs 活性及造成基因组 DNA 低甲基化，然而持续暴露 10 周则提高 DNMTs 活性及引起 DNA 的高甲基化，可能是镉通过与 DNMTs 的 DNA 结合域相作用，引起 DNA 低甲基化，而持续长时间暴露后，则增强 DNMTs 活性。类似在人细胞系中的研究也观察到相似的结果，短期和长期镉暴露分别引起低甲基化和高甲基化。对镉转化细胞的研究观察到镉可致 *RASSF1A* 基因、*p16* 基因启动子区高甲基化。人群流行病学试验也获得了一些相关结果，在对阿根廷 202 例低水平环境镉暴露妇女横断面调查中，发现尿镉浓度与 DNA 总甲基化水平负相关，尿镉与血镉浓度正相关，但未观察到血镉与总甲基化水平的相关性，DNMT1 基因多态性能够修饰环境镉暴露所致的全基因组 DNA 甲基化改变，低水平的环境镉暴露能使外周血 DNMT1 的表达增强，但未观察到 DNMT3b 表达的改变。对中国 82 例环境镉暴露居民进行的横断面研究显示，研究人群的血镉和尿镉浓度与 *RASAL1* 和 *KLOTHO* 基因的甲基化水平成正相关，*RASAL1* 的甲基化水平与肾小球滤过率成负相关，*RASAL1* 和 *KLOTHO* 基因表达沉默与直肠癌、肝癌有关。

镉组蛋白修饰的相关研究发现，镉染毒小鼠胚胎干细胞可引起 H3K27 单甲基化下降。在镉转化的人正常尿道上皮细胞 UROtsa 中，*MT-3* 启动子区 H3K4、H3K9、H3K27 三甲基化增加。镉处理人支气管上皮细胞 BEAS-2B，观察到 H3K4 三甲基化和 H3K9 二甲基化增加。miRNA 介导的基因转录及转录后调控在对镉暴露响应的过程中也起着关键作用。最近研究证实，钢铁工人外周血白细胞 miR-146a 的表达下调与富含镉的空气颗粒吸入相关，而 miR-146a 表达又是受核转录因子 NF-kB 调控的，提示在炎症和致癌之间存在着重要的因果关联。

（三）砷暴露与表观遗传学改变

砷（Arsenic，As）是一个在环境中以无机状态存在的类金属元素，为常见的环境污染物和人类致癌物。砷化合物用途广泛，人类接触机会多。职业性砷中毒为工业生产中砷吸入，地方性砷中毒为长期饮用高砷水或燃用高砷煤而引起的一种以皮肤色素异常、掌跖皮肤角化过度及癌变为主要表现的生物地球化学性疾病。砷在环境和生物体中均有甲基化代谢的转换过程。尽管目前对砷在人体内甲基化的具体过程存在争议，但无论是经典的砷代谢通路，还是 2005 年 Hayakawa 等提出的新的砷代谢通路都证明：无机砷进入体内，以 SAM 为甲基供体，经过两次氧化还原后分别生成单甲基胂酸和二甲基胂酸。过去一度认为，无机砷的甲基化代谢是一解毒过程，然而近年来的研究显示，其甲基化产物三价的单甲基胂酸和二甲基胂酸都具有更强的细胞毒性和遗传毒性，且砷的甲基化和 DNA 甲基化都需要 SAM 作为甲基供体，砷在机体内的甲基化过程会导致 DNA 甲基化模式的改变。砷甲基化代谢途径使得其表观遗传学效应远较其他化合物复杂，也是目前表观遗传学研究较为系统的环境污染物，见表 8-1。

表 8-1　砷暴露与表观遗传学改变

表观遗传学改变	体外/体内	组织/种类	表观遗传学改变潜在相关疾病
DNA 甲基化			
全基因组低甲基化	体外	人皮肤角质形成细胞 HaCaT、人前列腺上皮细胞 RWPE-1、大鼠肝上皮细胞 TRL 1215、中国仓鼠细胞 V79-CI3	多种肿瘤和精神分裂症

续表

表观遗传学改变	体外/体内	组织/种类	表观遗传学改变潜在相关疾病
全基因组低甲基化	体内	129/ SVJ 小鼠、fisher 344 大鼠、纯合子 Tg.AC 小鼠、金鱼、人外周血淋巴细胞	多种肿瘤和精神分裂症
全基因组低甲基化和 *c-Ha-ras* 基因低甲基化	体内	C57BL/6J 小鼠	多种肿瘤和精神分裂症
全基因组低甲基化	体内	人外周血淋巴细胞	结直肠癌、肾细胞癌、急性淋巴细胞性白血病、膀胱上皮细胞癌
DAPK 基因高甲基化	体外	人上皮细胞 SV-HUC-1	多种肿瘤
p16 基因高甲基化	体外	人骨髓瘤细胞 U266	多种肿瘤
DBC1，*FAM83A*，*ZSCAN12* 和 *CIQTNF6* 基因高甲基化	体外	人 UROtsa 细胞	膀胱癌、乳腺癌、恶性淋巴细胞增殖瘤
p53 基因高甲基化	体外	人肺腺癌细胞 A549	乳腺癌、肝母细胞瘤
C-myc 基因低甲基化	体外	大鼠肝上皮细胞 TRL 1215	胃癌、结肠癌、肝癌、肾癌、膀胱癌
C-myc 和 *c-Ha-ras* 基因低甲基化	体外	叙利亚仓鼠胚胎细胞	胃癌、结肠癌、肝癌、肾癌、膀胱癌
p16 和 *RASSF1* 基因高甲基化	体内	A / J 小鼠	多种肿瘤
全基因组低甲基化和 *ER-alpha* 基因低甲基化	体内	C3H 小鼠	多种肿瘤和精神分裂症
p53、*p16*、*MGMT*、*hMLH1*、*hMSH2*、*XPD* 基因高甲基化	体内	人外周血淋巴细胞	多种肿瘤
DAPK 基因高甲基化	体内	人膀胱，肾和输尿管	多种肿瘤
RASSF1A 和 *PRSS3* 基因高甲基化	体内	人膀胱	肺癌、前列腺癌
p53 基因高甲基化	体内	人基底细胞癌	乳腺癌、肝母细胞瘤
VHL 基因高甲基化和低甲基化	体外	人肾脏细胞	肾细胞癌
组蛋白修饰			
↓H3 乙酰化	体外	UROtsa 和 URO-ASSC 细胞	肾细胞癌
↓H4K16 乙酰化	体外	UROtsa 细胞	膀胱癌
↑H3K14 乙酰化 ↑H3S10 磷酸化	体外	NB4 细胞	糖尿病肾病
↓H3K9，H4 乙酰化	体外	人皮肤角质形成细胞 HaCaT	多种肿瘤
↑H3 磷酸化	体外	人二倍体成纤维细胞 WI-38	糖尿病肾病
↑H3K9 乙酰化	体外	肝癌细胞 HepG2	糖尿病肾病
↓H3，H4，H2a，H2b 乙酰化 ↓H3、H4 甲基化 ↑H2b 甲基化	体外	果蝇组织培养细胞 KC161	心脏疾病和颅脑损伤
↑H3K36 三甲基化 ↓H3K36 二甲基化 ↑H3K4 二甲基化	体外	人肺癌细胞 A549	糖尿病性肾病、多发性骨髓瘤、前列腺癌
↑H3K9 二甲基化 ↓H3K27 三甲基化 ↑H3K4 三甲基化	体外	人肺癌细胞 A549	前列腺癌、肾癌、肺癌、肝癌、急性髓系白血病
↑H2AX 磷酸化	体外	黑色素细胞 RPMI7951	共济失调毛细血管扩张症
↓H3K18 乙酰化 ↓H3R17 甲基化	体外	小鼠腺癌亲本系衍生细胞 1470.2	前列腺癌、结肠癌

续表

表观遗传学改变	体外/体内	组织/种类	表观遗传学改变潜在相关疾病
miRNAs			
↑miR-22、miR-34a、miR-221、miR-222，↓mir-210	体外	TK6 细胞	多种肿瘤、阿尔茨海默病
↓miR 19a，↑miR 222	体外	T24 细胞	多种肿瘤

二、环境有机物暴露与表观遗传学改变

（一）苯暴露与表观遗传学改变

苯（benzene）是工业生产的重要原料和有机溶剂，也是汽油的成分之一，在现代室内装修工程中，也常常使用苯作为油漆、涂料的稀释剂和粘合剂。慢性苯中毒的靶器官主要为骨髓，主要表现为造血系统的损害，可导致急性髓系白血病和急性非淋巴细胞性白血病。苯中毒患者 *p15* 和 *p16* 的启动子区域 CpG 岛甲基化水平检测发现，苯可致 *p15* 和 *p16* 基因甲基化水平升高，同时 *p15* 和 *p16* 基因 mRNA 表达下调。对加油站服务人员和交通警察外周血 DNA 甲基化研究发现，低剂量吸入性苯暴露引起 LINE-1 和 Alu 重复序列低甲基化、*p15* 基因高甲基化及 *MAGE-1* 基因低甲基化。最近一项研究检测了苯暴露工人和未有苯暴露史工人外周血 DNA 中 800 多个基因 DNA 甲基化图谱，发现很多 CpG 位点甲基化的改变与苯暴露有关，如 *RUNX3* 基因甲基化水平降低，*MSH3* 基因甲基化水平升高。在苯暴露的 SD 大鼠中观察到 *PTEN* 甲基化水平升高。体外试验中也观察到苯代谢产物处理人淋巴母细胞 TK6 后引起全基因组 DNA 低甲基化，人淋巴母细胞 F32 苯暴露引起 DNA 修复基因 *PARP-1* 高甲基化。

（二）二噁英暴露与表观遗传学改变

二噁英（dioxin）是一大类氯代含氧三环芳烃类化学物质的统称，也是一类具有剧毒并且对生态环境和人类健康有着巨大危害的持久性有机污染物。主要来源除了城市垃圾和医疗垃圾的焚烧以外，金属的冶炼及提纯、化学加工、生物和光化学过程都能产生二噁英。二噁英是国际癌症机构确认的人类致癌物，但致突变性较弱，也无 DNA 损伤或 DNA 结合的证据，越来越多的研究表明表观遗传学改变可能是二噁英主要致癌机制之一。如研究认为二噁英致癌机制与其诱导微粒体酶 CYP1B1 的活化有关，而最近有体外试验证实，二噁英诱导 CYP1B1 的能力取决于 *CYP1B1* 启动子区甲基化状态。在二噁英暴露的大鼠肝脏中观察到 *Igf2* 甲基化水平降低。在二噁英暴露的小鼠脾脏中多个基因组区域观察到 DNA 甲基化改变，可能与其免疫毒性相关。在肝细胞癌异种移植小鼠模型中，也观察到二噁英上调 miR-191 表达，而 miR-191 抑制剂可抑制细胞凋亡和减少细胞增殖，提示 miR-191 高表达参与了二噁英致癌过程。

（三）双酚 A 暴露与表观遗传学改变

双酚 A（Bisphenol A，BPA）是制造聚碳酸酯、树脂类食品容器的主要原料，同时用于生产增塑剂、阻燃剂、抗氧化剂、热稳定剂、橡胶防老化剂等精细化工产品，还广泛应用于生产罐头内包装、食品包装材料、牙科填充剂及婴儿用瓶等塑料行业。BPA 的环境污染很广泛，可通过水和食物进入人体，95%人群的尿样能够检测到 BPA。BPA 是已经证实具有潜在生殖毒性的一种环境内分泌干扰物，也是一种弱致癌物，与胚胎期暴露后成年时期的肿瘤发病风险相关。A^{vy} 小鼠孕期暴露 BPA 后，可降低毛发颜色调控基因 Agouti 中 IAP 重复序列甲基化水平，进而导致其仔鼠毛色改变，而母体甲基供体，如叶酸、植物雌激素等的补给，能够抑制 BPA 暴露所致的仔鼠毛色改变。小鼠胚胎期暴露于低剂量 BPA，其前脑基因组 CpG 甲基化状态发生改变，提示 BPA 可通过

启动子区 CpG 岛的表观修饰改变而影响胎鼠的大脑发育。CD-1 小鼠宫内暴露于 BPA，可增加小鼠生殖系统中控制子宫形成的 *Hoxa10* 基因 mRNA 和蛋白质的表达，其启动子胞嘧啶甲基化由67%减少到 14%，内含子胞嘧啶的甲基化则由 71%减少至 3%。利用斑马鱼模型观察 BPA 对斑马鱼精子成熟与胚胎发育的影响，发现 BPA 可诱导斑马鱼成熟精子 DNA 甲基化和组蛋白 H3K9me3 表达水平增加，这些变化可能是 BPA 处理组后代胚胎发育异常的重要基础。最近也有研究发现，在 BPA 处理的胎盘细胞中 miR-146a 高表达，同时观察到 miR-146a 的表达与抑制细胞增殖及增加博来霉素诱导 DNA 损伤的敏感性有关。

三、环境颗粒物暴露与表观遗传学改变

随着工业的发展和科技的创新，越来越多的环境颗粒物进入我们的生活环境，导致心血管疾病、呼吸系统疾病及癌症等发病和死亡增加。已有研究发现，环境颗粒物可诱发表观遗传学改变，进而引起基因表达改变，从而导致有害效应，而且这种改变往往发生在疾病产生的早期，因此环境颗粒物对人类健康长期潜在的表观遗传学效应受到越来越多的关注。

（一）大气颗粒物

大气颗粒物是对人类健康危害最大的空气污染物之一，其暴露与心血管系统、呼吸系统疾病及肺癌住院率和死亡率增加有关。大气颗粒物可分为总悬浮颗粒物和可吸入性颗粒物（空气动力学直径<10 μm，PM_{10}），PM_{10} 又可分为细颗粒物（空气动力学直径<2.5μm，$PM_{2.5}$）和粗颗粒物，其中 $PM_{2.5}$ 尤为受到关注。$PM_{2.5}$ 主要来源于石油化工燃料的燃烧、煤炭及机动车尾气的排放，由于其体积小，比表面积大，易吸附各种有毒有机物和重金属，因而对人类健康的危害更甚。近年来，随着表观遗传学研究的深入，在颗粒物暴露相关效应的发生机制中，表观遗传学发挥的作用日益凸显。

关于大气颗粒物表观遗传调控的研究，目前集中于大气颗粒物对全基因组及特定基因甲基化关系的影响。在对意大利一钢铁厂男性工人的研究中发现，重复序列 Alu 和 LINE-1 甲基化水平与 PM_{10} 暴露呈负相关，暴露组诱导型一氧化碳合酶 *iNOS* 基因启动子甲基化显著降低。来自波士顿地区规范性衰老研究中发现，LINE-1 甲基化水平与黑碳颗粒（交通排放颗粒物污染的标志）暴露呈负相关，但未发现 Alu 甲基化与其暴露有关。在 H9c2 大鼠肌细胞中，$PM_{2.5}$ 暴露可使 β1 受体基因启动子甲基化水平明显下降，且具有明显剂量反应关系。在小鼠和肺泡上皮细胞中，$PM_{2.5}$ 暴露可使 DNMT1 上调和 *p16* 启动子区高甲基化。在对肺癌细胞系 A549 的研究中发现，PM_{10} 可通过氧化应激介导增强组蛋白乙酰转移酶活性和 H4 的乙酰化作用，并因此引起 IL-8 释放增加，说明组蛋白乙酰化作用在 PM_{10} 介导的肺部反应中可能发挥着重要的作用。

（二）纳米颗粒物

纳米颗粒（NPs）是指粒径在 1～100 nm 的颗粒。随着纳米技术的快速发展，各种各样的纳米产品出现在我们的环境和医学应用领域，其对健康的潜在影响及生物安全效应是目前研究的热点之一，而其是否可引起表观遗传修饰效应也已引起了人们的关注。近期，已有少量的研究表明 NPs 可引起 DNA 甲基化、组蛋白乙酰化、miRNA 调控等表观遗传学效应的改变，但总的来说，纳米表观遗传学研究仍属起步阶段。在人类永生化表皮细胞 HaCaT 细胞中，观察到其 DNA 总体甲基化程度随纳米 SiO_2 浓度升高而降低，并随着纳米 SiO_2 暴露浓度的增加，DNMT1 的 mRNA 及蛋白表达呈明显降低趋势。以人类乳腺癌细胞 MCF-7 和大鼠肾上腺嗜铬细胞瘤细胞 PC12 为研究对象，观察到碲化镉量子点（Cd Te QDs）暴露可引起组蛋白 H3K9 甲基化及 H3 乙酰化水平下降。在 NIH/3T3 细胞中发现，Cd Te QDs 暴露后 miRNAs 表达谱受到广泛的影响，其中 86 个 miRNA 表达下调，121 个 miRNA 表达上调。以人胚肺细胞 MRC5 为研究对象，研究纳米金诱

导蛋白 S 基因（PROS1）的表观遗传调控和潜在的肺损伤，发现纳米金处理后人胚肺细胞中 miR-155 上调，并可进一步调控其靶基因 *PROS1* 基因的表达。

四、食品与营养因素与表观遗传学改变

营养和功能性食品可直接抑制或者激活催化 DNA 甲基化酶，或者通过组蛋白修饰作用，从而影响表观遗传表型。近年来，表观遗传学已经成为广泛流行的现代文明病（如 2 型糖尿病、肥胖病、炎症和神经紊乱等）的新兴研究领域，从这个意义上说，食品和营养的表观遗传作用可以作为一个防止过度营养、代谢疾病和癌症的有吸引力的手段。但目前总体人们对食品和营养的表观遗传学了解还很有限。

（一）营养因素

叶酸和维生素 B_{12} 是水溶性 B 族维生素，其对 DNA 甲基化的影响已经得到了较广泛的研究。叶酸和维生素 B_{12} 在同型半胱氨酸向蛋氨酸转化过程中起着重要的作用，蛋氨酸直接影响 SAM 的生成，而 SAM 则影响体内 DNA 甲基化水平。叶酸对于 DNA 甲基化尤其胚胎早期 DNA 甲基化是至关重要的，在怀孕早期，如果缺少叶酸就会增加神经管缺陷，可能就与其诱发 DNA 甲基化异常有关。最近的动物学研究结果证明，饮食中的叶酸和 *p16* 基因启动子区甲基化状态成正相关。给母羊饲喂维生素 B_{12} 和叶酸，其后代比对照组体重更重和体型更大，检测 90 d 胚胎的肝脏发现，对照组胚胎 88%的位点表现出低甲基化，提示叶酸和维生素 B_{12} 的缺乏不仅影响亲代的表型，还会影响下一代的 DNA 甲基化水平。体外实验亦证明，在叶酸缺乏条件下，miR-222 高表达。此外，蛋氨酸、胆碱、甜菜碱、维生素 B_2、维生素 B_6 等 SAM 前体物质缺乏也伴随着表观遗传学改变。C57BL/6 小鼠在妊娠期胆碱缺乏将会改变 E17 胎鼠脑海马组蛋白 H3 的甲基化。在甲基化营养缺陷型的肝癌动物模型中，肝脏肿瘤的发生与甲基缺陷型饮食对组蛋白甲基化作用有关，同时也发现甲基缺陷型饮食可诱导大鼠肝脏中 miRNA 转录的变化，包括 miR-34a、miR-127、miR-200b 和 miR-16a。

（二）功能性食品成分

已有证据表明，某些功能性食品成分，包括茶多酚、来自黄豆的染料木黄酮和植物性食品来源的异硫氰酸酯，其抗癌功能与其减少关键性肿瘤相关基因 DNA 的过度甲基化有关，如 *p16* 或基因维甲酸受体-β（*RARβ*）基因。这些饮食中的多酚类可能是通过与 DNMT1 分子的催化位点相互作用直接抑制其活性，从而影响机体的甲基化状态。对来自花椰菜和豆芽菜的一种异硫氰酸酯—萝卜硫素、来自大蒜的一种有机硫化合物—二烯丙基硫醚以及肠道中纤维素所产生的短链脂肪酸（SCFA）—丁酸的研究发现，在体外细胞培养中萝卜硫素可以通过下调 HDACs 抑制癌细胞的增殖，二烯丙基硫醚可以增加结肠细胞组蛋白 H3 和 H4 的乙酰化，从而改变其相应的基因表达，在另一项大鼠的研究中，检测了三丁酸甘油酯、丁酸的作用，发现增加肝细胞中丁酸的水平可以增加肝细胞核 H3K9 的乙酰化。此外功能性食品成分还可通过 miRNA 减少癌症发生。染料木黄酮可通过改变 miR-16 抑制人眼色素层黑素瘤细胞和慢性淋巴性白血病。姜黄素可以通过上调 miR-22 和下调 miR-199a 转录抑制胰腺癌细胞，姜黄素还可以上调 miR-15a 和 miR-16 的转录，两者都可以抑制 Bcl-2，从而诱导 MCF-7 乳腺癌细胞凋亡。

第七节　外源化学物表观遗传作用检测

毒理学安全性评价包括急慢性一般毒性试验和致突变、致癌、致畸等特殊毒性试验，其中致突变性等遗传学损伤能力是评估的重点之一。但研究发现，一些通过现有安全性评价检测的化学

物，没有发现存在基因突变、染色体畸变等遗传学损伤能力，却依然可以通过表观遗传途径导致肿瘤等健康损害。环境中存在一类曾被认为是无毒或无害的化学物，却通过表观遗传学机制对人类产生深远影响。当一种外源化学物可以导致人类基因启动子区 DNA 甲基化水平或组蛋白乙酰化/甲基化等化学修饰改变，但不伴有基因突变等遗传损伤时，就可认为是一种表观遗传毒物。表观遗传毒性评估已经成为当前化学物毒理学安全性评价面临的新问题。

目前国内外对于外源化学物表观遗传毒性评估研究尚处于起步阶段。国外学者 Okochi-Takada E 等曾尝试利用基因启动子重组技术来筛选去甲基化污染物，但其使用的人胚肾肿瘤细胞不具有代谢酶系统，检测结果难以定量评价。我国学者庄志雄等提出可以在常规的动物慢性和（或）亚慢性体内实验中，在进行血清生化分析和组织病理评价后，进一步分析其甲基化状态。王先良等借助绿色荧光蛋白报告基因 EGFP，研究开发出一种评价外源化学物去甲基化 QDMP 快速评价方法（quantification of demethylation potential，QDMP），探索外源化学物表观遗传毒性识别策略和研究工具，但目前也仅处于起步阶段。尚需更多研究来建立一种稳定实用的方法来评价外源化学物表观遗传毒性，以完善毒理学安全性评价程序。近年来，随着对表观遗传学研究的不断深入，各种 DNA 甲基化、组蛋白修饰和非编码 RNA 检测方法被不断开发出来，这些检测方法针对不同研究目的，运用不同处理方法，几乎涵盖了从传统检测单个特定位点到基因组各个层次水平的研究。相信随着科学的不断进步，会有更多准确性高，灵敏度高，操作简单的检测方法和技术被研发，来推动外源化学物表观遗传毒性评价。

一、DNA 甲基化检测方法

随着对 DNA 甲基化研究的不断深入，其检测方法也取得了较大进展，一方面方法的敏感性和特异性都在不断提高，另一方面甲基化的检测正逐步从定性检测向定量分析发展，从特异位点向高通量检测发展。根据研究水平和研究目的可将现有的研究方法分为：基因组（高通量）整体水平的甲基化检测（又称甲基化组学）、特异位点（低通量）甲基化检测和新甲基化位点的寻找。

（一）基因组整体水平甲基化分析

1. 基于芯片的 DNA 甲基化检测技术 微阵列技术的引入开辟了甲基化研究中前所未有的新视野，其最大的优势就是成千上万的感兴趣的甲基化位点可被同时检测分析。基于不同分辨率和目标区域的各种平台已经被用于研究全基因组 DNA 甲基化水平，目前市场上主流的 DNA 甲基化检测微阵列平台主要是 Illumina 和 Agilent 两大公司的相应商品化芯片产品。使用不同的芯片实验平台，其前期处理操作方法不尽相同，大体可分为两类方法进行样本的前期处理，方法一采用的是亚硫酸盐处理，将甲基化的差异转变成碱基上的差异，然后利用位点特异的探针检测这些化学上差异的位点；方法二则采用的是甲基化 DNA 免疫共沉淀的方法（methylated DNA immunoprecipitation，MeDIP-chip），将与 5′-甲基化胞嘧啶核苷（5mC）特异性结合的抗体加入到变性的基因组 DNA 片段中，从而使甲基化的基因组片断免疫沉淀形成富集，然后通过与已有 DNA 微芯片技术相结合，从而进行大规模 DNA 甲基化分析。该方法简便，特异性高，适合 DNA 甲基化组学（DNA methylome）的分析。

2. 基于测序的 DNA 甲基化图谱（methylation profiling）**绘制技术** 随着二代测序技术的发展，全基因组亚硫酸氢盐测序（whole genome bisulfite sequencing，WGBS）已经成为现实，可获得全基因组范围内所有 C 位点的甲基化水平数据。该方法的实验原理是前期用亚硫酸盐处理 DNA 样本，将基因组中未发生甲基化的胞嘧啶转换成 U，进行 PCR 扩增后变成 T，而发生甲基化的胞嘧啶仍保持 C 不变，再结合高通量测序技术，特别适用于绘制单碱基分辨率的全基因组 DNA 甲基化图谱。到目前为止，亚硫酸氢盐转化被视为辨识任何 DNA 序列胞嘧啶甲基化的金标准，因此全基因组水平的甲基化测序也被普遍认为是 DNA 甲基化研究的金标准，具有单碱基的分辨率，覆盖范围广等优势而被广泛应用。

3. 高效液相色谱法（High-performance Liquid Chromatography，HPLC）**和高效毛细管电泳法**（High-performance Capillary Electrophoresis，HPCE）　高效液相色谱法是一种比较传统的方法，是根据 DNA 或蛋白分子量和构象的不同而使其加以分离。由于在动态相和静态相下分子的光吸收度并不相同而加以定量。随着系统压强的增加，其分辨率增高。故而能够定量测定基因组整体水平 DNA 甲基化水平。首先将 DNA 样品先经盐酸或氢氟酸水解成碱基，水解产物通过色谱柱，结果与标准品比较，用紫外光测定吸收峰值及其量，计算 5 mC/（5mC+5C）的积分面积就得到基因组整体的甲基化水平，HPLC 是一种检测 DNA 甲基化水平的标准方法。高效毛细管电泳法则是一种利用窄孔熔融石英毛细管来从复合物中分离不同化学组分的技术，其基础是在强电场下不同分子的由于其所带电荷、大小、结构以及疏水性等不同而相互分开，用 HPCE 方法处理 DNA 水解产物来确定 5mC 水平，简便、经济且敏感性高。在这两种方法的基础上，不断有新方法改进，包括变性高效液相色谱（DHPLC）、逆向高效液相色谱（reversed phase HPLC）及 HPLC 与薄层色谱（thin-layer chromatography，TLC）相结合的 HPLC-TLC 方法。

（二）特定位点的 DNA 甲基化检测

针对特定位点的 DNA 甲基化检测，过去的检测方法主要依赖于限制性核酸内切酶，而近年采用亚硫酸氢盐修饰的方法在特定位点的 DNA 甲基化检测技术受到了广泛重视，它可以定性或定量分析某个或多个 CpG 岛内特定位点甲基化水平。

1. 甲基化敏感性限制性内切酶-PCR/Southern 法（methylation-sensitive restriction endonuclease-PCR/Southern，MSRE-PCR/Southern）　该方法利用甲基化敏感性限制性内切酶对甲基化区域不切割的特性，将 DNA 消化为不同大小的片段后，进行 Southern 或 PCR 扩增分离产物，明确甲基化状态再进行分析，常使用的甲基化敏感的限制性内切酶有 HpaⅡ-MspⅠ（CCGG）和 SmaⅠ-XmaI（CCCGGG）等。

2. 重亚硫酸盐测序法（bisulfite sequencing）　该方法首先用亚硫酸氢盐处理基因组 DNA，使 DNA 中未发生甲基化的胞嘧啶脱氨基转变成尿嘧啶，而甲基化的胞嘧啶保持不变。PCR 扩增所需片段，在扩增过程中尿嘧啶全部转化成胸腺嘧啶，最后对 PCR 产物进行克隆测序就可判断 CpG 位点是否发生甲基化。重亚硫酸盐测序法是一种可靠性及精确度很高的方法，能明确目的片段中每一个 CpG 位点的甲基化状态，但需要大量的克隆测序，过程较为繁琐，价格昂贵。

3. 甲基化特异性的 PCR（methylation-specific PCR，MSP）　该方法同样先用亚硫酸氢盐处理 DNA，所有未发生甲基化的胞嘧啶被转化为尿嘧啶，而甲基化的胞嘧啶不变，随后设计两对引物，分别针对甲基化和非甲基化序列的引物进行 PCR，即一对针对处理后的甲基化 DNA 链，另一对针对处理后的非甲基化 DNA 链。然后通过电泳检测 MSP 扩增产物，如果用针对处理后甲基化 DNA 链的引物能得到扩增片段，则说明被检测的位点存在甲基化；反之，说明被检测的位点不存在甲基化。利用 MSP 检测 DNA 甲基化的优点为检测快速方便、灵敏度高、应用范围广且所需费用低。缺点在于只能定性检测而不能定量分析且需设计多对引物，此外如果基因组 DNA 经亚硫酸氢盐处理不彻底，可能会产生假阳性结果。同时，由于甲基化特异引物所包含的 CpG 位点有限，故可能会丢失部分甲基化信息而出现假阴性结果。

4. 焦磷酸测序技术（pyrosequencing）　焦磷酸测序是一种通过合成方法进行序列分析的技术，它通过核苷酸和模板结合后释放的焦磷酸引发酶级联反应，促使荧光素发光并进行检测，是一种基于化学发光法测定焦磷酸盐（PPi）的高通量、短片段、全自动、实时 DNA 测序技术。该方法，由 4 种酶催化同一反应体系中的酶级联化学发光反应，在每一轮测序反应中，只加入一种 dNTP，若该 dNTP 与模板配对，聚合酶就能将其加入到引物链中并释放出等摩尔数的焦磷酸（PPi）。PPi 可最终转化为可见光信号，并由 PyrogramTM 转化为一个峰值，其高度与核苷酸数目成正比。焦磷酸测序技术应用于甲基化分析，具有其独特的优势，理论上能够对每一个潜在的甲基化位点的甲基化程度进行定量分析，无需繁琐克隆及大量测序，这是目前其他甲基化分析方法所无法具备的。该法定量准确、灵敏、重现性好。不足之处在于所检测 DNA 片段长度较为有限。

5. 甲基化荧光法（methylight） 该方法是利用实时荧光定量 PCR 测定特定位点甲基化情况。DNA 样本先用亚硫酸氢盐处理，设计一个能与待测位点区互补的探针，探针的 5′端连接报告荧光，3′端连接淬灭荧光，随后行实时定量 PCR。如果探针能够与 DNA 杂交，则在 PCR 用引物延伸时，TaqDNA 聚合酶 5′到 3′端的外切酶活性会将探针序列上 5′端的报告荧光切下，淬灭荧光不再能对报告荧光进行抑制，这样报告荧光发光，测定每个循环报告荧光的强度即可得到该位点的甲基化情况及水平。本方法高效迅速，具备可重复、所需样本量少、不需要电泳分离的特点，缺点是费用高且受较多因素影响。

（三）新甲基化位点的寻找

随着甲基化研究水平的提高，近年来提出了以限制性标记基因组扫描（restriction landmark genomic scanning，RLGS）为代表的一系列新兴的全基因组甲基化扫描分析新技术。简单来说，RLGS 是将稀有切点限制酶（Not Ⅰ）和二维凝胶电泳相结合，与 Not Ⅰ-Eco RV 文库进行比对分析，扫描全基因组甲基化情况。这些新技术的出现，为甲基化胚胎发育、肿瘤细胞异常基因印记向更深层次的发展提供了有效的方法学工具。

二、组蛋白修饰与染色质重塑检测方法

目前组蛋白修饰研究方法相对较少，且研究重点主要集中在组蛋白甲基化和乙酰化上，主要采用染色质免疫共沉淀结合芯片的方法（ChIP-chip）和结合短序列测序技术（ChIP-seq）。

染色质免疫沉淀技术（chromatin immunoprecipitation，ChIP）是研究体内蛋白质与 DNA 相互作用的一种技术，它的基本原理是在活细胞状态下固定蛋白质-DNA 复合物，然后通过超声或酶处理将染色质切断为一定长度范围内的染色质小片段，然后采用特异性抗体沉淀此复合体，特异性地富集与目的蛋白结合的 DNA 片段，通过对目的片段的纯化与检测，从而获得蛋白质与 DNA 相互作用的信息。目前 ChIP 与其他方法的结合，扩大了其应用范围：ChIP 与基因芯片相结合建立的 ChIP-chip 方法已广泛用于特定反式因子靶基因的高通量筛选，ChIP 与体内足迹法相结合，用于寻找反式因子的体内结合位点，RNA-ChIP 用于研究 RNA 在基因表达调控中的作用。

ChIP-chip 是先进行 ChIP 试验，扩增免疫沉淀的 DNA，再将扩增的 DNA 片断与覆盖欲检测基因组的芯片进行杂交，使用芯片扫描仪对芯片的信息进行处理。通过 ChIP 技术与启动子芯片的有机结合，可确定任何一个特定转录因子的靶基因群。ChIP-seq 先通过 ChIP 技术特异性地富集能与目的蛋白结合的 DNA 片段，然后对这些 DNA 片段进行高通量测序，最后定位基因组信息，从而获得全基因组范围内组蛋白 DNA 及染色质修饰等 DNA 区段信息。近年来，ChIP-seq 技术已成为研究的热点之一，是基因组学特别是功能基因组学研究领域的重要技术，当前面临的主要问题也与 ChIP-chip 一样，即数据分析软件的发展大大滞后于实验手段的进步，数据量较大，易出现假阳性。

三、非编码 RNA 检测方法

非编码 RNA 表达检测技术目前得到了迅速发展，可分为两大类，一类主要是针对全基因组非编码 RNA 表达分析，包括微阵列芯片检测技术和转录组 RNA 测序；另一类为针对特定的非编码 RNA 分子表达的检测方法，主要包括实时荧光定量 PCR 技术、Northern 印迹、荧光原位杂交、RNA 结合蛋白免疫沉淀等。微阵列芯片和 RNA 测序技术是高通量检测非编码 RNA 表达情况的有效工具，荧光定量 PCR 方法作为检测非编码 RNA 表达水平的金标准，应用尤其广泛。

（一）全基因组非编码 RNA 表达谱分析

1. 非编码 RNA 微阵列芯片检测技术　微阵列芯片技术是实现非编码 RNA 表达谱分析和多种非编码 RNA 高通量同时检测的主要技术，目前对非编码 RNA 表达水平高通量分析的最普遍方法就是采用微阵列芯片技术进行表达谱分析，这也是非编码 RNA 研究中关键的一个环节。该技术的原理是在一块芯片上同时固定多个与非编码 RNA 序列互补的探针，然后加入经过标记的样本 RNA，杂交后进行信号检测，并且可以在短时间内同时鉴定所有已知非编码 RNA 的表达谱。探针标记方法有随机引物逆转录标记、miRNA 加接头后通过 PCR 方法掺入标记或在 miRNA 末端直接标记，依据标记试剂不同分为：同位素标记检测、荧光标记检测、化学发光标记检测、纳米粒子标记检测和无标记电化学检测。非编码 RNA 微阵列芯片技术最突出的特点就是可一次性检测多种样品，获得多种非编码 RNA 的差别表达图谱，在非编码 RNA 表达谱的绘制、寻找目的基因和功能基因等研究方面已得到广泛应用。

2. RNA 测序技术（RNA sequencing，RNA-seq）　RNA-seq 是近年来在表观遗传学和转录组学研究中应用较多的一种基于二代测序技术（Next generation sequencing，NGS）的 RNA 测序技术，是高通量检测非编码 RNA 表达情况的另一有效工具。其主要原理是先将样本中的所有 RNA 或部分目的 RNA 逆转录为一端或两端带有接头的 cDNA，然后用 NGS 进行高通量测序，从而得到一群读长在 30～400bp 的短序列，在此基础上对序列进行拼接组装，从而可得到目的转录体的序列。RNA-seq 能够快速鉴定特定条件下表达的已知非编码 RNA 并发现新的非编码 RNA，同时还可以研究不同条件下非编码 RNA 的表达差异。高通量 RNA 测序技术具有通量高、准确度高、可重复性好等优点，在探索新非编码 RNA、非编码 RNA 互补链、非编码 RNA 编辑、非编码 RNA 异构体检测等方面具有巨大优势。在未来几年，随着测序成本不断降低，相信高通量的 RNA 测序技术的使用率也将大大增加。

（二）特定非编码 RNA 表达检测

1. 实时荧光定量逆转录-聚合酶链反应（real time quantitative reverse transcription-polymerase chain reaction，qRT-PCR）　qRT-PCR 技术是一种高通量、灵敏的基因表达检测技术，常用于蛋白编码基因表达检测，目前也被广泛地应用于非编码 RNA 的表达检测，是目前检测低表达水平非编码 RNA 的主要方法之一。通过该技术，可定量监测目的基因的表达情况，筛选生物学功能相关的非编码 RNA。该方法首先将非编码 RNA 逆转录成相应的 cDNA，然后以 cDNA 为模板进行 PCR，实时检测扩增产物的数量，间接实现非编码 RNA 的定量分析。qRT-PCR 技术具有灵敏度高、特异性强、简便快速、成本低等突出优点，常用于非编码 RNA 表达谱分析以及 Northern blotting 和微列阵法等其他方法检测结果的进一步验证和确认。

2. Northern 印迹（Northern blotting）　Northern blotting 是目前非编码 RNA 检测中最常用的方法之一，许多实验都将其视为半定量检测方法。Northern blotting 法是经典的基于固相探针杂交技术，它的基本原理为凝胶电泳将总 RNA 样品进行分离，使用电转等方法将非编码 RNA 转移并固定到特殊的膜上，通过靶 RNA 与特异的探针杂交，对其进行检测。Northern blotting 是检测非编码 RNA 表达最主要的手段，所有克隆和生物信息学分析得来的非编码 RNA 都需要经过 Northern blotting 来验证和确认。它的独特优势在于可以同时显示被检测的 miRNA 的相对分子质量和丰度两个方面的信息。

3. 荧光原位杂交（fluorescence in situ hybridization，FISH）　荧光原位杂交分析是用比色或荧光试剂等标记的核酸探针与细胞或组织中的 miRNA 进行杂交，通过荧光成像检测非编码 RNA 的表达，可直观地展现非编码 RNA 的时空表达模式。与 Northern blotting 的原理相似，FISH 也是利用了分子杂交的原理。该技术可检测并定位细胞中特定的非编码 RNA，这正体现了 FISH 技术的最大优点，即可用于细胞定位研究。

思 考 题

1. 表观遗传学研究主要包括哪些内容？表观遗传学与遗传学调控机制的异同？
2. 表观遗传生物学标志在疾病预防工作中有何优势？
3. 检测一外源化学物是否具有表观遗传毒性，如何进行实验设计及结果判断？

（潘雪莉　张爱华）

第九章　外源化学物致癌作用及其评价

第一节　概　　述

案例 9-1

1775 年英国外科医生 Percival Pott 在他行医之际，注意到一些清扫烟囱的工人常患阴囊癌。这些工人的体型都非常瘦小，可能是烟囱口径的限制，清扫的工作一定要这种体型的人才能胜任，有些家境不好的孩子在很年幼的时候就加入了烟囱清扫工作的行列。这些人整天在烟囱里爬上爬下，脏头污脸，经常裸体工作，极少洗澡，浑身上下特别是腹股沟部位积满油烟污垢。他们的工作服大都是长年一套，难得有换洗的机会，经常是煤烟累累，尤其在靠近阴囊部分的工作裤上所存积的煤烟最多。Pott 医生调查后认为阴囊与这些煤烟长期接触，久而久之导致了阴囊癌的发生，阴囊癌也因此得名为“扫烟囱者癌”（chimney sweep’s cancer）。Pott 推测煤烟中存在某些化学物质诱导了阴囊癌的发生，于是开始了致癌物的探索，这是历史上化学致癌研究的开端。

问题：

1. 煤烟中是什么化学物质导致阴囊癌的发生？
2. 煤烟暴露还与哪些肿瘤有关？

肿瘤是严重危害人类健康的疾病，据世界卫生组织网站（http：//www.who.int）公布的最近一次统计（2012 年）数据，每年全球肿瘤新发病例近 1400 万，肿瘤死亡人数 820 万，占总死亡人数的 13%。我国卫生和计划生育委员会网站（http：//www.nhfpc.gov.cn）公布数据显示：我国每年新发病例 300 万，死亡病例 220 万，分别占城市和农村总死亡人数的 26.81%和 22.96%，为我国城乡居民的首要死因。

致癌作用（carcinogenesis）是指环境致癌物引起或诱导正常细胞发生恶性转化并发展成为肿瘤的过程，具有这类作用的化学物质称为化学致癌物（chemical carcinogen）。1861 年，Jone Hill 发表论文描述了 6 种鼻部肿瘤的患者，都是重度鼻烟使用者，1875 年，英国医生 Percival Pott 发现并报道了伦敦扫烟囱工人易患阴囊癌，拉开了人类探索肿瘤病因的序幕，第一次把环境暴露因素与癌症的发生联系了起来。据估计，人类肿瘤的 90%与环境致癌物质有关，致癌物根据性质可分为化学性致癌物[如苯并（a）芘、2-萘胺等]、物理性致癌物（如 X 射线、放射性核素氡等）和生物性致癌物（如某些致癌病毒），而其中主要是化学致癌物。外源化学物质为外界存在、非机体内部所产生的化学物质。随着现代工业的日新月异，越来越多的外源化学物进入我们的生活中，其中不少对人类具有致突变性和潜在致癌性。截止 2016 年 1 月，具有美国 CAS（Chemical Abstracts Service）登记号的化学物总数已超过 10 500 万，且每日添加超过 4 000 种新物质。因此，阐明化学物的致癌机制并建立敏感、准确、快速的化学致癌物筛查系统十分有必要。

第二节 化学致癌物分类

案例 9-2

联苯胺、2-萘胺曾经是染料工业的重要中间体，可以合成超过 300 种染料，广泛用于纺织、油漆、造纸等领域。1937 年，美国学者 Huepper 用狗作为实验对象，发现染料工人接触的联苯胺和 2-萘胺可致膀胱癌。接着有研究者在小鼠、大鼠模型上也发现了联苯胺致膀胱癌的现象。1945 年英国学者 Case 等人对染料行业膀胱癌进行流行病学调查，发现在 1895～1940 年德国、美国、日本等多国染料化工业出现了职业性膀胱癌，认为联苯胺和 2-萘胺可能对职业人群具有致癌性。联苯胺被国际癌症研究中心（IARC）列为对人致癌化学物，规定染料行业改用其他无毒或低毒的中间体，而 2-萘胺为人为可疑性反应，动物为不肯定反应，许多国家规定工作场所不允许检测出 2-萘胺。

问题：

1. 联苯胺和 2-萘胺的致癌性证据是否充分，为什么？
2. 根据对人类和动物致癌作用的证据联苯胺和 2-萘胺分别属于哪类致癌物？

化学致癌物种类繁多，新的化学物质还在不断地被发现或被合成出来，对其进行科学分类，研究各类化学致癌物的结构、理化性质及毒性，以便更好地对致癌物进行评价和鉴定。目前主要的两种分类法是分别根据对人类和动物致癌性和根据化学致癌模式进行分类。

一、根据对人类和动物致癌作用的证据分类

1941 年，美国国立癌症研究所发表了对 696 种化学物质的调查结果，其中 169 种可能在动物体内导致肿瘤，从此，化学致癌理论诞生了。1969 年，世界卫生组织下属机构国际癌症研究中心（International Agency for Research on Cancer，IARC）认为对人类确有致癌性的或者可能致癌的物质达 1000 种以上。IARC 根据在动物诱癌试验中证据是否充分把致癌物分为 5 级：①致癌性证据充分：在多品系或多物种的动物试验中，用不同的染毒途径均观察到肿瘤发生率的升高，并有剂量-反应关系；②致癌性证据有限：在动物诱癌试验中，只在单一品系或物种，或单一试验中获得阳性结果，资料有限。③致癌性证据不足：由于试验设计因素或某些重要因素的限制，现有的试验结果无法明确化学物与致癌作用的关系；④致癌性证据阴性：在多物种或多品系的动物诱癌试验中获得的结果都是阴性；⑤无证据可引用：目前尚无相关的研究数据。

根据人类致癌资料（流行病学调查和病例报告）和实验动物致癌性资料将化学物分为 4 级：致癌性证据充分、致癌性证据有限、致癌性证据不足以及证据提示缺乏致癌性。目前，IARC 以专题报道的形式，对超过 900 种外源物质（化学物及其化合物、物理因素、生物因素、生产过程、职业接触等）进行了致癌性综合评估，其中，超过 400 种物质被鉴定为人类致癌物、人类可能致癌物或人类可疑致癌物。根据对人类和对实验动物致癌性资料以及实验系统和人类其他有关的资料（包括癌前病变、肿瘤病理学、遗传毒性、结构-活性关系、代谢和动力学、理化参数及同类的生物因子）进行综合评价，将各种致癌因素分为下列 4 组：

第 1 组，人类致癌物（carcinogenic to humans），对人类致癌性证据充分，如苯并（a）芘、黄曲霉素、苯、镉、放射等。

第 2 组，又分为两组，即 2A 组和 2B 组。

2A 组，人类可能致癌物（probably carcinogenic to humans），对人类致癌性证据有限，对实验

动物致癌性证据充分，如氯霉素、苯乙烯等。

2B 组，人类可疑致癌物（possibly carcinogenic to humans），对人类致癌性证据有限，对实验动物致癌性证据并不充分；或对人类致癌性证据不足，对实验动物致癌性证据充分，如四氯化碳、汽车废气等。

第 3 组，现有的证据不能对人类致癌性进行分类（not classifiable as to its carcinogenicity to humans），如咖啡因、食用色素等。

第 4 组，对人类可能是非致癌物（probably not carcinogenic to humans），如己内酰胺

根据 IARC 网站（http：//www.iarc.fr）公布的专家组报告，对环境因子和类别、混合物及环境暴露与人类致癌关系评价结果，截止 2016 年 1 月，第 1 组有 118 种，2A 组有 75 种，2B 组有 288 种，第 3 组有 503 种，第 4 组仅有 1 种。表 9-1 列举了 IARC 公布的部分人类致癌物及其靶器官。

表 9-1　部分已知的人类致癌物及其靶器官

致癌物	靶器官
黄曲霉素（Aflatoxins）	肝（肺）
酒精饮料（Alcoholic beverages）	咽、食管、肝、喉、口腔 （乳房）
4-氨基酚（4-Aminobiphenyl）	膀胱
砷及砷化合物（Arsenic and inorganic arsenic compounds）	肺、皮肤、膀胱（肾、肝、前列腺）
石棉（Asbestos）	肺、胸膜、腹膜、喉（胃、咽、肠）
硫酸嘌呤（Azathioprine）	淋巴系统、皮肤
苯（Benzene）	造血系统
联苯胺（Benzidine）	膀胱
1，4-丁二醇-二甲磺酸盐（1，4-Butanediol mimethanesulfonate）	造血系统
镉及其化合物（cadmium and cadmium compounds）	肺
煤的气化（coal gasification）	肺
煤焦油蒸馏（coal tar distillation）	皮肤
焦炭生产（coke production）	肺
煤焦油沥青（coal tar pitch）	皮肤、肺（膀胱）
口服避孕药（estrogen- progestogen contraceptives （combined））	肝脏、乳腺、宫颈
甲醛（formaldehyde）	造血系统、鼻咽（鼻腔和鼻窦）
钢铁冶炼（iron and steel founding）	肺
油漆（painting）	肺、胸膜、腹膜、膀胱（孕妇暴露对婴儿）
氡及其裂变产物（radon-222 and its decay products）	肺（血液系统）
橡胶业（rubber production industry）	造血系统、肺、胃、膀胱（喉、食管、前列腺）
页岩油（shale oil）	肺
矽尘、结晶（silica dust，crystalline）	肺
含石棉纤维的滑石（talc containing asbestos fibers）	肺
噻替派（thiotepa）	造血系统
含烟草的槟榔（tobacco containing nut）	口腔、咽喉、食管
有烟烟草制品（tobacco smoke）	肺、膀胱、口腔、咽喉、食管、胰、肾
无烟烟草制品（tobacco smokeless）	口腔、咽、食管
氯乙烯（vinyl chloride）	肝

注：靶器官栏（ ）内是指可能作用的其他靶器官或系统

二、根据化学致癌模式分类

按化学致癌物的作用模式，可将化学致癌物分为直接致癌物、间接致癌物、促癌剂和未确定作用模式致癌物。

（一）直接致癌物

直接致癌物（direct acting carcinogen）其化学结构的固有特性不需要代谢活化即具有亲电子活性，能与包括 DNA 等大分子物质在内的亲核基团（nucleophilic group）共价结合形成加合物（adduct）。这类物质绝大多数是合成的有机物，包括：内酯类（如β-丙烯内酯，丙烷磺内酯和 a，β-不饱和六环丙酯类）、烯化环氧化物（如 1，2，3，4-丁二烯环氧化物）、亚胺类、硫酸类酯、芥子气和氮芥、活性卤代烃类、铂的配位络合物等。

致癌金属及其化合物大多为直接致癌物，有些金属可能是亲电子剂，但有些金属是通过选择性改变 DNA 复制保真性，导致 DNA 的改变，如金属镍、铬、钛、镉、砷或它们的盐类，其中镍和钛的致癌性最强。

（二）间接致癌物

间接致癌物（indirect acting carcinogen）本身并不直接致癌，必须在体内经代谢转化形成的代谢产物才具有致癌作用。这类致癌物往往不能在接触的局部致癌，而在其发生代谢活化的组织中发挥致癌效应。间接致癌物在代谢活化前也称为前致癌物（procarcinogen），在活化过程中接近终致癌物的中间产物称为近致癌物（proximate carcinogen），近致癌物进一步代谢活化生成的产物称终致癌物（ultimate carcinogen）。终致癌物通常是带正电荷的亲电子物质，寿命极短，但化学性质非常活泼，易与生物大分子物质（如 DNA、RNA 和蛋白质）共价结合并导致遗传损伤，从而诱导肿瘤发生。代表性化学物包括：多环或杂环芳烃[如苯并（a）芘、苯并（a）蒽、3-甲基胆蒽]、单环芳香胺（如邻甲苯胺、邻茴香胺等）、芳香胺（2-萘胺、联苯胺等）、喹啉、硝基呋喃、偶氮化合物、亚硝胺类、甲醛和乙醛、氨基甲酸酯类、卤代烃中的氯乙烯。

一些天然物质如黄曲霉素 B1、环孢素 A、烟草和烟气、含烟槟榔及酒精性饮料等也属于间接致癌物。其中黄曲霉素 B1 是最强的致癌物之一，对人和大鼠等都能诱发肝癌；煤烟和烟草的烟气中含有多种间接致癌物，如 PAHs、杂环化合物、酚类衍生物等，与肺癌的发生密切相关；嚼食烟叶和使用鼻烟有可能会摄入亚硝酸胺等致癌物，这些致癌物可能诱发口腔癌和上呼吸道癌；酒精性饮料可因在体内的代谢产物乙醛而致癌。

（三）促癌剂

具有促癌作用的因素称为促长剂或促癌剂（promotor），促癌剂单独作用时并不致癌，却可促进引发的突变细胞克隆扩增，促进肿瘤的发展，也可促进“自发性”转化细胞发展成癌，所以认为促癌作用是致癌作用的必要条件。促癌剂有多种类型，主要分为内源性和外源性两种。外源性促癌剂包括工业来源的促癌剂（如煤焦油中的酚类化学物、石油中的正十二烷苯基十二烷、石蜡中的脂肪族烃等）和植物源性促癌剂（如巴豆油、环丙烯脂肪酸、单萜烯等）两类，其中植物来源的促癌剂是最活跃和最大量的促癌物。内源性促癌剂主要是指肿瘤病毒和体内激素等，它可以和外源性单独致癌物起协同作用，或者和内源性单独致癌物起协同作用。常见的促癌剂有佛波酯（TPA）、巴豆油（croton oil）、煤焦油中的酚类、卤代烃等。TPA 是二阶段小鼠皮肤癌诱发试验中的典型促癌剂，在体外多种细胞系统中有促癌作用。近年来实验中多使用丁基羟甲苯（butylated hydroxy-toluene，BHT）作为诱发小鼠肺肿瘤的促癌剂，其对肝细胞腺瘤和膀胱癌也有促癌作用。苯巴比妥对大鼠和小鼠的肝癌有促癌作用。色氨酸及糖精对膀胱癌也有促癌作用。有机氯农药

DDT、多卤联苯、氯丹、TCDD 是肝癌促长剂。值得注意的是，有些促癌剂当与癌变引发剂同时摄入时，反而减少肿瘤发生，如苯巴比妥、DDT 和 BHT 等，这可能是由于这些促癌剂对代谢酶的诱导作用，使解毒过程特别是结合反应增强的结果。

还有一些化学物对肿瘤的发生，本身不具有引发作用，也不具有促进作用，但对全部致癌过程有促进引发作用和增强促进作用，故可称为助致癌物（co-carcinogens），如乙醇、二氧化硫等。

（四）未确定作用模式的致癌物

1. 激素　研究发现雌激素与人类和实验动物肿瘤发生有关。雌激素在用于治疗更年期综合征时有增加子宫内膜癌的可能。在怀孕期为了控制流产服用已烯雌酚，明显地增加了下一代女性阴道腺癌的发生率。长期口服激素避孕药可能增加肝脏良性肿瘤的发生率。动物实验结果证实长期大剂量给予雌激素可以产生肝癌。目前雌激素的致癌机制尚不清楚，但很可能与促癌作用有关。另外，应用雄激素治疗再生障碍性贫血，大剂量长时间用药能诱发肝脏良性肿瘤。多数干扰内分泌器官功能的物质都可使这些器官的肿瘤增多，一般认为需要长期在体内维持高水平激素才能在内分泌敏感器官中诱发肿瘤。

2. 免疫抑制剂　免疫抑制过程从多方面影响肿瘤发生。硫唑嘌呤、6-巯基嘌呤等免疫抑制剂或免疫血清均能使动物和人发生白血病或淋巴瘤，但很少发生实体肿瘤。在许多使用硫唑嘌呤合并皮质类固醇药物肾移植病人中，发生淋巴瘤的危险性大大增加。目前动物实验证明环孢素 A（近年器官移植中常使用的免疫抑制剂）有增加致癌的危险性，在人类有并发淋巴瘤、皮肤恶性肿瘤的报告，但尚无导致突变的证据。肝癌、膀胱癌、支气管腺癌、皮肤鳞癌以及黑色素瘤等也是长期使用免疫抑制剂的病人常出现的一些肿瘤。

3. 固态物质　啮齿动物皮下包埋塑料后，经过较长的潜伏期，可导致肉瘤形成。其化学成分并不重要，只要是薄片，即使是金属，也和各种塑料一样可导致肿瘤形成。关键是大小和形状，而且光滑者比粗糙者致肿瘤作用更强，无孔的比有孔的作用强。其作用机制可能是固态物质可对上皮成纤维细胞增殖提供基底。石棉和其他矿物粉尘，如铀矿或赤铁矿粉尘，可增强吸烟致肺癌的作用。

4. 过氧化物酶体增生剂　具有使啮齿动物肝脏中的过氧化物酶体增生的各种物质都可诱发肝肿瘤。目前认为，肝过氧化物酶体及 H_2O_2 增多，可导致活性氧增多，发生信号转导作用，造成 DNA 损伤并引发致癌过程。现已发现的过氧化物酶体增生剂有降血脂药物安妥明（对氯苯氧异丁酸乙酯，cofribate）、降脂异丙酯（fenofibrate）、哌磺氯苯酸（tibric acid）和有机溶剂三氯乙烯等。

5. 细胞毒物　最早的理论认为慢性刺激可以致癌，目前认为导致细胞死亡的物质可引起代偿性增生，以致发生肿瘤。其确切机制尚不清楚，但可能涉及机体对环境有害因素致癌作用的易感性增高。一些氯代烃类促癌剂作用机制可能与细胞毒性作用有关。氮川三乙酸（nitrilotriacetic acid，NTA）可致大鼠和小鼠肾癌和膀胱癌，初步发现其作用机制是将血液中的锌带入肾小管超滤液，并被肾小管上皮重吸收。由于锌对这些细胞具有毒性，可造成损伤并导致细胞死亡，结果引起增生和肾肿瘤形成。在尿液中 NTA 还与钙络合，使钙由肾盂和膀胱的移行上皮渗出，以致刺激细胞增殖，并形成肿瘤

还有一些化学物如卤代烃类，前已述及的为直接致癌或促癌剂，但仍然有部分致癌方式尚未阐明，例如四氯化碳、氯仿、某些多氯烷烃和烯烃等，这些物质在致突变试验中为阴性或可疑，体内和体外研究又未显示出能转化为活性亲电子性代谢产物。

此外，有些学者和研究机构还将致癌物分为确认致癌物（proved carcinogen）、可疑致癌物（suspected carcinogen）、潜在致癌物（potential carcinogen）。还可以按化学结构对化学致癌物进行分类，主要分为烷化剂、PAHs、芳香胺类化学物、氨基偶氮染料、亚硝胺类化合物、黄曲霉毒素、植物毒素和金属致癌物八大类。

第三节 化学致癌过程

案例 9-3

1918 年，两位日本学者 K. Yamagiwa 和 K. Ichikawa 共同研究，将煤烟中提取的煤焦油涂抹在 137 只兔子的耳朵上，每周两次，150 天后存活的 22 只兔子中大多数发生了肿瘤，360 天后其中 7 只发展成癌，还有两只发生了淋巴转移。这是历史上第一次人工制造了癌症模型，以动物实验证实了煤焦油物质是扫烟囱工人患阴囊癌的病因。1933 年英国学者 J.Cook 从煤焦油中分离出以苯并（a）芘为代表的多种多环芳烃类化合物（PAHs），并以此诱发出小鼠皮肤癌，这是历史上首次从环境中分离出化学致癌物。

早在 20 世纪 40 年代，科学家 Schmide 就注意到 PAHs 的致癌活性与其分子结构和性能的关系，随后有许多学者利用扫描电镜对 PAHs 在形态学和细胞生物水平上进行了研究，发现细胞成分会与 PAHs 的分子起化学反应。之后有大量的体内和体外试验均表明，PAHs 能与小鼠皮肤的 DNA 和蛋白质结合。但研究发现与这些生物大分子结合的并不是 PAHs 本身，苯并（a）芘等 PAHs 本身并不会诱发癌症。

问题：

1. 苯并（a）芘按其致癌作用模式属于哪一类？
2. 苯并（a）芘是通过什么方式诱发肿瘤的？

一、化学致癌物的代谢与活化

环境中存在的化学致癌物中，仅少部分有直接致癌作用，大多数化学致癌物（如多环芳香烃、亚硝胺类等）进入体内，必须在体内经过生物转化，形成具有致癌活性的终致癌物后才能发挥损伤效应，使细胞发生恶性转化。致癌物在体内转化的过程称为致癌物的代谢活化，这是化学致癌作用的第一步。

代谢酶类是致癌物在体内代谢转归的关键，哺乳动物的大多数组织细胞都含有复杂的生物转化酶系统，它们能将一些化学物质转变成高活性的水溶性亲电子物质。肝脏细胞中内质网细胞色素 P450 系统是肝脏发挥生物转化功能的主要酶系统之一，在某些情况下，由 P450 酶催化反应所生成的活性中间体能与 DNA 形成复合物而损伤 DNA，如经典的化学致癌物芳香胺类，通过细胞色素 P450 酶 1A2（CYP1A2）的 N-氧化反应，其产物 *N*-羟化-芳香胺在酸的催化下与 DNA 直接发生反应，如果这种损伤不能及时被修复，便可诱发突变并导致肿瘤的发生。另外，II 相代谢酶如硫酸转移酶、谷胱甘肽转移酶、葡萄糖醛酸转移酶、*N*-乙酰转移酶的代谢结果也可能产生一些终致癌物。如芳香胺类 I 相代谢产物 *N*-羟化-芳香胺也可以通过 *N*-乙酰转移酶形成醋酸酯最终分解为高反应性的氮宾离子和碳宾离子（终致癌物）。在长期接触芳香胺类的人群中，具有慢速的乙酰化表型的个体患膀胱癌的风险较高，因为乙酰化作用慢，使得芳香胺的 N-氧化产物较多的存在，在酸性尿液的条件下，这种被质子化的 N-羟化产物可形成活性的亲电子物质并与 DNA、蛋白质共价结合造成尿路上皮的损伤，从而诱发膀胱癌。这样，在进化过程中形成的原本是保护机体免受有毒化学物质损伤的系统却常常直接地产生一些活性致癌物。很多因素（如动物种系、性别、年龄、营养与激素状况等）可以影响这些代谢酶系的活性，从而显著地影响化学致癌物的效力。可能涉及致癌物活化的还有多种过氧化物酶。

致癌物的代谢活化常具有种属或组织特异性，所以化学致癌物对不同种属动物或不同组织的致癌性不同。人和动物对化学致癌物的代谢在种属、品系、家族和个体上的差异与遗传因素决定的代谢酶类的多态性有关。致癌物代谢酶的活性个体间可相差 30～100 倍，个别甚至达 1000 倍。致癌物的代谢活化可在多种组织、器官中进行，虽有组织器官特异性，但以肝脏为主。细胞色素

P450 代谢酶的诱导与活性还具有化学特异性，例如 PAHs 类的苯并（a）芘诱导的 P450 能特异性地识别苯并（a）芘，催化其氧化过程，最终导致致癌的二醇环氧化物（diol epoxide）的形成，而用苯巴比妥或其他药物所诱导的细胞色素 P450 并不能识别烃类底物。

归纳起来，化学致癌物的代谢有如下的一些特点：代谢以氧化过程为主，所形成的终致癌物具有亲电子性，能与 DNA 结合造成 DNA 的损伤，引起突变，诱发肿瘤。

二、DNA 加合物的形成

DNA 与化学致癌物的化学反应是很复杂的，它涉及 DNA 分子上不同部位的反应。致癌物与 DNA 靶部位间的初始反应的结果可能包括稳定的等价加合物的形成，并可能迅速地导致碱基的脱氨作用或水合作用，以及 DNA 的断裂或碱基的丢失。对细胞来说可能产生以下的三个结果：①损伤被修复酶修复；②引起突变；③细胞死亡。突变也可能由异常的、错误倾向的修复而引起，取决于突变的部位与性质，突变的结果可能导致肿瘤的发生。

大多数的化学致癌物进入体内，需经代谢活化转变为化学性质活泼、带电荷的亲核或亲电子物质才具有致癌活性。这些活化了的致癌物与生物大分子物质如 DNA、RNA、蛋白质等进行共价结合或非共价结合并导致损伤效应，其中与 DNA 碱基的共价结合所形成的 DNA 加合物（DNA-adduct）是 DNA 损伤的主要形式。除少数化合物可直接构成终致癌物外，多数致癌物都需要经过生物体内的代谢活化转化为亲电化合物后再与 DNA 发生共价结合，见图 9-1。能与基因物质作用的致癌物称为基因毒致癌物，常有如下特点：①由化学致癌到 DNA 加合物并最终导致 DNA 突变这一过程，主要由致癌物靶向核苷酸序列、宿主细胞以及选择性的 DNA 修复过程决定。②基因毒致癌物与 DNA 的相互作用有一定的选择性，不同的物质可选择作用嘌呤或嘧啶。③烷化剂和芳基烷化剂可以将简单的烷基或复杂的芳基转移到 DNA 特定位点。包括 *N*-亚硝基化合物、脂肪族环氧化物、黄曲霉素类、多环芳烃类和其他矿物质和植物的燃烧产物。

DNA 加合物形成后对基因产生的影响主要有：①改变 DNA 化学结构，DNA 加合物形成后可导致碱基突变、缺失、插入、交联等后果，严重的甚至发生 DNA 链断裂，这些 DNA 改变成为体细胞突变机制的分子基础。DNA 加合物可导致基因突变、激活癌基因（oncogene）和灭活抑癌基因（anti-oncogene）。②引起表观遗传的改变，从而可能影响到肿瘤调控因子的表达。动物实验显示，终致癌物形成 DNA 加合物的能力与诱导肿瘤形成的能力有明显的正相关关系，因此 DNA 加合物的形成被认为是化学致癌过程的一个重要阶段。致癌物与 DNA 大分子的结合具有位点特异性，该特异性位点即是基因作用的靶点。不同位点的加合物有着不同的生物学效应。化学致癌物与 DNA 结合位点的特异性可能是某种化学毒物导致特定部位特定肿瘤的原因之一。

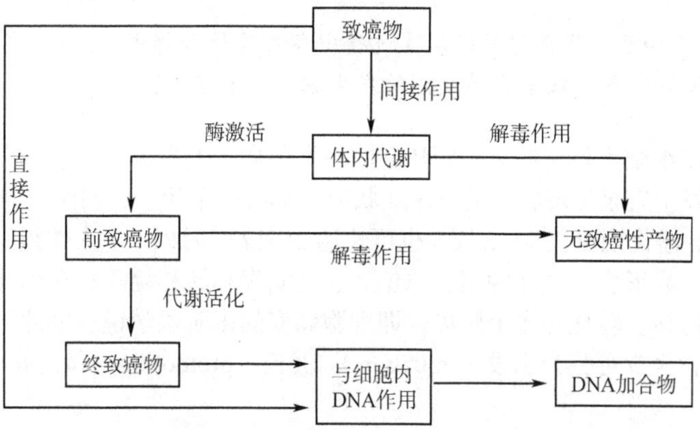

图 9-1 DNA 加合物形成示意图

DNA 加合物提供了致癌物暴露和 DNA 原始损伤的证据，并能反映外源性致癌物暴露、吸收、代谢和 DNA 修复等因素互相作用后的综合效应，代表着致癌物的生物有效剂量。在不同研究对象处于相同暴露时，加合物的水平可以反映研究对象代谢致癌物的能力以及吸收和分布的个体差异，帮助确定致癌物代谢和 DNA 修复过程中基因多态性的影响。由于加合物的形成可持久性反映生物体暴露于化学物的浓度和时间、生物体对化学物的吸收、代谢以及对 DNA 损伤的修复能力，因此它既可以作为接触生物学标志，又可以作为效应生物学标志，在肿瘤防治、人群生物监测、毒物危险度评定中有着广泛的应用前景。

案例 9-3 分析讨论

目前研究表明，苯并（a）芘是高活性致癌剂，但并非直接致癌物，必须经细胞微粒体中的混合功能氧化酶激活才具有致癌性。苯并（a）芘进入机体后，除少部分以原形随粪便排出外，大部分经肝、肺细胞微粒体中混合功能氧化酶激活而转化为数十种代谢产物，其中转化为羟基化合物或醌类者，是一种解毒反应；转化为环氧化物者，特别是转化成 7，8-环氧化物，则是一种活化反应。其中 7，8-环氧苯并芘在环氧化物水化酶的作用下，水解成 7，8-二羟-苯并芘，后者再由 P450 作用，进行二次环氧化生成 7，8-二羟-9，10-环氧苯并芘，其中反式右旋 7，8-二羟-9，10-环氧苯并芘的化学反应活性最高，目前被认为是苯并（a）芘的最终致癌物。它可与细胞大分子 DNA 的亲核基团发生不可逆的共价结合，形成加合物，造成 DNA 损伤，如果 DNA 不能修复或修而不复，细胞就可能发生癌变。

三、化学致癌多阶段过程

案例 9-4

20 世纪 40 年代 Berenblum 进行了皮肤致癌试验，他在小白鼠与兔的皮肤上涂抹苯并（a）芘、二甲基苯并芘蒽或甲基胆蒽等 PAHs，发现多次涂抹后方能引起皮肤肿瘤的发生。但如果在涂抹几次后，再用巴豆油涂抹，则肿瘤的出现明显加快；且单纯用苯并（a）芘诱发肿瘤时所需浓度比用苯并（a）芘再辅以巴豆油时的浓度大 1000 倍。

随后 60 年代科学家在上述试验的基础上作了进一步研究，开展了一系列小鼠皮肤致癌实验，实验的总过程为 15～70 周：①与上述实验一样单给予小剂量的 PAHs，结果没有肿瘤发生；②先给予小剂量 PAHs 后，每周两次再辅以巴豆油，结果产生了肿瘤；③先给予巴豆油后给予 PAHs，结果无肿瘤发生；④单给予巴豆油，结果没有产生肿瘤。

问题：

1. 苯并（a）芘和巴豆油在肿瘤的发生过程中各发挥什么作用？
2. 以上两项试验结果对揭示化学致癌的发生过程有何启示？

恶性肿瘤，是以细胞生长失控为共同特征的一类疾病。人类流行病学研究资料表明，从接触致癌因素到肿瘤的发生直至出现相应的临床症状前，都有一个相当长的潜伏期，平均 15～20 年；在动物诱癌实验中，潜伏期可仅 1～2 周，也可长达 2～12 个月以上。人体组织细胞癌变过程的病理改变包括：增生、异形变、良性肿瘤、原位癌、浸润癌和转移癌等；在体外细胞，通常包括：细胞永生化、分化逆转、转化等多个阶段，即细胞癌变的多阶段学说。因此，肿瘤的发生是一个多阶段的复杂过程，至少可分为引发（initiation）、促长（promotion）和进展（progression）三个阶段（见图 9-2）。

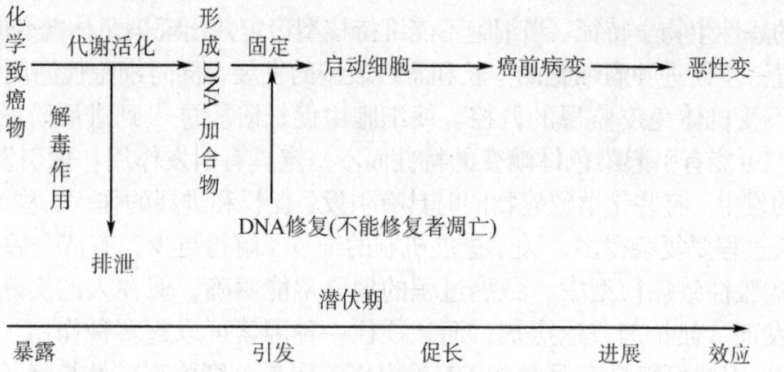

图 9-2 多阶段致癌理论模式图

（一）引发阶段

引发阶段是化学致癌过程的第一阶段。在此阶段中，细胞在各种致癌物作用下，发生基因突变或表观遗传变异，导致单个细胞或少量细胞发生永久性的、不可逆的遗传性改变。此种细胞称为“引发细胞”（initiated cell），诱发细胞突变的因素称为引发剂（initiator）。引发剂可以直接改变细胞遗传物质 DNA 的成分或结构，一般一次接触即可完成，其作用无明确的阈剂量。一般认为在癌变过程中，细胞并不是一开始就获得了恶性细胞所有的特征，而是积累了一系列的基因突变，可涉及不同染色体上多种基因（癌基因、抑癌基因、细胞周期调节基因、细胞凋亡基因及维持细胞基因组稳定的基因）的变化。这些基因的功能变化在时间上有先后顺序，在空间位置上也有一定的联系。根据这些基因变化的来源可将癌症分为遗传性和散发性：遗传性癌症的基因变化是从种系细胞遗传获得的，而散发性癌症的基因变化是因为环境作用由体细胞后天获得的。

（二）促长阶段

机体在引发阶段后，生成了异常增殖的单个克隆癌细胞。此后，在一种或多种促癌物质的不断作用下，表型发生了改变，获得了恶性肿瘤细胞的各种性状表达的过程称为促长阶段。在这个过程中，可以有选择性地促使启动细胞增殖的某些遗传或非遗传的改变，以相对于周围正常细胞的选择优势进行克隆扩增，形成镜下能观察到的或有时肉眼可见的细胞克隆群，即良性肿瘤，如乳头状瘤或腺瘤，这就是致癌作用的第二阶段。具有促癌作用的因素称为促长剂或促癌剂（promotor），促癌剂本身不能诱发肿瘤，只有在引发剂作用后再以促癌剂反复作用，以刺激细胞分裂，方可促使肿瘤发生。肿瘤促癌剂包括许多天然或人工合成的化学物，固醇类激素、生长因子及多肽等，通过受体结合介导它们的作用，或改变基因表达的特性、刺激细胞的增殖、或抑制细胞的凋亡而引起肿瘤促进剂的作用。

促癌剂作用细胞会发生多种生物改变，其作用机制虽各不相同，但有一些共同的作用规律：①引发剂作用之后，促癌剂的慢性作用将引起肿瘤；②引发剂单独作用一般不会引起肿瘤；③只有促癌剂的慢性作用而没有引发剂的作用也不会引起肿瘤；④引发剂与促癌剂的作用先后次序十分重要，引发必须发生在促长之前；⑤引发产生的是不可逆的改变，促长在早期阶段的改变是可逆的。促长阶段是肿瘤形成过程中较易受干预的阶段，也是最容易取得预防成效的阶段。如案例 9-4，单独用引发剂二甲基苯并蒽（dimethytenzanthracene，DMBA）或促癌剂巴豆油涂抹动物皮肤都不致癌，但先用二甲基苯并蒽涂抹动物皮肤，几周后再涂抹巴豆油，则可诱发皮肤癌。

（三）进展阶段

引发和促长两个阶段所引起的良性肿瘤并不是致死性的，良性肿瘤需要通过一个称作演变的过程才能转变为恶性肿瘤。肿瘤的演变阶段指的就是由良性肿瘤转变为恶性肿瘤，并进一步演变成更具恶性表型或具有侵袭特征的肿瘤的过程。主要表现是细胞自主性和异质性增加、生长加速、侵袭性加强、出现浸润和转移的恶性生物学特征。当细胞不能维持核型稳定并出现染色体畸变时，细胞即进入进展期。核型不稳定进一步促进肿瘤细胞的生长和恶性表型的发展，同时细胞代谢调节功能也发生改变，并使得肿瘤细胞不受机体免疫监视的调控。使细胞由促长阶段进入到进展阶段的因素称为进展剂（progressor），它们可能有引起染色体畸变的特性而不一定具有引发作用。像引发和促长阶段一样，进展也可能自发的发生。有些化学致癌物同时具有引发、促长和进展的作用，称为完全致癌物。进展过程比引发和促长过程要复杂得多，关于进展机制的细节了解得更少，有待今后探索。

虽然在动物实验性致癌模型中，致癌过程的划分常能明确，但在人的实际情况中，由于可同时或反复接触引发剂、促长剂或致癌剂，而且往往一种因素可以起多种作用（如吸烟既有引发作用又有促癌作用），因此可能会有反复的 DNA 损伤、促长、细胞克隆性扩增等循环地进行，致癌的分期有时并不一定按照以前描述的程序发生，肿瘤分期就不那么清楚。重要的是要了解多阶段致癌机制后如何控制癌症。由于引发剂普遍存在，人们很难完全避免接触引发剂，因此不能完全消除它在人体中发生引发的可能性。目前最可能控制癌症发生的环节是对促长剂进行化学预防，如使用促长剂的抑制剂（如维生素 A 类）、抑制促长阶段转变成进展期的抑制剂（如抗氧化剂）等。

案例 9-4 分析讨论

肿瘤的形成与致癌物的性质、接触剂量和时间有关，且致癌作用的充分表达要经过一个较长的过程。和传染病的潜伏期或退行性疾病的前驱期相似，肿瘤的发生也有一个“潜伏”期，在这“潜伏”阶段内，细胞要经过多阶段的癌前变化，才能发展成肿瘤。先给予小剂量致癌物，能使细胞受到引发成为具有肿瘤潜能的细胞，以后再给予促癌剂，则可促进其发展成肿瘤。但促癌剂没有致癌作用，而且只能促进已经被引发的细胞发展成肿瘤，引发和促癌的次序不能颠倒，因此在实验中观察到单独给予促癌剂或在引发前给以促癌剂，都无肿瘤的发生。

第四节 化学致癌分子机制

肿瘤的发生是一个复杂的过程，它是细胞遗传物质异常的结果，同时也涉及机体的内环境和各种因素，包括机体的免疫能力、各种生长因子和生物活性物质。虽然目前化学致癌机制还未彻底阐明，但一致认为：化学致癌是多因素、多基因参与的多阶段过程。在化学致癌机制研究中形成了多种学说，如体细胞突变学说、癌基因学说、癌变多阶段学说、亲电子学说、表观遗传机制学说等。

一、体细胞突变机制

体细胞突变机制也称为遗传损伤机制，是化学致癌机制学说中最经典的学说，认为肿瘤是从单个体细胞，经突变积累的多阶段过程而形成，每一个癌细胞均有形成新肿瘤的能力。这里所指的遗传损伤专指涉及碱基序列的改变，这种改变可以通过细胞分裂传递给子代。而与之相对应的非突变致癌学说泛指所有不涉及碱基序列改变的致癌机制。目前普遍认为外源化学致癌物诱导的肿瘤发生可能是上述两种主要机制共同作用的结果，即两者相互作用，共同控制细胞癌变的过程。

本质上说，肿瘤是一种遗传物质改变导致的体细胞遗传病。大多数环境因素的致癌作用都是通过影响遗传基因起作用的，肿瘤是细胞中多种基因突变累积的结果。这种异常大多数不是由生殖细胞遗传得来的，而是在体细胞中新发生的基因突变所致，发生突变的癌前细胞在一些促癌因素作用下发展为肿瘤。因此，目前认为多数肿瘤是一种体细胞遗传病。这一学说具有大量的事实依据，同时也符合细胞增殖和分化均受基因调控的基本理论。尤其近年来对癌基因和抑癌基因的研究，发现肿瘤的形成均与许多癌基因突变激活和抑癌基因突变失活有不同程度的关联，更进一步支持了癌变的体细胞突变学说理论。

癌基因（oncogene）亦称为致癌基因，这是一类会引起细胞癌变的基因，参与细胞从正常生长状态到肿瘤的过程。存在于正常细胞中未被激活的癌基因，称为原癌基因（protooncogene），原癌基因被激活后才能转变为癌基因。癌基因可分为两大类：一类称病毒癌基因，是逆转录病毒中能够使细胞发生恶性转化的基因；另一类称细胞转化基因，它存在于细胞中，能使正常细胞转化为肿瘤细胞，细胞转化基因实质上就是由一类原癌基因突变而来的。按原癌基因产物的功能，可以把癌基因分为生长因子与生长因子受体类、蛋白激酶类、G蛋白功能类和核内蛋白类等4类。癌基因属于调控基因，其产物与细胞内的信号传递、蛋白质活化、酶的激活、转录的启动和调节、细胞分裂与分化过程等各个环节相关。原癌基因的激活方式无非是基因本身或其调控区发生了变异。原癌基因激活后，导致基因的过度表达，或产物蛋白活性增强，使细胞过度增殖而形成肿瘤，如在肝癌中cyclin A过度表达，在乳腺癌中存在cyclin A、B、D1、E等过度表达。通常情况下，原癌基因的激活有以下几种方式：点突变、DNA重排、插入激活、基因扩增等。

抑癌基因（anti-oncogene）也称为抗癌基因，是一类抑制细胞过度生长、增殖从而遏制肿瘤形成的基因。抑癌基因的产物能够抑制细胞增殖、促进细胞分化和抑制细胞迁移，起负调控作用。对于正常细胞，调控生长的基因（如原癌基因）和调控抑制生长的基因（如抑癌基因）的协调表达是调控细胞生长的重要分子机制之一。两类基因相互制约，维持正负调节信号的相对稳定，当细胞生长到一定程度时，会自动产生反馈抑制，这时抑制性基因高表达，调控生长的基因则不表达或低表达。通常认为抑癌基因的突变是隐性的。抑癌基因的产物主要包括：①转录调节因子，如RB、P53；②负调控转录因子，如WT；③周期蛋白依赖性激酶抑制因子（CKI），如P15、P16、P21；④信号通路的抑制因子，如RAS GTP酶活化蛋白（NF-1）、磷脂酶（PTEN）；⑤DNA修复因子，如BRCA1、BRCA2。⑥与发育和干细胞增殖相关的信号途径组分，如APC、AXIN等。

抑癌基因失活的途径有：①等位基因隐性作用，失活的抑癌基因中的等位基因在细胞中起隐性作用，即一个拷贝失活，另一个拷贝仍以野生型存在，细胞呈正常表型，只有当另一个拷贝失活后才导致肿瘤发生，如RB基因。②抑癌基因的显性负作用（dominant negative），抑癌基因突变的拷贝在另一野生型拷贝存在并表达的情况下，仍可使细胞出现恶性表型和癌变，并使野生型拷贝功能失活。如近年来证实突变型P53和APC蛋白分别能与野生型蛋白质结合而使其失活，进而转化细胞。③单倍体不足假说（haplo-insufficiency）：某些抗癌基因的表达水平十分重要，如果一个拷贝失活，另一个拷贝就可能不足以维持正常的细胞功能，从而导致肿瘤发生。如DCC基因一个拷贝缺失就可能使细胞黏附功能明显降低，进而丧失细胞接触抑制，使细胞克隆扩展或呈恶性表型。

二、非突变致癌机制

目前发现有的化学致癌物对细胞并无致突变作用，常用致突变试验方法不能检出其致突变性，说明尽管突变等遗传学改变是致癌作用中的重要机制，但不是唯一机制。因此，传统上将致癌过程中致癌因素对于DNA所引起的一系列启动作用列为遗传机制，而对于DNA以外的靶所起的作用称为非遗传或非突变致癌机制。这类机制涉及的因素很多，如表观遗传变异、免疫监视和免疫编辑、内分泌失衡等。

（一）表观遗传学说

表观遗传学（epigenetics）是与遗传学（genetics）相对应的概念。遗传学是指基于基因序列改变所致基因表达水平变化，如基因突变、基因杂合丢失和微卫星不稳定等。而表观遗传学则是指基于非基因序列改变所致基因表达水平的变化。真核细胞中存在着一个由非编码小分子、甲基化、组蛋白修饰、染色质重塑等形式组成的表观遗传修饰网络，调控具有组织和细胞特异性的基因表达模式。机体的表观遗传模式的变化在整个发育过程中是高度有序，严格受控的。表观遗传变异与许多人类疾病的发生密切相关，例如肿瘤、衰老、遗传性疾病、免疫性疾病及中枢神经系统疾病等，几乎所有类型的人类肿瘤中都存在表观遗传上的异常。

细胞内非编码小分子 RNA（microRNA 或 miRNA）与人类肿瘤密切相关。microRNA 在细胞中表达水平的异常是肿瘤发生发展的重要影响因素，已成为肿瘤研究领域的新热点。最近的证据表明，microRNA 突变或异位表达与多种人类肿瘤相关。在不同肿瘤中，microRNA 差异表达普遍存在，对于有明显表达差异的 microRNA，其靶基因明显集中于癌基因和抑癌基因，而且 microRNA 也可以起到肿瘤抑制基因或者癌基因的功能。研究发现约 50%的 microRNA 在基因组上定位于与肿瘤相关的脆性位点（fragile site，FRA），FRA 是容易发生姊妹染色单体交换、易位突变、缺失、扩增的位点，易被外来致癌因素诱导而干扰其正常基因调控的功能，从而参与肿瘤的发生。目前普遍认为 microRNA 通过与 mRNA 的结合而调控特异基因的活性以及蛋白质的翻译，并不涉及遗传序列的特征性的改变，是表观遗传学中的重要调控途径。

长链非编码 RNA（long non-coding RNA，lncRNA）近年来在生命科学中逐渐成为研究热点。目前已有研究提示 lncRNA 可能参与外源化学物的致癌过程，如肺癌细胞株中 lncRNA-DQ786227 高表达，在苯并（a）芘诱导人支气管上皮细胞的恶性转化后该 lncRNA 也高表达，且进一步研究发现该 lncRNA-DQ786227 可抑制细胞凋亡，促进细胞恶性转化。另外有研究发现把小鼠暴露到呋喃致癌剂量下 3 周，肝脏 83 个 lncRNA 发生表达异常改变，其中的 lncRNA-p21，其反义转录本位于蛋白周期依赖性激酶抑制因子 1A（CDKN1A）基因下游 15kb 处。由于 lncRNA 的研究现在仍处于初级阶段，对其来源及作用机制还不完全了解。但目前的研究表明 lncRNA 参与细胞分化、增殖和凋亡等一系列生命过程，因此有理由认为 lncRNA 与外源化学物毒性作用密切相关。LncRNA 在毒理学中的应用将为进一步研究化学物对机体损害作用（包括致癌作用）机制开启一个新的重要领域。

DNA 甲基化与肿瘤的发生也有着密切的关系。特别是 CpG 岛甲基化所致抑癌基因转录失活问题，已经成为表观遗传学的重要研究内容。大多数抑制癌基因的启动子和第一外显子都具有可被甲基化修饰的 CpG 岛，CpG 岛位点是肿瘤中原癌基因和抑癌基因突变的热点部位。CpG 岛的异常甲基化会导致众多抑癌基因、DNA 修复基因和转移抑制基因的失活，而 CpG 岛的低甲基化则会导致原癌基因的活化。在肿瘤组织中能够检测到各种各样的肿瘤相关基因 CpG 岛异常甲基化，如细胞凋亡相关基因 Dap 激酶、CASP8 等，细胞周期调控基因 RB、CDKN2B、P27/KIP1 等，以及细胞分化相关基因、DNA 修复基因、转移相关基因、信号转导基因、转录因子等。这种异常甲基化可能发生在癌变的各个阶段，从而影响肿瘤的发生和发展。因此，基因特异性的 DNA 甲基化改变可作为肿瘤早期诊断、化学预防效果评价的生物学标志。

（二）细胞异常增生

细胞生长、分裂必须依次经过 G1→S→G2→M 变化阶段，每一次有丝分裂结束到下一次有丝分裂的结束，构成一个完整的细胞周期。在细胞周期的 DNA 复制（replication）（G1→S）和染色体分离（segregation）（G2→M）过程中，受到监测点的精密控制，前者是肿瘤形成最为关键的控制点。一些癌基因或抑癌基因如 *p53*，*p21*，*p16*，*Rb*，*cyclin D1*，*BRCA1*，*c-Myc* 等是细胞周期调控过程的重要成分。细胞凋亡（apoptosis）是为维持内环境稳定，由基因控制的细胞自主的有序的死亡，它是为更好地适应生存环境而主动争取的一种死亡过程。细胞凋亡涉及的调控基因较多，

如 *p53*、*p16*、*Rb*、*WT1*、*Bax* 等能促进细胞凋亡；*c-Myc*、*Ras*、*c-Abl*、*Src*、*Bcl-2* 家族等可以抑制细胞凋亡。在外源环境因素作用下，如果细胞周期和细胞凋亡重要因子功能发生障碍，则其正常的监控能力下降，细胞进入失控生长状态，并使本该被清除的受损细胞保留了下来，使受损细胞中携带的突变得以固定并传递给子代细胞，导致肿瘤的发生。

细胞周期调节紊乱也会诱发细胞增生，增生可分为良性增生与异常增生或称恶性增生。良性增生限于一定程度和一定时间，增生刺激因素一旦消除，增生则停止。发生恶性增生的细胞不受任何约束和控制，呈无规律的迅速生长，以至破坏和影响正常组织器官的结构和功能。细胞增生是许多癌前病变的共同特征，例如慢性溃疡、乳腺囊性小叶增生、大肠多发性息肉病、黏膜白斑病等增生性疾病与恶性肿瘤发生密切相关。

细胞增殖可通过多种机制影响致癌作用，目前认为诱发与致癌过程相关的细胞增殖机制主要有两种：再生细胞增殖和有丝分裂剂引起的细胞增殖。在再生增殖情况下，由于癌前损伤的细胞比正常细胞更能耐受毒性效应，癌细胞可优先生长增殖；有丝分裂剂引起的细胞增殖是指化学物能直接诱导细胞增殖，而且这种增殖常具有组织特异性。

生长因子是一类对细胞生长有高效调节作用的多肽物质，是导致细胞生长的信息分子，一般通过与细胞膜上特异受体结合而产生效应。生长因子还具有调节细胞分化及一些与细胞生长无关的功能。一种生长因子受体可以与不同生长因子结合，一个细胞上亦有多种生长因子受体存在。生长因子通过多种途径把细胞生长增殖信息传到核内，使相关基因转录加强，从而产生细胞生长增殖效应。因此，生长因子直接或间接参与了细胞生长的生理、病理过程，在组织再生、创伤愈合、炎症反应、肿瘤等过程中起着重要作用。许多生长因子和生长因子受体往往是原癌基因编码的产物，它们促进机体不同发育阶段的细胞生长增殖，但当原癌基因发生突变或激活，生成或过量表达癌基因产物，将导致细胞生长增殖失控，引起肿瘤。

（三）肿瘤免疫监视

1970 年 Burnet 提出了“肿瘤免疫监视”（cancer immunosurveillance）这一理论假说，该理论的核心是“机体胸腺来源的哨兵细胞会持续不断地监视新生的转化细胞”，即：正常细胞癌变的过程在基因组发生变化的同时，还会发生一系列表型的改变，如表达一些正常细胞没有的肿瘤抗原，癌细胞的肿瘤抗原可以被免疫系统识别，启动免疫应答机制将其清除掉。后来的研究发现，该理论有较大的局限性，按照此理论，肿瘤可以很好地被机体的免疫功能控制，而事实则是肿瘤不断地出现。2002 年，Schreiber 等在肿瘤免疫监视理论的基础上提出了肿瘤的“免疫编辑（cancer immunoediting）”学说，也即“3E 学说”。该学说认为，在肿瘤发生初期，肿瘤细胞被免疫系统清除（elimination）；之后出现肿瘤生长与免疫清除的平衡（equilibrium）；而在后期，肿瘤细胞则逃逸（escape）出免疫监视机制，最终发展成为临床可见的肿瘤块。

（四）免疫抑制

肿瘤的发生与机体的免疫状态密切相关，在免疫缺陷的个体中，恶性肿瘤的发生率比正常人要高得多。例如胸腺摘除动物和胸腺先天发育不良患者，由于细胞免疫缺陷，恶性肿瘤发病率升高；大剂量化疗、放疗、免疫抑制剂的使用降低了机体的免疫监视功能，易引起肿瘤发生；原发性和继发性免疫缺陷患者，淋巴造血系统恶性肿瘤发病率上升；艾滋病患者由于免疫缺陷伴发 Kaposi 肉瘤和淋巴瘤很常见。由于肿瘤免疫原性非常弱以及主要组织相容性复合体（major histocompatibility complex，MHC）和肿瘤细胞协同刺激分子表达异常等原因，难以诱发机体产生有效的抗肿瘤免疫应答。此外，肿瘤细胞可破坏宿主的免疫功能，以保护肿瘤细胞免受宿主细胞的攻击，使肿瘤细胞能继续生长、扩散，并发生转移，这就是免疫“逃避”。肿瘤逃逸机体免疫攻击的原因可能与肿瘤抗原的缺陷和抗原调变，MHC 抗原的表达异常，肿瘤细胞抗原的“封闭”或“覆盖”，肿瘤抗原的加工、处理和提呈障碍，肿瘤细胞协同刺激分子表达异常，肿瘤细胞的“漏逸”和“免疫刺激”，肿瘤细胞分泌免疫抑制性因子等因素有关。

（五）内分泌激素失衡

内分泌激素致癌的研究成果主要来自动物实验；在人类，因所需剂量大、潜伏期长，且人类的遗传体质和环境因素特别复杂，累积的资料主要来自流行病学调查和临床观察。女性乳腺癌更年期前发病者被认为与雌激素刺激有关，在欧美乳腺癌较我国和日本多见。有人认为与雌激素中不同成分的比例有关，雌酮（E1）和雌二醇（E2）有促癌作用，而雌三醇（E3）能起竞争抑制作用，与 E1 及 E2 相互对抗。激素在人类癌症的发病中不占主要地位，但不能忽视其在某些激素感应组织肿瘤的病因中有一定的作用。动物实验资料虽不能直接验证人类的肿瘤，但其阳性实验结果仍然值得借鉴。激素的促癌作用主要限于能促进靶细胞生长的激素，如雌激素、FSH、雄激素、促甲状腺激素等，激素的促癌作用还与其化学结构有关。

内分泌干扰物（endocrine disrupting chemicals，EDCs）可能是通过改变激素依赖细胞的 DNA 的一级结构和功能，表现出遗传不稳定性，如出现染色体断裂、DNA 加合物、原癌基因突变以及抑癌基因表达受阻等。流行病学研究表明，生产多氯联苯类（PCBs）的工人，其肿瘤患病率和死亡率显著高于常人；PCBs 和 DDT 与乳腺癌的关系已在许多研究中得到证实；二噁英是 PCBs 的一类，其中的 2，3，7，8-TCDD 对动物有极强的致癌性。另外，研究比较多的还有细胞间隙连接通讯、信号转导系统，其中特别是蛋白激酶 C 作用、激素作用等方面的因素，它们在不同方面不同程度上参与了多阶段的致癌过程。对于某些致癌因素来说，这些非遗传机制对于它们所诱导的致癌过程起着关键的作用，是不容忽视的。

（六）癌干细胞理论

癌症干细胞（cancer stem cell，CSC），又称癌干细胞、肿瘤干细胞，是指具有干细胞性质的癌细胞，也就是具有“自我复制”（self-renewal）以及“具有多细胞分化”等能力。通常这类的细胞被认为有形成肿瘤，发展成癌症的潜力，特别是随着癌症转移出去后，产生新型癌症的来源。癌干细胞理论主要有以下两个重要内容：①癌干细胞起源于类似组织干细胞的、具有自我更新能力的一小群细胞，它们通过遗传和表遗传的改变而获得了致癌性；也可能是增殖祖细胞（progenitor）通过遗传和表遗传的改变获得了自我更新和致癌性而成为癌干细胞。以上两种机制都可能起作用，因器官的位置不同而机制不同。癌变过程早期，因自我更新调节过程的失控而导致干细胞的扩增，是其关键事件。②只有很少量的癌干细胞才具有自我更新能力、参与肿瘤维持和转移，而其余的大部分癌细胞不具有这一能力。与组织干细胞一样，癌干细胞除可通过对称分裂和不对称分裂来扩增和维持癌干细胞库、产生不同分化程度的癌细胞外；还可通过对称分裂产生 2 个祖细胞，这些祖细胞的产生可致癌干细胞的耗尽，因此，促进这类分裂有望成为新的肿瘤治疗策略。

第五节　化学致癌作用的影响因素

案例 9-5

PAHs 在环境中分布极为广泛，目前在各种环境介质，如空气、土壤、水、植物以及食物中都发现 PAHs 的存在。自然界的大部分物质中都含有微量的 PAHs，且随着工业化的发展，全球环境中 PAHs 的含量有增加的趋势。以苯并[α]芘为例，在我们的日常生活中就存在许多苯并[α]芘污染源，如吸烟时香烟产生的烟雾，烹调中食用油在高温下产生的油烟，烧烤和熏制食品等。可见，PAHs 与人类的接触非常频繁，人群流行病学研究和动物实验均证实 PAHs 是人类肺癌及胃癌等癌症的重要病因之一。然而人们也同时发现，并不是所有人接触 PAHs 都会产生不良的健康效应，即使暴露的环境相同，年龄相近，有些人患了肿瘤，而有些人却安然无恙。

问题：

1. 化学致癌过程中受哪些因素影响？
2. 为什么接触同样的致癌物，有些人得病，而有些人则不会？

一、化学致癌因素

致癌物的化学结构直接影响其致癌作用的大小和作用机制。多数致癌物是亲电子剂（electrophilic reagent），即分子结构中有正碳原子等亲电子基团。因为细胞中的 DNA、RNA 和蛋白质等大分子化合物都具有亲核基团（nucleophilic group），即富含电子的部位，易与致癌物中的亲电子基团结合。只有化学结构中具备电子基团或通过代谢活化能暴露其亲电子基团的物质，才具备与细胞大分子的亲核中心共价结合产生致癌活性条件，因此，化学结构与致癌活性的关系密切。受到国内外广泛关注的化学致癌物双区理论是探讨致癌物结构与致癌活性关系领域的一项重大突破。双区理论认为致癌的必要条件是致癌物在代谢过程中产生两个亲电反应活性中心，以利于 DNA 互补碱基对的横向交联而导致难以修复的互补译码变异。

目前公认的致癌因素多种多样，如具有细胞毒性的致癌剂可引起细胞变性坏死；免疫抑制剂可降低机体对癌前细胞的监视和清除能力；非遗传毒性致癌物不与 DNA 反应，可能间接地影响 DNA 并改变基因组导致细胞癌变，或者通过促长作用、增强作用导致癌的发展。目前，环境化学物通过诱发机体氧化应激导致 DNA 氧化损伤。以典型环境遗传毒性物质苯并芘（benzo[a]pyrene，B（a）p）为例，可能通过不同代谢途径，对遗传物质 DNA 造成损伤，从而驱动正常细胞癌变。B（a）p 在肝微粒体酶 p450 1A1 的作用下，代谢产生终代谢产物 7，8-diol-9，10-epoxide-benzo（a）pyrene，BPDE，BPDE 与 DNA 共价结合形成 BPDE-DNA 加合物。另一方面，B（a）P 可以通过肝微粒体酶 P4502E1 代谢，通过单电子氧化途径可形成混合醌类衍生物，通过 B（a）P 醌型 B（a）P 氢醌的氧化还原途径产生活性氧自由基，随着活性氧自由基的持续累积，诱发生物体的氧化应激，即 B（a）P 的非遗传致癌途径。

二、宿 主 因 素

（一）物种，品系和器官特异性

1. 不同物种的动物　在解剖、生理、遗传学和代谢过程均有差异。其根本原因是基因的不同。例如肝脏分叶，狗为 7 叶，大鼠 6 叶，小鼠 4 叶，假如以人心脏每分钟输出量占总血量的比值为 1，则小鼠为 20。所以外源化学物从血浆中清除的半衰期小鼠较人短，相同剂量的化学物对人体的作用时间比小鼠长。这可以解释人比小鼠对毒性更敏感。

2. 代谢转化的差异　包括量的差异和质的差异，是影响外源化学物毒性的主要因素。量的差异意味着占优势的代谢途径不同，可导致毒性的反应不同。生物活性的不同也是许多毒物作用不同的重要原因。如，β-萘胺是人和狗较强的膀胱致癌物，对大鼠则不是。就内脏器官，胃肠道系统较其他系统对芘（pyrene）和 B（a）P 有很高的吸收率，而主要的生物转化系统是肝脏。鉴于物种间基因组的差异，对人和动物结构基因组进行比较研究，有助于深入了解物种间差异对毒作用的影响，并有利于实验动物结果应用于人类。

（二）年龄

不同年龄其机体各系统和器官的功能状态不同。老年人和婴幼儿由于生物转运和代谢能力与正常成年人有差异，对毒作用的敏感性一般较高。年龄对生物转运的影响由于新生儿和老年人的血浆总蛋白和血浆白蛋白含量均较低，与外源化学物的结合较少，导致游离化学物的浓度增加，机体对其敏感性增强。如从胃癌分期比较可发现处于Ⅰ期青年组明显低于中年组和老年组；幼儿肠道对铅的吸收能力为正常成年人的4～5倍，对镉的吸收能力为正常成年人的20倍，可能与代谢能力在不同年龄阶段差异较大有关；需要代谢活化的对乙酰氨基酚对新生小鼠的肝毒性比成年小鼠小，并不是所有化学物对婴幼儿的毒性都大，如DDT对新生大鼠的半数致死量为成年大鼠的20倍以上。随着年龄的增长，肝、肾中葡萄糖-6-磷酸酶、线粒体细胞色素还原酶、红细胞膜Na^+-K^+-ATP酶等的活性下降，老年人透明细胞癌发病率高于年轻人。

（三）性别和内分泌平衡

一般来说，雌雄两性动物对化学物的感受器相似，但肿瘤的发生在性别上有很大差异，除生殖器官及乳腺癌在女性明确较多见外，胆囊、甲状腺及膀胱等器官的肿瘤也是女性多于男性。而肺癌、食管癌、肝癌、胃癌、鼻咽癌和结肠癌等则以男性多见。此种差异除与女性激素有关外，主要可能与男女的性染色体的不同和某一性别多的接收某种致癌因子的作用有关。动物实验和人群调查也同样证实某些肿瘤在某一性别发生较多，如，2，4-二硝基甲苯致肝癌作用是雄大鼠较雌性大鼠敏感。而苯所致白细胞减少是雌大鼠较雄大鼠易感，这可能与雌性体脂多于雄性有关；对山东汶上县农村居民调查发现，45岁以上年龄组，男性恶性肿瘤发病率高于女性。

内分泌紊乱与某些器官肿瘤的发生发展也有密切的关系。如乳腺上皮细胞获得分化能力并逐渐转化为神经内分泌细胞，最终发展成为乳腺神经内分泌癌。对于治疗转移性乳腺神经内分泌癌通常采取乳房肿瘤切除即可，激素受体高表达提示病人预后良好。目前应用内分泌作用治疗子宫内膜癌也越来越广泛。子宫内膜癌的发生与持续与无对抗的雌激素作用有关，所以认为孕激素与孕激素受体（PR）结合，拮抗雌激素作用在子宫内膜癌的治疗中发挥主要作用。

（四）饮食与营养

饮食和营养与癌症的关系日益引起广泛的关注，不良的饮食习惯和营养不均衡是多种人类肿瘤的危险因素。目前认为高脂低纤维素饮食、红肉和过度烹饪肉类为动脉粥样硬化、致癌的危险因素。饮食中也会有多种多样癌症的防护因子，研究发现蔬菜和水果中含有多种抗癌物质和抗氧化物，如叶酸、类胡萝卜素和维生素C等。大量的膳食纤维可减少食物在体内的代谢时间，还可与水分子结合，降低潜在致癌物的浓度。鱼虾类食品中富含维生素和多聚不饱和脂肪酸，对恶性肿瘤具有预防作用。许多矿物质与维生素是体内一些酶的辅酶或辅因子，缺乏可使机体相关代谢异常，如维生素A摄入不足使人类易患宫颈癌或膀胱癌。维生素C和维生素E能防止亚硝酸胺和亚硝酰胺形成，降低消化系统肿瘤形成，维生素E可减轻某些致癌剂对一些靶器官诱发肿瘤。采用适当的膳食模式，大约可减少人类1/3的癌症。

三、遗传易感性与化学致癌

由于个体间微小的遗传差异，即使在同一物种之间，不同个体对化学物反应也可存在差异。外源性化学物导致的恶性肿瘤是由多基因和多环境因素交互作用而引发的多因素疾病。在对因素疾病中，遗传因素和环境因素共同决定的个体所具有的易于患或不易于患某病的属性变量称为易患性（liability），而单纯由遗传因素决定的患病风险称为易感性（susceptibility）。肿瘤遗传易感性是指具有某些遗传缺陷或某种基因多态性变异型的个体容易发生肿瘤的特性。目前研究较多的是染色体的稳定性、DNA 修复、癌基因和/或抗癌基因的结构改变及其遗传多态性、免疫监护系统以及生物代谢酶系的遗传多态现象等。如单核苷酸多态性（single nucleotide polymorphism，SNP）是在基因组水平上由单个核苷酸的变异所引起的 DNA 序列多态性，是人类可遗传变异中最常见的一种，占所有已知多态性 90%以上。其中生物代谢酶系的 I 相酶细胞色素（CYP）P450 酶系统能将进入机体的前致癌物催化成亲电子化合物攻击细胞内生物大分子，最终形成 DNA 加成物，启动致癌或致突变过程。至今已经发现了 7 种 CYP 基因的遗传多态现象。Ⅱ相酶谷胱甘肽转移酶（GST）是体内重要的Ⅱ相解毒酶之一，它可催化外来化合物的中间代谢产物与还原型谷胱甘肽结合，而还原型谷胱甘肽的结合物常常是毒性降低而且易于排出体外，所以在保护细胞免受化学致癌物的攻击方面有重要作用。现已发现 GST 的 M1、M3，P1、T1、T2、O1、O2 和 Zl 亚型存在基因多态性，其中 M1、T1、P1 等基因多态性被认为与多种疾病的易感性有关。*GSTM1* 和 *GSTT1* 基因缺失的个体患肺癌、胃癌、结肠癌、膀胱癌等的易感性增加。

四、联合作用

同时或先后暴露两种或多种致癌物，致癌作用可呈现增强和抑制作用。共致癌作用或协同致癌作用（syn-carcinogenesis），指两种致癌物同时作用或先后作用时会显著增强诱发肿瘤的作用。如乙肝病毒和黄曲霉毒素都可分别诱发肝癌，两者同时接触则肝癌发生率相对增高。又如单独接触石棉可使肺癌危险度增高 5 倍，单独吸烟增高 11 倍，但吸烟者接触石棉则增高 55 倍，所以石棉和吸烟对于诱发肺癌有协同致癌作用。抗致癌作用（anticarconigenesis）或致癌抑制作用，指非致癌物和致癌物共同存在是往往出现相互拮抗的现象，导致致癌作用减弱。如多环芳烃经部分羟化后失去致癌活性，在与原先完整的芳烃结构物质同时存在时，将抑制后者的致癌性。这种致癌性抑制作用可能是：在靶器官中发生竞争性的取代；活化作用酶系统活力发生改变；全身作用使解毒效果和受体比例发生改变。辅致癌作用（co-carcinogenesis）或称助致癌作用，指辅致癌剂（助癌剂）在接触致癌物之前或同时接触的情况下增强整个致癌过程。如常见的辅致癌物有二氧化硫、乙醇、儿茶酚、芘及十二烷等。辅致癌物的作用可能是：增强了致癌物的吸收；增强了遗传毒性致癌物的代谢活化或使其解毒减弱；抑制 DNA 修复；选择性增强 DNA 受损细胞的增殖。

第六节　外源化学物致癌性评价

案例 9-6

化妆品作为日常生活用品，会长时间驻留在皮肤、毛发、指甲、口唇等部位，我国化妆品的安全性存在相当突出的问题，有关化妆品安全的恶性事件频频发生，如 2009 年强生婴幼儿卫浴产品以及霸王洗发水均检出二噁烷，二噁英具有很强的致癌性。目前，化妆品卫生化学检验方法对《化妆品卫生规范》中禁限用物质的覆盖率还很低，各种植物提取物、生物活性成分、工业残留物、环境污染物、非法添加物、化妆品配方的复杂性，再加上不断出现的新技术和新原料，为化妆品检验标准和方法提高提出了空前的要求。

问题：如何对外源化学物的致癌性进行检测?

化学致癌物的全面评价包括两方面：一是定性的，即该化学物能否致癌；二是定量的，即进行剂量效应关系分析，以推算其可接受的危险度的剂量或人体实际可能接触剂量下的危险度，定性是定量的基础。

一、致癌物的筛查

（一）结构-活性关系分析

致癌物的化学结构种类繁多，结构-活性关系分析即从一种同系物着手，找出该系物质化学结构中与致癌性关系最密切的构分，以及其他构分改变时对其致癌性的影响。如对数百种PAHs类化合物的小鼠皮肤癌诱发实验结果的定量结构-活性关系分析表明，不仅化学结构微小变化关系着致癌性的强弱，而且与其立体结构性的变化也有密切关系。目前发展迅速的计算毒理学（computational toxicology）在结构-活性关系分析中占有重要地位。它是运用数学和计算机模型以帮助评价化学物对人和环境危害性与危险度的一门毒理学分支学科。该手段不必进行大量实验操作，而是利用计算机技术对化学物的分子结构、电子密度、代谢活性，以及活性代谢物的共价结合特性进行分析，从而达到预测目标化合物各类毒性的目的。迄今，有很多学者运用计算毒理学方法预测化学物的致癌性，如利用基于相对同一密码子使用度（relative synonymous codon usage，RSCU）方法，预测抑癌基因*p53*突变后的致癌性；运用对数拓扑指数预测多环芳烃的致癌性等。数据发掘（dada mining）方法是目前很有潜力预测化学物致癌性的一种方法。可以结合因子分析、最大正交旋转法、改进的决策树、支持向量机和TOPKAT等方法，模拟、描述和预测分别来自不同数据库的结构多样的化合物致癌性。

（二）致突变筛检试验

致突变筛检试验又称为短期致癌物筛检试验，由于致突变与致癌之间存在密切的关系，因此可用此类实验进行潜在致癌物的鉴别。致突变实验具有方法简单、快速、费用低、无需特殊检测仪器等优点，缺点是无法检出非遗传毒性致癌物。致突变筛检试验的理论依据是：大多数致癌物具有致突变性，而大多数非致癌物无致突变性，筛检阳性的受试物可能是具有遗传毒性的致癌物，也可能是具有致突变性的非致癌物；阴性的受试物可能是非致突变性的非致癌物，还有可能是非致突变性的致癌物。致突变实验方法详见前一章致突变性评价方法一节。从已测试的有致癌潜力的化学物来看，其中60%的啮齿类动物致癌物有遗传毒性，40%的啮齿类动物致癌物无遗传毒性。从某些实验对动物致癌物的检出率来看，Ames实验、小鼠淋巴瘤细胞突变实验和小鼠体内微核试验的敏感性/特异性分别为：58.8/73.9，73.1/39.0，78.7/30.8。而采用2种或3种遗传毒性组合实验，敏感性增加，而特异性减低。

（三）恶性转化试验

又称细胞转化试验，是指外源因素对体外培养的细胞所诱发的恶性表型改变，包括细胞形态、细胞生长能力、生化表型、染色体畸变以及移植于动物体内形成肿瘤的能力等变化。当细胞接种在裸鼠皮下可形成肉眼可见的肿瘤。细胞转化作为实验观察的终点，因此既可以筛查遗传毒性毒物，也可以检测非遗传毒性毒物，这是致突变实验所不具备的。目前恶性转化实验可按照所用的细胞分为三类：①原代或早代细胞：常用叙利亚仓鼠胚胎细胞（SHE细胞）、人类成纤维细胞、小鼠皮肤或大鼠支气管上皮细胞等。②细胞系：常用BALB/C-3T3、C3H10T1/2和BHK-21。③病毒感染细胞：常用RLV/RE细胞即劳舍尔白血病病毒感染的Fisher大鼠胚胎细胞和SA7/SHE细胞即猿猴腺病毒感染的SHE细胞。目前，欧洲替代方法验证中心（ECVAM）已将细胞转化实验研发为致癌试验的替代实验，其中叙利亚仓鼠胚胎SHE细胞形态转化实验是比较成熟的方法，其敏感性为87%，特异性为83%，和动物致癌实验的一致率达85%。

（四）哺乳动物短期致癌试验

哺乳动物短期致癌试验又称有限动物试验（limited in vivo bioassay），是指在有限的短时间内完成而不是终生，又指观察的靶器官限定为一个而不是全部器官和组织的致癌实验。国内外目前较受重视的哺乳动物短期致癌试验有四种：①小鼠肺肿瘤诱发试验，②大鼠肝转变灶试验，③小鼠皮肤肿瘤诱发试验，④雌性 SD 大鼠乳腺癌诱发试验。一般情况下短期致癌实验适用于按照结构-活性关系能预测靶器官的受试物。肺和肝是常见的肿瘤器官，也是众多致癌物的靶器官，因此小鼠肺肿瘤和大鼠肝转变灶试验的应用价值较高。多数实验选择小鼠肺肿瘤诱发实验和大鼠肝转变灶实验。进行短期致癌试验时，除特定要求外，应遵从长期试验的一般要求。上述任一实验的阳性结果，其意义与长期动物致癌实验相当。由于实验期短，也未检查其他脏器和系统，特别是皮肤肿瘤和乳腺癌的诱发实验，仅适用于较小范围的化学物质类型，因此哺乳动物短期致癌试验阴性结果的意义较差。

（五）哺乳动物长期致癌试验

哺乳动物长期致癌试验又称哺乳动物终生试验（life time test），是外源化学物致癌性判定或肿瘤流行病学调查结果验证的基本方法，也是目前公认的确证动物致癌物的经典方法。如氯乙烯、己烯雌酚、黄曲霉毒素 B1、4-氨基联苯、芥子气等都是通过动物实验发现的致癌物。化学致癌的一个最大特点是潜伏期长，在啮齿动物进行 1～2 年的实验即相当于人类大半生时间。如用流行病学方法确证一种新化学物的致癌性，一般需要人类接触受试物 20 年后才能进行。此外动物实验能严格控制实验条件，而流行病学调查不易排出混杂因素的影响。

哺乳动物长期致癌试验在动物选择、数量及实验期限等方面都有严格的要求：①实验动物和数量方面，通常是啮齿类的大鼠和小鼠，但在某些情况下可能还要补充非啮齿类动物，除考虑物种、品系、年龄和性别、自发肿瘤率较低外，选择具有特定靶器官的物种尤为重要。动物分组应设 1 个对照组，3 个剂量组。动物数量指的是有效动物数，应保证在实验结束时，每组最少有雌雄各 50 只动物。②染毒方式方面，取决于受试物的理化性质和人的主要接触方式。通常可通过膳食、饮水或灌胃、皮肤涂抹或吸入方式给予。由于受试物的致癌强度差别极大，因此其纯度应给予足够的重视。③染毒剂量方面，一般使用低中高三个染毒剂量，最高染毒剂量采用最大耐受剂量（MTD），另设一个低剂量一般为 0.5 倍 MTD。④实验期限方面，原则上染毒期覆盖整个寿命期的大部分。一般情况下小鼠至少 1.5 年，大鼠 2 年，可能时分别延长至 2 年和 2.5 年。染毒时间通常是从断乳开始，直至实验结束反复多次染毒。⑤结果观察、分析和评定方面，实验过程中要密切观察动物，及时发现濒死动物并进行病理学解剖。记录发现第一例肿瘤时存活的动物数，作为试验终结时的有效动物数。

主要观察终点包括：①肿瘤发生率：病理组织检查确定肿瘤发生率。对照组动物肿瘤自发率和实验组动物化学物诱发肿瘤发生率在统计学上的区分是一个重要问题。如有不同类型，良性与恶性的区别甚至良性肿瘤病灶中部分恶化的现象，不同器官发瘤，不同性别有差异等情况都应一一计算专率。②多发性：多发性（multiplicity）是指一个器官出现多个肿瘤或一个动物的多个器官出现肿瘤。在小鼠肺肿瘤和肝脏转变灶诱发的快速试验中，这一问题较为明显、突出。③潜伏期：从接触致癌物到用各组出现第一个肿瘤的时间作为该组的潜伏期，这种办法只适用于能在体表观察的肿瘤，如皮肤肿瘤或乳腺肿瘤，对于内脏肿瘤的潜伏期，则需分批剖杀，计算平均潜伏期。

为了降低假阳性率和假阴性率，应考虑：①暴露-效应关系；②在肿瘤靶部位的增殖、癌前病变及早期肿瘤标志物的发生率；③在靶部位，性别和物种的相似性或差异；④非增生的慢性毒性和肿瘤的靶部位重合；⑤在慢性毒性受影响的组织，联合肿瘤增加；⑥在另一性别或其他物种，相似组织发生的靶部位的肿瘤；⑦同时和历史对照数据；⑧对照和暴露组的相对存活率。所有这些因素的统计数据，有助于结果的最终评价和解释。

（六）促癌剂的检测

在哺乳动物长期致癌实验中，有时检出的是促癌剂，但在该实验中不能与其他类型的致癌物相区分。上述哺乳动物短期致癌实验的 4 种方法中，除大鼠乳腺癌诱发试验外，其余 3 种都适用于促癌剂的检测。具体方法是选择适当的启动剂，启动后 1～2 周开始用受试物染毒。对于启动剂，在小鼠皮肤肿瘤诱发实验中可用多环芳烃类；在小鼠肺肿瘤诱发实验中可用氨基甲酸酯；在大鼠肝转变灶诱发实验中可用二甲苯并蒽。启动剂的剂量应较低，单独使用时不应引起或仅引起很少肿瘤形成。对于一些作用靶器官未知的受试物，可以应用体外实验进行检测，常用的有细胞恶性转化试验和哺乳动物细胞正向突变实验。

（七）转基因动物模型在致癌物评价中的应用

转基因动物（transgenic animal）是指将目的基因导入动物受精卵中，使其与细胞核染色体整合，从而获得带外源基因并能表达和遗传的动物。转基因动物为快速检测致癌物、促癌物和化学致癌机制提供了新的重要途径。目前建立的转基因动物致癌检测模型主要有：①癌基因高表达转基因动物模型，即采用转过量表达原癌基因的转基因动物，如 Tg.AC 小鼠模型（表达 *v-ras* 原癌基因突变）、Tg-ras H2 小鼠模型（在不同组织表达人 *c-Ha-ras* 原癌基因突变和扩增）。②抑癌基因敲除转基因动物模型，即采用缺失某种基因的转基因动物（基因敲除动物），如 P53+/-基因剔除小鼠模型（表达 P53“肿瘤抑制基因”杂合性失活）、Xpa-/-基因敲除小鼠模型等。

转基因动物致癌检测模型与传统致癌试验相比，一般在 3 个月左右可以得到结果，减少了动物数、降低了资金投入、提高了与人类的相关性，具有快速、经济、准确、实验次数少等优点，还可以发现在致癌过程中特定基因的作用并分析化学物-基因的相互作用，降低假阳性和假阴性率和自发性肿瘤发生率。然而，其识别假阳性率和特异度却不够灵敏，不能用于鉴别遗传致癌物和非遗传致癌物。而且目前还缺乏一套完善的标准评价体系，还不能大面积的推广使用，但相信它将在毒理学安全评价中有其应用价值。

二、肿瘤流行病学调查

要判别化学物是否为人类致癌物，肿瘤流行病学调查是确定人类致癌物的唯一手段。通常一般先通过动物致癌实验，根据阳性结果检出潜在的人类致癌物，或先进行描述流行病学调查或临床观察发现可疑人类致癌物，再进行分析流行病学研究，即病例对照研究和队列研究。肿瘤流行病学调查的结果为阳性，且能够重复并有剂量-反应关系，又可得到动物实验的验证，则该受试物较易被承认为人类致癌物。肿瘤流行病学调查结果如为阴性，也不能完全确定受试物为非致癌物，仅能认为未观察到致癌作用的接触条件（剂量和时间）的上限。因此当接触年限较短或剂量较低时，流行病学调查的阴性结果不能否定对同一受试物进行另一调查的阳性结果。

肿瘤流行病学研究可以报告一个或多个潜在引起人类癌症的因子。但是由于人群或队列同时暴露于许多其他的环境变量，几乎不可能将单一化合物确认为某个人类特定癌症的唯一诱导因子。流行病学研究能够确定的因子是，在两个人群之间暴露情况不同，而且这些因子对在所研究条件下的病因学非常重要，在暴露条件下起决定作用。进一步说，由于暴露和肿瘤发生之间时间间隔长，有关暴露的本质和因果关系本质的了解不确切，很难判定一个特定的化学物质对人类是致癌的还是非致癌的，流行病学研究本身不足以确认某个化学物质是否对人类具有致癌性，考虑到这个事实，采用实验动物体内研究和细胞体外研究来对流行病学研究进行补充，或者在某些情况下替代流行病学观察。

三、致癌物的评价和确定

结合多种方法综合评价化学物的致癌性将是一个重要发展趋势。过去几十年应用的常规的毒理学方法已经无法满足实际的需要。目前许多科学家正致力于建立耗费动物少、试验周期较短、方法简便、费用较低的毒理学安全性评价体系。从20世纪80年代开始各国陆续制定了各类化学品致癌性评价指导原则或指南，规定了各类化学品哺乳动物长期致癌实验测试要求和实验方法。以药物为例，日本规定，如果临床预期连续用药6个月或更长，则需进行致癌实验；尽管连续用药少于6个月，如果存在潜在致癌性因素，也需要进行致癌实验。美国规定，一般药物使用3个月或更长时间，需要进行致癌实验。欧洲规定，长期应用的药物，即至少6个月的连续用药，或频繁的间歇性用药以致总的暴露量与前者相似的药物需要进行致癌实验。我国规定，预期临床用药期至少连续6个月的药物一般应进行；连续用药没有6个月，但以间歇的方式重复使用，如治疗慢性和复发性疾病，而需经常间歇使用的药物，一般也需进行；某些可能导致暴露时间延长的释药系统，也应考虑进行致癌实验。另外，在存在以下潜在致癌的担忧因素时，也要考虑可能需进行致癌实验：已有证据显示此类药物具有与人类相关的潜在致癌性；其结构-活性关系提示致癌的风险；重复给药毒性实验中有癌前病变的证据；导致局部组织反应或其他病理生理变化的化合物或其代谢产物在组织内长期滞留。

鉴于传统的化学致癌物的判定方法耗时费用高，而且存在种属外推的局限性，因此，美国环境保护局（EPA）及国立环境与科学研究所（NIEBS）近年来提出基于毒作用机制、以毒性通路（toxicity pathways）紊乱为观察指标和关键靶点，结合高通量（high-throughout）组学技术新的毒性效应评价指标原则。基于毒性通路的危险度评估不同于当前评价体系只对毒性结局或效应的检测，也不是通过毒性通路对化学品进行筛选，继而再进行动物试验，而是完全依赖体外模式生物、体外模型或细胞分子水平的生物学试验结果进行危险度评定。在未来几十年里，以毒性通路相关生物标志为基础的风险评价方法将成为毒理学、环境科学和职业及相关研究热点课题。如何在分子细胞水平区分适应性反应和毒性效应？如何解决化学物在体内的代谢过程体外无法模拟的问题？如何与人群低剂量暴露链接并确定剂量-反应天系？这些问题是我们确定化学致癌通路或毒作用模式的关键和核心。

由于通过动物致癌实验确定的致癌物，迄今只有极少量经肿瘤流行病学调查证实并在国际上得到公认为人类致癌物。所以，评价致癌物时应分为人类致癌物和动物致癌物。对于动物致癌物的确定，各国及不同机构也有不同的认识。国际肿瘤研究所（International Agency for Research on Cancer，IARC）提出的致癌性证据充分的条件，即确定了受试物与肿瘤发生率的增加有因果关系，要求在多种或多品系动物实验中，或在几个不同实验中，同时满足以下条件：①见于两种或两种以上种系动物；②一种种属但经过两次或多次独立的实验（包括不同时间或不同实验室或在不同实验方案条件下）；③一种种属一种实验，但恶性肿瘤发生率、出现肿瘤部位、肿瘤类型或出现肿瘤的年龄提前等各方面极为明显突出，才能确定为动物致癌物。通过动物致癌实验确定的致癌物，迄今只有少数经过肿瘤流行病学调查证实并在国际上得到公认的人类致癌物。确定人类致癌物主要根据是：①流行病学调查结果能够重复；②有剂量-反应关系；③有动物致癌实验阳性结果支持。

思　考　题

1. 国际癌症研究所IARC将致癌物分为哪几类？主要基于哪些研究证据？
2. 化学致癌多阶段理论的提出有何依据？
3. 试述化学致癌的体细胞突变机制和非突变致癌机制在癌变发生中的地位和作用。
4. 试述转基因动物在毒理学安全性评价中的应用前景。
5. 要判断一外源化学物是否具有致癌性，如何进行实验设计及其评价。

（杨　萍　杨惠芳　蒋义国）

第十章　发育毒性与致畸作用

案例 10-1

20 世纪 60 年代至 70 年代，美国陷入越战的泥潭。越南共产党游击队出没于茂密的丛林中，声东击西，打得美军晕头转向。为了改变被动局面，切断越共游击队的供给，美军决定首先设法清除视觉障碍——茂密的森林，使越共军队完全暴露于美军的火力之下。为此，美国空军实施了一场“牧场行动计划”。从 1961 年到 1971 年，他们用飞机向越南丛林中喷洒了数百万升落叶型除草剂，清除了遮天蔽日的树木，所喷洒的面积占越南南方总面积的 10%。由于当时喷洒的除草剂主要装在橘黄色的桶里，所以后来被称为“橙剂”。

10 年间，在“橙剂”战区活动的美军士兵和广大越南军民均长期暴露于高浓度“橙剂”之中，越南人民和美军士兵深受其害。在包括长山在内的越南广大地区，人们经常可看见一些小头、肢体残缺等先天畸形或浑身溃烂的患者，还有很多人智力低下，这些人就是“橙剂”的直接受害者。据统计，越战中曾在南方服役的士兵，其孩子出生缺陷率高达 30%。一项针对约 1000 名参与喷洒“橙剂”的美军飞行员的调查结果显示：与未接触“橙剂”的老兵相比较，这些飞行员的精液质量较差，他们的妻子所生男孩较多，流产发生率明显增加，新生儿缺陷发生率较高。

问题：

1. “橙剂”造成污染区危害的主要原因是什么？

2. “橙剂”引起越南污染区妇女畸胎率增加属于何种毒性？如何评价外源化学物是否具有该种毒性？

哺乳动物的生长发育是一个非常复杂、有序的生理过程，始于精子和卵细胞发生，历经受精、着床、器官形成、胎体发育、围生期，直到性成熟。外源化学物或其他环境有害因素与机体接触后，可干扰机体发育的某一或多个环节，并造成损害作用，特别是精卵结合后至出生为止的这段时间内，机体发育的速度及发育的待完善性导致损害作用通常较成体影响大，可引起众多发育异常。

人类对外界环境有害因素与机体发育关系的认识经历了漫长的历史过程。20 世纪以来，发生了多起因化学品、药品、病毒、电离辐射等有害因素引起的发育毒性事件。1940 年澳大利亚风疹大流行，次年婴儿中先天性心脏病、白内障、智力不全和耳聋发病率明显增加。1945 年日本广岛和长崎原子弹爆炸，受到核辐射的胎体发生小头畸形、智力低下、先天性耳聋等，且距离爆炸中心越近，损害越严重。1953 年日本水俣湾氮肥厂排放含汞工业废水污染了水体，居民因食用甲基汞污染的鱼类引起中毒，主要表现为神经系统症状，并定名为水俣病。甲基汞可通过胎盘进入胚胎体内致先天性水俣病，也可通过母乳进入婴儿体内。1961 年发生了反应停事件，导致欧洲出现了大量罕见的短肢畸形儿，形同海豹，被称为“海豹肢畸形”，其他畸形诸如腭裂、骨骼发育不全、十二指肠和肛门闭锁等内脏畸形。从 1961 年至 1971 年，美国空军在越南喷洒了大量的除草剂，造成如案例所述的“橙剂”污染事件，至今仍为祸越南。

随着这些事件的披露与对原因的探究，特别是“反应停”事件之后，人们对环境因素与人类的关系有了新的认识，开始关注外源化学物对胚体和胎体发育的影响，如何更好地保护人类发育健康、避免类似事件重演成为当时的焦点，发育毒理学由此应运而生。

发育毒理学（developmental toxicology）是毒理学的重要分支，主要研究外源化学物对生物体发育（从受精卵直到性成熟）的损害作用及其机制，为防止或减少人类发育毒性而制定相应管理措施提供依据的学科。本章将重点讨论发育毒性的表现与机制，评价发育毒性的方法。

第一节　发育毒性与致畸性

外源化学物可以通过损伤功能或结构引起生长迟缓或结构畸形等发育毒性表现。发育毒性表现的种类与程度不仅与有害因素的性质有关，还与接触时间、接触程度以及母体状况等因素有关。

一、基本概念

（一）发育毒性

发育毒性（developmental toxicity）指出生前后接触有害因素而引起的在子代性成熟之前出现的任何对发育有害的表现。能造成发育毒性的物质称为发育毒物（developmental toxicant）。发育毒性的具体表现可分为以下几种：

1. 生长异常（abnormalgrowth）　即胚胎的发育过程较正常的发育过程有所改变，常见的表现为生长迟缓（growth retardation）。当胎儿生长发育指标低于正常对照的均值 2 个标准差时，可认定为生长迟缓，例如低出生体重儿（low birth weight，LBW）。还有一些可表现为巨大儿（macrosomia）。

2. 致畸作用（teratogenic effect）　胎体出生时出现形态结构的异常。致畸作用所表现的形态结构异常，在出生后通常立即可被发现，比如"反应停"引起的短肢畸形；大剂量应用新生霉素引起的先天性白内障和短肢畸形；氨基蝶呤引起的无脑、小头、四肢畸形等。在妊娠期接触能引起子代畸形的外源化学物称为致畸物（teratogen）。如果诱发的畸形是在无明显母体毒性剂量下出现的，那么该物质就是一种真正的或选择性致畸物。

3. 功能缺陷（functional defect）　即生理、生化、免疫、代谢、神经活动及行为的缺陷或异常。因为正常情况下，有些功能在出生后一定时间才发育完全，故大多功能缺陷在出生后一定时间才被发现。

4. 致死作用（lethal effect）　指受精卵未发育即死亡，或胚泡着床失败，或着床后生长发育到一定阶段死亡，表现为自然流产或死产，死胎率增加。

在一般情况下，引起胚体死亡的剂量较致畸作用的剂量高，而造成发育迟缓的剂量往往低于胚体致死作用的剂量，但高于致畸作用的剂量。

在发育毒性的四种常见表现中，致畸作用是最常见且最容易被发现的毒性种类，所以对此方面的研究报告也最多。而且"三致"实验的称法比较普遍，所以尽管致畸作用仅是发育毒性一个重要方面，但考虑习惯的沿用，本章的题名仍然为发育毒性与致畸作用。

案例 10-1 分析讨论

"橙剂"的成分是有机氯杀虫剂 2，4-D 和 2，4，5-T 的混合物，另外还含有四氯二苯二噁英（tetra-chlorodibenzo-p-dioxin，TCDD）。TCDD 是一种高残留、高生物浓缩和高生物毒性的物质。研究表明，在"橙剂"喷洒地区越南当地居民的血液中，TCDD 的含量比没有受到橙剂污染地区高出了 135 倍，个别地区甚至超出 200 倍。

动物实验和流行病学研究已证实，TCDD 可导致胎体畸形、发育迟缓、死亡率增高、功能缺陷，并能引起孕妇胎盘重量减轻。因此，"橙剂"导致了越南人畸胎率、流产率等发育毒性表现增加。

（二）胚体与胎体毒性

胚体毒性（embryotoxicity）通常指孕体着床前直到器官形成结束的期间内接触外源化学物造成的毒性；胎体毒性（fetoxicity）指器官形成期结束后接触外源化学物引发的毒性表现。胚体与胎体毒性表现都包括死亡、功能缺陷、生长迟缓以及结构畸形等。在动物发育毒性试验中，通常不去区分胚体与胎体，统称胚胎（embryo-fetus）毒性。

（三）母体毒性与发育毒性

母体毒性（maternal toxicity）是指在一定剂量下，外源化学物对受孕母体产生的损害作用，具体表现包括体重减轻、生育机能减退等临床症状，甚至死亡。

由于致畸作用、生长迟缓等发育毒性的大小与受孕母体的个体情况有关，而且往往母体毒性与发育毒性同时出现，所以应特别注意二者的关系。母体毒性与致畸作用的关系有下列几种情况：

（1）具有致畸作用，但无母体毒性出现：此种受试物致畸作用往往较强，如反应停，应予特别注意。

（2）出现致畸作用的同时也表现出母体毒性：此种受试物可能既对胚胎有特定的致畸机制，同时也对母体具有损害作用，但二者并无直接联系。另一种情况是不具有特定致畸作用机制，但可破坏母体正常生理稳态，以致对胚胎具有非特异性的影响，并造成畸形。

（3）仅具有母体毒性，但不具有致畸作用：这类物质在妊娠期很容易引起警觉，造成实际危害的可能性相对较小。

（4）在一定剂量下，既不出现母体毒性，也未见致畸作用：在对一种化学物质进行致畸试验时，如未观察到致畸作用，也无母体毒性表现，应在动物可能耐受条件下，最大限度地增加剂量，使其远远高于人类实际可能接触的水平，如仍未出现致畸作用，才可做出结论。

近年来有报道显示，一些外源化学物例如持久性有机污染物（persistent organic pollutants，POPs）、农药、重金属毒物等，存在父源性发育毒性。父体的暴露可能导致胎儿生长发育异常、低出生体重儿、早产等，值得引起关注。

二、各阶段发育毒性的特点

案例 10-2

植物雌激素（phytoestrogen）是一类广泛存在于植物中、结构与雌激素相似并具有雌激素能效的天然活性物质。目前，已经从粮食、蔬菜、水果等数百种植物中分离获得了 30 多种植物雌激素。根据分子结构，植物雌激素主要分为三大类：异黄酮类植物雌激素（isoflavones），如染料木黄朗（genistein，GEN）、大豆异黄酮等，主要存在于豆类植物中；香豆素类植物雌激素，如香豆雌酚（coumestans）、4-甲氧香豆雌酚等，主要存在于三叶草和苜蓿中；木脂素类植物雌激素（lignans），分布广泛，不仅存在于植物性食物中，也存在于哺乳动物体内。

问题：结合各阶段发育毒性的特点，思考宫内暴露植物雌激素对胚胎生殖系统发育的影响。

外源化学物对生物体发育的影响涵盖受精卵形成至性成熟之前的整个过程，目前研究多集中在母体内的发育阶段。母体内的发育阶段大致可分为三个时段：着床前期、器官形成期和胎体期。由于不同发育阶段生物学事件的差异，产生的发育毒性表现也不一致（表 10-1）。

表 10-1 母体内不同发育阶段有害因素暴露的常见发育毒性表现

暴露阶段	主要发育毒性表现
着床前期	胚体致死
器官形成期	结构畸形
胎体期	功能缺陷，生长迟缓

（一）着床前期

从受精时算起，到完成着床之前，在人类为第 11～12 天，大鼠、小鼠、家兔第 3～5 天。外源化学物对此期胚体的发育毒性主要表现为胚泡致死作用，引起着床前丢失(preimplantation loss)。此阶段对致畸一般不敏感。

（二）器官形成期

着床后孕体即进入器官形成期，直到硬腭闭合。大鼠、小鼠、兔的着床时间为妊娠第 5～7 天，硬腭闭合时间为妊娠第 15～18 天。从第 3～8 周为人体主要器官系统形成期，3 个胚层分化形成特定的组织、器官，到第 8 周，胚体外观已经初具人形。在这一阶段，细胞分化、发育非常活跃，特别容易感受致畸物的作用而诱发器官结构的异常，即结构畸形，故又称为致畸敏感期或致畸作用危险期（critical period）。调查显示，受精后第 20～36 天是“反应停”作用的敏感期，在此时间段以外服用“反应停”，一般不会导致胎体的结构畸形。器官形成期也可能引起胚体死亡。啮齿类动物一胎多仔胚体死亡后被吸收，称为吸收胎，在人和灵长类则以流产告终。所以，在这一时期外源化学物表现出的发育毒性，以结构畸形最突出，也可有胚体死亡、生长迟缓。

发育中的胚体对致畸作用的敏感期虽然主要在器官发生期，但在此期间，不同器官还各有致畸敏感高峰期，即“靶窗”（target window）（见图 10-1），因此在器官形成期不同时间给予同一致畸物会诱发不同器官畸形。但不同器官发育时间亦可能有交叉，同一天染毒可能引起多个器官受损。如：小鼠孕第 8～12 天的不同时间给予环磷酰胺 20mg/kg，畸形多出现于前肢趾部，但畸形种类因给药日期的不同而分别表现为多趾、并趾、缺趾或无趾。

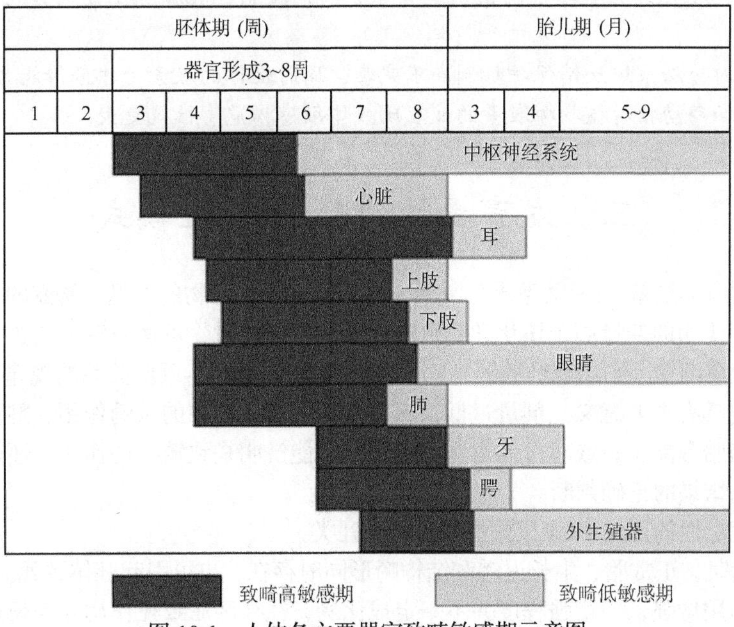

图 10-1 人体各主要器官致畸敏感期示意图

（三）胎体期

器官形成结束后即进人胎体期（人类从第 56～58 天起），直到分娩。主要器官分化、发育过程基本结束，胎体对致畸敏感度降低，但生殖器官、中枢神经系统分化发育尚在继续进行，因此对这些器官、系统仍可能造成结构畸形。

发育毒物对胎体期的毒性效应主要体现在功能缺陷、生长迟缓，如免疫系统、中枢神经系统和生殖器官的功能异常。这些临床表现出生时不明显，需要出生后对子代仔细观察和测试。

（四）出生后的发育期

出生时，新生儿个体发育尚未结束，各方面的生理功能都需要进一步完善，比如中枢神经系统、肝脏酶系统发育等。新生儿和婴儿对外源化学物较为敏感，处在哺乳期的妇女要特别注意对有毒、有害因素的防范，避免通过乳汁影响婴幼儿的生长发育。如人在出生后从母乳、空气、食物、环境、玩具中摄入铅，会引起幼儿认知功能和学习障碍。

案例 10-2 分析讨论

大量动物实验证实植物雌激素具有干扰哺乳动物胚胎生殖系统发育的毒性。胚胎性腺分化主要取决于生殖腺细胞膜表面有无雄性化信号——H-Y 抗原，没有可识别的 H-Y 抗原，胚体性腺将朝卵巢方向分化。H-Y 抗原受 Y 染色体上的基因控制，其基因表达受性激素的调控。此外，哺乳动物 Y 染色体性别决定区基因 SRY 启动睾丸分化，然后由睾丸分泌苗勒抑制物（Mullerian inhibiting substance，MIS）和雄激素控制雄性生殖管道分化，MIS 可使副中肾导管（Muller 管）退化，雄激素使得中肾导管（Walff 管）保留并分化为输精管、射精管、精囊腺、副睾等雄性生殖管道。如果此阶段发育受到植物雌激素的干扰，可能抑制胚体垂体，减少 FSH 的释放，负反馈地减少睾丸雄激素和 MIS 的分泌，将可能影响性别决定基因的表达，使得应退化的 Muller 管退化不完全，从而导致性别比例失调、生殖器官先天畸形（性腺发育不良、假两性畸形、隐睾等）或生精功能异常的发生。其他的一些性分化特征，如初情期时间、肛门与生殖器之间距离、性周期等也可能发生改变。如妊娠 15～20 天小鼠皮下注射 GEN 2μg/d，引起雌性幼鼠阴道口张开时间提前，乳腺腺上皮的分化受到抑制，芽生数目增多。

由于幼体内分泌系统反馈保护机制尚不完善，同时幼体的激素受体分辨能力不如成体高，所以，孕期、幼年动物对植物雌激素的反应比成体敏感，危害性就更大。

三、发育毒性的剂量-反应模式

发育毒性效应的剂量-反应关系十分复杂，并且因外源化学物的类型、暴露的时间和剂量而改变。一般来说，所用的剂量高于该化学物致畸作用的阈剂量时，可使致畸范围扩大、程度加重、靶窗延长，剂量持续增大则出现胚胎死亡。掌握致畸作用中剂量-反应关系的规律，对致畸试验中适当剂量的确定具有重要意义。剂量过低，不足以显示确实存在的致畸作用；剂量过高，引起大量胚胎死亡，畸胎数减少；或对母体毒作用过强，不能辨明是致畸物的作用，还是母体毒性的继发作用，均影响结果的正确判断。

常见的发育毒性的剂量-反应模式主要有以下几类：

（1）低剂量时，正常胎、生长迟缓和结构畸形同时存在，也可引起胚体致死。当剂量增加时，各种发育毒性作用增强，但增强程度并不一定成比例，往往胚胎致死作用和生长迟缓较结构畸形明显。在较高剂量时，可能出现全窝胚胎死亡。这一类型较常见。

（2）在远低于致死剂量下即可出现致畸（甚至全窝致畸）及生长迟缓，当剂量增加到远超过全窝畸形时才出现胚胎死亡，此剂量下常出现较明显的母体毒性。这种模式表示受试物有高度致畸作用，较少见。

（3）低剂量时出现生长迟缓，曲线较平缓，较大剂量才出现死亡，其曲线较陡，近乎于“全或无”，但并无畸形出现。这类化学物可被认为是有胚胎毒性的，但不是致畸性的。

（4）低剂量时引起一定类型的结构畸形，但给予更高的剂量并不出现同一类型畸形。可能由于较高剂量往往造成较为严重的畸形，较低剂量一般引起轻度畸形，而严重畸形有时可将轻度畸形掩盖。例如，一种致畸物在低剂量时，可以诱发多趾，中等剂量时则诱发肢长骨缩短，高剂量时可造成缺肢或无肢。

第二节　发育毒性作用机制

案例 10-3

饮酒是一种普遍存在的社会现象，根据 WHO 提供的数据，1961 ～ 2000 年中国人均消费纯乙醇量增加了 12 倍之多，由于统计原因，实际情况可能更为严重。分析显示，50%的男性和10%的女性有饮酒习惯，这其中男性有 14.6%，女性有 5.8%处于高危险饮酒水平。中国疾病预防控制中心于 2013 年在北京、上海和广州三大城市对 1800 余名孕妇的饮酒情况进行了调查，数据显示，24.5%的孕妇在非怀孕期曾经饮酒，孕期饮过酒的也占到了 6.5%。

饮酒对健康具有重大影响，其中日益引起关注的健康问题就是父母双方饮酒尤其是妇女孕前、孕早期饮酒造成的子代出生缺陷——胎儿酒精综合征（fetal alcohol syndrome，FAS）。FAS 是一种包括胎体智能发展障碍、身体发育障碍及先天性畸形发生率增加为特征的综合征。其常见临床特征有：①中枢神经系统功能障碍：出生的孩子智能低下，运动不协调多动症；②发育障碍：身长短，体重轻；③特异性丑陋面容：前额突起、短眼裂、小眼球、斜视、短鼻梁、朝天鼻孔、兔唇等；④神经管畸形、腭裂、心脏、脊柱及四肢畸形；⑤先天性免疫功能缺陷，抗病能力差。本病的发病率和严重性与孕妇的饮酒量及持续时间密切相关。在胚体发育早期（妊娠 10 周内）器官形成阶段，孕妇饮酒易引起器官畸形，妊娠 10 周以后饮酒易致胎体营养不良，发育缓慢。

问题：

1. 孕妇酗酒可能通过哪些途径影响胚胎体的发育？导致胎儿中枢神经系统功能障碍、先天性畸形等表现的机制？

2. 哪些措施可以防范有不良饮酒嗜好的孕妇畸形儿的出生？

胎体在母体内，主要通过胎盘与母体进行物质交换，外源化学物、电离辐射、环境因素（过热、过冷）等，都可能穿越胎盘屏障引起发育毒性。这些有害因素毒性发挥的途径主要有：直接途径，即对孕体直接产生毒性作用；间接途径，即通过损伤母体正常生理功能或胎盘结构与功能，间接产生孕体毒性；混合途径，即直接与间接途径均存在（图 10-2）。

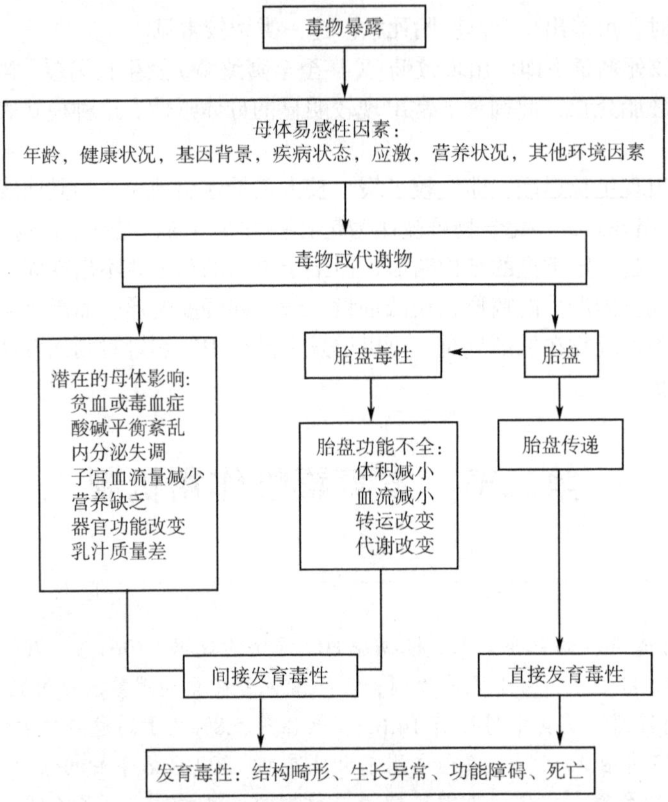

图 10-2　外源化学物引起母体和胎盘变化与发育毒性示意图

外源化学物主要通过上述三种途径引起发育毒性，但具体的发育毒性机制则非常复杂。不同的外源化学物可能有相同的作用机制，特别是一些同系物，但更多的展现出个性化的一面，而且不同毒性作用的方式之间有交叉，比如氧化应激既可引起细胞能量代谢的紊乱，也可直接增加细胞凋亡，因此很难将发育毒性机制进行系统化的分类描述。1977 年，Wilson 提出了畸形发生的 9 种机制，包括突变、染色体断裂、有丝分裂改变、核酸完整性或功能改变、前体或底物的补给减少、能源支持减少、膜特性改变、渗透压不平衡和酶抑制作用。近年来在分子水平的研究有很大的进展，推动了发育毒性的机制研究不断深入。

一、直接发育毒性

（一）基因突变和染色体畸变

有些外源化学物作用于胚胎后，可诱发基因突变和染色体畸变（致突变机制和后果见第六章），以致 DNA 的结构和功能受损，造成胚胎正常发育障碍。突变能诱发致畸等发育毒性，目前研究认为多数致突变物可致畸。诱发胚胎生殖细胞突变所致畸形可以遗传，但对体细胞诱发突变所致畸形不能遗传。对生殖细胞诱发染色体畸变，如染色体断裂或非整倍体与多倍体，大多数引起着床前丢失或吸收胎增多，也可引起不育等毒性表现。

孕期弓形虫感染是一种常见的致畸因素。弓形虫通常寄生在猫、犬、鸡蛋以及牛羊肉等组织中，在日常生活中，如密切与猫犬接触、经常吃未煮熟的肉类食品等易感染弓形虫。据统计目前中国有 6100 多万人感染弓形虫，其中育龄妇女有 1300 万～1500 万，每年约有 9 万名受弓形虫损害的新生儿出生。

胚胎宫内感染弓形虫后的畸形表现多种多样，最多见于神经系统和眼部异常。弓形虫对胚胎损伤的主要机制之一是引起染色体畸变，导致畸形的发生。王崇功等对 16 例弓形虫感染阳性畸胎进行染色体检查，6 例有畸变：2 例 47，XX，+21 Down 综合征、1 例 46，XY，-13，+t（13；21）D/G 易位型先天愚型、1 例 46，XX /46，XY 两性畸形、1 例 47，XXY 先天性睾丸发育不全、1 例 47，XXX 超雌综合征。

（二）干扰细胞能量、物质代谢

由于胚胎组织增殖发育速度极快，在短时间内需要消耗大量能量，物质代谢极为活跃。当能量、物质代谢环节受阻，例如，氧化应激、葡萄糖利用和转运的改变、蛋白质合成障碍等，均可造成畸形。

砷是一种细胞原浆毒，主要与含巯基的酶结合，使酶失活，从而影响细胞生物氧化过程，干扰细胞能量代谢等。妊娠第 9.5 天的大鼠腹腔内注射 4mg/kg 砷，可出现致畸，随着剂量增加，致畸率及致死率都有显著增加。

氧化应激产生于活性氧的形成和降解失衡。氧化应激被认为在许多神经变性疾病中发挥重要作用，也参与了乙醇诱导的胚胎毒性。乙醇直接通过线粒体呼吸产生过氧化物、羟基等活性氧，或在细胞色素 P450 2E1 （CYP2E1）等酶参与的乙醇氧化中形成羟基自由基等。羟基自由基可以与碳水化合物、蛋白质、脂质、核酸等形成烷过氧自由基（ROO·），导致生物大分子的破坏，引起细胞死亡或损伤。如体外培养的皮质神经元暴露于乙醇后，活性氧水平快速升高，随后细胞崩解或凋亡数量增加。除了直接损伤生物大分子，活性氧还可以使电子传递链失活，减少线粒体能量供应，反过来进一步促进活性氧产生，最终导致细胞死亡。

参与乙醇代谢的酶，包括醇脱氢酶（alcohol dehydrogenase，ADH）、细胞色素 P450 等是乙醇对胚胎脑组织效应的分子靶标。维生素 A 是视黄醇类的一种，孕妇缺乏维生素 A 等视黄醇类可引起某些先天缺陷，如外耳畸形、腭裂、心脏缺陷等。维生素 A 功能的发挥，需将视黄醇转化为视黄醛，而这一转化过程需要 ADH 的参与。由于 ADH 与乙醇有较强的亲和力，因此乙醇优先于视黄醇与 ADH 起作用，导致视黄醇转化为视黄醛过程受阻，将可能引起相应的发育毒性。目前研究认为神经管嵴细胞衍生组织畸形发生的重要机制之一就是乙醇与视黄醇竞争结合 ADH。

（三）基因表达改变

基因表达异常将可能引起早期胚体发育异常，甚至死亡。Peng Y（2004）等将非洲蟾蜍胚体暴露于乙醇中，结果显示剂量依赖性的产生小头畸形和生长迟缓。其中对神经系统发育有重要作用的基因 *Pax6* 可被乙醇（浓度低至 0.3%）显著下调表达至正常水平的 10%左右，而微注射 *Pax6* 表达质粒于非洲蟾蜍胚体可降低乙醇诱导小头畸形和生长迟缓的发生率，表明乙醇可以通过影响 *Pax6* 基因表达干扰胚体正常发育。

Wnt7a 基因表达于子宫腔上皮细胞，宫内暴露己烯雌酚可通过下调胎鼠 *Wnt7a* 基因表达，促使平滑肌异常增殖，基因敲除实验也证实 *Wnt7a* 表达缺失导致雌性生殖管道畸形。

（四）正常细胞分化发育信号通路失常

体内、体外研究表明，乙醇可以扰乱分化相关生长因子的细胞信号传导，如破坏胰岛素样生长因子（insulin-like growth factor，IGF）胞内信号传导，抑制 IGF 介导的细胞增殖与分化。乙醇影响 IGF 介导的细胞分化可能是通过阻碍 IGF Ⅰ型受体的酪氨酸自磷酸化作用，从而减少有丝分裂发生，增加细胞凋亡。

细胞分裂的正常进行有赖于细胞周期调节素（cyclins），其表达量随着细胞分裂周期而波动。它通过与周期蛋白依赖激酶（cyclin-dependent kinases，CDKs）相互作用，改变细胞周期调节蛋白的表达，从而影响细胞周期时相。因此，细胞周期调节素的正确表达对细胞周期至关重要，否则将会导致细胞死亡。实验证明，乙醇可以抑制小脑组织的细胞周期调节素和 CDKs 表达，使细胞处于细胞分裂间期（特别是 G1 期）的时间延长，破坏生长因子依赖性的细胞周期，从而细胞增殖与存活减少，使脑组织的正常分化发育受损。

宫内染毒甲基汞使大鼠仔鼠神经细胞凋亡数增加的同时，还发现 G1 期细胞百分比升高，S 期细胞百分比降低，说明甲基汞可阻滞细胞从 G1 期进入 S 期。Ou 等观察了甲基汞对体外原代培养的胚体神经细胞及肢芽的影响，发现抑制细胞周期的重要基因 *Gadd45* 和 *Gadd153* 的表达分别比对照组高 5～8 倍和 2～4 倍，同时随着甲基汞剂量的增加，二者 mRNA 的表达水平也增加，说明甲基汞对细胞周期的阻滞可能是其胚胎毒性及致畸性的机制之一。

（五）干扰细胞-细胞交互作用

化学物可以通过干扰细胞间的交互作用，引起信息传递等过程改变。如反应停的代谢活化产物引起胚胎细胞的黏连受体（adhesive receptors）下调，阻碍发育过程中细胞与细胞和细胞与基质之间的相互作用，干扰了细胞之间的通讯从而引起肢芽结构异常。

乙醇则可抑制 L1 细胞黏附分子（L1 cell adhesion molecule，L1 CAM）的功能。L1 CAM 属于免疫球蛋白超家族成员，在中枢神经系统表达，介导细胞间交互作用。体外细胞聚集实验证实：乙醇破坏 L1 CAM 介导的小脑颗粒细胞的黏附。此外乙醇还能改变神经元轴突延伸：经过 20 mM 乙醇处理 8～12 小时的小脑颗粒细胞的轴突延伸受到抑制，其机制可能是乙醇通过细胞外信号调节激酶（extracellular signal-regulated kinase，ERK）和磷酯酶 D（phospholipase D）通路干扰 L1 CAM 介导的轴突延伸。

（六）细胞异常死亡

细胞死亡在正常的形态发生中扮演重要角色。凋亡，又叫程序性细胞死亡，是细胞接受某种信号或受到某些因素刺激后产生的由一些凋亡相关基因相互作用引发的细胞消亡过程。发生过度的细胞死亡或凋亡，将改变组织结构形态的正常分化、发育。

大鼠海马细胞凋亡主要是由 *Bax*/*Bcl*-2 的比率决定的。*Bcl*-2 为抑凋亡基因，*Bax* 为促凋亡基因。铅暴露可下调 *Bcl*-2 表达和上调 *Bax* 表达，加速大鼠海马细胞凋亡。给年龄分别为 2～4 周和 12～14 周的大鼠每天进行腹腔内注射醋酸铅 15mg/kg，持续 7 天，蛋白印迹分析发现，实验组的蛋白表达比率比对照组显著增加。Robertson 等研究了甲基汞所介导的细胞凋亡发生的分子机制，认为甲基汞可能作用于线粒体，使其释放细胞色素 *c* 等多种蛋白，与胞质中的凋亡蛋白酶激活因子-1（apoptosis protease activating factor-1，Apaf-1）结合，寡聚化后激活 pro-caspase-9 的活性，继而激活 pro-caspase-3 及 pro-caspase-7 的活性，caspase 家族的激活，可以分解多种蛋白，从而诱导细胞凋亡。

胚体早期暴露于乙醇可使中枢神经系统结构神经元数量减少。大鼠分别于妊娠 11～19 天（神经元形成与迁移期），出生后 4～12 天（突触发生期），出生后 31～39 天（此阶段三叉神经感觉主核神经元的结构和功能基本成熟）暴露于乙醇，结果显示感觉主核神经元的体积都没有受到影响，而神经元数量以时间依赖的方式减少：前二者分别减少 27. 1%和 15. 1%，而后者没有变化。试验结果提示乙醇抑制神经元前体细胞的增殖、发生，也通过加快突触发生期神经元的死亡使数量减少。IkonomidouC（2000）研究认为乙醇可通过阻断 *N*-甲基-*D*-天冬氨酸型谷氨酸受体和过度激活 $GABA_A$ 受体，促发广泛性细胞凋亡，引起大鼠发育期前脑神经退行性变，表现为脑发育异常及神经行为的紊乱。

二、间接发育毒性

外源化学物对胚胎发育毒性不仅可以通过直接作用的方式，也可能通过间接的方式产生发育毒性。在一定剂量情况下，母体正常的生理功能会受到破坏，引起贫血或毒血症、内分泌失衡、酸碱平衡紊乱、电解质失衡、子宫血流量改变、营养缺乏、器官功能改变、乳汁质量差等临床或亚临床表现，间接产生发育毒性。

长期酗酒可以引起母体诸多器官系统的功能改变，比如对肝脏功能的影响。乙醇的氧化代谢主要在肝脏进行，并影响肝脏抗氧化剂的平衡，长期摄入乙醇可致肝功能损害，出现酒精性肝炎、脂肪肝、肝硬化等病变。由于肝细胞合成、分泌种类众多的蛋白质，包括代谢酶、细胞因子等，肝功能受损将会影响物质的正常代谢，引起上述母体生理功能的改变，对胚胎正常生长发育的支撑功能减弱，间接引起发育毒性。

胎盘是母体和孕体之间交流的窗口，提供附着、营养、气体交换和废物排泄，也能产生激素以维持妊娠。胎盘也可能是毒作用的靶标，引起胎盘功能、结构异常，如体积减小、血流量变小、物质转运能力改变以及代谢改变，当超过机体代偿能力时，造成局部组织缺氧、缺血、胎盘稳态受到破坏，也会影响胚体的正常发育，间接产生发育毒性。

实验显示，乙醇可损坏胎盘的结构和功能，从而影响胚胎的正常发育。甚至引起畸形。孕鼠灌服乙醇溶液后，其胎盘重量较正常孕鼠明显增加，光镜观察发现绒毛间隙扩大、充血，白细胞浸润，胎盘内的血流速度减慢，蜕膜细胞中糖原颗粒减少。胎盘的这些结构方面的变化必然影响其物质交换和内分泌功能。Lin-GW 报道给孕鼠灌服酒精后，静脉注入 14c-a-异丁酸（AIB），发现胎盘和胎鼠摄取 AIB 的量较正常孕鼠明显减少，胎鼠血液中的组氨酸水平较正常下降 50%，而母鼠血液中的游离组氨酸水平无异常变化，证明胎盘物质交换和代谢功能严重受损。

胎盘组织结构的变化也会影响其内分泌功能。胎盘可分泌多种对胚胎生长发育至关重要的激素，如绒毛膜促性腺激素（HCG）。乙醇可以使培养的人胎盘滋养层细胞 HCG 水平增高，并且伴有总 RNA 量及总蛋白量的下降，这种下降与乙醇剂量成正相关。这提示长期接触乙醇的妊娠动物，可能通过影响胎盘的内分泌功能而影响胚胎的发育。镉、TCDD 等化学物质也能影响胎盘的内分泌功能。Boadi 等应用人妊娠 3 个月的胎盘进行体外实验发现，0.75 mg/L 的 $CdCl_2$ 可增加胎盘 HCG 分泌量，大于 12 mg/L 的 $CdCl_2$ 则使 HCG 的分泌量降低，导致胎盘结构异常。TCDD 暴露可引起多物种宫内死亡，机制主要有影响胎盘滋养层 HCG 产生、雌激素产生、葡萄糖代谢改变，以及胎盘缺氧等。

第三节　发育毒性和致畸作用试验与评价

外源化学物发育毒性的特点及作用机制及其评价方法包括哺乳动物发育毒性试验、人群流行病学调查和发育毒性替代试验。化学物的结构与活性资料对发育毒性预测也有一定的帮助。

一、动物发育毒性试验

动物发育毒性试验方案主要有三段生殖毒性试验和一代或多代生殖毒性试验。三段生殖毒性试验主要用于评价药物和医用材料的生殖发育毒性，是由 1966 年美国食品药品监督管理局（FDA）首先提出，后被人用药物注册技术规定国际协调会议（ICH）采纳并经多次改进。一代和多代生殖毒性试验由美国环境保护局（EPA）首先提出，主要用于评价食品添加剂、农药及其他化学物。

为了便于生殖发育毒性试验的设计和实施，将连续、完整的生殖发育过程细分为几个阶段，即交配前到受孕、受孕到着床、着床到硬腭闭合、硬腭闭合到妊娠结束、出生到断乳、断乳到性成熟。三段生殖毒性试验主要是根据以上几个发育阶段来设计的，分别为：

Ⅰ段：生育力和早期胚胎发育毒性试验（一般生殖毒性试验）；

Ⅱ段：胚体-胎体毒性试验（致畸试验）；

Ⅲ段：出生前后发育毒性试验（围生期毒性试验）。

各阶段试验名称主要来自给药的时间，试验设计的关键是各个生殖阶段之间不留时间间隔，受试药物的暴露时间至少有一天的重叠，并能直接或间接地评价生殖发育过程的所有阶段。

（一）生育力和早期胚胎发育毒性试验（一般生殖毒性试验）

又称为交配前和妊娠前期给药的生殖毒性试验，其目的是评价化学毒物对配子的发生和成熟、动物交配行为、生育力、胚体着床前和着床的影响。

实验动物首选大鼠。每组动物数应足以对数据进行有意义的解释，建议每种性别、每组16～20只。一般设3个剂量组以及1个溶剂对照组和1个阳性对照组（必要时）。

给药时间为雄性动物交配前4周开始至交配成功，雌性动物交配前2周开始至着床前。与以往的规范比较，近年交配前雄性动物给药时间有较大的变动，1981年OECD规定大鼠给药时间持续至少10周，小鼠8周。雄鼠连续给药8～10周后与雌鼠交配不是检测对精子发生影响的敏感方法，精子存活率和形态学检查等可为生殖毒性研究提供更敏感的终点。而且，影响精子发生的外源化学物几乎总是影响减数分裂后阶段（精子成熟前3～5周）；对雄性性腺组织和器官进行仔细的组织病理学检查可对雄性生育力和精子发生影响提供有价值的补充信息，所以ICH准则将雄性动物给药时间缩短为交配前4周，并结合组织病理学检查。

雌性动物一般孕13～15天终止妊娠，雄性在证实交配并受孕成功后处死。染毒期间观察雌、雄亲代的饮水量、摄食量、体重变化、交配期镜检雌性阴道涂片。所有动物的睾丸、附睾、卵巢和子宫进行病理组织学检查，还需要检查附睾或睾丸精子数、活动度和形态、黄体数、着床数、吸收胎、死胎和活胎数。试验结果主要根据F0代毒性及NOAEL、F1代毒性及NOAEL以及各组受影响的窝数等进行综合评价。

（二）胚体-胎体毒性试验（致畸试验）

敏感期给药的生殖毒性试验，其目的是评价母体自胚泡着床到硬腭闭合期间接触受试物对妊娠雌体和胚体-胎体发育的影响。

一般选择两种动物，一种啮齿类动物和一种非啮齿类动物。首选健康、刚进入性成熟期、未经交配的雌性大鼠或家兔，按雌雄动物比例2∶1或1∶1交配。大鼠每组至少15只妊娠动物，家兔每组至少12只妊娠动物。

试验至少设3个剂量组、1个阴性对照组和1个阳性对照组。阳性对照物可选用环磷酰胺、阿司匹林或维生素A。对照组动物除了不给予受试样品外，其他处理应与剂量组完全相同。试验可以先采用预试验，了解受试样品引起胚胎或胎仔死亡的剂量。在受试样品理化和生物特性允许的条件下，高剂量组剂量应使母体出现明显的毒性反应，如轻微的体重下降，但不能引起超过10%的母体死亡；低剂量应不引起动物出现任何可观察到的毒性反应；在低剂量和高剂量之间可按几何级数设置中间剂量。如果受试样品的毒性较低，1000mg/kg体重的剂量对胚胎无明显毒性或致畸作用，则可以采用限量试验，即试验不需要设其他剂量组。若高剂量的预试验对母体有一定的毒性作用，但对胚胎无不良影响，也可以采用限量试验。

给药时间为大鼠孕6～15天，家兔孕6～18天。试验期间每2～3天称取母鼠体重。一方面可根据体重增长，随时调整给予受试物的剂量，同时也可观察受孕动物的妊娠和胚胎发育情况。自然分娩前1～2日将受孕动物处死，一般在大鼠受孕后第19～20天，小鼠第18～19天，家兔在第29天。剖腹取出子宫称重，检查吸收胎、早死胎、晚死胎及活产胎仔。活产胎仔取出后，检查性别、体重、身长、外观畸形、内脏畸形、骨骼畸形和发育（骨化）情况。

评价致畸试验结果时，主要计算畸胎总数和畸形总数，主要指标有：

活产幼仔平均畸形出现率=活产胎仔畸形总数／活产胎仔总数

畸胎出现率=出现畸形的胎仔总数／活产胎仔总数

母体畸胎出现率=出现畸胎的母体数／妊娠母体数

剂量组与对照组对比，具有统计学意义才能认为是阳性结果。应该掌握所用实验动物品系的自然畸形发生率。致畸作用中动物物种和品系差异较为显著，因此要求采用两种动物进行试验。由于物种差异，对动物不具有致畸作用的外源化学物对人是否致畸的问题，应格外认真对待。

试验结果应能得出是否具有母体或胚胎毒性、致畸性，最好能得出无致畸剂量和最小致畸剂量。可根据化学物的致畸指数来判定其致畸性。

致畸指数=雌性 LD_{50}／最小致畸剂量

这一比值愈大，致畸作用愈强，一般认为比值 10 以下者，不具致畸作用；10～100 具有致畸作用；100 以上具有强致畸作用。

（三）出生前后发育毒性试验（围生期毒性试验）

妊娠后期和哺乳期给药的生殖毒性试验或出生前和出生后发育毒性试验，其目的是评价母体自着床至断乳期间接触化学毒物对妊娠/哺乳母体、孕体及子代发育直至性成熟的影响。

实验动物首选大鼠。每组动物数应足以对结果进行有意义的解释，建议每组 16～20 只妊娠动物。设 3 个剂量组以及 1 个溶剂对照组和 1 个阳性对照组（必要时）。

给药时间为从着床到哺乳期结束。大鼠孕 15 天至产后 28 天断乳后处死母体和部分幼仔，每窝选 8 只幼仔（尽量雌雄各半）抚育到性成熟并交配，评价 F1 代生育力，F1 代在 F2 代出生后处死。主要观察母体的饮水量、摄食量、体重变化、中毒症状和死亡率、妊娠分娩时间、产仔数、受孕率；F1 代的性别比例、外观畸形、出生存活率、哺育存活率、生长指数、生理发育和断乳前神经行为、断乳后行为、交配行为及受孕率；检查 F1 断乳后主要脏器及睾丸、附睾或卵巢、子宫重量、内脏畸形。试验结果主要依据母体毒性及 NOAEL、胚胎毒性、致畸性、子代神经行为影响及 NOAEL 进行综合评定。

二、流行病学研究

生殖流行病学研究是父体和母体、孕体特定的暴露与生育结局之间统计学关联的科学。一般情况下，出生缺陷少见、人群暴露少见、人群样本量小、研究周期短以及生物学上关联越大，越容易建立特定的暴露与不良生育结局之间的关系。如风疹、反应停、异曲替酯等，其发育毒性较强、暴露少见、导致的不良妊娠结局罕见，容易识别异常生育结局的病因。在其他多数情况下需要通过病例对照研究或队列研究来寻找关联关系。这两种研究方法都需要有肯定的生殖结局和暴露、明显的毒效应及大样本的研究人群，才能得出相对可靠的结论。如在美国，丙戊酸的暴露率不到 1‰，其导致脊柱裂畸形的危险度也只有对照的 2 倍，要发现具有统计学意义的丙戊酸导致的畸形率上升，至少需要观察 1 百万例分娩。流行病学家面临的另一个挑战是人群中妊娠失败率高，大约有 31%左右的妊娠失败发生在着床前后，还有 15%是临床可见的流产。因此，在一般人群中，特定暴露导致的妊娠失败很多被忽略。另外，随着产前检查的普及，一些人可能选择性地将畸胎流产。因此出生缺陷发病率不能真实反映孕体发育异常的比率，而用患病率来表示更为合适，因为患病率的分母是出生活胎数而不是所有妊娠数。混杂因素如母亲生产时的年龄及产次、饮食因素、疾病和用药情况以及社会特征等在研究变量的设计中都要考虑，因为这些因素对暴露和妊娠结局都有影响。

利用流行病学研究生殖结局异常的目的主要有三个：寻找导致出生缺陷的原因，通常借助于对病例报道或对同类现象集中报道的分析获得信息；通过广泛地监督世界各国的出生缺陷登记，了解出生缺陷发生的趋势；引起公众注意，并保护公众健康。

三、发育毒性的替代试验

整体动物发育毒性试验费时、费力，从人力、物力上很难满足对大量投放市场的化学品安全性评价的需求。根据毒理学 3R 原则，已经建立了多种体内外试验方法，用来评价化学物的发育毒性。发育毒性替代试验主要用于发育毒性的初筛以及发育毒作用机制的探讨。

（一）体内初筛试验

生殖/发育毒性筛选试验又称 C.K.试验，1982 年由 Chernoff 和 Kavlock 提出，1995 年列入 OECD 化学品测试准则，推荐用大鼠。其原理是大多数出生前受到的损害将在出生后表现为存活力下降和/或生长障碍。因此在仔鼠出生后，观察其外观畸形、胎仔死亡、生长异常等发育毒性表现，而不进行常规试验中内脏和骨骼检查，就可以达到初筛目的。该法使用的动物数少，检测终点少，实验周期短，但能提供有关化学物对生殖和/或发育可能产生影响的初步信息，是一种比较满意的发育毒物体内预测试验，已有效地应用于化学物的初筛。

（二）体外初筛试验

近年发展了一些发育毒性的体外筛选试验，建立了全胚胎培养、器官培养和细胞培养的体外试验法。目前被 OECD 和美国 EPA 等权威组织认可的发育毒性替代方法有胚胎干细胞试验（EST）、微团（MM）培养实验和哺乳动物全胚胎培养试验（WEC）。

1. 大鼠全胚胎培养（whole embryo culture，WEC） 自从 1978 年 New 首次在体外进行啮齿类动物全胚胎培养成功之后，这一技术逐渐被应用于毒理学研究。用于植入后 WEC 的胚胎正处于器官发生期，能较好地反映外源化学物对胚胎和卵黄囊的影响。从孕期 9～10 天大鼠子宫取出胚胎，剥去 Reichert 膜，培养液中加入受试物，在孵箱中通气旋转培养。观察心脏搏动、卵黄囊直径、胚芽、神经管闭合、体节数目及体长等胚胎发育情况，记录胚胎存活，根据 Brown 评分对器官形态分化作出评价。可以筛试化学物的发育毒性、探讨剂量反应关系和作用机制。

2. 胚胎细胞微团培养（micromass culture，MMC） 微团培养是一项介于单细胞培养和器官培养之间的体外实验技术。该方法试验周期短、费用低、重复性好，便于不同实验室间的比较，是一种比较实用于预筛化学物致畸性的短期体外实验系统。其原理是采用高密度的胚胎原代细胞与受试物共培养，具有致畸作用的化学物可以抑制细胞的增殖和分化，从而减少细胞和细胞集落的数量。因此，可以根据细胞数量和集落数目减少程度评价化学物质的致畸性，有两个检测终点：细胞毒性半数致死浓度（LC_{50}）和软骨的 50%分化抑制剂量（ID_{50}）

3. 小鼠胚胎干细胞试验（the mouse embryonic stem cell test，EST） 小鼠胚泡内细胞团衍生的胚胎干细胞在特定条件下，可定向分化为机体多种细胞，因此可用于哺乳动物细胞分化、组织形成过程的发育毒性研究。目前较成熟的胚胎干细胞细胞系是小鼠胚胎干细胞细胞株 D3，它可分化成各种类型的细胞，包括心肌、内皮、胰岛、神经细胞等。其优点是：①利用建立的细胞株作为研究对象，而不用剖杀怀孕动物；②胚胎干细胞具有定向分化为多种细胞的潜能，对模拟早期胚胎发育具有很强的代表性。其中一个实例是胚胎干细胞分化成心肌细胞的 EST。该试验同时采用代表胚胎组织的小鼠胚胎干细胞细胞株 D3 和代表成体组织的成纤维细胞株 3T3。通过比较受试物抑制 D3 分化的浓度和抑制 D3 和 3T3 生长的浓度来评价其胚胎毒性。

思 考 题

1. 什么是发育毒性？发育毒性主要有哪些表现？

2. 试述发育各阶段毒性作用特点？

3. 外源化学物发育毒性的特点和影响因素有哪些？

4. 如何区分三段生殖毒性试验？各阶段的主要内容是什么？

5. 常用的发育毒性替代试验有哪些？

6. 酒精、香烟、咖啡等是孕妇常见的嗜好品，选择其中的一种进行发育毒性评价，模拟设计相应的发育评价实验，以描述-机制-管理毒理学为主线撰写评价报告，并提出你对孕妇滥用这些物品的观点与建议。

（张　巧　刘晋宇）

第十一章　电离辐射与纳米材料的损害作用

核科学技术和纳米材料的发展对人类社会的进步作出了巨大贡献。随着核与辐射技术和纳米材料广泛地应用于工农业生产、军事和医学事业等行业，应用和接触电离辐射的人员增多及其受到电离辐射损伤的概率也与日俱增，人类暴露于纳米颗粒的途径及受伤害的方式也多种多样。核科学技术应用中发生的一些核与放射恶性事故、多起急性放射病及严重死亡病例、纳米材料的新型毒性作用让全世界对核与纳米材料安全的关注提到了前所未有的高度。在分子、细胞及整体水平解读核辐射（电离辐射）和纳米材料的理化生物损伤效应和机制，寻求新的医学诊治及防护措施已经成为一项极富挑战性的全球性课题。

第一节　电离辐射的损害作用

案例 11-1

1986 年 4 月 26 日当地时间 1 点 24 分，苏联切尔诺贝利核能发电厂 4 号反应堆发生严重泄漏及爆炸事故。后续的爆炸将堆芯中的大量放射性物质抛向空中，随大气扩散，事故发生后，放射性物质沉降在苏联西部广大地区和欧洲国家，并在整个北半球均可测出放射性沉降物，造成大范围的严重污染。

据国际原子能机构（International Atomic Energy Agency，IAEA）1996 年的报告，事故发生现场总计死亡人数为 31 人，其中 28 人死于急性放射病，2 人死于严重烧伤，1 人死于冠状动脉梗死。而赶赴现场的约 1000 名应急救护人员在缺乏安全防护的情况下，暴露于高剂量核辐射当中。事故发生后，为防止核电站内核原料和放射性物质再次泄漏，政府对发生爆炸的 4 号机组用钢筋混凝土掩体进行了封闭，并于 2000 年 12 月彻底关闭了切尔诺贝利核电站。国际原子能机构、世界卫生组织等联合国专门机构，以及白俄罗斯、俄罗斯联邦和乌克兰政府在 2003 年联合组织了"切尔诺贝利论坛"。2011 年及 2016 年，切尔诺贝利事故 25 及 30 周年之际，IAEA 分别发表国际会议声明，指出切尔诺贝利核电事故使约 60 万人受到较高剂量的辐射，总计 35 万多人从污染严重地区撤离，造成了约 4000 例甲状腺癌，这是国际核电史上迄今为止最严重的一次核事故。

问题：

1. 切尔诺贝利核事故给人们与环境带来如此严重危害，其主要危害因素是什么？
2. 什么是电离辐射？其损伤生物效应（biological effect）的分子机制是什么？
3. 放射性核素（radioactive nuclide）内外照射的损伤机制与特点是什么？
4. 辐射防护（radiation protection）的目的、原则是什么？

一、电离辐射的来源及特性

辐射是以电磁波或粒子形式向周围介质传递的能量。根据辐射的能量是否能够引起原子电离而分为电离辐射（ionizing radiation）（>10eV）和非电离辐射（non-ionizing radiation）（<10eV）。电离辐射是指导致被作用物质的分子或原子的轨道电子发生电离作用的辐射，其种类很多，如 X

射线、γ 射线、α 射线、β 射线、质子、中子、带电重离子等。

（一）电离辐射的来源

电离辐射的来源有天然辐射和人工辐射两大类。长期以来，公众更为关注的是人工辐射对人类的照射，但实际上公众受到的辐射绝大部分来源于天然辐射。

1. 天然辐射（natural radiation）　自人类在地球上出现以来，就一直受到天然存在的辐射源的照射，这种辐射称为天然辐射，它是持续的，不可避免的，是人类受到辐射照射的主要来源。

天然辐射源包括宇宙射线、宇生放射性核素和原生放射性核素。

（1）宇宙射线：宇宙射线指来自外层空间射向地球表面的射线，由不同来源、不同能量的带电粒子组成。直接来自于外层空间的带电粒子，主要为质子、α 粒子以及重原子核，称为初级宇宙射线。初级宇宙射线与大气中的氮、氧、氩等原子核发生相互作用，产生许多次级粒子，如中子、质子、μ 介子、电子、光子等，称为次级宇宙射线。绝大部分来自外层空间的初级宇宙射线在大气层被吸收，到达地球表面的宇宙射线几乎全是次级宇宙射线。

（2）宇生放射性核素：宇宙射线与大气层或地球表层的原子核通过不同的核反应而产生的放射性核素称为宇生放射性核素。^{3}H、^{7}Be、^{14}C、^{22}Na 是最重要的四种宇生放射性核素，人类主要以摄入的方式受到它们的照射。

（3）原生放射性核素：原生放射性核素是指自从地球存在以来就存在的放射性核素。原生放射性核素包括地壳中存在的三个天然放射系：铀系、钍系和锕系及单次衰变的放射性核素如 ^{40}K、^{87}Rb、^{138}La、^{147}Sm、^{176}Lu 等。这些核素存在于土壤、建筑材料、食物等中。

氡及其短寿命子体照射是人体接受天然辐射源照射的主要来源，其中主要的是 ^{222}Rn。人类生产实践改变了铀在自然界的分布，造成了氡来源的多样化：大地释放、海洋释放、核工业、煤的燃烧以及建筑物释放等。

2. 人工辐射（artificial radiation）　人类除受天然本底照射外，在实践活动中还受到人工辐射源照射。人工辐射是人工辐射源或加工过的天然辐射源的照射，现今世界上主要的人工辐射源包括核武器生产、试验和使用，核能生产，核技术应用和核事故等。

人类活动可能引起天然辐射源的照射增加，如煤、石油及其他放射性伴生矿的开采和利用、煤电及其他能源生产、乘坐飞机等。

（二）电离辐射的产生

电离辐射的产生过程分为两类：一是核过程；二是非核过程。

1. 基于核过程的电离辐射　核过程指与原子核本身密切相关，电离辐射产生于核反应（nuclear reaction）或核衰变（nuclear decay）的过程，如核衰变过程中产生的 α 射线、β 射线、γ 射线。核反应是指原子核与原子核，或者原子核与各种粒子（如质子、中子、光子或高能电子）之间的相互作用引起的原子核的各种变化。核衰变是原子核自发射出某种粒子而变为另一种原子核的过程。

（1）原子核的结构：原子由原子核和核外电子组成。原子核的大小只有原子大小的万分之一，但却占原子质量的 99.9%以上。原子作为整体是电中性的，因而原子核的电荷量等于核外电子的电荷量，但两者的带电性质相反，电子带负电，原子核带正电。原子核由质子和中子组成，质子带正电，中子不带电。

（2）放射性核素：放射性核素又称为不稳定性核素，是指能自发地发射出 α、β 和 γ 等各种射线的核素，可分为天然放射性核素和人工放射性核素。

α 射线：α 射线是原子核发射出的由两个质子和两个中子组成的氦原子核。常见的发射 α 射线的放射性核素有：^{235}U、^{238}U、^{224}Ra、^{226}Ra、^{238}Pu、^{239}Pu 和 ^{222}Rn 等。由于 α 粒子的质量大，带电荷，因此射程短，穿透力弱，在空气中的射程约几厘米，一张纸就足以挡住 α 粒子。但 α 射线电离作用强，进入体内后，可对放射性核素附近的生物组织产生严重损伤。

β射线：β射线是原子核发射出来的高速运动的电子。常见的发射β射线的放射性核素有：^{131}I、^{125}I、^{90}Sr、^{89}Sr 和 ^{3}H 等。β射线的穿透能力比X、γ射线弱，但比α射线强。β射线可被人体组织表层吸收而引起辐射损伤，其电离能力比X、γ射线强，比α射线弱。

γ射线：γ射线是原子核发射出来的一种电磁波，波长很短，具有波粒二相性，又称为光子，具有很强的穿透能力，电离能力比α射线、β射线弱。

中子：中子是质量为 1.009 原子质量单位的不带电粒子。在质量与能量相同的条件下，与带电粒子相比，中子的穿透能力较大。中子与原子核发生碰撞时，将其能量传递给介质的原子核。

2. 基于非核过程的电离辐射 非核过程是核外电子碰撞过程（如X射线），或电离后加速输出粒子束（如电子束、质子束、重离子束）的过程。

X 射线：X 射线由两种原子核外的物理过程产生：①高速电子在物质中受阻而减速，其能量以韧致辐射的形式放出；②高速电子与靶原子碰撞，把内壳层某一能级上的电子击出，然后外壳层某一能级上的电子去填补内壳层留下的空位，放出能量等于这两个能级之差的光子，产生特征X射线。因此，X射线实际上包括韧致辐射和特征X射线两部分，前者的能量为连续谱，后者为几种单能的光子。

重离子：带电重离子是指原子序数大于 2 的原子被剥去或部分剥去外围电子后，形成的带正电的原子核。

（三）电离辐射作用于人体的方式

电离辐射源是所有能释放电离辐射的物质和装置的总称。密封源是密封在包壳中的或紧密地固结在覆盖层里并呈固体形态的放射性物质。非密封源是非永久密封在包壳里或者紧密地固结在覆盖层里的放射性物质。在使用非密封源过程中放射性物质与外界环境相接触，容易造成工作场所或环境介质的污染，因此，放射性核素可能通过各种途径进入到人体内。射线装置是X线机、加速器、中子发生器以及含放射源的装置。

电离辐射在使用过程中，根据其作用于人体的方式，分为内照射（internal irradiation）和外照射（external irradiation）。

内照射即放射性核素通过呼吸道、消化道、皮肤及伤口等途径进入人体后在体内形成的照射。这种照射对机体的作用是持续的，只有当放射性核素本身衰变成稳定的核素，或者放射性核素被完全排出体外，照射才会终止。

外照射即体外辐射源对人体的照射，如病人接受的远距离放射治疗，脱离辐射源，外照射即停止。

不论是外照射还是内照射，过量的照射都会对机体产生有害作用。

二、电离辐射损伤的理化基础

电离辐射可以引起生物机体分子、细胞、组织、器官和整个机体的损伤。

（一）电离辐射损伤的物理基础

产生放射生物效应最根本的原因是放射线与物质相互作用导致的生物分子的电离和激发以及由此而产生的继发作用。

电离辐射的生物效应可以分为直接作用和间接作用。

1. 直接作用（direct effect） 射线的能量或粒子能量直接沉积于生物大分子，引起生物大分子的电离和激发，导致分子结构的改变和生物活性的丧失，这种直接由射线造成的生物大分子损伤效应称为直接作用。

2. 间接作用（indirect effect） 电离辐射先直接作用于细胞内外的水，引起水分子的活化和自由基的生成，然后通过自由基再作用于生物大分子，造成生物大分子的物理和化学变化，这样的作用方式称间接作用。

（二）电离辐射生物效应的时间进程

电离辐射对任何生物体的照射都将启动一系列的变化过程，这个变化过程在时间上差异非常大，大致可分为物理、化学和生物三个阶段。

1. 物理阶段　主要指带电粒子和构成组织细胞的原子之间的相互作用。它主要与轨道电子相互作用，将原子中的一些电子逐出（电离），并使原子或分子内的其他电子进入更高的能量水平（激发）。如果能量足够，这些次级电子可以激发或电离与其邻近的其他原子，从而导致级联电离事件。一个高速电子在通过DNA时需10^{-18}秒，通过一个哺乳动物细胞时约需10^{-14}秒。

2. 化学阶段　指受损伤的原子和分子与其他细胞成分发生快速化学反应的时期。电离和激发导致化学键的断裂和自由基的形成。这些自由基是高度活跃的，它们参与一系列的反应，最终导致电荷回归平衡。自由基反应在射线照射后约1ms内即可完成。

3. 生物阶段　这个阶段包括上述两个阶段之外的所有过程。开始是与残存化学损伤作用的酶反应，亚细胞结构被破坏，继而细胞内释放水解酶，改变或者破坏细胞内的信号转导网络，导致代谢紊乱，促使初始的化学损伤进一步发展。不能修复的损伤将会导致细胞死亡。继而可引起组织器官和系统的变化，最终引起机体内一系列功能变化，直至发生多种局部的和整体的，近期的和远期的病理学变化。如细胞分裂受到抑制、死亡，造血功能障碍，中枢神经系统和胃肠道损伤，癌症和遗传变化等。此阶段的时间跨度非常长，从1s至几小时甚至延续若干年。

三、辐射损伤生物效应

案例 11-2

1999年9月30日日本东海村JCO公司的工人违反操作程序，把铀硝酸盐溶液倒入沉淀槽中。根据推算，铀的临界量为2.4 kg，而这名工人却将16 kg的溶液一下都倾入沉淀槽中，于是引发了链式核裂变反应，3名工作人员都看见了“蓝色的闪光”，γ辐射监测报警器立即鸣响，发生临界事故。由于3名工作人员的位置与辐射源的距离分别是65cm、1m与2.6m，均受到了因核裂变产生的大剂量中子和γ射线的严重照射。事故发生后，厂周围环境中的辐射剂量水平上升到平常数值的7～10倍。在这次事故中，受到照射的人员约有213人，其中2人死亡。第一个死亡的工人受照后，右手开始红肿和疼痛，逐渐出现皮肤脱落和浑身剧痛，白细胞骤减，染色体异常，一周后肺部开始积水、呼吸困难、剧烈腹泻。三周后，肠道开始出血，受损皮肤体液不断渗出，眼球结膜出血，病变扩及全身。两个月后，多器官大量出血，第83天，呼吸停止。

问题：

1. 东海村辐射事故导致了哪些类型的辐射损伤？
2. 辐射导致机体出现损伤的机制是什么？
3. 辐射引起的细胞死亡的方式有哪些？

（一）电离辐射的分子生物学效应

电离辐射对机体的作用首先是辐射能量转移至生物大分子，主要涉及DNA、RNA及蛋白质，其中DNA的辐射效应尤为重要。

1. 辐射引起的DNA损伤及机制　辐射致DNA损伤的类型有DNA链断裂、碱基损伤、DNA

交联等。DNA 出现异常，将导致基因表达的改变，影响机体的正常遗传学性状。

（1）DNA 链断裂：DNA 断裂包括单链断裂（single strand break，SSB）和双链断裂（double strand break，DSB）两种类型。辐照所致 DNA 链断裂的主要特点有：

1）单链断裂与双链断裂的比值：DSB 约为 SSB 的 1/10～1/20；SSB 由一个自由基攻击引起；DSB 必须由两个以上自由基引起；一定能量的射线所产生的 SSB 和 DSB 有一个大致的比值，但比值不是恒定的。

2）传能线密度（linear energy transfer，LET）对链断裂的影响：传能线密度指直接电离粒子在其单位长度径迹上消耗的平均能量。各种射线对链断裂效应的顺序：中子＞γ 射线、X 射线＞紫外线；SSB 与 DSB 的比值与 LET 的高低有关；随着 LET 的升高，SSB 减少，DSB 增多。

3）氧效应对链断裂的影响：氧效应（oxygen effect）是受照射的生物系统或分子的辐射效应随周围介质中氧浓度的增加而增加的现象。氧效应可增加链断裂的程度，主要原因是富氧环境可增加羟自由基的产生。

4）DNA 链断裂发生的部位有一定的规律：剂量不同，DNA 碱基发生断裂的概率亦不同；当剂量＜10Gy 照射时，碱基断裂顺序 G＞A＞T≥C；当剂量＞40Gy～80Gy 照射时，碱基断裂顺序 T＞G＞A≥C。

5）DNA 链断裂与细胞辐射敏感性：DNA 的断裂程度与辐射敏感性有关，不同哺乳动物细胞对辐射的敏感性有很大差异。

（2）DNA 交联：DNA 交联与链断裂一样，是一种重要的辐射损伤类型。研究发现，DNA 分子链间交联多在辐照剂量为 20Gy～100Gy 的范围内出现。

2. DNA 放射损伤修复的类型及生物学意义 DNA 放射损伤修复的类型包括碱基损伤修复、DNA 单链断裂修复、DNA 双链断裂修复、DNA 合成修复等。

DNA 结构的完整与稳定在生物学上有着特别重要的意义。DNA 修复是细胞对 DNA 受损伤后的一种反应，可能使 DNA 结构恢复，重新执行它原来的功能；但也有可能无法完全消除 DNA 的损伤，只是使细胞能够耐受 DNA 的损伤而继续生存。不同的 DNA 损伤，细胞可以有不同的修复反应。

（二）电离辐射的细胞生物学效应

1. 细胞的辐射敏感性（radiosensitivity） 自然界的各种生物体在受到电离辐射作用后都表现出一定的损伤，但同一剂量引起不同生物体损伤的程度有很大的不同，或者说，引起同一水平的效应所需要的剂量存在很大差异，即为辐射敏感性差异。

细胞的辐射敏感性是指当一切照射条件完全严格一致时，细胞对辐射作用的反应强弱或速度快慢不同，若反应强，速度快，其敏感性就高，反之则敏感性低。哺乳动物细胞辐射敏感性基本遵循 Bergonie&Tribondeau 定律，即组织的辐射敏感性与其细胞的分裂活动成正比，而与分化程度成反比。多数细胞类型一般都适合此定律，但也有例外，如胸腺、淋巴细胞等。

（1）不同类型细胞的辐射敏感性：①高度敏感细胞有淋巴细胞、造血细胞、生殖细胞和肠上皮细胞等；②中度敏感细胞包括神经节细胞和肌细胞等；③不敏感细胞有软骨及骨细胞等。

（2）肿瘤细胞的辐射敏感性：各种肿瘤对辐射的敏感性有明显差异。①高度敏感的肿瘤：恶性淋巴瘤、精原细胞瘤、肾母细胞瘤等；②中度敏感肿瘤：鳞状上皮癌、分化差的腺癌，脑胶质瘤等；③辐射抗性肿瘤：恶性黑素瘤、软骨肉瘤等。

2. 电离辐射对细胞周期进程的影响

（1）细胞周期调控与辐射敏感性的关系：不同辐射敏感性的细胞在受到同一剂量照射后，其细胞周期进程往往不同。

（2）电离辐射影响细胞周期进程的机制：细胞受照后出现明显的 DNA 合成抑制、G_1、G_2 期阻滞和有丝分裂延迟等。

（3）细胞辐射敏感性相关的基因：细胞辐射敏感性相关的基因包括 *XRCC* 基因、*ATM* 基因、*NBS* 基因、*ATR* 基因、*DNA* 连接酶基因、*BLM* 基因、*FANC* 基因、*BRCA* 基因和 *p53* 基因等。

（4）电离辐射影响细胞周期进程的生物学意义：电离辐射可导致 DNA 损伤，而真核细胞对 DNA 损伤的一种重要反应就是导致 G_1、G_2 期阻滞，这样可提供足够的时间使受损伤的 DNA 通过一定的通路被修复或清除，以维持基因组的遗传稳定性。

3. 电离辐射引起细胞死亡及其机制　辐射诱发细胞死亡的方式有多种，包括坏死、凋亡、细胞自噬死亡和有丝分裂灾变等。主要的有以下几种：

增殖死亡（proliferative death）：指照射后细胞不立即死亡，丧失了持续增殖的能力，在经过一个或几个有丝分裂周期后丧失代谢活动和细胞功能而死亡，又称代谢死亡或延缓死亡。

间期死亡（interphase death）：指受照射细胞未经分裂就死亡。

细胞自噬死亡（autophagic cell death）：细胞自噬是真核生物中进化保守的对细胞内物质进行周转的重要过程。照射引起的一些损坏的蛋白或细胞器被双层膜结构的自噬小泡包裹后，送入溶酶体（动物）或液泡（酵母和植物）中进行降解并得以循环利用。

有丝分裂灾变（mitotic catastrophe）：受到照射后 DNA 发生损害或纺锤体结构破坏，细胞无法进行正常分裂，从而导致四倍体或多倍体细胞并最终走向死亡的现象。如图 11-1 所示。

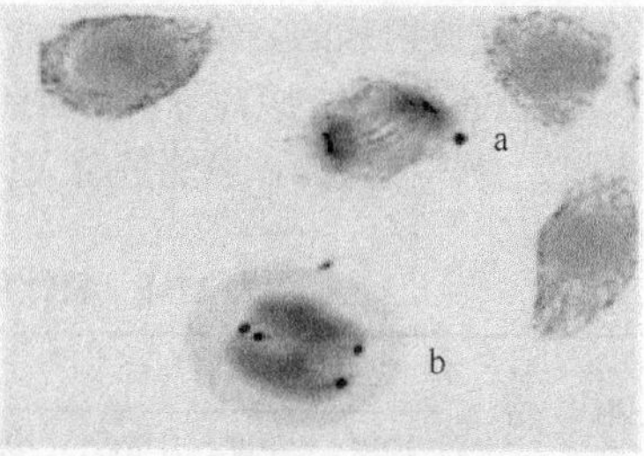

图 11-1　AT5BIVA 细胞 4 Gy γ 射线辐照 24 小时免疫荧光图像

a：正常分裂细胞；b：四中心体细胞

4. 辐射诱导的细胞损伤及其修复

（1）细胞放射损伤的分类：电离辐射引起哺乳类细胞损伤可以分为致死性损伤（lethal damage，LD）、亚致死性损伤（sublethal damage，SLD）、潜在致死性损伤（potentially lethal damage，PLD）三大类。

（2）细胞放射损伤的修复

1）潜在致死性损伤的修复：改变细胞受致死性损伤后的环境条件，从而使细胞的存活分数增高，这种作用称之为潜在致死性损伤的修复（PLDR）。肿瘤放射治疗希望照射后肿瘤细胞无 PLDR，可以通过改变照射后细胞所处环境条件降低 PLDR，使更多的肿瘤细胞被杀死。

2）亚致死性损伤的修复：SLDR 是一种不受照射后环境条件影响的细胞损伤后的自然修复过程。SLDR 只有在分割剂量照射时才能表现出来。

3）缓慢修复：如毛细血管内皮细胞辐射损伤的修复，类似 PLDR，但时间长。照射时间 1 周以后修复一半所完成的修复称缓慢修复。动物实验研究的小鼠肝脏损伤的修复以及肺部照射后见到的修复均含有缓慢修复的过程。

（三）电离辐射的致癌效应及急性放射病

1. 辐射对机体的致癌效应（carcinogenic effect）

（1）辐射致癌的机制：辐射对机体的致癌效应是辐射因素与机体相互作用的结果，是一个渐进式的发展过程，其机制包括基因组不稳定性和与细胞增殖相关的多个信号转导通路机制的异常。辐射通过损伤 DNA 分子致基因突变启动细胞癌变，并非单一基因或辐射特异基因的作用，细胞癌变具有随机性。辐射产生的基因突变，有些并非是发生在受照射细胞之中，而是发生在受照细胞的子代细胞，甚至是几十代以后，这种突变不是电离辐射直接作用的结果，而是基因组的不稳定性。

（2）引起辐射致癌效应的因素：可以是由 X 射线、γ 射线、中子等的外照射作用的结果，也可以是发生放射性内污染后由放射性核素发射 α 粒子等内照射作用的结果。

（3）辐射致癌效应的特点：辐射致癌效应的出现具有一定的潜伏期。人体受到照射后，发生白血病的潜伏期为（3～5）年，甲状腺癌/瘤为（10～15）年，肺癌、乳腺癌等为（15～20）年，甚至更长。至今为止，已有数个辐射致癌人群被揭示。

2. 急性放射病（acute radiation sickness，ARS） 急性放射病是机体在短时间内受到大剂量（>1Gy）电离辐射照射引起的全身性疾病。外照射和内照射都可能发生急性放射病，但以外照射为主。外照射引起急性放射病的射线有X射线、γ射线和中子等。

（1）急性放射病的发生条件：核战争、核辐射事故、医疗事故和治疗性照射都可引起急性放射病。

（2）急性放射病的分型和分度：根据照射剂量大小、病理和临床过程的特点，急性放射病分为三型，即骨髓型、肠型和脑型。骨髓型又按伤情轻重分为四度。

（3）急性放射病的症状和体征。放射病的症状有：疲劳、头昏、失眠、皮肤发红、溃疡、出血、脱发、白血病、呕吐、腹泻等。有时还会增加癌症、畸变、遗传性病变发生率，影响几代人的健康。一般来讲，身体接受的辐射能量越大，其放射病症状越严重，致癌、致畸风险越大。（见表 11-1）

表 11-1 急性放射病的分型、分度表（GBZ104-2002）

放射病分型	骨髓型				肠型	脑型
	轻度	中度	重度	极重度		
受照剂量（Gy）	1～2	2～4	4～6	6～10	>10	>50
主要症状	主要损伤造血血液系统，在造血抑制和破坏的基础上发生以全血细胞减少为主的造血障碍综合征，主要临床表现为出血和感染				主要损伤胃肠道，小肠黏膜上皮广泛的变性、坏死，黏膜大面积脱落。临床表现是高烧、呕吐、反复腹泻、血水样便	小脑颗粒细胞、脑干部细胞大面积固缩坏死、脑循环障碍，出现水肿，主要表现为多发性点状出血。临床表现为共济失调、肌张力增加和振颤、强直性或痉挛性抽搐、昏睡、眼震（CNS五大症状）

四、放射性核素内照射生物效应与影响因素

案例 11-3

1976年，我国某水冶厂发生1例硝酸铀酰大面积皮肤复合烧伤所引起的铀作业工人急性铀中毒。患者男性，19岁，因反应槽中喷出的高温液体（108℃，内含硝酸铀酰和氧化铀等）烧伤入院。患者后枕部、面部、背部及四肢皮肤总烧伤面积为71%，其中Ⅰ度占46%，Ⅱ度占23%，Ⅲ度占2%。据推算，体内铀的初始含量为（93～186）mg之间。主要临床表现为典型的急性肾衰竭。伤后第5d进入少尿期，尿量最少时仅为10mL/d，伤后第8d开始回升，第9d进入多尿期，第15d尿量接近2000mL/d，30d时达到高峰，为3200mL/d，第3个月尿量恢复正常。少尿期中，尿比重固定在1.010～1.016之间，表明肾小管浓缩尿液功能丧失。直到中毒后第2个月，浓缩功能才完全恢复。在此期间，尿中蛋白、红细胞、白细胞、管型等相继出现。血中非蛋白氮在少尿期后期及多尿期初期急剧升高，达97.8mmol/L，至伤后第12d开始下降，第60d才降到正常。血二氧化碳结合力恢复最慢，伤后第9～11个月复查时仍偏低。

对患者进行了33年的医学随访观察，结果显示：染色体畸变率检查发现有染色体型畸变和染色单体畸变；细胞遗传学检查有环状体、双着丝粒体及断片等染色体型畸变，还有以单体断片和碎片为主的染色单体畸变；其他检查基本正常。生育能力未受影响；儿子不育，女儿妊娠期胎儿发育不良。

问题：

1. 铀化合物进入体内的途径有哪些？主要靶器官有哪些？
2. 铀致机体内照射毒作用的影响因素包括哪些？
3. 铀致机体内照射损伤的医学处理原则有哪些？

放射性核素毒理学研究放射性核素的吸收、分布、代谢和排泄规律，对机体所致生物效应，提出放射性核素的安全剂量及卫生标准，并为防止放射性核素的污染提供防护、急救和治疗措施。

（一）放射性核素在体内的代谢

放射性核素因核素的理化特性、进入体内的途径以及体内蓄积部位的不同，而导致代谢差别很大。放射性核素可经过污染的手、饮用被污染的水或食用被污染的食物、药品等，经消化道进入体内。呼吸道吸收是放射性核素进入体内的主要途径，粒径愈大，附着在上呼吸道上愈多，进入肺泡内愈少，吸收率低。放射性核素也能通过伤口和皮肤黏膜的渗透、吸收进入体内。放射性核素进入体内后，根据其在组织和器官中的代谢特点，可分为均匀性分布（如 ^{14}C、^{24}Na、^{40}K、^{3}H）和选择性分布（如放射性碘大部分蓄积于甲状腺）。放射性物质可通过胃肠道、呼吸道、泌尿道以及汗腺、唾液腺和乳腺等途径从体内排出。体内的放射性核素排出的速度以"有效半减期"（effective half-life，Te）表示，有效半减期是指体内放射性核素积累量经放射性衰变和生物排出使放射性活度减少一半所需要的时间。

（二）放射性核素内照射作用的机制、特点及影响因素

1. 放射性核素内照射作用机制　内照射损伤作用包括直接作用和间接作用，前者是指放射性核素所释出的粒子或射线直接对生物活性的分子引起激发和电离；后者主要是指放射性核素的辐射通过水的原发辐解产物作用于生物大分子而引起损伤。

2. 放射性核素的作用特点　放射性核素的持续作用时间可按 6 个有效半减期计。放射性核素毒害作用包括辐射作用和化学作用，辐射作用指极少量的放射性核素作用于机体，就会引起机体一定的辐射效应；化学作用如体内铀含量达（1～2）mg/kg（体重）时，即可引起机体中毒。放射性核素常显示出其在某一器官或组织中选择性蓄积的特点。

3. 影响放射性核素作用的因素

（1）放射性核素的理化因素：①物理状态：分散度越小，滞留时间越长，造成的危害越大；②水解性质：镧系和锕系的放射性核素极易水解，被网状内皮系统所吞噬；③化合物形式：不同化合物在体内的转运规律不同；④剂量与剂量率：放射性核素所致的近期及远后效应，均与所致内照射剂量有密切关系；⑤溶剂性质：例如，^{210}Po 在不同溶剂中经皮下的吸收率不同；⑥载体：载体对放射性核素在体内的分布定位有明显的影响。

（2）机体因素：①种系差别：放射性核素在不同种系动物体内的代谢规律存在差异；②年龄因素：年龄是影响核素损伤效应的重要因素；③性别因素：^{224}Ra 引起骨肉瘤的发生率，雌鼠比雄鼠高；④机体状态：与母体妊娠与泌乳、营养状况等有关。

（3）接触放射性核素的途径：①同样剂量的放射性核素一次进入相对分次进入对机体的损伤效应有明显的增强作用；②核素直接进入血液损伤效应发生得快而严重，皮下注入相对缓慢，经口摄入更缓慢；③放射与非放射因素存在复合作用如孕鼠吸入 Na_2O-PuO_2 混合气溶胶后，肺内和血滞留量明显高于单纯吸入 PuO_2 气溶胶；④外照射和内污染复合作用时，可出现比同剂量单因素作用时更为明显的损伤效应。

（三）放射性核素内照射损伤效应

1. 放射性核素内照射的毒性和内照射损伤特点　放射性核素的毒性分级以年摄入量限值

（annual limit of intake，ALI）为基准原则，分为极毒、高毒、中毒和低毒四级。内照射损伤作用具有病程分期不明显、损伤部位具有选择性、进入和排出途径存在局部损伤等特点。损伤效应按效应发生时间的早晚分为近期效应和远期效应，前者指在摄入后数周内发生，后者指在摄入后数月、数年或数十年后出现。按受照后效应发生的个体分为躯体效应和遗传效应，前者发生在受照射者自身，后者发生在受照射者的后代。从辐射防护角度出发分为随机性效应和确定性效应。

2. 内照射确定性效应 确定性效应（deterministic effect）指严重程度随剂量而变化的效应并且可能存在剂量阈值。其生物学本质是较大剂量（超阈剂量）射线对细胞群体的损伤作用，即以细胞生存和增殖能力的丧失程度表达辐射损伤效应的严重性。

3. 内照射随机性效应 随机性效应（stochastic effect）指发生概率与剂量大小有关的效应，并假定不存在剂量阈值。遗传效应和某些躯体效应如恶性肿瘤为随机性效应，它是与个别细胞损伤有关，小于剂量限值的照射也不能排除发生的可能性。

（四）放射性核素内污染的诊断及医学处理

1. 内照射放射病的诊断标准 内照射放射病是指内照射引起的全身性疾病。包括内照射导致的全身性损伤和受污染放射性核素沉积器官的局部损伤。

（1）临床表现：以全身性表现为主，有不典型的初期反应、造血障碍和神经衰弱症候群；或以该放射性核素靶器官的损害为主，并伴有放射性核素初始进入体内途径的放射损伤表现。

（2）符合下述条件之一：一次或短时间内进入体内，在比较短的时间内受到照射，使其蓄积有效剂量当量可能大于 1.0Sv，并有个人剂量档案和健康档案；在长的时间内，连续多次进入体内，致使摄入量超过相应的年摄入量限值几十倍以上。

2. 医学处理

（1）处理原则：以抢救生命为首要原则，分清轻重缓急，避免放射性物质被吸收；措施应有针对性，采取何种措施，依据核素的类型、化合物的物理化学性质、进入途径等确定。

（2）处理方法：先查明所接触核素化合物的种类、数量和接触时间，放射性气溶胶浓度及粒径，表面污染情况，个人防护情况等。留尿、粪测量，以判断放射性核素的体内滞留量。核素停留在胃肠道时，应采用相关措施减少核素吸收，主要包括催吐和洗胃、口服吸附剂、沉淀剂、缓泻剂等。呼吸道进入的核素，应清洗鼻腔、在鼻咽部喷入血管收缩剂然后口服祛痰剂，促使其随痰咳出。对已经吸收入血和沉积在组织、器官中的核素应尽早加速排出，以减少沉积量。根据病人情况，实施综合对症治疗，如促进造血功能恢复、改善甲状腺功能、抗感染、提高机体抵抗力等。

五、辐 射 防 护

案例 11-4

黑龙江省辐射环境监督站在监督检查中发现，某医科大学附属肿瘤医院 PET/CT 中心 1 名药剂师 2010 年一季度个人累计剂量当量为 234.19 mSv，二季度为 48.20 mSv，四季度为 191.08 mSv；1 名物理师 2010 年一季度个人累计剂量当量为 68.62 mSv。经调查，该药剂师在 2010 年一季度合成 ^{11}C 药物时，合成器排风系统发生故障，排风扇反转，导致放射性气体富集，该药剂师在故障没有排除的情况下仍继续工作 3～4 天；二季度该药剂师个人剂量超标的原因是患者多，工作时间长；四季度合成 ^{18}F 药物时，药物输出管线两次出现断裂，该药剂师在没有采取任何防护措施的情况下，违反操作规程进行人工收集、过滤和分装药物，累计操作时间近 3 小时。该物理师个人剂量超标是由于滤膜先后几次出现堵塞、破裂，物理师违反操作规程徒手换滤膜，累计操作时间近 1 小时所致。

问题：

1. 辐射防护有何重要性？
2. 本案例中为保护工作人员应采取哪些防护措施？

辐射防护是原子能科学技术的一个重要分支，是研究保护人类免受或少受电离辐射危害的一门综合性边缘学科。其基本任务是保护放射性工作人员、公众及其后代的健康与安全，保护环境，促进原子能事业的发展。

1. 辐射防护的重要性　在接触电离辐射的工作中，如防护不当，违反操作规程，人体受照射的剂量超过一定限度，将发生有害作用。在电离辐射作用下，机体的反应程度取决于电离辐射的种类、剂量、照射条件及机体的敏感性。电离辐射可引起放射病，它是机体的全身性反应，几乎所有器官、系统均发生病理改变，尤其以造血器官、消化系统和神经系统的改变最为明显。人体受到辐射剂量越大，癌症和遗传效应发生的危险越大。

2. 辐射防护的目的　在于防止有害的确定性效应，限制随机性效应的发生率，并将辐射剂量降低到可以接受的水平。保障放射性工作人员和公众，及其后代的健康与安全，保护环境，促进放射性同位素和核技术的应用和发展。

3. 辐射防护的原则　辐射防护三大原则包括：辐射实践正当化、辐射防护最优化、个人剂量限值。

（1）辐射实践正当化：是防护三原则的前提，指在施行伴有辐射照射的任何实践之前要经过充分论证，权衡利弊，要有正当理由。只有当该项实践所带来的社会总利益大于为其所付出的总代价时，才认为该项实践是正当的。此项原则要求：效益≥代价+风险。个人或群体与社会获得的净利益可能在程度上是不一致的，应确保对整个社会而不是对某个人或某群体有益。须注意，不仅引入新实践需要做正当性判断，对已经存在的实践，当其效能与后果有了新的变化时也应当重新审查其正当性。

（2）辐射防护最优化（as low as reasonably achievable，ALARA）：在辐射防护中占有重要地位，是辐射防护三原则的核心。在实施某项辐射实践的过程中，可能有几个方案供选择，选择时应当运用最优化程序，即在考虑了经济和社会等因素后，将一切辐射照射控制在合理的尽量低的水平。

（3）剂量限值是“不可接受的”和“可耐受的”区域分界线，它也是辐射防护最优化的剂量约束上限。做这个约束限制的本意在于群体中利益和代价的分布不均匀性，虽然辐射实践满足了正当化的要求，防护也做到了最优化，但仍不一定能对每个个人提供足够的防护，因此，对于给定的某项辐射实践，不论代价与利益分析结果如何，必须用此限值对个人所受照射加以限制。

4. 辐射防护的措施

（1）外照射的防护措施：为了减少射线的照射，防止各种有害效应的发生，把当量剂量严格控制在国家规定的限值以内，可采取以下三种措施。

1）时间防护：其原理是在辐射场内的人员所受照射的累积剂量与时间成正比，因此，在照射剂量率不变的情况下，缩短照射时间便可减少所受的剂量，或限定工作时间，就可将其所受到的剂量控制在最高允许剂量以下，从而达到防护目的。

2）距离防护：距离防护是外照射防护的一种有效方法，其原理是：首先将辐射源作为点源的情况下，辐射场中某点的照射量、吸收剂量均与该点和源的距离的平方成反比，又称为平方反比定律。实际工作中应尽量增大人体与辐射源的距离，达到防护目的。

3）屏蔽防护：屏蔽防护的原理是：射线穿透物质时强度会减弱，一定厚度的屏蔽物质能减弱射线的强度，在辐射源与人体之间放置一种能有效吸收射线的屏蔽材料，便可降低辐射水平，达到防护目的。

α 射线的电离能力强、穿透能力弱，一张纸即可起到屏蔽作用，主要防止它进入体内形成内照射；屏蔽 β 射线常选用铝、有机玻璃等；屏蔽 γ、X 射线要选用混凝土、铁、铅、钢板等材料，或者是钡水泥（添加有硫酸钡-也称重晶石粉末的水泥）墙；对于中子射线常用的屏蔽材料是含氢量高的物质，如石蜡、水、硼、聚乙烯、聚丙烯等。

（2）内照射的防护措施：内照射防护的基本原则是采取各种有效措施，隔断放射性物质进入人体的各种途径，在最优化原则的范围内，使摄入量减少到容许水平以下或尽可能低的水平。

1）隔离稀释：隔离就是把工作人员与放射性物质隔离开。例如为防止放射性物质进入空气而被吸入人体，蒸发放射性液体或操作放射性粉尘时，必须在通风柜或手套箱内进行。稀释就是把空气或水中的放射性物质的浓度降低到容许水平以下。例如废水用水稀释、通风、废气用高烟囱排到大气等。

2）个人防护：常用防护手段主要是佩戴个人防护器具，使工作人员尽量少接触放射性物质，避免吸入、食入或皮肤吸收放射性物质。若皮肤已沾染放射性物质则要马上进行去污处理；若已经进入体内则要选用合适药物进行阻吸收、促排处理。

3）妥善管理放射性废物：放射性废物管理必须遵守辐射防护三原则，同时应遵循“减少产生、分类收集、净化浓缩、减容固化、严格包装、安全运输、就地暂存、集中处置、控制排放、加强监测”的方针。

第二节　纳米毒理学

由于纳米材料独特的物理化学性质，纳米尺度及纳米结构的材料乃至器件，已逐渐走出实验室，进入人们的生活。目前市场上基于纳米技术的产品越来越多，包括涂料，化妆品，医药产品，个人护理和食品增补剂。人类暴露于纳米颗粒的途径多种多样，如呼吸道、消化道和皮肤等。而且一些生物、医药领域的纳米产品，可能被直接注射进入人体。

这些具有独特物理化学性质的纳米材料进入人体后，对人体健康将带来潜在影响。早在1997年牛津大学的科学家就发现防晒霜中的纳米颗粒产生的自由基会损害DNA。在2002年，加利福尼亚圣地亚哥分校的科学家研究发现量子点硒化镉纳米颗粒会造成人类的镉中毒。镉是以任何形式进入人体都会对人体造成重大伤害的金属元素，这种小尺寸的颗粒大大增加了镉金属意外进入人体的概率。2004年，英国科学家首次发现金纳米颗粒可以通过怀孕母亲的胎盘进入胎儿体内。这些科学界观察到纳米材料的安全问题，也引起政府部门的广泛关注。2003年3月，美国化学年会上有学者首次提出了纳米材料的生物安全问题。2003年6月，加拿大环保组织在布鲁塞尔会议上呼吁应该对纳米材料的安全问题引起关注。2005年9月，英国提出纳米材料的安全性评价报告。2005年12月，美国环境保护署（the environmental protection agency，EPA）发表纳米技术的白皮书，第一次系统地阐述了纳米材料可能对人类健康的影响。我国最早于2001年11月就提出了《关于纳米尺度物质生物毒性的研究报告》，但纳米毒理学明确在我国起步是在2004年召开的第243次香山会议。经过近年来的不断发展和壮大，纳米毒理学已经具有独特的理论体系、丰富的研究内容和专门的研究工具，已经成为毒理学中一个重要的研究领域。

案例 11-5

2004年美国南方卫理公会大学研究人员在美国化学学会的一个学术会议上介绍说，他们在研究中将9条年幼的黑鲈鱼放入容量10升的鱼缸内，让其接触水溶性C_{60}。C_{60}是由60个碳原子组成的碳同素异形体，呈现为类似微型足球的笼状结构，这种结构又称布基球，其直径通常只有人头发丝的几千分之一。研究中黑鲈所接触的C_{60}浓度为0.5PPM（1PPM为百万分之一）。48小时后对这些鱼脑组织样本的分析发现，它们脑部所受损伤比处于不含C_{60}的清水中的黑鲈要严重17倍。损伤主要表现为脂质的过氧化反应，它能导致脂质分解，削弱细胞膜正常功能。研究中还发现，接触C_{60}布基球会改变黑鲈肝脏部位一些基因的表达。

问题：

1. 什么是纳米材料？
2. 纳米材料与普通尺寸的物质毒性作用是否相同？
3. 纳米材料的结构是否影响其毒作用？
4. 纳米材料进入人体的途径有哪些？
5. 纳米材料毒作用的靶器官有哪些？
6. 纳米材料毒作用的机制有哪些？

一、纳米材料的概念和理化特性

（一）纳米材料和纳米毒理学的概念

纳米材料（nanophase material）是指三维结构中至少有一维大小在纳米尺度（1 ～100 nm）范围物质的总称。由于纳米材料具有特殊的物理化学特性，使其在很多领域具有广泛的应用，比如：化工、电子、信息通信、医药、生物技术等领域。纳米材料的粒径很小，因此他们和生物组织接触及作用的机会大大增加，正常尺寸下对生物体并无影响的物质在纳米尺寸下可能会对生物体产生毒作用。

研究纳米尺寸物质对生物体的损害作用、生物学机制、安全性评价和危险性管理的毒理学分支学科，称为纳米毒理学（nanotoxicology，NT）。纳米毒理学不仅仅是生物和医学的研究范畴，它还包含了物理和化学领域的研究内容，比如纳米尺寸效应、纳米表面效应、量子效应、分散-团聚效应、比表面效应、表面吸附效应等。因此纳米毒理学是一门生物、医学、物理和化学相互交叉的前言学科。

（二）纳米材料的类型

按照组成及结构纳米材料可分为3类：有机纳米材料、无机纳米材料和有机/无机杂化纳米材料。有机纳米材料包括碳纳米材料、聚合物纳米材料、有机复合纳米材料等。例如，富勒烯、富勒烯衍生物、单壁和多壁碳纳米管、功能性碳纳米管、聚合物纳米颗粒、炭黑等。无机纳米材料组成元素丰富，种类繁多，因而具有多元化的优良性能。依据组成成分的不同，无机纳米材料可以分为单质金属纳米材料和无机复合纳米材料。例如，纳米金颗粒、金属氧化物纳米颗粒等。

（三）纳米材料的理化特性

纳米材料与一般的基本粒子和化学物质相比具有独特的性质，包括：结构、尺寸、尺寸分布、聚集状态、颗粒性状、结晶结构、化学组成、表面积、表面化学、表面电荷等，这些独特的理化性质决定了纳米材料的毒性与传统毒理学中的常规毒物有本质的区别。

1. 表面积和尺寸　在纳米材料的表面效应和量子效应中，以表面效应最为显著。表面效应是指随着纳米材料的表面积增大，相应的毒性也会逐渐增强。除了纳米材料的表面效应外，纳米材料的尺寸效应也是影响其自身特性的重要原因，与直径较大的纳米材料相比，小粒径的纳米材料具有较大的比表面积，从而具有更强的生物学作用。

2. 结构　纳米材料的结构与其化学特性和生物学作用密切相关，相同化学组成的纳米材料，也可能由于结构不同而具有不同的化学特性和生物学作用。

3. 纳米材料的形貌特征和表面粗糙度　纳米材料的形貌包括球状、片状、管状、环状、棒状、线状等。纳米材料形貌和粗糙度的差异会引起其比表面积、表面电荷、表面能、Zeta 电位、化学界面等的不同，从而引起其与细胞、细胞膜、细胞器、蛋白质和 DNA 间的相互作用不同。

（1）长径比：长径比为纳米材料的一项重要参数，长径比的不同会造成晶体各晶面相对大小的变化，从而引起晶体表面电荷、化学组成、比表面积的不同，进而造成纳米材料生物作用的差异。纳米材料的长径比与其毒性存在一定关系，纳米材料的长径比决定着纳米材料的亲水性，亲脂性和表面电荷的功能化集团修饰。长径比大的纳米材料的毒性和它的持久性相关，纤维的持久性取决于它的分散性和机械属性。

（2）形状和晶型：在热力学上无定形粒子的能量高于纳米晶体，且无定形具有更大的活性和可溶性，在其表面可能具有更多的活性位点。研究表明细胞对纳米材料的摄取能力具有形状依赖性，因为形状不同导致材料表面功能基团的不同。

（3）表面粗糙度：纳米材料表面的粗糙度影响了对细胞黏附力的大小，同时对血清蛋白的选择性吸附差异，从而导致一系列不同的细胞应答。

4. 表面修饰和功能化 纳米材料的表面通常修饰着一定的功能基团，如表面活性剂，蛋白质，羟基等。当这些功能基团修饰纳米材料后，会影响其表面的理化性质，改变其亲水，亲脂，磁性，导电性及化学反应活性。

二、纳米材料在体内的吸收分布和代谢

（一）纳米材料的吸收

纳米材料在体内的吸收是其产生生物效应的重要阶段。纳米材料最常见的吸收途径为呼吸道，消化道和皮肤。

1. 呼吸道吸收 纳米材料经呼吸道吸收，沉积的部位和方式主要取决于物质的大小、形状、表面荷电性。大气颗粒物毒理学研究表明，空气动力直粒径在（0.1～2.5）μm 更易于沉积于肺泡等部位的表面，而更小粒径的颗粒物则可随呼气，再次呼出，并不容易沉积于肺泡表面。纳米材料粒径小于 100nm，理论上易于随呼吸呼出体外，但纳米材料在呼吸道内尚可通过截留，静电沉积和扩散等方式沉积下来。形状较长的纳米材料易于被呼吸道截留，如纳米管，纳米线，纳米绳或纳米带易于被截留。纳米材料的沉积概率也受长度影响，纳米材料长度越长，与支气管或细支气管以及肺泡表面接触的机会就越多，越容易沉积。表面带有静电的颗粒物，容易在呼吸道内产生静电沉积，因此，纳米材料的表面荷电性也会影响其在呼吸道内的沉积。扩散也是纳米材料在呼吸道和肺泡区沉积的重要机制之一。通过呼吸道吸收的纳米材料部分沉积在肺泡中，由于其小粒径的特点，纳米材料还可以直接透过气血屏障进入血液循环中，另有一些可以透过肺组织中细胞膜而进入细胞器内。

2. 皮肤吸收 多数情况下，皮肤屏障能够有效地阻挡微米颗粒的渗透，但对纳米材料的阻挡作用有限。皮肤上分散的汗腺和毛囊是纳米材料侵入机体进入血液循环的主要部位。纳米材料的尺寸和化学组成是决定其渗透能力的主要因素。小尺寸物质较大尺寸物质更容易进入皮肤。

3. 消化道吸收 纳米材料可以直接通过胃肠道吸收进入机体，也可以通过呼吸道进入肺组织，再通过肺黏膜系统排出进入胃肠道，通过胃肠道的再次吸收进入机体。纳米材料通过消化道的吸收，主要是通过含有特殊的肠上皮噬菌细胞（M 细胞）集合的肠淋巴组织（派伊结，Peyer's patches，PP）从肠道内腔迁移进入血液中。纳米材料的摄入不仅可通过 PP 的 M 细胞与肠道淋巴组织的独立囊泡，而且也可通过正常肠上皮细胞摄入。纳米材料的尺寸、表面电荷、亲水性、连接配体的生物包覆、表面活性剂化学修饰等诸多因素都可能影响它们在胃肠道的作用区域和位点。

（二）纳米材料的分布

纳米材料吸收进入血液循环后可迅速分布到全身各处。纳米材料在机体内的迁移分布不仅通过血液系统分布到全身各器官，还可以通过淋巴系统和神经纤维的迁移分布到相应的组织和器官

中。研究表明，纳米材料通过神经纤维的迁移进入神经系统。传统毒理学研究中，外源性化学物在体内的迁移和分布主要取决于血流、外源性化学物与组织的亲和力和扩散能力。纳米材料在体内的迁移和分布除了与上述因素有关以外，还与纳米材料的暴露途径和本身的特性有关，包括粒子的表面性质、粒子的尺寸、进入细胞的渗透能力等。纳米材料的表面性质越活跃，粒子的尺寸越小，进入细胞的渗透力就越大，越有利于纳米材料在机体内的迁移和分布。

（三）纳米材料的代谢和排泄

纳米材料被生物体吸收后，经过一系列的代谢，大部分粒子都将排出体外。纳米材料吸收入机体后，进入血液系统或组织，除了通过肺部纤维上皮的运动以物理方式将其排出体外，其余主要经过吞噬细胞吞噬，然后将其转运至肝、肾、肺等组织，在肾脏随尿液排出，或经肝、胆通过消化道随粪便排出。

三、纳米材料的毒性作用

纳米材料通过呼吸道、消化道、皮肤等途径进入机体，以多种方式进入循环系统、免疫系统、神经系统、泌尿系统及消化系统，并与靶器官发生作用，产生毒性效应。其中呼吸系统、心血管系统、神经系统、消化系统、生殖系统、免疫系统、泌尿系统等均可能受到不同程度的损伤，肺、心脏、血管、皮肤、肝脏和肾脏等均可能成为纳米材料毒作用的靶器官。

（一）对呼吸系统的毒性作用

呼吸道是纳米材料进入机体的主要途径之一，因此呼吸系统成为纳米材料毒性和生物效应的一个重要作用靶点。纳米材料通过呼吸作用进入气管、支气管后，体内的清除机制，包括纤毛上皮细胞的运动和巨噬细胞的吞噬作用，可部分清除纳米材料，但大部分纳米材料可凭借其独有的纳米特性逃避这些清除机制，沉积在肺组织中。纳米材料可通过气血屏障进入血液中，部分纳米材料可以直接透过细胞膜而进入到细胞器中，对呼吸道和肺泡产生直接和间接的毒作用。

研究发现，纳米材料使肺泡巨噬细胞的趋化能力增高而吞噬能力降低，这样就使肺泡中的纳米颗粒物不能被巨噬细胞清除，而在肺泡中长期存在，从而产生慢性炎症反应。这种巨噬细胞趋化能力的增强加重了肺部炎症。纳米材料还可致周围血管血栓形成、组胺释放，进而对肺组织造成间接损伤。

目前研究发现纳米材料暴露对机体呼吸系统造成的生物毒效应机制涉及氧化应激损伤、DNA损伤和炎症反应等。

（二）对心血管系统的毒性作用

纳米材料可引起心血管系统的毒性作用。流行病学研究表明，空气中纳米级颗粒能导致心血管疾病发病率上升，纳米颗粒物与心肌缺血、心律不齐、高血压和心率变异性降低以及外周血中炎症和血栓形成循环标志物的增加之间存在高度关联，提示纳米颗粒可能是引起慢性心血管疾病的重要因素。流行病研究的结果显示，长期接触硅尘可增加工人心血管疾病的发病率，而硅尘中的纳米尺度颗粒物有着较大的危害。德国学者采用群组追踪方法研究纳米级颗粒物与人群心血管疾病的关系，结果显示，空气中超细颗粒物（<100nm）浓度的升高能增加男性冠心病患者心律不齐的发生率，且超细颗粒物暴露能使男性冠心病患者血小板数量减少，改变血液黏滞度。还有研究发现，短期暴露于纳米尺度颗粒物可使有心梗病史患者的隐匿性的冠心病病情恶化。

纳米材料心血管毒性的主要机制涉及氧化应激和炎症反应。另外纳米材料还可通过呼吸系统进入机体而间接引起的心血管毒性机制，主要原因有以下几个方面：第一，肺中纳米颗粒刺激植物神经系统导致心脏节律改变直接或间接损害心脏；第二，吸入的纳米颗粒物直接由肺-气通路进入系统循环到达靶器官，从而触发炎症、分泌细胞因子、活性氧、C反应蛋白进而诱发心脏事件；第三，吸入的纳米颗粒物在肺部引发急性炎症反应，从而刺激分泌细胞因子、化学增活素、活性氧簇（reactive oxygen species，ROS）和转录因子，间接引起心血管损伤。

心血管疾病是环境因素诱导的人类重大疾病之一，严重威胁人类健康与生命，开展纳米材料暴露所致心血管系统毒性作用及其机制的研究具有重要的意义。因此，应利用各种动物实验、临床试验及流行病学研究探讨纳米颗粒对心血管系统的影响，建立适合反映纳米颗粒致损伤的生物学终点，明确其作用机制。

（三）对神经系统的毒性作用

纳米材料进入中枢神经系统后可引起一定的神经毒性效应，而且中枢神经系统的神经元再生能力有限，因此纳米材料对神经元的损伤作用具有不可逆性。虽然血脑屏障可保护神经系统免受常规毒性物质的侵袭。但纳米材料由于其独特的小尺寸等物理化学特征，可以相对容易地通过血脑屏障进入中枢神经系统。纳米材料在通过血脑屏障的过程中，对血脑屏障也产生了一定的破坏作用。纳米材料不仅可以通过血液循环的方式转运至中枢神经系统，还可以通过神经纤维迁移的方式沉积于中枢神经系统。研究表明，大鼠吸入纳米材料后，在鼻腔部分会有大量的纳米材料沉积，并通过嗅黏膜上皮转运到嗅球，经嗅神经入脑。纳米材料在迁移的过程中也对神经纤维产生损伤作用。

纳米材料的神经毒作用及机制主要包括：第一，诱发炎症反应。纳米材料可以通过直接和间接的方式引起脑部炎症因子增加，导致脑部炎症反应，引起神经功能损伤；第二，氧化损伤。纳米材料可以促进脑组织中ROS等自由基产生，引起神经细胞的氧化损伤；研究表明纳米级的柴油机尾气颗粒物（diesel exhaust particulates，DEP）与神经元细胞共同培养，发现DEP具有选择性的多巴胺能神经元毒性。多巴胺神经元抗氧化能力较弱，最先受到了损伤，提示纳米材料可能是促使帕金森病发生发展的一个环境因素。第三，直接毒性。纳米材料在感觉神经内转运的同时，也损伤神经元的正常功能，直接导致脑边缘系统毒性效应。

（四）对皮肤的毒性作用

人体皮肤拥有较大的表面积（1.5～2m^2），是防御外界物质侵入机体的第一道防线。近年来，由于化妆品中纳米材料的大量掺入，使得人们接触纳米材料的机会大大增加。纳米材料在空气中以气溶胶的形式存在，由于粒径较小很容易通过皮肤的角质层进入真皮组织，从而对皮肤产生急性和慢性的毒性效应。纳米材料对皮肤毒性作用的强弱与纳米材料的尺寸、形态、表明活性、乳胶组成和皮肤结构等因素有关。

（五）对生殖/发育的毒性作用

由于纳米材料粒径小，可以比较容易的通过血睾屏障，因此有可能对精子生成过程和精子形态以及精子活力产生不良影响；它也可能通过胎盘屏障对胚胎早期的组织分化和发育产生不良影响。虽然目前有研究发现孕期暴露纳米材料可导致动物畸形的出现，但还没有足够的流行病学证据，对纳米材料暴露可能引起的生殖毒性和发育毒性与致畸风险尚需要进行系统评价。

四、纳米毒理学的研究方法

（一）纳米材料的表征研究方法

纳米材料的物理学性质对其毒性作用有显著影响，包括纳米材料的尺寸、在介质中的聚合状态、分布、比表面积及表面荷电性等。

1. 纳米材料的粒度分析　纳米材料的粒度分布与小尺寸效应密切相关，同时也是表征纳米材料特性最重要的指标之一。由于纳米材料形状的复杂性，很难直接用单一尺度来描述纳米材料的大小，因此常用等效粒度或空气动力学直径来描述。检测纳米材料粒度分析的方法和仪器种类有很多，如透射电镜，扫描电镜，原子力显微镜，动态光散射，时间飞行质谱等。

2. 纳米材料的形貌分析　纳米材料很多重要的性质是由其形貌特征决定的。有证据表明同为碳元素的富勒烯、单壁碳纳米管和多壁碳纳米管的毒性存在较大的差异，纳米材料的形状也可能会影响其在生物体内的沉积和吸收动力学。因此，在纳米毒理学的研究中，必须对受试纳米材料的形貌进行表征，包括纳米材料的几何形貌、颗粒度、粒度分布以及形貌微区的成分和物相结构等。常用的纳米材料形貌分析方法有：扫描电子显微镜、透射电子显微镜、原子力显微镜和扫描隧道显微镜。

3. 纳米材料的化学组成分析　纳米材料的物理和化学性能与组成纳米材料的化学成分和结构具有密切关系。因此，确定纳米材料的元素组成，测定纳米材料中杂质的种类和含量，也是纳米材料表面特征的重要内容之一。纳米材料的化学组成分析可以采用的方法主要有光谱分析、质谱分析和能谱分析、光谱分析包括原子吸收光谱、原子发射光谱、原子荧光光谱、X 射线荧光光谱等；质谱分析包括电感耦合等离子体质谱（inductively coupled plasma mass spectrometry，ICP-MS）和飞行时间二次离子质谱等；能谱分析包括能量色散谱和电子能力损失谱等。

4. 纳米材料的结构和晶形分析　处了成分和形貌外，纳米材料的物相结构和晶体结构也会对其性能产生重要的影响，主要包括晶粒的尺寸、分布、形貌等特征。比如纳米二氧化钛包括锐钛矿和金红石两种不同的晶形，二者的毒理学作用有着较大的区别。常用的物相结构分析方法包括 X 射线衍射分析、激光拉曼分析和同步辐射 X 射线吸收精细结构等。

5. 比表面积的测定方法　比表面积是指单位质量物质的总表面积（m^2/g）。比表面积是纳米材料最重要的物理性质之一，常用于评价它们的活性、吸附、催化等多种性能。比表面积法的原理是气体分子在固体表面的物理吸附作用。测定比表面积的方法很多，如邓锡克隆发射法（densichron examination）、溴化十六烷基三甲基胺（CTAB）吸附法、电子显微镜测定法、着色强度法（tint strength examination）、BET（Brunauer-Emmett-Teller）氮吸附测定法等。其中低温氮吸附法已经被我国列为国家标准（GB 10517），2003 年又被列入纳米材料的检测标准。

6. 纳米材料在介质中的稳定性　Zeta 电位可用来作为胶体体系稳定性的指示，如果颗粒带有很多负的或正的电荷，也就是说很高的 Zeta 电位，它们会相互排斥，从而达到整个体系的稳定性；如果颗粒带有很少负的或正的电荷，也就是说它的 Zeta 电位很低，它们会相互吸引，从而达到整个体系的不稳定性。一般来说，Zeta 电位愈高，颗粒的分散体系愈稳定，水相中颗粒分散稳定性的分界线一般认为在+30mV 或−30mV，如果所有颗粒都带有高于+30mV 或低于−30mV 的 Zeta 电位，则该分散体系应该比较稳定。

（二）纳米材料在生物体内的定位和定量分析

检测纳米材料在体内的分布主要通过荧光标记或放射性标记/电感耦合等离子体质谱或电感耦合等离子体原子发射光谱法（inductively coupled plasma-atomic emission spectrometry，ICP-AES）、X 射线荧光分析技术（X-ray fluorescence analysis，XRF）、量子点标记技术等方法，这些检测方法主要针对活体动物或组织切片、动物组织等，用以阐明纳米材料的分布和清除过程。

纳米材料在体内的定量测定方法常采用 ICP-MS、XRF、放射性标记和荧光检测等方法，这取决于受试纳米材料的种类和性质。

1. ICP-MS　ICP-MS 主要用途是进行化学元素分析检测，特别是对金属元素进行定量分析，也能分析 B、P、As 等非金属元素。常用于生物样品中的纳米材料的定量分析，如血清、动物组织、尿液及肺泡灌洗液等生物材料，特别是对多种不同成分的纳米材料同时进行检测具有显著的优势。

2. X 射线荧光分析技术（X-ray fluorescence analysis，XRF） XRF 是一种测定元素含量的非破坏性样品分析方法。迄今为止，XRF 技术可以坚持元素周期表中的各种元素。当高能量的 X 射线撞击样品中的原子时，原子吸收能量，激发电子逃离其原子轨道，当电子退激从高能级落入未占据的空轨道时，发射可被荧光检测器检测的一定能量的 X 射线。X 射线通过衍射，在分光晶体上选择分离和校准，正比探测器就可测定出 X 射线的光子数目。由于每个元素有自己的特征 X 射线，它发射的光子数目或强度与纳米材料的浓度呈线性关系。因此来准确识别和测定样品中特定元素的种类/浓度和分布。

3. 量子点标记技术 常用来检测生物体内的纳米材料，量子点（QDs）示踪组织内的纳米材料，可以监测纳米材料在靶器官及组织内的分布，获得纳米材料与生物体相互作用过程的重要信息。

由于新纳米材料的种类较多，仍然有许多纳米材料尚无敏感定量检测方法。而且多种纳米材料进入体内后难以直接检测，目前使用的定量技术常常需要进行放射性或荧光性标记，但放射性标记或荧光性的标记物是否会改变纳米材料本身的生物分布和清除速率，纳米材料的稳定性是否改变，另外，这些放射性标记或荧光物质是否对生物体产生一定的副作用或者和纳米材料间是否存在交互作用等问题，仍然亟待解决。

（三）纳米材料的毒理学研究方法

纳米毒理学的研究方法既与传统毒理学研究方法类似，又具有自己的特点。首先是根据研究目的选择不同的毒理学实验方法。常用的毒理学研究方法包括体外试验、体内试验、人群流行病学研究。

1. 体外试验 体外毒理学的研究具有快速、经济、方便的优点。主要用于纳米材料对细胞增殖、生存、死亡等影响及毒作用机制的研究。

（1）细胞增殖能力的检测方法：细胞还原四唑盐产生甲臜染料是检测细胞繁殖能力最常用的评估方法。该方法不仅可以测量细胞代谢的情况，还可以分析具有代谢活性细胞的百分比。但在结果判定时应注意：某些碳纳米材料和金属纳米材料在 570nm 处有一定的光吸收，测定时残留在体系中的纳米材料可能对光吸收结果产生干扰；某些具有吸附作用的纳米材料，如碳纳米管，会吸附反应形成的甲臜，对试验结果造成影响；某些金属纳米材料可以干扰 MTT 的氧化还原反应，影响甲臜的产生，使试验结果造成偏差。

（2）细胞存活能力的检测方法：乳酸脱氢酶（Lactic Dehydrogenase，LDH）释放试验也常用来检测细胞生存情况，LDH 释放率可反映细胞膜受损程度。但是纳米材料由于比表面积大，可吸附培养基中的 LDH；某些反应活性较高的金属纳米颗粒，可引起 LDH 活力丧失。因此在测定之前，需要通过离心等方法来尽可能除去细胞悬液中的纳米粒子。

中性红摄入法主要通过活细胞胞吞作用，测定活细胞溶酶体中摄入中性红的量，因而反映了细胞溶酶体的活性。利用该方法检测时应注意某些纳米材料对中性红染料有吸附作用，另外纳米材料可通过静电和动力学能量转移等方式淬灭中性红的荧光，干扰中性红的检测。

（3）细胞凋亡的检测方法：凋亡的检测方法包括形态改变的观察、膜联蛋白 V（annexin-V）方法、DNA 梯状电泳（DNA laddering）方法、单细胞凝胶电泳试验或末端标记（TUNEL）技术等。

2. 体内试验

（1）急性毒性实验：a）动物选择：一般使用一种或一种以上实验动物，多选用大鼠、小鼠、豚鼠和家兔等，也可选用狗猴等大型动物。受试动物应为雌雄两种性别的成年动物。b）染毒途径：纳米材料进入人体主要通过呼吸道、消化道或皮肤，有些纳米生物材料，如药物、药物载体或医用传感器等产品通过口服、注射、皮敷等方式直接进入人体，因此在纳米毒理学的研究中染毒途径选择与人暴露纳米材料相同的方式，包括经口，经皮，吸入染毒，鼻滴注，腹腔注射及静脉注射等多种方法。c）染毒时间：急性毒性检测采用一次染毒或一天 24 小时内多次染毒的方式，观察时间为 14 天。d）观察指标：观察受试动物的死亡情况，此外还要观察染毒动物的体重改变，中毒反应症状，活动情况，行为改变，患病情况及进食情况等。

（2）亚慢性和慢性毒性试验：a）纳米材料的准备：纳米材料的理化性质应加以详细表征，应保证纳米材料在长期的重复染毒期间的组成、结构及各种参数不发生变化，纳米材料的团聚形式应保持不变。b）动物选择：一般选择两种动物结合的方法，多用大鼠、小鼠和犬等。受试动物应为雌雄两种性别的成年动物。c）染毒途径和剂量分组：在纳米毒理学中，考虑到纳米材料的接触特点，应选择经口和吸入两种给药途径。染毒剂量组设置一般为 3 个以上剂量组和对照组，高剂量组剂量的选择标准是能够引起受试动物产生毒性，但不应造成 10%以上动物死亡，低剂量组别的选择应参照不会产生明显毒性效应的剂量。每个剂量组大鼠 20～40 只，雌雄各半；犬 8～12 只，雌雄各半。d）染毒时间：亚慢性毒性试验的染毒时间一般为 90 天。慢性毒性试验一般为 6 个月～2 年。e）观察指标：试验期间每天观察动物 1～2 次，观察指标包括受试动物的体重变化、食物消耗、毛色改变、呼吸循环状态、运动或行为现象及有无肿块发生等。一切非自然死亡均需要做解剖病检并做详细记录。试验终止后，采集血液及组织样本以备进一步检查。

（3）刺激试验：纳米材料皮肤刺激试验的试验动物常选用家兔和豚鼠。将受试物一次或多次涂覆于受试动物的皮肤上，涂覆的面积约为 6.5cm^2，每只动物均包括一个无损皮肤区和两个擦伤皮肤区。纳米材料涂覆的时间没有规定的限制，一般为 6～8 小时。涂覆一定时间后，观察皮肤反应。皮肤反应常为红斑或紫红色斑，水肿等，损伤严重时可形成焦痂，按照红斑和水肿的严重程度评分，评价受试物对皮肤的刺激作用。眼刺激试验可将纳米材料的悬液滴入或糊状物涂入家兔的一侧眼睛内，另一只眼睛作为对照，滴入或涂入后在不同的时间间隔检查兔眼反应。

（4）致敏试验：纳米材料的致敏试验主要包括：Draize 试验、开放式涂皮试验、局部封闭涂皮试验、弗氏完全佐剂试验、最优化试验、分离佐剂试验和豚鼠最大值试验。受试动物首选豚鼠。致敏试验的染毒方式包括涂皮或皮内注射，一次或多次染毒，多次染毒时间在 2～4 周内。染毒结束后 24、48 和 72 小时的皮肤反应，比较诱导及激发后的皮肤水肿、红斑等反应出现的情况，判断受试物是否具有致敏性及其作用强度。

3. 人群流行病学研究　人群流行病学研究可以提供环境危险因素与人类疾病因果关系最有力的证据。虽然有大量优秀的纳米材料毒性以及生物和环境效应研究，但大多数为体外细胞实验或动物实验，相关的人群流行病学调查的资料极度缺乏。流行病学研究包括回顾性和前瞻性研究资料的收集。但由于纳米材料属于新兴材料，暴露时间较短，暴露人群有限，获得流行病学数据面临较多的困难，因此在一定程度上限制了人群流行病学的研究。在今后纳米毒理学研究中，获得有价值的人群流行病学资料是探明纳米材料对机体产生毒作用的重要保障。将体内、外试验结果外推到人，须结合流行病学研究资料综合分析，以期科学、准确地对纳米材料进行危险度评价。

思考题

1. 什么是电离辐射，电离辐射有哪些危害？
2. 辐射防护基本任务及防护原则是什么？
3. 简述纳米材料和纳米毒理学的概念和主要研究内容。
4. 纳米毒理学的研究方法包括什么？
5. 试述对纳米材料物理化学特性进行表征的原因和方法。

（何淑雅　张　荣　黄　波）

第十二章 毒理组学

案例 12-1

流行病学调查揭示了许多原发性肝癌（HCC）相关的环境因素，例如乙型肝炎病毒（HBV）和丙型肝炎病毒（HCV）感染、过度饮酒、食用黄曲霉毒素 B1（AFB1）污染的食物等。肝癌发生的分子机制研究发现与许多基因有重要关系。其中，肝癌细胞中发生大量基因组的改变，包括染色体不稳定性、CpG 岛甲基化、DNA 重排、核苷酸置换和易位、基因组拷贝数变化等。

DNA 芯片技术已被系统地应用于细胞基因组变化的研究。其中第二代测序（next generation sequencing，NGS）技术能为细胞基因组分析的改变提供详细、特异的信息和海量数据。采用 NGS 技术通过高通量拷贝数筛选的方法对九位 HBV 感染的 HCC 患者的癌组织及癌旁（非肿瘤）组织样品进行全外显子测序，获取基因组水平上基因扩增或缺失的信息。结果筛选出 415 个单基因发生拷贝数变化，进一步筛选到 136 个至少含两个在基因组水平连锁的多基因区段；进而进行基因组 DNA 的定量 PCR，发现大多数的体细胞突变为拷贝数变异（copy number variation，CNV）；其中筛选出的候选基因中约 50%单基因和 75%多基因区段发生 mRNA 水平变化。提示多基因区段基因可能在 HCC 发生发展中起着更多的作用。

从发现的两个重要的拷贝数扩增区域中，选取首次报道的 19q13.2 区段进行大样本量检测和关联性分析，发现其扩增与 TNM 分期、包膜与否、BCLC 分期、是否发生肝硬化以及肿瘤大小等恶性程度指标相关。

问题：

1. 组学技术和方法如何应用于毒理学的相关研究？
2. 举例说明毒理组学研究的意义和应用。

目前把对生物体及其细胞内 DNA、RNA、蛋白质、代谢中间产物、机体反应等的整体分析手段，称为组学技术（-omics technology）。根据研究对象的不同，相应地产生了基因组学、转录组学、蛋白质组学、代谢组学、反应组学等，分别从调控生命过程的不同层面进行研究，从而能够在分子生物学水平上研究生命现象。随着组学技术在毒理学研究领域的应用和不断发展，形成了系统的毒理组学。

随着人类基因组计划（Human Genome Project，HGP）的实施和完成，生命科学和生物医学研究迎来了后基因组时代（postgenome era），基因组学的研究从结构基因组学（structural genomics）过渡到功能基因组学（functional genomics）。1997 年由美国国家环境卫生科学研究所（NIEHS）提出并于 1998 年正式启动的环境基因组计划（Environmental Genome Project，EGP）研究，其主要目标则从基因组功能学的角度发掘有重要意义的环境应答基因及其人群多态性、并探索其与患病风险的关联性。机体接触环境有毒有害因素诱导的毒性反应和致病作用，不仅决定于机体自身的环境应答基因，也决定于外源性环境因素引起的生物体基因表达的改变以及不同的器官、组织、细胞对环境因素反应的复杂调控过程。因此，HGP 和 EGP 的成果延伸到毒理学领域形成了一个新的毒理学分支学科，启动了毒理基因组学研究计划（Toxicogenomics Research Program，TRP），将高通量的组学技术引入毒理学领域范畴中，开展和推动外源化学物-基因相互作用对毒性损伤和疾病发生影响的研究，发现新的生物标志，建立起具有可操作性的、更加灵敏高效的风险评估方法，有助于阐明环境有害因素新的毒作用机制、发现特定的易感人群，以及针对性地制定相应的预防措施。

第一节　毒理基因组学

案例 12-2

砷是一种常见的具有致癌性的环境污染物，流行病学研究发现，长期慢性的砷暴露会引发人群各种健康效应，其中包括肝脏疾病和肝癌，然而砷的毒性作用以及致癌作用机制尚不明确。采用毒理基因组学方法，通过 DNA 微阵列技术对贵州省砷暴露人群肝组织的基因表达谱进行分析，结果发现差异表达的基因主要参与细胞周期调控、细胞凋亡和 DNA 损伤修复。差异表达的基因与砷暴露病人（人群）的肝退行性病变有一定的关联性。提示在砷暴露人群的肝组织中存在基因异常表达模式。此外，慢性砷暴露人群的基因表达谱与长期慢性砷暴露诱导的小鼠肝脏和大鼠肝细胞中的基因表达谱相一致，提示砷暴露人群中差异表达的基因可能参与砷的肝毒性和致癌的毒作用过程，为砷的毒作用机制研究提供了依据。

问题：

1. 毒理基因组学方法包括哪些主要研究内容？
2. 以慢性砷暴露为例说明毒理基因组学研究的意义。

一、毒理基因组学的概念

毒理基因组学（toxicogenomics）是应用基因组学的理论与技术，在基因组水平研究生物体的整个基因组与外源性物质之间交互作用及其方式以及机体基因组对环境外源化学物反应的学科。由于外源化学物诱导机体和细胞的毒性效应及其毒性机制，往往不只是涉及一个或几个基因的改变，而是许多基因（甚至是基因组）及其表达产物相互作用的结果。因此，通过毒理基因组学的技术和分析手段，可以更为全面地研究外源化学物的毒性作用和分子机制，探讨新的生物标志，应用于建立更加灵敏高效的毒理学安全性评价方法。

毒理基因组学的方法，最初是利用基因组的技术，研究机体和细胞对受试物的反应、并应用于预测和评价待测毒物的毒性。随着组学技术的飞速发展，目前毒理基因组学的研究不仅包括基因组水平的改变，还包括基因转录水平（转录组学）、蛋白表达水平（蛋白质组学）、代谢谱（代谢组学）等改变，以及生物信息学数据的整合。即毒理基因组学将传统毒理学与转录谱、蛋白质表达谱、代谢产物谱和反应谱等多个研究评价方法相结合，来研究机体在环境应激和损伤或疾病发生过程中基因与外源化学物的相互作用，关注整个基因组在多种水平上的改变，能在传统观察终点之前的全过程监测到基因表达的改变，提高从动物模型外推到人的预测效率。因此，比传统毒理学指标更敏感，特异性更强，能更准确地反映毒理学评价的不同阶段和毒性作用的不同结局。

毒理基因组学的基本任务，是充分利用人类基因组的数据，应用于筛选和鉴别潜在的毒性环境因素和外源化学物，在基因组水平阐释毒作用的分子机制。美国 NIEHS 于 2000 年成立了国家毒理基因组学中心（National Center for Toxicogenomics，NCT），开展该领域的研究，其主要任务包括：①推动基因和蛋白表达技术在毒理学中的应用；②了解环境暴露和人类疾病易感性之间的关联性研究；③寻找环境暴露与毒效应的生物标志；④促进环境暴露与生物学效应关系的计算和处理方法；⑤建立毒理基因组学的公共数据库。随着对组学认识的深入和高通量技术的发展以及人类和越来越多物种基因组测序的完成，毒理基因组学的研究和技术方法对促进毒性相关基因和蛋白的发现、从分子水平上阐明毒作用机制、筛选有效的干预靶点，日益发挥重要的作用。

二、毒理基因组学的主要研究内容

毒理基因组学研究，既采用基因组学方法在基因组水平上探讨机体对环境因子和外源化学物的应答反应，也与基因转录谱和蛋白质表达谱等生物信息相结合，从而可以更好地认识毒性损伤和疾病发生过程的环境-基因交互作用。近年来，毒理基因组学开展的研究内容主要包括以下几个方面：毒作用机制研究、化学物毒性预测，毒作用的量效关系和时效关系研究，混合物联合毒性研究，风险评估及表型锚定等。

（一）毒作用机制研究

传统毒理学主要采用动物模型进行毒性测试，实验中通常采用一系列功能和形态学指标反映毒性终点，存在需使用大量动物、实验周期长、工作量大等局限性。然而，几乎所有的毒性作用都伴随着相应基因水平改变。因此，毒理基因组学研究中基于基因表达变化的评价比传统毒理学指标更敏感；而且，DNA 微阵列（microarray）或基因测序技术的发展，实现了高通量筛选，可同时分析多个基因或全基因组表达水平的变化，或整个基因组表达水平的改变。这些技术和方法为加快毒作用方式或毒性机制的研究提供了广阔的前景。

（二）化学物毒性预测

基因表达谱的应用领域之一，是应用于计算毒理学的分析和评价。通过 DNA 微阵列或基因测序技术分析基因组在转录水平上的改变，并将其与具有相同毒性终点的已知化学物的相关基因表达谱进行比对，得到具有“诊断功能”的基因表达谱，从而预测新的未知外源化学物可能的潜在毒性效应。

（三）评价毒作用的量效关系和时效关系

量效关系和时效关系是外源化学物风险评估的基础和主要内容。由于外源化学物-机体交互作用方式的多样性和关系的复杂性，对传统的安全性评价提出了挑战；然而，毒理基因组学可利用微阵列技术或其他高通量技术在很宽的剂量范围内或多个时间（时点）范围内对上万个基因及其蛋白质表达或代谢过程的改变进行分析。

推断外源化学物低剂量作用于人体时的毒性作用和有害效应是安全性评价的核心。传统毒理学总是采用相对很高的剂量，使动物毒理学试验达到一定的敏感度，并用各种方法外推至低剂量时的效应。但由于动物种属之间对毒物的反应在本质上不一致，在同一剂量时毒物动力学作用或不同剂量时的代谢方式都不同，因此会造成某一种属动物具有比人类更强的剂量耐受性。然而，外源化学物可在低于引起病理变化的剂量时引起基因表达改变，尽管许多基因的变化具有可逆性甚至与毒性效应的产生无关，毒理基因组学通过测定低剂量下基因表达谱的变化，可能为高剂量向低剂量效应的外推及确定产生毒性的阈值剂量提供重要依据。

（四）混合物联合毒作用研究

外源化学物绝大多数以混合物的形式存在，在机体内常表现为复杂的交互作用，通过多种不同的方式影响各自毒性或联合毒性。传统毒理学一方面对各种化学物单独试验的结果无法外推混合物的毒效应；另一方面需要的动物数多、投入大量的资金和时间，使传统整体动物实验难以进行混合物的“拆分”后的研究。毒理基因组学则可以方便地进行交叉设计等各类“拆分”性研究，以探讨各组分间的交互作用；对已知毒作用的多个化学物进行单个和多个基因表达改变的比较，阐明混合物的联合毒性效应；对于毒作用明确的化学物，可将混合物暴露后基因图谱的改变和单个化学物的基因表达谱整合，分析混合物的毒性和相互作用；对于毒作用未知的毒物，可根据动物或人的基因表达谱改变进行联合作用分析；将混合物的表达谱与参考化学物表达谱进行比对，有助于分析混合物中的成分，识别混合物中的潜在毒性化学物。充分体现了毒理基因组学在混合物的毒性和毒作用机制研究中的优势。

（五）风险评估

传统毒理学对一种外源化学物的暴露评价通常需要长达数年的研究，所采用的暴露生物标志多为血液或组织等生物样本中的外源化学物或其代谢产物或与内源性物质的反应产物，数量有限且缺乏足够的敏感性和特异性。毒理基因组学的研究可涉及风险评估的各个阶段；通过微阵列（基因芯片）技术测定基因表达谱改变，可定量检测生物样品中成千上万的基因对外源化学物的反应活性，阐明在不同接触剂量和时间下出现的毒效应，筛选新型灵敏的生物标志；环境应答基因的多态性研究筛选出大量的易感性分子生物标志，而基因组学技术已使个体遗传多态性的检测和基因分型变得简单快捷。因此，将个体易感性分析引入风险评估，筛选易感人群，预测敏感个体，可为进一步提出针对性预防措施提供科学依据，建立以个体特征为基础的风险评估体系。

（六）表型锚定

表型锚定（phenotypic anchoring）是毒理基因组学研究的另一个主要内容，是将特定的基因组表达谱改变与特定剂量或时间的毒性损害表型相联系的过程。相关表达谱的表型锚定是毒性评价的基础，毒理基因组学在表型锚定中可连接起基因表达谱改变和敏感的生物学终点，并确定两者间的联系。例如，在细胞毒性检测中，可将一些常规的毒性指标与细胞增殖相关的基因表达改变相联系；而且越来越多的基因表达谱与疾病病理表型，如坏死、凋亡、纤维化、炎症等的研究，由此提供的表型锚定可明确基因改变与毒性损害的关联性。

三、毒理基因组学研究的意义与应用

基于传统毒理学的研究，在观察终点之前外源化学物就可能对细胞的结构和功能产生影响。外源化学物发挥毒性效应是通过与生物大分子的作用产生，基因表达水平的改变早于表型的改变。因此，毒理基因组学能识别细胞和组织病理学改变带来的基因表达变化，在基因表达谱的改变和外源化学物毒性效应之间建立因果关系，并通过比较一系列同类化学物基因表达谱的变化，建立特征性基因表达谱。此外，由毒理基因组学获得的基因表达谱还可用于新化学物的毒性预测和分类。因此，毒理基因组学在预测化学物毒性和毒作用机制研究方面有着无可比拟的优势。

毒理基因组学是基因组学和毒理学的融合性学科，其主要目的是了解环境应激和人类疾病易感性之间的关系，寻找疾病以及外源化学物暴露的生物标志，阐述毒性机制，建立外源化学物与环境效应的公共数据库。运用毒理基因组学的研究方法可弥补传统毒理学方法的不足，最大限度地得到真实可靠的阳性结果并尽可能降低假阴性率，同时这种研究方法比需要鉴定毒性性质的传统毒理学组合实验更简单、省时。通过研究个体基因多态性对环境有害物质的反应差别，预测环境暴露对机体健康的风险，对于相关环境政策的制定和实施有效防护具有重大公共卫生意义。

（一）毒作用机制与预测毒理学研究

识别毒物所特有的分子标志或指纹基因（fingerprint genes）是阐明毒作用机制和预测新化学物毒性的关键，这通常依赖于对基因转录表达的分析。由于单基因检测方法的分析能力有限，而且化学物所诱导基因表型的变化并非单一基因功能改变的结果，而是基因表达网络、多个细胞生物效应的综合表现。因此，对毒作用“指纹基因”的识别可以通过高通量、平行检测的DNA微阵列技术才有可能实现。毒理基因组学通过检测外源化学物作用后细胞整体基因表达和细胞内容物的变化，将特定基因表达的特征作为一种特定指纹，从而判断化学物的毒作用机制。一旦对化学物的某种作用机制确定了"指纹谱"，就可将未知化学物的基因表达模式与已知化学物相比较，确定其毒性机制，同时也为安全性评价和毒性筛选试验的设计提供参考。

传统毒理学的限制因素使某些已知具有毒作用的化学物的毒作用机制依然未知，利用基因组学技术对其基因表达谱进行分析，可为阐明该化学物的毒作用机制提供有力的证据。例如，砷是一种常见的具有致癌性的环境污染物，流行病学研究发现，砷暴露会导致人类各种疾病甚至癌症，其中包括肝脏疾病和肝癌，然而砷的毒性作用以及致癌作用机制尚不清楚。通过对贵州省砷暴露人群的基因表达谱分析发现，差异表达的基因主要参与细胞周期调控、细胞凋亡和DNA损伤。差异表达的基因与砷暴露病人的肝退行性病变有一定关联性。因此，发现在砷暴露人群的肝组织中存在基因表达异常。而且长期慢性砷暴露人群的基因表达谱与长期慢性砷暴露的小鼠肝脏和大鼠肝细胞中的基因表达谱相一致，由此可知，砷暴露人群中差异表达的基因可能参与砷的肝毒性和致癌性的毒作用过程，为砷的毒作用机制研究提供依据。

毒理基因组学还可对未知化学物的毒作用机制进行研究。噻吩并吡啶（A-277249）可引起肝脏损伤致血清中的ALT、AST和ALP升高。对A-277249处理后的组织RNA进行微阵列技术分析，与已知具有肝损伤作用的15种化学物的基因表达谱进行比较，结果发现A-277249的基因差异表达谱与3-甲基胆蒽（3MC）、多氯联苯1254和2个已知芳烃受体（AhR）激动剂的表达谱相似度最高。进一步发现受AhR调控的多个基因，包括*CYP450 1A1*，也受A-277249调控；而且参与细胞周期和凋亡的基因发生差异表达，并与组织观察发现的细胞更新、组织肥大和增生的结果相一致。由此提供了A-277249直接激活AhR或通过核因子-kappaB（NF-κB）介导诱发肝脏毒性的依据。

在实际研究中，通常许多外源化学物的毒作用机制是未知和错综复杂的，很难得到其适宜的毒性参数，因此预测毒理学应运而生。预测毒理学是将毒理学体外或体内试验获得的实验数据与化学物的理化性质相结合，通过预测算法等研究环境中外源化学物的毒效应，以及分析预测化学物对人类或环境产生的潜在影响，是将化学、生物、医药、统计及计算机信息交叉运用产生的一门新兴学科。目前预测毒理学主要用于预测未知化合物的毒性，如化工和制药公司评估一种待合成的新型化合物候选结构的潜在副作用，也可用于预测新型化合物的毒性。

目前，毒理基因组学将众多跨物种的基因研究结果进行整合，形成一个多基因组、多领域的信息数据库，并将对基因、RNA、蛋白质、代谢物和反应性的整体分析应用于化学物毒效应的预测，使毒理学由描述式向以定量分析和描述相结合的预测科学转变。利用化学物的理化结构、基因、蛋白质、代谢物分子标签进行查询，从而根据某一新型化学物实验结果进行类推。随着毒理基因组学的发展，预测毒理学系统可在合理时间内处理数以万计的化学物，且提供的预测结果多数是合理的，而且基于化学物的结构和特性进行分析的预测结果可直接用于设计危险性更低但更有效的化学物。

预测毒理学可根据研究目的，分别设计用于外源化学物的毒效应、毒作用途径或在机体内的转化代谢过程的研究。基本程序如下：①将重金属或类金属（如砷、铅、汞）、多环芳烃、环境内分泌干扰物等已知化学物作为标准参照物，其已知或可能作用的靶基因如*CYPs*基因家族、DNA修复酶基因、*TP53*基因等作为未知外源化学物的目标基因阵列；②在特定组织或细胞中，将标准参照物作用后的靶基因表达谱与受试物作用后的表达谱进行比较，预测受试物的毒作用类型；③运用聚类分析等统计学方法确定未知化学物与已知参照物的基因表达谱差异，确定适宜毒性参数，筛选机体内与毒作用机制相关的生物标志，为安全性评价提供依据并决定其进一步研究的价值。对于某些化学物，还可通过预测毒理学提供足够的信息以选取合适的动物种属进行试验，降低因种属差异较大而造成错误判断的机会。

（二）毒作用的量效关系和时效关系研究

安全性评价和风险评估的关键在于获取外源化学物的剂量-效应关系及时间-效应关系。

外源化学物尤其环境污染物对机体影响的特点是低剂量、长期接触和慢性作用。其中某些外源物具有致癌、致畸、致突变的遗传毒性，但在一定剂量范围内因细胞具有损伤修复能力而不表现线性的量效关系。毒理基因组学技术检测基因差异表达的方法非常灵敏，可检测到外源化学物在极低剂量、甚至低于传统毒理学毒效应剂量下，作用于细胞时产生的基因表达改变，可解决低剂量下剂量-效应曲线的非线性问题。

外源化学物在机体接触时水平低、时间长、存在各种混合因素，很难确定其具有的毒效应和类型；而且，实际工作中由于动物分组、检测水平、试验方法等因素制约，确定阈值或无作用剂量也是一大难题。应用毒理基因组学技术，能发现低剂量暴露后化学物毒作用的其他反应通路，使得对外源化学物作用机体后产生的细胞调控机制有更全面的认识，有助于推断外源化学物的剂量-效应关系曲线。

基因表达谱可被看作是时间、空间上的细胞分子事件的瞬时反应，利用基因表达谱分析各时点或时段中基因的动态变化，有利于外源化学物的时效关系研究。例如，氧化应激反应初期出现清除细胞内 ROS 的相关酶的变化，与细胞应激反应有关；当细胞处于较长时间氧化应激状态时，出现表达变化的基因则可能是与慢性毒作用、不同细胞死亡形式等有关的效应分子。因此，研究外源化学物毒作用与基因表达谱的时效关系，有助于了解外源化学物的慢性毒性、致畸、致癌等毒作用和结局转归。

（三）混合物联合毒性效应研究

人体暴露于环境因素通常是多种成分的混合物，因此不同外源化学物的同时作用可表现为一定的联合作用，包括相加、拮抗、协同等。传统毒理学的安全性评价只研究一段时间内单一化学物的毒性、毒作用机制和危险性，进而从一系列单独的化学物试验结果外推至这些物质混合后的毒效应。

毒理基因组学技术是在已知某一种化学物毒作用的基础上，将多种化学物与单一化学物的基因表达谱进行比较，为评价是否存在外源化学物的交互或非交互作用提供可能性。除此之外，将混合物的基因表达谱与已知单一化学物的表达谱数据库进行比对，有助于分析混合物的成分，各成分的结构，鉴别混合物中是否存在微量污染物，确定混合物中未知成分的毒作用类型并确定其对人体产生的潜在毒效应。应用基因图谱技术，可逐渐了解相似或不同毒作用模式的化学物间的联合作用规律，为化学物风险评估提供更有力的证据，这也是毒理学研究的新方向。

（四）风险评估和表型锚定

毒理学主要的研究目标在于开展人类风险评估和外源化学物的安全性评价。以往这些研究通常依赖于体外试验和动物模型，再将数据结果外推到人来预测受试物对人类健康的效应。但是，这些结果存在显著的不确定性，例如在体外试验中容易观察到的阳性结果，在动物体内毒性试验中却无法重复，提示这些体外试验特异性较低；而且，基于传统毒理学测试采用的方法，对一种暴露因素的评价常需要长达数年的研究。为了更好地反映化学物对机体的危害，同时缩短评价周期，可以基于毒理基因组学建立新的风险评估体系。通过检测人类与其他种属动物在接触外源化学物后基因表达的改变，结合精确的数据分析鉴别两者相同的基因反应模式，作为特定化学物特定给予途径的特征反应谱，在此基础上扩展到更多的外源化学物、更多的给予途径，以及建立基因组学信息数据库，实现以快速、可预期的方式评价化学物的毒性，并使动物模型代替人体进行风险评估成为可能。

任意一次单一化学物的暴露都有可能引起大量基因的应答反应；特异的化学物可经由相关基因发生特异的表达改变诱导产生特殊的毒作用。因此，基因表达和化学物毒性以及毒物诱导机体损伤后的反应是一个相互关联的整体。毒理基因组学引入风险评估中大大缩短了实验周期，更全面反映外源化学物的毒性。其中暴露标志和毒性指纹的发现是其中重要的一项工作。目前毒作用模式（mode of action，MOA）也常被应用于风险评估中。MOA 是对细胞暴露于化学物后从相互作用开始到组织、器官发生变化，最终疾病发生的整个过程的整体描述。MOA 的优势体现在为动物实验数据外推到人提供依据，为剂量-反应关系的确定提供重要信息。基因组学技术的发展完善了 MOA 的研究方法，组学技术能够高通量地检测 mRNA、蛋白质及小分子代谢物的变化，并且进行多终点检测。细胞或组织在不同毒作用模式下呈现特异的基因或蛋白质表达谱，这些特征性的改变称为毒性指纹；可利用特异性的指纹谱预测未知化学物的毒性，通过 MOA 对这些化学物进行分类。对比传统方法需要依赖动物实验，利用基因组学技术对化学物 MOA 进行初步分类是风险评估的巨大进步。

此外，基因表达水平的改变可作为毒性检测的终点而被应用于化学物毒性的常规评价。已有研究发现有毒化学物可诱导特殊的基因表达，并且基因表达谱与毒物的剂量和时间密切相关。将已有研究的化学物毒理基因组学资料整合，可以构建一个包括基因表达谱、组织病理、相关生化指标检测的数据库。国际生命科学研究院（International Life Science Institute，LSI）对不同研究组和研究平台的实验结果分析发现，尽管实验环境和条件存在一定的差异，但总体上不同实验室之间在同一平台上的实验结果呈现良好的重复性。基因表达谱还可用于不同毒性模式毒物的分类。ILSI 分析了顺铂、庆大霉素和嘌呤霉素与大鼠肾脏毒性之间的关系，高通量筛检了基因和蛋白质的表达谱，发现基因和蛋白质改变与已知肾脏毒作用机制一致，而表达谱筛检出的一些基因和蛋白有可能成为早期生物标志。基因组学也可用于遗传毒性的鉴定，大量研究发现表达谱可区分不同机制下细胞毒性和遗传毒性，表达谱筛检发现的某些表达异常的基因常是肿瘤相关基因，如 *TP53* 等，也明确了具有遗传毒性化学物的常见作用通路，可能用于预测致癌作用和肿瘤的发生、发展。

表型锚定作为毒理基因组学的另一个主要研究内容，是将化学物在特定剂量或时间作用下产生的特定基因图谱改变与毒性损害表现相联系的过程。组学技术运用高通量方法能迅速筛选参与毒性过程的潜在的分子，通过鉴定出重要的毒性反应的靶分子，可帮助建立新的毒性测试和筛选模型，为人群流行病学调查提供分子标志，将最敏感的生物学终点与暴露相关基因的表达谱相结合，可产生新的风险评估模型。表型锚定最初用于具有肝脏毒性的物质的研究；例如在病毒性肝炎或化学物引起肝细胞炎症和损伤时，肝细胞中的丙氨酸氨基转移酶（ALT）和天冬氨酸氨基转移酶（AST）释放入血，可作为肝炎的诊断指标；而通过基因组学技术获得的这些酶基因表达图谱的变化与相应的血清或组织细胞中这两种酶含量或活性的变化相联系，可作为一种分子水平的效应标志。换句话说，将酶活性的改变用一定剂量或时间的基因表达谱加以"锚定"，可以更准确地反应肝细胞的损伤情况，将有助于毒性机制的探讨和提高诊断精确度。

此外，应用毒理基因组学方法还可发现具有临床诊断价值的生物标志。例如，血液中检测到高表达的前列腺特异抗原通常是前列腺癌的临床标志，其准确率可高达 70%以上。同时，为了将毒性暴露的剂量、时间和毒作用的表型用分子表达图谱进行"锚定"，需要将毒理基因组学和生物信息学结合。目前，已有许多理论模型用于表型锚定的描述，但由于机体是一个复杂的整体，现有许多模型尚不能精确模拟外源化学物的代谢和发挥毒作用的过程，还有待进一步的深入探讨。

目前，对于风险评估中基因组学应用于不同毒作用机制毒物的基因或蛋白质表达谱资料日益增多，将基因组学技术运用于化学物暴露人群的风险评估体系还面临的以下主要挑战：①基因表达改变与化学物暴露的剂量、时间和毒性反应的关系信息较少；②基于转录组的毒理学终点的确定，如何界定机体的适应性反应和毒作用改变；③低水平暴露下检测哪些组织或生物样本最切合机体的实际改变；④需要监测的关键基因有哪些？另外，毒理基因组学还面临伦理、管理和人群政策制定等问题。毒理基因组学方法比任何其他的单一技术更可靠，随着多种组学技术的融合，必将推动毒理学在风险评估和表型锚定方面的飞速发展。

第二节 毒理转录组学

案例 12-3

DNA 微阵列（microarray），又叫 DNA 芯片，可用于分析整个基因组的转录、表达、突变和多态性等。为了解金属污染物暴露对斑马鱼基因表达的影响，采用微阵列技术研究雄性斑马鱼暴露于 3 种金属化合物（氯化镍、氯化钴和重铬酸钠）的全鱼转录组图谱。结果发现不同金属污染物暴露的斑马鱼中既有相同的差异表达基因，也有各自独有的差异表达基因。同对照组相比，暴露组差异表达的基因分别为 287、461 和 696 个，其中对于 3 种金属污染物产生共有差异表达基因有 49 个。利用基因本体论（Gene Ontology, GO）和转录因子富集算法（enrichment of transcription factor algorithm）分析，显示受试物可扰乱斑马鱼多种生物学过程。提示采用转录组学方法可探究不同金属化学物对斑马鱼转录组的影响，确定介导差异基因的转录因子、分子通路和生物过程，为探明金属污染物毒性机制提供了一个突破口。

问题：

1. 比较毒理转录组与毒理基因组的异同。
2. 举例说明毒理转录组学的主要研究内容及其技术方法的应用。

一、毒理转录组学的概念

在各种组学技术中，转录组学（transcriptomics）是伴随着后基因组学的到来而率先发展起来并得到广泛应用。转录组学是研究特定细胞、组织或器官在特定生长发育阶段或某种生理状况下所有转录本的科学。这所有的转录本就称之为转录组，广义上，转录组（transcriptome）是指特定细胞在某一功能状态下所有转录产物的集合，包括编码蛋白质的信使 RNA（mRNA）和非编码蛋白质的核糖体 RNA（rRNA）、转运 RNA（tRNA）以及其他各种非编码 RNA（ncRNA）；狭义上，其专指所有 mRNA 集合。相应地，毒理转录组学（toxicological transcriptomics）是研究在外源物理、化学、生物因素作用下，生物体特定细胞、组织或器官所有转录本的科学，分析外源因素对基因表达谱的影响，阐明外源因素毒作用机制，以及寻找生物标志应用于毒理学安全性评价。

与基因组相对稳定不同的是，转录组是随着生长发育阶段、健康状态和外界环境的改变而发生较大的变化。在毒理转录组学研究中，通过对外源环境因素作用下转录组图谱的分析，可以得到丰富的信息，包括基因表达信息、可变剪切、反义转录本、基因结构、新基因、差异表达基因和单核苷酸多态性等；并进一步对基因进行功能注释、基因差异表达分析、基因本体论（gene ontology，GO）分析、信号通路富集分析（enrichment of transcription factor algorithm）、蛋白互作网络分析和单核苷酸多态性（SNPs）分析等。因此，毒理转录组学技术在分子水平上研究外源化学物对基因表达的影响，从转录组水平阐述相关毒作用机制，为预测、预防和消除其对生物体的毒作用效应和损害提供理论基础。

二、毒理转录组学的主要研究内容

依据转录组学技术原理的不同，可以将毒理转录组学划分为两大类主要研究内容。一种是基于杂交的转录组学技术，如利用 DNA 微阵列（DNA microarray）进行检测的毒理转录组学研究；一种是基于测序的转录组学技术，如 cDNA 文库或表达序列标签（expressed sequence tags，EST）

文库测序技术，基因表达系列分析（serial analysis of gene expression，SAGE）技术和大规模平行测序（massively parallel signature sequencing，MPSS）技术，以及利用近年来发展起来的下一代测序（next generation sequencing，NGS）技术（也称为第二代测序技术），建立 RNA 测序（RNA sequencing，RNA-Seq）技术等，开展的毒理学研究。

毒理转录组学研究中所采用的各种转录组研究技术具有不同的特点（表 12-1），而且新的技术方法不断更新换代。其中，DNA 微阵列和 RNA-Seq 具有高通量、基因定量范围宽等优势，因此广泛应用于毒理转录组学研究。本节将详细介绍 DNA 微阵列和 RNA-Seq 技术相关的毒理转录组学研究内容。

表 12-1 毒理转录组学主要技术方法特点比较

特点	DNA microarray	SAGE/MPSS/EST 等	RNA-Seq
原理	杂交	Sanger 测序	高通量测序
分辨率	数个-100 bp	单碱基	单碱基
信号	荧光模拟信号	数字化信号	数学化信号
通量	高	低	高
周转时间	长	长	短
分析成本	高	高	低
背景噪声	高	低	低
是否依赖现有基因组数据	是	否	否
发现未知转录区的能力	有限	能	能
区分不同亚型和等位基因的能力	有限	有限	能
发现突变的能力	有限	能	能
确定剪切位点的能力	有限	能	能
UTRs 的区别	有限	有限	能
起始 RNA 用量	多	多	少
可检测低丰度目标	有限	是	是
基因表达定量范围	几十到几百倍	不适用	>8000 倍

（一）DNA 微阵列研究

1. DNA 微阵列概念 DNA 微阵列是基因芯片的一种，主要包括 cDNA 微阵列和寡核苷酸微阵列。是指采用原位合成技术或微量点样技术，将大量特定的 DNA 片段或寡核苷酸片段固定于支持物表面形成一个二维阵列。DNA 微阵列的分析过程包括芯片制备、样品制备和标记、杂交反应以及信号检测。

2. DNA 微阵列研究内容 DNA 微阵列是利用已知核酸分子的碱基序列作为靶基因与互补的探针序列进行杂交，随后通过收集成千上万的探针与样品的杂交信号，由计算机系统对每一探针上的信号作出比较和检测，对待测基因进行定性与定量分析，从而实现对基因序列大规模、高通量的研究。毒理转录组学中，主要研究外源化学物暴露后细胞、个体或群体基因转录的表达谱分析，基因聚类分析，差异表达基因及共有表达基因分析，差异信号通路分析，差异基因生物过程、细胞组分和分子功能分析、蛋白互作网络分析和 SNPs 分析等。

（二）RNA-Seq 技术研究

1. RNA-Seq 技术概念 转录组测序，又称 RNA-Seq，即单链 RNA 经逆转录得到双链 cDNA，而后对其进行高通量测序分析比对或从头组装拼接，形成全基因组范围的转录谱。相比较芯片技术，RNA-Seq 技术采用数字化信号，灵敏度高，能检测到低丰度表达的基因，检测到单个碱基的差异和对 RNA 表达的定量化研究；测序成本比基因芯片低；不需要预先设计探针，适用于所有物种（包括没有全基因组测序的）；而且测序结果得到的是完整的 RNA 序列。转录组测序技术开始逐步取代芯片技术。测序技术起源于 1977 年英国 F. Sanger 发明的双脱氧核糖核酸（ddNTP）链末端终止法，又称"经典的 Sanger 测序法"。2004～2012 年，基因测序技术发生了翻天覆地的变化，发展出第二代测序技术，它克服了一代测序的操作步骤繁琐、效率低和速度慢等缺点。NGS 指的是能在单次生化反应中同时检测来自数千（或数百万）DNA 模板上碱基序列的 DNA 测序技术。其技术原理如图 12-1。

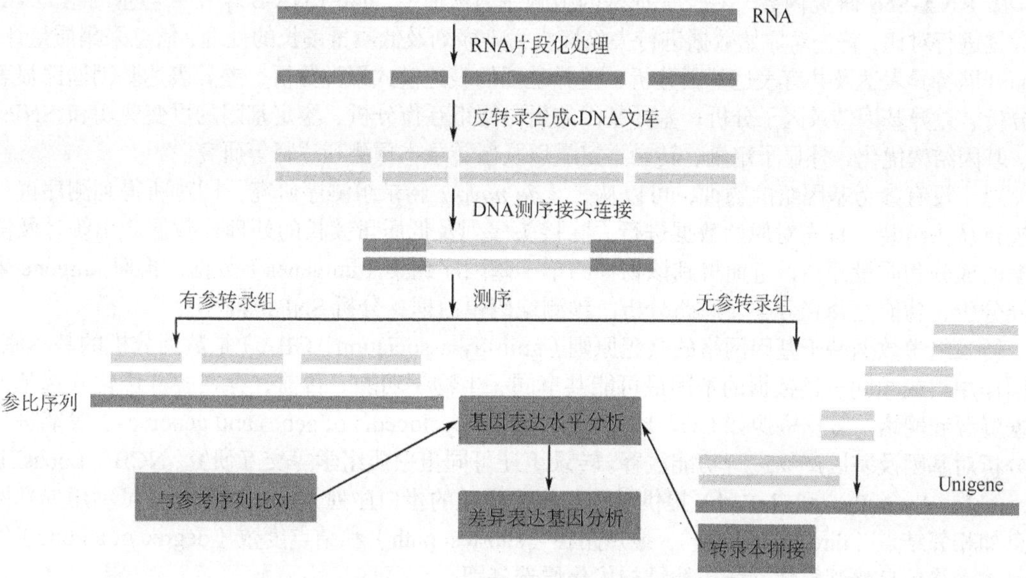

图 12-1 RNA-Seq 技术原理和流程

基于 RNA-Seq 发展出单细胞 RNA-Seq 技术，这种技术可测定来自一个单细胞的 RNA。这依靠一种微流体装置，可捕捉单个细胞，然后捕获它所有的子代细胞。该装置有几个连接通道，其中每个通道都有一个陷阱，可捕获一个细胞。在最初的细胞分裂之后，子细胞沿着这一装置流动，并被困在下一个通道中。通过颠倒流体经过芯片的方向使细胞从芯片脱落下来，能够一次性地清除细胞，以进行单细胞 RNA-Seq。这种方法可以对外源化学物影响各种细胞，包括肿瘤细胞、免疫细胞、干细胞等的独特表达谱进行深入研究。

近年来，随着测序技术的快速发展，目前已出现了以单分子测序和纳米孔测序为标志的第三代测序技术，也被称为"下、下一代的测序"（next-next-generation sequencing）。第三代测序技术大多不需经过 PCR 扩增，这种方法测序较二代测序通量更高，操作过程更简单，成本也更低。除此之外，第三代测序技术具有三个显著特点：第一，可直接对 RNA 进行序列，大大降低体外逆转录产生的系统误差；第二，可直接检测甲基化的 DNA 序列，为表观遗传学研究创造了技术基础；第三，可对特定序列的 SNPs 进行检测，实现对稀有突变及其频率的测定。第一、二、三代测序方法的比较见表 12-2。

表 12-2 一代测序、二代测序和三代测序比较（Schadt，E.E.，2010）

	一代测序	二代测序	三代测序
基本技术	双脱氧末端终止法	洗涤-扫描-SBS	实时单分子测序
分辨率	横跨多个 DNA 拷贝序列	横跨多个 DNA 拷贝序列	DNA 单分子
读长精准度	高	高	适度
读长	适度（800-1000bp）	短，较 Sanger 测序法短	>1000bp
通量	低	高	适度
花费	成本高，运行成本低	成本低，运行成本高	成本低，运行成本低
时长	数小时	数天	数小时
样品准备	复杂，PCR 纯化非必需	复杂，PCR 纯化必需	简单
数据分析	常规	复杂	复杂

2. RNA-Seq 研究内容 在已完成基因组测序的物种中，可将 RNA-Seq 结果与基因组 DNA 序列数据进行对比，首先对原始数据进行去除接头污染序列及低质量读长的处理，信息采集质量评估，进而开展特异表达及共有表达基因分析、差异基因的表达模式聚类分析、差异表达基因通路显著富集分析、差异基因转录因子分析；差异基因的蛋白网络互作分析、鉴定基因的可变剪切和 SNPs 位点、基因结构优化、外显子定量、转录本定量以及新转录本预测和注释等研究。

对于没有参考基因组的物种，可以从头（*de novo*）转录组测序研究，即对所得到测序读长片段进行从头组装，首先对原始数据进行去除接头序列及低质量读长的处理，数据产出统计及测序数据的成分和质量评估，进而得到该物种的单一基因序列集（unigenes）数据，再对 unigene 表达差异分析、功能注释和分类、通路分析、预测编码蛋白框，分析 SNPs 等。

转录组学数据基于基因网络的共犯原则（guilt-by-association，GBA）是数据分析的基本原理，相同作用组或相同表达数据的基因最可能共享同一生物学功能。目前，存在各种优化候选基因的数据资源和网络。数据资源如 GO、KEGG（kyoto encyclopedia of genes and genomes）等能进行富集分析对基因及基因产物进行功能注释。转录组还可同蛋白质组学等交互研究，NCBI、LocusLink、Ensemble、SwissPro 和 TrEmbl 提供已知与疾病相关的蛋白序列数据。网络分析可利用局部网络信息如相邻结点（direct neighbor）、最短路径（shortest path）和结点度数（degree of a node）等，或整体网络信息概观整体网络拓扑结构优化候选基因。

三、毒理转录组学研究的意义与应用

传统方法是从剂量-反应关系中得出外源化学物对人和动物的毒性，但只能从表观上研究外源化学物对生物体毒性危害，难以揭示内在毒作用机制，存在一定的缺陷。转录组学技术的高速发展为这一领域的研究提供了前所未有的机遇。它可以在分子水平上研究人和动物响应外源化学物毒性相关基因的差异表达，从基因转录水平阐述外源化学物的毒性机制。

目前主要的转录组学技术，包括 DNA 微阵列和 RNA-Seq 都具有高通量、大规模、平行性等特点，应用包括：①作为替代毒理学实验预测和评价外源化学物毒性；②归纳基因表达网络化数据库研究毒作用机制；③利用外源化学物诱导基因的表达变化作为生物标志来评估人体暴露、寻找新的生物标志；④某一物种毒性实验结果的外推于其他物种；⑤研究混合物暴露中各物质间相互作用；⑥研究低剂量暴露与高剂量暴露之间相互关系等。

（一）DNA 微阵列在毒理转录组学中的应用

毒理芯片（Toxchip）技术是在基因组技术和 DNA 微阵列技术基础上发展起来的分子生物学技术，它从基因组水平上研究外源化学物与基因表达的相互影响，可在分子水平上评价该外源化学物的毒性状况。Toxchip 工作原理是根据 DNA 微阵列可以测定基因表达，反过来特定的基因表达就可以作为受试物毒性信息的标记物。通过构建大量典型化学物毒理效应数据库，分析大量某类化学物质，可揭示特定暴露时基因表达谱。由于一类毒性终点的基因表达变化可能具有其共性的“标记”，利用建立起毒物标记库，可在同一模型系统下将未知受试物所引起的基因表达谱与数据库比对，预测和评估该受试物的毒性效应和毒作用机制。

具体来讲，Toxchip 在发现毒理学中的应用是基于一组化学物或一类化学物（根据毒性终点、机制、结构、靶器官等划分）能够诱导出独特的基因表达谱。因此，利用 Toxchip 在体内外分析 mRNA 表达的图谱，将能够预测与其相同毒性终点的这类化学物相关的基因表达模式。随着单一毒性机制可参考化学物数据库的增加，利用 Toxchip 鉴定特定毒性终点进行化学物毒性筛选和预测成为可能。在用外源化学物处理靶细胞后分别检测分析基因表达图谱，就可以在动物实验或临床试验前预测该外源化学物的毒性反应。除了更早和更有效地优选目标化合物外，Toxchip 分析结果还可用于选择合适的动物模型进行相应地安全性评价。

在研究外源化学物毒性时，我们面临的重要问题是了解其毒作用机制。传统的方法是体内、体外试验，耗费大、耗时长、通量低，又难以确定毒性作用机制。使用 Toxchip 分析检测基因转录组改变，预测受试物的毒性效应和毒性机制。例如，Waring 等研究 15 种不同机制的肝毒性药物在小鼠肝中呈现出不同的基因表达图谱，并且与它们所引起的病理症状、临床症状具有很强的相关性。说明不同机制的药物能体现其独特的基因表达图谱，表明基因芯片技术在鉴定毒理机制中具有一定的应用价值。Harries 等利用基因芯片技术在肝癌 HepG2 细胞株上验证了四氯化碳和乙醇作用 24 h 所产生的基因表达谱，结果表明不同肝毒性作用机制的受试物将产生与其相关的特定的基因表达图谱。但需注意的是，实验系统要符合生物体的变化过程，尽可能利用已经确定的毒性终点、合适的模型系统。

（二）RNA-Seq 在毒理转录组学中的应用

由于 RNA-Seq 技术，相比较 DNA 微阵列技术，具有高灵敏度、高通量、低成本、适用所有生物甚至环境样本，测序得到的是完整的 RNA 序列等优势，RNA-Seq 技术开始逐步取代 DNA 微阵列技术，且在毒理转录组研究中已广泛应用，主要的应用于完整表达谱分析、miRNA 谱分析、ncRNA 谱分析，DNA 甲基化谱分析等。Guo 等采用 RNA-Seq 技术研究了凡纳滨对虾（*Litopenaeus vannamei*）暴露于亚硝酸盐中的转录组图谱。RNA-Seq 测序共获得 52 889 892 条高质量读长，组装后获得 92 821 条 contigs，进一步组装成 42 336 条 unigenes。通过与多个数据库比对后获得注释的 unigenes 23 532 条。最后分析确定许多与免疫反应、解毒作用、细胞凋亡途径有关的候选基因。

（三）毒理转录组学目前存在问题

转录组测序技术本身还存在一定的局限性，如随机测序可能导致一些低丰度表达的基因序列被忽略；测序深度和准确率还有待进一步提高，测序读长较短，基因覆盖度不高等。随着二代测序技术的不断进步和三代测序技术的兴起，测序本身的技术问题将会得以解决。

转录组学获得了海量信息，这对于数据的提交和存储以及生物信息学分析是一个巨大的挑战，如何从这些海量的信息中快速简便地挖掘出数据中蕴含的有用信息将是今后相当长一段时间努力的方向。测序数据深入挖掘方法继续持续创新以满足目前海量且复杂的信息。

转录组学只检测转录水平上变化，并不能完全反映该基因翻译的功能蛋白质的变化，且有很多蛋白功能是在翻译后调控的，如甲基化、糖基化和磷酸化/去磷酸化等修饰作用，其 RNA 转录水平并没有任何改变。转录组测序技术与蛋白质组学、代谢组学、甲基化组学等方法结合的策略受到越来越多的重视。在可以预见的将来，多组学综合分析将是未来生命科学研究的一个发展趋势。

此外，许多外源化学物是通过与生物大分子的结合表现最初毒性的，而不是直接诱导基因表达发生改变。例如，有机磷农药毒性机制主要是通过抑制乙酰胆碱酯酶活性来发挥毒性效应。对于多机制作用化学物的分析，基因表达图谱则很难描绘出其毒性起始分子事件。如抗癌药环磷酰胺能引起染色体畸变、DNA断裂、抑制细胞增殖等，单一从基因表达谱很难准确鉴别出其作用的过程。虽然在单一因素下能够根据数据库和基因表达图谱预测外源化学物毒性，但如果实验条件、实验模型不同则不能肯定其预测性。

第三节 毒理蛋白组学

案例 12-4

为探讨乙肝病毒 X 蛋白（HBx）对人肝细胞发生侵袭恶性表型的影响及其作用机制。利用固相 pH 梯度双向凝胶电泳分离稳定表达 *HBX* 基因的 CCL13-HBx 细胞系及转染空质粒的 CCL13-pcDNA3.1 细胞系的总蛋白质，电泳完成、凝胶经蓝银显色后，采用 ImageMaster2-DEElite4.01 图像分析软件对获得的背景清晰、分辨率高、重复性较好的 HBx 转染组细胞与对照组细胞 2-DE 图谱进行比较分析、共识别差异表达的蛋白质点 26 个。从凝胶中切取这些差异表达蛋白质点，进一步将差异表达蛋白质进行脱色、脱水、酶解、萃取、脱盐、抽干浓缩及点样。将制备好的点样板放入 MALDI-TOF-MS 质谱仪中进行分析，获得肽质量指纹图。结果共鉴定得到 14 个非冗余的差异表达蛋白质。对初步鉴定的差异蛋白质进行功能分类，结果表明主要有基本代谢相关的酶类、细胞周期调节蛋白和细胞骨架调节蛋白等。提示通过对肝细胞代谢、分裂周期、细胞骨架等功能的异常调控，上述差异表达蛋白可能在促进 HCC 的发生发展过程中发挥重要作用。

问题：

1. 目前蛋白质组学研究采用的核心技术有哪些？
2. 举例说明毒理蛋白组学研究的应用。

一、毒理蛋白组学的概念

由于基因功能的真正执行者是蛋白质，故以蛋白质为研究对象的蛋白质组学随之产生并成为后基因组时代的研究热点。蛋白质组（proteome）是指某种组织、某个器官或细胞在特定时刻表达的全部蛋白质。蛋白质组学（proteomics）是以蛋白质组作为研究对象，揭示蛋白质的组成、来源、功能及动态变化规律的科学。它融合了生物技术、信息技术、材料技术以及分析技术的精华，采用高通量、高灵敏度以及大规模的鉴定技术手段，通过整体性地研究基因组表达的所有蛋白质在不同时间和空间的表达谱及其功能谱，全景式地揭示生命活动的本质。

目前，蛋白质组学研究最常用的技术路线是采用双向凝胶电泳（2-dimensional gel electrophoresis, 2-DE）分离蛋白、综合质谱（mass spectrometry, MS）和生物信息学（bioinformatics）分析技术进行鉴定。因此，核心实验的技术方法是双向凝胶电泳和质谱技术。蛋白质组学已经成为 21 世纪生命科学和生物技术的主要突破口，被广泛应用于生命科学的许多研究领域。

蛋白质组学及其技术在毒理学研究中的应用形成了一门新的学科——毒理蛋白组学（toxicoproteomics）。毒理蛋白组学是在毒理基因组学的基础上发展而来，是广义毒理基因组学的一部分，它通过对组织细胞和体液中动态变化的蛋白表达情况进行比较、分析与鉴定，识别外源化学物作用于机体产生毒性效应的靶蛋白及其可能的毒作用机制。毒理蛋白组学使得我们可以从蛋白质水平上对外源化学物的毒作用机制进行研究，通过比较特定细胞、组织或器官在经不同外源化学物暴露后蛋白质组所发生的差异性变化，进而对差异表达蛋白进行鉴定，阐明外源化学物的毒作用机制。同时，蛋白质组学技术可以通过筛选特异性蛋白质作为毒性预测和安全性评价的生物标志，弥补了很多传统毒理学研究方法上的缺陷。

二、毒理蛋白组学的主要研究内容

环境中存在的各种相互作用的外源因素能对某种环境暴露下的人体健康造成影响。外源化学物的毒性效应可由DNA突变、DNA加合物、mRNA改变、蛋白表达异常或这些类型的联合介导引起。多数毒性效应都涉及DNA、RNA、蛋白质、代谢产物以及它们之间复杂的相互作用。进行风险评估必须了解外源化学物的毒性作用机制和/或作用方式，因此，不仅要从基因表达水平（转录组学）、蛋白质水平（蛋白质组学）和代谢产物水平（代谢组学）进行研究，而且还要将那些零散的数据进行整合，以完整阐述毒性作用机制和毒性网络。因为蛋白质是绝大部分细胞生物功能的最终执行者，因此，从整体意义上讲，蛋白质作为"组学"中的一员，在各种生化过程中起核心作用，蛋白质组学的分子特征对于充分理解外源化学物毒性反应非常必要。

毒理蛋白组学的研究包含两个主要目标：一是机制研究，即从蛋白质角度研究外源化学物对机体可能的毒作用机制；二是筛选与预测毒作用靶标，即筛选特定的蛋白质作为外源化学物风险评估的生物标志。两个方面相互联系和促进，前者是后者的基础，后者是前者的目的，共同形成毒理蛋白组学的统一体。

毒理蛋白组学的实验技术基于传统蛋白质组学，并遵循毒理学的相关研究准则及方法。具体研究技术主要包括：①蛋白质的分离技术，主要是2-DE为代表的基于凝胶的分离方法和以液相色谱（liquid chromatography，LC）技术为代表的非凝胶的分离方法。②蛋白质的表达谱研究技术，以双向凝胶电泳联合基质辅助激光解析电离飞行时间质谱（matrix-assisted laser desorption/ionization time of fly mass spectrometry，MALDI-TOF-MS）为代表的基于凝胶的蛋白质分析方法是最经典的蛋白质组学表达谱研究技术之一，其中双向电泳技术也分为传统的基于化学染色的双向电泳技术和基于荧光标记的荧光差异双向凝胶电泳（fluorescence two-dimensional differential in-gel electrophoresis，2D-DIGE）技术。近年来，由于生物质谱技术的日益成熟，以液质联用为基础的非凝胶定量蛋白质组学方法先后涌现，如非标记定量技术（label-free quantification）、同位素亲和标签技术（isotope-coded affinity tags，ICAT）、同位素标记相对和绝对定量技术（isobaric tags for relative and absolute quantitation，iTRAQ）、细胞培养稳定同位素标记氨基酸技术（stable isotope labeling with amino acids in cell culture，SILAC）。③生物信息学分析，研究内容主要包括大量蛋白质组学实验数据的产生以及对这些数据的分析和挖掘。

三、毒理蛋白组学研究的意义与应用

传统毒理学研究方法通常以动物模型为基础，以中毒表现和死亡情况观察、生化指标和组织病理结果作为毒性检测终点，这些指标多缺乏高度的灵敏性和特异性，在毒性机制的研究中存在一定的局限性。毒理蛋白质组学通过比较特定细胞、组织或器官在外源化学物作用前后的蛋白质表达谱的变化，可在短时间内筛选出与化学物相关的特征性差异表达蛋白，这些蛋白可能是化学物引起毒性损伤的执行分子，相关数据不仅有利于外源化学物毒作用机制研究，也可以作为外源化学物预警预测和风险评估的生物标志。

目前的蛋白质组学除了提供蛋白质表达数据外，还能通过蛋白质翻译后修饰（post-translational modifications，PTMs）、蛋白质相互作用、蛋白质亚细胞定位、蛋白质合成和降解速率等研究解决蛋白质功能的问题。毒理蛋白组学融蛋白质组学、毒理学、生物信息学为一体，侧重于研究在一定的外源化学物暴露条件下或在其引发的疾病的长期发展过程中细胞或组织内蛋白质组的变化情况。毒理蛋白组学可通过阐释毒性机制，鉴定暴露、毒性和效应生物标志以及方便物种外推等，减少人类健康风险评估中的不确定性。对经外源化学物暴露或处理后的细胞、组织、体液进行蛋白质表达谱分析来确定毒性机制、暴露生物标志、效应生物标志及毒性生物标志，这是毒理蛋白组学在风险评估中应用最广泛的方法。这种方法的最大优点就是高通量，即使缺乏毒性机制的认识，也能检测毒理进程中任一阶段的蛋白质表达谱变化。

(一)蛋白质组学与毒理学机制研究

在毒理学研究领域，针对毒理学机制研究进行的关于蛋白质表达改变的研究日趋增多，通过比较分析蛋白质表达图谱的差异，筛选差异表达蛋白质，鉴定了很多以前未知的或被忽视的靶蛋白和毒性途径。这些研究中最基础的内容是蛋白质表达谱和蛋白标签，它们是毒理蛋白组学研究的基石。尽管这些表达谱和标签本身不能揭示毒性反应机制，然而一旦其中的蛋白质组分被鉴定出来，即可依据这些蛋白的生物学功能，并结合生化指标测定和病理学观察结果从蛋白质水平上探讨外源化学物可能的毒性作用机制，推论出毒性反应的生物途径，并在后续的功能性研究中进行验证。应用蛋白质组技术研究毒性机制尚处于对发生变化蛋白质的分离和鉴定阶段。这是受蛋白质组自身的研究技术限制的。目前，毒性机制的研究多从信号转导、能量代谢、氧化应激、细胞凋亡、细胞骨架等相关蛋白质的差异表达入手，寻找毒性机制的分子证据。

1. 肝毒性机制 肝脏是生物转化与解毒的主要器官，也是外源化学物损伤的易感靶器官，毒理蛋白组学在肝脏毒性机制的研究中应用最早且发展迅速。近年来，有关肝脏毒性机制方面的研究有很多报道。例如，Kling 等利用 2-DE 联合 MALDI-TOF-MS 与傅立叶变换离子回旋共振质谱（fourier transform ion cyclotron resonance mass spectrom，FT-ICR-MS）等蛋白质组学技术，研究了溴化阻燃剂（BFRs）六溴环十二烷（HBCDs）与四溴双酚 A（TBBPA）亚致死剂量下对斑马鱼肝细胞的毒效应，发现 HBCDs 单独作用可引起腺苷高半胱氨酸酶，4、6-脱水酶，转羟乙醛酶等的表达发生变化；TBBPA 单独作用可使转羟乙醛酶的表达量上调，热休克蛋白 70（HSP70）的表达量下调；HBCD 与 TBBPA 混合作用后，引起 NADPH 合成酶、异柠檬酸脱氢酶与转羟乙醛酶等蛋白质的表达异常，大量的糖原异生蛋白表达异常以及 NADPH 的产物增加，说明 BFRs 对斑马鱼肝细胞的毒性机制与氧化应激、能量代谢、信号传导及细胞凋亡等有关。另外，Wang 等利用 2D-DIGE 和 MALDI-TOF-TOF-MS 研究不同浓度 $HgCl_2$ 慢性暴露下青鳉鱼肝脏的毒性机制，表明肝脏是无机汞作用的靶器官，同时无机汞暴露导致肝脏内产生氧化应激，引发线粒体功能紊乱以及细胞骨架的破坏。Zhang 等利用双向荧光差异凝胶电泳与 MALDI-TOF-TOF-MS 研究全氟壬酸（PFNA）慢性暴露对斑马鱼肝脏的影响，发现 PFNA 对肝脏的毒理效应引起了 Tpm1 蛋白等细胞骨架蛋白表达下调，同时乙醛脱氢酶 2b（ALDH2b）、磺酸基转移酶（SULTI）亚型 6 和谷胱甘肽-S-转移酶-theta1b（GSTT1b）合成的上调对抗活性氧（ROS）的过表达而达到肝脏的自我保护，另外大量解毒和抗氧化蛋白表达的显著增加也表明了 PFNA 刺激了肝脏细胞防御系统的响应。

2. 肾毒性机制 肾脏是重要的排泄器官，它在维持机体体液稳态方面具有重要的调节作用，并且在各种疾病状态下有很强的代偿功能。肾脏还是很多外源化学物的作用靶标，如镉及其化合物等。近年来，应用蛋白质组学技术对具有肾毒性的外源化学物开展毒性机制的研究也比较多。Malard 等应用 2-DE 联合半定量 SDS-PAGE-LC-MS-MS 技术，研究了硝酸铀酰对大鼠肾脏的毒效应机制，结果从尿样中分离鉴定出 14 种受调控蛋白（7 种上调、7 种下调），Western-blot 验证了其中的 3 种；所检测蛋白中，白蛋白（albumin）、α-1-抗胰蛋白酶（alpha-1-antiproteinase）、血清转铁蛋白（serotransferrin）的上调可引起肾小球渗透性的缺失；表皮生长因子（EGF）下调与维生素 D-结合蛋白（vitamin D-binding protein）上调可引起肾小管的损伤；同时，从尿样中还发现了与金属胁迫（metal stress）有关的新蛋白血浆铜蓝蛋白（ceruloplasmin），提示硝酸铀酰对肾脏的毒效应可能与肾小球渗透性缺失、肾小管损伤以及金属胁迫等有关。

3. 神经毒性机制 传统的神经毒理学研究主要是通过建立动物模型，以中毒表现、组织病理检测和生化指标作为毒性指标，但是这些指标通常缺乏高度的特异性和灵敏性。对于很多具有神经毒性的外源化学物，其毒性作用机制尚不清楚，蛋白质组学及其技术使得很多外源化学物的神经毒性机制研究可以从蛋白质水平上开展，直接研究毒物与体内蛋白质的相互作用。

Wang 等人在高浓度 $HgCl_2$ 急性暴露的海洋青鳉鱼中发现，无机汞增强了金属在海洋青鳉鱼脑组织的积累，进一步的蛋白组学分析表明：$HgCl_2$ 处理组中，热休克蛋白 90（HSP90）表达被抑制，说明海洋青鳉鱼大脑容易受汞毒性的攻击，另外 7 种与新陈代谢相关的蛋白质如丙酮酸激酶（PK）、谷氨酰胺合成酶（GS）、肌酸激酶（CK）等表达受到影响，说明汞暴露会导致新陈代谢（如能量代谢）功能障碍，引起一些新陈代谢或者神经组织退化性疾病，导致细胞不能在有毒的环境中生存。

Huang 等应用 2-DE 和 MALDI-TOF-TOF-MS 技术研究甲基对硫磷（MP）急性暴露对斑马鱼脑组织的影响，发现 MP 引起的氧化毒性致使二氢嘧啶酶样蛋白 3（DPYSL3）表达下调，而脑型肌酸激酶（CKBB）表达下调，说明 MP 可能导致斑马鱼大脑中的代谢障碍和神经性疾病。同时，MP 引起斑马鱼脑中胶质纤维酸性蛋白（GFAP）水平下降，表明 MP 对斑马鱼是一种神经性毒物。

另外，Pollio 等应用蛋白质组学技术从出现淀粉样斑块沉积的 TgCRND8 转基因小鼠模型中发现甲拌磷寡肽酶-1（THOP-1）可能在阿尔茨海默病病变早期发挥抵抗 β 淀粉样蛋白毒效应的作用。Wood-Allum 等从分子水平上研究了运动神经元疾病（MND）的模拟细胞模型，发现线粒体内抗氧化应激蛋白过氧化物氧还酶 3（Prx3）的表达减少，说明运动神经元毒物所引起的线粒体功能障碍可能是由于氧化应激反应所致。

4. 胚胎毒性机制 关于蛋白质组学技术在胚胎毒性机制方面的应用，目前已有许多研究是利用斑马鱼和海洋青鳉鱼胚胎暴露于梯度浓度的外源化学物直至其幼鱼阶段，从而评价外源化学物的毒性效应。Tian 等用海洋青鳉鱼胚胎作为模型，从早期胚囊开始在石房蛤毒素（STX）中暴露 4 天，暴露时间段覆盖了胚胎中枢神经系统和体节的主要发育阶段，采用 2-DE 技术研究 STX 的早期发育毒性，发现处理组的海洋青鳉鱼胚胎表现出快速的神经发育和细胞增殖的异常生长状况，同时新陈代谢和应激反应增强。又如，在研究六溴环十二烷（HBCDs）的发育毒性时，Hong 等人将海洋青鳉鱼胚胎暴露于不同浓度的 HBCDs 中，采用 2-DE 技术发现处理组中核糖磷酸焦磷酸激酶、40S 核糖体、SFMBT2 和雌激素受体共调节因子（RSRC1）蛋白表达显著下调，引起胚胎的发育毒性甚至畸形，同时脑型脂肪酸结合蛋白（FABP7）表达被抑制，可能是 HBCDs 诱导的神经毒性所引起的。此外，Ponnudurai 等人应用双向荧光差异凝胶电泳结合 MALDI-TOF-TOF-MS 研究环孢素 A（CsA）对斑马鱼胚胎的毒性作用，发现在 CsA 的刺激下斑马鱼胚胎的载脂蛋白（APOA-1）表达被抑制，钙调磷酸酶受到 CsA 的抑制，导致肌动蛋白和肌球蛋白在心肌细胞中的表达下调，同时还发现了很多蛋白异构体的不同表达，如在 6 个差异表达蛋白点中有 5 个被鉴定为烯醇酶 1（Enolase1），还有一个被鉴定为烯醇酶 3（Enolase3）。

5. 内分泌干扰毒性机制 内分泌干扰物（EDCs）是一种高度异质性的外源化学物，通过模拟或拮抗内源激素的作用干扰内分泌系统。EDCs 存在于环境、食物和很多消费品中，严重威胁着人类的健康。研究报道 EDCs 通过不同的途径和毒性机制影响机体的生殖功能、乳房发育，代谢和肥胖，前列腺癌等疾病。Fong 等人用不同剂量的 2，2′，4，4′-四溴联苯醚（BDE-47）分别暴露雌性和雄性海洋青鳉鱼 21 d，采用 iTRAQ 和 MALDI-TOF-TOF 研究了海洋青鳉鱼的蛋白表达谱，发现钙调蛋白在睾丸中的下调表达会引起钙离子浓度的升高，导致雄鱼的不育，同时 BDE-47 暴露引起 EFHC 蛋白和热休克蛋白等的下调，破坏了雄性海洋青鳉鱼的精子；而在雌鱼中发现，BDE-47 会破坏卵子和正常的细胞，诱导卵巢中载脂蛋白 AI 和四个卵黄原蛋白（VTG，VTG1，VTG2 和 VTGC）表达上调，表明 BDE-47 可能扮演着类雌激素的角色，导致雌性海洋青鳉鱼的生殖障碍。Wit 等人用 0.75 μmol/L 和 1.5 μmol/L 的环境内分泌干扰物 TBBPA，暴露成年斑马鱼 14 d，利用 2D-DIGE 与 MALDI-TOF-TOF-MS 技术研究 TBBPA 对斑马鱼的影响，发现 TBBPA 可干扰成年斑马鱼的甲状腺和体内维生素 A 的平衡，这种干扰会影响斑马鱼的生殖和发育水平；同时，细胞的新陈代谢受到明显的影响，如干扰脂质，碳水化合物和有机酸的代谢过程。

6. 其他毒性机制 蛋白质组学技术在毒理学其他方面的研究近年来也得到了长足的发展。在机制学验证方面，Keightley 等应用 2-DE 联合 MS-MS 技术对特异性的抗过氧化氢细胞（OC14 cells）的抗氧化应激机制进行了研究，证实醛糖还原酶（AR）具有非常强的抗氧化应激作用。肺脏毒性方面，Sarkar 等应用 2-DE 联合 MALDI-MS 技术研究了丙烯醛对培养的肺上皮细胞的毒效应，发现炎细胞凋亡诱导因子膜蛋白Ⅰ（ANXⅠ）的表达减少、细胞增殖与细胞分化的信号传导抑制因子膜蛋白Ⅱ（ANXⅡ）表达增多以及凋亡调节因子抗增殖蛋白（PHB）表达减少了近 50%等，说明丙烯醛的毒性机制与细胞增殖及凋亡有关。在皮肤的接触毒性方面，Witzmann 等应用 2-DE 联合 MS 技术研究了汽油 JP-8 对培养的人角质细胞的毒效应,发现所分离出的 35 种差异表达蛋白与内吞胞吐、细胞骨架的组装、细胞应激以及小泡的功能等有关。另外，应用生物模型进行毒性机制的研究也有所报道，如 Thorsen 等应用蛋白质组学技术研究了酿酒酵母暴露于砷（Ⅲ）后的蛋白质表达情况，结果发现硫同化蛋白及与 GSH 生物合成相关的通道蛋白表达增加，特别是 Cys3p，增加非常显著；另外，抗氧化多肽如 Ahp1p 与 Sod2p 以及过氧化物 Tsa1p 等的表达均有不同程度地增加，说明砷（Ⅲ）染毒后，主要引起半胱氨酸的硫化以及引导 GSH 的生物合成。

（二）蛋白质组学与毒性生物标志研究

应用蛋白质组研究技术不仅可以高通量地发现外源化学物引起变化的蛋白质，为阐明其毒性机制奠定基础，而且可以通过筛选特异性蛋白作为毒性预测和安全性评定的生物标志。

毒性生物标志是生物体暴露于外源化学物后，在不同生物学水平上因受其影响而发生异常化的信号指标，不仅可以为认识其毒性机制提供线索，而且可以作为临床诊断和治疗的潜在标志，甚至作为治疗和药物开发的靶点。蛋白质组学技术在毒性生物标志中的研究主要包括应用电泳或色谱技术筛选差异表达蛋白以及对候选的生物标志进行质谱鉴定两个方面。目前的研究总体处于生物标志的筛选阶段，即提取毒物标志蛋白谱（toxico-marking-proteome profile）。以下介绍常见毒物生物标志的研究，其中主要包括肝、肾、胚胎的毒性生物标志等。

1. 肝毒性生物标志 肝脏是人体代谢和解毒的主要器官，也是毒性作用的主要靶点。肝脏作为人体最大的酶库与代谢场所，不仅自身存在非常复杂的物质与反应，而且与各器官之间的联系也非常紧密，所以，寻找肝毒性生物标志的出发点应该是“组”，而不是某种或某个蛋白质。Amacher 等应用 2D-GE 联合 MS 技术，分别对经 4 种不同外源化学物处理过的大鼠血清与肝脏蛋白质表达情况进行了研究，结果从 4 个处理组的血清样本中均分离得到维生素 D-结合蛋白、双氧磷酶、细胞视黄醇结合蛋白、苹果酸脱氢酶、F-蛋白以及嘌呤核苷磷酸化酶，因此，推断这些蛋白质可能作为药物性肝效应相关的生物标志。

2. 肾毒性生物标志 肾脏是外源化学物对人体产生毒性作用的另一个主要器官。一些蛋白组学实验对肾脏损伤反应进行研究。

氨基糖甙类抗生素有显著的肾脏毒性，庆大霉素是这类药物的代表。根据该化学物的已知表现对它进行时间和剂量依赖的研究，常规临床生化测试证实高剂量时存在肾脏毒性，康复期的病理组织也证实了肾脏再生。肾皮质样本的蛋白质组学分析揭示几个特异变化：其中一些是预料到并且能反应庆大霉素新的毒性反应的。通过对实验组大鼠血清样本的分析显示总蛋白质始终如一的在所有庆大霉素组中大量表达。有趣的是，这个标志比检出常规病理变化所需的时间更短，而剂量更低。而在恢复期，这个蛋白也回复到正常水平，这就有力地表明了蛋白组的敏感性。通过检测这种蛋白标志可以在观察到细胞毒性之前观测毒性的发生。

免疫抑制剂环孢素 A（cyclosporine A，CsA）由于其严重的肾脏毒性限制了在临床的应用。通过组织匀浆对 CsA 给药组大鼠进行蛋白组学分析，发现钙结合蛋白是一个新的 CsA 肾脏毒性标志物。随后的一系列研究发现人和大鼠显示 CsA 介导的肾脏毒性，而猴子和狗则没有。钙调蛋白 D 以一种与细胞毒性相关的种类特异性方式被调节。这是个令人兴奋的发现，因为以前没有发现钙调蛋白与这个过程中伴随。这个发现又一次强有力地证明了蛋白组学技术对毒性机制的认识意义重大，它为其提供了重要的信息。

Bandara 等应用高通量 2-DE 蛋白质组学技术分析了经 4-氨基吡啶（4-AP）、D-丝氨酸以及顺铂处理过的动物血浆中的蛋白质表达情况，发现 3 个处理组均可鉴定出 T-激肽原亚型，并且在处理后早期有一个适应性增加，3 周后恢复正常，其次还发现 T-激肽原亚型在血液中的浓度与肾脏的病变程度平行相关，说明 T-激肽原亚型可能是肾脏损伤的一个标志。

3. 神经毒性生物标志 蛋白质组学技术在神经性生物标志方面的研究主要以发现神经退行性疾病的早期诊断指标为主，如 Fountoulakis 等总结了阿尔茨海默病（Alzheimer's Disease，AD）与帕金森病（Parkinson's Disease，PD）等神经退行性疾病的特异性相关蛋白，并对这些蛋白质进行了分类，分别为凋亡相关蛋白、热休克蛋白、能量代谢蛋白、抗氧化蛋白、突触神经递质受体蛋白、信号传导蛋白、转运蛋白及细胞骨架蛋白等。Liu 等应用蛋白质组学技术对 1-甲基-4-苯基-1，2，3，6-四氢吡啶（MPTP）染毒所建立的 PD 小鼠模型的纹状体蛋白表达进行了分析，发现 19S 蛋白酶体腺苷三磷酸酶 Rpt6（19S Rpt6）等 4 种蛋白质的表达量减少，而α-突触核蛋白的表达量增加；体外应用小干扰 RNA（siRNA）技术下调 19S Rpt6 基因的表达，发现α-突触核蛋白增加了 50%，说明 MPTP 所诱导的α-突触核蛋白的增加可能部分是由于缺乏 19S Rpt6 所致，这一结果为进一步寻找 PA 相关的生物标志提供了方法学支持。而 Yin 等在 LC-MS-MS、2-DE 以及 Western blot 等技术的基础上，通过共培养神经胶质细胞与成神经细胞瘤，发现可溶性 CD14 蛋白可以抑制神经胶质细胞的神经毒性，从而认为可溶性 CD14 蛋白或许可以作为 PD 与 AD 的候选脑脊液（CSF）生物标志。

4. 生态毒性生物标志 蛋白质组学技术在生态毒理学中的应用主要是探讨生物在接触不同毒物或环境危险因子下细胞蛋白质谱的变化，并以此为基础研究和分析环境暴露与生物之间的关系，从而为生态风险评价提供理论支持。Zhu 等研究认为，混合的生物标志谱比单个的生物标志物更能真实地反映环境污染物的危险水平。Ling 等应用 2D-PAGE 联合肽质量指纹（PMF）与数据库分析技术，研究了急性镉中毒对牙鲆鳃组织蛋白表达的影响，发现了与急性镉中毒作用程度平行表达的 HSP70 及钙结合蛋白，并认为其可以作为水生动物镉接触水平以及人体危险性评价的生物标记谱。Choi 等应用生态蛋白质组学技术验证了血红蛋白可以作为镉对摇蚊雀麦生态毒性的生物标志物。

5. 药物毒性生物标志 通常认为，药物的毒性生物标志只存在于药物较低的暴露剂量下以及临床病理出现之前的早期阶段，并且与病程发展具有很强的相关性，即当机体开始恢复时，标志物的表达也开始趋向正常化。近年来，在药物毒性方面的研究很多，Steiner 等从 CsA 处理过的肾匀浆中鉴定出能反映其毒性的钙结合蛋白-D；Walgren 等应用蛋白质组学技术从经氰羟基丁烯处理过的大鼠胰腺腺泡中分离鉴定出大鼠白蛋白的片段 RA1609 与大鼠胰蛋白酶Ⅲ，认为可能是药物对胰腺外分泌部毒性的安全性评价指标或者胰腺疾病的诊断指标；Eatima 等应用 Label-Free 联合 nano-MS-MS 技术对塞来西布处理前后家族性腺瘤息肉病人血清样本的差异蛋白进行了分析，结果分离鉴定出 83 种差异表达，并通过鸟枪法从中筛选出与信号传导及心血管病理相关的蛋白质作为塞来西布的安全性评价指标及其对 FAP 的药效指标；Caldas-Lopes 等应用蛋白质组学技术研究了 HSP90 阻止剂 PU-H71 对三阴乳腺癌（TNBCs）的效应，发现肿瘤增殖、生存及扩散性相关蛋白 Ras Raf MAPK 通道蛋白与细胞周期 G2-M 期调控蛋白等均不同程度减少，说明 HSP90 可以作为乳腺癌的一个治疗靶标。

6. 其他毒性生物标志 蛋白质组学技术在其他毒性生物标志方面的研究也各有报道。Lin 等应用蛋白质组学技术研究了与 2，4-癸二烯醛（tt-DDE）所诱导的人肺细胞氧化应激及细胞毒性等相关的生物标志，得到了 DJ-1 与丝切蛋白，尤其是 DJ-1 可以作为 tt-DDE 暴露的早期生物标志物。Hegedus 等应用 MALDI-TOF-MS 鉴定了不同砷暴露组尿样中的蛋白质表达情况，发现 β 防御素-1（HBD-1）显著减少，综合其他各方面研究，认为 HBD-1 的减少水平与砷暴露后癌症的发展有关。Friry-Santini 等应用 2-DE 联合 MALDI-TOF ESI-MS-MS 技术从氟硝酰胺（FM）处理过的大鼠睾丸中分离鉴定出 39 种与 FM 效应相关的蛋白谱。另外，在病理毒理学方面，Kypreou 等应用蛋白质组学技术研究了单侧输尿管结扎大鼠模型纤维化早、晚期的蛋白质表达变化，发现钙网蛋白的表达量与纤维化过程有关；重复实验得到了相同的结果，并且从肺纤维化、心脏纤维化样本中也得到了相同的结果，综合分析后认为，钙网蛋白是一种纤维化相关蛋白。在肿瘤研究方面，如胃癌等，虽然诊断与治疗技术已经发展得很成熟，但应用蛋白质组学技术进行胃癌早期诊断生物标志物的研究尚有待提高。

综上所述，蛋白质组学技术在毒理学中的应用特点可以概括为以下五点：①毒理蛋白组学的一个最显著的特点是样本来源于经外源化学物预处理过的动物、细胞模型，尤其是在寻找用于早期诊断及毒性病程相关的生物标志的研究中，一般以各种靶器官和血清等体液为主，并且应该最终向血清等体液统一；②毒理蛋白组学以差异表达蛋白为基础，以生物标志与机制性研究为其主要研究内容，二者相互联系，机制性研究结果可以为特异性生物标志的获得提供线索，新的生物标志的发现也可为机制性研究提供新的切入点；③毒理蛋白组学尚处于发展阶段，其所得结果多为预测与假说，或是对某一假说的验证，还没有形成系统化的实验体系；④毒理蛋白组学的研究范围还非常有限，目前主要集中于肝脏毒理学、肾脏毒理学、生态毒理学及药物毒理学等方面，在神经毒理学、免疫毒理学等方面的研究尚少。⑤毒理蛋白组学同样具有蛋白质组学技术（尤其是电泳分离技术）重复性差的特点；并且，研究对象多是分离的样本，原位组织研究方面才刚刚开始，有待于进一步的发展。

未来毒理蛋白组学的发展不仅需要高通量、高灵敏度、自动化的蛋白质组学技术作为支撑，更需要通过设计合理的实验方案、采用正确的统计学方法，尤其是流行病学方法的应用、相关学科的理论与技术支持等建立系统化的实验体系，从而使实验室内与实验室间相同或类似的实验结果具有可比性，达到实验效益的最大化。

第四节 毒理代谢组学

案例 12-5

廖艳、彭双清等利用基于核磁共振的代谢组学技术对异烟肼（isoniazid，INH）和利福平（rifampin，RFP）联合染毒所致肝毒性机制进行了研究，发现染毒前 4 组大鼠代谢组轨迹不能区分，而染毒后能够显著区分；联合染毒组和单独染毒组的代谢组轨迹能够明显分开，表明其毒性作用机制不同。对尿液的 ^{1}H NMR 谱进行主成分分析发现明显改变的代谢成分主要有葡萄糖（glucose 3.82 ppm），牛磺酸（taurine：3.26 ppm），柠檬酸（citrate：2.54，2.58，2.70 ppm）等（图 12-2）。分析这些内源性代谢产物的形成、转移机制和过程可提示肝毒性发生的潜在原因和机制。这些代谢成分的改变提示，联合染毒组肝损伤增强与线粒体功能受损以及三羧酸循环的能量代谢异常有关，还与葡萄糖代谢和脂质代谢紊乱有关。

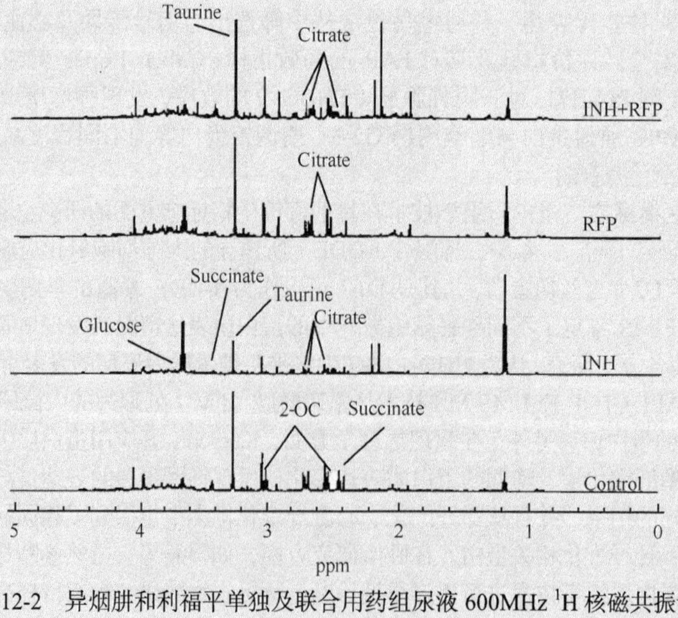

图 12-2 异烟肼和利福平单独及联合用药组尿液 600MHz ^{1}H 核磁共振谱

问题：

1. 毒理代谢组学的关键技术是什么？
2. 毒理代谢组学的应用主要有哪些？

一、毒理代谢组学的概念

代谢组（metabonome）是继基因组、转录组、蛋白质组之后提出的一个概念，广义而言，代谢组是指某一生物或细胞所有的代谢产物（metabolite），是该生物或细胞的生物化学表型。狭义而言，代谢组是某一生物或细胞中所有的相对分子质量低（分子量小于1000）的代谢产物。人们在实际工作中倾向使用狭义的概念。

代谢组学（metabonomics）是定性和定量分析单个细胞或单一类型细胞或个体的代谢调控和代谢流中所有低相对分子质量的代谢产物，探讨基因功能调控机制的学科。从毒理学角度，英国毒理代谢组学联盟（consortium for metabonomic toxicology，COMET）提出，代谢组学是生物体在病理生理刺激和遗传因素改变的条件下，在不同时间、多方位定量检测其代谢变化。

毒理代谢组学（toxicometabonomics）是代谢组学与毒理学交叉融合而形成的新的毒理学分支，关注的重点问题是因外源化学物侵入而导致的机体受损（作用靶器官、损伤程度）和由此产生的病理生理状态改变以及生化机制。代谢组学在毒理学领域发挥巨大作用的重要原因之一是生物体经毒物处理后，机体的病理生理改变可以最终体现在流经靶组织的体液成分中内源性代谢产物的改变，并能通过血液循环传递到其他组织器官，从而在代谢过程中全面地表现出来。

二、毒理代谢组学的主要研究内容

（一）代谢组学的主要研究层次

代谢组学也是毒理学研究中的一种重要技术手段和有利工具，它是以生物体液、细胞提取物、细胞培养液和组织等为研究对象，应用核磁共振、色谱以及质谱等高通量、高分辨、高灵敏度的现代分析仪器作为分析手段，定性定量研究生物体液中的内源性代谢产物，结合模式识别等化学信息学技术，分析生物体在不同状态下的代谢指纹图谱的差异，然后将这些代谢信息与生物体的病理生理变化联系起来，确定导致这些代谢改变的靶器官和作用位点，获得相关的生物标志物，从而揭示生物体在特定时间、环境下的整体功能状态。根据研究对象和目的的不同，代谢组学的主要研究有以下几个层次。

1. 代谢物靶标分析（metabolite target analysis） 对生物样品中的一个或数个特定代谢进行有选择的定性或定量测定。这是代谢组学初级的研究目标，从一些特殊的生物代谢转化途径出发，结合可预知的代谢反应机制，识别代谢过程中的生物标志物。在这个层次中，需要采取一定的预处理技术，除掉干扰物，以提高检测的灵敏度。

2. 代谢物谱图分析（metabolite profiling analysis） 采用针对性的分析技术，对特定代谢过程中的结构或性质相关的预设代谢物系列进行定量或半定量测定。代谢物谱图分析覆盖了各个代谢途径中能把握整体信息的一些关键信息点，对某一具体的代谢途径而言，它不像代谢物靶标分析那样进行精确的定量，也没必要对这一途径的所有代谢产物进行全分析。进行代谢物谱图分析时，可以充分利用这一类化合物的特有的化学性质，在样品的预处理和检测过程中采用特定的技术来完成。

3. 代谢物指纹分析（metabolite fingerprinting analysis） 对样品进行整体性定性分析，用代谢物谱图差异对样品进行快速鉴别和分类，而不分析或测量具体组分。代谢物指纹分析在代谢物谱图分析的基础上更加复杂化，不关心特殊组分，而是对样品进行快速筛选分类。

4. 代谢组学对限定条件下的特定生物样品中所有代谢组分的定性和定量分析 代谢组学研究代谢过程中所有代谢产物的变化情况，与前三个层次相比，代谢组学研究更加系统、整体化。进行代谢组学研究时，样品的预处理和检测技术必须满足对所有的代谢组分具有灵敏度、高选择性、高通量的要求，而且基体干扰要小。代谢组学涉及的数据量非常大，因此要有能对其数据进行解析的化学计量学技术。

5. 代谢物表型分析（metabolite phenotyping analysis） 在代谢组学分析的基础上，对产生代谢物的有关生物和细胞进行分类和鉴定。

（二）毒理代谢组学的主要研究内容

1. 代谢指纹图谱分析 毒理代谢组学对所得到的代谢指纹图谱进行分析，研究某处理因素（如毒物、药物）所引起的代谢产物的特异变化。在此基础上，结合相关生物信息分析并对比代谢组学数据库，逆向探索该生物标志的代谢途径，进而明确机体在某处理因素扰动下发生的最关键的代谢改变。

2. 内源性代谢物变化特征分析 毒理代谢组学基本原理是毒物作用于细胞或组织，破坏正常细胞的结构功能，改变细胞代谢途径中内源性代谢物的稳态，从而通过直接或间接效应改变流经靶组织的血浆成分。这种改变可以通过血液循环进一步传递到机体其他体液成分中。因此，体液组成的变化可以反映毒物毒作用引起机体生物代谢的变化。毒理代谢组学通过分析与毒作用靶位与作用机制密切相关的生物体液中内源性代谢产物浓度的特征性变化，可以确定毒性靶器官组织、毒作用过程以及生物标志，进行毒作用机制研究或评价化合物毒性。

3. 代谢标志功能分析 毒理代谢组学在寻找毒物生物标志方面具有巨大的潜力。毒理代谢组学发展初期，其研究重点主要集中在寻找肾脏、肝脏毒性生物标志上，关注肾脏、肝脏毒物对机体产生的全身性反应。利用代谢组学技术对低分子量代谢产物进行分析，通过对比分析代谢图谱的改变，找到可以反映或代表机体代谢改变的生物标志，再反向探索其代谢途径，研究毒物作用机制。利用毒理代谢组学研究外源化学物的毒性对机体健康影响机制，寻找敏感的生物标志已成为一种趋势。

三、毒理代谢组学研究的意义与应用

代谢组学之所以能在毒理学研究中发挥巨大作用，是基于反映毒作用的信息在生物体的代谢过程中能全面地表现出来。当毒物与细胞或者组织相互作用时，会引起生物体内关键代谢过程中内源性物质的比例、浓度的变化。该变化又可以分为两种情况：当毒物作用轻微时，细胞本身会尝试通过改变与细胞进行交换的体液组成来保证体内环境的动态平衡并进行代谢调控；当毒物与细胞的作用剧烈时，细胞的损伤导致了生物功能和体内动态平衡的彻底丧失，由此在生物体液中出现明显的毒性生物标志物的改变。由此可见，在任何一种情况下，生物代谢的变化都会通过体液组成的变化反映出来，根据这个原理，研究者就能通过测定这种变化，得到关于化学毒物与生物体作用的位点、强弱、效果以及毒作用机制的全面信息。因此，应用毒理代谢组学的研究策略，毒理代谢组学从表型着手回答其他组学不能回答的生物问题，代谢物组代表了即时的体内外刺激物的总和分析，患者体内药物的表型（药物的体内分布、功效、治疗的失败和毒性），可以通过尿液、药物代谢产物或者数以千计的内源小分子化合物的代谢轮廓来监测。毒理代谢组学研究帮助人们更好地了解生物系统对环境和遗传因素变化的反应，使人们能更清楚地认识基因的表型，从而有助于药物和其他化学物的研发、均衡营养、临床诊断和个体化治疗。

（一）毒作用机制研究

毒理代谢组学通过毒物处理后某种代谢物变化的特征作为一种特定指纹来判断毒物作用机

制，可以弥补传统毒理学试验既耗时又难以确定毒作用机制方面的不足。毒理代谢组学技术应用于毒作用机制的研究，其基本原理是毒物破坏正常细胞的结构功能，改变代谢途径中内源性代谢物的稳态，进而通过直接或间接作用改变细胞体液成分。生物体液的谱图中所检测到的是代表着不同代谢途径的化学物质，正是这些代谢层面上的信息才能很好地表征机体改变和损害。

毒理代谢组学方法所揭示的生物化学变化很容易与传统测定手段的结果相联系，更容易发现毒物作用的生物化学的物质基础和毒作用机制。国外 Holmes 等研究了 $HgCl_2$（损伤近端肾小管）和乙基溴（损伤肾髓质）两组肾损伤模型，观察了 9 d ^1H NMR 谱的演变情况。在肾损伤进展及恢复的过程中，尿中 20 种代谢物发生改变，且与组织学的改变相一致，并存在规律性的时效关系。进一步分析发现，$HgCl_2$ 的损伤是单一的直接损伤、具有可逆性；而乙基溴则为双重损伤机制（直接损伤加上影响渗透压而造成肾乳头的间接损伤）、可逆性差。利用基于核磁共振的代谢组学技术对异烟肼和利福平联合染毒所致肝毒性机制的研究发现，染毒前 4 组大鼠代谢组轨迹不能区分，而染毒后能够显著区分；联合染毒组和单独染毒组的代谢组轨迹能够明显分开，表明其毒作用机制不同，即联合染毒组肝损伤的增强与线粒体功能的受损及三羧酸循环的能量代谢异常有关，还与葡萄糖代谢和脂质代谢紊乱有关。这些改变了的代谢成分可能作为研究异烟肼和利福平肝脏毒性的生物标志物。因此毒理代谢组学能够很好区分出机体的不同中毒状态，并根据不同的代谢表型区分出不同化学毒物的毒作用机制。

（二）确定毒作用靶器官与特异性生物标志物

毒理代谢组学研究“代谢指纹图谱”，它不仅研究毒物本身的代谢变化，而且主要是研究毒物引起的内源性代谢物的变化，将这些代谢信息与病理生理过程中的生物学变化联系起来，从而确定发生这些变化的靶器官和靶位点，进而确定毒物的特异性生物标志物。

目前已有大量研究利用代谢组学技术开展了相关生物标志的识别与应用探索。通过动物体内、体外试验和人群流行病学研究毒物各种体液和组织液中代谢物谱，并结合传统毒理学识别毒物的代谢特征，发现特异的生物标志，为评价和预测外源化学物对人体健康状况影响提供有力工具。如应用液相色谱-质谱联用技术研究抗抑郁药西欧普兰对小鼠尿液代谢谱的影响，发现磷脂类物质有明显的变化，确定其为可能的特异性生物标志物。研究者通过采用高效液相色谱-质谱联用法检测了邻苯二甲酸酯类（PAEs）暴露人群的尿液样品中邻苯二甲酸酯代谢产物谱，共筛选出 14 种 PAEs 代谢产物，而邻苯二甲酸酯代谢产物的葡糖苷酸结合物可作为邻苯二甲酸酯的内暴露标志物。此外，邻苯二甲酸单丁酯和邻苯二甲酸单异丁酯浓度最高，可作为与 PAEs 毒性效应相关的有效活性标志物。

（三）药物安全性评价

利用基于核磁共振的代谢组学技术，在药物安全性评价方面做了大量卓有成效的工作。药物安全性评价涉及药物毒性损害的剂量、药效毒性安全比、毒作用靶器官、毒作用持续时间、蓄积毒性及药物结构与毒性强弱关系等多项内容。毒理代谢组学已经作为一种独立的技术被广泛地应用于候选药物的毒性评价，还被几家制药公司纳入其药物研发方案中。如利用液相色谱和质谱联用技术对大鼠尿液中三种候选药物作用的代谢情况进行了检测，通过对照组大鼠尿液与给药组大鼠尿液代谢组谱图的比较分析，成功地将三种药物的代谢差别在质谱中区分出来，共找出了十个化合物。从生物体液的核磁共振谱图可以得到大量的代谢物数据，并由此确定毒性的靶器官，推导出毒性的生化机制，发现损伤的发生、发展和消失过程中的特异性生物标志物。毒理代谢组学研究大大缩短了新药安全性研究的周期，它能够快速、有效地分析多条代谢通路，帮助确定位靶组织及判定毒副作用程度，寻找相应的生物学标志。

毒理代谢组学在安全性评价方面的应用具有重要意义，有些毒物可以直接影响基因的表达与调控，而许多重要的毒性效应就完全与基因的“开”或“关”没有任何联系，如毒物对酶的抑制作用。在这种情况下，转录组学或蛋白质组学方法就不可能早期揭示这种毒作用。然而，许多毒物通过其直接化学作用或改变对生物大分子的结合，修饰调控机制、诱导或抑制酶的活力等方面的影响可以造成内源性物质代谢紊乱，如果这种紊乱超过了机体的代偿与适应过程，其结果就是毒性效应，一定会引起生物体液成分的浓度或比例发生变化。因此毒理代谢组学通过分析与毒作用靶位及作用机制密切相关的生物液体中内源性代谢产物浓度的特征性变化，可以确定毒性靶器官组织、毒作用过程以及特异性生物标志物。如利用基于 ^{1}H NMR 的代谢组学研究 13 种具有肝、肾毒性化合物时间依赖的尿液代谢谱，确立了肝脏、肾脏和肝肾共同毒性机制。

思 考 题

1. 请简述毒理转录组学的主要技术方法及各自的特点。
2. DNA 微阵列相对于 RNA-Seq 技术有很多劣势，但在目前毒理学研究中还有大量应用，为什么？
3. 请简述毒理代谢组学的概念及主要研究内容。

（林忠宁　李煌元）

第十三章 人群毒理学

毒理学的最终目的是研究外源化学物对人体的毒作用及其机制，从而评价和预测外源化学物产生人体毒作用的危险性。虽然人体研究难以实现，但理想的资料应是来自人群，如患病率或中毒率就是通过流行病学调查得到的人群资料。随着科学技术及预防医学工作的深入开展，外源化学物过量暴露所致的人群患病率或中毒率逐年下降，且随着人类对保护健康要求的提高，人类期望在人体出现亚临床不良变化或化学毒物在体内负荷过量时，就能发现并防止疾病的发生发展。因此，低浓度化学物暴露所致人类早期和潜在的健康危害、亚临床变化以及机体毒作用逐渐受到关注和重视，而且现代细胞和分子生物学理论及方法的快速发展为化学毒物暴露人群体内早期和潜在的毒作用研究提供了技术支撑，人群毒理学应运而生。

案例 13-1

氟中毒是一种慢性全身性疾病，早期表现为疲乏无力、食欲缺乏、头晕、头痛、记忆力减退等症状。其中地方性氟中毒简称地氟病，是指在特定的自然环境中，人体长期通过饮水、空气、食物、茶等介质摄入过量氟而导致的全身性慢性中毒病变。在儿童主要表现为牙齿出现斑釉，即氟斑牙；成人表现为四肢、脊柱关节持续性酸痛，功能障碍，即氟骨症。全球地氟病涉及 20 多个国家。我国和印度是地氟病流行范围最广、损害程度最重的国家。我国多数省区有严重的地氟病区，主要存在 3 种类型：饮水型、燃煤污染型、饮茶型氟中毒。我国总病区（县、市和旗）多达 1308 个，受威胁的病区人口达 1.16 亿。地氟病被纳入中国地方病管理，列入国家重点疾病防治计划。我国地方病研究人员通过人群流行病学调查、毒理动物和细胞实验研究，在地氟病病因、流行特征、发病机制、生物标志、防治措施及标准研究等诸多领域开展了深入的研究工作并取得了一系列进展与成果。如在氟骨症、氟斑牙发病机制方面，发现较多信号通路参与到氟调控骨细胞或成釉细胞的分化和功能；进一步证实了氧化应激、细胞凋亡参与地氟病发生；现场流行病学调查证实了低剂量的氟暴露对儿童智商的减低效应以及高氟暴露对人群高血压、动脉粥样硬化发生的影响等。虽然地氟病研究工作取得明显成绩，但仍然存在较突出的问题：在氟中毒靶器官骨组织方面，主要围绕氧化应激、细胞凋亡开展研究工作，虽然涉及信号通路较多，但之间的关系并不明确，更未查明主从之分；在氟中毒非骨相损伤研究方面，还是以动物实验研究为主，缺乏可靠的人群研究结果的支持。

问题：

1. 什么是人群毒理学？其对保护人群健康有何作用？
2. 为保护人群健康，如何对外源化学物暴露人群进行暴露评价？
3. 如何确定外源化学物暴露与健康损害的关系？其关键因素是什么？
4. 该案例对人群毒理学研究有什么启示？

第一节 概　　述

人群毒理学（population toxicology）是运用毒理学的原理和方法研究人群在生活和工作环境中暴露于有害因素（包括物理性、化学性或生物性危害因素）所致的有害作用、健康危害及其机制的一门毒理学分支学科。人群毒理学的目标主要是研究人群所暴露的有害因素尤其外源化学物的种类及对人群产生人体毒作用的规律，并对人群健康危害做出评估，为人群健康监测和中毒防治提供比动物试验更直接可靠的毒理学科学依据，以预防生活和工作环境中有害因素对人群健康产生有害作用。

人群毒理学的研究内容涉及环境医学、职业医学、流行病学、食品卫生学和管理毒理学等学科。由于人群生活和工作环境中常存在复杂的混合物暴露，人群毒理学研究的难点和重点是识别化学物混合暴露的特殊危害性。实际工作中要确定一个人的疾病与其生活或工作之间的因果关系很困难，例如从暴露开始到发病之间存在不确定的潜伏期，健康损害或疾病的发生是多因素共同作用的，环境因素或个人因素对疾病过程都能产生影响。本章将重点围绕人群暴露评价、人群暴露效应评价、人群暴露与疾病效应的验证等三个方面阐述人群毒理学的主要研究内容和方法。

第二节 人群暴露评价

人群暴露评价主要指从人群中定期或不定期地抽取有代表性的样本人群，通过对该样本人群的某一或某些特征进行监测或调查，评定或预测外源化学物对人群的安全性或产生毒作用的危险性。人群暴露评价是环境健康风险评价和人群流行病学研究中的重要组成部分。

一、暴露评价的关键——剂量及其决定因素

剂量是人群暴露评价的关键，外源化学物的剂量是能够对疾病发生的可能性、严重程度和作用类型做出预测的可靠依据。在人类生活和工作环境中，人体对外源化学物的反应既取决于剂量，也取决于人体本身的各种因素。图 13-1 展示了从暴露开始到亚临床症状或有害作用出现的过程，其影响因素包括联合暴露、遗传易感性、年龄、性别、营养状况以及行为等。这些因素均会对暴露效应产生影响：暴露者或健康、或出现可恢复的亚临床病况、或继续发展成疾病。因此，生活和工作环境中的健康防护和监护计划有助于减少暴露，及时评估已吸收的内剂量和早期效应，以避免不可逆疾病的发生。

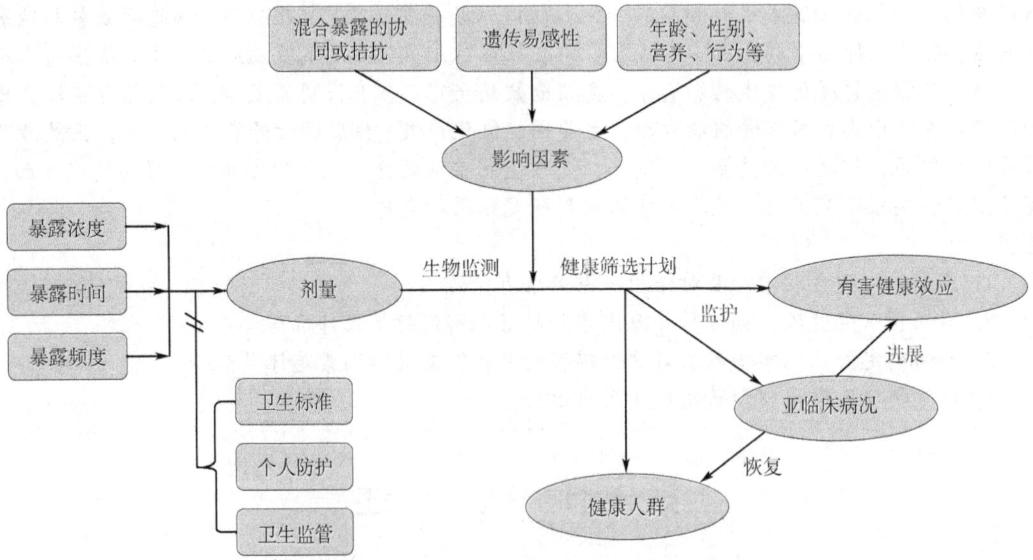

图 13-1 从暴露到发病的过程及影响因素

剂量是暴露浓度、暴露时间和暴露频度的一个度量值，个体特性和环境特征都会对剂量产生影

响。表 13-1 所示为外源化学物经皮暴露和吸入暴露的剂量的决定因素。皮肤暴露取决于外源化学物的浓度和环境条件，包括湿度及其持续时间以及周围环境。皮肤暴露剂量的某些决定因素与化学物的理论特性有关，例如溶解度、温度、pH、分子的大小以及溶剂的化学特性。个体因素也能影响皮肤的吸收及分布，例如皮肤暴露的表面积、皮肤完好程度以及血流和生物学转化等。皮肤的角质层是阻止皮肤吸收的主要屏障，因此皮肤暴露区表皮的厚度具有重要毒理学意义。对吸入暴露来说，环境条件如浓度、颗粒大小的分布以及有害物的特性都很重要。同时个体的呼吸率、肺活量和其他的个人特征也会起作用。个体防护用品（如呼吸器）提供的保护只能减少暴露，而不能消除暴露。

表 13-1　外源化学物剂量的决定因素

皮肤暴露	吸入暴露
空气、微滴、溶液中化学物的浓度	空气中的浓度
湿度及持续时间	颗粒大小的分布
皮肤完好程度	呼吸率
经皮肤的吸收率	潮气量
皮肤暴露的区域	心肺功能等其他个体因素
暴露的表面积	暴露持续时间
皮肤病	化学物特性
化学物溶剂	个体防护用品的有效性
化妆品等皮肤上存在的其他化学物	静止或运动状态

二、暴露评价的环境监测

环境监测（ambient monitoring，AM）指通过对人类和环境有影响的各种外源化学物的量进行检测，为环境暴露人群的监护、化学物的管理及污染治理等工作提供基础和保证。人群毒理学研究的一个重要目的就是在环境监测基础上提出安全的环境和职业暴露限值。

随着外源化学物毒性资料的不断积累，也必须对环境和职业暴露限值定期进行重新评估，同时暴露限值本身并不能使每一个个体都得到保护，也不能取代对个体严密的医学监护。许多研究机构在对外源化学物的毒理学资料作定期回顾，以便提供或者更新暴露限值，如美国政府工业卫生学家会议（ACGIH）、欧洲化学工业生态学与毒理学中心（ECETOC）。制订环境和职业暴露限值的关键之一是获得准确和一致的暴露评价。应该针对所研究的外源化学物及其产生的环境特点，使用专门的方法来对暴露进行评估。进行环境调查时，可采用区域采样，选择较高和较低浓度的区域进行测定。值得注意的是，通常个体测得的浓度较区域采样的浓度为高，这决定于生活或作业环境。例如，有学者对一些牛奶棚中 159 名工人个体采样所测得的可吸入粉尘的几何平均浓度为 1.78mg/m^3,而在同一批牛奶棚 2 个采样点同时采集的 252 个区域采样标本的浓度为 0.74mg/m^3。因此，在这样的环境中，仅以区域采样来评估个体暴露则低估了 2.4 倍。

理论上，反复随机采样是无偏倚测定暴露的最佳方法，但是这一方法很少采用。由于暴露的变异性、特别是随时间的变异常常很大，因此就必须进行大量的反复测定，以期获得准确接近于真实的暴露数据。如果重复测定的次数不足，则表示暴露-反应关系的斜度将发生偏倚，通常对两者的关系估计明显偏低。有研究表明，采取以组为单位的方法进行测定更为有效，可以获得满意的精确水平。这种方法是按区域将暴露人群分组，以一个组的平均值作为每个个体的平均暴露量。再将暴露数据作进一步的统计学处理，就可以减少偏倚以及时间和空间的巨大变异性问题。目前这一方法已经用于外源化学物暴露-反应关系评估以及危险性评定，但通常不用作达标的监测。

环境监测虽不能直接用来估算暴露剂量，但比起生物监测则有明显的优点：①环境监测可用于暴露途径的定量分析。如对个体的呼吸带空气采样监测，或者将吸附材料固定在个体皮肤上或衣服上进行皮肤污染计量监测；②环境监测技术花费较小，而且与生物监测采集血液、尿等生物样品用于分析相比，对人基本没有损伤性；③环境监测结果可以代表一定区域人群的暴露水平，从而确定时间、空间和操作之间的关系，提出更好的管理办法；④环境样本分析的干扰因素和变异性都要小于生物样本。

为保证采样和分析准确可靠，需要对采样方法、采样时间、样品处理和贮存规程、分析方法和计量技术、检测的范围、准确性和精密度、偏差和检出限、质量控制等事项及已知的各种干扰因素等做出专门的规定。实验室内和实验室间的变异应作正式记录。标准方法确定后，就必须遵循每一个操作细节以保证结果的一致性。

关于环境评定的准确和精密的分析方法，美国职业安全与卫生研究所（NIOSH）出版了《NIOSH分析方法手册》；美国实验方法与材料协会（ASTM）也出版了建立方法的严格系统。一般需要5年或5年以上时间才能建立一项用于暴露评价的ASTM新方法。国际标准化组织（ISO）是各国国家标准制订机构的世界联盟，会员国超过125个国家。ISO对某些采样方法有统一的规定，例如空气中无机纤维相差光学显微镜检验的采样方法；美国工业卫生协会（AIHA）和ACGIH出版了分析装置及其操作方法的汇编。这些方法均已被广泛用于暴露评价。

三、暴露评价的生物监测

生物监测（biological monitoring，BM）是指在一段时期内，通过定期（有计划）地检测人体生物材料中有害化学物或其代谢物的含量（浓度）或由它们所致的生物效应水平，以评价暴露人群摄入和吸收有害化学物的程度及可能的健康影响。

生物监测的基础是建立在外源化学物从环境进入机体，经机体吸收、分布、代谢及与靶分子相互作用并产生相应的生物学效应的全过程。其目的是了解在采集生物样本时机体暴露于外源化学物的剂量及其所致的生物效应水平。与环境监测不同，生物监测是以评价暴露者的暴露水平为中心，其检测具有系统性、连续性的特点，在推测暴露水平方面比环境监测更接近真实情况。生物监测概括了不同途径（呼吸道、皮肤、消化道等）进入人体的外源化学物及其代谢产物和由该化学物引起的某种生物效应的改变。生物监测在识别有害因素、降低外暴露评价产生的不确定因素和其他影响因素方面具有独特的优势：①反映机体总暴露量。生物监测能反映机体内外源化学物的总暴露量，既反映外源化学物经不同途径（呼吸道、消化道和皮肤等）进入机体的量，也反映通过职业和生活途径进入机体的量；②反映机体内剂量或生物效应剂量。生物监测的目标是尽可能检测到达效应部位的外源化学物或其代谢产物的浓度及其有关的效应。生物监测可直接检测内剂量（实际吸收量）或生物效应剂量，它们与保护人群健康关系较密切；③体现个体间差异，利于发现和确定易感者。生物监测是在生物学基础上进行的。外源化学物在机体内的过程与机体因素包括通气量、肺部血流量、外源化学物在体内的分布、转化、贮存和排出以及动力学有关；上述因素又与个体的劳动强度、遗传特性和健康状况等有关。生物监测所检测的所有外源化学物和（或）其代谢产物均经过机体的代谢转化过程，其间已考虑了个体间差异和动力学变异所带来的影响；④生物监测的综合性。环境中往往同时存在多种外源化学物，机体不可能仅暴露于单一外源化学物。当对多种外源化学物同时暴露进行评价时，环境监测只能检测各种成分的类别和含量，但难以确切说明对人体的影响。生物监测不仅能反映暴露剂量和内剂量，还可反映外源化学物交互作用的生物效应。

按照外源化学物对机体的作用及其在体内吸收、分布、代谢及排出情况，生物监测的类别有三种：①测定生物材料中外源化学物及其代谢产物的含量，如尿、血及头发中铅、汞、砷、氟，苯作业工人尿中的酚含量等；②测定生物材料中外源化学物引起的生物效应标志，如尿中δ-氨基-γ-酮戊二酸（δ-ALA）含量、血中锌原卟啉（ZPP）水平、DNA-DNA交联和DNA-蛋白交联等的测定；③活性化学物与靶分子相互作用产物量的测定，如血碳氧血红蛋白、尿中巯基尿酸、尿中DNA降解产物8-羟基脱氧鸟嘌呤（8-OHdG）等。在建立外暴露量、内剂量和有害作用的关系方面，生物监测显示了很高的应用价值。但有些化学物仅在直接暴露部位出现毒作用，而且不易吸收。对于这类物质通常不能用生物监测的方法来评估暴露，例如会引起皮肤腐蚀的化合物以及刺激物。对这种情况，唯一有效的方法就是确定外暴露量和局部作用强度之间的相互关系。

外源化学物的摄入受某些因素的影响。个人卫生习惯的不同会对化学物经肺、皮肤和胃肠道的吸收率造成某种程度的差别。使用颗粒大小的选择性空气采样来分别测定可吸入性呼吸性颗粒的成分，有助于提高暴露评定的可靠性。但是各种生物学因素如通气等参数都可以对相关性的强度产生影响，例如，劳动负荷增强时经呼吸道吸入空气中的外源化学物就明显增加。由于生物监测能够做出总体的暴露评定（不论其侵入途径），因此也就可以用于测试个体防护用品如呼吸器、手套或防护霜等的总体效果。对于生物监测还应考虑非职业性暴露情况（个人嗜好、居住环境中的暴露、饮食习惯、吸烟、第二职业），这些都会在生物学水平上得到反映。

外源化学物体内代谢的过程同样受某些因素的影响，这些因素可以改变环境监测和生物监测之间的各种关系。个体同时暴露多种外源化学物时，由于它们的生物转化途径相同，从而发生代谢的相互作用。有些外源化学物能够改变生物转化酶的活性（如微粒体酶的诱导物或抑制物），暴露之后也会影响体内其他化学物的转归。此外，酒精、烟草、食品添加剂、处方药品、天然药物和提神醒脑之类的药品也会对外源化学物的代谢产生干扰。任何一种生物学变量（体重、体质、怀孕、疾病、免疫状态等）发生改变都会引起外源化学物代谢的变化。因此在对生物监测结果做出解释时，必须把以上各种因素加以考虑。测定的参数，不论是外源化学物本身或其代谢产物，还是早期效应的生物学标志，检验方法必需灵敏度高、特异性强并且有实用价值。

对于生物学半减期很长的外源化学物，生物样本（如血、尿）的采样时间无严格要求；而对于生物学半减期短的化学物的采样时间却很重要，因为在暴露之后这些外源化学物或其代谢产物会迅速从机体排出。在这种情况下，采样时间常安排在暴露期间、暴露末或次日。如果生物监测的内容包括尿液采样分析，则通常采取一次尿样的做法，因为常规采集个体 24 小时尿样不现实。将分析结果以每克肌酐所含的量表示，是校正尿液稀释度对检验结果影响的规范化做法。用高度稀释的尿液作分析是不可靠的。世界卫生组织（WHO）规定可接受的尿液标本肌酐限值为 0.3～3.0g/L（或比重为 1.010～1.030）。如果个体差异很大，或者选取的生物学参数的“本底”过高，就会使一次性检测结果难以解释。此时可以在暴露前和暴露后分别采样分析。对于生物学参数的改变，特别是由于暴露引起的改变，这种方法有时能做出更好的评定。

生物监测结果作个体评价时必须考虑以下几个混杂因素：①肝脏的损伤，某些药物的摄入、饮酒、吸烟可能影响外源性化学物的生物转化；②暴露混合外源化学物，应考虑化学物之间的反应，即一种化学物影响另一种化学物或原形化学物影响代谢物；③所得的结果与合适的参考值进行比较时必须注意，由于个体对外源化学物的易感性不同，即使生物监测结果低于生物暴露限值也不能保证所有个体都没有有害健康效应产生。某些情况下，考虑到暴露个体之间的变异性，可将近期暴露数据与该个体前期暴露数据（基线值）相比较。

不同外源化学物暴露在环境中所产生的影响和效应是有差别的，对大多数外源化学物的效应，主要考虑它在人群生活期间的暴露情况。对部分外源化学物则关心污染源附近人群的最大暴露水平或短期暴露的峰值水平；还要考虑易感人群如儿童、老人，或其他特殊疾病的人群等。致癌化学物是一类不存在阈值作用的有害物质，对环境中化学致癌物质的危险性评定，实质上就是估算这些化学致癌物在低剂量水平时的致癌危险；非致癌化学物是有阈作用值的，对这类有害物质的危险性评定主要是确定其“安全”或无影响的暴露水平。

四、混合暴露评价

化学物间的联合作用是一个极为复杂的问题，有可能是相加作用或拮抗作用，也可能是毒性剧增的协同作用。在人类生活中，通过膳食途径将含多种混合化学物的食品及食用农产品摄入体内，存在混合暴露风险。但一直以来，暴露评价大多数关注于单一污染物对人体健康的影响，难于或少于探讨多种化学物同时暴露对人体所带来的健康风险。其主要原因一是除已知化学物外，还包括众多未知化学物，且它们之间可能存在不同联合毒性效应，如 20 种化学物可能存在近 200 种二元联合毒性反应；二是这些联合毒性反应会随着混合化学物之间浓度比例、存在的先后顺序及暴露时间等条件不同而不同，瞬息万变是人体暴露于混合化学物所产生风险的典型特征；三是基于动物开展联合毒性试验分析，成本昂贵且违背“3R”原则等，试图获取理想的联合毒性资料非常困难。

图 13-2 是基于美国环境保护署（EPA）于 2000 年提出的混合化学物风险评估框架基础上形成。该框架既表明了混合化学物毒性作用的基本模式，同时也提出基于不同毒性作用模式下适用的风险评估基本手段和方法。一般而言，首先应根据数据性质、数量以及评估目的需求等决定是开展综合毒性明确条件下的评估还是开展混合化学物中单一毒性均明确条件下的评估。

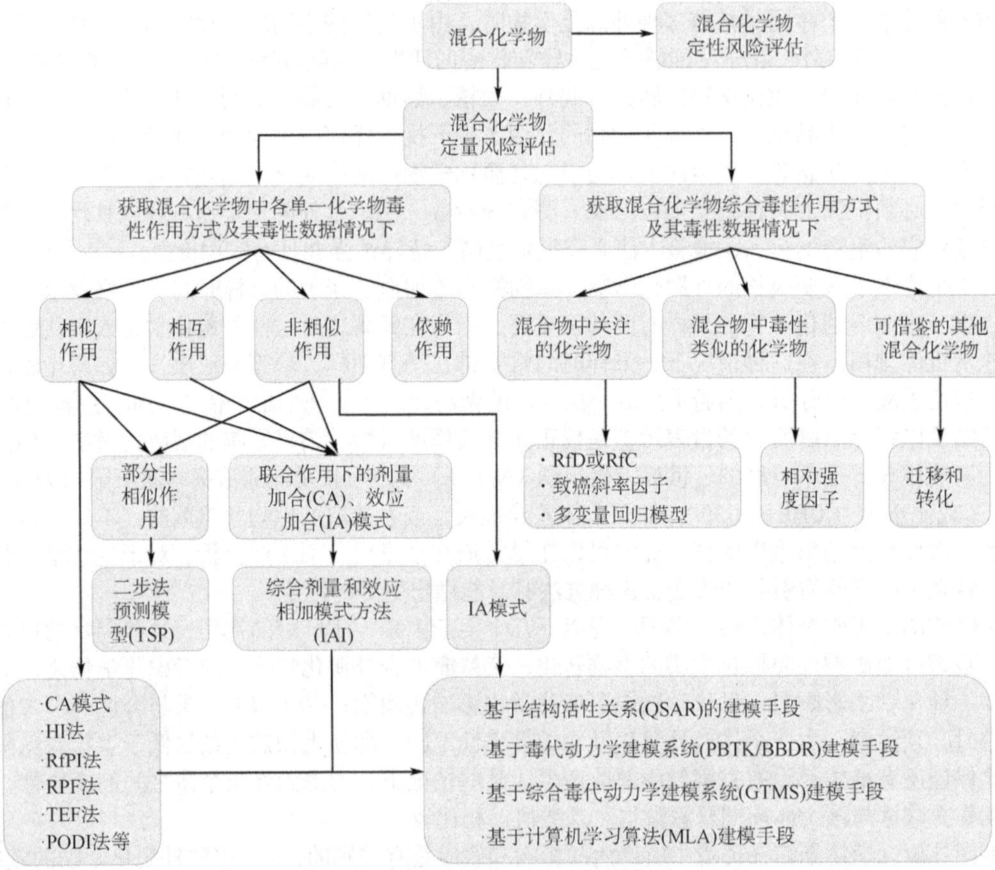

图 13-2 混合化学物复合风险评估决策框架

近年随着计算毒理学（computational toxicology）的飞速发展，为多种化学物混合暴露评价提供了可能技术。计算毒理学被认为是一种高效、高通量地进行化学品风险预测与管理的技术，亦称预测毒理学，其核心是基于计算化学、计算生物学等方法，构建计算机模型，为筛选和评价化学品的环境暴露、危害和风险性提供高通量的决策支持工具。计算毒理学同传统毒理学和其他新兴毒理学（如纳米毒理学和基因毒理学等）一样在混合化学物暴露评价的发展和推进上具有同等重要的作用和价值。由于混合化学物来源及其暴露途径、化学物毒性混合方式（暴露频率、剂量关系等）等多种多样，导致混合化学物之间的毒性作用机制及其毒性效应非常复杂，这也是当前开展混合化学物暴露评价遇到的最大瓶颈和障碍。但对于计算毒理学而言，该领域一句经典座右铭是“输入垃圾，输出垃圾”，其更多强调支撑计算毒理学向前推进的相关毒理学学科发展的至关重要。因此，混合化学物暴露评价未来关注重点及其发展趋势应集中于：①计算毒理学理论框架与实证毒理学的互通有无和相互推进；②评价范围在考虑普通人群的同时还应考虑敏感亚人群（婴幼儿、老人、机体免疫缺陷人群等）的复合风险，一般而言，考虑到了敏感人群即保护了普通人群；③暴露评价重点应有选择性，如应当关注可能放大风险的联合作用（包括协同、增毒效应），而不必或减少关注削减风险的联合作用（如拮抗、减毒效应）。但不排除在不同剂量水平及暴露场景下联合效应类型的转换。

五、基于暴露组学的暴露评价

近年来，随着许多新型研究手段和方法的不断发展和在暴露评价中的应用，人群暴露评价在不断地发展进步。但当前环境暴露及其机制的研究进展和水平仍然远落后于现实需求，环境因素致癌风险结论存在很大差异。体内的基因发生了突变或修改会导致基因疾病，如癌症。这些基因的改变有遗传的原因，但也与我们的生活环境更加密切相关。面对环境因素可能是很多人类疾病重要影响因素的现实，目前难以模拟一个人一生所有环境暴露的问题，作为对基因组的环境因素的补充，Wild 于 2005 年首次提出暴露组（exposome）的概念，以改进暴露评价在病因学研究中的作用。值得注意的是，此暴露组与传统意义上的与“对照组”对应的“暴露组”概念截然不同。

（一）暴露组学及其暴露评价方法

暴露组是指从受精卵开始，贯穿整个人生的环境和职业暴露（包括生活方式等因素）；暴露源包括外源（污染、辐射、饮食等）和内源（炎症、感染、微生物等），包括对化学性、物理性、生物性等应激物的暴露，其具备三个基本特征：①贯穿人的一生；②探究混合暴露影响；③强调环境因素。

暴露组学（exposomics）是关于暴露组的科学，是研究暴露组以及暴露组对人类疾病过程影响的学科，其关注个体一生中所有暴露的测量及这些暴露如何与疾病建立联系。暴露组学的关键是可以准确地测量暴露和暴露的影响，其建立基础是：①可以识别影响个体健康的具体或一系列详细的暴露；②通过高通量技术建立明确的生物标志；③确定内外暴露源。暴露组学的发展依赖于其他学科的发展（如基因组学、蛋白质组学、脂类组学、糖组学、转录组学、代谢物组学、加合物组学等）。目前暴露组学用于暴露评价的方法主要有两种，即“自下而上”方法和“自上而下”方法（图 13-3）。

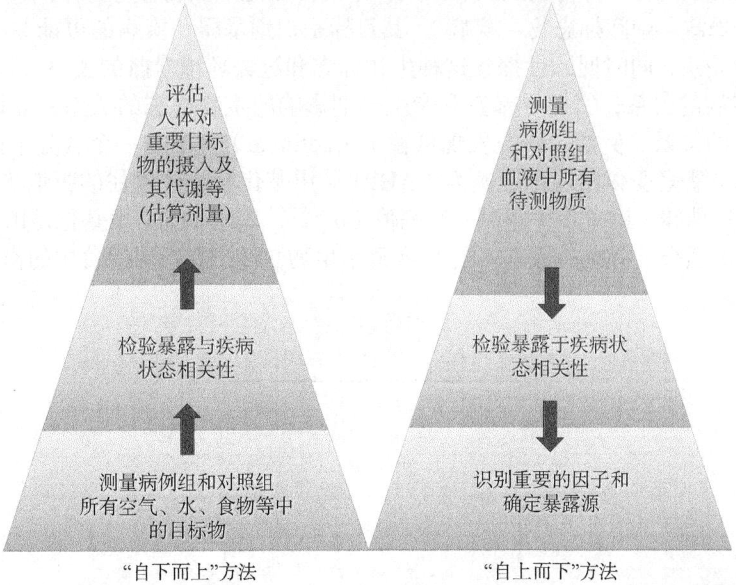

图 13-3 暴露组学的研究方法

“自下而上”的方法用于分析外暴露以及建立干预与预防的方法，关注于每一类的外暴露（空气、水、饮食、辐射、生活方式等），量化每类外暴露的强度，用加和的方式估算个体的暴露水平，检验病例组和对照组是否存在暴露差别。但在生活方式、生活工作压力等对健康影响方面的定量表征还需要进一步细化，并能够与化学物质的暴露相结合。“自下而上”的方法需要耗费大量精力来估计庞大的未知外源，但还是可能错过重要的内源。先期的暴露评价有个体暴露量法、方案评价法和内部剂量反推法。

“自上而下”的方法用于揭示人类疾病的未知暴露源。该方法主要用于环境和职业相关疾病，其主要目标是利用“组学”的方法测量血液和其他体液中目标物质的种类和含量，检验各类物质与疾病之间的统计学联系，确定导致疾病的物质及暴露来源，并反推暴露和剂量。因为暴露源来自于人体内外，并且暴露水平随着时间的推移和个人原因（外源和内源的改变，如年龄、锻炼、感染、生活方式、压力和罹患疾病等）有很大的变化。面对这些多变因素，暴露学家更倾向于“自上而下”的方法，从而发现可能的暴露，即该方法可通过非目标的方法来测量生物体液中的暴露特征，估算暴露水平。无论是外源还是内源暴露都可通过血液标本来表征。

随着新技术的不断涌现，推动了更多暴露组学标志的测量，可以进行更深入的数据解释并用于暴露评价，但要注意以下不同差异对暴露的影响：①由于个体年龄和经历不同，内暴露的生物标志是多变和动态的；②由于基因差异，健康效应存在个体间差异；③简单组分和复合组分的作用；④慢性暴露和急性暴露。

（二）生物标志在暴露组学中的应用

暴露组是高度变化和动态的，贯穿个体的一生。由于基因和其他个体因素的原因，环境和职业暴露的影响在个体水平上是不同的。一些人在某个暴露水平上会发生疾病，而另一些人在相同甚至更高的暴露水平上也不会发生疾病。健康效应与暴露密切相关，但要很好地测量暴露仍存在难度，因为贯穿人一生的暴露具有复杂性，故难以勾画出个体的完整暴露；或者由于缺少发现敏感性因素的方法或者还不知道暴露已经发生，很难测量具体的暴露。

暴露组学在大队列研究中可以用生物标志来理解环境因素与疾病的关系。相对于暴露，疾病发作可能要延迟很多年，而对于某些疾病，如癌症，甚至可能需要几十年，因此 65%的癌症不能归因于一种特定的原因。一种构建病因和疾病关系的方法是以生物标志为中间体的机制，即“中间相遇”原则（暴露—中间标志物—疾病），其目标是识别暴露和疾病的可能关系，探索中间生物标志和疾病的关系，同时回顾性探索这种生物标志和过去环境暴露的关系。其过程分为三步：①调查暴露和疾病的关系；②探寻暴露和产生早期影响的生物标志的关系；③评估疾病结果和中间的生物标志的关系。例如，研究发现可替宁（cotinine）并不是一个区分个体是否是吸烟者的理想标志，而芳香烃受体阻遏因子基因（AHRR）甲基化与个体以往的吸烟状态有关，AHRR 在受试者工作特征曲线（ROC）中得到一个高值（0.77），表明 DNA 甲基化是用于划分一个人是否为前期吸烟者的适合且持续的标志。图 13-4 显示生物学标志在暴露评价中的作用

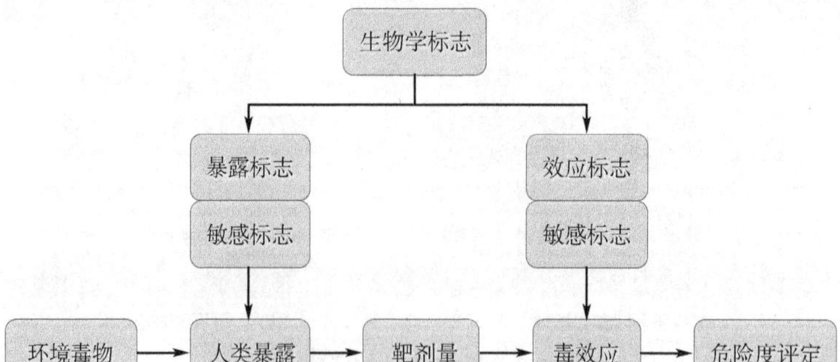

图 13-4 生物学标志在暴露评价中的作用

目前关于内外暴露组学的数据被正在进行的一些贯穿整个生命所有阶段的研究所关注和收集。基于内暴露组学方法，可以收集个体新鲜的血液和尿液样本，然后利用个体暴露监测来收集外暴露组学的数据。这种方法可用于成千上万的课题研究和多种疾病（包括哮喘、心血管疾病、癌症和神经发育相关的疾病）的研究。如果 mRNA、蛋白质和代谢物的变化水平可以与特定的暴露相联系，那么转录组学、蛋白质组学、代谢组学这些组学新技术可以帮助揭示环境暴露评估问题。具体方法包括：目标性或普通生物标志、传感器技术、便携式高性能计算机技术和内外标志的结合。

暴露组学将流行病学、环境毒理学、分析化学、营养学和微生物学结合在一起，由于暴露组学应用多种分析技术（色谱、光谱测定法、光谱和传感器阵列技术）和生物信息学来表征个体的暴露组，它需要开发新技术来满足高分辨率、高灵敏度和高通量全暴露组关联研究及后续研究的要求。应用系统毒理学研究方法和集成"组学"技术，研究差异基因表达、差异蛋白表达、差异代谢物表达等。在一系列研究和样本的基础上，已经非常近似于使用一整套系统的方法（包括蛋白质组学、代谢组学、转录组学和加合物组学）来辨别健康人群和病患之间的差别。通过暴露组的研究和测量暴露标志，可以识别个体的暴露史和潜在的患病风险甚至潜在智力发展水平和能力，这些信息对个体求职、医保等都会产生直接的影响。因此暴露组的研究要坚持严格的道德准则，在确定暴露及与健康关系的时候要保障个人的权利，保护隐私。

六、暴露评价的发展趋势

当前人群暴露评价研究的难点和焦点主要集中于化学物的多途径暴露、多种化学物的联合暴露、历史暴露的定量估计和暴露评价的有效验证等方面，并主要向四个方面发展：①暴露定量的准确性。进一步研究基于个体的暴露测量技术、个体有效性暴露生物标志评价技术和新方法（如时间-活动模式等），开发对多途径和多种化学物联合暴露的评价模型和方法以及暴露验证方法，不断提高暴露评价定量的准确性；②暴露评价时间范围的推广。应用暴露再现评估方法、先进的模拟方法和新型的数理统计模型和方法等，实现对历史暴露的定量估计和对未来暴露的有效预测；③暴露评价空间范围的扩大化。应用地理信息系统（GIS）和空间分析方法等方法，扩大暴露评价的地域尺度，实现基于群体的定量暴露评价，以为宏观决策服务；④暴露评价应用领域的拓宽。人体暴露评价除在环境健康风险评价和流行病学研究外，将逐渐在有毒有害化学品的安全性评价、突发性环境污染事故和自然灾害应急过程工作中发挥更为重要的作用。

第三节　人群暴露效应评价

长时间暴露于外源化学物，多数情况下机体会出现由健康至患病的连续发展过程，由无体征和症状、亚临床改变直至出现明显中毒表现的临床疾病，出现生物化学和功能性改变。因此必须对暴露于某一特定有害因素所引起的机体改变的健康意义进行评定，从而确定哪些改变是有害的，同时应考虑到个体之间对危险因素易感性的差异对评定的影响。单一的剂量-反应关系并不存在，而反应有一定的分布。因此对某一化学物提出可接受的暴露水平时必须从最敏感的暴露人群中来确定其有害影响的危险性；还要确定在该推荐的可接受的暴露水平下，暴露者中仍可出现有害效应的人数比例。这个可接受的危险度水平将随潜在的一些有害效应的严重程度、持久性和等同性以及大多数易感人群的特征而异。

一、基于毒作用机制研究的效应评价

人群暴露效应评价主要基于毒性机制与方法学研究。在毒性机制研究基础上进行效应评价的

范例是中国学者在地方性氟暴露人群毒性效应方面的研究：一是通过氟骨症、氟斑牙发病机制的研究，深入到分子、基因水平，发现较多信号通路参与到氟调控骨细胞或成釉细胞的分化和功能，同时也进一步证实了氧化应激、细胞凋亡参与地氟病发生的机制，其中氟导致的自由基损害是氟中毒全身性病变的中心环节；二是通过现场流行病学调查，证实了低剂量的氟暴露对儿童智商的减低效应，以及高氟暴露对人群高血压、动脉粥样硬化发生的影响，对氟的非骨相损伤效应及其作用机制研究取得了一定进展。自由基损害学说是目前能对地方性氟中毒多器官多系统病理改变进行解释的理论体系，已得到越来越多的学者进一步证实和肯定。自由基损害学说在其他疾病中也有广泛应用；人群毒理学方面可以通过生物标志研究（针对自由基造成的损害和作用机制方面），检测人群的中毒程度和致病易感性。如在杂环胺化合物 2-氨基-1-甲基-6-苯基咪唑（4，5-6）吡啶（PhIP）的致癌机制研究中发现大鼠不易诱发肝癌，是因大鼠具有较强的谷胱甘肽硫转移酶解毒体系。而对小鼠则易诱发肝癌，此与小鼠缺乏谷胱甘肽硫转移酶活性有关。人大肠黏膜也缺乏这种解毒酶活性。经研究绿色蔬菜可提高谷胱甘肽硫转移酶活性，可用之作为预防大肠癌的一个途径。对大肠癌的易感性除了了解解毒酶活性外，更进一步需要观察到 DNA 加合物的含量。大肠黏膜 HdIP 加合物结构的确定和人群检测 DNA 加合物方法的建立为筛选大肠癌易感人群打下了基础。PhIP 通过其环外氨基与 DNA 碱基脱氧鸟膘呤（dG）的第 8 位碳原子结合形成的 PhIP-C_8-dG，已用于人群检测。

在环境健康危险度评定中，由于缺乏长期低剂量健康效应的资料和低剂量暴露水平的监测方法，一般很难得到低剂量暴露的剂量反应曲线，通常利用数学模型进行推测。但随着监测技术的提高，可通过测量生物学标志解决这一问题。生物学标志的研究有助于早期识别外源化学物的生物学效应和易感人群，从而有利于外源化学物的毒作用评估，同时可用于发病机制和防治效果的研究。目前，生物学标志在环境健康危险度评定尤其效应评价的研究和应用中发挥着重要的作用：①对外源化学物暴露的生物有效剂量的标志研究；②对外源化学物在化学致癌进程中 DNA 加合物的形成与致癌作用之间的因果和定量关系的研究；③对外源化学物遗传毒性诱变终点标志的研究；④癌基因和抑癌基因作为较特异的肿瘤标志研究；⑤环境因素、生活方式以及遗传因素所致疾病易感性标志中酶多态性及基因多态性的研究。同时，方法学在生物学标志研究中得到较快发展，如测定蛋白水平的简便快速的酶联免疫吸附法、适用于人群尿和精子 DNA 氧化损伤代谢产物 8-羟基脱氧鸟苷（8-OHdG）的检测方法都是在生物学标志研究中发展起来的。例如在乳腺癌的内分泌代谢机制研究中，美国 Devra Lee Davis 等根据外源性雌性激素类物质进入人体，可使雌二醇代谢产物 16-α-羟雌酮含量增高，以及食用豆制品、甘蓝等可使 2-羟雌酮含量增高，提出 16-α-羟雌酮/2-羟雌酮比值的生物学标志与乳腺癌关系的新假说，此种比值的人群检测可能具有预防使用价值。

生物大分子加合物含量的测定在开始是为了在致癌风险评价中明确外源化学物的暴露剂量，之后逐渐作为暴露量的生物标志。在人群职业性遗传毒性暴露的研究中，蛋白质及 DNA 加合物的测定表现出了在敏感性上的优越性。丙烯酰胺形成的加合物水平与神经毒性症状有明显的剂量-反应关系；对有机酸酐的研究也发现蛋白质加合物水平与免疫球蛋白的循环水平有关。生物体内产生的活性氧（ROS）对生物大分子有严重的损伤作用，可以引起脂膜过氧化、蛋白质氧化及 DNA 结构的改变和链断裂。在正常条件下，生物体内的超氧化物歧化酶（SOD）、过氧化氢酶（CAT）和过氧化物酶（POD）的协同保护作用可使生物体代谢产生的活性氧维持在较低水平；而在环境污染影响下，生物体细胞的活性氧消除酶系统的协调性遭到破坏，使细胞内的活性氧积累，从而引起 DNA 的氧化损伤。DNA 的氧化加合物 8-羟基脱氧鸟苷（8-OHdG）从苯暴露工人的尿液中被分离出来，并且多个样本的分析表明，这种尿液加合物随着苯暴露时间的增加而增加。还有研究发现尿液中 8-OHdG 与健康损害的剂量-效应关系十分显著，而且 8-OHdG 的水平与淋巴细胞的微核形成也有相关性。

二、基于生物暴露限值的效应评价

剂量-反应关系连接了化学污染物的浓度变化和人群健康效应终点变化，是定量评价化学污染物健康危害的关键。生物暴露限值的研究是进行剂量-反应关系之暴露效应评价的主要途径之一。

生物暴露限值（biological exposure limit，BEL）是指人群暴露于外源化学物后，未产生有害效应时，机体内存在的外源化学物和（或）其代谢物的最高容许含量，或由它们所致的无害性效应标志的最高容许水平。在此限量以下，95%以下的暴露者的健康不会受到损害，同时也表示此种条件下经各种途径暴露某化学物的总暴露水平是容许的。生物暴露限值研究一般采用两种途径：①对经呼吸道吸入为主的外源化学物，可按暴露空气中最高容许浓度下生物监测标志的相应值为依据；②研究生物监测标志变动与健康关系，即以内剂量与健康效应的关系为依据。

在制定人类可接受的生物暴露限值时，目前较多研究使用基准剂量值（BMD）的统计学可信限下限（BMDL）代替未观察到有害作用水平（NOAEL）计算。如国内许多学者已应用 BMD 法探寻氟暴露的参考剂量（RfD）。在调查江苏 8～13 岁小学生总摄氟量和饮水氟分别与儿童龋齿患病率间关系研究中发现呈 U 型剂量-反应关系，即在低剂量时总摄氟量和饮水氟分别与龋齿患病率为负相关，当总摄氟量和饮水氟超过一定量后，其剂量-反应关系为正相关关系。随着饮水氟含量的增加，氟斑牙患病率和缺损型氟斑牙患病率逐渐增加，呈明显的剂量-反应关系。经 BMD 法计算，得到总摄氟量的 RfD 为 3.15mg/d，远大于人群总摄氟量的国家卫生标准（2.4mg/d）；水氟 RfD 为 1.29mg/L，在 WHO 的推荐值范围内（0.5～1.5mg/L），略高于我国水氟含量的卫生标准（1.0mg/L）。WHO 认为，随着饮用水中氟化物浓度增加到约 2mg/L，氟化物对萌牙前后的预防龋齿具有保护作用，而当饮用水中氟化物的浓度在 0.9～1.2mg/L 时，摄入的氟化物也对牙釉质产生有害作用，增加轻度氟斑牙发病率。

生物暴露限值的局限性主要是由于有些标准是根据有限的实验数据和临床研究制订的，而这些临床研究也只是将近期的效应与既往的暴露相联系。再者，有些 BEL 是根据外剂量-内剂量暴露关系制订的，而不是根据内剂量与早期有害效应的关系制订。如果以一定时间内的累计靶剂量作为暴露剂量，以反映关键性生物学事件的效应作为监测指标，则以该剂量-反应关系为基础制订的暴露限值就有较强的有效性。还必须指出，对某些化学物和某些有害效应（如引起过敏反应和遗传毒作用）来说，在评估健康危害时，峰值暴露的频度比综合剂量更为重要。例如，长期低浓度暴露极少会引起过敏，而一次性的高浓度暴露则可引起过敏或哮喘。

三、基于毒性通路的效应评价

美国国家研究委员会（NRC）基于新技术发展和研究理念的转变，针对当前的危险度评价体系提出了新的体系：化学物鉴定（chemical characterization）、毒性通路和靶器官试验（toxicity pathways and targeted testing）、剂量-反应关系和外推模型（dose-response and extrapolation modeling）及以人群为基础的人类暴露数据（population-based and human exposure data）。该体系最具革命性的转变是将当前以死亡、突变、肿瘤形成等细胞或动物终点事件（apical endpoints）为观察指标，机制研究仅用于辅助解释阳性结果的毒性试验体系，转换为基于毒作用机制研究的、以毒性通路（toxicity pathway）紊乱为观察指标的高通量（highthroughout）毒性效应评价体系。这些新的理念与变革挑战了传统的暴露与效应的评价方法，推动了有害因素对健康影响，使环境健康研究迈向崭新阶段。基于毒性通路、人源性细胞系、高通量的体外毒性测试能准确认识有害因素暴露对人类健康的影响，规避种属差异等风险评估的不确定性。

毒性通路是指细胞的反应通路，当其紊乱到一定程度时会导致机体的损害效应，一般包括从细胞膜受体结合到基因表达的一系列分子事件，甚至包括细胞层面的反应如细胞增殖或凋亡。

无论单细胞生物还是复杂的植物和动物，都进化出了应对环境应激的机制，涉及一系列基因的协同表达，许多应激反应的信号通路在脊椎动物内相当保守，如核因子 E2 相关因子 2（Nrf2）介导的抗氧化元件控制的细胞谷胱甘肽。随着系统生物学（systems biology）的发展，细胞内信号转导的网络逐步建立，生物系统分子表达的监测成为可能。NRC 在 2000 年列举了细胞内和细胞间 17 条与发育相关的信号通路，用于评价生殖和发育毒性。此外，还有很多重要的信号通路涉及炎症、氧化应激和癌症等，如 Nrf2 抗氧化反应通路。Nrf2 是重要的核转录因子，正常情况下位于细胞质，特定条件下进入细胞核，结合于抗氧化反应元件（ARE），促进抗氧化酶如血红素加氧酶 1（HO-1）、谷胱甘肽过氧化酶（GP）的表达。细胞稳态情况下，Nrf2 被胞质蛋白 Keapl 锚定在细胞骨架肌动蛋白上，并偶联泛素 26S 蛋白酶通路，使 Nrf2 大量降解、细胞抗氧化酶低表达。环境化学物进入细胞后，促进 Nrf2-Keapl 解偶联，解除 Keapl 依赖性泛素 26S 蛋白酶通路对 Nrf2 的降解，解偶联后的 Nrf2 迅速通过核穿梭机制进入胞核，并与 ARE 特异性结合，启动氧化酶的表达，清除外源化学物。

DNA 损伤修复的信号通路已得到充分研究，环境致突变物或致癌物进入细胞后，以不同的方式对细胞的遗传物质造成损伤，如造成 DNA 双链断裂（Double-strand break，DSB）。DSB 形成 30 min 内磷脂酰肌醇-3-激酶（PI-3-K）相关激酶家族的共济失调毛细血管扩张突变基因（ATM）、ATM 和 Rad3 相关蛋白（ATB）及 DNA 依赖的蛋白激酶（DNA-PKs）催化 DNA 断裂位点两侧 1 Mb 范围内的组蛋白 H2AX 磷酸化形成 γH2AX，阻滞细胞周期并募集 DNA 修复相关蛋白，其中细胞周期调节因子，如 DNA 损伤检测点调节因子 1（MDCI）通过其串联的 BRCT 结构域与 γH2AX 游离的羧基端（包括磷酸化的 Serl39）直接结合，形成 γH2AX·MDC1 复合体，进而募集更多的蛋白，如 p53 结合蛋白 I（53BPl）、NBSl、Ring 结构域蛋白（RNF8）、乳腺癌易感基因 1（BRCAl）等，参与 DNA 修复过程。修复完成后蛋白磷酸酶 2A（PP2A）或 PP4 催化 γH2AX 去磷酸化，细胞周期恢复，细胞恢复正常。

从上可知，毒性通路强调的是在细胞水平从化学品暴露到基因表达改变的一系列精确的分子事件。以毒性通路为基础的效应评价主要依赖体外细胞试验，最终可能完全放弃动物试验。毒性通路的建立，在理论上至少有三大挑战：①如何在分子水平区分适应性反应（adaptive response）和毒性反应（toxic response）；②毒性通路的数目是有限还是无限；③体外无法模拟化学物在体内的代谢过程。

这些问题的解决需要科学技术的进一步发展，比如肝脏细胞与靶细胞的共培养可模拟代谢产物对靶细胞的毒作用。细胞内的信号通路呈网络状，识别信号分子在时间和空间上的调控模式有赖于系统生物学及生物信息学的发展。目前，首先是集中研究某些较为明确的毒性通路，如雌激素受体信号通路等，以这些通路为例，建立毒性鉴定和剂量-反应关系模型，应用于靶器官明确的化学物进行验证和推广。

针对 NRC 危险度评价新体系，Ankly 于 2010 年提出了“有害结局路径（adverse outcome pathway，AOP）”概念框架，用以描述已有的关于一个直接的分子起始事件（molecular initiating event，MIE）（如：外源化学物与特定生物大分子的相互作用）与在生物不同组织结构层次（如：细胞、器官、机体、群体）所出现的与危险度评定相关的“有害结局”之间的相互联系。AOP 是跨越多种生物结构层次的一系列连续事件。连接起始事件与结局之间的内容可以有不同的构成，主要取决于产生 AOP 或所关注危险度内容的类型以及生物学信息的范围。一个 AOP 框架始于化学物与生物靶标相互作用的 MIE，由此导致一系列的更高效应水平的事件。从而导致具有与特定危险度内容（如：生存、发育、生殖等）相关联的“有害结局”，其中前三个元素（分子特性、与生物大分子相互作用、细胞反应）就是 NRC 所定义的“毒性通路”（toxicity pathway）。但 AOP 又有别于“毒性通路”，毒性通路关注的是分子起始事件，是细胞水平可测量的关键机制终点，而不是效应本身。AOP 代表的是各种分子起始事件导致与危险度评定相关的“有害结局”的相互联系，它包含了毒性通路的内容，同时又延伸了毒性通路的范围，强调由分子起始事件产生毒作用所导致的结局，这种有害结局与危险度评定相对应。

第四节　人群暴露与疾病效应的验证

英国的医学统计学家 Hill A. B. 于 1965 年提出了判断环境与职业暴露引起疾病的因果关系的标准，其目的是给出标准来帮助人们识别因果关系（causation）和相关关系（association）。因果关系是指某个因素的存在一定会导致某个特定结果的产生，即暴露与疾病的逻辑关系。而相关关系是统计学上的一个概念，是指某个因素的变化和另外一个因素的变化有联系，但是这个因素的变化是不是另外一个因素变化的原因，是不能被确定的，即相关关系并不一定是因果关系。

案例 13-2

环境与职业暴露引起疾病的因果关系的个体判断

一原告声称他在造船厂当铝焊工 22 年，在通风不好的船舱中焊接铝金属板。他又是一个长期重度吸烟者，肺组织活检发现肺间质中有棕色烟焦油和铝沉积，肺间质轻度纤维化、肺气肿、肺支气管上皮鳞状细胞癌。他 52 岁死于肺癌。该工人生前及其家人控告造船厂和数十个铝制造厂商要求赔偿。这是首例铝焊工指控他的肺癌是由于工作环境暴露引起，如果他赢得诉讼，在他后面将有很多的相似案例诉讼会纷拥而至。

问题：

1. 该病的病因究竟是什么？怎样证明原告的疾病和职业暴露的关系是否为因果关系？
2. 控辩双方怎样证明原告的疾病是否由于该工人的职业暴露引起的？他应该得到赔偿吗？

一、暴露引起疾病的因果关系的总体判断

在暴露与疾病关系的研究中，随着病因学研究的发展，国内外对有关暴露与疾病的因果关系的总体判断形成了以下共识。

1. 化学物暴露和疾病发生的时间顺序　化学物的暴露应该在疾病发生之前，暴露和疾病应有合适的间隔潜伏期。尤其对慢性病和潜伏期长的癌症来说，可能有很多化学物的暴露在疾病发生之前。化学物暴露和疾病的关系与疾病自然发展史不应相冲突。暴露于化学物的人或动物，其组织病理学的改变与疾病发展进程一致。

2. 化学物暴露和疾病关系的强度　流行病学的人群调查得出的相对危险度（relative risk）增高，并达到统计学意义。相对危险度越大，因果关系的可能性就越大。如当相对危险度为 10 时，要比相对危险度为 2 更有说服力。化学物暴露和疾病的相关关系达到统计学意义本身并不意味着此关系是因果关系，例如：夏天中暑的病例增多，冰淇淋的销量也增多，冰淇淋的销量和中暑有统计学相关关系，但此关系不是因果关系。

化学物暴露和疾病关系的强度研究的范例是丹麦全国出生队列的一项巢式病例对照研究——“注意力缺陷/ 多动症和儿童期自闭症与产前暴露于全氟烷基物质之间的关联”：针对持久性污染物全氟烷基物质（PFASs）动物实验中具有内分泌干扰性和神经毒性，一些横断面数据显示 PFASs 与儿童神经行为的问题之间存在正向关联，但是来自前瞻性研究的结果仍然有限的问题，开展了产前暴露于 PFASs 是否与儿童中的注意力缺陷/ 多动障碍（ADHD）或儿童期自闭症之间有关联的研究。该研究根据丹麦国家医院登记和丹麦精神病中心登记，在 1996～2002 年丹麦全国出生队列的 83 389 对母子中确定了 890 名 ADHD 病例和 301 名儿童自闭症病例。从这个队列中，随机各选择 220 例多动症和自闭症病例，并随机选择 550 例性别相匹配的对照儿童。测量在妊娠早期

或中期采集的母体血浆中16种PFASs，使用广义线性模型计算风险比（RRs），模型中考虑到了抽样权重。结果在所有样品中均检测到全氟辛烷磺酸（PFOS）和全氟辛酸（PFOA），在≥90%的样本中可以定量其他4种PFASs。没有发现母亲PFAS血浆水平和ADHD之间关联的一致性证据，对于自闭症也是如此。在同时校正所有PFASs的模型中，较高的PFAS分位数和ADHD之间既有阳性关联也有阴性关联，但是这些关联的估计值并不精确。因此没有发现一致性的证据能够提示产前PFAS暴露增加儿童中ADHD或儿童期自闭症儿的风险。

3. 化学物暴露和疾病关系的可重复性 化学物暴露和疾病的关系由不同的研究人员在不同的时间、地点、人群中重复观察到类似的结果；在不同的流行病学调查设计，前瞻性和回顾性的调查中得到证实。例如：世界上很多国家都有对石棉暴露引起工人肺纤维化、肺癌和恶性间皮瘤等的报道。

4. 化学物暴露和疾病关系的合理性和特异性 化学物暴露导致疾病的机制可由生物学理论作出合理解释，化学物暴露和疾病发生关系符合现代医学知识。化学物暴露和疾病的关系相似于先前已建立起因果关系的病例。例如：怀孕的母亲服用酞咪哌啶酮（thalidomide，商品名沙利度胺）可引起胎儿肢体畸形，如有孕妇服用另一种药物而导致胎儿畸形，其因果关系就较容易理解。

疾病在特定的人群中和特定的环境中发生。例如：在一般人群中胸膜间皮瘤的发病率非常的低，而在石棉暴露工人中发病率比一般人群中高很多。但对于一种疾病来说可有不止一个病因，而对于一个致病因子来说可导致不止一种疾病，因此不能强求化学物暴露与疾病之间完全的一对一关系。

5. 化学物暴露和疾病关系的剂量-反应关系 随着化学物暴露剂量的增大，人群疾病危险性也随之增加，因果关联的强度增大，存在着剂量反应关系。例如：在英国医生肺癌死亡率研究中发现肺癌死亡率随每天吸烟支数增加呈线性升高。

6. 化学物暴露和疾病关系的实验证据 干预性的人体研究，对照双盲随机实验，表明化学物暴露和疾病的关系的存在，支持因果关系的建立。如果有相应的动物实验证据，则更能加强因果关系的判断。

上述标准用来综合判定疾病的病因，一个化学物符合上述的标准越多，是病因的可能性越大。这是针对一个化学物或一种环境污染物作为致病因子导致某种疾病的因果关系的总体判断。根据该标准，人们公认了吸烟会引起慢性支气管炎和肺癌；暴露于石棉会引起石棉肺、恶性间皮瘤、肺癌；长期吸入高浓度的苯会引起再生障碍性贫血和急性髓性白血病等。但是，一个人的疾病是否由其职业或环境暴露引起的，还需作出具体的个体的分析判断。

二、暴露病因与疾病效应关系的确立

要在复杂的环境中确定某一种外源化学物与某一种疾病的因果关系很困难。因此，人们已经设计了一些系统性的方法对因果关系做出界定。如果对某一化学物进行了动物、人体和体外实验的完整研究，并采用了适当的模型、相关的观察终点，实验在控制条件下进行的，由此得出清晰而有说服力的暴露-反应关系的证据，则证明该化学物与某一种疾病之间存在因果关系。

1. 长期低浓度外源化学物暴露与慢性中毒健康损害 由于外源化学物长期低浓度暴露引起的健康损害，可采用流行病学方法进行调查研究，包括外源化学物污染源调查、外源化学物检测、环境污染状况调查、人群外源化学物负荷检测、人群健康损害调查（包括靶器官损害），进行外源化学物与健康因果关系的研究判断。

2. 外源化学物暴露与群体性健康损害 群体性健康损害依据于有共同暴露史，长期居住史，不论年龄性别，皆可受害。可采用流行病学的现况调查方法和暴露对照调查方法予以认定。同时与相应的对照区进行比较。外源化学物污染区人群有较高的靶器官发病概率和特征污染物负荷水平，同时排除其他致病因素干扰。污染区的具有较明显的健康效应谱分布。符合一般病因因果关系判断标准的多项要求。

3. 外源化学物暴露与个体健康损害 个体健康损害的认定，在流行病学上有一定的局限性。个体由于先天的遗传因素和后天的环境因素不同，均存在着许多个体差异。原则上体内负荷要超出一般人群或者对照人群的统计上限值（大于99%）。具体可从下列5个问题来考虑环境暴露与患者疾病之间是否有因果关系：①化学物的暴露证据（强度、时间、频率）；②化学物的毒性、中毒作用剂量；③患者症状与该化学物暴露的毒性是否一致？④患者症状与化学物暴露的时间关系、暴露停止，患者的症状是否减轻或消失；⑤能排除的其他原因导致患者的疾病。进行综合判断。

4. 外源化学物污染事故与健康损害 因突发性外源化学物污染事故或污染因素单一引起的急性中毒，其因果关系证明相对简单。通过检测污染物的浓度、排放强度、人体内的污染物负荷及健康损害指标和事故发生前的原有健康状况等即可做出判断。

5. 严重健康损害（公害病） 公害病（public nuisance disease）是特征外源化学物长期作用于人体的一种地域性疾病。其特点为：①环境污染区域内的人群有与污染相关的共同性症状和体征；②病区内人群不分年龄、性别都可能发病，甚至胎儿也受累；③除急性中毒外，大多具有低剂量长时期危害下陆续发病的特点；④特征外源化学物对健康损害的生物学和医学依据。公害病与环境污染健康损害的最大区别在于公害病具有严格的法律意义，必须经过科学的鉴定和国家法律的认可。

三、实验研究和流行病学调查之间的关联

人群毒理学在检验个体化学物过量暴露和其他外源化学物的危险性方面离不开实验研究与流行病学调查之间的密切配合，下面的例子可以说明二者的互补性。

研究表明，氯乙烯的致癌性是首先在大鼠中表现出来的，随后的流行病学研究结果也证实了氯乙烯对人类同样的致癌危险。这一发现激起了人们对氯乙烯在动物中的代谢及其体外致突变性的研究。对氯乙烯代谢产物进行的毒理学研究发现，微粒体的氧化作用生成了环氧化物，它有近似致癌物的作用。这一发现又激发了对结构相关的卤化乙烯类如溴乙烯、1，1-二氯乙烯、1，2-二氯乙烯、三氯乙烯和全氯乙烯作进一步的生物转化研究。对这些化合物的致癌性与代谢之间的关系所作的比较提示，代谢产物在到达DNA后的稳定性及与DNA反应性的相互作用，决定了它们的遗传毒性的危险。现在已经认识到氯乙烯会产生DNA加合物，使DNA分子上的腺嘌呤和胞嘧啶形成一个附加的环。

用于生产合成橡胶制品的1，3-丁二烯是已知的人的致癌物。大鼠和小鼠实验均出现癌症，尤其小鼠特别敏感。随后发现，1，3-丁二烯在人体中的代谢途径与大鼠和小鼠相一致，形成致突变和致癌的环氧化物。这一发现带动了队列和病例-对照调查，确定了1，3-丁二烯为人的致癌物。近来的研究已考虑到其所生成的活性代谢物1，2-环氧-3-丁烯的代谢途径的相对重要性。该活性代谢物与血红蛋白反应后生成1，2-羟基-3-丁烯缬氨酸加合物（MHB Val），与DNA反应后生成鸟嘌呤加合物。假定存在遗传毒作用的机制，通过品系间1，3-丁二烯代谢物与血红蛋白结合和DNA结合的比较，得出的数据将有助于做出更有根据的癌症危险性的评估。上述比较分析提示，在等值暴露剂量的条件下，1，3-丁二烯对人的致癌危险性低于对大鼠和小鼠的危险性。测量MHB Val加合物是一种灵敏的方法，可用来监测工人中1，3-丁二烯生成环氧化物的代谢途径。

砷是一种类金属元素。自Hippocrates（公元前460～公元前373年）时代以来，砷一直被用作药物。砷的制剂在开始时用于治疗溃疡病，之后在20世纪上半叶被用于治疗梅毒和寄生虫病。Hutehinson于1887年首先发现无机砷是人的致癌物。国际肿瘤研究机构（IARC）于1980年根据流行病学研究的结果将砷及其化合物列为皮肤和肺的致癌物。此后，对职业暴露人群、饮用高砷井水和燃用高砷煤的某些地区的人群所进行的流行病学调查，都得出肯定的结论：砷可以引起人的皮肤、肺、膀胱、肝、鼻组织和前列腺等的癌症。也有证据表明砷可引起皮肤病、心血管病、心脑血管病、Ⅰ型糖尿病以及不良的生殖结局。但其对人类的致癌效应主要来自环境污染流行病

学调查资料，可用以推断人体健康效应的有价值的动物实验数据极其有限，啮齿动物的致癌模型仍不能重复。也曾使用过砷酸钠、亚砷酸钠、亚砷酸铅、三氧化砷和二甲基次胂酸对小鼠、大鼠、狗和猴进行过大量、仔细的癌症生物实验，但实验结果均为阴性。在给予已知的肿瘤诱发剂后测试砷及其化合物的促癌活性，实验的结果也均呈现阴性。

因此，对环境外源化学物在动物体内的代谢过程进行研究，有助于了解活性中间体的特征，并有可能发现各种意料之外的危险性和生物监测的新方法。反之，对人群的临床观察也会促进外源化学物代谢和毒作用机制的动物实验研究，从而揭示生物学失调对于健康的重要意义。上述事例说明，人群毒理学研究不能单单依靠动物试验或者流行病学调查一种方法。为了要鉴定、阐明和确定危险的轻重缓急，发展干预措施和人群健康监护的技术，合并使用动物试验和流行病学调查是十分必要的。

对于暴露-反应关系的流行病学调查，可采用各种变量来评估暴露和健康的改变。暴露可以用其他替代方法来描述，如职业分类、年龄、工龄、问卷调查或者使用更为直接的测定环境中外源化学物浓度或个体暴露的监测数据和内剂量。有害效应可采用死亡率、发病率、患病率、可逆的和不可逆的功能改变和关键的生物学改变等来表示。如果对外源化学物的靶剂量和关键生物学改变均进行了监测，并且存在剂量-反应关系，则可以确定该暴露的健康危险性的评估结果。当然，要使用这些参数就必须了解化学物在机体中的动力学及其作用机制。不过这样的方法比简单的流行病学调查花费更多，有可能最后不得不在其研究的深度和样本量之间做出取舍和协调。

第五节　人群毒理学展望

一、人群毒理学研究的局限性

人群流行病学研究结果比动物毒理学试验结果更适宜人群危险度评定。然而由于混杂因素的干扰，如同时暴露其他化学物质，个人生活方式的不同，暴露难以准确定量，队列研究样本量的限制，很难用流行病学资料进行低剂量暴露的危险度评定。除用高剂量动物实验进行外推外，利用生物学标志是很有发展前景的方法。但生物学标志的研究目前多集中于与暴露的联系，尚缺乏生物学标志与终点健康效应（如癌症）之间的定量关系。如要确定生物学标志与靶组织的终点健康效应（如癌症）之间存在定量关系，至少需要证明暴露与生物学标志之间、暴露与癌症之间存在相应的因果关系。

人群毒理学研究中的主要困难：①在人群中观察到机体功能损伤需要较长时间，因为人群暴露的剂量较低。另外很难确定人群暴露外源化学物的剂量，难以观察到剂量-反应关系；②在人群毒理学的研究中缺乏特异性指标，往往是用非特异性的指标，这就需要有足够的观察例数，采用队列研究（cohort study）方法；③在对机体功能检测结果的评定中缺乏正常值或参考值。有时检测结果在参考值范围内，与对照组比有明显的升高或降低，这时应该如何做出评价，与疾病发生有什么关系也是需要进一步研究的问题；④目前在人群毒性检测方法上，缺乏非损伤性方法，有些方法用血量大，难以在人群中应用，也有些方法虽然很简便，但灵敏性、特异性都较差，在方法学上有待进一步的发展。

二、人群毒理学展望

人群毒理学的研究对象是人群，但是由于社会、伦理等方面的原因，人群资料的获得十分困难，因此有关化学物的毒理学研究还远远不足，主要表现为：对许多化学物的毒性不了解；对已知的毒性化学物的毒性也还未能全面了解。为此应加强人群毒理学机制方面的研究，阐明外源化学物对人体作用的机制以及毒性发生的条件，鉴别化学物或其他因素对人体功能的影响及其表现，更好地针对相应人群进行有效防治。

外源化学物的低剂量、长期慢性暴露，是各种环境污染物对人体影响的基本方式。由于暴露时间长，剂量不明显，容易忽略，且存在各种混杂因素，因此难以准确认定是某一化学物引起的何种效应。随着预防控制措施的加强，不少环境污染物的浓度已低于引起中毒的剂量水平，这就需要研究观察亚临床毒效应，用灵敏的指标才能观察到不良的影响，而灵敏的指标必须在多终点生物学效应研究的基础上才能确定。外源化学物在极小剂量下可能会有益于健康，也可能对健康有害，必须研究新化学物的剂量-效应关系曲线以确定其对机体的作用是有益或有害。

从方法角度，人群毒理学也发展得远远不够，目前人群资料的获得，主要是通过小样本人群的调查来得到。并且其设计也远远达不到流行病学方法的要求，这样必然会产生一些偏性。同时评价人体毒性的标准和手段也各不相同，没有统一的规范。实验技术上也同样有这样的问题。为此今后应该：①人群研究在实验设计上要尽可能采用医学统计方法并向分子流行病学扩展；②应尽可能建立一套权威的评价化学物人群毒性的标准或规范指导本领域的研究；③吸收生物学和毒理学等相关学科的新进展，确立一系列适用人群检测的多系统、多水平、多终点的生物学标志，特别是确立分子水平易感生物学标志与疾病或健康损害的关系、生殖细胞生物学标志与雌性激素化合物对健康损害的关系等；④充分利用毒理学动物和细胞实验方法及其研究结果，以有助于验证环境有害因素与人体健康损害或疾病的关联，以及进一步探明毒性作用机制而为人群健康研究提供参考依据；⑤利用生物学标志高灵敏的特性，直接测量人群预期低剂量暴露水平及其效应水平，以较准确地估计生物学标志水平与特定危险性之间的关系；⑥检测方法向简便、灵敏、有效和非损伤性发展。

案例 13-1 分析讨论

确定外源化学物暴露与健康损害之间的因果关系包括以下原则：①环境或职业场所有明确的外源化学污染物；②人群居住地区环境均受到该外源化学物污染并可检测；③各种年龄、性别的常住人群体内可检测出超过非污染区人群体内的明确污染物；④各种年龄、性别的常住人群健康出现外源化学物特异性效应和严重的非特异性效应，而非污染区没有该种非特异性效应；⑤人群特异性健康效应和严重的非特异性健康效应，并经过动物实验和医学证明；⑥该污染区动物也可发现有类似的健康损害表现。

对于是否外源化学物暴露所致的健康损害，环境中该化学物的含量及体内负荷是决定人群健康损害程度的关键。

案例 13-2 分析讨论

通过搜集、整理、分析资料，包括原告一生在不同医生门诊部和医院治疗的病历档案，死亡尸检报告，药店的买药记录，雇主人事部门的职工个人档案和工作环境监测记录，控辩双方证人的证词，对相关化学物毒性研究的文献报道等。我们可以提出以下问题分析来搜寻想要的答案：职业和环境暴露与患者疾病之间是否有因果关系？有没有暴露的证据？如果有，是什么化学物？强度有多大（剂量、时间、频率）？该化学物对人和动物的毒性是什么？症状是什么？在什么剂量下发生这种症状？患者陈述的症状跟该化学物暴露引起的毒性症状一致吗？患者陈述的症状跟该化学物暴露引起的毒性症状在时间上有关系吗？暴露停止，患者的症状减轻或消失吗？有没有其他原因导致患者的疾病？

思 考 题

1. 如何开展化学毒物低剂量暴露的健康危险性评定？
2. 举例说明生物学标志研究在人群暴露评价中的意义。
3. 举例说明现代细胞和分子生物学发展对人群毒理学发展的作用。

（洪 峰 卢国栋）

第十四章　管理毒理学

案例 14-1

反应停事件

反应停（Thalidomide），中文译为沙利度胺，由瑞士诺华制药（Novatis）的前身 Ciba 药厂于 1953 年在研制抗菌素过程中合成，但药理试验显示，反应停无任何抗菌活性。后来，联邦德国 Chemie Grünenthal 制药公司在研究中发现该化合物具有一定镇静催眠作用，并能显著抑制孕妇的早孕反应，由于其急性毒性小（小鼠经口 LD_{50}>5g/kg），被误认为是一种安全有效的镇静安眠药。该公司于 1957 年 10 月将反应停正式推向市场，治疗剂量 50～200mg/d。

此后不到一年，反应停便作为一种“无任何副作用的抗妊娠反应药物”，成为“孕妇的理想选择”（当时的广告用语），相继在欧洲、亚洲、非洲、澳洲和南美洲等 51 个国家获准销售。但使用后不久即发现，孕妇只要在末次月经后 6～8 周内口服 200mg 反应停便可引起胎儿严重的短肢（海豹肢）畸形，服药的孕妇还有流产、早产和死胎现象的发生。此事件当时震动了整个医学界。1962 年 3 月，Chemie Grünenthal 公司正式撤回联邦德国市场上所有反应停，不久其他国家也陆续停止了反应停的销售，期间由于使用反应停造成全球 1.2 万余名新生儿畸形。但是美国却幸运地逃过了这一全球性的灾难。

问题：

1. 反应停事件给医学界的启示是什么？
2. 美国为什么可以避免反应停事件的发生？
3. 何谓管理毒理学？其对保护人类健康、生产环境和生态环境有何作用？

第一节　概　　述

一、管理毒理学的概念与学科特征

管理毒理学（regulatory toxicology）又称法规毒理学，是将毒理学的原理、技术和研究结果应用于外源化学物监督管理的应用学科，是现代毒理学的重要组成部分和新的分支学科。管理毒理学的核心内容是对外源化学物进行毒理学安全性评价、风险评估，以及相关法规、标准的制定及贯彻执行。20 世纪 80 年代以来，随着对化学物认识的不断深化和对化学品安全问题的日趋重视，管理毒理学的研究范围不断扩大，研究成果也在更多领域得到应用。

管理毒理学亦是管理科学的分支学科，涉及科学与管理学科的交叉领域，故具有科学与行政管理交叉的特征。毒理学作为科学与政府行政部门进行管理的目标和方法截然不同。毒理科学的目的是通过客观事实来解释外源化学物危害人类健康的现象与机制，探讨其作用规律及如何防治其危害，为政府部门安全管理外源化学物提供科学依据，具有严谨、渐进和循证的特点。而政府的管理目标主要规范人们的行为，依据法规与事实，处理有关外源化学物的问题，解决其争端，特点是具有强制性和规范性。对外源化学物进行毒理学安全性评价、环境污染调查和暴露人群健康损害的流行病学调查，经过综合分析作出风险的评估，此过程属于自然科学行为；而依据风险评估确定可接受风险和提出安全限值及管理办法，经卫生行政管理部门批准和颁布，并用行政手段强制执行，该过程则属于行政管理行为。因此，管理毒理学的特征为：既有预防医学的自然科学属性，又有卫生行政管理的政策特点，需要毒理学工作者和行政管理部门密切配合。毒理科学是不断发展的，而管理只接受毒理学的基本原理、普遍规律及公认观点，不能随着学术的发展时时改动，只能在经过一段时期后作阶段性的政策修订或更改。

二、管理毒理学在经济社会发展中的作用及其意义

21 世纪以来，我国经济社会发展加快，同时带来诸多安全隐患问题，人们对环境、食品、药品及其他各类生活用品安全性的关注度普遍提高；社会对日益严重的环境污染、食品风险、新物质与新材料（如纳米材料）、转基因产品的生物安全性、中医药产品毒性等新问题的毒理学安全性评价及风险评估需求也大大增加。

管理毒理学因涉及范围广、针对社会需求解决现实问题，故在制定与人类健康和环境保护有关的政策法规和管理决策中起着至关重要甚至是决定性的作用。管理毒理学的使命是在合适的法规范围内，协助行政管理部门管理并控制社会及环境中的相关健康损害危险因素。在大多数国家，管理毒理学的功能主要是通过政府管理部门制定法规并强制执行而实现的。一方面毒理学的各种研究资料为毒物对健康的风险评估提供实验证据，为合理制定法规以及各种管理控制措施提供必不可少的科学依据；另一方面，这些法规和管理控制措施又对毒理学提出更高要求，促进了实验毒理学等相关学科的发展。例如，许多国家的化学物注册登记制度，都要求必须有足够的毒理学研究资料，并对毒理学安全性评价机构及其试验设计、实施和质量控制等方面作出了明确规定和要求。

目前，世界各国的健康和环境管理机构，正越来越多地倚重于应用管理毒理学的研究资料和成果来制定相关法规。近年来，我国广大毒理学工作者应国内经济发展过程中对环境、食品、药品、职业和新材料等安全性评价之需要，开展了大量针对性研究，提出了各种科学应急之策，及时修订或完善相应的管理法规或标准，为各级政府及相关部门有效管理化学物提供了科学依据和技术支持。

管理毒理学的具体框架在很大程度上取决于社会的管理理念、文化价值的取向、社会历史背景以及社会经济的发展程度等。因此，管理毒理学在不同的国家，其内容、运作模式及管理理念等方面存在一定的差别。

三、管理对毒理学的影响

现代毒理学的发展在很大程度上取决于管理对毒理学知识及应用的需要，而政府和管理部门的决策也直接对毒理学产生重大影响。

案例 14-1 分析讨论

美国食品药品监督管理局（Food and Drug Administration，FDA）的评审专家注意到虽然反应停对人有明显的镇静作用，但在动物试验中，中枢镇静作用却不明显，提示人和动物对该药物反应有很大差异。此外，他们还认为反应停慢性毒性试验时间不够、吸收和排泄的数据不足、生产控制方面也存在问题，不足以判断其安全性。因而未批准其在美国上市销售，而是要求研究人员对其进行更深入的研究，以验证其临床使用的可靠性。正是由于 FDA 的正确决策，避免了反应停悲惨事件在美国的发生。

进一步的毒理学研究发现，反应停对灵长类动物有很强的致畸性，尚有其他药理作用。1998 年 7 月，FDA 批准反应停作为治疗麻风结节性红斑（Hansen's Disease）的药物在美国上市，美国成为第一个将反应停重新推上市场的国家。现在反应停主要用于治疗癌症患者（以多发性骨髓瘤为主），育龄期妇女禁止接触和服用此药。

反应停事件对全球建立完善和严格的药品审批和不良反应检测和监督制度起到了至关重要的推动作用，对全球药品管理的立法工作起到了促进作用，如美国国会在 1962 年通过了《Kefauver-Harris 修正案》以强化药物管理。

（一）良好实验室规范（good laboratory practice，GLP）

为了确保实验研究与检验工作的质量和可靠性，我国自 20 世纪 90 年代中期由原国家科委开始，在国内推行国际通用的良好实验室规范（GLP）。原国家药监局（SDA）于 1998 年 10 月组织修订并于 1999 年 10 月发布，同年 11 月 1 日起施行。2003 年，国家食品药品监督局（SFDA）开始 GLP 试点，2006 年正式实施药品 GLP 认证工作。SFDA 明确规定，自 2007 年 1 月起，一类新药及注射剂的非临床安全性评价研究必须由通过《药物非临床研究质量管理规范（GLP）》认证检查的实验室完成。2003 年，参照经济合作与发展组织（Organization for Economic Co-operation and Development，OECD）、美国环境保护署（Environmental Protection Agency，EPA）的 GLP 原则，农业部发布了《农药毒理学安全性评价良好实验室规范》（NY/T 718-2003）；2006 年，发布《农药良好实验室考核管理办法》（农业部公告第 739 号）、《农药良好实验室考核指南》，于当年 12 月起实施；2008 年 10 月，农业部开展首批 GLP 实验室考核。2009 年环保部公布了第 1 批新化学物登记机构名单，包括 7 家生态毒理学机构。目前我国药品、农药、化学品等的安全性评价已广泛推行 GLP，为提升我国化学物检测水平以及实现国际上测试数据互认奠定了基础。

GLP 的宗旨是全面的质量管理。GLP 指非临床实验研究中，严格实验室管理的一整套规章制度，包括实验室建设、设备和人员条件、各种管理制度和操作规程、质量保障体系以及实验室的认可等。目的是确保实验能按照事实得出结论并进行报告，同时保证原始数据的可追溯性。GLP 的核心组成有：①对组织机构和工作人员的要求；②对实验设施、仪器设备和实验材料的要求；③标准操作规程（standard operating procedures，SOP）；④对实验方案、实验动物及研究工作实施过程的要求；⑤对档案及其管理工作的要求；⑥实验室资格认证及监督检查；⑦独立和全过程的质量保障。SOP 是实施 GLP 规范的首要条件，是为保证研究工作质量而制定的系列标准操作程序。作用是统一实验标准，使各实验室的操作方法、管理程序等各项工作规范化，管理人员和实验人员的工作有章可循、有据可依，尽量减少由操作方法上的差异而带来的误差，增加不同时期及不同单位研究工作之间的可比性。质量保证（quantity assurance，QA）是 GLP 有效实施的基础。QA 包括独立行使职权的质保部门和具有监督检查权利的质保人员。QA 由非研究人员担任，其检查必须覆盖实验研究和检验工作的所有阶段。

（二）实验动物工作与 3R 原则

1. 实验动物工作　实验动物工作是毒理学研究的重要基础。实验动物工作的规范化是保证国内 GLP 实验室与国际接轨的必要条件。近年来，我国的实验动物工作正在逐步向规范化、法制化的管理轨道上迈进，各种相关法规和文件对实验动物的分级、饲养管理以及动物试验的环境条件和设施等均有明确规定和要求。此外，国内的 GLP 实验室也按照国际惯例，陆续建立了本机构的“动物管理与使用委员会（the Institutional Animal Care and Use Committee，IACUC）”，实行动物试验的伦理审查制度，并努力获得国际实验动物评估和认可管理委员会（Association for Assessment and Accreditation of Laboratory Animal Care，AAALAC）认证。

2. 动物保护与 3R 原则　实验动物在化学物的安全性评价、疾病机制研究、药物和疫苗研制等诸多方面起着举足轻重的作用，对医学的发展作出了不可忽视的贡献。人类对动物的道德，不仅是人类社会道德的自然延伸，更是人类区别于其他物种的道德自觉。对野生动物和实验动物的爱护与关心，不仅是对人类自身价值与尊严的肯定，更是对人类生命意义的超越。所有从事毒理学实验研究的人员都应该尊重生命，善待实验动物。

动物保护主义自 19 世纪兴起以来，各国相继成立了各种动物保护组织，主张对动物试验加以规范，通过立法保障动物福利。中国《实验动物管理条例》中规定“对实验动物必须爱护，不得戏弄或虐待”。英国学者 William Rrssell 和 Rex Brursh 在《The Principles of Human Experimental Technique》(1959) 中提倡动物试验采用 3R 原则是保护实验动物的具体体现。3R 原则即替代 (replacement)、减少 (reduction) 和优化 (refinement)。替代指以低等生物、微生物或细胞、组织、器官甚至电子计算机模拟替代活体动物试验，尚包括用优化的替代方法取代原有的动物试验方法等；减少指在能保证获取有效数量与精确度的数据信息前提下，尽量减少动物的使用数量；优化指在必须使用动物时，要尽量减少非人道程序的影响范围和程度。

为了有效推行毒理学试验中的动物保护原则，1993 年，成立了由 15 个国家组成的欧洲替代法验证中心 (European Center for the Validation of Alternative Methods，ECVAM)，并先后在美国、英国、德国、意大利等国设立了动物试验替代法研究中心，以 3R 原则为导向对实验方法进行优化和更新。如在化学物风险评估上，国际上的发展趋势是用替代试验取代整体动物试验。目前在世界范围内得到认可的替代方法主要有：急性毒性、刺激性和致敏作用、生殖毒性的检测等；国内也有实验室在进行人体细胞转化模型、体外重建皮肤替代模型等的探索。

(三) 新方法的验证与认可

3R 原则的倡导与实施，使传统的整体动物试验被不断优化，替代动物试验不断得到更新，因此如何验证一个新的或修订试验方法的有效性，成为管理毒理学的新议题。OECD 于 1996 年在瑞典召开了有关毒性试验替代方法验证和法规认可的国际协调会，提出关于验证新方法的“Solna 原则”(Solna principles)，并于 2005 年提出“新的或修订的危害评估试验方法的验证和国际认可指导文件”。该文件提供了关于验证和管理认可的各类关键因素。

新的或修订的试验方法应正式通过验证和认可才可颁布成为管理毒理学的指南。考虑一个新的或修订的试验方法对危害评估是否有效，一般需要符合基本的验证原则和基准：①应明确说明试验方法的合理性，如试验方法的科学基础、管理目的和必要性；②应描述试验方法的终点与所关注的生物学现象（毒性）间的关系；③应提供详细的操作方案，包括对实验材料、检测指标及测定方法、数据分析方法及评价标准、试验执行可接受标准等的详细描述；④必须证明试验方法在实验室内和实验室间的重现性，并说明对试验重现性有影响的生物学变异及程度；⑤应有足够数量的参考化学物，以证明试验方法的性能；⑥应提供足够资料以比较替代试验和预测被替代试验的性能和相似性，并根据现有毒性试验资料对替代试验可靠性进行分析；⑦支持试验方法有效性的所有数据和报告都应符合 GLP 的要求，未按 GLP 操作收集的数据及其对验证的潜在影响必须详细说明；⑧验证评价试验方法的所有数据应是可利用的并可通过公共网获得，以供专家评审。

除了对试验方法的有效验证，新的或修订的试验方法还需通过管理机构认可，其认可原则和基准如下：①提交的试验方法和支持的验证资料应已通过规范的同行评审；②试验方法产生的数据应是预测关注的终点并被充分测定，对替代方法提供的资料应显示两种方法上的联系和/或替代方法与靶物种效应间的联系；③实验方法产生的数据应当对危害评估目的有用；替代试验方法生成的数据与现有方法生成的数据比较应当同样或更有用。④提交试验方法和验证数据应当充分涵盖法律管理程序或管理机构提出的各种代表性化学品和产品，并应明确说明该项试验方法的适用性和局限性；⑤测试方法应该是耗时少且费用低，易于管理；⑥新的或修订的试验方法应提供与现有方法在科学性、伦理性和经济方面的比较信息。

(四) 人体医学科学研究的伦理学要求

人体试验是以维护和增进人类健康为目的的试验，在医学研究中意义重大，但因其研究对象是“人”，从而必然要受到人类特有伦理关系的制约。为规范人体试验，防止不道德的实验和滥用人体试验，1946 年在纽伦堡军事法庭对医学战犯进行审判后，诞生了人体试验的第一份正式国际文件《纽伦堡法典》。1964 年关于人体试验的第二份国际文件《赫尔辛基宣言》出台，其比《纽伦堡法典》更加全面、具体和完善。宣言进一步规范了以人为对象的医学研究，完善了与人体医学研究相关制度的具体内容，同时通过受试者个人利益优先原则、临床试验注册制度和弱势群体的特殊保护制度，加强了人体医学研究中受试者的权利保护。之后，国际医学科学组织委员会（Council for International Organizations of Medical Sciences，CIOMS）的《人体生物医学研究国际伦理指南》和中国《药物临床试验质量管理规范》中的伦理原则相继出台。《人体生物医学研究国际伦理指南》的目的是规范各国的人体生物医学研究政策，根据各地情况应用伦理标准，以及确立和完善伦理审查机制。其中最重要的是建立伦理审查委员会（Institutional Review Board，IRB）和知情同意（informed consent）原则。

四、毒理学工作者在化学物管理中的作用

随着社会对化学物管理日益重视和需求加大，以及相关管理工作逐步与国际接轨，化学物的管理更加严格和规范，即化学物的安全性评价和风险评估与管理必须遵照国家有关规定进行。基于此，毒理学工作者将承担更重要的社会责任并发挥不可替代的作用。其主要任务如下：①根据化学物在国民经济中的重要性、生产数量、暴露人数及可能对人体健康和环境造成的危害，提出优先进行毒理学安全性评价以及需优先管理的化学物名单，这类化学物主要是人类可能接触的高毒性化学物，有致癌、致畸、致突变作用或在环境中难以降解的化学物；②不断收集国内外已有的文献资料，对重要的环境污染物和有毒有害化学物进行风险评估；③根据毒理学资料，为政府管理部门对化学物危害控制和新化学物生产审批及禁止某些化学物生产、销售及使用提供依据；④参与有关法规或标准的制订；⑤对化学品分类、分级、标签管理提供技术咨询和技术支持；⑥对化学物毒理学安全性评价和风险评估的方法学进行研究，不断改进评价方法和拓展使用领域；⑦参与化学事故的应急救援。

第二节　毒理学安全性评价

一、基本概念

（一）安全性

安全性（safety）是指在一定条件下外源化学物暴露对人体健康不产生任何损害，即不引起急性或慢性中毒，也不对暴露人群及其后代产生潜在危害。理论上，安全性是指无风险或风险低至可以忽视的程度，但人类在日常生活与生产过程中从事的每一项活动都不存在绝对安全或风险为零的情况，因此安全性是相对的。

（二）毒理学安全性评价

毒理学安全性评价（toxicological safety evaluation）是按照规定的毒理学程序和方法，通过动物试验和对人群的观察，阐明待评物质的毒性及潜在危害，提出其安全接触限值，综合评价人类使用该物质的安全性。

二、毒理学安全性评价的基本内容

案例 14-2

沙蚕毒系农药—多噻烷的毒理学安全性评价

沙蚕毒素类杀虫剂是 20 世纪 60 年代开发的一种新型有机合成仿生农药，已商品化应用于

农业生产的有日本的杀螟丹（巴丹）、杀虫蟥（Ti～78）、瑞士的易位杀和中国的杀虫双、杀虫单等。中国某研究所在成功开发杀虫双的基础上，合成了沙蚕毒硫杂环类化合物，商品名为“多噻烷”，该农药杀虫谱广，对水稻、棉花、高粱、甘薯和蔬菜等的多种害虫有较强的杀灭作用，对棉铃虫、棉红蜘蛛效果尤为突出。为了新农药正式登记的需要，该研究所将样品送至某评价单位进行毒理学安全性评价。

问题：

1. 评价单位接到样品后，应进行哪些试验前准备工作？
2. 如何选择和确定分阶段试验及其试验项目？
3. 如何对试验结果进行综合分析评价？

（一）毒理学试验前的准备工作

新化学物或新产品在进入市场前，必需进行毒理学安全性评价，而在进行正式毒理学安全性评价前，应尽可能收集待评物质的相关信息。通常包括待评物质的化学性质如化学名称、结构式、相对分子质量、组成成分及所含的杂质等；物理性质如性状、颜色、比重、沸点、熔点、水溶性或脂溶性、蒸汽压、pH及稳定性（对酸、碱、光、热）等；生产工艺方面如生产过程中所用的原料、添加剂和中间体等资料。这些资料由委托方提供或通过查阅文献资料等途径获得。此外，还需掌握定量分析方法，待评物质使用方式、范围和使用量及人体暴露途径，待评物质所产生的社会效益、经济效益和人群健康效益等情况。

送样单位应一次提供足量待测样品。待评物质一般要求为实际生产和使用中人类所直接或间接接触到的工业品或市售商品，而不是纯品。当不确定该待评物质的毒性来自其本身还是所含杂质时，常采用纯品和工业品分别试验以进行判断。可能时应进行结构-活性评价。

（二）毒理学安全性评价程序的选用原则

为了在最短时间内，用最经济的方法，取得可靠的试验结果，毒理学安全性评价通常采用分阶段试验的原则，即各种毒性试验按一定的阶段顺序进行。各阶段毒理学试验常互为关联，前一阶段试验的结果常为后一阶段试验的基础。如急性毒性试验结果是短期重复剂量毒性试验、亚慢性毒性试验、致畸试验、致突变试验剂量设计的参考依据；亚慢性毒性试验结果是慢性毒性试验剂量设计和观察指标选择的依据。实际工作中，常优先安排试验周期短、费用低、预测价值高的试验，根据前一阶段毒性试验的结果，判断是否需要进行下一阶段试验，有针对性地选择和取舍进一步的试验项目和观察指标，尽可能减少人力、物力和财力的消耗。

化学物在登记、生产和销售之前，通常必须进行第一、二阶段的试验。凡属我国首创的化学物一般要求选择第三、四阶段的有关试验进行测试，特别是产量较大、使用面广、暴露机会较多或化学结构提示有慢性毒性、遗传毒性或致癌可能性的化学物，必须进行四个阶段的试验。对于有一定毒性资料的仿制品，若国内生产单位能证明其产品理化性质、纯度、所含杂质成分及含量均与国外原产品一致时，则可先进行一项急性毒性试验和致突变试验，若其试验结果与国外原产品或提供的资料一致，一般不再继续进行试验，参考国外相关资料对其进行评价；若毒理学试验结果与国外原产品或提供的资料不一致时，则必须完成第一、二阶段试验，并根据结果决定是否进入下一阶段试验。

（三）毒理学安全性评价各阶段试验项目

对新化学物进行毒理学试验，根据化学物的种类、用途不同，实验项目、方法和先后顺序也有所不同。我国现行的毒理学评价程序中，除《化妆品安全性评价程序和方法》（GB7919-87）

将毒理学试验分为五个阶段外，多数将毒理学试验分为四个阶段，如《食品安全性毒理学评价程序》（GB 15193—2014）、《农药登记毒理学试验方法》（GB 15670—1995）和《化学品毒性鉴定技术规范》等。

第一阶段：一般包括急性毒性试验和局部毒性试验。

急性毒性试验：通过测定 LD_{50} 或 LC_{50}，初步了解待评物质的急性毒作用强度、性质及可能的靶器官，为急性毒性分级、标签管理及后续毒理学试验的剂量选择提供依据。主要有急性经口毒性试验、急性经皮毒性试验和急性吸入毒性试验。试验通常要求使用两种动物，染毒途径的选择应充分考虑人体可能的暴露途径、待评物质的理化性质和生产使用情况等。

局部毒性试验：对有可能与皮肤、黏膜或眼接触的待评物质应进行局部毒性试验，其目的是获得待评物质的局部刺激作用和致敏作用的资料。包括皮肤原发性刺激试验、眼刺激试验及皮肤致敏试验，化妆品的毒理学安全性评价尚需进行皮肤光毒和光变态反应试验。

第二阶段：一般包括短期重复剂量毒性试验和遗传毒性试验。

短期重复剂量毒性试验：目的是了解待评物质与机体重复接触后是否具有蓄积毒性或可能造成的潜在危害。主要有 14d 和 28d 经口（经皮或吸入）毒性试验。以前曾列入评价程序的蓄积试验是以死亡为指标，有一定的局限性，修订标准中已用短期重复剂量毒性试验代替。

遗传毒性试验：初步判断待评物质是否具有遗传毒性，进而估测其潜在的遗传危害和致癌性。通常包括原核细胞基因突变试验、真核细胞基因突变和染色体畸变试验、微核试验或骨髓细胞染色体畸变试验等。为了准确、客观地预测待评物质的遗传危害和致癌可能性，常采用反映不同遗传学终点的组合配套试验。

第三阶段：一般包括亚慢性毒性试验、生殖与发育毒性试验和毒物动力学试验。

亚慢性毒性试验：目的是观察在较长时间内重复暴露于待评物质后所引起的毒效应强度、毒作用特点、毒作用靶器官及可逆性，并初步获得亚慢性暴露的 LOAEL 或 NOAEL 以及剂量-反应（效应）关系，为慢性毒性试验和致癌试验的剂量设计和指标选择提供参考依据。

生殖与发育毒性试验：旨在检测待评物质对生殖过程及发育的影响，并得到生殖和发育毒性的 NOAEL 或 LOAEL。包括繁殖试验和传统致畸试验。繁殖试验主要评价由于形态学、生物化学、遗传或生理学受到干扰而出现的可能影响，表现为亲代或子代的生育率或繁殖力降低；传统致畸试验主要评价子代的生长发育是否正常，受试物有无致畸作用。

毒物动力学试验（代谢试验）：目的是了解待评物质（包括代谢产物）在体内的吸收、分布和排泄速度，有无蓄积作用及主要靶器官。

第四阶段：一般包括慢性毒性试验和致癌试验。

慢性毒性试验：目的是检测机体长期反复暴露于待评物质所产生的一般毒性作用，确定靶器官并获得慢性暴露的 LOAEL 或 NOAEL，为制订人群安全接触限值提供依据。

致癌试验：旨在检测待评物质的致癌作用。通常包括两种啮齿类动物的致癌试验。由于慢性毒性试验和致癌试验均要求长期或终生染毒，耗费的时间、人力、物力和财力多，且除观察指标不同外，两试验过程基本相似，故从科学及经济角度考虑，两试验通常结合进行。

案例 14-2 分析讨论

评价单位在进行毒理学试验前，收集了多噻烷的相关信息：多噻烷为采用多硫化钠路线合成的沙蚕毒硫杂环烷类化合物，化学名为 7-二甲基氨基-1，2，3，4，5-五硫杂环辛烷，是我国自行创制的一种新型杀虫剂。纯品为白色粉末，含有效成分 90.33%，单质硫 8.71%，草酸盐微量，微溶于水，有轻微异臭；工业品乳油为棕色黏稠液体，不易挥发，含有效成分 33.8%。

根据我国当时新农药登记要求，评价单位选择了相应的毒理学安全性评价程序及不同阶段试验内容，按分阶段原则进行了下列四个阶段的毒理学试验。第一阶段选择进行了大、小鼠急性毒性试验（包括经口和经皮毒性试验）以及家兔局部刺激毒性试验（皮肤和眼刺激试验）；第二阶段进行了小鼠蓄积毒性试验和致突变试验（根据遗传学试验配套原则选择了 Ames 试验、微核试验、姐妹染色单体交换试验（SCE）及精子畸形试验）；第三阶段进行了 90 天大鼠喂养试验、传统大鼠致畸试验和毒物动力学试验；第四阶段进行了大鼠慢性毒性试验和致癌试验。为了解多噻烷的环境污染水平及其在环境中的消长情况，尚对多噻烷进行了环境毒理学研究。

试验结果显示，多噻烷对大、小鼠的急性毒性为中等毒性；在该试验浓度下对家兔皮肤和眼黏膜无刺激作用；小鼠蓄积试验结果（K＝6.0）属轻度蓄积；未观察到致突变、致畸变、致癌变作用；慢性毒性试验所获 NOAEL 为 10 mg/kg；多噻烷在哺乳动物体内转运转化迅速，代谢过程为解毒过程，生物半减期短（4～30min）。

环境毒理学研究中发现多噻烷对农作物和土壤污染轻、消解快，安全间隔期为 14d。化工部组织专家进行综合评定，初步认为多噻烷是一种较为安全的新农药。

（四）人群暴露资料

由于动物与人存在种属差异，动物试验条件与人群实际暴露情况不同，因此将动物试验结果外推至人时具有不确定性。但人群暴露资料是评价待评物质对人体损害作用最直接、最可靠的证据，故其在毒理学安全性评价中具有决定性意义。在实际工作中，应根据动物试验结果和待评物质本身的理化性质等，选择适当的观察指标，进行流行病学调查，尽可能搜集人群暴露资料，包括对环境和职业暴露人群的监测、中毒事故的原因调查、新药的临床试验、药物毒性的临床观察以及志愿者试验与检测等。

三、毒理学安全性评价需注意的问题

（一）毒理学安全性评价的规范化和质量保障

在毒理学安全性评价中，试验方法和操作技术的规范化和质量保障是决定实验结果是否可靠的关键，也是国内外实验室之间数据通用的基础。因此在毒理学安全性评价时，必须遵循管理机构颁布的相关法规、卫生标准或指导原则，全面贯彻 GLP，以确保实验室数据的准确性和可靠性。

（二）毒理学试验方法的特点及局限性

任何单一的毒理学试验项目均有其自身的特点和代表性观察终点，但均不能全面反映毒作用特征。因此，实验前应充分了解毒理学试验方法的特点和局限性，以便对待评物质的毒理学试验结果作出科学、客观的评价。贯彻 3R 原则时，使用管理机构认可的替代法；进行人群调研时，应充分考虑其可能存在的偏倚和各种不确定性。

（三）评价结论的高度综合性

对待评物质的毒理学安全性评价作出结论时，除了要综合考虑待评物质的理化特点、毒理学试验方法的局限性、试验结果的可靠性及人群流行病学调查资料外，尚需综合考虑待评物质的社会效益、经济效益及其对环境质量和生态资源（包括可持续性）的影响，全面比较分析后，提出禁用、限用、安全使用的条件及中毒的防控措施等建议，为政府管理部门的决策提供科学依据。

第三节　风险分析

一、基本概念

（一）危害与风险

危害与风险是风险分析中的关键性概念，是认识风险分析的基础。危害（hazard）是指当机体、系统或人群暴露于某种因素或状况时，所具有的产生潜在不良健康效应的固有属性。风险（risk）又称风险度或危险度，指在特定的暴露条件下，某因素对机体、系统或人群造成损害作用的概率。人类的各种活动均存在一定的风险，其可以定量表述，如美国以一年内个体发生死亡的概率表示风险，则每天吸烟 10 支的估计风险为 1/400，每年开车 16 000 公里的估计风险为 1/5000，工业生产劳动的估计风险为 1/30 000，自然灾害的估计风险为 1/50 000，而每年雷击的估计风险则为 1/1000 000。

危害与风险两者之间相互联系，但其内涵和属性却有所区别。危害因素根据其属性可分为生物性危害（如寄生虫、病毒、致病菌等），化学性危害（如农药、化学试剂、重金属污染物等）和物理性危害（如辐射、噪声、振动等）。公共卫生范畴内的危害因素复杂多样，其共有的基本特征是能够导致机体健康损害或潜在健康损害。而风险则是机体、系统或人群暴露于某一危害因素后，负面效应（包括健康损害效应和社会效应）发生的可能性及后果严重程度的组合，其中可能性还包括脆弱性的概念。因此，危害是风险的前提和基础，但危害因素是否产生风险以及风险水平的高低与暴露水平、人群脆弱性、适应能力和风险控制等密切相关。

（二）风险分析

风险分析（risk analysis）是指对机体、系统或人群可能暴露于某种危害的控制过程，其目的是预测和控制风险。风险分析由三部分构成，包括风险评估、风险管理和风险交流。其中风险评估与风险管理的构成及关系见图 14-1。

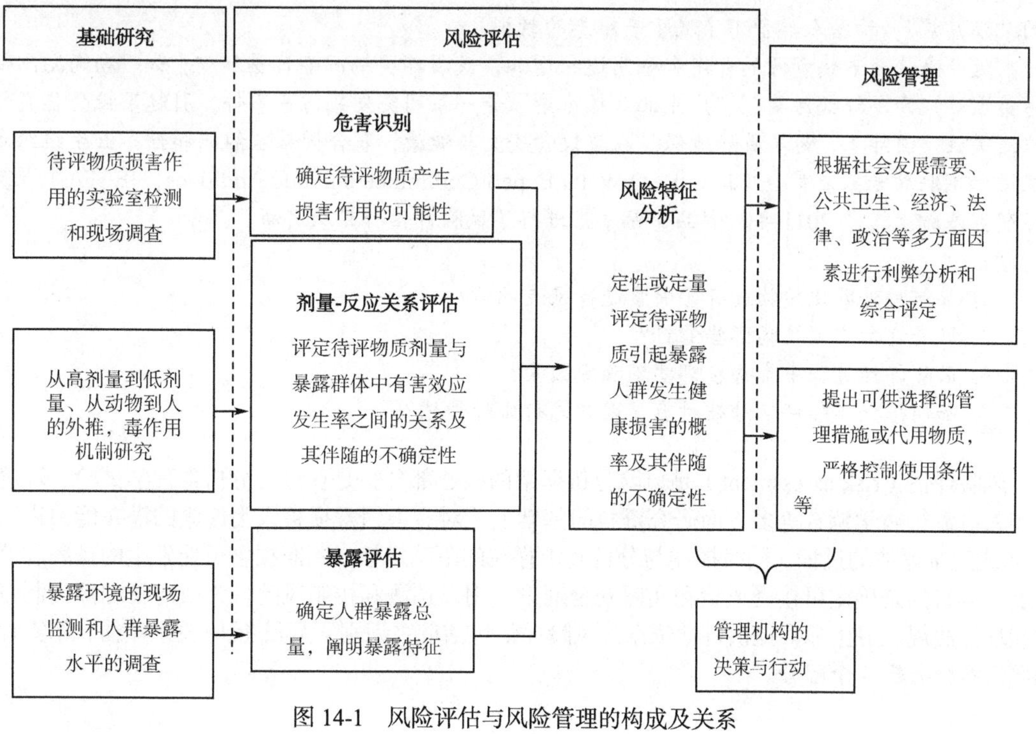

图 14-1　风险评估与风险管理的构成及关系

风险分析的关键在于风险发生的概率有多大以及何种程度的风险是相对安全的。理论上，只要将暴露控制在该特定物质的阈值以下即无风险；但事实上，在各种因素的影响下，某些外源化学物的阈值难以确定，或即便可确定，由于经济条件等原因也不可能限制到完全无风险水平，特别是致突变物和致癌物在极低剂量即有导致突变和癌变的可能性，因此要求绝对无风险或绝对安全是不现实的，由此提出了可接受风险和实际安全剂量的概念。

（三）可接受风险

可接受风险（acceptable risk）是指公众和社会在精神、心理等方面均能承受的风险。当暴露人群与非暴露人群的发病率基本一致或略有增高时，即可将该水平的发病率视为这种化学物所致人体健康危害的可接受风险。如美国将 10^{-3} 的畸胎发生率和 10^{-6} 的肿瘤发生率分别作为致畸物和致癌物的可接受风险。

（四）实际安全剂量

实际安全剂量（virtually safe dose，VSD）是指与可接受风险相对应的化学物的暴露剂量。

二、风 险 评 估

案例 14-3

镉的风险评估

镉（cadmium，Cd）是一种重金属污染物，具有多器官或多系统毒性。1974 年联合国环境规划署（United Nations Environment Programme，UNFP）和国际劳动卫生重金属委员会将其定为环境重点污染物；后因其具有致癌性，被国际癌症研究机构确认为Ⅰa 类致癌物。镉主要通过职业性暴露和食源性暴露造成机体损伤。20 世纪 50 年代 Friberg 报道的职业性镉暴露引起的肺气肿和蛋白尿、70 年代在日本神通川流域爆发的因食用镉污染稻米造成的十大公害事件之一的“痛痛病”，均给人类留下了沉重而难忘的教训。

近年来，随着镉资源的开发和利用逐年增加，我国环境镉污染日益加重。如“湖南浏阳镉污染”、“广西龙江镉污染”、“广东北江镉污染”等一系列突发镉污染事件，引起了社会各界的广泛关注。国际上，为了更好地保障人类饮食安全与健康，联合国粮农组织和世界卫生组织食品添加剂联席专家委员会（Joint FAO/WHO Expert Committee on Food Additives，JECFA）在既往研究基础上，于 2011 年对食品中镉暴露进行了风险评估补充及更新。

问题：

1. 如何对外源化学物或有害因素进行风险评估？
2. 风险评估中需收集哪些资料？
3. 风险评估过程中常存在哪些不确定因素？
4. 如何根据风险评估结果对有害因素进行风险管理？

风险评估（risk assessment）是风险分析框架的核心部分，是在综合分析毒理学试验、环境监测和人群流行病学调查等多方面研究资料的基础上，对有害因素损害人类健康的潜在能力进行定性和/或定量评估的过程，同时描述与分析其中存在的不确定性，判断损害可能发生的概率和严重程度。其目的是确定可接受风险和实际安全剂量，用以预测和控制风险，为政府管理部门制订卫生和环保法规、卫生标准提供科学依据。风险评估包括危害识别、剂量-反应关系评估、暴露评估和风险特征分析 4 个部分。

（一）危害识别

危害识别（hazard identification）为定性评价，是风险评估的第一阶段。目的是基于已知的资料和作用模式来评价有害因素对人有害作用的证据充分性，确定有害因素在一定条件下产生损害效应的可能性、效应的性质、特点和强度及其与损害效应之间的因果关系。

1. 危害效应的分类　根据有害因素所致危害效应的性质和剂量-反应关系类型等可将其分为阈值效应和非阈值效应。

一般认为，具有一般毒性和致畸作用的外源化学物只有达到某一剂量水平时才会产生危害效应，其剂量-反应关系是有阈值的，这类化学物应该按阈值化学物进行评估。而具有致癌作用和致突变作用的化学物通常在任何剂量均可产生危害效应，其剂量-反应关系是无阈值的，因此该类化学物应按照非阈值化学物进行评估。

需注意的是，近年来陆续发现一类表观遗传毒性致癌物，与遗传毒性致癌物不同的是其本身不能诱发突变，但可通过作用于表观遗传位点，促进靶细胞增殖和/或靶位点功能异常而导致癌变。多个国家的权威机构均认定遗传毒性和表观遗传毒性致癌物的作用模式是有差异的。传统上认为遗传毒性致癌物不存在阈值，而表观遗传毒性致癌物原则上可用阈值方法进行管理，如采用NOAEL-不确定系数法评估其剂量-反应关系。

2. 危害识别的科学依据　危害识别的前提是需要获得足够的相关科学资料作为依据，其中有害因素毒性资料是危害识别的重要基础内容，然而大多数有害因素的毒性资料是有限的，尤其是流行病学资料和临床资料往往难以获得。目前进行危害识别的主要方法为证据权重法，其对不同科学研究资料的权重通常依次为：流行病学研究资料、毒理学研究资料和定量结构-反应关系研究资料。

（1）有害因素的资料：有害因素如化学物的化学结构和理化特性、用途、使用方式和范围、环境中稳定性及消长规律等是危害识别的重要信息。这些资料一般可通过查阅文献获得或由生产厂家提供，但有时需经实验室检测来进一步确定。结构-活性关系（structure-activity relationship，SAR）是依据化学物的结构、分子量等理化性质对生物反应活性进行预测，其对识别化学活性相类似化学物的毒性具有重要意义，常可估测待评物质引起危害的潜力，如*N*-亚硝胺或芳香胺类化合物、氨基偶氮和有非核结构的化学物与致癌活性有密切关联。

（2）流行病学研究资料：设计周密的流行病学调查能够为危害识别提供有价值的科学依据。其资料可来源于对职业性暴露人群或环境污染区居民的调查、药物毒性的临床观察和志愿人员的试验与检测等。它以有害因素实际暴露水平为基础，直接观察其对人体造成的损害，易于确定因果关系。流行病学研究的不足之处在于很难找到有害因素污染水平稳定、且含有多个不同污染水平的现场，暴露剂量难以准确估算；环境中存在多种有害因素联合作用的影响；因尚无暴露人群而无法对新化学物或有害因素进行调查等。

分子流行病学的出现成为近年研究新热点，其中分子生物学标志的应用将分子事件与疾病发生过程更有效地联系起来，为不同物种间的剂量反应关系外推提供了更可靠的生物学基础，这些资料对危害识别具有重要的参考价值。

（3）毒理学研究资料：由于理想的流行病学研究资料一般难以获得，故毒理学研究资料是危害识别中最常用的资料，也是进行风险评估的主要依据。毒理学研究包括整体动物试验和体外试验，其最大优点是可以人为地控制实验条件、排除混杂因素的影响，获得较为确定的待评物质与机体损害效应间的剂量-反应关系和因果关系，进而预测和评价其对人体造成危害的可能性。但毒理学研究资料用于风险性评估的最大问题是物种差异带来的一系列不确定性。因此，动物毒理学试验和体外试验结果外推至人时必须十分慎重。

3. 危害识别的新方法及应用　近年来，随着毒理学研究技术（如基因组学、蛋白质组学、代谢组学、芯片技术、表观遗传学、核酸杂交技术和克隆技术）的发展，一些危害识别的新方法如定量结构-活性关系（QSAR）、高通量筛选、生物信息学、计算的系统生物学（computational system biology）、转化毒理学、不良结果通路（AOP）、毒理学关注阈值（TTC）等随之得到迅速拓展和应用，在有害因素危害识别及风险评估中也发挥着越来越重要的作用。

案例 14-3 讨论分析——镉的危害识别

动物毒理学研究和人群流行病学调查发现，镉可导致泌尿系统、呼吸系统、心血管系统、免疫系统、生殖系统等多系统多脏器损害，其中肾脏、骨骼是其主要靶器官。

镉对肾脏的影响研究显示，慢性镉中毒可引起动物或人体肾脏损害，早期表现为蛋白尿、氨基酸尿等，逐渐出现肾近曲小管上皮细胞损伤、变性和凋亡等肾脏病变；病理改变为肾脏萎缩、间质纤维化、肾小球硬化和局灶状坏死等。镉对骨骼的影响研究显示，镉可降低大鼠的骨密度，其中对股骨的作用尤为敏感；流行病学调查发现，长期镉暴露的职业人群和环境镉污染区的一般人群骨质疏松、软骨症和骨折发生率增高。此外，病例对照研究报道，膀胱癌与血镉水平增高、乳腺癌与尿镉含量升高等密切相关。

（二）剂量-反应关系评估

剂量-反应关系评估（dose-response relationship assessment）为定量评估，是风险性评估的第二阶段和核心部分。其目的是通过对动物毒理学研究资料和流行病学调查资料进行分析，阐明不同剂量水平的有害因素与暴露群体出现有害效应发生率之间的定量关系，确定特定暴露剂量下人群风险的基准值。

由于多数情况下可用的人群资料有限，因此剂量-反应关系评估多基于动物毒理学试验的结果。但是，为了使动物毒理学试验达到一定的敏感度，常常采用高剂量染毒，而风险评估最为关心的是处于低剂量暴露情况下的人群，该暴露水平往往低于动物试验观察的范围。因此存在由高剂量向低剂量、动物效应向人群外推的问题。由此而建立的外推方法也成为了剂量-反应关系评估的主要内容。根据有害因素如化学物的毒作用性质和特点，分为阈值化学物和非阈值化学物的剂量-反应关系评估。

1. 阈值化学物的剂量-反应关系评估 NOAEL-不确定系数法（或 NOAEL-安全系数法）是对阈值化学物剂量-反应关系评估的常用方法。通过实验研究获得待评物质的 NOAEL 或 LOAEL 值，除以适当的不确定系数（安全系数），即得到该物质的安全限值。美国 EPA 在对非致癌物的风险评估中提出了参考剂量（reference dose，RfD）和参考浓度（reference concentration，RfC）的概念，它是对某一物质日平均暴露剂量或浓度的估计值，即当人群（包括敏感亚群）终生暴露于该水平，预期发生非致癌或非致突变的有害效应的风险可以忽略。

NOAEL-不确定系数法评估的主要步骤如下：

（1）选择适宜的临界效应（critical effect）指标，即在最低暴露剂量下出现的具有统计学意义的有害效应，它是推导参考剂量的基础。

（2）从动物试验和/或流行病学调查中获得临界效应的 NOAEL 或 LOAEL，作为剂量-反应关系外推的起始点（point of departure，POD）。

（3）选择不确定系数（uncertainty factor，UF），UF 又称安全系数（safe factor，SF）、外推系数（extrapolation coefficient）或转换系数（transfer coefficient）。由于人类对多数化学物的毒性反应比动物敏感，在把动物试验结果外推至人的过程中，存在多种不确定因素造成的误差。故在计算 RfD 或 RfC 时，应把动物试验所获得的 NOAEL 或 LOAEL 缩小一定倍数以校正误差，保证安全，该缩小的倍数即为 UF。UF 可分为标准化不确定系数（Ufs）和修正系数（MF）。一般情况下，MF 为专家根据综合分析研究的科学性及尚未能包括的不确定因素而确定的附加 UF。UF 具有保守性质，可防止低估有害因素对人类健康的危害。动物试验资料外推至人的不确定系数起点为 100，可根据效应的性质及其他综合影响而改变。

（4）确定剂量-反应关系。可用以下公式计算 RfD 或 RfC：

$$RfD=NOAEL 或 LOAEL/(Ufs \times MF)$$

式中 RfD、NOAEL、LOAEL 单位均为 mg/（kg·d）。

确定 RfD 时，UF 的选择主要受以下因素的影响：①人群中个体敏感性的差异带来的不确定性，一般取 10 倍系数；②从实验动物资料外推到人的不确定性，一般取 10 倍系数；③从亚慢性毒性试验资料外推到慢性毒性试验结果的不确定性，最大可取 10 倍系数；④当以 LOAEL 替代 NOAEL 计算 RfD 时，最大可取 10 倍系数；⑤当用于外推的资料库不完整（如受试物种太少、缺乏生殖毒性资料等），用单个研究来解释整体有害结局存在的不确定性，最大可取 10 倍系数。⑥考虑研究的科学性以及上述各项未能包括的不确定因素（如缺乏作用机制方面的资料、待评物质所致实验动物的损害作用与人类相差太大等）时，常取修正系数（MF）<10；当研究中的不确定因素可由标准化不确定系数（Ufs）予以充分估计时，MF 取值为 1。如果 UF 太大，说明毒性资料不完全，不确定因素过多，因而计算所得的 RfD 的精确性较差，缺乏可信度。美国 EPA 发表的阈值化学物的 RfD 中，大多数 UFs 为 2～1000。值得注意的是，对特殊人群（如儿童），可采用一个物种内的不确定系数和特殊考虑其暴露水平来进行保护。

以 NOAEL 或 LOAEL 计算 RfD 存在的不足：在计算 RfD 的公式中，NOAEL 或 LOAEL 是关键参数，但它们往往受试验组数、每组实验动物数、试验组剂量设计、对照组损害效应发生率的高低和实验数据的变异程度等因素的影响，准确性不高；且 NOAEL 或 LOAEL 仅是剂量—反应关系中的一个点值，不能全面反映化学物有害效应的全部特征。为了弥补这些不足，美国 EPA 提出用基准剂量法代替 NOAEL-不确定系数法来推导 RfD。基准剂量（benchmark dose，BMD）是根据环境物质的某种暴露剂量引发某种不良健康效应的反应率发生预期变化（通常为 1%～10%）而推算出的一种剂量。BMD 的单侧 95%可信区间下限（benchmark dose lower limit of a one-sided 95% confidence interval，BMDL）被建议为健康风险评估的起点。

以 BMD 计算 RfD，较之 NOAEL 或 LOAEL 有如下优点：① BMD 是依据剂量-反应关系曲线的所有数据计算获得，而不是仅仅依据一个点值，在可靠性与准确性上均大大提高。② BMD 计算反应剂量单侧 95%可信限的下限值，需要把试验组数、每组实验动物数以及终点指标观察值的离散度等考虑在内。如果资料的质量不高（每组受试对象少或反应的变异大），则可信限较宽，BMDL 亦相应降低，反映出较大的不确定性，反之亦然。③对未直接观察到 NOAEL 的试验结果，仍可通过计算求出 BMD。④ BMD 既可通过分组的计数资料获得，也可通过连续的计量资料获得，故应用范围更为广泛。

据此，参考剂量的计算公式即变为：$RfD=BMD/(Ufs \times MF)$

由于 BMD 法能够充分利用数据，提高参考数据的可靠性和准确性，同时能反映剂量-反应关系和所用资料的质量，近年 BMD 法在风险评估领域的应用越来越广泛，美国 EPA、世界卫生组织（World Health Organization，WHO）、欧洲食品安全局（European Food Safety Authority，EFSA）均提出使用 BMD 法，并制定出一系列 BMD 法应用指南进行推广。美国 EPA 于 1995 年启动开发基准计量法软件，并随着 BMD 方法的进展不断更新版本。目前 BMD 法除用于剂量-反应关系评估确定 RfD 外，尚有学者将其用于敏感生物学标志的筛选。

近年来，对阈值化学物的剂量-反应关系评估尚发展了一些新方法，如双指数模型、Monte Carlo（蒙特卡罗）模型、生物学标志元分析法、分类回归法（categorial regression）、概率风险评估（probabilistic RA）法、化学特异性调节因子（chemical-specific adjustment factors）法等。

2. 非阈值化学物的剂量-反应关系评估　非阈值化学物主要指遗传毒性致癌物和致突变物，这类化学物的致癌变或致突变效应在除零以外的所有剂量均可能发生。而毒理学试验研究不能直接确定 NOAEL 以下剂量范围内的剂量-反应关系，因此进行评价的关键问题是确定低剂量范围内的剂量-反应关系。目前发展了多种有关非阈值化学物的剂量-反应关系评估的外推模型。

（1）数学外推模型：对于非阈值化学物尤其是致癌物的低剂量外推，目前主要是通过数学外推模型来估算，即推断当致癌物的剂量相当于人类实际暴露水平时与其致癌效应发生概率之间的关系。常用的数学外推模型主要有四类。

1）概率分布模型（probability distribution model）：又称统计学模型，包括概率单位模型、Logistic 模型及 Weibull 模型。该类模型假设非阈值化学物的毒效应是有阈值的，但个体差异使每个人的阈值不同，致使群体的耐受水平实际上是无阈值的。该类模型以群体的反应率为特定概率分布函数的变量，用累积剂量-反应函数来模拟，由此确定剂量-反应曲线的形式。

2）机制模型（mechanistic model）：是以化学物毒作用机制研究为基础，评估化学致癌物的剂量-反应关系的模型。主要有一次击中模型、多次击中模型、多阶段模型、线性多阶段模型和随机两阶段模型等。一次击中模型是基于体细胞突变理论，假设肿瘤可由靶细胞经一次击中引起。多次击中模型假设在细胞水平诱发癌症需要多次击中，该模型比一次击中模型更符合实际致癌机制。线性多阶段模型假设癌症的发生是多个不同的生物学事件作用的结果，靶细胞必须经过一系列有序的多阶段变化才能形成肿瘤。一般情况下，各模型得到的实际安全剂量的保守顺序为：一次击中模型>线性多阶段模型>多次击中模型。

3）以生理学为基础的毒物动力学模型（physiologically based toxicokinetic model，PBTK）：概率分布模型和机制模型均是在暴露剂量的基础上进行外推，而真正引起效应的靶剂量与暴露剂量并非总是平行，因此，以暴露剂量为基础的外推势必造成较大的不确定性。PBTK 模型除考虑暴露剂量外，还利用实验动物与人的器官血流量与组织容积等生理学参数、化学物的脏器分配系数及其代谢参数等资料，计算靶剂量及代谢活化产物的数量，找出它们与健康损害之间的关系，并提出有关毒作用机制的假设，从而为风险评估提供较多的科学依据。如用该模型评价四氯乙烯的致癌风险时，发现该物质在小鼠肝脏的活性代谢产物量与经肺吸收量并不完全平行，当吸入浓度达 740mg/m^3 以上时，代谢能力逐渐趋向饱和，肝内活性代谢产物量便不再升高。因此，四氯乙烯的致癌危险度并非随其摄入量的增加而持续升高。用 PBTK 模型估测其对人致癌超额危险度比传统评价方法低，摄入量在 7.4 mg/m^3 时，低 1.6 倍；在 740 mg/m^3 时，低 24 倍；在 3700 mg/m^3 时，低 118 倍。该模型可提高风险定量评估的准确性和可信度，降低实验动物资料向人外推的不确定性。但因模型中所需参数较多，在一定程度上限制了其推广使用。

4）以生物学为基础的剂量-反应模型（biologically based dose-response model，BBDR）：此模型是在机制模型的基础上，用细胞的某些生物学参数（如细胞周期动力学、代谢酶的活性等）代替原模型中的缺省值和计算机模拟值，以更明确地反映化学物毒效应过程中的生物学变化，更好地确定靶剂量与毒效应之间的定量关系。

一般情况下，动物试验的剂量-反应关系资料可被多种模型较好地拟合，但不同模型得出的评估结果差异较大。因此，根据资料情况选用适宜的模型对于正确评价化学物的致癌或致突变风险至关重要。美国 EPA 在 1986 年的致癌物风险评估指南中建议用线性多阶段模型进行剂量-反应关系评估；2005 年最终报告强调了对作用模式不同的致癌物利用不同评估方法。对致突变性致癌物可利用线性外推，对非致突变性致癌物可选择非线性外推。

（2）致癌强度指数：美国 EPA 提出致癌强度指数（carcinogenic potency index）作为定量评估致癌风险的重要参数。致癌强度指数（q_1^*）指实验动物或人终生暴露于剂量为 1mg/（kg·d）致癌物时的终生超额风险。以动物试验资料为依据时，其值为线性模型剂量-反应关系曲线斜率的 95%可信限上限；以人群资料为依据时，其值为该斜率的最大似然估计值（maximum likelihood estimate，MLE）。致癌强度指数用 mg/（kg·d）表示，值越大，表示单位剂量致癌物所引起的动物或人的终生超额风险越大。有两种方法可以计算待评物质的致癌强度指数：①根据动物试验数据计算动物的致癌强度指数，再转换为人的致癌强度指数；②根据人群流行病学资料计算人的致癌强度指数。

案例 14-3 讨论分析——镉的剂量-反应关系评估

研究显示，目前尿液 β_2-MG 水平是表示肾小管功能紊乱程度的最常用生物学标志。为了确定普通人群的某个合适的生物学标志与其尿镉水平的剂量–反应关系，JECFA 第 73 次会议利用生物学标志元分析法对研究资料进行分析，并进一步采用双指数模型拟合尿镉浓度与尿液中的 β_2-MG 含量，发现在低尿镉水平时，其斜率几乎为 0，在高尿镉水平时，其斜率增大，此时斜率初始的断点（即随着尿镉水平升高，β_2-MG 含量开始快速增加的点）可作为该剂量–反应关系估算的基础。即 50 岁以上人群的数据断点所对应的镉含量为 5.24μg /g 肌酐（5%～95%可信区间为 4.94～5.57μg /g 肌酐），该浓度可作为尿液的临界镉暴露水平。

（三）暴露评估

暴露评估（exposure assessment）是风险评估的第三阶段，也是风险评估的关键步骤。其目的是确定暴露人群的暴露总量并估算化学物暴露的强度、频率、持续时间以及暴露人群的暴露特征，为风险评估提供暴露数据或估测值。由于难以获得完整、确切的人群暴露资料，故暴露评估是风险评估中最不确定的部分。

1. 暴露评估的基本要素　暴露（exposure）是指一种或多种化学、物理或生物因子与靶人群在时间和空间上的接触。完整的暴露评估一般涵盖五个基本要素：

（1）暴露特征：包括人群的暴露路径（pathway，从暴露源到目标人群）和途径（route，暴露后化学物进入人体的方式）、暴露时间和频率、暴露分布、亚人群（高暴露或高敏感人群）的暴露特征以及个体暴露水平等。

（2）体内剂量水平：包括内剂量与暴露途径、暴露类型以及暴露量的关系；人群与重要亚人群的内剂量分布特点；个体内剂量水平等。

（3）暴露源：包括污染物来源、在环境中存在的形式和总量以及在不同介质（空气、水体、土壤和食物）中的分布、转运、转化情况和消长规律。

（4）暴露的变异性：包括个体内、个体间、人群间、时间和空间之间暴露的差异。

（5）不确定性：一般包括暴露情形的不确定性、评估模型的不确定性和暴露参数的不确定性三个方面。暴露评估的关键在于确定哪些暴露路径是与当前的风险有关，然后对已确定的暴露路径进行定量以及汇集各路径的暴露量，继而计算出总摄入量。

2. 暴露量的计算

（1）环境浓度的检测：为保证样本具有代表性、可比性和准确性，应正确选择采样点、采样位置、采样时间、采样次数，严格执行质量控制，准确测定各种环境介质中待评物质的浓度，同时检测其他干扰因子，以进一步确定待评物质与暴露人群健康损害的因果关系。

（2）人体暴露量的估算：现场的暴露情况通常复杂，故暴露量的调查和估算应从现场实际出发，对待评物质暴露量估算公式进行适当的参数校正，最后得到总暴露量。如三硝基甲苯可经呼吸道、经皮和经口途径进入人体或动物体内，因此应结合三种暴露途径来估算暴露总量。

人体暴露量通常以日平均暴露剂量（average daily dose，ADD）或终身日平均暴露剂量（life average daily dose，LADD）表示，单位为 μg 或 mg/（kg·d）。其中 ADD 适用于短期暴露或非癌生物学效应的待评物质；LADD 则适用于长期低浓度暴露或具有致癌效应的待评物质。以潜在剂量（机体摄入、吸入或暴露于皮肤的外源化学物的量）为例，若暴露浓度（C）与环境介质摄入量比较稳定，则公式为：

$$ADD=C\times IR\times ED/BW\times AT$$

$$LADD=C\times IR\times ED/BW\times LT$$

式中，C 为环境介质（水，空气，食物等）浓度（mg/L，mg/m^3，mg/kg）；IR 为环境介质摄入量（L/d，m^3/d，kg/d）；ED 为暴露持续时间（d）；BW 为平均体重（kg）；AT 为剂量平均持续时间（d）；LT 为终生暴露，以平均预期寿命表示（d）。

若暴露期间有中断，且间隔时间各不相同，则按照时间加权法进行计算。多个介质暴露量的估算：实际现场中，有害因子往往存在于多个介质中，在计算时需先分别计算介质危险因子的暴露量，然后相加得出总暴露量。

此外，暴露剂量与靶器官剂量常不平行，但后者才是导致健康损害的关键，因此估测暴露剂量时要结合健康效应检查。为了对人群的实际暴露量和剂量-反应关系进行准确评估，可根据公式推算内剂量或经验证的生物学标志推算内剂量。因此，生物学标志的监测对于暴露水平的准确评价具有重要意义。

案例 14-3 讨论分析——镉的暴露评估

为了解膳食镉暴露水平，JECFA 进一步利用 monte carlo 模型估算出该临界暴露水平下人体每日膳食镉摄入量为 1.2μg/kg·bw（5%～95%可信区间范围为 0.8～1.8μg/kg·bw），相当于每月膳食镉摄入量为 36μg/kg·bw。基于以上结果，JECFA 第 73 次会议决定以可信区间的下限值，即人体每日膳食镉摄入量 0.8μg/kg·bw（相当于每月膳食镉摄入量为 25μg/kg·bw）为安全限值，以确保敏感人群的暴露水平低于可引发肾病变的浓度值。

镉常以近似恒定的水平分布于食物，长期而言，其每日的膳食暴露变化较小，因而某一国家或地区的每月膳食暴露评估可根据每日膳食暴露乘以 30 或每周膳食暴露乘以 4 外推而得。但各国膳食组成中对镉暴露贡献最高的食物种类有所差异，如我国居民的主要镉膳食暴露来源是谷物和蔬菜，但沿海地区人群的主要镉膳食暴露来源是肉类和海产品。JECFA 第 73 次会议对 19 个欧洲国家和 11 个其他国家（包括中国）广泛使用或食用产品中镉的含量进行了评估，我国成人每月平均镉暴露浓度为 9.9μg/kg·bw，仅次于日本。

（四）风险特征分析

风险特征分析（risk characterization）是风险评估的最后总结阶段。通过综合分析前三阶段的信息，定性或定量估算有害因素在暴露系统或人群中引起健康损害的发生率（即风险估计值），并阐述其伴随的不确定性以及可能引起的公众健康问题，为政府管理机构决策提供科学依据。与剂量-反应关系评估一样，按有害作用类型分为阈值和非阈值化学物的风险特征分析。

1. 阈值化学物的风险特征分析

（1）估计暴露剂量达到危险水平的人数：一般以 RfD 为衡量标准。暴露剂量如大于 RfD 者，可认为出现危险的可能性较大，并由此求出达到危险水平的总人数。

（2）人群总暴露量估计值（estimated exposure dose，EED）：EED 为化学物各种途径的暴露总量。与 RfD 比较，如 EED 小于或等于 RfD，出现危险的可能性小，反之则大。

（3）暴露界限值（margin of exposure，MOE），计算公式如下：

$$MOE=NOAEL 或 LOAEL/EED$$

与推导 RfD 的 UFs 与 MF 的乘积比较，如 MOE 大于或等于该乘积说明出现危险的可能性较小，只需采用较小的管理行动；反之，可能性大。

（4）暴露人群终生风险的计算：根据 RfD 和 EED 计算暴露人群的终生风险。公式为：

$$R = (EED / RfD) \times 10^{-6}$$

式中：R 为发生某种健康危害的终生危险度；10^{-6} 为与 RfD 对应的可接受风险水平。

2. 非阈值化学物的风险特征分析 主要为致癌物的风险特征分析，包括计算超额风险（excess risk）和超额病例数（number of excess cases）。

（1）终生（以 70 岁计）超额风险 R 的计算：

$$R=1-\exp[-(q_1^*(人)\times D)] \quad 或 \quad R=1-\exp[-(Q\times D)]$$

当 $q_1^*(人)\times D$ 的值小于 0.01 时，上面公式可简化为：

$$R= q_1^*（人）\times D \quad 或 \quad R=Q\times D$$

式中：R 为因接触致癌物而发生癌症的终生概率（数值为 0～1）；q_1^*（人）为由动物的致癌强度指数转换所得到的人的致癌强度指数；Q 为由人群流行病学资料计算所获的致癌强度指数，单位为 mg/（kg·d）；D 为个体日均暴露剂量率，单位为 mg/（kg·d）。

（2）人均年超额风险 $R_{(py)}$ 的计算：

$$R_{(py)}=R/70$$

式中：70 为 0 岁组人群的期望寿命。

（3）特定人群的年超额病例数 EC 的计算：

$$EC=R_{(py)}\times（AG/70）\times\Sigma P_n$$

式中：AG 为标准人群平均年龄（根据近期人口普查资料确定）；P_n 为平均年龄为 n 的年龄组人数。

（五）不确定性分析与 monte carlo 模型

风险评估过程中存在着大量不确定性，并贯穿于风险评估的各阶段。如在危害识别与剂量-反应关系评估阶段，将动物试验结果外推于人的风险评估时，存在实验动物资料向人外推、高剂量向低剂量外推、较短时间染毒向长期持续暴露外推、毒代动力学和毒效动力学资料不足等多种不确定性；在用人群实验结果进行风险评估时，存在人群个体敏感性差异、毒物的联合作用以及各种混杂因素干扰等不确定性。在暴露评估阶段，暴露途径的多样性、人生不同阶段暴露化学物的数量与种类的不同、混合暴露等给暴露总量的估测带来的不确定性等。此外，若研究对象样本量不足或代表性差亦将产生极大的不确定性。由于风险计算广泛使用了模型和假设，由此产生的风险值自然欠精确，为有效使用风险值，以便进行可靠的风险管理，应尽可能准确如实描述不确定性。

风险评估的不准确性来源有两种类型，包括变异性（天然的不一致性，人群的固有属性）和不确定性。解决变异性和不确定性固有问题的一种方法是采取概率风险评估。在概率风险评估中，输入的变量不再是单个的数值而是一个个的概率密度函数（PDF），最常用的合并 PDF 技术是 Monte Carlo 模型。每一次计算过程，计算机程序自动从各个输入的 PDF 中选值，通过计算得出风险数值。这种模拟过程通常重复数千次，由此产生的一系列风险值被整理成分布图。从分布图上可观察到个体间的风险变化情况，尚可提供风险估算不确定性的定量表达结果。Monte Carlo 模拟实质上是通过计算机程序创建一个模拟人群，使其在每个关键方面都类似于暴露人群。总之，对于风险评估的不确定性，概率技术可提供更精确的定量表达并描述暴露人群中风险的变异情况。但概率方法较之传统的风险估计方法，技术要求更高，同时需要更多时间、资源和数据。

风险评估之前应对不确定因素予以充分估计，并尽可能采取积极有效的措施尽量将其控制到最小限度。对已经存在的不确定性应实事求是地提出并进行客观分析，使政府管理机构对风险评估结果的有效性能作出正确的判断并进行合理的公共卫生决策。

案例 14-3 讨论分析——镉风险评估过程中存在的不确定性

镉风险评估过程中存在的不确定性主要有：①镉在水体、土壤、空气及食物链中的分布、转运与消长规律尚未明了，以及多种化学物在环境中相互影响、相互作用带来的不确定性；②因各物种、品系、个体及器官组织生物利用度的差异，使以外暴露水平估算镉的靶剂量存在不确定性；③在剂量-反应关系评估中，存在评估方法和数学外推模型所致的不确定性；④收集镉暴露数据不完整、缺乏人群暴露的连续监测资料，人体暴露量估计不够准确等所致的不确定性等。

（六）21 世纪化学物健康风险评估新策略

毒性测试是认识化学物有害效应和健康风险评估的基础，也是支撑科学决策的重要依据。近年来，随着现代分析技术的发展和生物信息学应用的推广，使科学界和管理决策部门意识到，基于整体动物试验的经典毒性测试方法在时间、成本和效能等方面存在诸多局限性，已不能满足化学品风险评估和风险管理的现实需求。因此，应美国 EPA 和国家环境健康科学研究院（NIEHS）的要求，美国国家研究委员会（National Research Council，NRC）对现有毒理学评估程序和策略进行了全面、系统的回顾和审视，提出了具有划时代意义的 21 世纪毒性测试愿景和策略，即由以整体动物为基础的测试体系转向建立在人源细胞、细胞系或细胞组分基础上的体外测试体系进行评估。该策略提出了新的风险评估体系框架，包括化学物危害识别、毒性通路（化学物诱导的毒作用链条反应中关键靶点或精确的分子事件）及靶器官试验、剂量-反应关系及外推模型、人群暴露评估 4 个主要部分。其中最具特色的核心是基于毒作用机制、以毒性通路紊乱为观察指标和关键靶点，结合高通量组学技术的毒性效应评估原则。美国 EPA 在新的毒性测试策略基础上，于 2009 年 3 月发布了“化学物毒性评价战略计划”，包括化学物筛选和优先关注的化学物、基于毒性通路的风险评估和机构转变三项主要内容；另一项被命名为“毒性预报”的 EPA 计划正在实施，主要研发以细胞和分子为基础的化学物高通量筛选方法。该愿景和策略对推进毒理学测试方法的改进、风险评估和风险管理体系的完善具有重要意义。

三、风 险 管 理

风险管理（risk management）是依据风险评估的结果权衡出管理决策并实施的过程，其目标是选择科学有效、符合代价效益原则的综合措施以减少或避免风险。具体是在风险评估结果的基础上，综合考虑社会发展的实际需要以及公共卫生、经济、工程、法律、政治等多方面因素，进行代价-效益分析并权衡利弊，确定可接受的风险，制订有效的法规和管理措施并予以实施，以达到保护群众健康的目的。

风险评估和风险管理解决不同的问题：①前者主要解决问题如暴露个体或人群特定损害的可能性估计有多大；②后者则重点解决如何减少这种风险。例如，有些药物其有效剂量与中毒剂量间的安全范围很窄，但该类药物的实际益处胜过其相对风险，故仍决定可以使用；而又如一些食用色素其饮食中添加量与中毒剂量间有非常宽的安全范围，但食用色素的益处非常有限，所以在风险管理决策时该类物质通常会受到更严格的审查。

从风险评估到风险管理，是把科学研究结果转化为科学对策的决策过程，既要坚持科学性原则，也要考虑经济社会发展的实际情况、公共卫生安全需要以及技术的可行性等，因此，决策过程须十分严谨和慎重。鉴于风险管理工作的性质，风险管理需要多方面专业人员共同参与完成，如卫生行政管理、毒理学、环境保护、工农业生产、经济学、工程技术等方面的工作者。

（一）风险管理的基本原则与要素

1. 风险管理的基本原则 化学物的风险管理应覆盖生命周期的各阶段和化学物影响的各方面，其基本原则包括：①保护人类健康应该是风险管理决策中首要考虑问题；②风险管理应遵循结构化方法原则，采用分阶段进行的方法，以经过实践考验并公认的技术为支撑，逐步求精和优化；③风险管理决策和实施应是透明和公开的；④维持风险管理和风险评估的功能独立性，有利于在风险管理过程中保证风险评估的科学性；⑤风险管理决策应该充分考虑风险评估结果的不确定性；⑥风险管理的各个阶段应保持与消费者及其他有关组织进行透明和相互的信息交流；⑦应不断参考风险决策的评价和审议过程中产生的新资料，及时优化风险管理。

2. 风险管理三要素 风险管理包括三个要素，即风险-效益评估、暴露与排放控制以及风险监督。

风险-效益评估（risk-benefit analysis）：是暴露于某种化学物所带来风险和效益之间的定性或定量评估的过程。风险-效益评估有利于帮助决策者，在风险和效益差别较大化学物的风险管理政策和行动中做出选择。

暴露与排放控制（exposure and emission）：传统意义上指工业有害因素的排放控制，如从烟囱向大气排放或工业废水的排放控制。然而，近年来其也广泛适用于包括药品在内的几乎所有化学物的暴露控制，如对食品包装材料规定释放限量，对食品添加剂及食品污染物制定容许残留水平等。

风险监督（risk monitoring）：包括为确保符合控制条件而进行的现场监督检查和确保不明的不良效应得到及时记载的药物监管程序等。风险管理结果可为优化控制措施或风险再评估等决策提供依据。

风险管理是将风险降至最小的实践行动。任何危害因素都可能对环境和人群造成一定的影响，要达到绝对无害和安全是不现实的。因此，在对有害因素进行风险评估并据此作出管理决策时，应有“风险意识”，力争把风险控制在一个合理的水平上，目前可接受（或可忽略）风险的概念被广泛接受。可接受（或可忽略）危险度是社会价值衡量的结果，而风险-效益分析或利弊权衡和成本-效益分析（cost-benefit analysis）是社会价值衡量的两个尺度，前者主要从健康受益与受损的角度考虑，后者则主要从经济得失角度考虑。这类方法的一个共同特征，是要求管理机构除了考虑化学物对健康和环境的危害之外，还需综合考虑如效益和成本等方面的因素。

案例 14-4

百白破三联疫苗的利弊权衡分析

众所周知，注射百白破三联疫苗可防止儿童因百日咳、白喉和破伤风导致的健康损害和流行，但注射该疫苗后，有 10^{-5} 的概率可能发生较严重的神经系统反应。

卫生行政管理部门经利弊权衡分析，认为注射百白破疫苗利大于弊，尤其是新研制的无细胞型百白破疫苗较以往的全细胞型接种反应率明显下降，并以弱反应多见，不需特殊处理，故被推广使用。

（二）预警原则

预警原则（precautionary principle）通常是在有可能发生严重不可逆损害时使用，其在必要时可代替风险评估作为监管措施的基础。预警原则在很多与预警原则相关的国际法中常见，如欧洲委员会（EC）制定的预警原则为：当认为有必要采取行动时，预警原则的措施应该是①与选择保护水平相称；②在措施应用中无歧视性；③与已采取的类似措施保持一致性；④对所采取行动带来的成本和潜在效益进行考核，包括对成本-效益的适用性和可行性进行分析；⑤审查新的科学数据；⑥能为更全面的风险评估提供科学依据。

预警原则由四个核心部分构成，包括①面对不确定性时，采取预防行动；②将举证责任转移给活动支持者；③拓宽探索，以期替代可能有害的行动；④提高决策的公众参与。预警原则与风险评估关系见图 14-2。

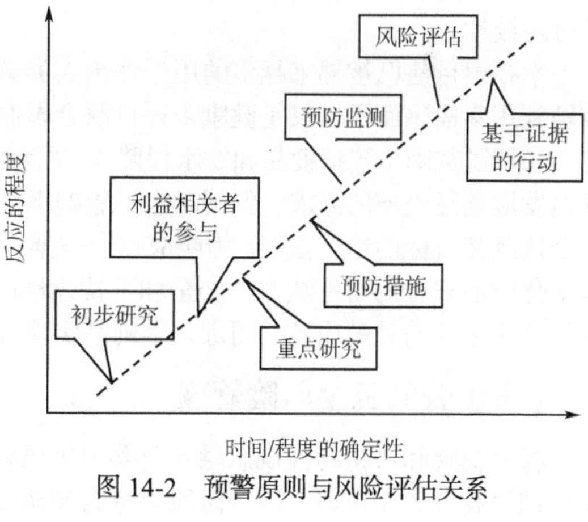

图 14-2 预警原则与风险评估关系

（三）化学物的安全管理

1. 化学物或产品的管理程序 目前，世界各国对化学品的管理基本上均采用不同用途的化学物分类管理程序，即不同用途的化学物用不同的管理程序，如药品、医疗器械、食品、化妆品、危险化学品等，都有相关立法和管理制度。对新化学品或产品主要采取登记制度和许可制度。

（1）登记（notification）：化学物的登记制度主要用于工业化学物的管理。该制度要求在产品生产上市前向相应的管理机构提供有关资料，包括化学物的理化特性，必要的毒性试验报告，采用适当的分类标签，制定贮存、运输和排放的安全措施，以及意外泄漏事故的处理方案等，以确保其尽可能地被安全使用。

（2）许可（licensing）：许可制度是化学品上市前的一种官方授权，其核心是颁发许可证（licence）。许可证是由管理机构颁发的书面文件，具有规定时限并且需要按规定定期更新或延期。许可证的获得包括申请、受理、评审和批准等环节。

2. 我国现行的毒理学有关管理法规 我国自20世纪80年代以来，陆续颁布和修订了一系列管理法规和标准，作为管理部门进行卫生监督和管理的依据。①危险化学品管理方面：如《新化学物质环境管理办法》（2010年）、《危险化学品安全管理条例》（2011年）、《危险化学品环境管理登记办法（试行）》（2013 年）等。②食品管理方面：如《中华人民共和国食品卫生法》（1995年）、《中华人民共和国食品安全法》（2013和2015年修订）、《食品安全性毒理学评价程序》（1994年发布、2003和2014年修订）等。③药品管理方面：如《中华人民共和国药品管理法》（1984年颁布、2001和2015年修订），《中华人民共和国药品管理法实施条例》（2002年），《药品注册管理办法》和《药品流通监督管理办法》（2007年），《药品生产质量管理规范》（2011年）等。④农药管理方面：如《农药登记毒理学试验方法》（1995年，GB15670-1995），目前新标准正在修订中，即将出台；《农药管理条例》（1997年发布、2001年修订）、《农药管理条例实施办法》（1999年发布，2002、2004和2007年修订）、《农药毒理学安全性评价良好试验室规范》（2003年）、《中华人民共和国农产品质量安全法》（2006年）、《农药标签和说明书管理办法》（2008年）、《微生物农药毒理学试验准则》（2012 年）等。⑤化妆品管理方面：《化妆品卫生监督条例》（1989 年）、《化妆品卫生监督条例实施细则》（1991年发布、2005年修订）、《化妆品卫生规范》（1999年颁布、2002和2007年修订）等。

（四）环境风险管理

环境卫生问题具有复杂性及高度流动性特点。目前单一化学物、单一暴露的评估方案已不适应诸多新出现的环境问题如气候变化、能源短缺及纳米颗粒污染等的风险评估要求。因此综合考虑多种因素进行风险评估日益得到重视，这些因素所影响的不仅仅包括人类健康，还包括幸福感及可持续性。

幸福感目前已被越来越多的用于评价人类健康，同时也是可持续环境风险管理的目标。WHO鼓励利用幸福感而不仅仅是健康来评价联合国制定的“千年发展目标”。幸福感胜过“无疾病”状态，如摆脱贫困（包括食品和饮水保障）、消除恐惧（包括个人安全感）和可持续的未来。可持续性指发展满足当前的需求，但同时也不影响下一代发展。近期美国EPA围绕可持续性管理提供了一个达到其目标的综合框架。为响应这个框架，EPA研究与发展部门重新整合了一系列研究方案，包括化学品安全的可持续性、安全和可持续性的水资源、空气、气候和能源等。其中风险评估是实施这些方案的关键途径，而毒理学则是实现这一途径的重要工具。

（五）公共卫生风险管理

将幸福感和可持续性观念融入公共卫生风险评估和风险管理是今后的发展方向。公共卫生风险管理过程分三个阶段：第一阶段目标为预防或避免风险和危害；第二阶段目标为缓和风险及脆弱性或进行风险转移；第三阶段目标为迅速响应以降低或减少残余风险。

图14-3总结了公共卫生风险评估与风险管理的新模式，包括能力评估、脆弱性评估和影响评估等新内容。其中，危害识别一方面涉及危害认识和危害概率，另一方面还涉及脆弱性评估及影响评估。此外，能力评估（识别和评价某个系统对各类危害因素的弹性承受能力）也被应用于公共卫生风险评估当中。表14-1给出了公共卫生风险管理新模式中各组成部分的具体含义。该新模式较传统的化学物或有害因素风险评估模式更容易理解公共卫生中有关幸福感、可持续性等新观念，深化了风险管理的内涵。

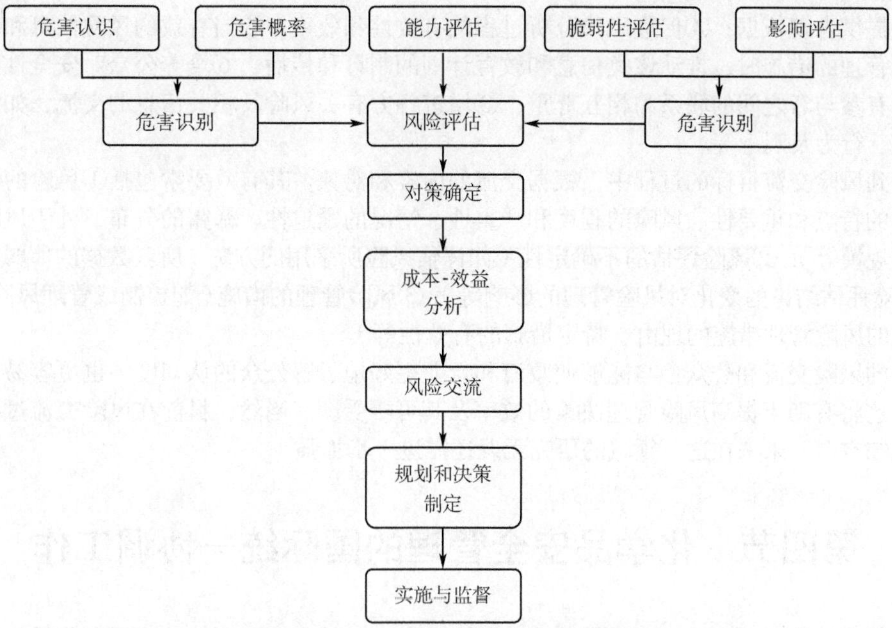

图 14-3　公共卫生风险评估与风险管理新模式

表 14-1　公共卫生风险管理新模式中各组成部分的具体含义

组成部分		具体含义
危害识别	危害认识	识别可能导致群体健康危害的生物、物理、化学等有害因素或导致公共卫生事件风险的潜在原因
	危害概率	确定有害因素导致群体健康危害的频率
	脆弱性评估	从有害因素暴露、人群易感性、公众的公共卫生意识及卫生应急能力等方面对待评估区域的风险分布范围及风险严重程度进行分析
	影响评估	评估有害因素暴露对人群、资产等所造成的损害及影响
能力评估		对人类社会经济系统受到自然灾害影响时的弹性承受能力及抵御、应对和恢复能力进行评估
对策确定		确定新的对策来减轻或消除危害及其脆弱性，或进行风险转移
成本-效益分析		通过分析和鉴定对策的实施成本及其所产生的效益，权衡出最佳的决策
风险交流		制定一系列建议和措施来供决策制定者和公众进行交流和选择
决策制定		针对应急周期的每一阶段制定最终的风险处理措施
执行与监督		实施风险管理决策并进行监督

四、风 险 交 流

风险交流（risk communication）贯穿于风险分析的各个阶段，是借鉴和汲取多个自然科学和社会科学学科成果而形成的领域，由于发展史相对较短，其具体概念仍在不断演化。目前风险交流是在风险评估者、管理者、消费者及其他相关人员之间进行与风险有关的信息交流的过程，是明确风险问题、解决分歧以及制定和作出最佳风险管理决策的必要和关键途径。

风险交流的根本目标是用清晰、易懂的术语向交流对象提供有意义的相关信息，使之更广泛的理解和接受风险管理的决策，主要包括：①促进所有参与者认识和理解风险管理过程中的具体问题；②在达成和实施风险管理的决策时，增强透明度和一致性；③为理解所提出或实施的风险管理决策提供合理依据；④促进风险分析过程的有效性和效率；⑤当有效的风险信息和教育计划成为风险管理的措施时，推动该类信息和教育计划的制订和传播；⑥培养公众对安全性的信任；⑦加强所有参与者之间的联系和相互尊重；⑧增进各方有关风险及相关信息的交流，如认知、态度、价值、行为及观念等。

在达到风险交流目标的过程中，根据交流的内容和对象，其有效要素包括①风险的性质（如有关危害的特点和重要性、风险的程度和严重性、情况的紧迫性、暴露的分布、处于风险中人群的特点和规模等）；②风险评估的不确定性（如评估风险所采用的方法、所获数据的薄弱点或不准确性、风险评估结论的变化对风险管理的影响等）；③风险管理的措施（如控制或管理风险的行动、选择特定的风险管理措施的理由、特定措施的有效性等）。

良好的风险交流和公众参与能够使政府和行业更好地了解公众的认知度，也更容易预测公众的反应。这将有助于提高风险管理决策的效率及其可接受度。当然，目前在风险交流过程中还存在许多认知空白，未来在这一领域的研究无疑还需进一步加强。

第四节　化学品安全管理的国际统一协调工作

随着经济的发展，化学品对人类或环境的潜在危害日益突出，可持续发展和化学品安全管理问题也随之越来越受到重视。为应对日益严峻的化学品危害，加强对化学品安全性的评估监控、减少其对环境、人类和动植物的危害已经成为全世界普遍的共识。为了安全使用和管理化学品，近几十年，有关国际机构如 WHO、OECD、联合国环境规划署（United Nations Environment Programme，UNEP）、国际潜在有毒化学物质登记注册（International Register of Potentially Toxic Chemicals，IRPTC）、国际化学品安全规划署（International Program on Chemical Safety，IPCS）、人用药物注册技术要求国际协调会（International Conference on Harmonization of Technical Requirements for Registration of Pharmaceuticals for Human Use，ICH）在化学品安全评价、收集和提供化学品安全信息等方面做了大量统一协调工作，制定了一系列有关安全使用化学物的法规、标准和规范。下面简要介绍几个主要的国际组织对化学品安全管理的统一协调工作。

一、WHO 对化学品安全管理的统一协调工作

《全球化学品统一分类和标签制度》（Globally Harmonized System of Classification and Labelling of Chemicals，GHS）是对危险化学品的危害性进行分类定级的标准方法，旨在对世界各国不同的危险化学品分类方法进行统一，最大限度地减少危险化学品对健康和环境造成的危害，是指导各国控制化学品危害和保护人类与环境的规范性文件。1992 年联合国环境与发展会议上通过的《21 世纪议程》推动了制定 GHS 的国际授权，WHO 于 2003 年公布 GHS，2008 年全面实施。2013 年和 2015 年分别进行了第五次、第六次修订。

GHS 是适用于所有化学品和化学品混合物的统一制度，包括导言、物理危害、健康危害和环境危害 4 个部分以及 10 个附件（表 14-2）。GHS 包括两个要素：一是按其物理危害、健康危害、环境危害对化学品和混合物进行分类的统一标准；二是统一危害公示要素，包括标签和安全数据表的要求。

自 2003 年联合国 GHS 制度实施以来，全球多数国家相继进行了 GHS 的推广。中国于 2011 年 2 月颁布《危险化学品安全管理条例》，并于当年 12 月 1 日正式实施；2012 年 3 月 26 日，美国职业安全和健康管理局公布新修订的危害公示标准（Hazard Communication Standard，HCS），标志着美国在工作场所正式开始实施 GHS 制度。为了确保危害信息传递的一致，GHS 要求对同

一种化学品采用一致的象形图、图形说明或描述。安全数据表（Safety Data Sheet，SDS）是 GHS 的一项重要内容，SDS 收集了关于化学品组分、理化参数、燃爆性能、毒性、环境危害、安全使用方式、存储条件、泄漏应急处理、运输法规要求等信息，并快速广泛地传递这些化学品的相关信息以警示危害，同时为制定相应的安全操作规程、紧急救援对策和事故应急处理方法提供依据。GHS 明确指出：凡符合 GHS 某种危险分类标准的物质，以及所含危险组分符合致癌性、生殖毒性或特定靶器官毒性分类标准且其质量分数超过临界值的所有混合物，均要求编写 SDS。

全球统一制度的目的是确定化学品和混合物中的内在危害，并传达关于这些危害的信息。该制度推进了全球各国化学品管理工作的接轨，也促进了管理毒理学的全面发展。

表 14-2 《全球化学品统一分类和标签制度》目录

第 1 部分	**导言**		
第 1.1 章	全球统一制度的目的、范围和适用	第 1.2 章	定义和缩略语
第 1.3 章	危害物质和混合物分类	第 1.4 章	危害公示：标签
第 1.5 章	危害公示：安全数据表（SDS）		
第 2 部分	**物理危害**		
第 2.1 章	爆炸物	第 2.2 章	易燃气体
第 2.3 章	易燃气溶胶	第 2.4 章	氧化气体
第 2.5 章	高压气体	第 2.6 章	易燃液体
第 2.7 章	易燃固体	第 2.8 章	自反应化学品
第 2.9 章	发火液体	第 2.10 章	发火固体
第 2.11 章	自热化学品	第 2.12 章	遇水放出易燃气体的化学品
第 2.13 章	氧化性液体	第 2.14 章	氧化性固体
第 2.15 章	有机过氧化物	第 2.16 章	金属腐蚀剂
第 3 部分	**健康危害**		
第 3.1 章	急性毒性	第 3.2 章	皮肤腐蚀/刺激
第 3.3 章	严重眼损伤/眼刺激	第 3.4 章	呼吸或皮肤敏化作用
第 3.5 章	生殖细胞致突变性	第 3.6 章	致癌性
第 3.7 章	生殖毒性	第 3.8 章	特定靶器官系统毒性—单次接触
第 3.9 章	特定靶器官系统毒性—重复接触	第 3.10 章	吮吸毒性
第 4 部分	**环境危害**		
第 4.1 章	对水生环境危害		
附件			
附件 1	标签要素的分配	附件 2	分类和标签汇总表
附件 3	防范说明，象形图	附件 4	安全数据表准备指南
附件 5	基于伤害可能性的消费产品标签	附件 6	可理解性测试方法
附件 7	全球统一制度标签要素安排样例	附件 8	全球统一制度分类实例
附件 9	水生环境危害指导	附件 10	金属和金属化合物在水生介质中的转化/溶解指导

二、OECD 对化学品安全管理的统一协调工作

OECD 是由 34 个成员国组成的政府间组织。主要致力于促进试验方法和法规建立的国际协调工作。OECD 于 1981 年通过了“化学品评价数据相互认可（Mutual Acceptance of Data，MAD）多边协议”，要求各成员国遵循化学物安全评价 GLP 原则，并按照《OECD 化学品测试准则》进行试验，最终实现数据相互认可，从而促进化学品登记资料要求的协调一致，减少昂贵、重复的

试验，降低化学品管理成本。《OECD 化学品测试准则》是用于测试各类化学物如农药、医药和工业化学品、兽药、食品添加剂安全性的标准方法，其涵盖了化学物的理化性质、对人类健康和环境生物的影响、在环境中的降解与蓄积以及其他测试原则等 5 个方面内容。这套测试方法已成为 OECD 成员国及许多非成员国家和地区化学物测试及对它们的潜在危险进行评估的专业人员的参考工具。《OECD 健康效应试验准则》提供的主要毒性试验方法已在全世界范围被普遍采纳使用。

三、IPCS 对化学品安全管理的统一协调工作

IPCS 是由 WHO、UNEP 和国际劳工组织共同发起成立的有关化学品安全管理的国际合作机构，其主要任务是开展化学品对人体健康和环境危害的评价，制定国际公认的化学品风险评估方法，帮助各国利用这些成果来加强对化学物紧急事故的应急处理。IPCS 与欧洲联盟（European Union，EU）共同编辑了一套具有国际权威性和指导性的《国际化学品安全卡》。卡片介绍了 2000 多种常用有毒化学物质，其信息的传播促进了全球的化学品安全管理、环境保护和可持续发展。

四、ICH 对化学品安全管理的统一协调工作

ICH 由美国、欧盟和日本三方的政府药品注册部门和制药行业在 1990 年发起，主要致力于确定不同国家认同的试验方法。为了严格管理药品，使病人在药品的安全性、有效性和质量方面得到科学的保证，以及有益国际技术和贸易交流，ICH 制定了一系列安全性指导原则，内容涉及致癌性、遗传毒性、免疫毒性、药代和毒代动力学、单剂量和多剂量毒性、生殖发育毒性、药物安全性等。

思　考　题

1. 管理毒理学在我国经济社会发展中有何重要作用？
2. 简述毒理学安全性评价分阶段进行的意义，各阶段主要试验项目及其目的。
3. 对外源化学物或有害因素进行风险管理时应综合考虑哪些主要问题？
4. 试述《全球化学品统一分类和标签制度》的全面实施对化学品的管理有何实际意义？

（张爱华　王大朋　蒋义国）

第二部分　靶器官毒理学

第十五章　呼吸毒理学

呼吸毒理学（spiratory toxicology）是研究毒物选择性地作用于呼吸系统的毒性、作用机制及防治对策的一门毒理学分支学科，对呼吸毒理学的研究，有助于对外源化学物呼吸中毒的诊断、治疗、预防以及中毒机制的探讨。

案例 15-1

流行病学资料提示，大气中 $PM_{2.5}$ 浓度的上升与疾病的发病率、死亡率关系密切，尤其是呼吸系统疾病及心血管系统疾病。C.Arden Pope Ⅲ等通过研究发现细颗粒物和硫氧化物的污染都与全因死亡率、肺癌及心肺疾病死亡率相关。空气污染物中细颗粒物的水平每提高 10μg/m^3，将导致全因死亡、心肺疾病、肺癌死亡率的风险分别增加约 4%、6%和 8%。研究表明，长期暴露于燃烧相关的细颗粒污染物是心肺疾病和肺癌死亡率的一个重要环境危险因素。赵珂等通过分析西安市 2004 年 1 月 1 日至 2008 年 12 月 31 日大气 $PM_{2.5}$ 浓度对居民每日死亡数资料发现，当大气 $PM_{2.5}$ 浓度每增加 100μg/m^3，总死亡、呼吸系统疾病、心血管疾病、冠心病、中风、COPD 的死亡率分别增加 4.08%，8.32%，6.18%，8.32%，5.13%，7.25%。

问题：

1. 试述呼吸系统的解剖结构与功能；
2. 请问常见的外源性呼吸系统毒物有哪些？它们对机体尤其是呼吸系统会产生哪些毒性损伤？其呼吸系统损伤机制是什么？
3. 呼吸系统毒性常用的评价方法有哪些？

第一节　呼吸系统的结构与功能

呼吸道是气体进入机体的门户，是体内首先接触大气毒物的器官。随着工业化生产的发展以及环境污染的日益加重，一方面，各种毒物可经过呼吸道吸收达到其他组织和器官，引起呼吸道、肺和全身损害；另一方面，经其他途径进入机体的毒物也可达到肺引起肺损伤。肺内存在一些防御机制，但如果毒物的局部剂量过大或细胞内防御功能下降则可出现损伤。呼吸系统的结构比较简单，主要由空气出入通路和气血交换界面构成。行气体交换的肺泡位于肺脏周边部分，承受胸壁施力于其上，呼吸气道则居中与气管相连。呼吸系统的结构按其功能不同分为鼻道、导气部和气体交换部。

一、鼻　道

人、猴、狗等是口鼻呼吸（即空气既可经鼻也可经口吸入），而许多动物物种如大鼠、小鼠等小的啮齿类动物是强制性的经鼻呼吸。鼻道对其流经空气有温暖润湿作用，对其吸入的颗粒物质有滤过作用，其机制为颗粒物通过扩散和撞击作用聚集在鼻黏膜上。高水溶性气体在鼻咽部能被有效吸收，因此鼻咽部也是多种水溶性呼吸道毒物的第一道防御屏障和代谢物致损伤的主要靶部位。鼻咽部覆盖着不同的上皮细胞，其中鼻前庭为覆层鳞状上皮；前房为非纤毛立方状/柱状上皮、假覆层纤毛呼吸上皮及嗅上皮；内鼻道主要由杯状细胞、立方状细胞、纤毛细胞、非纤毛细胞、基底细胞等覆盖。鼻上皮对外源性化合物具有代谢能力，在阻止吸入剂进入脑方面，嗅上皮的代谢具有重要作用。如吸入的二甲苯经嗅上皮代谢转化的产物经轴突转运至脑；亚硝胺经鼻组织活化后可以形成致突变物。

二、导 气 部

气管、支气管及细支气管是气流进入肺实质的通道。气管起始于喉部远端并分成两个主要分支，最终形成细支气管。气管支气管树最远端的通气部分终末细支气管。其主要功能是把吸入的气体运输到肺部加热、湿润。

气管和支气管由假覆层上皮所覆盖，包括黏液细胞和浆液细胞。其中黏液细胞产生的黏液包被上皮形成糖性胶粘的保护层，该层具有捕获污染物和细胞碎片、中和酸性剂、清除自由基等功能。呼吸道的纤毛在中枢神经系统的调控下同步摆动，通过吞咽和咳嗽等完成呼吸道清除功能。

导气部具有特征性的分支分叉结构，因此从气管到远端气道的总面积呈连续增加。细支气管的分叉点是气流的分流器和颗粒的撞击部位，并且逐渐变窄的内径更利于气体和颗粒集聚在气道壁上。

三、气体交换部

肺实质是气体交换的主要区域，主要由呼吸性细支气管、肺泡管、肺泡囊和肺泡组成。肺是以支气管反复分支形成的支气管树为基础构成的。左、右支气管在肺门分成第二级支气管，第二级支气管及其分支所辖的范围构成一个肺叶，每支第二级支气管又分出第三级支气管，每支第三级支气管及其分支所辖的范围构成一个肺段，支气管在肺内反复分支可达23～25级，最后形成肺泡。肺泡大约占整个实质肺容积的 80%～90%，肺泡之间的间质内含有丰富的毛细血管网，是血液和肺泡进行气体交换的场所。

肺脏具有40多种不同的细胞，细胞功能各不同，但都可作为外源化学物作用的靶。经过实验研究发现，肺脏中能够成为呼吸系统毒物作用的靶细胞主要有以下几种：

（一）Ⅰ型肺泡上皮细胞

Ⅰ型肺泡上皮细胞（type Ⅰ alveolar cell），占肺泡区结构细胞的 8%～11%，覆盖肺泡表面的90%～95%，参与构成气血屏障。相邻Ⅰ型细胞之间或Ⅰ型与Ⅱ型细胞之间有紧密连接。胞质内细胞器甚少，但吞饮小泡甚多，细胞以吞饮方式吞入吸入空气中的微小尘粒和上皮表面的表面活性物质，转运至间质内经淋巴转运和消除。Ⅰ型细胞无增殖能力，损伤后由Ⅱ型细胞增殖分化补充。

（二）Ⅱ型肺泡上皮细胞

Ⅱ型肺泡上皮细胞（type Ⅱ alveolar cell），占肺泡区结构细胞的12%～16%，覆盖肺泡表面的7%左右。Ⅱ型细胞是一种分泌细胞，可以分泌许多颗粒。分泌颗粒内含磷脂、蛋白质和糖胺多糖等成分，由内质网合成的蛋白质在高尔基复合体内糖化，继而被组装在分泌颗粒内并与脂质结合。细胞以胞吐方式将颗粒内容物排出，分泌物中的磷脂（主要是二棕榈酰卵磷脂）等成分在肺泡上皮表面铺展成一层薄膜，称肺表面活性物质（pulmonary surfactant）。该物质在肺泡上皮表面与气体之间形成的界面，有降低肺泡表面张力的作用，使肺泡回缩力降低，减少吸气阻力，使吸气省力。表面活性物质由Ⅱ型细胞不断产生，经Ⅰ型细胞吞饮转运或经呼吸道排出，不断更新。Ⅱ型细胞还有分裂增殖并转化为Ⅰ型细胞的功能。

（三）毛细血管内皮细胞

毛细血管内皮细胞（capillary endothelium cell），占肺泡区结构细胞组成的30%～42%，形成一个连续的、可以转运气体、水和溶质的细胞薄层。其主要功能是进行气体交换，同时也可以转运水和某些溶质；它还作为外部水和大分子物质进入间质的屏障，当其受外源化学物作用发生损伤后，可引起间质水肿。此外，毛细血管内皮细胞也具有一定的代谢功能。

（四）肺泡巨噬细胞

肺巨噬细胞（pulmonary macrophage）由单核细胞分化而来，广泛分布在肺间质内，在细支气管以下的管道周围和肺泡隔内较多。有的巨噬细胞游走入肺泡腔内，称肺泡巨噬细胞。肺泡巨噬细胞是肺泡腔内含有许多空泡的大单核细胞。空泡与溶酶体有关，巨噬细胞的大小和溶酶体的数量和大小通常都随着巨噬细胞的激活而增加。这种细胞主要通过吞噬作用来杀死、清除细菌等微生物以及清除进入肺内的颗粒物质。吞噬还可以引发细胞因子、趋化因子、生长因子、氧自由基和参与炎症反应的酶的释放。进而吸引和激活其他细胞，最终引起炎症反应、纤维化或肺气肿等病理性改变。巨噬细胞还将抗原递呈给淋巴细胞，并释放调节免疫反应的重要细胞因子，因此它还参与特异性免疫反应。

（五）间质细胞

间质细胞（interstitial cell），多为成纤维细胞，少数为间质巨噬细胞、浆细胞、淋巴细胞和肥大细胞，这些细胞可因炎症的发生而增加。占肺泡区细胞组成的 35%左右。另外，间质中的胶原纤维和弹性纤维对维持肺脏的功能也至关重要，若成分改变可能引起肺纤维化或肺气肿。

第二节　毒物在呼吸道内的体内过程

一、吸　收

环境中的化学物常以气体、蒸汽和颗粒物等形式存在于大气中，并经呼吸道进入人体。经呼吸道吸收的化学物质对机体的毒性比经胃肠吸收的更为严重，因为经呼吸道吸收的化学物直接进入血流到达其特定靶器官发挥毒性作用，而经胃肠道吸收的化学物首先进入机体最主要的代谢器官肝脏。肝内代谢使得化学毒物在对其他器官发挥毒作用前即被清除，这种效应称为“首过效应”。

（一）气体和蒸气态毒物

特定条件下，多数工业化学物都以气体或蒸气形式存在。经呼吸道吸入的气体或蒸气态化学物到达肺泡后主要经过被动扩散，通过呼吸膜吸收，穿过肺泡毛细血管膜复合体进入肺血流，其吸收速度取决于它们的脂溶性。脂溶性化学物吸收速度取决于血/气分配系数，该数值越大，吸收越快；非脂溶性物质吸收速度取决于分子量，分子量越小，吸收越快。而气态毒物进入呼吸道的深度与它的水溶性有关。水溶性较大的外源性化学物易为上呼吸道吸收，如各种酸雾、氯、二氧化硫等。而水溶性较差的毒物如臭氧、光气、氮氧化物在肺泡内更易吸收，引起呛咳较轻，但可引起肺水肿。肺泡膜表面也有一层表面活性物质（二棕榈酰卵磷脂）覆盖，以平衡不同大小肺泡囊间的压力。

（二）颗粒物

颗粒物（particulate matter，PM）又称尘。大气中的固体或液体颗粒状物质均以固体颗粒或液滴状态（又称为气溶胶）沉积在呼吸道。颗粒物可分为一次颗粒物和二次颗粒物。一次颗粒物是由天然污染源和人为污染源释放到大气中直接造成污染的颗粒物，例如土壤粒子、海盐粒子、燃烧烟尘等。二次颗粒物是由大气中某些污染气体组分（如二氧化硫、氮氧化物、碳氢化合物等）之间，或这些组分与大气中的正常组分（如氧气）之间通过光化学氧化反应、催化氧化反应或其他化学反应转化生成的颗粒物，例如二氧化硫转化生成硫酸盐。

颗粒物污染是一种重要的大气污染，它是分散于空气中的固体颗粒与液体微滴的混合物。可吸入颗粒物按其粒径（空气动力学直径）大小大致可分为：直径＜10μm 的粗颗粒物（PM_{10}）和直径＜2.5μm 的细颗粒物（$PM_{2.5}$）。大量的流行病学和毒理学研究表明，$PM_{2.5}$对健康的危害比 PM_{10}更严重，其与心肺疾病甚至与肺癌的发生密切相关。$PM_{2.5}$空气污染问题已成为中国面临的严峻挑战。2010年 $PM_{2.5}$空气污染居全球 20 个首要致死风险因子的第 9 位，而在中国则排在第 4 位。2011 年，在中国死因前四位的疾病分别为：脑卒中、肺部疾病、冠心病和肺肿瘤，这四种疾病均与 $PM_{2.5}$有关。不同粒径范围的颗粒物在人体滞留的部位不同（见表 15-1）。$PM_{2.5}$由于不能被鼻孔、喉咙所阻挡，能通过呼吸系统被吸入沉积到肺泡，甚至通过肺换气可到达其他器官，不易排出体外，而且粒子越小越容易吸附一些对人类有害的细菌、病毒、有机物和重金属等，因此颗粒物的粒径越小对人体的危害越大。

表 15-1 颗粒物的粒径大小和在人体滞留的部位

粒径（μm）	滞留部位
≥10	被挡在鼻和喉外
2.5～10	鼻腔、口腔、气管、支气管等
1～2.5	支气管、肺部
＜1	体内各脏器、血液、细胞

二、代 谢

呼吸道是气体进入机体的门户，在关键部位存在对外源化学物具有高代谢活性的细胞。这些关键部位通常是吸入性物质沉积的部位，如鼻子、呼吸性细支气管、末端细支气管和肺泡。与代谢相关的酶有将底物活化为亲电子物质的Ⅰ相酶和水解亲电子物质或与其结合促进排泄进入尿液的Ⅱ相酶。主要包括细胞色素 P450 酶、黄素腺嘌呤双核苷酸（flavine adenine dinucleotide，FAD）单氧化酶、氧化还原酶、环氧化物羟化酶、谷胱甘肽（glutathione，GSH）转移酶、磺基转移酶、葡萄糖醛酸转移酶和酯酶等。

（一）鼻

鼻黏膜细胞有鳞状细胞、移行细胞、呼吸性上皮细胞和嗅觉上皮细胞。嗅觉上皮细胞的呼吸性黏膜化学物代谢酶的活性最高，对大多数外源化学物的代谢酶而言，嗅觉黏膜较呼吸道黏膜内的活性更高。实验用小啮齿类动物嗅觉黏膜内细胞色素 P450 酶的活性与同质量的肝接近。哺乳动物嗅觉黏膜内含有大量称为 Bowman 腺的外分泌腺。这些腺体内含有大量内质网，是细胞色素 P450的主要存在部位。化学物如黄曲霉毒素、溴苯、三氯甲烷、二溴乙烷、二氯苯胺、二氯苯氰和许多亚硝基胺类等在 Bowman 腺内被活化为亲电子物质，并与大分子相结合引起损伤。呼吸道黏膜也有细胞色素 P450 活性，但比嗅觉黏膜低。人类呼吸道黏膜有细胞色素 P450，其水平是猫或狗的一半左右，兔子的 1/10。鼻中发现的细胞色素 P450 亚型在物种之间存在差异。亚型 2G1 仅仅出现在鼻中，可能与类固醇的代谢有关。

嗅觉上皮细胞和呼吸性上皮细胞内含有黄素单氧化酶，可以对含氮、磷、硫等外源化学物进行代谢。羧酸酯酶是鼻内所有酶类中活性最高的酶，参与羧酸酯类、氨基甲酸酯、羧基硫酯等的代谢。醛类在醛脱氢酶作用下发生氧化，形成毒性较低的羧酸。鼻内上皮细胞中的甲醛、乙醛脱氢酶含量不同。鼻内上皮细胞中两种醛类的毒性与该部位底物特异性酶活性呈负相关，即特定部位甲醛脱氢酶活性较高，而在另一部位就可能较低。

环氧化物水解酶催化毒性环氧化物的水解，而该环氧化物可能经细胞色素 P450 酶催化形成。细胞色素 P450 酶和环氧化物酶均位于上皮细胞内质网的微粒体内。环氧化物水解为乙二醇的过程为解毒的还原反应。不同于其他外源化学物代谢酶，环氧化物水解酶在所研究物种的嗅觉和呼吸上皮细胞内含量基本相同。

鼻内还存在参与Ⅱ相反应的结合酶类。与细胞色素 P450 氧化酶和环氧化物酶不同，Ⅱ相酶类通常存在于细胞质内。葡萄糖醛酰转移酶存在于大鼠和狗的鼻内，但人类鼻内没有。这类酶催化葡萄糖醛酸与羟基结合，使其水溶性更强，更易排出。还有人认为这类酶可以清除与嗅觉受体结合的有气味的分子。狗和大鼠的嗅觉功能较人类灵敏。GSH-S-转移酶催化亲核性三肽 GSH 与亲电子物质结合，增加其水溶性，使其更易排泄。这些反应通常具有解毒作用，但是某些特例中也形成具有毒性的化学物。GSH-S-转移酶可见于大鼠、牛和人类的鼻内，嗅觉细胞中较呼吸上皮细胞内含量高。

（二）气道

吸入的外源化学物进入鼻后，必须经过气道才能到达肺部。通气性气道的终末部分含有高代谢活性的 Clara 细胞，该细胞内有大量含有细胞色素 P450 酶和环氧化物酶的内质网。与其他嗅觉细胞相同，吸入毒性化学物需在 Clara 细胞内代谢活化为亲电子产物。已知萘、甘薯苦醇、3-甲基呋喃、四氯化碳和 2-乙酰氨基芴等均可以引起 Clara 细胞产生毒性反应。Clara 细胞内细胞色素 P450 酶、GSH 转移酶、GSH 过氧化物酶、GSH 还原酶、NADPH 苯醌氧化还原酶、NADPH-细胞色素 *c* 还原酶及 NADH-细胞色素 *c* 还原酶等的活性均很高。

（三）肺泡

肺深部和呼吸道肺泡处的细胞中，外源化学物代谢活性最高的为肺泡Ⅱ型细胞。这些细胞主要合成肺表面活性剂、不同于气道细支气管处的 Clara 细胞和鼻部的嗅觉细胞，Ⅱ型细胞对吸入性毒物的敏感性不如其邻近细胞强。事实上，Ⅱ型细胞在需要时可以增殖并取代Ⅰ型细胞。Ⅱ型细胞内外源化学物的代谢酶有细胞色素 P450 酶、NADPH-细胞色素 *c* 还原酶及 NADH-细胞色素 *c* 还原酶、NADPH 苯醌氧化还原酶和 GSH 代谢酶类。如前所述，肺泡巨噬细胞定居在肺泡间隙内，具有很高的代谢活性。这些细胞含有细胞色素 P450 酶、GSH 过氧化酶、GSH 还原酶、NADPH-细胞色素 *c* 还原酶及 NADH-细胞色素 *c* 还原酶，但 NADPH 苯醌氧化还原酶或 GSH-S-转移酶的活性很低。

三、沉积与清除

（一）颗粒物在呼吸道内的沉积

颗粒物在肺内的沉积与其颗粒大小、气流速度、呼吸器官局部的生理特性有关。鼻孔内鼻毛的存在可以阻止颗粒物进入鼻内。颗粒物进入鼻孔后在鼻咽部急剧翻转，较大颗粒物与相应呼吸道壁发生碰撞，称为撞击（impaction）。颗粒物倾向于直线前进，但也容易沉积在呼吸道的分叉处，相关机制还有截流和沉降。

（二）呼吸道的清除机制

呼吸系统具有清除颗粒物与其他毒物的特殊机制。肺内清除一般与粉尘沉积部位有关。就药物动力学而言，呼吸系统的清除不能与整个机体的清除相混淆。呼吸道将颗粒物或毒物从呼吸树上清除掉，机体的终末清除有胃肠道、淋巴系统等共同参与。

鼻咽部及气管支气管区存在黏液纤毛系统。呼吸道壁覆盖有可以分泌黏液的假复层柱状上皮细胞及杯状细胞，数以百计的纤毛突出于上皮细胞。黏液层由上、下两层组成，下层即溶胶，含有纤毛，较薄，含有水。因此，纤毛运动不受阻碍。上层即凝胶，较厚，黏性很强，纤毛的运动比较一致。吸入颗粒物及其他毒物可被呼吸道壁表面覆盖的黏液所黏附。在气管支气管区，纤毛向上运动，凝胶内黏附颗粒在其推动下移向嘴部。多数情况下，吸入物被唾液消化后由胃肠道清除；有时也被咳出体外。在鼻咽部，纤毛向下运动，朝向口部；其运动机制同上。对于健康人而言，纤毛清除多起始于许多颗粒物沉积后的数小时内，48h 内完成。

巨噬细胞是肺泡区抵御到达呼吸树下部的颗粒物、细菌、其他有害物等强有力的保障。当吸入物沉积在肺脏时，趋化因子释放，从而吞噬细胞聚集。巨噬细胞吞噬并以蛋白水解酶将其消化。巨噬细胞可以消化包括病毒、细菌、化学物、大小不一的颗粒物等在内的潜在致毒因子。然而，吸烟史长的烟民，其巨噬细胞数目不足或较低，防御功能下降。另外，巨噬细胞并非可以消化所有的颗粒物质，如肺结核及某些肺纤维化发生时。此时，巨噬细胞裂解，蛋白水解酶溢出，肺组织受损。外来物由巨噬细胞吞噬后，经黏液纤毛系统或淋巴系统引流排出体外。吞噬作用的发生极其迅速，外来物可在吸入后数分钟内被吞噬。

四、排　　泄

呼吸道不仅是吸入性外源化学物进入的门户，还是挥发性气体和蒸气的排泄器官。这一点可以用来确定哪些人曾经暴露于含吸入性毒物的空气中。测定已完成 90d 航程的潜水员所呼出气中化学物的含量可以准确反应潜水艇内气体的污染状况。在毒理学中，染毒动物呼气中吸入性化学物浓度的升高可以用来确定动物有效代谢该化学物的最大极限。吸入性乙烷和戊烷以及脂质过氧化产物均可以用于氧化应激的监测。

五、蓄　　积

肺脏能富集某些外源化学物，即肺的蓄积作用，像百草枯无论何种途径进入机体，皆在肺内高度蓄积。这种现象可能与特殊载体的主动转运有关，然而与百草枯结构类似的另外两种化合物，如杀草快和伐草快与百草枯一样可产生自由基，但伐草快可致肾损害，而杀草快可致眼晶状体损害。由此可见百草枯的肺脏毒性与其在肺脏中的高度蓄积有关。

六、常见呼吸系统毒物

（一）空气来源的呼吸系统毒物

是指经呼吸道进入呼吸系统的毒物。这类呼吸系统的毒物很多，现将部分代表性毒物列于表 15-2。

表 15-2　常见空气来源的呼吸系统毒物

毒物	常见病名	职业来源	急性作用	慢性作用
石棉	石棉肺	采矿、建筑、造船、含石棉材料的制造		纤维化、胸膜钙化、肺癌、胸膜间皮瘤
铝尘	铝尘肺	铝制业、烟火、陶瓷、涂料、电产和磨料的制造	咳嗽、气短	间质纤维化
氨		氨的生产、化肥、化学产品和炸药的制造	上呼吸道和下呼吸道的刺激、水肿	慢性支气管炎
砷		农药、颜料、玻璃、合金制造业	严重肺水肿、肺炎	纤维化、进行性呼吸困难、间质肉芽肿、肺心病

续表

毒物	常见病名	职业来源	急性作用	慢性作用
氧化镉		焊接、电装置、合金、颜料的制造、熔炼	咳嗽、肺炎	肺气肿、肺心病
煤尘	尘肺	煤矿开采		纤维化
棉尘	棉尘肺	纺织品制造业	胸部紧张、气喘、呼吸困难	肺功能减退、慢性支气管炎
氮氧化物		焊接、仓储、制造炸药	肺充血、水肿	闭塞性支气管炎
臭氧		焊接、脱色粉、除臭、防臭	肺水肿	纤维化
光气		塑料、农药、化学物的生成	水肿	支气管炎、纤维化
二氧化硫		生产化学制剂、制冷、脱色、熏烟消毒法	支气管收缩、咳嗽、胸紧	慢性支气管炎
滑石	滑石粉症	橡胶行业、美容剂类		纤维化
氯		纸浆及纸制品、塑料和含氯化学物的制造业	咳嗽、咯血、呼吸困难、气管支气管炎、支气管肺炎	
过氯乙烯		干燥清除、金属脱脂、谷物、熏烟	水肿	肺癌和肝癌
硅	矽肺、尘肺	采矿、碎石、建筑、农业、采石、翻砂	速发型矽肺	纤维化、矽肺结核
氧化铁	铁矽肺、银修整肺、赤铁矿肺、焊接肺	焊接、铸造车间工作、制钢、赤铁矿开采、宝石制作	咳嗽	银修整肺、胸膜下及血管外周巨噬细胞聚集、赤铁矿肺、弥漫性纤维化样肺、焊接肺

（二）血液来源的呼吸系统毒物

是指由呼吸系统以外的途径进入机体，然后经血液到达肺脏的毒物，又称呼吸道外毒物，主要有农药、药物以及其他一些有机或无机化学物。现将部分代表性毒物列于表 15-3。

表 15-3 血液来源的呼吸系统毒物

肺损伤的表现	引起肺损伤的毒物
1. 肺间质病变	
肺间质纤维化	甲氨蝶呤、环磷酰胺等抗肿瘤药物、磺胺类、青霉素、红霉素、胺碘酮、免疫抑制剂、肼苯达嗪、神经阻断剂
过敏性肺炎	卡马西平、呋喃妥因、甲基卞肼、金制剂等
2. 红斑狼疮样改变	肼苯达嗪、异烟肼、青霉胺、卡马西平、甲基多巴、口服避孕药、洋地黄、金制剂、青霉素、四环素、灰黄霉素、磺胺类等
3. 非心源性肺水肿	阿司匹林、卡马西平、白介素-2、免疫球蛋白、肿瘤坏死因子、秋水仙碱、环磷酰胺、甲氨蝶呤、二性霉素 B 等
4. 气道疾病	
支气管痉挛	阿司匹林、可卡因、白介素-2、氢化考的松、可卡因、鱼精蛋白、造影剂、血管紧张素转换酶抑制剂、非激素类抗炎药、雾化剂等
咳嗽	白介素-2、链霉素、血管紧张素转换酶抑制剂、激素
5. 胸膜改变	白介素-2、甲氨卞肼、甲氨蝶呤、普奈洛尔、苯妥英钠、引起药物性系统性红斑狼疮的药物等
6. 肺血管改变	
肺血管炎	青霉素、四环素、阿奇霉素、呋喃妥因、磺胺类、非甾体类抗炎药等
肺动脉高压	环孢素、丝裂霉素、白介素-2、普奈洛尔、口服避孕药
肺栓塞	普鲁卡因胺、皮质激素、雌激素、口服避孕药

第三节　外源化学物对呼吸系统的毒作用

外源性毒物不管是以哪种途径进入到肺脏，均可引起呼吸系统的损伤，最后干扰肺脏的功能。肺脏存在代谢毒物的酶系统，因此毒物在肺脏经代谢活化作用的活性代谢产物可与肺脏细胞的生物大分子发生共价结合，导致急、慢性损伤，如坏死、纤维化及肿瘤等；肺脏毒物代谢还可以产生自由基，自由基引发肺脏细胞膜的脂质过氧化，进而损伤细胞的结构和功能。一般情况下，呼吸系统毒物首先损害Ⅰ型肺泡细胞，然后再由Ⅱ型肺泡细胞分化增殖替代Ⅰ型肺泡细胞，从而表现出各种各样的病理学改变如坏死、水肿、纤维化等。

案例 15-1 分析讨论

关于案例 15-1 提出的“外源性呼吸系统毒物对呼吸系统的毒性损伤”，以大气颗粒物为例阐明。

随着我国城市化工业化的发展，大气污染已经成为严重影响公众健康的主要环境因素之一。2013 年 10 月 17 日，国际癌症研究机构（IARC）首次将大气污染确认为人类致癌物。颗粒物污染是一种重要的大气污染，它是分散于空气中的固体颗粒与液体微滴的混合物，其化学成分含有酸、有机物、金属和灰尘颗粒，严重影响人体健康。大量研究表明，长期暴露于可吸入颗粒物与心肺疾病甚至与肺癌的发生密切相关。

2012 年发表在 Lancet 杂志上的论文《2010 年全球疾病负担评估》中指出，2010 年 $PM_{2.5}$ 空气污染居全球 20 个首要致死风险因子的第 9 位，而在中国则排在第 4 位。2011 年，在中国死因前四位的疾病分别为：脑卒中、肺部疾病、冠心病和肺肿瘤（http：//www.worldlifeexpectancy.com），这四种疾病均与 $PM_{2.5}$ 有关。尚羽等对国内 23 篇有关 $PM_{2.5}$ 的流行病学研究进行 Meta 分析后发现，大气 $PM_{2.5}$ 浓度每升高 10μg/m^3，居民总死亡率增加 0.38%，呼吸系统疾病死亡率增加 0.51%，心血管系统疾病死亡率增加 0.44%。

一、急性毒作用

（一）呼吸道损伤

1. 急性刺激　某些刺激性气体如甲醛、氨、氯气等水溶性气体，极易被鼻、鼻窦以及气管、支气管黏膜中富含水分的黏液吸收，并与其中的蛋白质、多糖物质结合，破坏黏液-纤毛的清除机制，表现出明显的局部刺激症状。轻者引起鼻、咽喉刺激出现支气管痉挛、呛咳、黏膜充血和水肿；重者发生肺水肿导致呼吸困难。

2. 急性炎症　毒物吸入引起的急性炎症可发生于呼吸道的任意部位，由吸入物质的沉积方式所决定。一般来讲，水溶性化学物引起上呼吸道的炎症；脂溶性化学物引起支气管和细支气管炎症；某些过敏原、有毒颗粒物以及感染性微生物可以进入到肺泡引起肺泡炎或肺炎。

（二）肺水肿

中毒性肺水肿（pulmonary edema）是指肺损伤后液体从毛细血管渗透至肺间质或肺泡所造成的急性渗出，致使肺脏间质和实质过量水分潴留。肺水肿改变了通气-血流关系，限制氧气和二氧化碳的交换，肺水肿是肺急性损伤的标志，因为多数肺脏毒物对肺的急性损害都可出现肺水肿。中毒性肺水肿的后果不仅仅是导致肺脏结构和功能的急性改变，而且水肿消除后的一些后果也不容忽视。肺水肿时，肺间质和肺泡的炎性渗出是通过纤维化来消除的，这虽然可使肺水肿得到消除，却增加了肺纤维化的机会。

（三）坏死

机体吸入较大剂量或较强毒性的呼吸系统毒物，可引起气管组织的坏死（necrosis）。其机制在于毒物本身或其代谢产物可与呼吸系统的大分子物质发生共价结合。例如 3-甲基呋喃可在体内经活化成为烷化剂，并与气管组织蛋白发生共价结合，最后导致气管组织的坏死。

二、慢性损伤

（一）慢性炎症和肺纤维化

肺纤维化（lung fibrosis），也称胶原化，指一种细胞外结构蛋白的增加或异常部位如肺泡腔内胶原蛋白的出现。在功能上表现为肺的弹性降低，难以扩张，在临床上也称为特发性肺纤维化，可分为肺泡内纤维化和间质纤维化。间质纤维化是由慢性间质水肿和炎症引起，其特点是肺泡间质染色的胶原纤维数量增多和胶原蛋白数量增加。如低氧、烟草及辐射均能引起间质肺炎。间质纤维化也是反复接触抗原所致反复性过敏反应的后果，是Ⅳ型过敏反应性疾病的一种主要表现。间质纤维化还是难溶性粉尘吸入所致尘肺病的一种主要病症。

（二）肺气肿

肺气肿（emphysema）是指呼吸细支气管以远的末梢肺组织因残气量增多而呈持久性扩张，并伴有肺泡间隔破坏，以致肺组织弹性减弱，容积增大的一种病理状态。吸烟和化学毒物均可引起人类的肺气肿，但以吸烟引起的肺气肿更多见。毒物引起肺气肿的一个显著特征是反复发生的严重炎症，特别是涉及白细胞释放的蛋白水解酶参与的肺泡炎。毒物引起肺气肿的机制很复杂，通常认为有以下 3 种：①弹性蛋白酶破坏肺的弹力蛋白机制，毒物引起炎性细胞的流入，使肺的中性粒细胞中弹性蛋白酶增加，进而使更多的弹性蛋白受到破坏；②蛋白酶-抗蛋白酶假说，即肺内存在着一些抗蛋白酶，蛋白酶与抗蛋白酶之间平衡破坏导致肺气肿的发生，但其具体的调节机制还在探讨之中；③某些外源化学物引起肺脏弹性蛋白合成障碍。

（三）变态反应

外源性毒物如某些粉尘、工业毒物（如甲苯二异氰酸酯、氮氧化物、臭氧和二氧化硫等）进入机体后与血或肺中的蛋白质结合形成完全抗原，进而刺激机体产生抗体，引起变态反应，结果使支气管痉挛而引发过敏性哮喘。接触镍、铬、铅和砷等毒物，可产生过敏性鼻炎及过敏性结膜炎。

过敏性哮喘（bronchial asthma）是由多种细胞特别是肥大细胞、嗜酸性粒细胞和 T 淋巴细胞参与的慢性气道炎症，在易感者中此种炎症可引起反复发作的喘息、气促、胸闷和/或咳嗽等症状，多在夜间和/或凌晨发生，气道对多种刺激因子反应性增高。但症状可自行或经治疗缓解。近十余年来，美国、英国、澳大利亚、新西兰等国家哮喘患病率和死亡率有上升趋势，全世界约有一亿哮喘患者，已成为严重威胁公众健康的一种主要慢性疾病。我国哮喘的患病率约为 1%，儿童可达 3%，据测算全国约有 1 千万以上哮喘患者。已知的能引起哮喘的环境或职业有害因素已超过 200 多种，而且仍在继续增多。所涉及的职业也颇为广泛，包括化工、合成纤维、橡胶、染料、塑料、电子、制药、纺织、印染、皮革、油漆、颜料、冶炼、农药、实验动物和家禽饲养、粮食、食品加工与作物种植。职业性哮喘属支气管哮喘的一种，是由于接触工作环境中职业有害因素引起的气道疾病。临床表现为接触后出现的发作性胸闷、气短、喘息、哮鸣，常伴有咳嗽、咳痰等。近年来职业性哮喘发病人数有逐年增多的趋势，这主要由于合成化学工业的迅猛发展，不但使接触人数有所增加，同时也出现了前所未有的种类与数量极多的职业性变应原或半抗原物质。

职业性哮喘患者如果能够早期诊断，早期脱离工作岗位，一般可有明显的好转或痊愈；职业性哮喘患者预后不佳的主要因素可能有：①临床方面：有较长的职业接触史，诊断前有较长及较重的哮喘症状史，脱离接触及治疗措施延误；②免疫方面：抗原皮试，特异性抗体强阳性；③呼吸道病理形态学方面：有支气管网状基底膜增厚，单核细胞及管腔中的嗜酸性粒细胞数明显增加，电镜下可见有嗜酸性粒细胞，肥大细胞脱颗粒现象；④存在其他情况：如患者有特异性过敏体质、吸烟习惯、经常的非特异性刺激、病毒感染以及是否有恰当的治疗等因素也可能影响预后。

（四）肺肿瘤

肺作为呼吸性毒物进入机体的通道而直接暴露于致癌物或前致癌物中。很多呼吸系统毒物可以引起肺癌的发生。吸烟是肺癌最主要的危险因素，现在估计有 80%～90%的肺癌是由吸烟引起的；职业性危险因素砷、石棉、铬、镍、多环芳烃、氡、焦炉逸散物、铬酸盐等也是引起肺癌的原因；石棉是国际公认的致癌物，大量的调查研究表明，肺癌是威胁石棉工人健康的一种主要疾病，占石棉工人总死亡的 20%；吸烟同时接触石棉发生肺癌的危险更大。纺织、造纸、塑料、橡胶等工业产生的氯甲醚可逸出到空气中，主要通过呼吸道进入人体，对上呼吸道、眼、皮肤有强烈的刺激作用；可导致肺炎、肺水肿和诱发肺癌；氯甲醚具有致癌性强、恶性程度高、潜伏期短、发病年龄小的特点。甲醛是人类呼吸道可能致癌物；硅、人造纤维和焊接烟尘是可疑致癌物，它们之间还存在着协同作用；至于臭氧、二氧化氮、二氧化硫以及发电厂、柴油机、汽车等的废气，要接触多大剂量才引起一般人群发生肺癌尚需进一步讨论。

人和动物发生呼吸道肿瘤的部位有差异，这种差异可能是由于人类和啮齿类动物间的解剖结构、生理以及代谢的差异所引起。人类呼吸道肿瘤主要发生在中央肺组织、支气管内或周围；而啮齿类动物的肺癌主要发生在肺实质。人类肺癌较常见，一般原发于气管支气管的内皮细胞，可能是气管支气管上皮对化学致癌物更敏感。鼠类肺部的肿瘤多为良性腺瘤，也可发展成为腺癌并侵入淋巴管和血管；主要发生在肺泡Ⅱ型细胞或细支气管的 Clara 细胞；空气中的致癌物可引起大鼠周围型腺癌和鳞状细胞癌。

有些呼吸道毒物可以引起呼吸道多种损伤，其中甲醛是室内空气污染中最常见的气态污染物之一。甲醛是一种无色，有强烈刺激性气味的气体，它易溶于水，其 35%～40%浓度的水溶液被称为“福尔马林”，由于其可以起到凝固蛋白质的作用，因此通常用作浸泡动物标本。甲醛也是制造合成树脂、油漆、塑料以及人造纤维的原料，是人造板工业中制造脲醛树脂胶、三聚氰胺树脂胶、聚缩醛树脂、戊四醇醛树脂和酚醛树脂胶的重要原料。甲醛对人体的危害有四种：①急性中毒：呼吸道强烈刺激，咽喉灼痛、呼吸困难、肺水肿；②慢性中毒：眼红、流泪、眼痒、嗓子干燥发痒、咳嗽、气喘、声音嘶哑、胸闷、皮肤瘙痒；③降低肌体免疫功能：引起神经衰弱，记忆力减退，肺功能下降等；④致癌作用：动物实验证明甲醛既是致癌剂又是促癌剂，有可能导致鼻咽癌、肺癌、皮肤癌、白血病、结肠癌等。

$PM_{2.5}$ 对呼吸系统的影响从轻微的上呼吸道刺激、呼吸道感染、慢性支气管炎，慢性肺纤维化、慢性阻塞性肺部疾患，甚至可能导致肺癌。细颗粒物不仅能引起肺功能损伤、哮喘、呼吸系统炎症等呼吸系统症状，而且对心血管系统、免疫系统、生殖系统等均能产生有害作用。

第四节　呼吸系统损伤机制

外源化学物对呼吸系统的损伤作用主要涉及 3 种可能的机制：①经呼吸道吸收的外源化学物在肺内反复发生氧化–还原反应，消耗大量的细胞辅助因子如 NADPH，并产生大量的活性氧族，从而诱发肺细胞膜的脂质过氧化和破坏肺脏的抗氧化保护机制。②经呼吸道外途径吸收的外源化学物在肝脏内被肝微粒体酶代谢为活性代谢产物，经血液循环到肺脏产生损伤作用。③任何途径来源的外源化学物在肺内代谢酶的作用下活化产生具有高度活性的代谢产物而损伤肺脏。

一、肺血管内皮细胞和呼吸道上皮细胞损伤机制

（一）血管内皮细胞损伤

肺毒物的主要靶细胞为血管内皮细胞，且血管内皮细胞本身对外源化学物没有生物转化的能力。比如生物砒吡咯里西啶在肝脏中被代谢为生物活性极强的吡咯，再由血液带到肺脏，并损伤血管内皮细胞。另外，毛细血管内皮细胞的损伤还与呼吸道的神经反射有关，如高浓度的氯气或氯化氢气体可刺激呼吸道神经反射或缺氧机制，引起毛细血管内皮细胞损伤，致动物发生猝死，病理检查可见严重的肺水肿。

（二）呼吸道上皮细胞损伤

1. 气管支气管纤毛上皮细胞损伤　纤毛上皮细胞是气管支气管的主要细胞，功能是清除进入呼吸系统内的颗粒物质。当吸入毒物时，纤毛上皮细胞的稳定性被破坏，其超微结构发生明显的变化，使黏液－纤毛清除机制受到破坏，引起呼吸道的损伤。

2. Clara 细胞损伤　Clara 细胞具有丰富的滑面内质网，内含大量细胞色素 P450 酶系，对外源化学物具有很强的代谢活化能力，对某些呼吸道毒物也非常敏感。而且 Clara 细胞可能是某些终致癌物的靶细胞（例如某些亚硝基衍生物可诱发起源于 Clara 细胞的肺肿瘤）或者是某些致癌物代谢活化的重要部位，可将前致癌物代谢活化成为终致癌物。

3. Ⅰ型和Ⅱ型肺泡上皮细胞损伤　Ⅰ型肺泡上皮细胞是大量的毒物靶部位，极易受到肺毒物的伤害，且不能修复。通常在Ⅰ型上皮细胞受损后 48～96h，Ⅱ型肺泡上皮细胞可进行分化增殖，转变为Ⅰ型肺泡上皮细胞。当Ⅱ型肺泡上皮细胞的修复不能及时进行时，肺组织则会出现进一步的损伤，如纤维化的形成。

二、巨噬细胞损伤

由于肺泡不存在黏液细胞和纤毛上皮细胞，肺巨噬细胞的吞噬、免疫和分泌作用都十分活跃，有重要防御功能。巨噬细胞的吞噬作用可使其活化并释放炎性介质如趋化因子前列腺素、血小板活化因子、生长因子以及其他各种细胞因子如肿瘤坏死因子和白介素-1 等，这些炎性因子诱导炎性细胞进入肺泡。此外，肺巨噬细胞还可吞噬衰老的红细胞，在心力衰竭患者出现肺瘀血时，大量红细胞从毛细血管溢出，被巨噬细胞吞噬，胞质内含许多血红蛋白的分解产物含铁血黄素颗粒，此种肺巨噬细胞又称心力衰竭细胞（heart failure cell）。有些物质如二氧化硅或石棉纤维，被肺泡巨噬细胞吞噬后可致细胞膜损伤，使巨噬细胞分泌的溶酶体酶直接进入肺泡而引起损害。如巨噬细胞不能有效地清除颗粒可使肺出现“灰尘负载”现象，致使间质吸收颗粒增加。因摄取颗粒而肿胀的巨噬细胞数目增加、肺泡细胞的过度增生，最后导致肺泡炎、肺纤维化、肉芽肿和肿瘤。

三、肺表面活性物质破坏

肺表面活性物质位于肺泡内壁的气-液界面之间，厚度可达 200Å，由不饱和脂肪酸、磷脂和脂蛋白组成，其主要成分为二软脂酰卵磷脂。主要功能为降低肺表面张力、降低回缩压、防止肺泡萎缩、保护肺泡内的巨噬细胞。肺脏毒物可以破坏肺泡表面活性物质，使肺泡内液体表面张力增加，肺泡壁的通透性增加，血液成分进入肺泡，引起肺水肿。外源化学物可通过不同机制破坏肺表面活性物质：各种腐蚀性气体可以通过破坏肺表面活性物质的组成成分而直接破坏肺表面活性物质；某些外源化学物可通过损伤Ⅱ型肺泡上皮细胞或脂质过氧化作用使肺表面活性物质合成减少；肺内脂质代谢障碍可间接影响肺表面活性物质的合成。

四、氧化应激与肺损伤

（一）肺的氧化损伤机制

外源化合物产生的氧化作用与肺损伤的发生发展密切相关。肺组织的吞噬细胞可通过内源性的 NADPH 氧化酶和黄嘌呤氧化酶系统产生氧化剂。有毒气体、颗粒物或者香烟烟雾等吸入性外源化合物均可诱导肺组织中内源性的活性氧（reactive oxygen species，ROS）增加并对呼吸道的组织产生损害作用。

呼吸系统内至少可以有三种来源的 ROS 参与氧化应激反应：一种由巨噬细胞介导的吞噬作用可促使 $O^{2-}\cdot$释放，某些难以被清除的不溶性颗粒物或纤维持续对吞噬细胞产生刺激作用，在细胞内 NADPH 氧化酶的作用下生成 $O^{2-}\cdot$；第二种是通过 Fenton 反应或 Haber-Weiss 反应产生 ROS，如某些含有金属氧化物的可吸入颗粒物或者气溶胶。第三种是环境中的某些物质本身就属于 ROS，如臭氧、氮氧化物本身以及香烟烟雾中所含的氧化复合物如氧化氮醌及部分亚醌自由基。不同来源的 ROS 可通过肺细胞膜上的多不饱和脂肪酸发生脂质过氧化而导致肺细胞损伤。

某些通过非呼吸道途径进入机体内的外源化合物也可导致肺的氧化损伤。如通过消化道途径进入机体的除草剂百草枯（PQ^{2+}），随血液循环到达肺上皮细胞内蓄积，并发生氧化还原反应产生大量 ROS，最终导致肺组织纤维化。

（二）肺内的抗氧化机制

肺组织内存在着多种代谢酶，尽管其总量远低于肝脏，但也可浓集于某些呼吸道的细胞中。其中部分酶（如超氧化物歧化酶、过氧化氢酶和谷胱甘肽过氧化物酶等）可以被外源化合物所诱导。肺组织内还含有多种非酶性的抗氧化物质（如还原型谷胱甘肽、维生素 E 和维生素 C 等），通过不同的还原机制来拮抗氧化应激所致的损伤，以维持机体内的平衡。

1. 酶还原系统介导的机制 肺组织中多种细胞都含有酶抗氧化系统，包括超氧化物歧化酶（superoxide dismutase，SOD）、过氧化氢酶（catalase，CAT）和谷胱甘肽过氧化物酶（glutathione peroxidase，GSH-Px），这些抗氧化酶通过不同方式还原或者清除体内的氧化物质。不同酶在肺组织不同类型的细胞及细胞内的定位均不相同，如 CAT 主要存在于肺泡Ⅱ型细胞、Clara 细胞和巨噬细胞中，并定位于胞内过氧化物酶体内；而不同亚型的 SOD 可以存在于多种细胞的不同定位，如 Mn-SOD 定位在线粒体内，Cu-Zn-SOD 则存在于胞质中。谷胱甘肽过氧化物酶是谷胱甘肽氧化还原循环中发挥重要的作用的酶，非应激状态的细胞内，还原型谷胱甘肽（reduced glutathione，GSH）与氧化型谷胱甘肽（oxidized glutathione，GSSG）比值维持在一个较高的水平，以保证氢过氧化物被还原。在清除氢过氧化物的过程中，GSH 被氧化为 GSSG，GSSG 还可以在 NADPH 参与下还原为 GSH，继续参与氢过氧化物的清除过程。抗氧化酶在体内的活性和含量可以被氧化应激所诱导，又可以被氧化剂所灭活，是一个动态的变化。例如，颗粒物中含有大量的自由基，它们分子量较大，稳定性高，进入机体内可生成系列活性氧自由基，产生脂质过氧化产物，并发生连锁反应，产生更多的脂氢过氧化产物，致使肺组织 MDA 含量明显增高，同时，保护组织的抗氧化酶类，如 SOD 和 GSH-Px 活力降低。

2. 非酶还原系统介导的机制 肺组织可产生一些非酶性的还原性物质以清除体内的过氧化物，如维生素 E、β 胡萝卜素、维生素 C 以及尿酸。维生素 E 属于脂溶性物质，可以进入脂膜，还原超氧阴离子、羟自由基、氧化脂质，减少细胞膜的氧化反应。β 胡萝卜素也可以在细胞膜内积聚，是维生素 A 的代谢前体，能够清除超氧阴离子，直接与过氧自由基反应，发挥脂溶性抗氧化剂的作用。维生素 C 广泛存在于细胞内外，参与氧化还原反应，直接清除超氧自由基和羟自由基。尿酸是由嘌呤分解而形成，也可以清除脂质过氧化过程中产生的羟自由基和过氧自由基。

五、炎症反应机制

呼吸性毒物诱导的氧化应激反应可以促使细胞因子、趋化因子的产生和释放，吸引多形核粒细胞（polymorphonuclears，PMNs）、单核巨噬细胞、嗜酸性粒细胞等炎症细胞进入肺组织，这些炎症细胞又可以产生更多自由基、可溶性介质、细胞因子和趋化因子，进一步加强炎症反应以消灭入侵物。同时，机体会启动各种抗炎机制，以防止炎症反应过度，维持内环境的稳态。随着入侵物被消除，炎症反应会逐渐平息。而当这些刺激诱导的炎症反应持续发生时，炎症细胞源源不断地涌入肺脏，进一步诱导细胞因子和 ROS 等炎症介质在肺部积聚，发生氧化应激反应，当机体不能及时拮抗这些反应时，就会导致慢性炎症和肺损伤。

（一）细胞因子介导的炎症反应机制

细胞因子是一些低分子的蛋白质，通过与靶细胞膜受体的交互作用来管理细胞间的通信，是外源化合物引起肺损伤炎症反应机制的核心，在维持细胞机体内环境方面也起着信使作用。按照细胞因子的功能不同，可分为三类：第一类是启动细胞因子，如肿瘤坏死因子（tumor necrosis factor α，TNF-α）、白介素-6（interleukin- 6，IL-6）和白介素-1（interleukin- 1，IL-1）。IL-6 和 TNF-α 均属于前炎症因子。TNF-α 是内皮活化因子，可促进中性粒细胞、嗜酸性粒细胞等与内皮细胞黏附，以利于其向炎症部位迁移而增强其毒性作用。体外研究表明 TNF-α 可导致成纤维细胞增生和胶原合成，肺泡灌洗液（bronchoalveolar lavage fluid，BALF）中 TNF-α 释放量增加可作为肺纤维化疾病诊断的早期敏感指标。IL-6 是典型的炎症因子，可激活中性粒细胞、并延迟吞噬细胞对衰老和丧失功能的中性粒细胞的吞噬。IL-6 异常表达是机体早期炎症反应的敏感指标。第二类是募集细胞因子，如趋化因子，可由肺上皮细胞、II 型肺泡上皮细胞、成纤维细胞和肺泡巨噬细胞分泌，负责支配特定炎性细胞的募集和启动细胞因子的释放；第三类是溶解细胞因子，如生长因子 α、生长因子 β、白细胞介素-4 和多种特殊的前列腺素，尤其是前列腺素 E2（prostaglandin E2，PGE2）和白三烯参与肺的细胞内信号转导通路，参与炎症反应。

正常生理状态下，细胞因子维持在一个较低水平，以保证细胞正常的增殖和分化和组织的完整性。外源化合物可通过调节细胞因子的表达水平来影响组织细胞的炎症反应，也可通过调节细胞表面黏附分子与细胞基质成分的相互作用来控制炎性细胞浸润（如中性粒细胞浸润至肺）。

（二）肺巨噬细胞介导的炎症反应机制

巨噬细胞有很强的吞噬作用和分泌功能，它能合成和分泌 50 余种有生物学活性的炎性产物。肺泡巨噬细胞是颗粒物作用的首要靶细胞，可反应性地增多并吞噬大量的颗粒物。同时，肺泡巨噬细胞和呼吸道上皮细胞受颗粒物刺激诱导也可释放一些前炎性因子（如 TNF-α 和 IL-1 等）诱使炎性细胞渗出，向肺组织浸润。肺组织的炎性反应表现为中性粒细胞增多，这是源于呼吸性毒物作为炎症刺激物进入肺部，加之巨噬细胞死亡崩解释放大量趋化因子，使得中性粒细胞大量渗出。

第五节　呼吸毒理学的研究方法

对于呼吸系统毒物的毒性研究方法国内外的相关部门都已制定了相应的指导性文件，旨在规范检测方法，使结果具有可比性。呼吸系统毒性研究包括整体实验和离体实验方法。根据研究目的不同可选用不同的研究方法。

案例 15-2

魏复盛等采用回归法研究广州、武汉、兰州、重庆 4 城市空气中 $PM_{2.5}$、PM_{10}、TSP 等与儿童肺功能指标的相关关系，结果显示随着颗粒物浓度的增加 FEV_1/FVC 的异常率也随之增高，说明颗粒物污染可能是导致儿童小气道通气功能障碍或通气功能紊乱的原因之一。研究显示，$PM_{2.5}$ 对呼吸系统的影响从轻微的上呼吸道刺激、呼吸道感染、慢性支气管炎，到慢性肺纤维化、慢性阻塞性肺部疾患，甚至可能导致肺癌。$PM_{2.5}$ 不仅能引起肺功能损伤、哮喘、呼吸系统炎症等呼吸系统症状，而且对心血管系统、免疫系统、生殖系统等均能产生有害作用。刘晓莉等研究发现 $PM_{2.5}$ 可引起大鼠心、肺、肝、肾、睾丸组织产生不同程度的氧化损伤作用。

问题：

1. 呼吸系统毒性检测方法有哪些？

2. 若探讨大气细颗粒物 $PM_{2.5}$ 对呼吸系统急性损伤特征和可能的损伤机制，并筛选敏感的生物标志物，可用什么方法？请举例说明。

一、整 体 试 验

（一）动物选择

在呼吸毒理学的研究中动物物种的选择尤其重要。不同物种具有不同的优点和不足，目前还没有一种动物能够完全替代人类对呼吸系统毒物的反应，对于不同的呼吸道损伤应选择不同的动物模型研究。经常用于呼吸毒理学研究的啮齿类动物依次为大鼠、小鼠、豚鼠和仓鼠。

对慢性炎症、肺纤维化以及由不可溶的非细胞毒性颗粒物所引起的肺癌、短期和长期吸入毒性的研究模型常用大鼠，但大鼠对纤维诱导的肺间皮瘤不敏感；因豚鼠含有丰富的气管平滑肌常用于呼吸道致敏和哮喘研究；对纤维诱导的肺间皮瘤研究模型常用仓鼠。用啮齿类动物来研究和预测呼吸系统毒物对人类的健康效应存在以下不足：①啮齿类动物的鼻咽部解剖结构与人类不同，因此颗粒物的沉积部位亦不同。比如大鼠主要是靠鼻呼吸，它的鼻腔对颗粒物尤其是微粒的滤过能力比人类更强。②啮齿类动物的另一个比较严重的问题是它的自发呼吸道感染和由此引起的一些继发症，因此将大鼠研究的结果外推到人时要特别注意。

（二）染毒系统

一套完整的染毒系统应由几个亚系统组成，一般包括空气调节供应系统、受试物适宜大小颗粒物的发生器、空气稀释和运输系统、一个或数个染毒室、空气采集和分析系统以及净化排出系统。

（三）染毒模式

染毒方式因受试物不同而不同。按照接触毒物方式分为吸入和气管内注入染毒，其中吸入染毒又可分为静式吸入染毒和动式吸入染毒。

按照动物接触毒物的方式，又可将染毒模式分为全身接触染毒、仅头部或仅鼻部接触染毒、气管注入 3 种。

1.全身接触染毒 将动物整个身体都置于含有一定浓度毒物的染毒柜中，动物可在其中自由活动的染毒方式。这种染毒方式与人实际接触呼吸系统毒物的方式相似。在全身接触染毒过程中，由于皮肤的黏附，可使毒物经皮吸收；同时由于动物梳理皮毛的习惯可致经口摄人，试验时应予以考虑交叉接触问题。

2. 局部接触染毒 将动物头部或鼻部置于含有一定浓度毒物的染毒柜中，仅头部或仅鼻部接触毒物的染毒方式。具有使用毒物量低的优点，特别适用于测量高毒性或难于获得的化学物的呼吸道毒性，减少了受试物的污染，简化了试验后的处理过程。不足之处是仅头部或仅鼻部接触毒物，不能保证颈部或鼻面部的严密不漏气，且能同时处理动物的数量有限。

3. 气管注入染毒 是避开上呼吸道，仅使肺或下呼吸道接触毒物的染毒方式，即将受试物直接经气管注入肺或气管腔。按操作方法的不同又分为：气管滴入、气管插管、气管造口染毒、气管吹入等。具有方法简单、使用毒物少、剂量准确便于控制等优点；因为接触途径和人实际接触毒物的条件和方式相差太远，对动物的机械损伤较大，不适用于常规使用，仅在某些特殊需要和目的时应用。

（四）染毒剂量

经呼吸道染毒进入动物体内的外剂量与毒物在吸入气中的浓度和动物与毒物接触的时间的长短有关，等于毒物在吸入气中的浓度（C）和动物接触含毒空气的时间（t）的乘积。经呼吸道染毒产生的毒效应与其他染毒途径不同，理论上讲，只要毒物的浓度 C 与接触时间 t 的乘积一定，则引起的毒效应强度就应该相同。即使毒物的浓度 C 与接触时间 t 的乘积一定，但如果接触毒物的浓度 C 极小时，无论接触时间有多长，都不会发生毒性反应。因此在实际操作中，往往是固定接触时间，改变接触的浓度来观察动物经呼吸道接触毒物所产生的毒效应，所以剂量也常常用接触毒物的浓度来表示。

（五）观察指标

一般观察指标包括动物的中毒症状、进食量、体重变化等；特殊观察指标有：

1. 呼吸功能 肺在呼吸过程中的作用主要是完成肺通气和肺换气功能。肺功能实验是评价呼吸系统吸入外源化学物所致损害的非常有用的手段。当呼吸系统受到外源化学物作用时，首先发生改变的是呼吸功能，而且呼吸功能的改变往往比形态学的改变要早，是比较敏感的指标。研究人和试验动物呼吸功能的指标很多其中有代表性的如下：

（1）呼吸频率：某些刺激性气体可以改变人或受试动物的呼吸频率，使其加快或降低。例如氨、氯和甲醛可引起上呼吸道的刺激，使呼吸频率减慢；臭氧和二氧化氮则可引起肺部的刺激，使呼吸加快而表现为每分通气量下降；因此该指标可用来鉴别呼吸毒物作用的部位是上呼吸道还是肺的深部。

（2）肺通气阻力和肺的顺应性：肺的顺应性是表示肺弹性的指标，肺的顺应性一般以单位胸腔压力下肺容量的改变来表示。当外源化学物作用导致呼吸道狭窄、黏液分泌过多或呼吸道黏膜肿胀时，常常表现为肺通气阻力增加。当外源化学物致肺纤维化、肺不张、肺水肿、肺表面活性物质减少时，可使肺的顺应性降低；而肺气肿由于失去了支持性的结缔组织，则顺应性增加。

（3）血气分析：肺泡与血液之间的气体交换是通过物理扩散的方式而实现的。血气即指溶解在血液中的氧气和二氧化碳，凡通气、换气任何环节发生障碍，最终均致气体交换不全，使动脉血氧分压（$PaCO_2$）和氢离子浓度（pH）发生改变。虽然它们是相对比较灵敏的指标，但动物试验发现，只有发生严重的阻塞或限制性肺脏改变才表现出气体交换功能的变化。在呼吸毒理学的研究中常检测一氧化碳的弥散量，因为一氧化碳与血红蛋白的亲和力是氧与血红蛋白亲和力的250倍，因而测定更灵敏。

2. 形态学指标 机体吸入毒物后可引起许多肉眼和镜下都可见的急、慢性的病理学形态改变。因为某些呼吸毒物主要作用在上呼吸道，而对远端气道或肺则没有作用，因此要对鼻、喉、主气道、肺进行全面细致的检查。呼吸道组织的石蜡切片可以满足常规的组织病理学观察，但要用 1μm 的塑料或环氧树脂切片才能正确观察区分气管和肺泡内的不同类型细胞以及观察 Clara 细胞胞质的改变；只有用透射电子显微镜（transmission electron microscopy，TEM）才能观察I型肺泡上皮细胞或毛细血管内皮细胞的退行性改变或坏死。

此外，在呼吸毒理学的研究中也广泛应用于原位杂交、免疫组织化学和流式细胞分析等方法，这些方法对确定肺组织中某些酶的解剖定位、对特殊的基因表达产物的研究以及对肺部细胞群的分离和鉴别均有重要的意义。

二、支气管肺泡灌洗

（一）概念及用途

支气管肺泡灌洗（bronchoalveolar lavage，BAL）以纤维支气管镜嵌入到支气管以下肺段或亚肺段水平，反复以无菌生理盐水灌洗、回收的一项技术。通过对支气管肺泡灌洗液（BALF）细胞学、生化学、酶学和免疫学等一系列检测和分析，可以对支气管肺泡区的疾病存在及变化情况进行了解和判断，以估计疾病的进展情况并判断预后、阐明机制。

（二）方法简介

BALF可以在体内或离体的肺内进行。对于大动物或人，可用气管镜对某一个肺叶进行灌洗，灌洗液以密闭导管引出。对于小动物如大、小鼠，可以对全肺进行多次灌注，将几次的灌注液混合用于分析。如要获得大量的细胞，必须反复灌洗，同时要避免灌洗液中可能含有的钙、镁离子。

（三）支气管肺泡灌洗液（BALF）分析

1. 细胞成分分析 主要分析巨噬细胞、单核细胞及其吞噬能力、多核白细胞以及淋巴细胞。在人类正常BALF标本中，有核细胞数（5～10）$\times 10^6$/ml，分类：有活性细胞占95%以上，巨噬细胞占（93±3）%，淋巴细胞占（7±1）%，偶见分叶核粒细胞。在正常实验动物的BALF中，巨噬细胞占95%～100%；淋巴细胞在大动物中仅占较少成分；嗜中性多核白细胞与炎症反应过程有关，而在正常肺脏中很难发现。一般认为，BALF中细胞总数增加，中性粒细胞增多是肺泡炎的标志。

2. 液性成分分析 BALF离心液的上清液中含有复杂的可溶性成分，例如各种蛋白质、酶类、脂类等，主要是分析其蛋白质成分。正常动物BALF中只有少量的清蛋白和9-葡萄糖醛酸糖苷酶、乳酸脱氢酶、酸性磷酸酶等低水平的酶活性当呼吸系统表皮和/或内皮细胞膜损伤时，导致血清流入呼吸道，蛋白增加。受损时巨噬细胞释放溶酶体酶、酸性磷酸酶和β-葡萄糖醛酸糖苷酶，使其含量增加；如果呼吸系统吸入的是不溶性的颗粒，则巨噬细胞被活化，细胞膜吞噬不溶性颗粒，释放活性氧和细胞因子等。

三、体外试验

（一）肺灌流

肺灌流（perfused lung）可分为原位肺灌流和离体肺灌流两种方式。前者是将肺保留在胸腔内灌流。后者是将肺切下移出体外灌流；具体方法是通过肺动脉向肺灌流血液或血液替代物，同时肺主动通气（通过正压作用产生节律性充气-放气循环）或被动通气（将肺悬挂在一个“人造胸廓”中，产生负压），毒物可以加到灌流液或吸人气中，对灌流液反复采样可检测毒物的在肺中的代谢率或肺的代谢活动。

（二）离体细胞培养

细胞培养技术在呼吸毒理学中被广泛地应用，肺巨噬细胞很容易从人或动物支气管肺泡灌洗液中得到，可在体外检测其功能。目前已经分离出了许多种类型的肺原代细胞。肺经消化可分离得到Ⅱ型肺泡上皮细胞，直接分离Ⅰ型肺泡上皮细胞已经成功。现已有分离培养Clara细胞和神经上皮细胞的系统，而且还建立了许多来源于人或动物的肺正常细胞或肿瘤细胞的细胞系用于呼吸毒理学的研究。大鼠、豚鼠、家兔和仓鼠以及人的呼吸道上皮细胞的原代细胞培养方法也已经建立，被广泛地应用于呼吸毒理学的研究领域。

（三）肺切片与肺的显微解剖

肺切片是将呼吸道或肺实质切片以检测肺的生化或形态学改变。这种方法不受因肺内细胞迁移所带来的一些变化的干扰。如果肺是首次用琼脂充满，则在这样的肺切片中的肺泡处于开放状态，以这种方式制备的肺切片可以存活几周，从而可以方便地进行毒物对肺引起的慢性损伤的进展情况研究。

肺的显微解剖是利用显微解剖方法从肺组织中剥离小支气管和终末细支气管，以保持气道的独立，然后通过形态学方法和生化方法研究毒物对小气道细胞的影响。

上述研究方法只是传统常用的方法，随着科技的进步和细胞生物学、分子生物学等相关学科的发展，许多其他学科的方法和技术被应用到呼吸毒理学的研究中，应予以密切关注。

案例 15-2 分析讨论

关于大气细颗粒物 $PM_{2.5}$ 对呼吸系统急性损伤特征和可能的损伤机制，可用以下方法：

将健康 Wistar 大鼠 50 只，随机分为生理盐水（对照组）、2.5mg/kg（低剂量组）、5.0mg/kg（中剂量组）和 10.0mg/kg（高剂量组），每组 10 只，雌雄各半。用高浓度大气细颗粒物 $PM_{2.5}$ 气管滴注染毒法建立急性呼吸系统染毒模型，每天气管滴注 $PM_{2.5}$ 悬液 1 次，滴注量为 1ml/kg 体重，连续染毒 3 天，每次间隔 24 小时。最后 1 次染毒结束 24 小时后处死实验动物，收集左肺组织和右肺的支气管肺泡灌洗液（BALF），观察肺组织的病理学改变并对 BALF 中免疫细胞分类计数，可检测 BALF 中碱性磷酸酶（AKP）、酸性磷酸酶（ACP）、乳酸脱氢酶（LDH），促炎因子 IL-8、TNF-α，抗炎因子 IL-4、IL-10 水平，以及免疫球蛋白 IgG、IgA、IgM 的含量，同时以流式细胞仪检测肺细胞线粒体膜电位（MMP）、钙离子浓度（Ca^{2+}）、活性氧（ROS）含量变化。

思 考 题

1. 引起慢性阻塞性肺部疾病的主要呼吸道毒物有哪些？在实际生活中应如何预防？
2. 可以通过哪些方法分析氮氧化物的呼吸道毒性作用？
3. 试述呼吸系统的结构与功能与呼吸毒物产生毒性的关系？
4. 如何根据支气管肺泡灌洗液结果来分析外源性化学物对支气管和肺部的损伤程度？

（张青碧 张 荣）

第十六章 肝脏毒理学

肝脏毒理学（hepatotoxicology）是利用毒理学的原理和方法，研究外源化学物对肝脏的损害作用及其机制的学科，并通过探讨影响肝脏毒性作用的各种因素，为中毒性肝损伤的诊断和防治提供理论依据。

肝脏具有浓缩、代谢转化和排泄外源化学物的作用，当机体接触外源化学物时，肝脏比其他器官更易发生毒性反应，因此，肝脏毒理学是靶器官毒理学的重要研究领域。为了和病毒性肝炎区别，常将外源化学物引起的肝脏损害统称为“化学性肝损伤”（chemically induced liver injury）。

第一节 肝脏结构与功能的生物学基础

肝脏是人体最大的实质性器官，成人肝重约占体重的3%。肝脏拥有门静脉和肝动脉双重血液供应，分别接受来自胃肠道静脉血液和体循环的动脉血液，化学物质无论从何种途径进入机体，最终均可通过血液循环到达肝脏。因此，化学毒物极易对肝脏造成损害。

一、肝脏的基本单位

肝脏基本单位有2种划分方法：肝小叶（hepatic lobule）和肝腺泡（hepatic acinus）。肝小叶是肝脏基本结构单位，以末端肝静脉（terminal hepatic venules）为中心将肝划分为六角形。肝小叶的六角是由门静脉分支、肝动脉、胆管组成的门管区（portal space）。血液经门静脉和肝动脉进入门管区在渗透管（penetrating vessel）中混合，再进入肝血窦，沿着肝细胞索渗透过滤，最终汇入末端肝静脉，经肝静脉流出肝脏。肝小叶可分为肝小叶中央区、中间带和门静脉周边区3个区带。进入肝脏的肝脏毒物由小叶外周流向中央区，故首先接触到毒物的是门静脉周边区的肝细胞，进入肝脏的毒物或经肝细胞代谢的产物，可通过血液循环经肾脏排泄，或随胆汁直接流入肠道而排出体外。有些毒物或其代谢产物进入肠道后可被肠壁重吸收，经门静脉返回肝脏，形成肝肠循环；肝肠循环可延长肝脏毒物的生物半减期，对肝脏的中毒治疗具有重要意义。

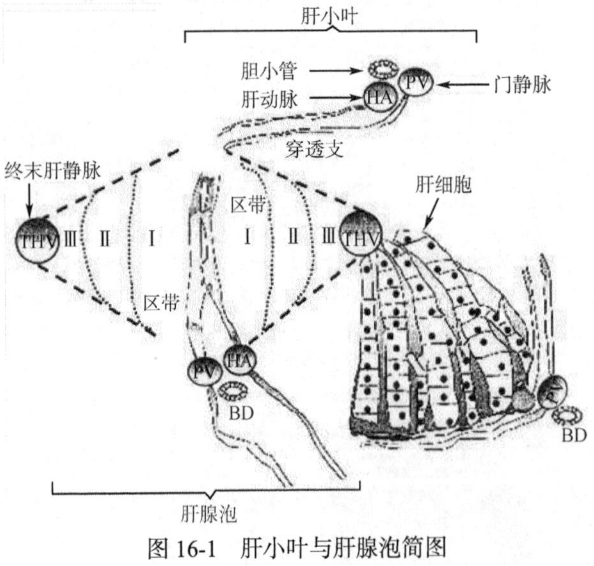

图16-1 肝小叶与肝腺泡简图

肝腺泡是肝脏基本功能单位，是以相邻门管区三联分支终末支为中轴，两侧以中央静脉为界，由门静脉的末端分支和从门管区扩展来的肝动脉组成。根据血流方向和获得营养物质的先后，将肝腺泡分为三个带：最接近血液进入的区域为Ⅰ带，接近末端肝静脉的区域为Ⅲ带，两带之间为Ⅱ带（图16-1），肝腺泡的三个带基本上与肝小叶的三个区一致。

肝脏细胞由肝实质性细胞（parenchyma cell）和非实质性细胞（nonparenchyma cell）组成，分别占60%和40%。肝实质性细胞即肝细胞，是组成肝脏最主要的细胞，其高度分化且代谢功能复杂，常作为毒理学实验中的研究材料；非实质性细胞包括胆管上皮细胞、肝血窦内皮细胞、库普弗细胞（kupffer 细胞）、星状细胞（Ito 细胞或储脂细胞）、陷窝细胞（pit 细胞）等。

肝血窦（肝窦状隙）是肝细胞索带间的通道（图 16-2），其功能是对通往终末肝静脉的血液进行渗透性过滤。肝血窦比正常毛细血管粗大且更不规则，其主要含 3 种细胞：内皮细胞、库普弗细胞及星状细胞。内皮细胞在清除脂蛋白和变性蛋白方面发挥重要作用，同时也分泌细胞因子（cytokines）。库普弗细胞是肝脏内主要的固定巨噬细胞，其主要功能是摄取、降解颗粒物及死亡血细胞，合成分泌细胞因子和类花生酸（eicosanoids），充当抗原递呈细胞等。星状细胞位于内皮细胞和肝细胞之间的狄氏腔中，其功能是合成胶原，也是维生素 A 的主要储存部位。此外，肝血窦还含有罕见的隐窝细胞，是一种具有自然杀伤活性的淋巴细胞。

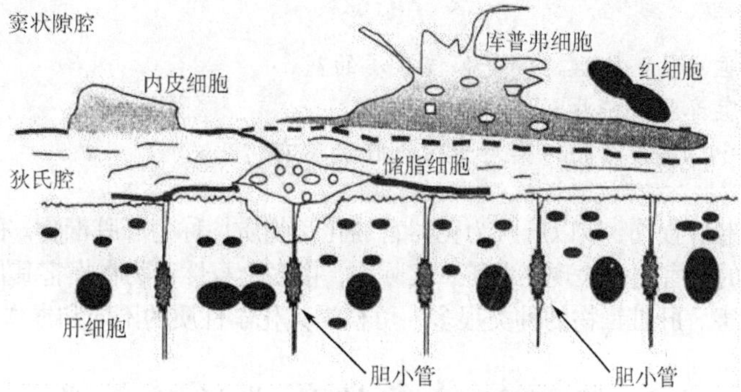

图 16-2 肝窦状间隙及其周围细胞

肝腺泡区带化（acinar zonation）是关于血液和肝细胞之间，按各组分的浓度梯度进行的相对功能划分。进入肝腺泡的血液由来自于门静脉贫氧血（占肝脏血流量的 60%～70%）和来自于肝动脉富氧血（占 30%～40%）组成。在血液流经肝腺泡至末端肝静脉过程中，氧迅速从血液中逸出，进入实质细胞以满足其高代谢的需要，在肝腺泡Ⅰ带的氧浓度为 9%～13%，而在Ⅲ带的氧浓度仅为 4%～5%。因此，与Ⅰ带肝细胞和其他组织相比，Ⅲ带肝细胞处于低氧环境。

腺泡内胆盐（bile salts）、胆红素和有机阴离子的浓度也是呈梯度分布的，生理浓度的胆盐在血液流经Ⅰ带肝细胞时被高效地摄取，而流经Ⅲ带肝细胞的血液中几乎没有胆盐。肝细胞蛋白质水平沿着肝腺泡不同部位也呈异质性分布，即存在代谢能力梯度。Ⅰ带肝细胞富含有线粒体，有利于脂肪酸氧化、糖异生、氨的转化和解毒。通过免疫组化研究发现，沿腺泡外源化学物生物活化和解毒相关的酶系也同样存在梯度现象，其中Ⅰ带谷胱甘肽含量较高，Ⅲ带细胞色素 P450 含量较高，特别是由乙醇诱导的细胞色素 CYP2E1 同工酶有较高的活性。

二、肝脏基本功能

肝脏具有多种重要的生物学功能，主要包括：①物质代谢：体内糖、脂类、蛋白质、维生素、激素等物质的代谢，主要在肝脏进行；②物质合成：肝脏能合成清蛋白、纤维蛋白原、凝血酶原以及多种载脂蛋白等，释放入血液，影响和调节机体的各种生理活动；③生物转化与解毒：肝脏是含有生物转化酶类最多的器官，许多外源化学物都在肝脏内进行代谢解毒；④胆汁分泌与排泄：分泌胆汁是肝脏的一项特殊生物学功能，胆汁有利于小肠摄取膳食脂肪和维生素等营养物质、保护小肠免受氧化损伤、排泄内源性与外源性化学物等作用；⑤免疫防御功能：肝脏有极其丰富的血窦，肝血窦内壁上的库普弗细胞，能吞噬和清除血液中各种有害异物，实现自我保护。

第二节 常见肝脏毒物及其分类

案例 16-1

1975 年在印度西部地区因食用黄曲霉毒素（aflatoxin，AFT）污染过的谷物引起急性肝炎的暴发性流行，397 例暴露者中，死亡 106 例，此后相继有 AFT 致肝硬化、肝癌和肝小静脉闭塞的报道。2013 年，国内某医学院研究生林某投毒致其同学黄某死亡案，其所用化学毒物就是医学研究中常用来建立化学性肝损伤动物模型的剧毒化学物—二甲基亚硝胺（Dimethylnitrosamine，DMN），DMN 可诱发肝窦壁肝星状细胞的活化和肝纤维化。

问题：

1. 什么是肝脏毒物？肝脏毒物是如何分类的？
2. 常见的肝脏毒物有哪些？
3. 消除、减少环境或食物污染对于防止肝损伤有何意义？

凡能选择性地引起肝损伤，或以肝脏为靶器官的化学物质均称为肝脏毒物。有些毒物对肝脏有特殊的亲和力，对机体的损害主要表现在肝脏；实际上，很多全身性毒物在损害其他器官的同时，也不同程度的引起肝脏损害。肝脏毒物的种类很多，可根据其化学性质的不同和毒作用机制进行分类。

一、根据肝脏毒物化学性质分类

（一）无机肝脏毒物

1. 金属和类金属 汞、镉、砷、铅、铬、锑、铍、铋、铜、锰、磷、碲、铊、稀土类金属等。

2. 非金属无机化合物 磷化氢、三氧化二砷、砷化氢、肼衍生物、碘化物等。

（二）有机肝脏毒物

1. 天然毒素 包括植物毒素如苏铁素、致黄疸素、细胞松弛素、恩盖酮、肉豆蔻、黄樟素、鞣酸等；真菌毒素如黄曲霉毒素、环氯素、四环素、红霉素、灰黄霉素、柄曲霉素、其他抗生素等；细菌毒素如外毒素（白喉杆菌、肉毒杆菌、溶血性链球菌）、内毒素等。

2. 合成工业品 有机磷及有机氯农药、芳香族氨基及硝基化合物、卤代烃类（其中四氯化碳是典型的肝脏毒物）、有机胺、硝基烷、偶氮化合物、卤代芳香族化合物、酚及其衍生物等。

3. 药物 口服避孕药、甲基睾丸脂酮、氯丙嗪、保泰松、硫尿嘧啶、酚噻嗪、磺胺、氟烷、对乙酰氨基酚、异菸肼、氨基甲基叶酸等。

一些亲肝毒物与其他非毒性化学物结合，可增加毒性，如脂肪醇类（乙醇等）能增强卤代烃类（四氯化碳、氯仿等）的毒性。

二、根据肝脏毒物毒作用机制分类

（一）体质依赖性肝脏毒物

体质依赖性肝脏毒物是指其毒性主要取决于个体的某种遗传特异性、特殊生理过程或病理状态。这类肝脏毒物多见于药物，主要表现为肝细胞坏死和胆汁淤积，仅在个别接触者机体内发生，潜伏期长短不一，与暴露剂量无关，不易通过动物试验模型复制，且难以在首次暴露时预防其肝脏毒性（表 16-1）。

（二）真性肝脏毒物

真性肝脏毒物不同于体质依赖性肝脏毒物，其在接触人群中常见，潜伏期短，肝脏损害程度常存在剂量-效应关系，造成的肝损伤能在动物试验模型中复制，根据真性肝脏毒物的毒作用机制，可分为直接肝脏毒物和间接肝脏毒物。①直接肝脏毒物：指直接作用于肝细胞膜、亚细胞组分或生物大分子的外源化学物。如四氯化碳可引起肝细胞膜脂质过氧化、膜蛋白变性、线粒体等亚细胞组分膜结构破坏而最终导致肝细胞坏死；②间接肝脏毒物：指进入肝细胞后干扰酶的活性，从而导致细胞内物质代谢紊乱或代谢转化的中间（终）产物与生物大分子相结合，导致细胞功能发生改变的外源化学物。如黄曲霉毒素经生物转化的代谢产物黄曲霉毒素 B1 能与肝细胞中 DNA 共价结合，诱导肝细胞发生癌变。见表 16-1。

表 16-1　化学性肝脏毒物分类

类别	类型	组织学表现	代表性毒物
体质依赖性肝脏毒物	过敏反应	胆汁淤积、细胞坏死	磺胺、氟烷
	代谢异常		异丙嗪、异烟碱
真性肝脏毒物	直接肝脏毒物	细胞坏死、脂肪变性	氯仿、三氯甲烷、四溴化碳、碘仿
	间接肝脏毒物		黄曲霉毒素、乙醇、乙硫氨酸

真性肝脏毒物的直接和间接作用有时无法绝对分开，如四氯化碳，其急性作用可引起脂质过氧化和细胞膜结构破坏，被认为是直接肝脏毒物，但它又可通过代谢产生的游离自由基引起生物大分子发生烷化作用而致癌，故又可作为间接肝脏毒物。

第三节　外源化学物肝损伤类型

案例 16-2

患者，男，某助剂厂合成仿皮浆料工段工人。暴露原料有丁酮、二甲基甲酰胺（DMF）、1，4-丁二醇、聚酚多元醇及合成的聚氨酯树脂。中毒前，进反应釜清釜 4 小时，仅戴浸塑手套，未戴防毒面具。次日中午饮黄酒 1 斤后自感乏力、上腹痛、恶心，呕吐数次，到乡卫生院就诊，按急性胃肠炎治疗无效，且症状加重。查体见神清，极度萎靡，皮肤巩膜轻度黄染。腹平软，上腹压痛，肝肋下未及，肝区叩痛（＋），脾未及。肝功能 ALT 282U/L，AST 519U/L，ALP 260U/L，LDH 624U/L，A/G 2.2～1.5，胆碱酯酶 3698U，总胆红素 45.6μmol/L，直接胆红素 10.8μmol/L，HBsAg（-）。

资料来源：职业卫生与应急救援，1999，17（4）：209-210

问题：

1. 该工人所暴露的原料中对肝脏造成损伤的主要化学物是什么？
2. 本例中的肝损伤主要是什么类型？

肝脏毒物引起的肝损伤表现形式多种多样，化学性肝损伤可分为急性肝损伤（acute liver injury）和慢性肝损伤（chronic liver injury）。急性肝损伤一般是短时间内暴露于较大剂量的肝脏毒物或由于机体肝脏功能不全时暴露于某种肝脏毒物而引起。急性暴露后，机体往往会出现肝细胞的脂肪蓄积、细胞坏死或肝胆功能障碍等。慢性肝损伤可因长期暴露于低剂量肝脏毒物引起或由一次急性坏死的后遗症而引起，慢性暴露后可引起肝硬化和肝肿瘤。

肝脏对外源化学物的毒性反应不仅取决于接触化学物的理化性质，还取决于受损细胞种类、暴露剂量和时间、暴露途径、机体遗传多态性、肝脏功能状态等。常见肝损伤类型及其代表性毒物见表 16-2。

表 16-2 肝损伤类型及其代表性毒物

肝损伤类型	典型毒物
脂肪肝	四氯化碳、乙醇、非阿尿苷、丙戊酸
肝细胞死亡	对乙酰氨基酚、二甲基甲酰胺、乙醇、摇头丸、铜
胆小管胆汁淤积	氯丙嗪、红霉素、环孢菌素 A、1，1-二氯乙烯、雌激素、锰、α-萘基异硫氰酸盐
胆管损伤	阿莫西林、ANIT、二苯胺基甲烷
肝血窦损伤	环磷酰胺、微囊藻素、吡咯烷生物碱
肝纤维化与肝硬化	黄曲霉毒素、多氯联苯、四氯化碳、硫代乙酰胺、As、乙醇、维生素 A、氯乙烯、甲氨蝶呤、辛可芬、α-甲基多巴、异烟碱、苯妥因、硫唑嘌呤
肝脏肿瘤	黄曲霉毒素、四氯化碳、二甲基亚硝胺、二羟基亚硝胺、雄激素、二氧化钍、氯乙烯、有机砷、乙酰氨基芬、多氯联苯、

案例 16-3

1997 年的一次晚会上，6 位年轻人欲服用摇头丸，但因误将亚甲基二苯胺（4，4-diaminodiphenylmethane）的缩写 DDM 错认成了合成苯丙胺（摇头丸的主要成分）的缩写 MDMA，结果 6 人均服用了大量的亚甲基二苯胺（DDM）。

问题：

1. 在误服亚甲基二苯胺后，这 6 人会出现什么样的中毒症状？
2. 如果没有将亚甲基二苯胺误认为苯丙胺，当服用摇头丸后是否可避免化学性肝损伤？为什么？

一、脂 肪 肝

正常肝脏脂质含量低于 5%，脂肪肝（fatty liver）又称肝脂肪变性（steatosis），是指肝脏中脂肪含量显著增加。当脂肪肝发生时，标准石蜡包埋切片及溶剂抽提切片的组织学检查发现脂肪以脂滴的形式在肝细胞质中呈圆形空泡，并将细胞核推向细胞外周。

通常情况下，不论急性或慢性肝损伤，均表现出脂肪肝；脂肪变性是许多肝脏毒物急性中毒时最常见的反应，可以发展成脂肪性肝炎（steatohepatitis），然后逐渐演变成纤维化，甚至引起肝癌。伴有脂肪变性的肝脏对外源化学物的肝毒性更敏感。

化学性肝脏毒物诱导的脂肪变性一般是可逆的，并不导致肝细胞坏死，如乙硫氨酸（ethionine）、嘌呤霉素（puromycin）和放线菌酮（cycloheximide）等，但也有可产生严重脂肪变性而引起致死性肝损伤的化学毒物，如抗癫痫药物丙戊酸、抗病毒药物非阿尿苷（fialuridine）和吡咯芬。

肝脏发生脂肪变性时在生化方面的改变有时并不明显，转氨酶升高程度也比出现坏死时轻得多；胆红素水平只有少量的增高，相对特征性的改变是血浆脂质减少和凝血酶原时间延长。

二、肝细胞死亡

肝细胞死亡（hepatocyte death）包括细胞坏死（necrosis）和细胞凋亡（apoptosis），二者的表现形式有着明显的差异。

肝细胞坏死是肝细胞的被动死亡过程，可被描述为“细胞他杀”。坏死细胞的膜通透性增高，致使细胞肿胀、细胞质渗漏、胞质空泡、内质网扩张、线粒体变形肿大，最后细胞破裂。坏死的细胞裂解释放出内含物，常伴有炎症反应。肝细胞坏死时，血清或血浆中的肝脏特异酶—丙氨酸氨基转移酶（ALT）的活性比正常增高 10～100 倍。

肝细胞死亡分为块状、带状和弥漫型三类。块状坏死的特征为单个或小簇肝细胞随机、散在的死亡。带状坏死是某一功能区域的肝细胞坏死，主要发生在Ⅰ带门静脉周边区和Ⅲ带肝小叶中央区，引起Ⅲ带坏死的化学毒物较多。弥散型坏死是肝细胞的大量坏死，只有少量或没有细胞存活，体质依赖性肝脏毒物一般引起多块状弥漫型肝坏死。虽然肝细胞坏死是一类严重的肝损伤，但由于肝脏较强的再生能力，出现坏死并不致命，但大面积坏死可导致肝脏功能丧失。

细胞凋亡又称程序性细胞死亡（programmed cell death），指在一定生理或病理条件下，机体为了维持自身组织中细胞生成和消亡间的平衡，所表现出的由基因指导下的主动消亡过程，可被描述为“细胞自杀”。细胞凋亡主要表现出细胞皱缩、染色质浓缩、核片段化、凋亡小体形成。凋亡小体可由肝脏库普弗细胞吞噬或相邻肝细胞吸收，没有细胞内容物的释放，所以无炎症细胞浸润等特征。

许多引起坏死的肝脏毒物如醋氨酚、四氯化碳、1，1-二氯乙烯和硫乙酰胺在低剂量或暴露早期引起凋亡，而在高剂量或暴露晚期则出现坏死。

三、胆小管胆汁淤积

胆小管胆汁淤积（canalicular cholestasis）是肝脏对外源化学物的一种急性毒性反应，主要表现有胆汁生成减少、胆汁溶质分泌或排泄受阻、胆盐和胆红素的血清水平升高。胆汁淤积的典型症状是黄疸和皮肤瘙痒，胆汁淤积较脂肪肝和肝细胞坏死少见。当胆红素在胆道中分泌发生障碍时，胆红素蓄积于皮肤和眼睛并引发黄疸，同时胆红素可从尿液中排出，使尿液颜色变深呈亮黄色或暗褐色。

胆汁淤积常出现细微结构上的改变，包括胆小管肿胀、胆栓（bile plugs）形成等。外源化学毒物诱导的胆汁淤积可以是暂时的，也可以是慢性的；慢性胆汁淤积性肝炎可发展成为胆汁性肝硬化。当胆汁淤积损害肝实质时，可伴有肝细胞肿胀、肝细胞死亡和炎症发生。

胆小管胆汁淤积所造成的黄疸与肝外阻塞性黄疸相似，均可出现血清谷草转氨酶（AST）和谷丙转氨酶（ALT）的相对升高。对于肝细胞-胆小管性黄疸及单纯胆小管性黄疸两种损害来说，可以通过检测碱性磷酸酯酶（ALP）和胆固醇水平来分析，前者 ALP 活性和胆固醇水平明显升高，其中 ALP 活性可增高 3 倍以上；而后者只有不到 10%的患者才出现 ALP 活性和胆固醇水平升高。

四、胆管损伤

肝内胆管是将胆汁从肝脏转移到胃肠道的管道，外源化学物引起的胆管损伤（bile duct damage）又称胆管损伤性胆汁淤积，常见的生化改变为胆管酶的变化，尤其是血清中 ALP 水平急剧升高。同样，与胆小管胆汁淤积一样，血清中胆盐及胆红素水平也明显升高。单一暴露胆管损伤剂，最初损伤表现为胆管上皮细胞肿胀、管腔内出现受损细胞碎片、肝门管区域炎症细胞浸润等；如果长期暴露，则可导致胆管增生和纤维化，其表现类似于胆汁性肝硬化。另一反映胆管损伤的标志为胆管缺乏，这种反应称为胆管消失综合征（vanishing bile duct syndrome）。

案例 16-3 分析讨论

6 位年轻人在将亚甲基二苯胺误认成摇头丸服用后，出现胆管损伤型肝中毒，中毒症状有黄疸、尿液颜色呈褐色、腹痛、恶心。亚甲基二苯胺是一种用于制造环氧树脂的化合物，是典型的胆管损伤剂，常在研究外源化学物致胆管损伤机制中用来制备实验模型。英国 Epping 村，曾发生因进食亚甲基二苯胺污染的面粉而导致 80 多例居民暴发黄疸及其他严重肝胆疾病。本案例中的年轻人假如没有将亚甲基二苯胺误认为成苯丙胺，当服用一定量的摇头丸后仍不可避免化学性肝损伤，因为摇头丸主要成分合成苯丙胺可引起肝细胞坏死。

五、肝血窦损害

肝血窦是一种特殊的毛细血管，内壁由典型的单层内皮细胞和库普弗细胞组成，有许多高渗透性小孔，肝血窦内皮细胞直接与肝细胞相邻，它的间隙为毛细血管腔。由肝动脉、门静脉入肝的血液，经小叶间动脉和小叶间静脉汇入窦状隙，流至中央静脉，再汇入小叶下静脉，入肝静脉，出肝后至下腔静脉。肝血窦负责整个肝脏的血液供应，因此，当肝窦状间隙内腔扩张、堵塞或内皮细胞壁的进行性损伤均影响肝血窦功能的完整性。

肝脏流出血液出现障碍可导致肝血窦膨胀，血液充满肝窦间隙，出现紫癜性肝炎（peliosis hepatitis），最后结局为肝脏淤血，身体其他部位出现休克。某些药物如达那唑（danazol）、硫唑嘌呤等可引起肝窦扩张。啮齿动物在给予微囊藻素数小时后即出现肝血窦阻塞，因为微囊藻素可改变细胞骨架中肌动蛋白丝的结构进而引起肝细胞严重变形，但对肝血窦细胞无毒作用。

肝血窦内皮细胞壁出现进行性的损害可导致窦状隙内皮间隙的屏障功能丧失，并伴随着红细胞困于窦状隙内。肝血窦破裂被认为是血管紊乱，即所谓的静脉阻塞病（veno-occlusive disease，VOD）的早期结构特征。植物毒素如吡咯烷类生物碱（pyrrolizidine alkaloid，PAs）以及某些化学物如氯乙烯、砷制剂等可对窦状间隙上皮细胞壁产生进行性损害，导致窦状隙内皮间隙的屏障完整性丧失。外源性化学物也可直接损害肝窦内皮细胞，如对乙酰氨基酚和内毒素可引起窦状间隙内皮细胞裂隙和损伤，并常伴有细胞内谷胱甘肽的耗竭。

六、肝纤维化与肝硬化

肝纤维化（hepatic fibrosis）发生于慢性肝脏损害，主要特征为直接损伤或炎症反应导致大量纤维蓄积，特别是纤维形成的 I 型和Ⅲ型胶原增多，而质膜Ⅳ型胶原降低。纤维化可以发展到中央静脉、门管区或窦状间隙。细胞外过多基质蛋白的沉积以及肝窦内皮细胞窗孔与肝细胞微绒毛（hepatocyte microvilli）的损害可限制肝细胞与窦状隙血液间营养物质与代谢产物的扩散和交换。纤维化是机体对于肝损伤的一种修复反应，但肝脏毒物长期反复攻击使受损的肝细胞被纤维瘢痕取代。随着胶原的不断沉积，肝脏结构的完整性被相互缠结的纤维瘢痕打乱，肝脏的血液流动、代谢和解毒功能受到严重破坏；当纤维瘢痕将剩余肝组织分隔成多个再生肝细胞结节时，纤维化可进一步发展成肝硬化（cirrhosis），最后导致肝功能衰竭。肝纤维化和肝硬化是连续的发展过程，二者难以截然分开。

肝硬化早期可无明显症状，肝硬化是慢性进行性肝损伤的末期，通常是长期反复暴露于肝脏毒物的最终结果，具有致命性和不可逆性。曾有报道，因治疗皮肤病长期接受高剂量维生素 A（100 000 U/d）化疗，连续 7 年，患者中出现肝硬化病例。

各种原因引起的肝细胞坏死和胆汁淤积性肝损伤都可逐步发展为肝硬化，肝硬化可分为两大类：一类是由外源化学物慢性暴露引起的肝硬化；另一类是由于胆碱缺乏引起的肝硬化。在这两类肝硬化中，均存在小结节状增生、小梁样纤维化、肝细胞坏死和胆管增生等症状。

案例 16-2 分析讨论

该工人所暴露的原料中对肝脏造成损伤的主要成分是 DMF，反复痉挛性上腹疼痛是急性 DMF 中毒后的典型临床表现。案例中肝功能指标均明显增高，可能与 DMF 引起肝细胞线粒体和毛细胆管损伤有关，同时该患者吸入 DMF 后有过量饮酒，乙醇可促使血管扩张，进一步促进了 DMF 吸收。

七、肿 瘤 形 成

外源化学物诱导肝脏肿瘤有最常见的肝细胞肿瘤和罕见的来源于窦状隙壁血管内皮细胞的高度恶性的血管肉瘤等。肝细胞肿瘤已被证明与雄性激素滥用、过多食用被黄曲霉污染的食物密切相关；氯乙烯、砷和二氧化钍的职业接触已证实与血管肉瘤密切相关。除了上述 2 类肿瘤外，偶氮染料、呋喃类和某些亚硝胺如 N-亚硝基吗啉也可引起胆管肿瘤，啮齿动物肝脏胆管肿瘤主要包括胆管癌、胆管瘤和胆管纤维瘤 3 种组织学类型。

目前普遍认为，乙型和丙型肝炎与环境毒物的共同暴露使得肝细胞肿瘤成为最常见的恶性肿瘤之一。流行病学前瞻性调查表明，乙型肝炎病毒与黄曲霉毒素联合暴露具有协同致癌性，慢性乙型肝炎患者接触黄曲霉毒素后，其罹患肿瘤的风险增加 3 倍。

第四节　中毒性肝损伤机制

案例 16-4

酒精性肝病（alcoholic liver disease，ALD）约占全球死亡率的 3.8%。我国 ALD 发病率呈逐渐上升的趋势。90%～95%饮酒者可以发展为酒精性脂肪肝，但只有 30%～35%饮酒者发展为比较严重的酒精性肝病，包括酒精性肝炎、肝纤维化、肝硬化及肝细胞癌，说明除了酒精以外还有其他因素参与了 ALD 的发病机制。

问题：

1. 酒精性肝病的易感因素有哪些？
2. 酒精性肝病可能的发病机制是什么？

中毒性肝损伤机制复杂，涉及药物代谢、线粒体功能损伤、免疫反应、信号转导、遗传和环境等多个方面。由于肝脏对外源化学物的摄取、胆汁分泌的位置及其特殊过程，可使肝细胞比体内其他组织暴露于外源化学物的危险更高。Kaplowitz 等针对药物性肝损伤的发病机制提出了特异性“上游”事件和非特异性“下游”事件的假说，为药物性肝损伤发病机制的进一步研究提供了明确的框架和方向。“上游”事件是指与特异性药物相关的肝脏最初受到的打击；“下游”事件是指肝细胞内不同损伤与保护途径之间的失衡。Russman 等对该假说进行了更详细的阐述，提出药物性肝损伤发病机制的三大主要步骤：①药物或者其代谢产物的作用：a）直接损伤引起肝细胞应激反应（内在途径）；b）激活免疫反应（外在途径）；c）直接损伤线粒体功能；②线粒体膜通透性改变（Mitochondrial permeability transition，MPT）；③MPT 最终导致肝脏细胞的凋亡和坏死。关于中毒性肝损伤的机制，一般可概括如下。

一、肝脏对化学物的摄取和浓缩

肝脏位于胃肠道的门脉血流的下游，易“首过性”摄取外源化学物。肝血窦上皮中的微孔使血液循环中分子与肝细胞紧密接触，对于亲脂性的外源化学物，尤其是药物和环境污染物易于扩散进入肝细胞。血窦转运体主要分布在肝脏中，而某些毒物是肝血窦转运体的底物，故肝脏可从血液中快速提取外源化学物进入肝脏。同时由于肝脏接受门静脉和肝动脉的双重供血，所以在各种毒物的全身循环量中肝脏占有较大的份额。

某些促进摄取和储存的生理过程可使毒物在肝脏蓄积，如血窦储脂细胞能够主动摄取并储存维生素A，所以大剂量的维生素A治疗的早期反应就使储脂细胞肿胀、激活，细胞数量增加及突入肝血窦。

二、生物活化和解毒

肝脏富含药物Ⅰ相代谢和Ⅱ相代谢所需的各种酶，其中 P450 酶最重要。它们可以将外源化学物转化为活性亲电子中间代谢产物或在化学物的分子上添加极性基团促进其排出体外。由于肝脏是外源化学物代谢的主要器官，因此易受到外源化学物导致的损伤。研究表明，经肝脏代谢后，超过 50%的化学物比其他未经代谢的化学物更易引起肝脏的损伤。一般情况下，Ⅰ、Ⅱ相反应间的平衡决定某一活性中间产物是引发肝损伤还是被安全解毒。某些遗传或后天因素可促进生物活化过程或阻碍解毒过程，能将平衡转向肝损伤。

在决定乙醇生物活化和解毒平衡的遗传因素中，二步代谢酶的多态性起着重要作用。乙醇脱氢酶首先将乙醇生物活化为乙醛，然后由乙醛脱氢酶解毒为乙酸。这两种酶的多态性即乙醇脱氢酶“快”活性同工酶[ALD2·2]和生理性乙醛脱氢酶极“慢”型线粒体同工酶[ALDH2·2]，可导致乙醛浓度升高而表现出酒精中毒的表现。不同人种中这两种酶的多态性含量不同，如亚洲人中乙醛脱氢酶约有 50%为慢型、乙醇脱氢酶约有 20%为快型，但白种人几乎没有慢型乙醛脱氢酶、快型乙醇脱氢酶也低于 5%。慢型多态性的人饮酒后因血液中乙醛浓度高常导致酒精中毒，而快型多态性也与酒精中毒的发生率低有关。

对乙酰氨基酚在高剂量时可引起小叶中央肝细胞坏死，细胞色素 P4502E1（CYP2E1）将对乙酰氨基酚代谢活化为活性N-乙酰-对苯醌中间代谢物（NAPQ1），NAPQ1 可造成谷胱甘肽耗竭与肝脏蛋白质发生共价结合。Michael 等（1999）提出“双击”理论，认为对库普弗细胞乙酰氨基酚代谢活性中间产物的加成反应为活化库普弗细胞所释放的活性氮（如过氧亚硝酸盐）的破坏性攻击进行“预激活”（图 16-3）。库普弗细胞的激活剂可加重对乙酰氨基酚的毒性。毒物“预激活”的肝细胞与活化库普弗细胞之间的信号交流在许多肝细胞损伤剂的急性肝毒性中也可能是一种重要因素。

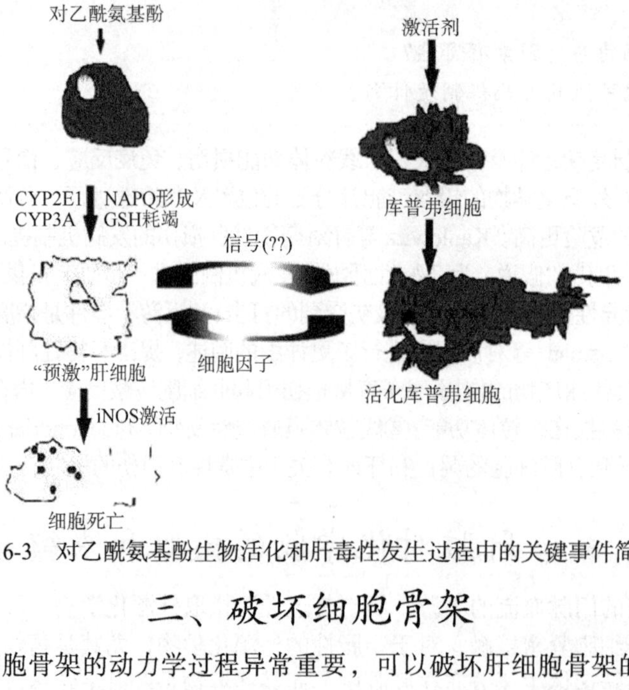

图 16-3 对乙酰氨基酚生物活化和肝毒性发生过程中的关键事件简图

三、破坏细胞骨架

某些蛋白质对细胞骨架的动力学过程异常重要，可以破坏肝细胞骨架的完整性。鬼笔环肽

（phalloidin）及微囊藻素是肝血窦转运体的底物，可被血窦转运体大量转运于肝细胞内，通过影响细胞骨架动力学中有重要作用的某些蛋白质，引起细胞骨架破坏。这两种剧毒性肝脏毒物的有害作用与生物转化无关，仅作用于肝细胞。鬼笔环肽可与肌动蛋白丝紧密结合，可以抑制细胞骨架肌动蛋白丝在正常动力学重排过程中的解聚，导致近胆小管细胞膜处发生富含肌动蛋白的细胞骨架网络发生明显的改变，使肌动蛋白网变硬及胆小管膨胀。微囊藻素是从蓝绿藻中分离出来的环肽毒素，是 1 型和 2A 型蛋白磷酸酶的强抑制剂，它进入肝脏后与丝氨酸/苏氨酸蛋白磷酸酶的催化亚基共价结合，导致细胞骨架蛋白超磷酸化。细胞骨架的结构蛋白和马达蛋白的可逆磷酸化是维持细胞骨架动力学完整性的关键。低剂量微囊藻素可使胞质马达-动力蛋白发生超磷酸化。动力蛋白是一种利用 ATP 水解能时驱动囊泡没微管运动的化学能驱动蛋白，当动力蛋白发生超磷酸化时可使该动力泵冻结，从而降低肝细胞的摄取和分泌能力。微囊藻素损害肝细胞结构和功能完整性的作用机制和事件见图 16-4。

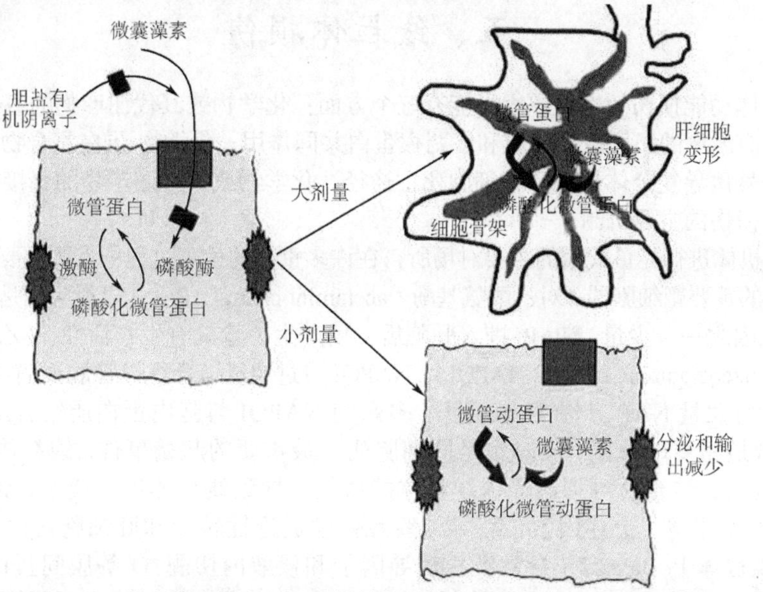

图 16-4　微囊藻素损害肝细胞结构和功能完整性的作用机制和事件

四、胆汁淤积

在胆汁形成过程中，存在抑制摄取、转胞吞作用降低、分泌障碍、胆小管收缩性下降、在胆小管腔与血液起封闭作用的细胞连接泄漏和近胆小管区有毒物质高度富集所导致的有害作用等六种可导致胆汁淤积的潜在机制（图 16-5）。

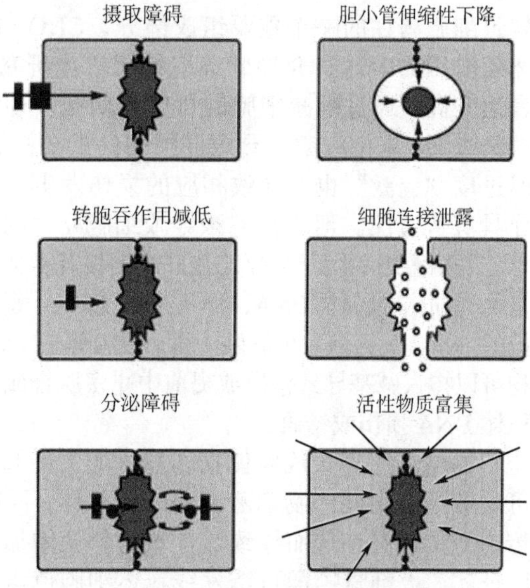

图 16-5　可导致胆汁淤积的潜在机制

化学物可通过各种不同机制在不同部位损害胆汁形成。

（1）肝细胞膜的功能受损。如长期给予雌激素，可造成胆固醇乙酰辅酶 A 转乙酰酶活性升高，导致细胞质膜胆固醇酯的堆积，影响肝窦状隙膜的流动性，使 Na^+，K^+-ATP 酶活性降低，从而引起胆汁流降低、胆小管分泌减少。

（2）在血液与胆小管腔之间所形成的紧密连接结构屏障发生渗漏，使溶质从胆小管漏出。α-萘异硫氰酸酯（ANIT）即是一种引起紧密连接渗漏的毒物。

（3）胆管壁上皮细胞通透性降低。外源化学物或其代谢产物可能损害胆小管上皮细胞，使胆汁流降低，发生胆汁淤积。

（4）通过破坏细胞骨架结构和功能的完整性，减少胆小管收缩的速度和力量或减少穿越肝细胞的速度影响胆汁形成。如鬼笔环肽能与细胞骨架肌动蛋白微丝结合，引起肝细胞胆小管收缩。

（5）免疫抑制剂（如环孢素等）参与胆汁形成的转运体的抑制。全身环孢素治疗可引起血清胆汁酸和胆红素水平的增高和胆汁流的减少。

（6）胆汁排泄障碍。外源化学物在胆管内沉淀，形成胆栓，阻塞胆管，造成胆汁排泄功能障碍从而发生胆汁淤积。

五、线粒体损伤

引起线粒体功能损伤的主要原因可能有三个方面：化学物或其代谢产物的直接损伤；细胞损伤后通过胞内应激原的级联放大效应和促凋亡蛋白共同作用；化学物-蛋白复合物形成，激活免疫反应，死亡信号诱导复合体形成活化细胞死亡途径。化学物或其代谢产物的直接损伤和氧化应激是造成线粒体损伤的主要机制。

线粒体是机体进行能量代谢的主要对场所，在许多重要的生理过程中发挥重要作用，同时也是氧化应激损伤的重要靶细胞器。对乙酰氨基酚（acetaminophen，APAP）过量应用是药物性肝损伤发生最常见的原因之一。少量 APAP 进入肝脏后，仅产生少量具有生物活性 *N*-乙酰-对-苯醌亚胺（*N*-acetyl-to-benzene quinine imine，NAPQI），NAPQI 可过通过结合谷胱甘肽而解毒。但过量服用 APAP 后产生的大量 NAPQI 在肝脏蓄积。多余的 NAPQI 与胞内蛋白质结合形成复合物是线粒体氧化应激最重要的原因，同时也是肝细胞死亡最重要的起始事件。线粒体蛋白是 NAPQI 最重要的靶蛋白，结合后可抑制受损线粒体的修复，导致线粒体氧化应激，形成过硝酸盐并降低胞内 ATP 水平等，上述因素最终导致线粒体膜通透性转变和肝细胞死亡。研究发现，在损伤早期，线粒体上 Bax 转位导致凋亡诱导因子和核酸内切酶 G 等膜间蛋白质释放到胞质中，细胞核转位介导核 DNA 断裂。内质网（endoplasmic reticulum，ER）是蛋白质折叠和修饰的主要位点，持续损伤会导致 ER 功能受损，激活内质网氧化应激反应，CCAAT 启动子绑定蛋白的同源蛋白（CCAAT-enhancer-binding protein homologous protein，CHOP）作为 ER 导致细胞凋亡的一个重要组成部分，CHOP 能够促进核移位，激活促坏死基因，同时抑制抗坏死基因的表达，介导肝细胞的死亡。研究发现，在对乙酰氨基酚导致的肝损伤中，CHOP 表达升高，通过缩减细胞的再生周期等多种机制加重肝脏损伤，促进了乙酰氨基酚导致的肝损伤进展。氧化应激是导致肝损伤的重要机制之一，而氧化应激本身也是机体的适应性反应，但过度"应激"也会导致相应的损伤发生。因此，抑制细胞过度氧化应激，可能对肝病的治疗具有普适性。但氧化应激导致细胞死亡的确切机制尚未明确。

酒精滥用和用于治疗乙型肝炎的核苷类似物可以导致肝线粒体结构和功能改变，其作用机制是优先损伤线粒体 DNA，而不是核 DNA。肝脏因线粒体损伤导致功能缺陷，不能维持全身乳酸盐的内平衡，容易发生乳酸中毒。线粒体 DNA 编码的几种蛋白质参与线粒体电子传递。核苷类似物可以掺入碱基导致错码或提前中止多肽合成，而线粒体 DNA 的修复能力有限，故可直接导致线粒体 DNA 损伤或错码。

酒精滥用导致线粒体损伤与代谢失衡和（或）氧化应激有关。乙醇在体内活化/ 解毒时可导致活性中间产物乙醛蓄积于线粒体，同时乙醇所诱发的多种生化改变可增加线粒体电子传递链的泄漏，从而导致活性氧的释放增加并攻击邻近的线粒体组分。动物实验的研究结果已证实，大剂量乙醇可诱发线粒体细胞色素氧化酶与活性氧发生加合反应，并导致电子传递链蛋白活性下降。

六、肝血窦细胞活化

肝血窦细胞活化作为原发性或继发性因素在毒物肝损伤过程中发挥着重要作用，可能涉及：①毒物对肝细胞的损伤；②受损的肝细胞向库普弗细胞和储脂细胞传递信号；③库普弗细胞释放细胞毒素；④储脂细胞释放胶原。而库普弗细胞激活在许多毒物肝损伤的演变过程中发挥着重要作用，刺激活性储脂细胞产生胶原也是毒物诱发纤维变性的发生机制之一。

Laskin 等在实验中观察到急、慢性接触肝脏毒物后，库普弗细胞和储脂细胞呈活化状态；活化的库普弗细胞可分泌一定量的可溶性细胞毒物如活性氧和活性氮，当给予活性氧或活性氮的清除剂或抵制剂时，可减轻肝血窦细胞对肝脏毒物毒性的增强作用。

对某一种特定的细胞而言，其效应既可能是外源化学物的直接作用，也可能是因细胞间信号级联反应所导致的间接作用。毒物诱发的肝细胞与血窦细胞之间的相互作用及其复杂的级联反应示意图见图 16-6。

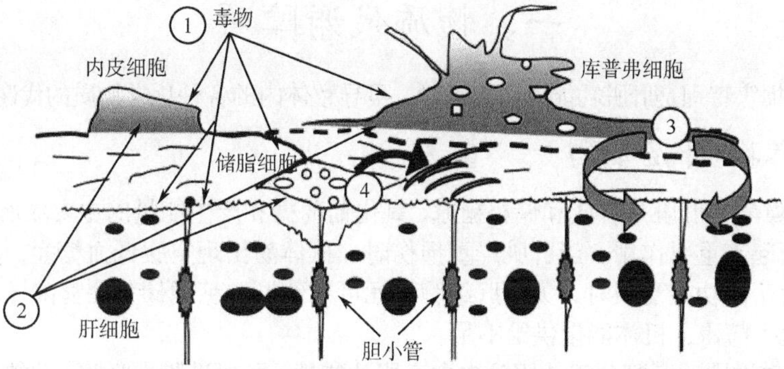

图 16-6　毒物诱发的肝细胞与血窦细胞之间的相互作用及其复杂的级联反应示意图

七、炎症和免疫反应

巨噬细胞、中性粒细胞、淋巴细胞和其他炎性细胞迁移至肝脏受损部位是许多化学物肝脏毒性的共同特征。与外源化学物所致急性肝损伤有关的炎细胞迁移，既可以促进受损肝细胞碎片的清除也可以加重肝损伤的程度，因此炎细胞的迁移具有双重作用。研究发现药物性肝损伤患者的血液和坏死的肝细胞周围可见大量的巨噬细胞浸润，同时骨髓中前体巨噬细胞增殖。巨噬细胞在药物性肝损伤的作用尚未明确，可能是由于受损的肝细胞通过各种黏附因子和蛋白的作用，募集到巨噬细胞，吞噬已受损的肝细胞和释放多种细胞因子。总之，活化巨噬细胞对受损肝细胞具有一定保护作用。

巨噬细胞中 HMGB-1-TLR4-IL23-IL17A 轴是中性粒细胞募集和肝损伤的关键途径。高迁移率族蛋白（HMGB-1）是一种损伤相关蛋白（DAMPs），DAMPs 可诱导中性粒细胞浸润。阻断 HMGB-1 后可缓解中性粒细胞的聚集，以此判断 HMGB-1 在乙酰氨基酚导致的肝损伤的进展过程中可能发挥重要作用。

研究发现，免疫介导型反应在肝损伤中发挥重要作用。外源化学物进入机体后主要在肝细胞内质网中受混合功能氧化酶催化，在细胞色素 P450 还原型辅酶Ⅱ的参与下发生氧化反应，芳香环或脂链羟基化、N 或 O 上脱羟基、生成 N 或 S 的氧化物等，产生活性强的醛、羟胺、环氧化物等代谢产物，这些代谢产物作为半抗原与肝细胞内质网合成的蛋白质结合形成全抗原，从而通过在机体重复接触而产生自身组分的免疫作用。此外，酒精通过多途径激活肝内 Kupffer 细胞，肠道来源的 LPS 可以通过 Kupffer 细胞表面的 TLR4 受体途径的信号通路激活 Kupffer 细胞，产生一系列的促炎性因子，参与肝细胞的损伤。

案例 16-4 分析讨论

1. 酒精性肝病的易感因素主要包括：①饮酒量、饮酒种类和方式以及饮酒年限；②性别；③遗传和基因多态性；④饮食；⑤肝炎病毒感染。

2. 酒精性肝病的发病机制主要有：①NADH/ NAD 平衡失调，导致三酰甘油在肝内大量聚集，引起脂肪肝。②乙醇及其代谢产物和氧化应激对肝细胞的毒性作用，主要包括对微粒体乙醇氧化代谢系统（MEOS）的影响以及过氧化脂质水平提高导致的肝细胞线粒体和细胞膜损伤等。③造成肝细胞抗原改变，引起自身免疫反应。④缺氧。乙醇高代谢状态引起肝细胞缺氧，加重肝细胞损伤。⑤乙醛促进胶原合成，炎症刺激胶原纤维增生，造成肝纤维化。⑥激活 Kupffer 细胞，产生一系列的促炎性因子，参与肝细胞的损伤。

第五节　肝脏损害所致的功能障碍

一、物质代谢障碍

当肝脏受到损害特别是肝脏功能发生衰竭时，可导致体内的各种化学物质的代谢出现紊乱。

（一）营养物质代谢障碍

1. 糖代谢障碍　肝脏是合成和储存糖原、氧化葡萄糖和产生能量的主要场所，在维持血糖浓度相对恒定方面起着重要作用。当肝脏严重损伤时，机体易出现空腹低血糖症，其耐糖能力亦下降。这主要是由于肝功能受损时，大量肝细胞坏死可导致肝内糖原储备明显降低，肝糖原分解为葡萄糖的功能发生障碍，机体能量供给不足。

2. 脂类代谢障碍　肝脏分泌的胆汁中含有胆汁酸盐，可促进脂类吸收，并能利用糖和生酮氨基酸合成内源性三酰甘油、胆固醇和磷脂；肝脏中脂肪酸的β-氧化反应产生的乙酰辅酶 A 可转变为酮体，作为能量的输出形式；肝脏还能合成三酰甘油和脂蛋白，参与磷脂和胆固醇的代谢等。当肝功能受损时，磷脂合成发生障碍，肝内脂肪不易运出，可形成脂肪肝。此外，当肝细胞受损时，血浆胆固醇的酯化作用减弱，血浆胆固醇酯浓度降低。

3. 蛋白质代谢障碍　肝脏与蛋白质代谢的关系密切，除合成自身的蛋白质外，还能合成多种功能不同的血浆蛋白质。因此，在肝脏出现纤维化或肝硬化时，可出现低白蛋白血症。此外，肝脏受损可导致某些氨基酸在肝内的分解代谢发生障碍，造成氨基酸在血浆中的含量升高，出现血浆氨基酸失衡。

4. 维生素代谢障碍　脂溶性维生素的吸收需要肝脏分泌的胆汁酸盐参与。当吸收发生障碍时可影响肝细胞中维生素 K 参与凝血酶原和凝血因子的合成，引起凝血时间延长和发生出血倾向。肝脏还直接参与维生素的代谢，严重肝病可影响维生素 B_1 的磷酸化作用，引起糖代谢旺盛的器官和组织功能紊乱，从而影响神经和心脏的功能。

肝脏既是激素作用的靶器官，也是激素降解、排泄、转化和储存的主要场所。当肝脏功能严重损害时，身体内多种激素因灭活减弱而堆积，可引起不同程度的激素调节功能紊乱。

（二）外源化学物代谢解毒障碍

肝脏可将外源化学物以及来自肠道的毒性分解产物转变成水溶性物质而排出体外。当肝损伤时，化学毒物、药物及各种内源性毒物的生物转化效率下降，解毒功能降低，对机体产生损害作用，严重肝损伤可致机体中毒。此外，肝脏纤维化时，肝血流量明显减少，但由于机体的代偿功能和侧支循环的建立，以及肝损伤时蛋白质合成障碍，使外源化学物在肝外组织的分布也发生明显改变。

二、分泌和排泄功能障碍

肝脏的分泌和排泄功能主要表现为肝细胞对胆汁酸的分泌、胆红素的排泄以及对药物和毒物的排泄作用。因此当肝功能受损时，常因肝脏对胆红素的排泄障碍，导致高胆红素血症（hyperbilirubinemia）和肝内胆汁淤积（introhepatic cholestasis），临床上表现为黄疸。

三、凝血功能障碍

在正常生理条件下，机体的凝血与抗凝血功能维持着一种动态平衡，若平衡失调则发生出血或形成血栓，而肝脏在这一动态平衡的调节中起着重要作用。肝脏不仅是大多数血浆凝血因子、凝血抑制剂、纤维系统蛋白的生产场所，同时也是许多活性因子及相应抑制剂的灭活场所。因此，肝功能的损伤程度与凝血障碍的程度相平行，临床上常见有些肝硬化患者因肝功能衰竭而致出血甚至死亡。严重肝损伤常伴有凝血和（或）纤维蛋白溶解异常，出血倾向增加或易发生出血。凝血障碍主要表现为：凝血因子合成减少和（或）消耗增多，如失代偿性肝硬化和急性肝功能衰竭时常并发弥散性血管内凝血（disseminated intravascular coagulation，DIC）。DIC 发生后，凝血因子消耗增多，出现出血倾向；抗凝血物质增多，抗纤溶酶减少，从而增强了纤维蛋白溶解酶的活力；血小板数量减少、功能异常，近一半急性肝功能衰竭患者和肝硬化患者血小板数目严重减少。肝病时血小板功能异常表现为释放障碍、聚集性缺陷和收缩不良。

四、免疫功能障碍

肝脏与机体的免疫作用有着密切联系，肝窦中的库普弗细胞有很强的吞噬能力，能吞噬血中的异物、细菌、内毒素及其他颗粒性物质。因此，当肝脏严重损伤时，机体容易受到病原微生物的感染和肠道内毒素的影响。

补体系统和循环中的吞噬细胞是防御感染的关键。库普弗细胞能产生超氧阴离子以杀灭细菌，产生干扰素以抗病毒，还能合成补体成分和其他细胞毒性物质。在严重肝功能障碍时，由于补体不足以及血浆纤维连接蛋白减少、库普弗细胞的吞噬功能受损，故机体受感染的概率增加。

在正常情况下，肠道革兰阴性细菌释放的内毒素可通过门静脉进入肝脏，被库普弗细胞迅速吞噬而清除，故不能进入体循环。在严重肝损伤时，由于肝小叶正常结构遭到破坏，肝窦走行和排列失去常态，同时门脉高压形成，出现肝内、外短路，部分血液未接触库普弗细胞，造成内毒素通过肝进入体循环或肝内淤积的胆汁酸和结合胆红素抑制库普弗细胞的功能或肠黏膜屏障受损利于内毒素吸收等情况，而出现肠源性内毒素血症（intestinal endotoxemia）。

第六节　化学性肝损伤的检测与评价

案例 16-5

为了解二甲基甲酰胺（DMF）职业暴露对合成革制造业工人健康的影响，福建省某市合成革制造生产企业检测了 2013～2014 年企业职工 DMF 暴露水平及职工健康状况，发现有 202 个作业岗位 DMF 浓度超标，平均超标率为 40.89%；检查出肝功能异常者 469 人，异常率为 18.54%；肝肿大者 304 人，异常检出率为 12.02%。

问题：

1. 中毒性肝脏损伤的诊断依据有哪些？
2. 肝脏损伤的检测指标主要有哪些？
3. 中毒性肝损伤应与哪些肝脏疾病相鉴别？

化学性肝损伤的检测与评价随着整个生命科学新技术的发展而发展，经历了从整体动物到器官—细胞—亚细胞—分子水平的转变。常用的评价方法有体内试验（*in vivo* tests）和体外试验（*in vitro* tests）。整体动物模型对评价肝损伤的演进及慢性损伤反应尤为重要；体外试验可排除其他系统的混杂影响，观察各种不同水平的肝损伤。

一、肝损伤的体内试验评价

肝损伤的体内试验评价（evaluation of hepatic injury in vivo）常用的受试动物为大鼠和小鼠，其次为仓鼠、豚鼠、兔、犬等。在选择实验动物时，首先要考虑其对受试肝脏毒物的敏感性，并尽量选择与人接触化学毒物相同或类似的途径进行染毒。实验动物肝损伤的功能评价试验主要分为三大类。

（一）血清酶学检测

肝脏损伤时，释放到血液中的许多肝酶（hepatic enzymes）活性发生改变，因此，检测血液肝酶的活性是目前肝脏毒性研究中最常用的体内检测方法之一。根据血清酶对不同类型肝脏损伤的特殊性与敏感性，将选择测定的血清酶分为四组（表 16-3）：第Ⅰ组酶在血清中活性增高能较好地反映胆汁郁积型肝损伤，如碱性磷酸酶（ALP）、5'-核苷酸酶（5'-NT）与γ-谷氨酰转肽酶（γ-GT）。第Ⅱ组酶能较敏感地反映肝实质损伤，其中：A 类反映肝外疾病和肝脏损伤，如天冬氨酸氨基转移酶（AST）亦称谷草转氨酶（GOT）、乳酸脱氢酶（LDH）、苹果酸脱氢酶（MDH）；B 类相对特异地反映肝脏损伤，如丙氨酸氨基转移酶（ALT）亦称谷丙转氨酶（GPT）、谷氨酸脱氢酶（GDH）；C 类特异性地反映肝脏损伤，如鸟氨酸氨基甲酰转移酶（OCT）、山梨醇脱氢酶（SDH）。第Ⅲ组酶对肝损伤相对不敏感，而对肝外器官组织细胞损伤敏感，如肌酸激酶（CK）。第Ⅳ组酶与前三种酶相反，肝脏损伤时酶活性降低，如胆碱酯酶（ChE）（表 16-3）。但血清酶学水平在肝脏毒性研究中有一定局限性，如缺氧导致的血清酶水平改变，是因为肝细胞膜通透性改变所致，而非细胞坏死。另外，其他器官损伤也可能引起血清酶水平的改变。

表 16-3 肝脏损伤血清酶活性变化

组别	血清酶	胆汁淤积	肝细胞损伤	肝外器官损伤
Ⅰ	ALP、5'-NT、γ-GT	↑↑	↑	
Ⅱ-A	GOT、LDH、MDH	↑	↑↑	↑
Ⅱ-B	GPT、GDH、ICDH	↑	↑↑	↑
Ⅱ-C	OCT、SDH、LDH5	↑	↑↑	
Ⅲ	CK	正常	正常	↑
Ⅳ	ChE	正常	↓	

（二）肝脏排泄功能检测

进入体循环的化学物质可以原形或经肝细胞转化后从肝脏排泄，经胆汁排泄的化合物，根据胆汁/血浆浓度比分为 A、B、C 三类：A 类物质包括钠、钾、氯离子以及葡萄糖，这类化合物的胆汁/血浆浓度比约为 1；B 类物质包括胆汁盐、胆红素、磺溴酞钠（bromsulphalein, BSP）和许多外源化学物，其胆汁/血浆浓度比通常范围是 10～1000；C 类物质是胆汁/血浆浓度比小于 1 的一些大分子物质，如磷脂、黏蛋白和白蛋白等。其中 B 类物质对于定量检测肝损伤具有特殊价值。常用于检测肝损伤的方法有血清磺溴酞钠（BSP）排泄试验和吲哚氰绿（indocyanine green，ICG）试验。肝功能衰竭时 BSP 和 ICG 从血中消失时间延长，通过测定血浆 BSP 和 ICG 清除率可评价肝功能损伤的程度。BSP 从血浆中的清除具有饱和性，因此选择 BSP 的适宜剂量是非常重要的。BSP 反映胆汁郁积性肝损伤比反映实质细胞性肝损伤更为敏感，但某些外来因素可干扰 BSP 的分泌和排泄，如苯巴比妥可加快 BSP 的排泄。吲哚氰绿（ICG）在敏感性和特异性以及在血浆中的清除率与 BSP 相似。它进入血液后迅速并完全与血浆蛋白（主要是白蛋白）结合；约 97%在胆汁中以原形存在；很少从肝外器官排泄；其分泌排泄不受肝外因素影响。ICG 排泄试验通常作 BSP 排泄试验的补充。ICG 最大优点是排泄前不需要经代谢，皮下注射无刺激性，并可直接从血浆中测定。但缺点是价格昂贵，在水溶液中不稳定。

（三）肝脏化学组成成分改变的检测

评价肝损伤的物质主要包括脂质、脂质过氧化产物、蛋白质合成、DNA 合成与复制以及活性代谢产物等。常用于评价肝脏损伤的化学组分主要有三酰甘油（triglyceride，TG）、葡萄糖-6-磷酸酶（glucose-6-phosphatase，G-6-P）活性、肝纤维化、脂质过氧化产物以及肝脏毒物及其代谢产物与肝细胞生物大分子共价结合等。

（四）肝脏组织病理学检查

肝脏组织病理学检查也是评价化学毒物引起肝损伤的重要依据。常用的方法有：①一般检查，动物实验结束后解剖受试动物，肉眼观察肝脏颜色和外形，可发现脂肪肝与肝硬化等改变；②光镜检查，可发现肝脏组织和细胞等多种病理学改变，从而确定中毒性肝损伤的类型；③电镜检查，可鉴别各种亚细胞结构的变化，并能提供肝细胞早期损伤的形态学改变，有助于确定始发损害部位。

案例 16-5 分析讨论

1. 中毒性肝病的诊断依据主要包括：①患者是否有毒物暴露史；②患者临床表现及其演变；③生化指标检查及肝功能试验；④机体毒物检测；⑤其他相关辅助指标检查和随访观察。

2. 肝脏损伤的主要检测指标有转氨酶、鸟嘌呤酶、丙氨酸氨基转移酶（ALT）、精氨酸代琥珀酸裂合酶（ASAL）、异柠檬酸脱氢酶（LCD）、乌氨酸氨基甲酰转移酶（OCT）、醛缩酶（ALO）等。

3. 中毒性肝损伤应与以下肝病相鉴别：①急性和慢性病毒性肝炎；②药物代谢障碍性肝损伤和药物过敏性肝损伤；③胆道疾患如急慢性胆囊炎、胆管炎、胆道结石等；④其他肝病如抗α-胰蛋白酶缺乏症等。

二、肝损伤的体外试验评价

肝损伤的体外试验评价（evaluation of hepatic injury in vitro）用于肝毒性筛选和机制研究，包括肝脏灌流试验、精密肝切片孵育试验、原代肝细胞培养试验、肝细胞株毒性试验、亚细胞组分研究等。

（一）肝脏灌流试验

离体肝脏灌流试验的原理是在麻醉的状态下用外科手术使肝脏形成体外循环，用含有低分子量的葡萄糖，并用 O_2 与 CO_2（95∶5）气体饱和的 Krebs-Henseleit 溶液恒速灌流，使肝脏能在一段时间内维持其正常的生理、生化功能而直接研究外源化学物在肝脏中的代谢变化以及对肝脏的作用。离体肝脏灌流试验虽可补充整体动物和某些体外实验的不足，但不能完全代替，只能与这些实验互相补充和相互验证。该方法的优点是可保持肝脏的完整性，化学毒物随灌流液浸提干细胞的途径接近生理状态，但缺点是重复性差。

（二）精密肝切片孵育试验

精密肝切片技术是采用组织切片机与动态器官培养系统，在器官灌流和细胞培养之间构建起一种亚器官水平上的研究方法。该方法的优点在于保存了肝脏的组织结构、细胞间及细胞与基质间的联系；与离体肝灌流试验相比，更容易获得连续性实验结果。由于物质通过介质转移到细胞内必须依赖于被动扩散，其扩散速率与物质迁移距离的平方成反比，因此肝切片一定要达到足够的薄，否则会影响实验结果。

（三）原代肝细胞培养试验

原代肝细胞基本保持了体内肝细胞的功能和活性。在毒理学试验中，原代肝细胞有两个主要用途：一是作为外加的代谢系统，与代谢缺乏的靶细胞进行复合培养，帮助检测化学毒物是否具有代谢活化作；二是直接作为毒作用靶细胞，检测化学毒物对肝细胞的各种损害作用。在原代培养的早期，肝细胞能维持许多功能如转运胆汁酸、氨基酸与葡萄糖的钠依赖性转运功能等，但随时间的延长肝细胞的某些功能会降低。

（四）肝细胞系（株）试验

肝细胞系试验主要用于肿瘤标志、药效性研究和肝细胞毒性及其机制研究。肝细胞系一般分为两种，即肝瘤细胞系和正常肝细胞系；前者包括 BEL-7404、SMMC-7721、HHCC、HepG2 与 C3A 等人肝瘤细胞系，正常肝细胞系包括正常人胚肝细胞系 L02 等。目前，肝细胞培养方法有肝细胞单层培养、肝细胞微载体培养、肝细胞球形聚集体培养、肝细胞微囊包裹培养、肝细胞中空纤维管培养以及肝细胞与非实质性细胞共同培养等方法。

（五）亚细胞组分研究

亚细胞组分可用于评价外源化学物引起的化学性肝损伤毒性机制。常用有微粒体和线粒体，前者主要用于研究外源化学物代谢酶活性和蛋白质合成，后者主要用于研究毒物对能量代谢的影响。此外，细胞核可用于外源化学物的细胞遗传毒性研究。

思 考 题

1. 肝脏损伤的基本要素是什么?
2. 中毒性肝脏损伤发病机制研究中存在的主要问题有哪些?
3. 试述评价化学性肝损伤的体内和体外试验的实际意义及其主要区别?

（周显青　余日安）

第十七章　肾脏毒理学

肾脏是绝大多数化学物的主要排泄器官,容易受到化学物及其代谢产物的损害,如重金属、某些抗生素、解热镇痛药等。因为肾脏具有较强的代偿能力，多数情况下缺乏特征性毒性表现，因而肾脏损伤不易被早期发现。充分了解肾脏的解剖结构、功能特点与中毒性损伤易感性间的关系，研究化学物致肾损害的特点、规律和机制，探讨合理、适宜的评价方法和防制措施意义重大。肾脏毒理学（nephrotoxicology），就是应用毒理学的技术和方法研究理化因素和生物因素对肾脏的损伤作用、特点、机制及规律，为有效防治中毒性肾脏疾病提供理论依据的一门科学。

第一节　肾的结构功能与毒物易感性

一、肾脏的结构与功能

肾脏是实质器官，由外层的皮质和内层的髓质构成（图 17-1），肾皮质由一百多万个肾单位组成，每个肾单位由肾小体和肾小管构成；肾髓质由 10～20 个锥体构成，主要含有髓袢降支、升支、集合管和乳头管。肾脏血管丰富，而肾皮质可接收肾血流的 90%，故血源性毒物可先到达肾皮质，其对肾皮质的毒性要大于髓质。

肾单位（nephron）是肾脏的基本结构与功能单位（图 17-2），由肾小体（由肾小球及肾球囊组成）和肾小管（包括小球囊腔、近曲小管、髓袢和远曲小管）组成，集合管不包括在肾单位内，是尿液排出管路。

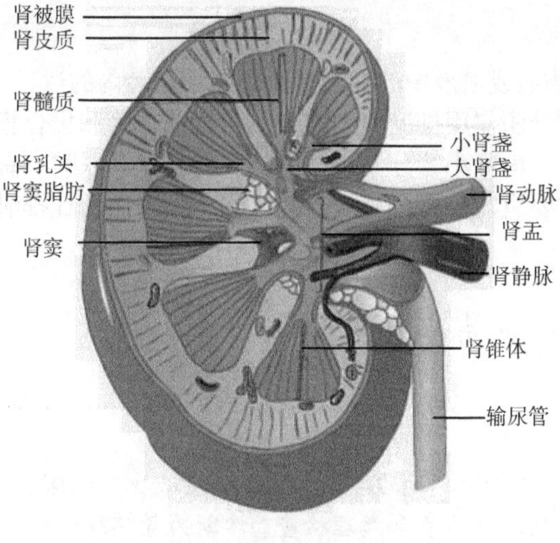

图 17-1　肾脏解剖结构

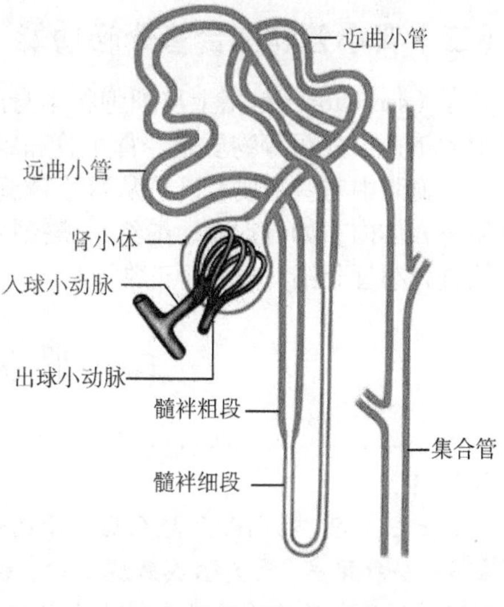

图 17-2　肾单位示意图

（一）肾小球滤过功能

是指血液经过肾小球毛细血管网时形成原尿的功能。原尿是血浆中的水和小分子溶质，包括少量分子量较小的血浆蛋白，滤入肾小囊腔而形成的，除蛋白质含量外，其余成分与血浆非常接近，渗透压及酸碱度也与血浆的相似。肾小球的滤过功能常用肾小球滤过率（glomerular filtration rate，GFR）来表示，即单位时间内（每分钟）两肾生成的超滤液（原尿）量。正常成年人，肾小球滤过率约为125ml/min左右，两侧肾24h从肾小球滤出的血浆总量可高达180升。如果外来化学物损伤肾小球，可使GFR发生变化。影响肾小球滤过率的因素主要有：肾小球滤过膜的功能完整性、有效滤过压、肾小球血浆流量等。

肾小球滤过膜总面积约1.5～2.0 m^2，由毛细血管内皮细胞、基底膜和足突构成，具有机械屏障和电荷屏障的作用，一般分子量小于70 000、不带电的物质可透过滤过膜，如正常情况下血浆清蛋白不能透过滤过膜，而与血浆清蛋白直径相同的中性右旋糖酐则易透过滤过膜。若肾脏处于病理状态下，肾小球滤过膜上电荷屏障损伤或者炎症等引起肾小球滤过膜通透性增加，大分子蛋白则会漏出形成蛋白尿。

肾小球滤过作用的动力是有效滤过压。有效滤过压＝肾小球毛细血管压－（血浆胶体渗透压＋肾小囊内压）。肾小球毛细血管内的血浆胶体渗透压不是固定不变的，在血液流经肾小球毛细血管时，由于不断生成滤过液，血液中血浆蛋白浓度就会逐渐增加，血浆胶体渗透压也随之升高；因此，有效滤过压也逐渐下降。当有效滤过压下降到零时，就达到滤过平衡（filtration equilibrium），滤过便停止了。由此可见，不是肾小球毛细血管全段都有滤过作用，只有从入球小动脉端到滤过平衡这一段才有滤过作用。

（二）肾小管重吸收功能

正常成年人每昼夜生成的原尿量可达180升，而每天排出的终尿约为1.5升左右，肾小管液的99%在肾小管又被吸收入血，物质从肾小管液中转运回血液的过程称为重吸收（reabsorption）。重吸收方式主要有主动和被动两种，主动重吸收主要通过离子泵，如Na^+、K^+、Ca^{2+}和葡萄糖、氨基酸等的重吸收。被动重吸收主要通过渗透、扩散等方式，如尿素、水、大部分Cl^-等的重吸收。

不同物质重吸收的部位和量是不同的，Na^+近70%在近球小管被重吸收，水约70%在近球小管，10%在髓袢降支细段，10%在远曲小管，10%～20%在集合管被重吸收；远曲小管和集合管对水的重吸收率虽不高，但重吸收的水量能随机体水的出入情况而改变，在血管升压素作用下，当机体缺水时，水重吸收增多，相反则减少。

（三）肾小管和集合管分泌功能

分泌（secretion）是指上皮细胞将本身产生的物质或血液中的物质转运到肾小管腔内的过程。尿液中的NH_3、肌酐等物质是经肾小管和集合管的分泌作用排泄的；K^+基本由远曲小管和集合管所分泌。血浆中有些物质，既可从肾小球滤过，又可由肾小管分泌，如肌酐和对氨基马尿酸。有的物质进入体内，如青霉素、酚红、碘锐特等则主要由肾小管分泌入管腔。临床可采用酚红排泄试验检查肾小管分泌功能是否正常。

二、肾脏的毒物易感性

案例17-1

王女士，33岁，10天前无明显诱因出现双下肢水肿，活动后加剧，伴尿量减少、色深、泡沫多，全身酸痛、乏力明显来院就诊，经进一步实验室检查和病理检查，诊断为肾病综合征。经询问得知患者半年前开始应用美白祛斑化妆品，每日外敷美白面膜1～2次、涂抹美白霜2次，无其他药物和化学物接触史。（摘自中国实验诊断学，2016年第20卷第1期）。

问题：

1. 王女士所用化妆品中什么成分损害了肾脏？
2. 为什么这种成分选择性地损伤肾脏？

（一）肾脏的血流量

肾血流量（renal blood flow）是指单位时间内流经双侧肾脏的血量。肾脏的重量只占体重 0.4%，但安静状态下每分钟通过肾脏的血流量占心搏血量的 25%，按重量计，肾脏是全身血流灌注量最多的脏器。因而血中有害物质易于流入肾脏，特别是血供丰富的肾皮质，是肾毒性化学物的首要靶器官，而当肾脏血流灌注不足，又易受到缺血缺氧的损伤产生病变。

（二）肾脏的高度浓缩功能

正常成人 24 小时可形成 180L 原尿，依靠肾髓质的逆流倍增机制，其中 99%又被重新吸收回血液，这就使得肾小管腔中的化学物浓度远远高于血液浓度，最高可达 500 倍，因此，一些在血液中浓度较低的化学物，在肾脏被浓缩后可达到“阈浓度”而产生损害作用。如磺胺类药物对肾小管的损伤，是因肾小管中药物浓度增加而在管腔中形成结晶造成的，因此，服用此类药物时应多喝水，稀释药物浓度而防止对肾脏的损害作用。

（三）化学物在肾脏的代谢及活化

肾脏中含有大部分参与外源化学物代谢的酶类，如细胞色素 P450、谷胱甘肽硫转移酶等，其活性普遍低于肝脏，但肾脏内酶的分布却因细胞种类而异（表 17-1），使得一些化学物在肾脏不同部位出现不同的代谢产物，如醋氨酚在近曲小管被细胞色素 P450 氧化，而进入肾髓质则在前列腺素 H 合成酶作用下发生共氧化所应。化学物对肾脏的损伤部位，通常是该化学物代谢酶的浓聚处。

表 17-1 部分代谢酶在肾脏中的分布部位

代谢酶	分布部位
N-乙酰转移酶	肾皮质、肾髓质
乙醇脱氢酶	肾皮质、肾髓质
醛酸还原酶	外髓、内髓
乙醛还原酶	肾皮质
氨基酸还原酶	肾皮质
细胞色素 P450 酶	肾皮质、外髓
羧酸酯酶	肾皮质
半胱氨酸 β-结合酶	肾皮质
谷胱甘肽 S-转移酶	肾皮质、肾髓质
单胺氧化酶	肾皮质、肾髓质
NADPH-P450 还原酶	肾皮质、内髓
类固醇 21-羟化酶	肾皮质、肾髓质
磺基转移酶	肾皮质、外髓

（四）肾脏的蓄积功能

肾脏是一个重要的蓄积器官。肾内含有较高浓度的金属硫蛋白，汞、镉、锌、铜等重金属进入肾脏后可与金属硫蛋白的巯基结合沉积在细胞内，可溶性酸性蛋白与金属离子结合后，形成不溶性的酸性蛋白复合物沉积在肾小管细胞内，或形成核内包涵体，损伤细胞。

案例 17-1 分析讨论

由于汞能够抑制黑色素的生成，对皮肤有一定的美白作用，因此，一些化妆品中可能含有一定量的汞。前面案例中提到王女士所用的美白类化妆品中就含有重金属汞，实验室检查也发现其尿汞偏高，长时间使用这种化妆品后，使得汞在肾脏蓄积，从而产生损害作用。王女士经过驱汞治疗后逐步恢复健康。

（五）肾小管的主动转运功能

在原尿形成、肾小管重吸收和排泌过程中，一些物质是靠肾小管细胞主动转运完成的，当其转动系统达到饱和时，肾小管细胞暴露的化学物浓度要远远高于血液，如头孢噻啶所引起的近端肾小管损害就是因大剂量（每天超过 4g）应用，使肾小管暴露在高浓度药物下产生的。而庆大霉素对肾小管的损害作用则是由此药被肾小球过滤排入肾小管后，与近端小管细胞刷状缘的阴离子磷脂结合，形成复合物后经吞噬作用进入细胞，储存于次级溶酶体而蓄积在近端小管细胞内，溶酶体破裂后释放的溶酶体酶引起细胞成分降解。这些损害作用均与肾小管的主动转动功能有关。

第二节　中毒性肾损伤的类型及表现

一、中毒性急性肾小管坏死

中毒性急性肾小管坏死（acute tubular necrosis，ATN）是因外来肾毒性化学物引起的肾小管上皮细胞广泛变性坏死，肾小球滤过率（GFR）降低而出现的综合征，是急性肾功能不全的主要类型，约占 75%～80%，治疗及时可完全康复。

肾毒性化学物是引起肾小管坏死的主要原因。按其性质可分为：①药物：氨基糖甙类抗生素（庆大霉素、卡那和丁胺卡那霉素、多黏菌素 B、妥布霉素）、磺胺类药物、二性霉素、环孢菌素 A 和顺帕等。②肾毒性化学物：重金属类肾毒物（汞、镉、砷、铀、铬、锂、铋、铅和铂等），工业化学物（氰化物、四氯化碳、甲醇、甲苯、乙烯二醇和氯仿等），消毒剂（甲酚、间苯二酚、甲醛等）、农药（有机磷、百草枯等）。③生物毒素：如蛇毒、毒蕈、蜂毒等。④医用造影剂：若患者原有肾病、糖尿病、年老患者、脱水等情况下应用造影剂易发生急性肾功能损伤。

中毒引起的急性肾小管坏死，肉眼见肾脏肿胀、发红；光镜下可见近曲小管上皮细胞胞浆内有大量空泡形成，远曲小管病变不明显，基底膜仍保持完整。

急性肾小管坏死在临床上表现出少尿期、多尿期和恢复期三个典型时段。每日尿量低于 400 ml 即为少尿期，此期由于尿量减少而出现水、电解质紊乱以及代谢性酸中毒等表现；当患者经过积极治疗，渡过少尿期后即进入多尿期，尿量逐渐增加；随着肾小球滤过率的逐渐增加，患者肾功能渐渐恢复，大约半年左右时间。

实验室检查尿常规见尿量少、酸性尿、低比重尿、尿蛋白（+）～（++）；尿沉渣可见数量不等的红细胞、白细胞和各种管型；尿中尿素氮通常低于 10g/L、尿肌酐的浓度亦降低；B 超显示肾脏肿大或正常。

二、肾小球病变与肾病综合征

肾病综合征（nephrotic syndrome，NS）是肾小球病变引起的一组临床症候群，主要表现为大量持久的蛋白尿、低白蛋白血症、水肿和高脂血症，或伴有血尿素氮升高等，24h 尿蛋白总量可达 3.5g 以上、血浆白蛋白＜30g/L、患者眼睑、颜面及双下肢有不同程度的水肿，严重者可有胸水、腹水，肾区叩击痛；血浆胆固醇明显增高。

凡是能引起肾小球毛细血管滤过膜的损伤的因素，最终均有导致肾病综合征的危险，如原发性肾小球肾病，急、慢性肾小球肾炎，急进性肾炎等。肾小球病变多因抗原抗体反应而致，除大多数为原发性外，还有一些外来因素可导致继发性肾小球肾炎，如：感染、药物（汞、有机金、青霉胺和海洛因等）、生物毒素及过敏原、肿瘤（肺、胃、结肠、乳腺实体瘤和淋巴瘤）、系统性红斑狼疮、过敏性紫癜淀粉样变及糖尿病等。

三、间质性肾炎

间质性肾炎（interstitial nephtitis，IN）是因各种原因引起的以累及肾间质结缔组织及肾小管为主，肾小球仅有轻微损伤的一组肾脏疾病，又称肾小管-间质肾炎。按疾病进展和病程可分为急性间质性肾炎和慢性间质性肾炎。急性间质性肾炎的常见病因有：①药物：如青霉素类、利福平、磺胺、解热镇痛药等（表 17-2）；②全身性感染：如布氏菌病、白喉、退伍军团菌病、链球菌感染、梅毒和弓形体虫病等；③原发感染性肾脏疾病：如肾盂肾炎、肾结核和肾霉菌感染等；④免疫性肾疾病：如肾小球肾炎、系统性红斑狼疮、移植肾急性排异和坏死性血管炎等。其中以药物引起的急性间质肾炎最常见，其表现常伴有皮疹、关节痛、发热等全身症状。主要表现为腰痛，排尿困难，尿少，夜尿及肾功能下降，多数伴有肾小管功能不全。

慢性间质性肾炎的病因主要有：①微生物感染：如细菌、病毒、真菌感染所致；②理化因素损伤：如药物（镇痛药等）、重金属或放射线；③免疫性疾病：如干燥综合征；④代谢性疾病：如高尿酸、高草酸血症或高钙血症；⑤其他：如巴尔干肾病及含马兜铃酸的中药，如关木通、木防己及马兜铃等可引起此病。主要表现有小分子蛋白尿，尿中有少量细胞及管型，病人常有口干、多饮、多尿，或食欲减退，腹痛，腹部绞痛，血尿，尿中有坏死组织等。

表 17-2　常见能引起间质性肾炎的药物及临床表现

分类	药物种类	临床表现
急性间质性肾炎	利福平等	发热、寒战、关节痛、腰痛；血尿、蛋白尿、少尿或无尿型急性肾衰
	水扬酸类	大量蛋白尿，高血压，少尿或非少尿型急性肾衰。
	氨苄青霉素、磺胺类、速尿等	急性间质性肾炎伴肉芽肿形成
慢性间质型肾炎	消炎痛、保泰松、非那西汀等	肾乳头坏死，间质纤维化；起病隐匿、发展缓慢；早期无特异症状，最后可发展为肾衰。

四、梗阻性肾病

梗阻性肾病是指因尿路尿液流通障碍而导致肾脏功能和肾实质发生损害的一种肾脏病变。按病因及病程，可分为急性和慢性两种。主要原因是尿路梗阻，造成尿路梗阻原因主要有两类：即输尿管和输尿管以外。输尿管本身又可分为腔内梗阻、管壁障碍两类。腔内梗阻常见于结石，发生部位可在输尿管或肾内的小管腔内。引起结石的原因有：尿酸结晶或服用可溶性较差的磺胺药、多发性骨髓瘤患者轻链免疫球沉积、肾乳头坏死组织脱落、泌尿系统出血形成的血块等。另外，膀胱功能障碍也可导致尿路梗阻，可因先天性肌肉发育不全或脊髓功能障碍等引起，也可因糖尿病、脑血管病变、多发性硬化症或帕金森病等继发因素引起。能引起梗阻性肾病的常见药物有磺胺、甲氨蝶呤、无环鸟苷、造影剂、二甲麦角胺新碱等。

临床表现主要有：①疼痛，为尿路梗阻的突出症状，典型表现为持续性或阵发性的肾绞痛，肾脏体积在急性期明显肿大，但慢性者体积则不一定增大，个别还会出现萎缩。②排尿障碍，少尿、双侧完全性梗阻可以造成无尿。③高血压，因肾小管腔内压过高，或间质压过高等促使肾素分泌过多；也可以因肾对水、钠调节机制障碍，导致水、钠潴留而发生高血压。④红细胞增多症，主要由于肾盂积水刺激促红细胞生成激素分泌过多而致。⑤酸中毒，源于肾小管对 H^+ 的分泌受到影响，个别可合并有高血钾。

五、肾　肿　瘤

我国肾肿瘤发生率在泌尿系统中仅次于膀胱肿瘤，居第二位。约占成人恶性肿瘤的 2%～3%，儿童恶性肿瘤的 20%左右。发生于肾实质的称为肾实质癌，发生于肾盂的称为肾盂癌。与肾肿瘤发生相关的危险因素有：①高危职业：镉工业、钢铁冶炼、焦炭生产、石油行业、印刷工业工人发病率高。②药物：雌激素过量可促使肾皮质癌发生，非那西汀等止痛药的滥用易发生肾盂癌。③吸烟：大量的前瞻性流行病队列研究显示，吸烟与肾肿瘤发生中度相关，并和吸烟量有关。④饮食：高摄入乳制品、低摄入水果和蔬菜是危险因素，维生素 A 摄入不足也可增加患肾癌的危险。⑤肥胖：肥胖与肾癌呈正相关，是肾癌的危险因素。⑥其他：患糖尿病者、肾功能不全的透析三年以上者易发生肾癌。其主要表现为血尿，发生率约为 40%～60%；疼痛，发生率约为 20%，疼痛多发生在腹部，多为钝痛；包块，约占 20%左右。对从事肾肿瘤高危职业人群、具有高危生活习惯人群、过量过长时间应用激素等药品人员，应定期体检，及时发现病变，更好在防止肾肿瘤发生。

第三节　常见肾毒性化学物

一、重　金　属

重金属引起的肾损伤因种类、剂量、接触时间、靶点的不同而出现不同结局。通常重金属在肾内的分布与损伤部位间有良好的相关性。比较常见的肾毒性重金属如下。

（一）铅

铅主要经呼吸道、消化道进入体内。职业人群主要通过铅矿的开采、冶炼，蓄电池制造等行业接触；非职业人群主要是含铅涂料、日用品、管道、墙面漆的应用。进入体内的铅 90%以难溶性磷酸铅形式贮存在骨中，当血中铅减少或 pH 发生变化时，骨中的铅即会以可溶性磷酸氢铅形式再次入血，引起铅中毒。肾脏以胞吞的方式摄入铅，并与高亲和力的蛋白结合。

肾脏铅损伤早期病理形态学改变主要是在近曲小管，晚期可见肾小球膨胀，球囊黏连，肾间质局部纤维化，肾小管萎缩，炎性细胞浸润。动物实验显示，短时间接触铅（1 年以内），近曲小管的上皮细胞有核内包涵体出现，尿铅增高但肾功能正常。较长时间接触铅（1 年以上），近曲小管上皮细胞形成核内包涵体的能力下降，肾脏间质有中等量的纤维组织增生，尿铅排泄减少，肾功能尚在正常范围。长时期的铅接触，肾间质纤维化明显，引起间质性肾炎和肾萎缩，肾小球滤过率明显减少，最终导致慢性肾衰竭。

尿蛋白增高是慢性铅中毒肾脏损害一个重要的效应标志物。观察尿蛋白的含量和增高持续时间，可判断肾脏损害的程度，通常情况下，低分子量的蛋白如 β-MG 是肾小管早期损害的标志，如果 β-MG 大量出现即可提示肾小管再吸收功能受损，但对铅性肾病的诊断特异性较差。

尿酶亦可作为肾脏损害时的生物标志物。δ-氨基-γ-酮戊酸脱水酶（ALAD）是参与血红素生物合成很关键的酶，可催化两分子的 δ-氨基-γ-酮戊酸聚合成卟胆原。ALAD 是低浓度接触铅时反应最灵敏的指标，也是晚期肾损害病人中反应体内铅负荷过量的准确指标。

总之，铅的早期或急性肾毒性的表现是较轻的，局限于肾小管上皮细胞，损伤是可逆的，如果早期诊断铅性肾病，经驱铅治疗可排出包涵体，恢复改变的线粒体形态和功能，肾小管功能也恢复正常。

（二）汞

汞在人类生活空间以多种形式存在，包括金属汞、无机汞、有机汞，它们均具有肾毒性。人类主要通过含汞化妆品、含汞中药、意外事故而接触，汞可经呼吸道和皮肤、黏膜表面吸收。汞进入体内后可被氧化成 Hg^{2+}，并与蛋白结合而蓄积在体内。肾脏是体内汞的主要蓄积和排泄器官之一，一般情况下，汞主要与肾小管细胞胞浆中金属巯蛋白结合而解毒。Hg^{2+}与蛋白质的巯基（—SH）有特殊的亲和力，可使含有巯基的某些代谢酶失活，如细胞色素氧化酶、丙酮酸激酶、琥珀酸脱氢酶等；此外，汞还能与氨基、羧基、磷酸基等功能基团结合而影响其生物活性和正常代谢，最终导致细胞变性和死亡。汞的肾损害主要以肾近曲小管上皮细胞为主。汞还可引起免疫损伤作用，汞与体内蛋白质结合引起变态反应，介导肾小球肾炎及肾病综合征。在中毒早期，可出现少尿、蛋白尿及管型尿。尿中红细胞及白细胞增多，有时可出现糖尿及氨基酸尿。急性中毒产生肾小管坏死，出现蛋白尿、管型等变化，严重者引起急性肾衰竭。

尿汞和血汞的检测虽然在一定程度上能反映体内汞的吸收量，但与汞中毒的临床症状没有较好的相关性，故还应检测血中球蛋白、还原型谷胱甘肽、溶酶体及红细胞中胆碱酯酶、血清巯基等指标，作为汞体内接触剂量和效应强度标记。

急性汞中毒可用牛奶及蛋清液洗胃以便与汞结合，也可加碳吸附剂吸附未结合的汞化合物。应用特效解毒剂二巯基丙醇（BAL），在少尿、无尿时应及时给予血液净化治疗，以去除汞-BAL复合物，并防治急性肾衰竭。

慢性汞中毒可出现肾病综合征。小管性蛋白尿可作为有机汞肾损害早期指标。

（三）镉

镉（cadmium）在自然界分布广泛，人类主要通过镉矿石熔炼、电池工业、电镀工艺、镉污染物（含镉稻米、污水）摄入等接触。因镉生物半衰期长达 10 年以上，所以长时间低浓度接触也可导致镉在体内某些脏器组织内蓄积而产生毒性作用，而肾脏是镉的主要蓄积部位和靶器官。

镉被吸收入血后与含巯基蛋白结合形成蛋白复合物，此蛋白复合物到达肾脏后，被肾小管上皮细胞的溶酶体分解后释出 Cd^{2+}，游离的 Cd^{2+}与肾内金属硫蛋白结合，在肾内长期蓄积，最长达 25 年以上。当接触镉剂量较大、时间较长时，肾内金属硫蛋白耗竭，游离 Cd^{2+}水平上升，即可造成肾损伤。镉造成肾损伤的肾镉"阈浓度"（threshold concentration）在人肾皮质为 200μg/g 湿重，故保持肾内金属硫蛋白的解毒潜力是防止镉肾毒性的关键。

镉的肾损害多发生在长期镉接触，损害以近曲小管为主，亦可见同时累及肾小球。在中毒早期，常出现肾小管性蛋白尿，即出现低分子量蛋白（1 万～2.5 万的蛋白质）尿，如：维生素 A 结合蛋白、β_2 微球蛋白、溶菌酶等。当损伤累及肾小球时，尿中可出现高分子蛋白、或以高分子蛋白为主的混合型蛋白。病变晚期可进展为肾间质纤维化，导致肾小管酸中毒和慢性肾衰竭。镉的慢性肾损害多为不可逆的。尿镉可作为近期镉接触和/或体内镉负荷的监测指标，而与铅致肾损害的最大区别是镉性肾损害有高尿钙而无高尿酸血症。另外，镉可引起肾小管重吸收葡萄糖功能降低、葡萄糖生成增加、糖耐量降低、胰岛素释放降低等因素而产生糖尿。

镉中毒的治疗措施主要是停止接触、及时驱镉、对症治疗。驱镉治疗主要用一些特异性螯合剂，但其中需注意的是，巯基螯合剂虽然与镉有很好的亲和力，但其螯合物很不稳定，被肾小管重吸收后易引起镉的蓄积；EDTA 钙等氨羧螯合剂虽可与镉生成稳定的低毒复合物，但因其不容易进入肾细胞，故作用不大。二硫代氨基甲酸盐类（dithiocarbamates）可作为有效驱镉剂应用。

二、药　　物

药源性肾损害是指临床用药过程中由药物毒副作用引起的肾脏损害。其损害机制主要有药物的直接肾毒性作用、变态反应性肾损害、肾小管阻塞性损害、溶血性损害、缺血性损害等。年龄、电解质紊乱、肾病、高血压、心肝功能异常等均是发生药源性肾损伤的危险因素。

（一）氨基苷类抗生素

氨基苷类（aminoglycosides，AG）抗生素是由二个或三个氨基糖分子和一个非糖部分称苷元的氨基环醇通过醚键连接而成。主要包括天然的链霉素、卡那霉素、妥布霉素、新霉素、大观霉素、庆大霉素、西索米星、小诺米星及人工半合成的阿米卡星、奈替米星等。此类抗生素的肾毒性作用主要是引起肾小管变性坏死，其毒性大小依次为：新霉素>庆大霉素>卡那霉素及丁胺卡那霉素>妥布霉素>链霉素。

庆大霉素引起的肾毒性在临床上最常见。本药在血液内约 10%左右与蛋白结合，其余绝大部分呈游离状态，并且不进行生物转化，以原形从肾小球滤过排出，排出的药物只有 10%～30%在近端小管重吸收，而 99%的水分在肾小管重吸收，所以肾小管内药物浓度比血浆高几十倍，极易造成肾小管损伤。因为庆大霉素带有正电荷，可与近端小管上皮细胞刷状缘结合，经胞饮作用进入细胞，损坏溶酶体膜而释放多种酶，使细胞产生多种自由基，引起上皮细胞变性坏死。

庆大霉素引起肾毒性的临床表现为非少尿型急性肾衰竭。病损程度与预后与患者的疾病既往史（如糖尿病、高血压等）、用药剂量、用药持续时间等因素有关。为预防庆大霉素造成的肾损伤，在临床上应注意以下几点：①应严格掌握用药适应证，保证合理用药，对于高敏患者尽量少用或不用该药物；②禁忌与肾毒性药物联合用药；③原有肾病者或已有肾损害者禁用；④老年人应慎用或禁用；⑤休克、脱水、电解质紊乱者禁用；⑥避免反复用药及大剂量用药；⑦用药期应加强肾功能监测。

（二）解热镇痛药

解热镇痛药又称为“非甾体类抗炎药（NSAIDs）”，如乙酰水杨酸、布洛芬、保泰松、甲氧萘酸、消炎痛、炎痛喜乐等。此类药物被广泛应用于治疗各种疼痛（头痛、痛经等）、免疫性疾病（类风湿性关节炎）、运动过量综合征、肾小球肾炎等。此类药物对肾脏亦有较强的损害作用。

解热镇痛药的肾毒性作用与其药理作用有关。即抑制前列腺素合成所需的环氧化酶，减少前列腺素的合成，而缩血管因子失去对抗因素，血管强烈收缩。因此，其主要肾毒性作用是引起或加重肾脏缺血。由缺血引起的肾损害形式多种多样：①急性肾衰竭：表现有少尿，肌酐、尿素氮升高，血钾升高；②急性间质性肾炎：特征是发热、皮疹、血嗜酸性粒细胞增多三联征，除此而外还有血尿、蛋白尿、白细胞尿等；③肾病综合征：表现大量蛋白尿、高度水肿、高胆固醇血症、低蛋白血症；④水钠潴留；⑤高血钾：因肾素及醛固酮分泌减少所致。

预防措施：①不宜过大剂量、过长时间应用；②用药期间监测内生肌酐清除率，如有下降立即停药；③掌握禁忌证：有肾病、尤其是肾病综合征伴肾功能不全者禁用，高龄患者（60 岁以上）、高血压、糖尿病、脱水、严重感染或败血症、高血钾、高血钠等忌用。

（三）中草药

案例 17-2

患者，男，42 岁，10 天前因“胃胀气”服用含朱砂莲成分的中药偏方 2 天，后因“服中药偏方后恶心、呕吐、乏力，并逐渐加重，停服中药后症状无明显改善”来诊。门诊检查：尿蛋白++++，尿糖 4++++，BUN 42.09 mmol/L，Scr 482.67μmol/L。

问题：

1. 根据该患者各项检查指标可做出什么样诊断？
2. 服用朱砂莲为什么会导致肾毒性？

一般认为中草药安全，无毒副作用，其实有些中草药在超剂量、超范围使用时，也会产生毒性影响。随着中草药应用地区和应用领域的扩大应用，某些中草药的肾脏毒性作用，也引起国内外临床工作者的广泛关注。国外学者在 1995～1998 年间发现来自台湾的不同地方的 12 名患者，因服用多种中草药，都发生了严重的肾衰竭，因此他们首先提出了中草药性肾病（Chinese herbs nephropathy）这一概念。虽然中草药引起的肾损害仍是个别现象，但从科学角度来看，我们也不能忽视其可能的毒性作用。迄今，通过临床或实验研究发现可能有肾毒性作用的中草药主要有：

1. 关木通　小剂量可利尿，大剂量损害肾小管，致上皮细胞坏死，严重者致急性肾衰竭。

2. 防己、厚朴　作为减肥药一种成分，过量和过长时间应用可引起慢性间质性肾炎。

3. 雷公藤　主要引起肾小管细胞变性及坏死、肾小管上皮轻度脂肪变性；也有因急性肾衰而致死的。

4. 益母草　含苯烃胺生物碱类，有毒成分为益母草碱、水苏碱等多种生物碱，常在大剂量应用时发生中毒，但机制不明。

综上所述，中草药肾毒性是一个较新的课题，目前虽未能明认哪一种中药成分可导致直接的肾损害，其毒性机制也不十分清楚，但个别中草药对肾脏的损害作用已勿容质疑，加强用药监测、规范用药范围和剂量，是防止中草药肾损伤的关键措施。

案例 17-2 分析讨论

上例患者根据各项检测指标，毫无疑问肾功能受到严重损伤，最后确诊为朱砂莲中毒（马兜铃酸肾病）、急性肾小管坏死、急性肾功能不全。朱砂莲是马兜铃科马兜铃属植物，含有马兜铃酸Ⅰ、Ⅱ、马兜铃甙等成分。内服剂量为 0.5～3.2g，具有镇痛、扩张胃肠血管等作用，有肝肾毒性。本例患者两天服用 12g，是因朱砂莲中毒导致的肾脏病。大剂量马兜铃酸可直接导致肾小管上皮细胞坏死、脱落，基膜裸露；小剂量长期服用者，持续的刺激可诱导小管上皮细胞转分化和凋亡、DNA 损伤、肾间质纤维化、癌变等。

三、卤代烃类

卤代烃是烃分子中的氢原子被卤族元素（氟、氯、溴、碘）取代后生成的化合物。一般根据取代卤素可分为氟代烃、氯代烃、溴代烃和碘代烃；也可根据烃基的不同，分为饱和卤代烃、不饱和卤代烃和芳香卤代烃等。卤素是强毒性基团，卤代烃比母体烃类毒性大。通常情况下，卤代烃可侵犯神经中枢或作用于内脏器官，引起中毒。其毒性按碘代烃、溴代烃、氯代烃、氟代烃毒性依次降低。

（一）三氯甲烷

三氯甲烷（Trichloromethane）是有机合成工业的重要原料，如用作氟里昂、橡胶、树脂、油漆制造的溶剂，作为合成纤维、塑料、干洗剂、杀虫剂、地板蜡等的制造原料，作为溶剂和萃取剂提取抗生素，还曾作为医用麻醉剂使用。从事以上生产劳动的职业人群、使用以上产品的非职业人群、或遭遇意外事故时均可接触到三氯甲烷。三氯甲烷可经皮肤、呼吸道和消化道进入机体，迅速分布在脂肪组织并贮存其中，要完全清除体内的三氯甲烷需 3～4 天时间，身体肥胖者需 8～10 天。三氯甲烷主要在肝脏代谢，少部分经肾脏随尿排出。人体内的三氯甲烷有 30%～50%可被代谢为二氯化碳和二氯甲烷。三氯甲烷在肝脏由细胞色素 P450 代谢形成 CCl_3OH，然后分解产生 HCl 和光气 $COCl_2$（phosgene），光气随即和水作用释放出 CO_2 并形成 Cl^-，氯离子与肝脏的 GSH 反应形成终产物。当三氯甲烷接触过多，可导致体内的 GSH 耗竭，进而对肝、肾造成损害。另外，也有研究显示，三氯甲烷对非洲绿猴肾细胞的损害作用是通过产生过量的活性氧自由基（ROS）而产生的。

动物实验表明，三氯甲烷的肾损害主要表现为肾小管上皮细胞水肿、坏死，肾重量增加，肾功能方面出现糖尿、蛋白尿、血尿素氮升高、离子分泌异常等。并且肾脏损伤具有明显的性别、种属差异，对小鼠而言雄性要比雌性敏感，因为雄性体内细胞色素 P450 含量是雌鼠的 5 倍，活性代谢产物形成高于雌鼠，因而易受损害。虽然肝脏是三氯甲烷的主要代谢器官和靶器官，但长期接触三氯甲烷后肾肿瘤的发病率升高，但具体机制未明。

（二）溴苯

溴苯（bromobenzene）主要用作化工合成的原料、溶剂和分析试剂使用。可经呼吸道、消化道和皮肤进入机体，在体内代谢非常复杂，可形成环氧化物、酚氧化物、苯醌、溴苯二酚等多种活性中间代谢产物。对机体的急性影响是上呼吸道刺激症状，引起咳嗽、胸部不适等；长时间接触除对皮肤有刺激性外，还可引起恶心、呕吐、腹痛、腹泻、头痛及中枢神经系统症状，造成肝肾损害。溴苯对肾脏的损害作用是通过活性中间代谢产物溴化氢醌引起的，溴苯经肝脏细胞色素 P450 代谢形成溴酚，溴酚又进一步氧化成溴化氢醌，溴化氢醌与肾内 GSH 结合，形成毒性较大的 GSH 结合物。引起节段性肾小管细胞坏死，表现为尿糖、尿蛋白、尿酶升高。

（三）六氯-1，3-丁二烯

六氯-1，3-丁二烯（Hexachloro-1，3-butadiene）主要用作溶剂、热载体、热交换剂、水力系统用液体、洗液，也用于合成橡胶工业。可经呼吸道、消化道和皮肤进入机体。急性接触主要是局部皮肤或黏膜的刺激作用；亚急性或慢性接触可造成肾损害。动物实验证实，六氯-1，3-丁二烯在肝内与 GSH 结合，形成 S-五氯丁二烯-GSH 结合物（PCBD-GSH），并进一步代谢为其丝氨酸代谢产物（PCBD-CYS），经肠肝循环入肾，与肾内大分子物质结合，造成近球小管线粒体损伤，细胞变性、坏死。表现为糖尿、蛋白尿，肾浓缩功能受损。

四、真菌毒素

（一）赭曲霉毒素

赭曲霉毒素是由曲霉菌属（*Aspergillus*）和青霉菌属（*Penicillium*）的几种真菌产生，属于弱有机酸。赭曲霉毒素分为 A、B 及 C 三种，其中以赭曲霉毒素 A 最为普遍，毒性也是最强的，可诱发动物的肝肾损伤。赭曲霉毒素 A 主要存在于谷类及谷类制品以及咖啡、可可、葡萄酒、啤酒、豆类、香料、干果、葡萄汁等植物及动物肾脏，如猪肾。赭曲霉毒素 A 比较稳定，不易分解，在一定程度上可不受大多数食物处理过程和影响，如煮沸、烘焗、烧烤和发酵等。烹煮和烘制面包只能破坏部分赭曲霉毒素 A，烘焗和烧烤也只能减低毒素含量的 20%，但在谷物处理过程中，如去壳、研磨，可减少赭曲霉毒素 A50%以上。人类主要是食用受污染的谷物或动物性食品从膳食中摄入赭曲霉毒素 A，而在受污染的工作环境经呼吸道摄入比较少见。

经消化道进入体内的赭曲霉毒素 A，绝大部分在胃部吸收，这是因胃内的酸性环境使弱酸性的赭曲霉素 A 不易解离，小肠也能吸收小部分。赭曲霉毒素 A 被吸收后，大部分经血液运送至肾脏，小部分到达肝脏、肌肉和脂肪。在体内经代谢而转化成无毒性赭曲霉毒素 α 及其他毒性较低的代谢产物，还有一部分以原型从消化道排出。由于赭曲霉毒素 A 能与血清蛋白紧密结合，因此其在体内的半衰期可达 120～840 小时。

赭曲霉毒素 A 的急性毒性并不常见，主要引起多个器官出血，以及在脾、脑、肝、肾和心脏形成血栓。动物实验证实，急性中毒也会损伤肾脏、肝和淋巴系统。赭曲霉毒素 A 最常见的中毒性损害是对肾脏的毒性，接触赭曲霉毒素 A 的多种单胃哺乳类动物（对多胃的反刍哺乳类动物毒性轻微）及家禽肾脏均受累，出现肾小管萎缩、间质纤维化及肾小球透明变性，其作用部位主要在近曲小管，严重可导致肾癌。此外，赭曲霉素 A 对肾脏损害作用具有种属差异，如对猪肾脏的损害要大于大鼠和小鼠；对人类肾损害的表现为血肌酐尿素氮升高，伴有高血压和水肿。

（二）橘青霉素

橘青霉素为黄色针状结晶，由橘青霉、黄绿青霉、鲜绿青霉等真菌产生，是“黄变米”中的霉菌毒素之一，与纤维降解、玉米、大米、面包等农产品或食品的霉变有关，在大米中及大米的产地该菌是普遍存在的。在许多其他农产品，如玉米、大米、奶酪、苹果、梨和果汁中也能检测到橘青霉素。

人类主要通过摄入受到其污染的食物或水果经消化道吸收。其主要靶器官为肾脏。橘青霉素能引起家畜（如狗、猪）、家禽（鸡、鸭）和鸟类等多种动物的肾脏病变。出现管状上皮细胞的退化和坏死、肾脏肿大，尿量明显增加、血尿素氮和尿氮含量升高。桔青霉素的肾毒性与其抑制肝细胞线粒体氧化磷酸化效率、改变细胞跨膜电位有关；桔青霉素还能显著抑制肾皮质细胞 α-酮戊二酸和丙酮酸脱氢酶的活性，降低 Ca^{2+}吸收速率和总量，使 Ca^{2+}稳态失衡；橘青霉素还能与赭曲霉素、展青霉素等协同作用，增加对机体的损害。

第四节　肾脏的毒性作用机制

案例 17-3

患儿，10 岁，患肾病综合征一年，三次复发，现用环孢素 A 治疗三天，第四天凌晨突然出现抽筋，面青嘴唇紫，口吐白沫的情况，血压值达 155/125 mmHg，经对症处理恢复。

问题：

1. 环孢素 A 是否有肾毒性，能否加重肾病综合征的症状？
2. 血压值升高的原因何在？

一、细胞毒作用

化学物及其代谢产物可通过与肾脏细胞生物大分子共价结合、阻断呼吸链、改变细胞膜通透性等途径，直接损伤细胞结构和功能，引起细胞死亡。如汞可与细胞内重要的活性基团-巯基结合，使细胞抗氧化能力下降，细胞膜脆性增加，细胞易于破裂和崩解；化学物体内代谢过程中产生的活性氧自由基（ROS），如羟自由基（·OH）、超氧阴离子自由基（O_2^-·）、过氧化氢（H_2O_2）等诱导氧化应激，产生脂质过氧化，进而影响细胞膜流动性、代谢酶活力、载体转运能力等，使细胞发生损伤和死亡。细胞死亡表现为坏死和凋亡两种形式，到底以哪种形式为主，则依化学物性质、浓度不同而各异，可以一种为主，也可两种并存。另外，损伤程度和部位与化学物浓度有关，浓度低时，毒性作用主要累及肾小管细胞的功能：浓度过高时，可导致肾小管上皮细胞坏死，发生急性肾衰竭，溶酶体损害在细胞坏死中起重要作用，溶酶体含有多种水解酶，能降解或“消化”多种物质，如溶酶体破裂释放出酸性水解酶，可造成线粒体呼吸障碍、微粒体蛋白质合成受阻等其他细胞器严重损伤，同时氧自由基增多，钙离子细胞内流增多，导致细胞损伤直至坏死。

二、抗原-抗体反应

一般认为，许多肾小管-间质病变或肾小球损害是因化学物及其代谢产物，作为外源性抗原或半抗原，与宿主蛋白相互作用，开成抗原-抗体复合物，沉积在肾内，产生损害作用，其中大部分病理类型为急性间质性肾炎（AIN），少数为肾小球病变（如膜性肾病等）。许多病毒，如乙型肝炎病毒、麻疹病毒、EB 病毒，药物如青霉胺、金和汞制剂以及异种血清、类毒素等可作为外源性抗原，引起抗体反应并形成免疫复合物。免疫复合物引起肾小球损伤基本上有两种方式，一是抗体与肾小球内固有的不溶性肾小球抗原或植入在肾小球内的非肾小球抗原，在肾小球原位结合形成免疫复合物，二是血液循环内形成的可溶性抗原抗体复合物沉积于肾小球。药物可作为半抗原与血清蛋白或细胞蛋白结合形成完全抗原，被抗原呈递细胞摄取，在某些刺激因子的协同下激活T辅助细胞。T辅助细胞一旦被激活，产生多种作用：①产生细胞因子，直接作用于靶细胞；②激活自然杀伤细胞、巨噬细胞等非特异性的效应细胞；③使B细胞分化成浆细胞，产生特异性抗体；④使其他效应B细胞分化，介导迟发型过敏反应和细胞毒等作用。如某些药物（青霉素等）的代谢产物与肾小管基底膜（TBM）结合成全抗原可刺激机体产生抗TBM抗体，介导部分AIN形成。

三、钙稳态失衡

在细胞功能维持和调节中，Ca^{2+}作为第二信使在信号传导中起着关键作用。同时，多种参与细胞活动的蛋白质、磷脂和核酸分解酶的激活亦需Ca^{2+}的参与。正常情况下，细胞内外10^5倍钙浓度梯度的维持是由质膜Ca^{2+}泵和细胞内钙池系统共同完成的。在肾脏，50%～60%从肾小球滤过的钙由近曲小管重吸收，以维持胞浆中Ca^{2+}水平。当维持钙稳态机制紊乱，可导致Ca^{2+}内流增加、Ca^{2+}从细胞内储存部位释放、通过细胞膜逐出抑制，从而导致细胞内Ca^{2+}浓度持续增加，激活Ca^{2+}依赖的磷脂酶、蛋白酶等降解酶，造成细胞骨架的结构和功能异常。化学物还可在不同水平上干扰细胞信号的传递，导致细胞内Ca^{2+}对激素及生长因子的正常反应的丧失。另外，钙信号系统的异常活化也是毒物引起细胞死亡的一个重要机制。

案例17-3分析讨论

案例中提到的环孢素A能与细胞膜上脂质相互作用，影响钙转运蛋白，改变系膜细胞、血管平滑肌细胞钙内流的通透性，使胞浆钙增多（包括外钙的内流及内存钙的释放），使细胞对内皮素、血管紧张素、精氨酸加压素等介导的收缩反应性增强，入球小动脉呈过度紧张状态；另外，环孢素A还可抑制磷脂酶A2活性，破坏血管收缩性活性介质（TxA2）和舒血管活性介质（PGI2）的平衡状态，促进血管收缩效应发生。由此可见，环孢素A能够促进肾性高血压的发生，而持久的入球小动脉收缩，可引起肾小球缺血性坏死，出现不可逆的滤过膜面积减少和肾功能下降。

四、离子稳态

在体内，细胞外液的主要阳离子是钠离子，主要阴离子是氯离子和碳酸氢根离子；细胞内液主要阳离子是钾离子和镁离子，主要阴离子是磷酸氢根离子和蛋白质。肾脏主要是通过对这些离子的排泌和重吸收，调节和维持电解质平衡。一个正常成年人，血浆中钠离子浓度为138～145mmol/L，90%以上以氯化钠的形式存在，其余是碳酸氢钠等。肾脏每日排出的钠离子仅3～5g，99%以上的钠离子被肾小管和集合管重吸收，如果外来化学物影响到肾小球滤过率与球管平衡，单位时间从肾小球滤过的钠离子量、近端小管重吸收钠离子的量都会发生变化，当滤过的钠离子增加1%时，终尿中排出的钠量会增加两倍以上，尿量也会随之增加。血清钾约为3.5～5.5mmol/L，尿中日排出量为1.2～3.2g左右，原尿形成时，几乎所有血清钾都从肾小球滤过，其中98%左右在近曲小管重吸收，小部分在髓袢吸收。如果出现体内钾平衡破坏、肾小管细胞内钾的浓度增加、远曲小管对钠的重吸收增加情况时，钾的排泄量会增加，另外，醛固酮含量也会影响钾离子浓度，对维持正常血钾浓度具有重要作用。体内氯离子浓度约为98～108 mmol/L，肾小球滤过液中的氯离子，99%在肾小管中重吸收入血，吸收形式是因钠的主动重吸收而引起水被动重吸收，使管腔中氯、钾离子等的浓度升高，通过扩散而被动重吸收。由此看来，钠、氯、钾、钙等离子间的稳态，与机体水、电解质平衡关系密切，凡能影响离子平衡的物质，均可通过影响管小球滤过、肾小管重吸收功能而损伤肾脏，是值得注意的问题。

五、其　他

许多细胞因子和多肽生长因子在外来化学物致肾脏损伤和修复过程中的作用也不容忽视。如表皮生长因子（EGF）、血小板源性生长因子（PDGF）和转移生长因子（TGF-α）具有刺激肾小管上皮细胞分裂增殖的作用；而胰岛素样生长因子 IGF-1 和 TGF-β 则可使上皮细胞肥大。当发生急性中毒性间质性肾炎和急性肾小管坏死时，肾间质会有大量淋巴细胞、单核细胞及嗜酸性白细胞浸润，说明炎性介质、细胞因子和多肽生长因子参与了病变过程。当肾小管细胞遭到损伤时，EGF 受体表达明显增加；在肾毒性或缺血性急性肾衰初期，肾组织中 EGF 明显减少；急性肾小管坏死的恢复期，当肾小管出现再生和肾功能开始恢复时，肾小管内 EGF 和 EGF 受体呈明显增加。

第五节　肾损害的评价方法

案例 17-4

患者，女，34 岁，因全身乏力、腰部持续胀痛来诊，检查结果：血压 140/100 mmHg，血肌酐 144μmol/L，血尿酸 421μmol/L，尿常规：尿蛋白++，尿潜血++，24 小时尿蛋白定量 1.01g/24h，内生肌酐清除率 58.2 ml/min。

诊断：慢性肾小球肾炎

经过 20 天的治疗，患者血压降至 120/80mmHg，并停用降压药，血肌酐降至 100μmol/L，血尿酸 358μmol/L；尿常规：尿蛋白阴性，尿潜血阴性，24 小时尿蛋白定量 0.10g/24h，内生肌酐清除率为：68.89ml/min。疗效明显。

问题：

1. 慢性肾小球肾炎的诊断依据是什么，各指标与肾功能损伤间的联系？
2. 疗效明显的判定指标有哪些，为什么？

肾脏具有排泄代谢废物，维持机体水、电解质、酸碱平衡以及正常渗透压的功能，同时也分泌某些激素参与机体功能调节。肾损害检测就是通过这些功能评价，了解肾脏损伤的部位和程度，动态观察病变进展，作为判断治疗效果以及估计预后的依据。有时肾功能的损害可出现在症状出现之前，因而肾功能检查可以帮助早期发现某些肾脏疾病。但由于肾脏的储备能力很大，有些肾脏功能的改变却要到肾脏损害明显时才表现出来。

一、体 内 实 验

整体肾功能检查分为肾小球功能检查、肾小管功能检查和肾血流量测定，但某一功能检查和某一种损伤不是简单的一一对应的关系，因为一种病变可以有多种病理变化，可以出现多种检查结果的异常，而同一项异常的检查结果又存在于多种损害之中。因此，对于一个病例要有选择地进行多项肾功能检查，然后进行综合分析，才能做出准确判断。

（一）肾小球功能检测

肾小球滤过率（GFR）检测肾小球滤过率指单位时间双侧肾脏形成原尿的量，临床上常用一些内源性或外源性物质从肾脏清除的速率，即肾小球清除率（glomerular clearance rate，Gcr）来间接反映 GFR。Gcr 是指肾脏清除某种物质的能力，即单位时间内（一般为分钟）能将多少毫升血浆中某种物质完全清除的能力。可用下式表示：

$$Gcr=(U\times V)/P$$

U—尿中某物质的浓度；

V—每分钟尿量（ml/min）；

P—血浆中某物质的浓度。

临床上常用的内源性物质为内生肌酐清除率，外源性物质为菊糖。

1. 内生肌酐清除率（Ccr） 肌酐（creatinine）为肌酸代谢产物。内生肌酐血浓度稳定，绝大部分经肾小球滤过，但不被肾小管重吸收，排泌量很少，故临床上常用内生肌酐清除率估计肾小球滤过率。该指标试验操作方法简便、干扰因素较少、敏感性较高，可反映肾小球滤过功能。24 小时肌酐清除率按下式计算：

肌酐清除率（升血浆/24 小时）=[尿肌酐浓度（mg/L）24 小时尿量（L）]/血浆肌酐浓度（mg/L）

正常成人男性为 85～125 ml/min/1.73m^2；女性：75～115 ml/min/1.73m^2。

2. 菊糖清除试验 菊糖（inulin）为多聚果糖，分子量 5200。进入血液后既不与蛋白结合，又不分解，肾小球滤过为唯一排泄途径，且又不被肾小管分泌和重吸收，因此菊糖清除率（Cin）即等于肾小球滤过率（GFR）。方法是静脉滴注菊糖使其维持稳定的血浓度（约需 2 小时），定期采静脉血和尿各 4 次，测定菊糖浓度，而后代入公式计算。因其操作繁杂，只在研究中应用，临床上一般不采用。

菊糖清除率（ml/分）=尿中菊糖浓度（mg/L）×每分钟尿量（L）/血浆中菊糖浓度（mg/L）

正常成人按 1.73m^2 标准体表面积计算，男性 125±10mL/min，女性约低于男性 10%。妊娠 3 个月时增高 50%，产后即恢复正常；糖尿病肾损害早期、部分微小病变引起的肾病综合征均可使其升高。

此外，血肌酐（Scr）和尿素氮（BUN）在摄入食物及体内分解代谢比较稳定的情况下，可在一定程度上反映肾小球滤过功能。但其灵敏性较差，通常在 GFR 下降 50%～70%情况下，血清肌酐和尿素氮才会升高。另外，在脱水、少尿和蛋白分解的情况下它们也会升高，所以检测这两项指标的变化应考虑肾外因素。上例内生肌酐清除率治疗前降至 58.2 ml/min，且血肌酐、血尿酸明显升高，说明肾小球滤过功能出现异常。

（二）肾小管功能测定

肾小管具有分泌、重吸收、浓缩、稀释以及维持酸碱平衡的功能。

1. 近端小管排泌功能检查 常用酚红排泄试验反映近端小管的排泌功能。酚红又名酚磺酞（phenolsulfonphthalein，PSP）是一种对人体无害的染料。PSP 绝大部分由近端肾小管分泌排出，尿中排出的量可作为判断近端小管排泌功能的指标。PSP 正常值为 15 分钟排泄量>25%，120 分钟排泄量 55%～75%。凡能使肾血流量减低的因素（如心衰、血压减低）、近端肾小管病变、高度水肿（由于 PSP 随水肿液到组织间隙）均可使 PSP 下降；当低蛋白血症无水肿时，肾小球滤过率增加，肝功能损害而使肝脏排出量减少而增加肾脏排出量时，PSP 升高。但该试验准确性较差，现多不用，而以测定尿 β_2 微球蛋白及溶菌酶等来估价近端小管功能。

2. 肾浓缩稀释试验 主要反映肾脏浓缩功能，尿的浓缩和稀释主要在远端小管和集合管进行，在特定饮食条件下，观察病人尿量和尿比重的变化可作为判断远端小管功能的指标。尿浓缩稀释实验有两种试验方法：①Mosenthal 法：试验时正常进食，每餐含水量不宜超过 500～600ml。除正常饮食外不再饮任何液体。上午八点排尿弃去，白天 12 小时内，每 2 小时留尿一次，共 6 次。在收集夜间 12 小时尿。②Vol Hard 法：上午 8 点排尿弃去，以后每 3 小时留尿样样本一次，共 4 次。再收集夜间 12 小时尿液，分别准确测定每次尿量及比重，以测定远端小管浓缩尿的功能。尿浓缩稀释试验结果分析：正常情况下，24 小时尿量为 1000～2000ml，昼尿量与夜尿量之比为 3～4：1，12 小时夜尿不应超过 750 ml，最高尿比重应在 1.020 以上，最高尿比重与最低尿比重之差不应小于 0.009。

（三）肾血流量测定

通过清除率试验进行，若肾脏受到外来化学物损伤，可影响到入肾血液流量。一种物质经过肾脏时，少部分从肾小球滤出，大部分从肾小管分泌，且不被肾小管重吸收，一次循环大部分（90%）由肾清除，那么这种物质的清除率即可用于测定肾血浆流量。如对氨基马尿酸（PAH）就具备这一特性，但因操作繁杂，目前多不采用。而同位素肾图因能比较敏感地反映肾血流量，现已逐渐被列为肾功能的常规检查。

（四）尿常规检测

尿常规检测主要包括尿液外观、比重、pH、尿糖、尿蛋白、尿胆红素、尿胆原、酮体及沉渣检查。pH 可反映体内酸碱平衡情况和肾脏的调节功能，pH 降低常见于糖尿病、痛风、酸中毒、慢性肾小球肾炎等，pH 增高常见于频繁呕吐、泌尿系统感染、服用重碳酸盐药、碱中毒。蛋白质阳性可见于各种肾小球肾炎、肾病综合征、肾功能不全以及摄入药物（如奎宁）、磷酸盐、消毒剂。当尿 pH 大于 8 时，尿蛋白检查可出现假阳性。尿葡萄糖升高可见于糖尿病、甲状腺功能亢进、妊娠后期。胆红素和尿胆原阳性与肝功能异常有关。尿常规分析价值有限，可作为其他检测的辅助指标。

案例 17-4 分析讨论

案例中患者尿蛋白、尿潜血阳性，说明出现肾小球肾炎症状，综合内生肌酐清除率及病情进展情况，就可做出慢性肾小球肾炎的诊断。同样情况下，经过一段时间治疗后，这些指标也可作为治疗效果和肾脏病预后的指标，如：内生肌酐清除率上升、尿蛋白和尿血转阴、血压下降，均是症状好转迹象。

（五）其他检测

尿酶是肾损害早期的敏感指标之一，主要来源于血浆、肾单位各细胞、泌尿道上皮细胞，所以，检测不同来源的酶，可作为肾损害的标记物。如，尿 *N*-乙酰 β-*D* 氨基葡萄糖苷酶（*N*-acetyl-β-*D*-glucosamanidase，NAG）是溶酶体酶，在近曲小管上皮含量最高，尿中 NAG 升高，可作为近曲小管早期损伤标记；碱性磷酸酶升高，是刷状缘受到损害的标记。一般在进行急性或慢性动物实验时，需进行肾脏的病理学检测，从形态和镜下观察外来化学物对肾脏的损害作用，如肾脏有无水肿、充血、萎缩，计算脏器系数；电镜或光镜观察肾脏在细胞或亚细胞水平上的损害，如有无坏死、凋亡，损伤的部位、程度、性质、范围等。另外，还可用酶组织化学检测进行定位研究，在肾脏的病理学研究中也具有较大意义。

二、体外实验

（一）肾皮质薄片或肾组织片段培养

肾皮质薄片（renal cortical slice）技术因其技术相对简单、易于实施，常用来研究肾脏对有机酸和有机碱的分泌机制、肾组织对葡萄糖合成功能和对氨基酸的转动功能。主要方法是将肾皮质切成 0.2～0.5mm 的薄片，在培养基中培养并加入待测化学物，然后分别检测肾组织薄片和培养基中这种化学物浓度，计算浓度比值。

（二）体外灌注肾小管

在进行毒理学及药理学研究中，常用到离体肾小管灌注技术（isolated perfused tubule），即在显微镜下分离肾小管，用微量加样器进行灌注。此项技术的难点是肾小管的分离，常用的动物为家兔。

（三）离体肾脏灌流

离体肾脏灌流（isolated perfused kidney，IPK）技术是应用比较早的离体器官实验方法，最早被用来研究肾脏的生理和生化功能，主要用于研究肾脏排泄机制、肾脏代谢、排泄及化学物的相互作用和肾功能等方面，对发现和评价药物肾脏排泄及其相互作用具有特别的价值。

（四）其他

肾细胞原代培养技术、细胞器分离及肾细胞株建立，也是比较常见的体外研究方法。

体外实验研究具有周期短、易于控制实验条件、节省实验动物等优点，但分离的体外组织或器官存活时间短，不适于长期反复进行的研究。所以，应根据自己实验条件、目的选择合适的实验方法。

思 考 题

1. 肾脏的基本功能单位及其生理特点？
2. 为什么肾脏易受外来化学物损伤？
3. 外来化学物引起肾脏损伤的类型有哪些？
4. 常见的肾毒性药物有哪些，如何预防其对肾脏的损伤作用？
5. 如何评价外来因素对肾脏的损伤作用？
6. 日常生活中哪些真菌性食品污染可导致肾损害？

（段志文 张玉媛）

第十八章　生殖毒理学

案例 18-1

2011 年 5 月底，台湾部分食品添加剂生产企业在其生产的起云剂中违法添加邻苯二甲酸酯类（PAEs）增塑剂，这起增塑剂污染食品事件引发国内外对 PAEs 安全问题的高度关注。PAEs 是大约 30 种化学物的总称，可造成土壤、水体、食物等广泛的污染，主要吸收途径包括消化道、呼吸道、静脉及皮肤。PAEs 是公认的环境内分泌干扰物，具有雄性和雌性生殖毒性。PAEs 可选择性地诱导精母细胞凋亡，引起睾丸萎缩，导致包括人类在内的生物体繁殖能力下降和生殖器官畸形。动物实验表明，PAEs 引起雄性动物生殖腺损害，精子数量减少、质量下降、生长迟缓、睾丸萎缩、严重者可引起不育。PAEs 对雌性生殖内分泌的影响主要表现在对卵巢功能的毒作用，作用位点主要是卵巢颗粒细胞，表现为自然排卵周期改变、动情周期延长、血中雌激素水平降低，并且出现不排卵的现象。

问题：

1. 邻苯二甲酸酯类（PAEs）对生殖系统的毒性表现在哪些方面?
2. 可引起生殖毒性的物质还有哪些?

第一节　概　　述

一、生 殖 过 程

生殖（reproduction）是指从配子形成直到胎体娩出的过程，其中包括精子发生、卵子发生、配体释放、卵细胞受精、卵裂和胚泡发育、着床、胚体发生、胎体发育、分娩等。

（一）精子发生

生精细胞（spermatogenic cell）由处于不同发育阶段的各级生精细胞组成，包括精原细胞、初级精母细胞、次级精母细胞、精子细胞和精子。由精原细胞形成精子的过程称为精子发生（spermatogenesis），主要经历精原细胞增殖、精母细胞成熟分裂和精子形成等三个阶段。精原细胞分为 A 型和 B 型，A 型精原细胞进一步分为 Ad 型和 Ap 型。Ad 型不发生任何有丝分裂，Ap 型则通常分化增殖为两个 B 型精原细胞，B 型精原细胞经多次分裂分化为初级精母细胞。初级精母细胞经过第一次减数分裂成为两个次级精母细胞，次级精母细胞迅速完成第二次减数分裂，形成两个精子细胞。精子细胞经过变形阶段转变为精子，精子进入附睾后达到功能上的成熟。下丘脑、垂体、睾丸组成下丘脑-垂体-睾丸轴，对精子发生和雄性激素的分泌起重要的调控作用。

（二）卵泡发育与卵子发生

卵泡发育（follicle development）是连续的变化过程，经历原始卵泡、初级卵泡、次级卵泡和成熟卵泡四个阶段。原始卵泡由一个初级卵母细胞和周围一层卵泡细胞构成。从青春期开始，原始卵泡陆续发育成为初级卵泡，卵泡细胞也由单层扁平细胞转变为立方形或柱状细胞，细胞增生为 5～6 层。卵泡细胞和卵母细胞之间出现透明带。初级卵泡细胞继续生长、增大和分化，形成次级卵泡。卵泡细胞增至 6～12 层，相邻细胞间出现卵泡腔。分布在卵泡腔周围的卵泡细胞构成颗粒层，卵泡细胞改称为颗粒细胞。卵泡膜基质细胞分化为膜细胞。膜细胞合成雄激素，雄激素透过基膜，在颗粒细胞内转化为雌二醇（E_2）。在 FSH 和 LH 的共同作用下，次级卵泡发育成为成熟卵泡。排卵前 36～48 小时，初级卵母细胞完成第一次减数分裂，产生一个次级卵母细胞和一个第一极体，次级卵母细胞随即进入第二次减数分裂，停止于分裂中期。最后卵泡破裂，次级卵母细胞自卵巢排出即为排卵。排出的卵细胞进入输卵管壶腹部，如遇精子则发生受精，可激发其完成第二次减数分裂。卵巢功能主要受下丘脑-垂体-卵巢轴调节。

（三）受精过程

精子和卵子结合的过程叫做受精。精子和卵子识别是受精过程的启动，精子附着在卵子表面，并与卵子透明带结合。在接触透明带的过程中，精子头前部发生顶体反应。获能精子穿透卵丘抵达透明带表面，穿越透明带进入卵周隙（PVS），与卵质膜结合，并穿入卵胞质内。精子在穿过透明带到达 PVS 后，头部前端很快附着到卵质膜微绒毛上，以赤道段和顶体后区与卵微绒毛接触。此时精子尾部仍做强烈的摆动，卵的质膜、胞质和核物质则作为一个整体在 PVS 中转动。次级卵母细胞借助微绒毛内肌动蛋白、收缩蛋白和肌球蛋白将精子全部拖入胞质。次级卵母细胞被激发完成第二次减数分裂，形成成熟的卵子和第二极体。雌雄原核靠近，两者核膜在数处融合成一个细胞核，形成受精卵。

二、生殖毒性与生殖毒理学

（一）生殖毒性

生殖毒性（reproductive toxicity）指外来物质对雌性和雄性生殖系统的损害，引起生化功能和结构的变化，影响繁殖能力，甚至累及后代。生殖毒性表现为外来物质对整个生殖过程的影响，包括引起生殖器官及内分泌系统的变化，对性周期和性行为的影响，以及对生育能力和妊娠结局的影响等。

具有生殖毒性的环境危害因素较多，按其性质主要分为化学、物理和生物因素。环境危害因素的暴露会影响人类的生殖功能，使人类的生育能力发生显著改变，不孕不育和生殖系统发育异常明显增加。镉、二溴氯丙烷等可损害雄性生殖系统，多环芳烃、博来霉素和二硫化碳等可损害雌性生殖系统，都是具有生殖毒性的化学物。

（二）生殖毒理学

生殖毒理学（reproductive toxicology）是生殖医学和毒理学结合而形成的一门交叉学科，指应用毒理学方法研究外源化学物对生殖系统损害作用的原因、机制和后果，并为防治化学物对人类生殖功能的危害提供依据和措施的一门学科。

生殖毒理学是毒理学重要的分支学科，是随着中国毒理学的发展而逐步开展起来的。20 世纪 60 年代以评价化学物致畸效应为主，70 年代出版的《卫生毒理学实验方法》介绍了致畸和繁殖试验。80 年代中国制定的一系列法规，均规定喂养繁殖试验、喂养致畸试验和传统致畸试验等生殖毒理试验为药品、食品、农药等化学物进行安全性毒理学评价必做的试验。90 年代是中国生殖毒理学蓬勃发展的时期，生殖毒理学研究进入了新的阶段。1993 年 10 月中华预防医学会卫生毒理专业委员会生殖毒理学组成立，同年中国毒理学会生殖毒理专业委员会成立，《生殖医学》《环境与生殖》《雄（男）性生殖毒理学》《男性生殖毒理学》等书相继出版，研究手段由整体实验动物扩大至全胚体培养、组织培养、细胞培养，并将分子生物学理论和技术应用于生殖毒理学研究中。

第二节　雄性生殖毒性

案例 18-2

2015 年四川大学华西公共卫生学院学者采用 meta 分析法研究了 1993 年以来世界各地发表的符合纳入标准的有关空气污染与男子精液质量关系分析的 10 篇文献。相对于低污染暴露组，高暴露组男性精液量变化不明显，但精子密度下降了 8.21×10^{6}/ml，精子运动力下降了 7.76%，正常形态的精子减少了 3.4%。2010 年学者分析显示：1985～2008 年间国内正常男性精液质量参数中精液量没有明显变化；但自 1995 年后，精子密度和精子总数呈现显著下降趋势，精子密度从 1995 年 81.5×10^{6}/ml 下降到 2008 年 66.7×10^{6}/ml，年平均降低 1.40%；精子总数从 1995 年 257.2×10^{6} 下降到 2008 年的 185.9×10^{6}，年平均下降 2.15%。

问题：

1. 人类精子数量和质量下降的原因可能有哪些？
2. 外源化学物可能通过哪些机制引起雄性生殖毒性？
3. 雄性生殖系统受到损伤后会有哪些表现？

2015 年全球化学信息权威机构美国化学文摘社（chemical abstracts service，CAS）已收录了一亿多个化学物，其中许多种在职业性或环境性接触过程中会影响到人类的生殖功能，产生一系列的生殖毒性效应，如改变男性精子的质量或/和数量，性欲下降，生殖系统发育异常等。

一、外源化学物对雄性生殖内分泌功能的影响

下丘脑-垂体-睾丸轴是雄性生殖激素分泌的一个完整精密系统。下丘脑分泌促性腺激素释放激素（GnRH）与腺垂体 GnRH 受体结合，刺激腺垂体嗜碱性粒细胞释放间质细胞刺激素（ICSH）和卵泡刺激素（FSH），经血液循环到达睾丸，刺激睾丸间质细胞合成睾酮（T）和雌二醇（E_2），HPTA 分泌的这些激素通过正负反馈调节睾丸的正常发育及精子发生过程，外源化学物对这一调控系统的任一部分产生任何损害作用都可导致雄性生殖功能损伤。

二、外源化学物对睾丸细胞的影响

不同细胞群对不同外源化学物毒性的敏感域不同。精子发生对外源化学物非常敏感，支持细胞对化学物的抑制作用中等度敏感，间质细胞则相对不敏感。外源化学物作用于睾丸，可以引起睾丸细胞数量减少，形态和功能损伤。最常表现为生精细胞的数量减少或消失，生精细胞比例异常。早期精子减少或消失，随后各级生精细胞间正常排列层次紊乱，比例失调。生精上皮完整性破坏，精原细胞和精母细胞出现空泡变性、核固缩、碎裂、溶解和消失等变化。精原细胞排列疏松，精母细胞及精子细胞锐减；支持细胞和间质细胞数目也减少，可见细胞核固缩。严重者可见基膜增厚和进行性纤维化，最终生精小管萎缩，甚至钙化。电镜下可见睾丸细胞内细胞器密度降低，支持细胞线粒体出现肿胀、嵴失真或消失，且这一变化呈现量效和时效关系。

三、雄性生殖系统损伤后的表现

（一）男性不育

生育是由男女双方共同完成的。对于男性，成功的生育需要正常的精子发生过程，进而精子

通过在附睾内的运行和贮存达到成熟，获得运动和受精能力。如前所述，雄性生殖系统产生正常数量、形态和活力的精子是在下丘脑-垂体-睾丸轴的调控下完成的，其中任何一个环节出现问题，就会引起不育。因男方的原因引起的不育称为男性不育（male infertility）。凡能够影响精子发生和功能的化学物均可能与男性不育有关。

外源化学物可通过干扰内分泌调节或直接作用于生精上皮等多种途径，影响精子发生和成熟，导致精液质量降低，精子数量、密度及活动度下降，表现为无精子症和精子缺少症，畸形率增高及其 DNA 完整性的破坏等，成为男性不育的重要危险因素。职业性接触汞、镉、铅等重金属或苯系物等，可使男工精液质量明显下降，精子数量和精子活率降低，一次射精的精子总数减少，精子畸形率升高，配偶的受孕率降低。长期从事空中播撒农药 DDT 的工作人员精子数降低；生产有机氯杀虫剂的工人有性欲减退、阳痿、精子数减少等临床表现。精子的数量和质量是反映男性生殖能力的主要指标，它直接关系到能否妊娠和胚体的质量。还有研究显示，精子质量具有季节依赖性，在农药喷洒较多的季节精子质量明显下降，反之精子质量提高。有机磷农药作为内分泌干扰物之一，还会增加男性患隐睾尿道下裂和睾丸癌的概率，造成男性生殖发育障碍。

（二）性功能障碍

性功能障碍指性生活各有关环节的功能发生了改变，从而影响正常性生活的总称。男性性功能障碍场表现有性功能减退、性欲低下、勃起功能障碍、早泄、不射精、遗精、逆行射精等。正常的生殖器官、神经内分泌调节等是维持男性正常性活动的基础，性行为很大程度上依赖于神经与内分泌系统的相互作用。羟基氟他胺、二羰基草酰亚胺、*p*，*p*′-DDE、TCDD、己烯雌酚、PCBs 以及某些抗高血压药物可通过干扰或抑制 T 的分泌而影响正常的男性性功能。对从事 BPA 职业工人的流行病学调查结果显示，在调整可疑混杂因素后，尿液中 BPA 浓度与男性性欲冲动程度、受刺激勃起能力、完成性交能力、射精强度、性生活满意度降低，以及勃起困难程度和射精困难程度升高之间均存在剂量效应关系。

（三）其他

劣质的精子与卵子结合后可以引起子代发育异常包括流产、死胎、低出生体重、畸形、功能障碍，甚至与儿童期肿瘤有关。喜嗜烟酒的男性、职业性接触铅、镉、二溴氯丙烷等外源化学物的男工，容易出现少精、无精和生殖细胞发育不全，其妻子流产、死产的发生率增加。

第三节　雌性生殖毒性

案例 18-3

CS_2 是一种工业上广泛应用有机溶剂，同时也是生产人造纤维等产品的原料，女工暴露人数众多。研究发现，作业女工自然流产及子代出生缺陷发生率明显增高，表明 CS_2 具有雌性生殖毒性。保毓书等对接触 CS_2 的纺丝女工和对照女工调查，结果显示，纺丝女工月经失调的发生率显著高于对照组，月经失调的性质以月经周期缩短、延长或紊乱为主，痛经次之。Aghadzhanova 报告，接触 CS_2 浓度超过 10mg/m^3，工龄超过 10 年的女工，继发性不孕为对照组的 3～4 倍。Petrov 对接触 CS_2 约为 30mg/m^3 的女工和对照女工调查，结果显示，接触组的自然流产和早产的发生率均显著高于对照组。保毓书等的调查结果显示 CS_2 接触组的子代出生缺陷发生率高于对照组，以先天性心脏病居首位，其次为腹股沟疝，再次为中枢神经系统缺陷。

问题：

1. CS_2 引起雌性生殖系统受到损伤后会有哪些表现？
2. 如果要研究 CS_2 雌性生殖毒性效应，该如何开展？

一、外源化学物对雌性生殖内分泌功能的影响

（一）对下丘脑-垂体的影响

某些化学物可能通过影响 GnRH 的分泌而对生殖功能产生不良效应。农药甲氧氯和毒死蜱均可影响血清 GnRH 的水平，其作用具有双相性，低剂量促进 GnRH 分泌，而高剂量抑制其分泌。通过机制研究发现这两种农药均可通过改变下丘脑 GnRH 的基因表达，使雌性大鼠 GnRH 的 mRNA 水平发生显著变化。阿特拉津持续暴露可抑制雌性大鼠体内 LH 和 FSH 的释放，进一步干扰卵巢功能，导致排卵失败。原因可能是控制 GnRH 释放的下丘脑肾上腺素能神经元的敏感性丧失。长期服用氯丙嗪、避孕药等药物，可抑制下丘脑分泌 GnRH，引起无排卵、月经紊乱及闭经，并可伴有血清 PRL 升高等，停药后可自行恢复。

（二）对卵巢激素的影响

1. 对类固醇激素生物合成的影响 利用颗粒细胞体外原代培养发现邻苯二甲酸二以及己酯（DEHP）及其代谢产物 MEHP 均可抑制大鼠颗粒细胞类固醇合成，其中抑制 P_4 的合成是通过抑制 FSH 刺激下的 cAMP 来实现的，而抑制 E_2 合成则是 DEHP/MEHP 抑制了介导雄烯二酮向 E_2 转化的关键酶 p450arom 的活性。此外，植物雌激素异黄酮和木酚素类等也都是卵巢 p450arom 的潜在抑制剂。

外源化学物可作用于激素合成通路中的多个位点。例如，双氯苯基三氯乙烷（DDT）的代谢产物 *p*，*p*'-DDE 可促进 P450arom 的活性而使 E_2 合成增加，但同时也是 3β-HSD、P450scc 的抑制剂。*p*，*p*'-DDE 和甲氧氯均可抑制颗粒细胞分泌 P_4，前者主要是抑制 cAMP 的生成，后者的作用可能发生在胆固醇向孕烯醇酮转化之前。

DEHP 暴露对生殖内分泌功能的影响主要表现为排卵延迟，颗粒细胞减少，循环系统中 E_2、P_4 和 LH 水平下降，FSH 水平上升，这些现象证实了该类化学物对排卵前卵泡具有破坏作用。

2. 对类固醇激素生物效应的影响 多氯联苯（PCBs）、双酚 A（BPA）、壬基酚、辛基酚、DDT 和植物雌激素均可与 ER 结合形成复合物，激活 ER，启动靶基因的表达。双酚 A 可增加热休克蛋白（HSP90）的表达水平和改变 HSP90 的分布位置，尤其增加在间质和子宫肌层的表达水平，表现出雌激素样活性；DDT 等可通过各种共激活因子产生雌激素效用；四氯二苯并-p-二噁英（TCDD）通过与芳香烃受体（AhR）结合，抑制 ER 的表达，同时还可阻碍 ER 复合物与 DNA 的结合，从而降低啮齿类动物乳腺和子宫对雌激素的反应性，表现出抗雌激素的能力。

二、外源化学物对卵巢细胞和卵泡发育的影响

（一）对卵巢细胞的影响

1. 对卵母细胞的影响 用 BPA 处理小鼠卵母细胞，可严重抑制减数分裂。BPA 的作用机制可能是通过促进中心体蛋白的降解来干扰纺锤体微管的组装，影响染色体的分离。秋水仙碱可导致减数分裂阻滞，其原因是减数分裂期纺锤体破坏所致。有机氯农药甲氧氯、林丹和狄氏剂可以明显影响小鼠卵母细胞的第一次减数分裂期纺锤体形成和第一极体排出，从而影响卵母细胞的成熟。烟草中的生物碱可与微管蛋白结合，干扰微管的聚合和装配，使纺锤体功能受损，形成非整倍体。

许多致突变剂可对雌性小鼠引起显性致死效应，表现为吸收胎增加，存活胎减少，提示这些物质可对卵母细胞产生毒效应。烷化剂白消安单次腹腔注射能引起小鼠原始卵泡的破坏，可能与致突变作用有关。镉也可使卵母细胞的染色体发生畸变。苯系物具有遗传毒性，可直接引起染色体畸变，干扰卵细胞细胞的遗传信息，对雌性生殖系统产生危害，引起先兆流产、自然流产、妊娠贫血、早产、死产、过期产等的发生率升高。

4-环己烯（VCH）及其还氧化代谢物 4-环氧化环己烯（VCD）可以对原始卵泡和初级卵泡产生广泛破

坏，引起排卵前卵泡衰退。VCH 等对卵巢的损伤是高度特异性的，细胞内 GSH 的耗竭可能是主要的毒作用机制。吸烟过程中产生各种 ROS，引起氧化应激，氧化应激的积累引起核 DNA 损伤，导致非整倍体染色体细胞的产生。使用氧化剂可试验性地诱导卵母细胞氧化应激，导致减数分裂期中染色体分离错误。

2. 对颗粒细胞的影响 MEHP 能降低颗粒细胞中 cAMP 水平达到 40%，同时 MEHP 还抑制颗粒细胞中孕酮的合成，并呈剂量效应关系，而孕酮是卵母细胞减数分裂的激发因子，所以 MEHP 可通过调节颗粒细胞 cAMP 和孕酮的合成来影响卵母细胞成熟。应用醋酸铅对体外培养的大鼠卵巢颗粒细胞进行染毒，细胞分泌产物 P_4 和 E_2 水平均有所降低，并呈剂量效应关系，因此铅对大鼠卵巢颗粒细胞分泌功能有抑制作用。

（二）对卵泡发育的影响

二甲基胆蒽（DMBA）、甲基胆蒽（3-MC）、苯并（a）芘［B（a）P］等多环芳烃（PAHs）化学物，可破坏卵泡发育全过程的各级卵泡，尤其是原始卵泡，引起接触女性卵巢早衰。

处于休止期的原始卵泡组成原始卵泡池，接触毒物会损耗原始卵泡池，完全损耗原始卵泡池的毒物，可以起永久性不育和卵巢早衰。接触卵巢毒物后原始卵泡的破坏可能经历数周、数月或数年都不会被发现。香烟烟雾中的多环芳烃类化合物、类似环磷酰胺的化疗药物、农药以及电离辐射均可破坏哺乳动物的原始卵泡。PAHs 与卵母细胞上的 AhR 结合在一起，诱发 Bax 基因的活动，激活的基因破坏细胞的线粒体从而导致细胞死亡。如果一个女性在青少年时期就开始吸烟，并持续到 20 岁或 30 岁，就能对卵巢造成相当大的损害。

破坏透明带的毒物可损害颗粒细胞与卵母细胞之间进行信息交流和物质交换的能力，从而引起初级卵泡的破坏。抑制颗粒细胞有丝分裂活动的化学物可损害颗粒细胞增殖的能力，从而损害卵泡的生长发育。相反，促进颗粒细胞有丝分裂和增殖能力的化学物则可引起卵泡过度生长。化疗药物环磷酰胺可直接破坏初级卵泡而使患者卵巢功能减退，引起闭经。3-甲基胆蒽和苯并（a）芘等化学物也可破坏初级卵泡。

多种毒物如 DEHP、环磷酰胺，3-甲基胆蒽和二甲基苯并蒽可减少卵巢中次级卵泡的数量，加速卵泡闭锁。某些化学物导致卵泡闭锁可能与其抑制膜细胞和颗粒细胞的合成和分泌功能、降低 FSH 和 LH 受体数目或这些受体与腺苷酸环化酶的偶联作用以及加速或诱导卵泡细胞的凋亡有关，其结果是引起卵巢早衰、闭经乃至不育。

关于影响成熟卵泡的毒物类型及其毒作用机制方面的资料还很有限。已知某些化学药物和邻苯二甲酸酯类（PAE_S）可破坏成熟卵泡，其主要机制可能是改变了成熟卵泡的生化过程或抑制了卵母细胞释放和成熟的能力。

三、雌性生殖系统损伤后的表现

（一）月经周期异常

诸多化学物可以干扰雌性正常月经周期。目前的资料显示铅、苯、汞、二硫化碳、汽油和某些农药等都能引起月经周期异常的发生率升高，包括痛经、月经量过多或过少、周期过长、缩短或不规则等。某些环境存在的持久性有机污染物也能够导致妇女发生生殖内分泌紊乱，对月经周期产生不良影响。

（二）不孕

正常妊娠需要健康的精子和卵子、精卵成功结合、适合孕卵着床和发育的内环境，其中任何条件发生变化，都可能导致不孕（infertility）。外源化学物可能通过干扰生殖内分泌调节间接干扰排卵，也可能通过直接作用于卵巢引起卵母细胞破坏，使正常卵子无法形成而导致不孕。某些化学物可能通过阻断精卵结合而无法形成受精卵，而另外一些化学物可能通过影响体内激素的合成与分泌，改变子宫腔内环境，使早期妊娠失去所需的激素支持而引起受精卵着床困难或发育不良。农药林丹可以干扰雌兔的动情周期，使血浆 E_2 和 P_4 的水平下降，排卵明显减少而导致不育。DDT 等有机氯农药大多具有不同程度的拟雌激素活性，都可干扰雌激素介导的生物效应，对卵巢的发育和卵母细胞的成熟产生直接影响，从而导致排卵障碍。甲氧氯能够加速胚体的迁移率，导致大鼠着床前胚体丢失。

（三）不良妊娠结局

化学物引起的不良妊娠结局通常包括自然流产（spontaneous abortion）、先天缺陷、死胎、低出生体重儿等，可能都与化学物引起的生殖系统损伤有关。女性对有机溶剂及铅的敏感性高于男性，在经常接触这些有毒物质的女工中，不良妊娠结局的发生率明显高于无接触者。

自然流产是指胚体或胎体因某种原因自动脱离母体而排出。引起自然流产的危险因素包括染色体异常、卵巢黄体分泌孕酮不足、吸烟和饮酒等多种。目前化学因素对胚体发育的威胁越来越引起人们的关注。女工接触苯系物、二硫化碳和汽油等有机溶剂自然流产的发生率升高。有机氯和氨基甲酸酯类农药可以穿过胎盘进入胎体循环引起胎体死亡。妊娠妇女体内 DDT 的水平与自然流产和死胎发生率呈明显的相关性。TCDD 可引起妊娠猕猴激素水平改变，通过诱导内分泌功能紊乱引起自然流产。

第四节　生殖毒性作用机制

一、激素受体介导机制

激素受体是位于细胞表面或细胞内，结合特异激素并引发细胞响应的蛋白质，按性质常分为类固醇激素受体和肽激素受体两类。前者有胞质受体和核受体；后者存在于肽激素的靶细胞膜，在膜外与激素结合，又称为膜受体。

核受体主要包括雌激素核受体和雄激素受体。雌激素受体（estrogen receptor，ER），包括 ERα、ERβ 两种亚型，广泛地存在于人和动物。ERα 和 ERβ 在卵巢中均有表达，但存在差异。在发情周期各个阶段的卵巢中，ERα 均有微量表达，且无明显变化，其表达没有细胞特异性，但主要是膜细胞，在间隙细胞和生殖上皮细胞中有少量表达。ERβ 主要在发育卵泡的颗粒细胞中高度表达，初级卵泡和发育卵泡中的表达量相似。ERα 的缺失对卵巢分化发育无明显影响，卵泡可由原始卵泡、初级卵泡发育到有腔卵泡，但停止于排卵前阶段，不进行排卵，而是发生闭锁或出现血性囊肿，雌鼠不育；成年 ERβKO 小鼠卵巢发育正常，含各阶段卵泡，还有黄体，但生育力下降或不育，排卵次数和排卵数减少。从第 12 周开始 ERα 在人胎儿睾丸间质细胞表达，第 16 周表达强度升至最高，随后逐渐减弱。ERβ 从第 7 周起在妊娠胎儿未分化的生殖细胞表达，在第 12、16、19 周，ERβ 在生殖细胞、管周肌样细胞和部分间质细胞表达强度较高，在第 22 周后明显减少。雄激素受体（androgen receptor，AR）是分子量 120 000 道尔顿的蛋白质。AR 在大鼠睾丸内支持细胞、管周细胞、间质细胞、血管平滑肌细胞及内皮细胞等均有表达，但成年期大鼠睾丸生精细胞内无 AR 的阳性表达。但 Solakidi 等用免疫荧光标记法和激光共聚焦扫描显微镜观察发现，在人精子的线粒体中段、线粒体的基部富含 AR。

肽激素受体即常说的膜受体，又可以分为 G 蛋白偶联受体，离子通道受体（电位门控的离子通道，第二信使门控的离子通道，配体门控的离子通道），具有内在酶活性的受体，和酪氨酸蛋白激酶相关受体等；也包括雌激素受体家族中的膜性受体。

（一）与激素受体结合发挥激动或拮抗作用

外源化学物可通过与激素受体结合，诱导受体构象改变，激活或阻断产生拟激素或抗激素作用。

ER 最易受外源化学物影响。与一些药物具有高效雌激素作用不同，环境中具有雌激素样活性的外源化学物如双酚 A、4-壬基苯酚、2，5-二氯-4-联二苯等仅具有较弱的雌激素作用，较 17β-雌二醇的作用低几个数量级。这种相对较弱的作用对在体内存在大量 17β-雌二醇的成年雌性个体影响较少，但对于雄性、未成年个体或胚胎，暴露于这些外源雌激素受体激动剂，会引起严重的毒性损伤作用，包括生殖系统畸形、雄性雌性化特征等等。研究报道化学结构与外源化学物的雌激素样活性密切相关，如苯甲酸脂类是广泛应用于皮肤和头发产品的防腐剂，具有 ER 介导的雌激素活性，随着化学结构中增加烷基、或延长或增加烷基链，其雌激素活性显著增高。

许多化学物可与雌/雄激素受体结合抑制其功能。如农药氰戊菊酯、三氟氯氰菊酯、溴氰菊酯、多氯联苯等与 ER 结合后产生抗雌激素效应，扰乱雌性动物发情周期，损害繁殖能力。二价金属离子（Zn^{2+}、Hg^{2+}、Cu^{2+}、Cd^{2+}等）、DDT、*p*，*p*'-DDE、杀螟硫磷、甲氧滴滴涕（MXC）、某些羟基多氯联苯等则与 AR 结合后产生抗雄激素效应，表现为雄性前列腺缩小、精囊重量减轻和阴茎畸形。

（二）改变激素受体表达水平

具有环境雌激素样作用的化学物也可通过改变激素受体的表达水平而介导产生不良的生物学效应。如 As_2O_3 通过抑制转录下调 *ER* mRNA 的表达，减少细胞的生存和抑制 *ER* 基因蛋白的表达，以改变内源性激素的分泌而损害机体。

在相同发育阶段不同剂量己烯雌酚（diethylstilbestrol，DES）影响下，睾丸、睾丸引带及脊髓前角 GFN 运动神经细胞 AR 的表达呈现出相似的变化趋势，AR 灰度值均随着 DES 剂量的增加其表达水平逐渐降低。MXC 也能使靶细胞内 *AR* 基因表达下调，降低 AR 数量。

（三）与膜受体结合介导跨膜信号转导

一些外源化学物与相应膜受体结合后，活化第二信使系统，介导受体-配体介导的跨膜信号转导过程，间接调节一系列基因转录，包括：①影响 ERK/MAPK 信号通路；②通过 G 蛋白亚单位 Gds 改变腺苷酸环化酶（adenylate cyclase，AC）活性，调节 G-蛋白偶联的蛋白激酶 A（protein kinases A，PKA）通路（G-P-cAMP-PKA）；③通过 Gaq 活化磷脂酶 C（phospholipase C，PLC），激活蛋白激酶 C（protein kinases C，PKC）并增加内源性 Ca^{2+}等等；进而引发多种细胞效应。如壬基苯酚和拟雌内酯等环境内分泌干扰物与 ERα 膜型受体结合能快速激活 ERK-1 和 ERK-2；γ-HCH 等通过减少膜内 PIP_2 转换降低 PKC 活性，而佛波醇酯则可通过模拟二酯酰甘油增强 PKC 活性。

离子通道在精子运动获能及受精过程中具有重要的作用，部分外源化学物对雄性生殖系统的毒性作用极可能是通过干扰精子膜离子通道的功能所致。如铅可阻断 90%以上的钙电流；农药 DDT 的主要代谢物 *p*，*p*'-DDE 也能通过影响睾丸支持细胞内钙离子稳态，造成钙离子浓度增加形成超负载而产生生殖细胞毒性。

二、内源性激素干扰机制

（一）干扰促性腺激素释放素合成或分泌

多氯联苯（PCBs）可直接作用于下丘脑 GnRH 神经元或间接通过高位中枢的神经递质，抑制 GnRH 的基因表达，使视前区 GnRH 合成减少，并使腺垂体的 GnRH 受体下调，导致腺垂体 LH 的合成减少。二硫化碳（carbon disulfide，CS_2）可以通过改变下丘脑神经递质而影响 GnRH 的分泌，进一步影响垂体功能。镉可在下丘脑和垂体中蓄积并产生一定影响，导致血浆 FSH 和 LH 水平显著下降。铅可以破坏实验动物 GnRH 的释放，使血清中 FSH、LH 和 T 的含量均降低。治疗用激素类用药 GnRH 类似物，使用初期可促使 LH、FSH 和 T 分泌增加；长期使用产生相反的作用，引起 FSH 和 LH 分泌减少。无论是雌激素还是睾酮，都能直接或间接通过改变 FSH 和 LH 的糖基化而反馈影响垂体激素的合成。

（二）干扰雌/雄激素合成、分泌或代谢

1. 影响合成过程相关的酶活性和（或）基因表达水平 芳香化酶是合成雌激素的关键酶，

低剂量邻苯二甲酸酯类能抑制芳香化酶活性，减少雄激素转为雌激素，提高雄激素水平；而其高剂量则刺激芳香化酶活化，促使雄激素转为雌激素，降低雄激素水平。全氟化合物（perfluorochemicals，PFCs）是一类新型持久性有机污染物（persistent organic pollutants，POPs），PFOA、PFOS 能显著增加细胞内 E_2 的水平，抑制 T 的水平。PFOA、PFOS 可以不同程度地改变类固醇合成过程中关键酶基因的表达。在 10 种与类固醇激素合成相关的基因中，PFOA 作用后显著上调 *17βHSD1*、*3βHSD2*、*CYP11B2*、*CYP19* 的表达，下调 *CYP17*、*17βHSD4*、*CYP11A* 的表达。PFOS 暴露后显著上调 *HMGR*、*StAR*、*CYP11A*、*CYP19*、*3βHSD2*、*CYP11B2* 的表达，下调 *CYP17*、*17βHSD1*、*CYP21* 的表达。PFOA 暴露还可导致类固醇合成关键调控因子 SF-1 的基因和蛋白表达水平降低。

2. 损伤睾丸或卵巢细胞　睾酮主要在睾丸间质细胞合成和分泌，卵巢颗粒细胞和膜细胞是合成雌激素和孕酮的主要细胞。外源化学物可通过氧化应激或能量代谢障碍广泛损伤这些靶细胞，使得细胞合成功能降低。

重金属、有机磷农药等产生的过多脂质过氧化物，直接影响间质细胞类固醇激素的合成进而降低血清睾酮水平；通过下丘脑-垂体-睾丸轴调控机制促进下丘脑分泌垂体促性腺激素释放激素，从而反馈性地引起 FSH 和 LH 浓度升高。T 水平下降也将导致抑制素 B 分泌减少，进而降低 FSH 和 LH 水平。DEHP 暴露于雌性动物会延迟排卵、减少颗粒细胞数量，降低循环雌激素、孕激素和 LH 水平，而 FSH 水平上升，进而扰乱内分泌平衡。

3. 诱导激素代谢　清除进入体内的外源化学物通过诱导肝脏生物转化酶活性，增加类固醇激素的清除，进而降低体内睾酮或雌二醇的水平。尽管反馈调节机制会促使机体合成更多激素以维持体内平衡，但如果化学物的毒性已影响到激素的合成，则诱导清除增加会导致体内激素水平进一步下降。

此外，如双酚 A、辛基酚等还可阻断 LH 和 FSH 与靶细胞对应的 LH 和 FSH 受体结合，从而抑制雌雄激素合成。

三、生殖细胞损伤机制

（一）诱导细胞凋亡

FasL 和 Fas 分别是 TNF 超家族的配体和受体，当支持细胞分泌的 FasL 与位于生精细胞膜上的 Fas 结合，就会启动生精细胞内的死亡域蛋白 FADD 的表达，激活下游 Caspase 引起 DNA 降解。邻苯二甲酸单酯（MEHP）染毒后大鼠的生精细胞凋亡明显增加，以精母细胞为主。Fas 信号系统对于 MEHP 诱导的生精细胞凋亡的启动意义重大，可引起大量的生精细胞死亡。丙烯酰胺也可诱导小鼠睾丸组织细胞凋亡相关因子 Fas、FasL 与 Caspase-3 表达增加，从而激活 Fas/FasL 凋亡通路。

研究表明细胞色素 *c*（Cyt *c*）从线粒体释放是细胞凋亡的关键步骤。外源化学物可通过氧化应激作用于线粒体膜，改变 Bcl-2 家族促凋亡因子（Bax）和抗凋亡因子（Bcl-2、Bcl-XL、Bclw）的功能，促使 Cyt *c* 释放并最终激活 Caspase 的表达引起细胞凋亡。如 CS_2 染毒后大鼠睾丸生殖细胞胞浆中 Cyt *c* 含量显著上升；*Caspase-3* 和 *AIF* mRNA 相对表达水平上升，而 *Bcl-2* mRNA 表达水平则有明显下降，可见 CS_2 染毒可影响雄性大鼠睾丸生殖细胞线粒体途径的细胞凋亡过程。育龄期雌鼠接触多环芳烃（PAHs）会导致卵泡数量的减少，其可能的机制是通过诱导卵巢颗粒细胞凋亡。PAH 暴露实验雌鼠卵巢相关凋亡蛋白 Caspase-3、Caspase-9、Bax 表达增加，抑制凋亡的 Bcl-2 表达下降。DEHP 和 B（a）P 联合染毒雌鼠诱发颗粒细胞凋亡发生增加，细胞凋亡与卵泡闭锁增加高度关联；Caspase-3 的激活在细胞凋亡发生过程中发挥调控作用。

（二）破坏细胞连接

血睾屏障（blood testis barrier，BTB）是支持细胞之间的连接结构，也是精子发生的结构基础。完整的 BTB 由 4 种结构组成，包括紧密连接（tight junction，TJ）、缝隙连接（gap junction，GJ）、细胞桥粒和睾丸特异性黏着连接（adherens junction，AJ）。BPA 可引起幼鼠 TJ（occludin）、GJ（connexin-43，cx-43）和基底 ES（N-cadherin）相关蛋白水平降低，可逆性地破坏其 BTB 结构的完整性；而成年大鼠 BTB 则对 BPA 有较强的抵抗力，可能是由于 BPA 在循环系统中的生物利用度较低。推测 BPA 造成新生大鼠生精功能受损的潜在机制是 BPA 干扰了血睾屏障相关蛋白表达。

Occludin 和 N-cadherin 分别是 TJ 和 AJ 的结构蛋白，通过与细胞质内相应配体（ZO-1 和 β-catenin）结合固定在细胞膜上，维持 BTB 的完整性。黏着斑激酶（focal adhesion kinase，FAK）可被其上游活化的 PI3K/c-Src 所激活，引起 occludin 和 N-cadherin 发生酪氨酸磷酸化并与配体分离，继而由细胞间隙向细胞质转移，最终在胞内体的作用下降解。FAK 与 occludin-ZO-1 蛋白复合体的高亲和性只存在于 BTB，这种 FAK 的特异性分布是造成 BTB 对镉的敏感性显著高于微血管 TJ 的主要原因；而通过 RNAi 敲除 *FAK* 基因表达可降低支持细胞对镉引起的 TJ 渗透性屏障破坏的敏感性。因此，FAK 作为主要的毒作用靶,其过度磷酸化引起的 p-FAK-Tyr 与 FAK 失衡是造成 BTB 破坏的主要原因。

与 BTB 不同，位于支持-生精细胞之间的顶部外质特化区（ectoplasmic specialization，ES）是一种基于肌动蛋白的细胞间黏着连接，它通过 AJ 结构的有序拆解和重建来促进不同发育期生精细胞的移动和释放。化学物可通过诱导 β1-整合蛋白（β1-integrin）、黏着斑蛋白（vinculin）、p-FAK 等黏着斑复合体组分蛋白经由 integrin/pFAK/PI3K/p130Cas 信号通路参与 AJ 的破坏。JAM-C 作为一种 TJ 蛋白，可通过与支持细胞内的 Par6/Pals1 结合形成黏着蛋白复合体出现在顶部 ES，而不形成 TJ 的超微结构；而磷酸化的 c-Src 可竞争性地与 Par6/Pals1 结合，使之与 JAM-C 分离，减弱支持细胞与生精细胞的黏附，造成生精上皮未成熟精细胞的过早释放。

氧化应激也可激活 PI3K/c-Src/FAK 或 MAPK 信号通路破坏细胞连接；或者上调炎症细胞因子（TGF-β、TNF-α 和 IL-1α 等）的表达引起细胞连接蛋白的下调或重分布。

（三）干扰细胞能量代谢

除介导细胞凋亡，线粒体在体内更重要的功能是提供能量。在生精细胞分裂形成精子的过程中，细胞的很多结构退化消失，但保留了大量的线粒体。这些线粒体从细胞周边汇聚于轴丝近段周围并盘绕线粒体鞘。经典理论认为，精子中段的线粒体鞘，通过氧化磷酸化合成腺苷三磷酸（ATP），在精子运动过程中供给所需能量。在生理条件下，精子线粒体膜产生较高的 $\Delta\Psi m$，ATP 合成正常，精子活力和运动能力良好；当精子 $\Delta\Psi m$ 降低时，线粒体的结构、功能发生改变，ATP 生成受到影响，进而影响精子存活，导致生育障碍。

暴露于 CS_2 的大鼠睾丸生殖细胞中线粒体通透性转换孔水平显著下降，线粒体内呼吸酶复合物Ⅳ表达水平显著上升。实验小鼠暴露于全氟辛酸（PFOA）后观察到随着染毒剂量的增加，睾丸组织 SOD 的含量降低，MDA 的含量升高，GSH 的含量降低，SDH、ATPase 和 LDH 的活性则随着染毒剂量的增加而明显降低。推测全氟辛酸也是通过氧化损伤睾丸细胞的线粒体，破坏其能量代谢，从而对睾丸细胞产生损伤。乳酸是睾丸支持细胞产生的一种重要能量底物，其在支持细胞形成后被单羧酸运载体转运至精细胞，通过无氧酵解途径产生 ATP 为生精细胞提供所需能量。双酚 A、氟他胺等则可通过影响睾丸支持细胞糖代谢,减少向生殖细胞乳酸和丙酮酸的供给,进而影响精子发生过程。

第五节　生殖毒性的检测方法及其评价

一、雄性生殖毒性的检测方法及其评价

雄性生殖毒性的检测方法包括精液分析、生殖内分泌检查和睾丸形态学评价和功能检查，为进一步研究外源化学物的作用机制，可进行睾丸细胞体外培养及其他相关检测。

（一）精液分析

1. 精液常规分析

（1）一般性状检查：精液液化时间是其中一项重要指标。正常新鲜的精液排除后呈黏稠胶胨状，在精液中纤维酶的作用下 30 分钟内液化，如果液化时间延长或不液化，则可能抑制精子活动力而影响受孕。正常人一次排精 2～5ml，一次射精量减少，可能是附属性腺异常所致，而一次射精量过多，则可能是垂体促性腺激素分泌过多导致雄激素过度分泌有关。

（2）精子密度和精子总量：主要反映睾丸生精上皮精子发生情况，动物实验时可利用睾丸进行精子头计数，计算每日精子生成量。精子密度低于 20×10^6ml 时表示男性生育力降低。

（3）精子活动力和精子活率：精子活动力可表示精子运动能力，反映精子的功能状况；精子活率则是指活动精子所占的比率。计算机辅助精子分析（CASA）系统应用自动化的数字图像分析系统对精子运动的视频信号进行数字化处理和分析，用于准确快速地测定精子的运动速度和运动方式，可作为精子功能评价的重要工具。

（4）精子形态学检查：主要在显微镜下观察精子的形态，形态异常的精子可表现为无钩、香蕉形、双头、折尾、双尾等。如果精液中异常形态精子数>20%，将会导致不育。

2. 精液生化检查　可反映附属性腺性功能，对精子的活动力和活率有重要影响。目前常用的指标有乳酸脱氢酶 X（LDH-X）、果糖、酸性磷酸酶、柠檬酸、蛋白质、微量元素等。精液中有 6 种乳酸脱氢酶同工酶，其中 LDH-X 活性最强；果糖主要由精囊分泌，为精子能量代谢的主要来源，为精子活动提供能力；酸性磷酸酶主要来自前列腺，与精子的活力和代谢有关；柠檬酸来源于前列腺，调节精液中 Ca^{2+}浓度，影响精液液化和精子活力；精液中的蛋白质主要来自精囊、前列腺，可促进精子活力；微量元素常用指标为锌、铜、铁、硒等。

3. 精子穿透实验　精子穿透实验（sperm penetration of zone）实际上就是精子体外受精实验，可用于预测精子受精能力。获能及顶体反应是所有哺乳动物精子受精的先决条件。该方法包括精子的洗涤和获能，去掉金黄地鼠卵子的透明带，用去掉透明带的金黄地鼠卵代替人卵做精子穿透试验。培养皿中放 20 个左右的去掉透明带金黄地鼠卵子与患者的精子一起培养观察受精的百分比。正常生育男性的精子，对无透明带仓鼠卵细胞的穿透率，较生育力弱或不育者为高。

（二）生殖内分泌检查

测 FSH、LH 以及 T 含量有助于生殖毒性的评价以及生殖毒作用机制的探讨。Leydig 细胞受损常引起 LH 分泌增加，FSH 水平升高常与生精上皮受损有关。血清 T 水平下降，同时伴 LH 和（或）FSH 分泌减少，提示化学物可能干扰了下丘脑、垂体或大脑皮层正常功能。

（三）睾丸形态学评价和功能检查

1. 睾丸组织学检查　该项检查能直接估计睾丸的生精功能和生精障碍的程度，以及睾丸合成类固醇激素的能力。在动物实验中，可在染毒结束时，处死动物，称取睾丸重量后再进行组织病理检查。但在人群研究中，多限于在有明显生殖功能损伤的人群中进行睾丸组织活检，即通过手术方法取出一小块活体睾丸组织进行病理切片组织学观察。由于电镜技术和其他先进手段的建立、发展，可以对组织和细胞化学成分进行微观甚至超微观分析。

2. 睾丸标志酶　睾丸标志酶可分为两类，一类酶含量和活性随着精子的形成、成熟而增高，如 LDH-X、山梨醇脱氢酶（SDH）、透明质酸酶（H）、α-磷酸甘油酯脱氢酶（GPDH）等；另一类则随着精子的形成、成熟，其活性降低，如 6-磷酸葡萄糖脱氢酶（G6PDH）、苹果酸脱氢酶（MDH）、三磷酸甘油醛脱氢酶（G3PDH）以及异柠檬酸脱氢酶（ICDH）等。LDH-X 是睾丸组织和精子中的一种 LDH 同工酶，是精子特异酶。SDH 是一种精子特异酶，主要分布在生精小管和精细胞的线粒体内，在精子能量代谢中起重要作用，被视为睾丸成熟，精子功能和形态完善的标志酶。G6PD 主要存在于生精小管的 Leydig 细胞、Sertoli 细胞和生精细胞内，尤其是 Leydig 细胞内活性最强。在合成 T 过程中需要 NADPH 为辅助因子。氧化旁路即戊糖途径，是 Leydig 细胞 NADPH 的主要来源。因 G6PD 是氧化旁路开始时的重要酶，因而 G6PD 可由供应 NADPH 的情况作为反映 Leydig 细胞功能的一个指标。

（四）睾丸 Sertoli 细胞与 Leydig 细胞体外培养

1. Sertoli 细胞体外培养 Sertoli 细胞能分泌多种生物活性物质，对生精细胞起支持和营养作用。由于生精细胞对 Sertoli 细胞的依赖，因此 Sertoli 细胞体外培养可以为研究外源化学物的生殖毒性机制提供重要线索，已成为雄性生殖毒理学研究领域的重要的研究体系。目前睾丸 Sertoli 细胞体外培养已用于硫丹、乙烯雌醇、*p，p'*-DDE、氯化铬等化学物的生殖毒性研究。

2. Leydig 细胞体外培养 Leydig 细胞分布在睾丸生精小管的结缔组织中，主要功能是分泌 T。目前主要用非连续 Percoll 梯度液分离 Leydig 细胞。国内已建立 Leydig 细胞体外培养方法，并用于镉等化学物生殖毒性研究。

二、雌性生殖毒性的检测方法及其评价

女性生殖是一个较为复杂的过程，对雌性生殖功能的评价缺乏特异的生物标本和客观的检测指标，目前能有效用于评价外源化学物对女性生殖作用的技术手段还不多。

（一）卵巢形态学评价和功能检查

1. 卵巢形态学评价 卵巢病理组织学检查主要针对实验动物，动物在染毒后处死，分离出卵巢，用甲醛或 Bouin 液固定，石蜡包埋，作连续切片，厚 5μm，HE 染色，光镜下检查。计数每张切片上的平均卵泡数、闭锁卵泡的百分率，进行卵母细胞计数，进行卵泡分类，计算原始卵泡、初级卵泡、次级卵泡和成熟卵泡的相对百分比。通过比较染毒动物及对照动物闭锁卵泡的数量间的差别，检测化学物对卵泡发育的影响。电镜检查有助于发现细微的更为早期的病变部位和病变特征。

2. 卵巢功能评价

（1）实验动物动情周期的观察：阴道上皮细胞由于新陈代谢，不断地脱落和再生。随着卵巢激素的变化，脱落的阴道上皮细胞类型和形态也呈现周期性变化。通过阴道涂片每日连续观察阴道细胞的变化，可以了解卵巢功能状态是否正常。外来化学毒物及不良环境因素影响卵巢功能时，可使动情周期紊乱。

啮齿类动物的动情周期可分为发情前期、发情期、发情后期及间期等四个期。发情前期持续 0.5～1.5 天，阴道涂片上观察到较多的圆形有核上皮细胞，出现少量圆形角化上皮细胞，有时混有圆形有核上皮细胞，细胞分散不成堆；发情后期持续 1～2 天，涂片上观察到大量的角化上皮细胞，常聚集成堆；发情间期，2～4 天，涂片上有大量散在的白细胞，有时混有少量圆形有核上皮细胞。

（2）人体月经情况分析：子宫内膜在卵巢内分泌的激素的作用下，发生周期性脱落出血，这种周期性变化叫作月经周期。卵巢机能失调，无法正常排卵，雌激素和孕激素的分泌紊乱，会造成月经异常。卵巢机能不全是引起无月经、过短月经、稀发月经以及无排卵性月经的重要原因。因此月经情况分析可以作为评价卵巢机能的重要手段，在人群研究中获得广泛应用。

用于月经情况分析的主要指标包括初潮年龄、月经周期、经期、经量等。周期、经期、经量、痛经有一项异常即为异常，可计算月经异常患病率。另外也可通过基础体温测定，阴道细胞学检查，宫颈黏液检查和血、尿中雌激素和孕激素含量测定等方法评价卵巢功能。

（二）生殖内分泌检查

女性正常生殖功能的维持依赖于 GnRH、FSH、LH、E_2 和 P_4 的调节，因此血液或尿液激素检测成为女性生殖功能评价的重要手段。女性性激素随周期性变化，一次采样无法反映内分泌状况

的全貌，须在月经周期的不同时间多次采用，连续观察多个周期，因此限制了激素分析在大规模流行病学研究中的应用。

（三）一代或多代生殖实验

1. 一代生殖实验　一代生殖实验（single generation reproductive study）是指亲代（F0）动物直接接触受试物，仔一代（F1）在宫内和哺乳期接触受试物，交配在 F0 代雌性动物生殖过程的影响。

选择健康的刚断乳（4 周龄）大鼠，实验动物按设计剂量摄入受试物，雄性在交配前 4 周，雌性在交配前 15 天，开始接触受试物，性发育成熟，将亲代（F0）雌鼠和雄鼠按常规方式交配，所生仔鼠为第一代（F1）。妊娠期和哺乳期继续染毒直到 F1 代仔鼠离乳。观察化学物对性腺机能、动情周期、交配行为、受孕能力、分娩、哺乳以及新生仔鼠发育的影响，观察的指标有交配率、受孕率、妊娠率、分娩率、出生存活率、哺乳存活率（4 天、21 天存活）。产仔总数以及仔鼠生长发育的指标。对亲代动物的子宫、卵巢、阴道、睾丸、精囊、前列腺做肉眼大体观察，必要时做病理组织学检查。

2. 多代生殖实验　多代生殖实验（multiple generation reproductive study）以检测受试物对几代的综合影响为目的，从对配子的行程产生影响，即可对后代造成发育障碍的观点出发，进行传代实验。

两代生殖实验仅对两代动物成体进行染毒，F0 代直接接受受试物染毒，F1 代既有直接接触，也有经母体的间接接触，仔二代（F2）在宫内和哺乳期接触受试物，其交配在 F0 代间和 F1 代间进行，主要评价从染毒到发育全过程受试物对生殖功能的影响。三代及多代的研究也照此规定类推。

F0 代雄性于交配前 4 周接触受试物，雌性于交配前两周接触受试物并延续至哺乳期，F0 代交配产生 F1A。F1A 代在宫内和经乳汁接触受试物，在断乳时处死，进行尸体解剖并检查出现的异常与畸形。断乳后的两周，仍然接触受试物的 F0 代雌鼠再繁殖产生第 2 窝 F1B 代。F1B 代断乳后，随机选出部分 F1B 进行下一步生殖毒性研究。即 F1B 代在同一周龄接受同一剂量受试物，繁殖并开始下一周期，产生 F2A 代。F2A 代断乳时处死，进行尸体解剖并检查。F1B 代再繁殖，产生第二窝 F2B 代。这样就又提供了不断接触受试物的子代来源，繁殖产生下一代 F3A 和 F3B。依据观察到的毒效应、尸检和镜检的结果对多代生殖实验的发现进行评价。评价应包括受试物的剂量与包括生育力、体征、体重改变、死亡数和其他毒效应在内的异常是否存在及其严重性之间的关系。

思　考　题

1. 雄性生殖系统受到损伤后会有哪些表现？
2. 雌性生殖系统受到损伤后会有哪些表现？
3. 外源化学物对生殖系统的损害的可能机制是什么？
4. 要判断一种外源化学物是否具有雄性生殖毒性，如何进行实验设计及其评价？
5. 要判断一种外源化学物是否具有雌性生殖毒性，如何进行实验设计及其评价？

（徐莉春　汪春红）

第十九章　神经与行为毒理学

案例 19-1

环境污染问题已受到全球各方面的重视，除重金属污染备受关注外。环境内分泌干扰物对人类神经发育的影响，也越来越受到关注。已有研究表明邻苯二甲酸酯（phthalates，PAEs）、多氯联苯、二噁英等能够通过干-扰在大脑发育中起关键调节作用的下丘脑-垂体-甲状腺或下丘脑-垂体-性腺轴，影响性激素分泌和神经发育。例如，PAEs 可通过食品包装材料直接迁移到食品中，也可通过含有该物质的塑料制品迁移到环境中，再进入人体，通过胎盘及血脑屏障进入脑组织，影响神经系统的发育。研究结果表明，Wistar 大鼠于妊娠 7～16d 经口灌胃邻苯二甲酸二（2-乙基）己酯（diethylhexyl phthalate，DEHP），其子代大鼠学习记忆能力明显减退；妊娠第 8d 小鼠经口灌胃 DEHP 导致其子代胚胎神经管发育畸形。出生后 l6～22d 暴露于 DEHP 可降低雄性大鼠海马 CA3 区轴突标记物水平，但对雌性大鼠海马形态结构发育没有影响。邻苯二甲酸丁苄酯喂食小鼠 14d，学习记忆功能下降，小鼠自主活动减少、出现抑郁。流行病学调查研究发现，孕妇产前暴露 PAEs 能引起胎儿神经行为学的改变，孕 26 周体内的不同种类 PAEs 与胎儿的神经行为呈正相关。较高浓度的 DEHP 代谢产物与男婴神经反射降低有关。一项针对学龄儿童智力的研究表明，尿液中 PAEs 代谢物含量和智商之间呈负相关，与注意缺陷多动障碍症呈正相关。有学者推测 PAEs 的累积效应与阿尔茨海默病（Alzheimer's　disease，AD）等疾病的发生发展有关。

资料来源：薄存香，杨治峰，杜忠君.邻苯二甲酸酯的神经毒性作用研究进展.环境与健康杂志.2015，32（7）：647-649.

问题：

1. 神经毒物有哪些类型？
2. 不同类型神经毒物的毒作用表现主要有哪几方面？
3. 环境内分泌干扰物的神经毒作用机制有哪些？

第一节　概　　述

神经系统是人体最复杂、最敏感的系统之一，是机体适应外界环境和联系内部信息的主要系统。由于神经系统的重要作用以及它又最容易遭受到环境中各种有害因素影响的特性，因此，神经系统毒理学在靶器官毒理学中占有重要位置。目前，神经行为异常性疾病已经成为继恶性肿瘤和心脏疾患之后的第三大类疾病。最近 20 年来，由于新技术的不断涌现，分子生物学、膜生理学、影像学、电生理学以及现代分析技术的进步，使神经毒理学的研究从宏观到微观，从静态到动态。

人类最早认识的神经系统毒物主要是动、植物中的天然毒素，如箭毒、蛇毒等。随着时间推移，认识的神经毒物从金属类扩展到环境内分泌干扰物，种类也越来越多，表现复杂多样。同时，随着工业的快速发展使环境化学物致神经系统损伤的事件与日俱增。

神经毒性（neurotoxicity）是指外源性的物理、化学或生物因素引起的生物体神经系统功能或结构损伤的能力。神经系统毒理学或神经毒理学（neurotoxicology）是研究神经毒物作用于神经系统后所产生的功能性或器质性损害作用及作用特点、机制、临床表现和防治的一门学科。行为毒理学（behavioral toxicology）是运用心理学、行为科学和神经生理学的方法，研究外源化学物对神经行为功能影响的学科，是行为医学的一个分支学科。由于行为是受机体各器官、系统、尤其是神经系统的生理和功能状态的影响和约束的，因此，有学者称行为毒理学为神经行为毒理学（neurobehavioral toxicology）。

随着化学物质合成的大量增加，环境中的神经毒物将会越来越多，人类接触神经毒物的机会也会增加，神经毒物的慢性暴露也越来越严重，带给人类健康的问题越来越引起人们的关注。同时随着社会的发展，一些人为的神经毒物事件发生频繁。例如，1994 年 6 月 27 日和 1995 年 3 月 20 日，邪教组织“奥姆真理教”在长野县松本市北深志的住宅街和东京的营团地下铁三条路线共五班列车上散布沙林毒气，造成大量人员伤亡。

一、神经系统生理结构及功能

神经系统主要由中枢神经系统（脑和脊髓）和周围神经系统（脑神经、脊神经）组成，各系统之间以中枢神经系统为中心，分工协同，共同实现生理功能。

（一）基本概念

（1）神经纤维是由神经元较长的突起被髓鞘和神经膜包裹构成。

（2）神经（nerve）是由聚集成束的神经纤维所构成。

（3）神经元（neuron）是神经系统的基本结构和功能单位，它具有感受刺激和传导兴奋的功能，由细胞体和突起构成（图 19-1）。

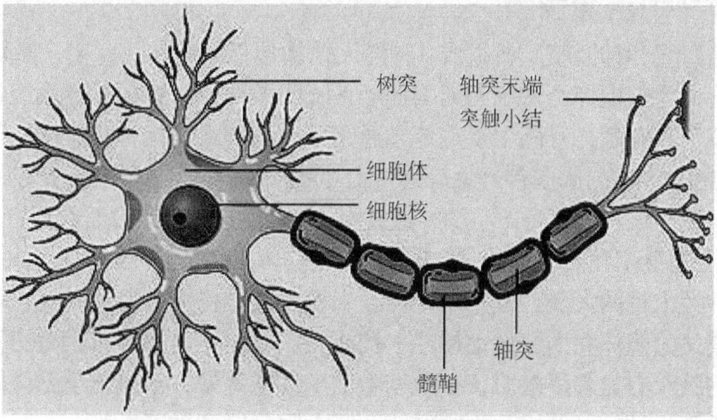

图 19-1　神经元的基本结构示意图

（4）神经元的连接是一个神经元的轴突与另一个神经元的树突或胞体借突触发生机能上的联系，神经冲动由一个神经元通过突触（图 19-2）传递到另一个神经元。

（5）神经元的传递是指神经冲动从一个神经元通过突触传递到了另一个神经元的过程。

（6）植物神经是能够自动调整与个人意志无关的脏器的作用和功能的神经。

（7）神经末梢是周围神经纤维的终末部分终止于全身各种组织或器官内，形成的末梢结构，按其功能可分感觉神经末梢和运动神经末梢两大类。

（8）感觉神经末梢是感觉神经元（假单极神经元）周围突的终末部分，该终末与其他结构共同组成感受器。

（9）运动神经末梢是运动神经元的长轴突分布于肌组织和腺内的终末结构，支配肌纤维的收缩和腺体的分泌，又分躯体和内脏运动神经末梢两类。

（10）运动终板或神经肌肉连接是指有髓神经纤维抵达骨骼肌时失去髓鞘，其轴突反复分支，每一分支形成葡萄状终末与一条骨骼肌纤维建立突触连接，此连接区域呈椭圆形板状隆起。

（11）兰氏结是指施旺细胞（Schwann’s cell）出现在周围神经系统，形成髓鞘将周边神经系统的神经元所伸出的轴突进行绝缘包覆，施旺细胞间会留有间隙，该间隙称为兰氏结。

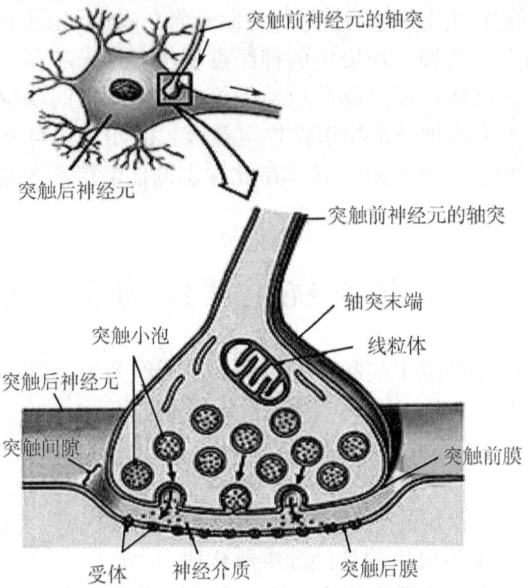

图 19-2 突触基本结构示意图

（二）神经系统的基本结构

神经系统是由神经元和神经胶质所组成，神经元结构包括细胞体、树突、轴突、髓鞘、施旺细胞、兰氏结等。神经系统分为中枢神经系统和周围神经系统两大部分。中枢神经系统包括脑（脑干，大脑皮层，小脑和基底节）和脊髓，脊髓主要是传导通路；周围神经是指脑和脊髓以外的所有神经主要包括脑神经、脊神经和植物神经。周围神经系统通过血-神经屏障而与循环系统分离，血脑屏障（图 19-3）和脉络膜丛则将脑组织与循环系统分开。脑神经共有 12 对，主要支配头面部器官的感觉和运动；脊神经共有 31 对，主要支配身体和四肢的感觉、运动和反射。周围神经纤维的神经末梢，按其功能可分感觉神经末梢和运动神经末梢两大类。其中感觉神经末梢按其结构可分游离神经末梢和有被囊神经末梢两类；运动神经末梢又分躯体和内脏运动神经末梢两类。躯体运动神经末梢分布于骨骼肌内，内脏运动神经末梢分布于内脏及心血管平滑肌、心肌和腺上皮细胞等处，根据末梢膨体内突触小泡释放神经递质的不同，可把内脏运动神经纤维分为胆碱能、肾上腺素能和肽能纤维。

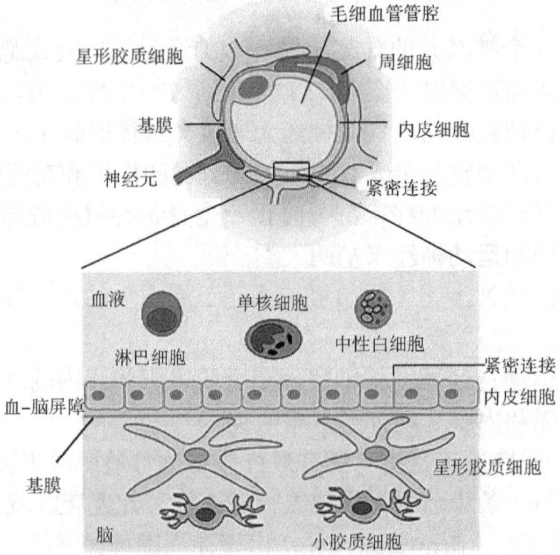

图 19-3 血脑屏障基本结构示意图

（三）神经系统的基本功能

神经元的树突较短但分支较多，它接受冲动，并将冲动传至细胞体；施旺细胞具有吞噬能力，可清除细胞残渣，提供神经元重生的空间；兰氏结以跳跃式传导的方式使得神经讯号的传导速度得以加快。

脊髓是传导通路，能把外界的刺激及时传送到脑，然后再把脑发出的命令及时传送到周围器官。在植物神经中，交感神经可以促进心脏等循环系统的活动，却不可控制胃等消化系统的活动；副交感神经对于循环器官起抑制作用，而对于消化系统起促进作用。

二、神经毒物分类

许多外源化学物因选择性地损害神经系统被称为神经毒物（neurotoxicants）。多数神经毒物可引起急性或慢性中毒性脑病，部分可于急性中毒 1～2 周后导致迟发性脑病（delayed encephalopathy），少数毒物可引起中毒性脊髓病。不少神经毒物可损害周围神经系统引起中毒性神经病（toxic neuropathy），或于急性中毒后数日内出现神经肌肉接头病（neuromuscular junctionopathy），或于急性中毒后 2～3 周发生迟发性神经病（delayed neuropathy）。还有一些生物毒素及药物可致周围神经轴索通道病（axonal channelpathy）。神经毒物的种类繁多，有多种分类方式。

（一）按化学物的理化性质分类

1. 金属类　锰、铝、镍、铅、汞、砷、镉、锡、铊、铜等。

2. 溶剂类

（1）烷烃类：正己烷、汽油、环丙烷、环丁烷、松节油等。

（2）烯烃类：氯乙烯、苯乙烯、氯丁二烯、三氯乙烯等。

（3）卤化物：氯仿、1,2-二氯乙烷、四二氯二氟甲烷、多氯联苯、氯甲烷等。

（4）芳香族烃类：苯、甲苯、二甲苯、二硝基苯、三硝基甲苯、二苯胺等。

（5）醇类：甲醇、乙醇、异丙醇、乙二醇、丙二醇、丁醇、2,5-己烷二醇等。

（6）酚类：甲酚、六氯酚。

（7）其他：丙烯酰胺、甲醛、丙酮、醋酸丁酯、三邻甲苯磷酸酯等。

3. 气体类　氨、一氧化碳、二硫化碳、氰化氢、氮氧化物、汽车尾气等。

4. 农药类　有机磷农药、有机氯农药、拟除虫菊酯类农药等。

5. 药物　链霉素、可卡因、巴比妥、奎宁、地西泮、长春新碱等。

6. 天然毒素　蛇毒、蝎毒、曼陀罗等。

（二）按毒作用靶器官分类

1. 神经细胞毒物　铅、锰、汞、铝、氰化物等。

2. 神经髓鞘毒物　铅、碲、六氯酚、三甲基锡等。

3. 神经轴索毒物　正己烷、二硫化碳、长春新碱、紫杉酚（taxol）等。

4. 神经递质毒物　可卡因、尼古丁、氨基甲酸酯类杀虫剂等。

（三）按毒作用神经系统部位分类

1. 损害中枢神经系统的化学物

（1）直接影响脑组织细胞代谢、酶或神经递质的化学物

1）金属及其化合物：如铅、四乙基铅、汞、有机汞、锰等。

2）类金属及其化合物：砷及其化合物、甲硫醇、磷化氢等。

3）窒息性气体：硫化氢、氰化物等。

4）溶剂：甲醇、乙醇、氯乙醇、汽油、苯、甲苯、二硫化碳、四氯化碳、三氯乙烯、苯乙烯、四氯化碳、醋酸丁酯、二氯乙烷、四氯乙烷、氯甲烷等。

5）农药：有机磷类、有机氯类、氨基甲酸酯类和拟除虫菊酯类、毒鼠强等。

（2）导致脑组织缺氧的化学物

1）导致氧分压降低：甲烷、氮气、二氧化碳。

2）影响血红蛋白携氧能力：一氧化碳、亚硝酸盐、苯的氨基硝基化合物。

2. 损害周围神经系统的化学物

（1）窒息性气体：一氧化碳等。

（2）有机溶剂：正己烷、二硫化碳、三氯乙烯、汽油、甲基正丁基甲酮。

（3）有机磷化合物：敌百虫、敌敌畏、甲胺磷、对硫磷、辛硫磷等。

（4）金属和类金属：如铅、汞、铊、砷。

（5）生物毒素：肉毒毒素、白喉毒素、毒蛇或蜘蛛的毒液。

（6）药物：异烟肼、顺铂、苯妥英、吡哆醇、戒酒硫等。

（7）其他：丙烯酰胺、氯丙烯、环氧乙烷、秋水仙碱、紫杉酚等。

三、外源化学物对神经系统损伤类型

根据机体神经系统的不同反应，外源化学物引起的神经系统损伤包括神经组织结构的改变、功能性改变和神经行为改变。

（一）结构改变

结构改变是指神经毒物作用后神经组织的细胞、轴索、髓鞘及细胞内超微结构发生的病理改变。可分为缺氧性损害和毒物特异性损害。

1. 缺氧性损害 中枢神经系统对缺氧最为敏感，很多毒物可通过引起大脑缺氧而导致大脑器质性损害。

（1）单纯性缺氧：指在脑血流量充足情况下，由于吸入高浓度二氧化碳、氮气、甲烷、氩气、乙烷、水蒸气等导致供氧不足，出现中毒症状。

（2）细胞毒性缺氧：指供氧、供血充足，由于吸入高浓度一氧化碳、氰化物等窒息性气体使细胞能量代谢过程被阻断。

（3）缺血性缺氧：毒物引起心脏骤停或急性中毒合并心力衰竭时，导致供血不足出现缺氧。

（4）呼吸麻痹性缺氧：由于摄入神经肌肉阻断剂箭毒碱等导致呼吸肌麻痹而引起的缺氧。

2. 毒物特异性损害 毒物特异性损伤包括中枢神经系统特异性损伤、周围神经系统特异性损伤和中枢周围混合型特异性损伤。

（1）中枢神经系统特异性损害：损害中枢神经系统的化学物包括直接影响脑组织细胞代谢、酶或神经递质的化学物、导致脑组织缺氧的化学物。长期较高浓度暴露于某些外源化学物（如锰）会引起帕金森综合征或类似帕金森病的症状；某些外源化学物大量摄入或中毒可引起智力低下，甚至发生脑病，如孕妇大量饮酒和可卡因摄入；汞及其有机化合物中毒可导致情绪不稳定、易激动、震颤、共济失调等；AD 的发生可能与长期接触铝有关；有机溶剂如甲醇、乙醇、苯、四氯化碳等也可引起中枢神经系统损伤。

（2）周围神经系统特异性损害

1）根据功能损害可分为：以感觉异常为主的“感觉型”，如有机汞、三氯乙烯中毒；以运动功能障碍为主的“运动型”，如铅中毒；以感觉和运动功能同时受累为主的“感觉运动型”，如正己烷、砷中毒。

2）根据出现的临床表现可分为：单神经炎型，如铅所引起的桡神经麻痹；多发性神经炎型，如氯丙烯、有机磷、铊、正己烷中毒；颅神经型，如有机汞中毒损害球后视神经引起的视力减退或失明、急性三氯乙烯中毒引起的面部麻木和感觉减退、急性砷中毒导致的耳鸣和耳聋。

（3）中枢周围混合型损害：有些毒物不但会引起周围神经损伤，还可引起中枢神经损伤，出现精神失常和震颤，如铅、汞、二硫化碳等中毒。

（二）功能改变

功能改变是在神经毒物引起神经细胞的结构和生化改变的基础上而引起的感觉、运动功能紊乱。

1. 感觉功能紊乱　环境中的许多化学物可以引起神经系统的外部感觉如听觉、视觉、嗅觉、味觉和皮肤觉的紊乱，也可以引起神经系统的内部感觉如运动感觉、平衡感觉、内脏感觉的紊乱。如儿童铅中毒性脑病和重度有机汞中毒，出现皮质感觉区域神经元萎缩、失明、耳聋。

2. 运动功能紊乱　大脑皮质通过锥体系和锥体外系来控制和调节人体的躯体运动，二者在功能上相互协调，互相依赖。外界环境中的铅可致运动型或混合型外周神经损害，表现为肌无力。慢性锰中毒表现锥体外系受损症状，肌张力增高和震颤麻痹综合征。一氧化碳中毒损害小脑浦肯野细胞，出现步态不稳。

3. 综合功能紊乱

（1）网状结构损害：能导致意识丧失，甚至昏迷，如吸入不同浓度麻醉剂。

（2）基底节损害：常引起语言、吞咽、步态等运动障碍，如锰中毒。

（3）边缘系统损害：可导致情绪易变等精神障碍，如缺氧性脑病、铅中毒。

（4）大脑皮层损害：行为缺陷程度与病变范围、受损程度成正比。

（三）行为改变

行为改变是中枢神经系统的综合性功能改变。神经毒物可引起大脑皮层、网状结构、基底核和边缘系统受损，出现意识丧失、学习记忆下降、情绪性格等各种精神障碍或行为缺陷。如一氧化碳引起缺氧性脑病或铅引起中毒性脑病，损害大脑皮质、边缘系统及海马回，出现一系列精神活动障碍；过量饮酒引起中枢神经系统兴奋和抑制平衡失调，可产生认知、思维、判断、记忆等紊乱。

四、神经毒作用特点

化学毒物对神经系统的作用多种多样，神经毒物的作用主要表现有：早期以功能改变为主的损伤效应，表现为大脑功能紊乱或传导功能障碍；对低氧、低血流量、低血糖等间接损害异常敏感；一些特殊结构如突触、神经递质以及酶类等是神经毒作用的靶点；血脑屏障在某些情况下，也会成为毒物作用的部位而失去屏障效应；神经系统在不同的发育阶段对毒作用的反应有不同的表现。外源化学物的神经毒作用具有以下特点：

1. 神经毒性表现可随年龄的增长有所不同　如铅中毒。婴幼儿期铅暴露易出现中毒性脑病而成人易累及周围神经系统，因婴幼儿的血-脑脊液屏障发育不完全。这可能与神经系统的结构及其功能高度分化有关。

2. 神经系统损伤很难确定　损伤的起始时间，常持续存在，有时轻微的功能损伤也可能会变得异常严重，损害机体健康和一般性变化的区分界限并不清楚。

3. 有些神经细胞最初是过量存在的，对损伤具有一定的缓冲作用　神经细胞少量损伤不会影响神经功能和行为活动，只有神经细胞损伤的数量达到一定程度时，才表现出神经毒效应。这种细胞过量存在的结果可能会使毒物的作用呈现一个阈值，或呈现非线性的剂量-反应关系。另一方面，由于血-脑屏障、脑组织特定部位脉管系统分布均匀、各种脑细胞存在，亲水性化学物进入脑部受阻，具有较强内环境自稳作用。有时在毒作用下双侧前脑受损范围较大，也只出现轻微的脑功能障碍，如果病变进展缓慢，脑功能异常甚至可未被察觉到。

4. 神经毒性反应的表现可能是进行性的，轻微的功能损伤也可能变得异常严重 一般认为成人的神经细胞不再进行有丝分裂，中枢神经细胞受损后，死亡的神经细胞不能通过存活的细胞的分裂来取代，损伤部位通常通过星形角质细胞增殖来填补，因此功能的损失可能是永久性的，也可能是进行性的。周围神经末梢对某些外源化学物反应较敏感，受损后可以修复，但受损后的修复过程需要较长时间，修复十分缓慢。近年来研究表明，中枢神经细胞也能够再生。

5. 某些物质特别是各种药物在不同剂量下，神经系统可产生不同的反应 如三环抗抑郁药低剂量有良好的治疗作用，但高剂量会出现抗胆碱能效应。顺铂是一种有效的抗肿瘤化疗药物，但高剂量也可引起中毒性神经疾病。此外，精神抑郁药可引起运动失调，某些抗菌药剂量过大可导致失聪、平衡失调。

6. 化学物质的联合接触会产生相互作用 人群接触存在于环境中的神经毒性的化学物多种多样，它们之间可能存在相互作用，并产生联合效应，例如帕金森疾病中化学物质的相互作用。有很多研究者报道硫代氨基甲酸盐类杀真菌剂，二乙基二硫代氨基甲酸盐，虽然本身不是神经毒性物质，但当与 MPTP 联合给药时可以显著增加黑质损伤的程度。这种联合作用的具体机制尚不清楚，可能与二乙基二硫代氨基甲酸盐引起的铜螯合，以及 MPTP 或其活性代谢产物 1-甲基-4-苯基吡啶（1-methyl-4-phenylpyridiniumion，MPP^+）对中枢神经系统特定酶活性、兴奋性毒性分布的影响所造成的。此外，环境化合物还可能与其他饮食成分或遗传因素相互作用在疾病发生过程中发挥作用。

第二节　神经毒作用机制

案例 19-2

锰是维持机体正常生长所需的微量元素，锰对大脑的成长和发展起着至关重要的作用，但过量的锰也会对中枢神经系统产生不可逆转的损害，导致大脑神经紊乱。随着神经生物学及神经毒理学的发展，锰致神经毒性的研究引起了人们的广泛关注，但其神经毒性机制目前尚未被完全了解。

锰中毒的特点是黑质致密部的多巴胺神经元的损伤，流行病学研究表明大量的锰暴露和帕金森症（Parkinson Disease，PD）之间有相关的倾向，短暂接触锰可增加活性氧及谷胱甘肽产生，降低耗氧量和头部线粒体膜电位，导致多巴胺（DA）神经元死亡。短尾猴试验，结果发现锰接触后的运动异常是由于多巴胺能神经元不能正常的释放多巴胺。将培养至第 8 天的基底核神经元随机分组，给予相应的培养液培养，然后用高效液相色谱荧光检测法测定细胞内外 γ-氨基丁酸（g-amino-butyricacid，GABA）、谷氨酸（glutamic acid，Glu）、谷氨酰胺（glutamine，Gln）和甘氨酸（glicine，Gly）含量，可推断出体外染锰引起大鼠原代基底核神经元氨基酸类神经递质水平改变异常。此外，锰暴露工人通过做 T1 加权磁共振成像可见锰沉积在大脑中，基底核 GABA 含量升高，Glu 含量和红细胞 Mn 含量呈负相关。从这些资料中可以推测脑中 Mn 含量的异常增加会影响到神经递质含量改变。

问题：

1. 资料的内容给了你什么启示？
2. 还应该从哪些角度来研究锰的神经毒性机制？

毒物在神经系统靶部位以及发挥神经毒性机制呈现多样性，许多神经毒性物质的作用位点有多个，其对神经系统毒性效应一个方面的表现也可能与其他作用存在关联和因果关系，造成神经系统毒性非常复杂。

一、神经递质与神经毒性

（一）神经递质代谢紊乱

如有机磷和氨基甲酸酯类农药选择性地抑制乙酰胆碱酯酶（acetyl cholinesterase，AChE）活性，造成突触间隙大量乙酰胆碱（acetylcholine，ACh）堆积，过度刺激突触后膜上的相应受体，使突触后神经元正常活动受到影响，出现一系列中毒症状。锰中毒使 DA 和 5-羟色胺（5-HT）含量减少；锰也是一种拟胆碱样物质，可影响胆碱酯酶（Cholinesterase，ChE）合成，使 ACh 蓄积，以致出现震颤麻痹。

（二）毒物妨碍囊泡神经递质的正常活动

黑寡妇毒素（latrotoxin）可引起囊泡内神经递质暴发性非特异释放，使神经末梢受损。酒精可阻碍儿茶酚胺类递质的释放、吸收和代谢，并刺激 GABA 活性，这可能与乙醇直接刺激 GABA 受体有关。慢性乙醇摄入与低单胺氧化酶活性有关，重复摄入的酗酒者血 DA 水平逐步增高。肉毒毒素可阻断神经肌肉接头处的 ACh 释放，引起肌肉松弛麻痹，导致迟缓性瘫痪。破伤风毒素主要阻断脊髓抑制性神经元释放氨基酸递质，出现肌肉强直。β-金环蛇毒素（β-bungarotoxin）作用于突触前，使特异性递质释放减少，神经肌肉传递被阻断以致运动终板对神经刺激不起反应。

二、通道与神经毒性

（一）Na^+通道

河豚毒素（tetrodotoxin，TTX）是河豚鱼体内毒性很强的一种非蛋白生物毒素，也是一种电压敏感的钠通道（voltage gated sodium channels，VGSC）外口特异性阻滞剂，神经、肌肉、心肌传导纤维等可兴奋细胞膜的钠通道，并具有高度专一性，其作用机制是通过与膜上的专一受体结合，再通过关启机制关闭通道，从而阻滞神经细胞的兴奋与传导。石房蛤毒素（saxitoxin）及其有关化合物也能阻断神经膜上的 Na^+通道。拟除虫菊酯类农药和滴滴涕（DDT）的化学结构不一，但它们的神经毒作用非常相似，能干扰 Na^+通道的功能，主要引起神经元电压门控 Na^+通道关闭延迟，神经元反复持续去极化，导致神经系统过度兴奋，出现运动失调、惊厥抽搐、震颤、易激惹和手足舞蹈综合征等。局部麻醉药可卡因和普鲁卡因对 Na^+通道、K^+通道也有阻断作用，导致神经传导障碍。

（二）Ca^{2+}通道

电压依赖性 Ca^{2+}通道（voltage-dependent calcium channels，VDCCs）有 T 型，L 型、N 型和 P 型，不同类型的 VDCCs 生物学功能不一。Ca^{2+}通道在神经和肌肉活动中（包括神经递质和激素释放、动作电位生成和兴奋收缩偶联等）发挥着各种重要作用，是许多药物、神经毒素和神经毒物的潜在作用靶部位。T 型 VDCCs 广泛分布于神经母细胞瘤细胞、背根神经节神经元、内分泌细胞、心肌细胞和血管平滑肌细胞，其在去极化时失活，在较大负电位时开放。杀虫剂胺菊酯阻断神经母细胞瘤细胞和窦房结细胞的 T 型 VDCCs。辛醇选择性阻断下橄榄体神经元 T 型 VDCCs，而神经母细胞瘤细胞则阻断 T 型和 L 型 VDCCs。乙醇、Pb^{2+}、

Cd^{2+}和 Ni^{2+}能非特异性地阻断 T 型 VDCCs。L 型 VDCCs 在去极化时失活不明显，存在于各类细胞，可能包括肌细胞兴奋-收缩偶联，神经递质和激素的释放以及兴奋性调节。苯巴比妥类药物、乙醇能非选择性地阻断 L 型 VDCCs。N 型 VDCCs 在去极化时失活，在较小的负电位时被激活，且可能参与神经递质的释放及其他神经元功能。N 型 VDCCs 是伤害性信息传递突触部位最主要的 VDCCs 亚型，若阻断它可使疼痛介质释放减少，出现强效镇痛作用；N 型 VDCCs 能特异地被 ω-芋螺毒素（ω-conotoxin，ω-Ctx）阻断；N 型 VDCCs 对维持交感神经系统对循环系统功能的正常调节具有重要作用。铅是一种较强的非选择性阻断 N 型 VDCCs 的化学物。

三、受体、信号传导与神经毒性

（一）受体与神经毒性

毒物与受体间的相互作用有：①模拟内源性配基，引起激动剂样作用；②毒物与受体结合，不引起激活效应，但是有阻断内源性配基的作用；③毒物对受体产生别构效应。如有些毒物不是结合于内源性配基的同一位点，而是结合于生物大分子的相邻部位，引起构象改变而妨碍复合体与神经递质结合。毒物还可间接影响受体功能，如阻断神经系统受体或损伤神经元，引起突触传递功能降低，可能导致神经元受体数目增加，这是神经系统对外界作用的代偿机制之一。

兴奋性氨基酸（excitatory amino acids，EAAs）是中枢神经系统的兴奋性递质，广泛存在于哺乳动物中，以 Glu 和天门冬氨酸（aspartic acid，Asp）为主。Glu 及受体参与从神经元信息传递到神经可塑性及神经营养、发育的一系列生命过程，与学习、记忆的形成机制关系密切，且影响认知功能。正常情况下，Glu 在 Glu 能神经元内被摄入、聚集、储存于囊泡内。当神经元去极化时，囊泡内 Glu 以 Ca^{2+}依赖方式释放到突触间隙，与突触后膜不同亚型的 Glu 受体结合，完成兴奋性突触传递及其他生理作用。病理情况下，细胞外间隙 Glu 浓度增高可产生兴奋性神经毒性，其毒作用与细胞内 Na^+、Cl^-、H_2O、Ca^{2+}超载、氧自由基、NO 的介导有关，能促发多种急慢性脑损伤的发生。锰可使脑 ATP 合成减少，并通过对 EAAs 及其受体的作用，干扰细胞膜钙转运机制，使细胞内钙增加，从而激活钙依赖蛋白酶、核酸酶和磷酸酶，导致细胞变性。钙离子升高又可促进自由基生成，形成一种恶性循环。锰对 GABA 和 P 物质（substance P，SP）神经元的选择性损害也与兴奋性毒性有关。用谷氨酸的 N-甲基-D-天门冬胺酸受体（N-methyl-D-aspartatereceptor，NMDA 受体）阻断剂 MK- 801 去除皮层谷氨酸能受体的输入，可降低锰的基底节毒性，提示锰可致线粒体损伤，干扰能量代谢，继之引起兴奋性毒作用。哺乳动物中枢神经系统内 NMDA 受体广泛分布于大脑皮层、脊髓，以大脑皮层和海马密度最高，已发现 7 种亚型 NMDA 受体，其中 NR1 是功能亚基，与 NR2、NR3 亚基组成异聚体后，能形成有高度功能活性的 NMDA 受体通道。NMDA 受体除具有 Glu 连结位点外，还有甘氨酸连结位点，必须两个位点都结合后，才能激活受体。NMDA 受体主要以门控的形式调节 Na^+和 K^+的流动。NMDA 受体激动时，其偶联的阳离子通道开放，不但 Na^+，K^+可通过，Ca^{2+}也可通过。NMDA 受体的特点之一是高钙电导，这与 Glu 兴奋性神经毒性、触发突触长时程增强（long-term poteutiatiou，LTP）现象、学习记忆形成机制有关。

（二）细胞信号传导与神经毒性

毒物可累及细胞信号转导系统的信号转导因子，如 Ca^{2+}、肌醇磷酸酯、蛋白激酶、NO 等。据研究，Ca^{2+}在多种毒物神经毒作用中发挥重要的作用，毒物可引起胞内 Ca^{2+}依赖机制破坏，造成胞内 Ca^{2+}水平持续增高。胞内游离 Ca^{2+}持续升高会引起蛋白酶、磷脂酶和内切酶活化，导致蛋白、磷脂和 DNA 损伤，并累及与功能有关的系统。如拟除虫菊酯类农药引起的大鼠兴奋性神经毒性与 Ca^{2+}有关，去除胞外 Ca^{2+}可阻止该神经毒性。毒物致胞内 Ca^{2+}升高的机制：①在细胞膜水平，毒物可抑制 Na^{+}、K^{+}-ATPase 或 Ca^{2+}-ATPase，引起 Na^{+}-Ca^{2+}交换通路障碍、非特异性膜损伤、受体活化和细胞膜去极化；②在线粒体水平，毒物可抑制 Ca^{2+}单向泵和呼吸过程，引起膜损伤或氧化磷酸化解偶联。在 Ca^{2+}介导的中毒机制研究中，首先要考虑时间因素，如染中毒剂量 Glu，海马神经元会维持脑神经元游离钙水平在正常水平一段时间，但之后仍会造成不可逆的神经损伤。其次要考虑 Ca^{2+}的空间分布，细胞对胞内游离钙水平的升高反应取决于 Ca^{2+}靶蛋白的空间分布，它们与 Ca^{2+}或 Ca^{2+}/钙调蛋白（calmodulin，CaM）的相对亲和力以及反应过程涉及的其他蛋白分布有关。引起细胞损伤的 Ca^{2+}机制可能是脑内局部 Ca^{2+}变化的结果。Ca^{2+}不仅是第二信使，而且参与维持细胞的正常生理活动。钙稳态是不可缺少的条件，它的改变涉及因素甚多，脑内游离 Ca^{2+}浓度增加可能导致细胞受损。

四、神经胶质细胞与神经毒性

（一）保护性作用

星形胶质细胞在许多神经毒性损伤中有防御作用。在研究缺血或其他因素对大脑影响时观察到，Glu 过度释放或重摄取减少，可活化 EAAs 受体，造成某些细胞死亡。星形胶质细胞与 Glu 递质摄取系统有高亲和性，可通过 Glu 重摄取或经谷氨酸胺合成催化作用使 Glu 代谢为谷氨酰胺调节控制细胞外 Glu 水平，从而缓解缺血对大脑的影响。

（二）促进作用

星形胶质细胞可直接引起中枢神经系统损伤。星形胶质细胞 Glu-谷氨酰胺通路是脑内 Glu 递质的微型储备库。在某些病理条件（如细胞肿胀）下，可促使储备库 Glu 释放，神经递质的平衡状态被打破，可能会损伤脑。星形胶质细胞肿胀的病理改变见于创伤性脑水肿、长时间缺氧、高碳酸血症和肝性脑病等，提示星形胶质细胞参与了神经组织的损伤。例如，在星形胶质细胞原代培养体系中加入 10^{-5} mol/L 氯化甲基汞后，引起细胞肿胀，AA 外流。当氨浓度达到一定程度时，星形胶质细胞受损，造成 Glu 转化为谷氨酰胺的能力下降，出现细胞外液氨和 Glu 毒性，对中枢神经系统产生破坏作用。

（三）免疫系统调节作用

星形胶质细胞有参与中枢神经系统免疫反应的能力。星形胶质细胞可分泌白细胞介素（interleukin，IL-1），后者是脑内 T 细胞活化的必要条件，主要是因为 IL-1 促进 IL-2 生成以及 T 细胞上 IL-2 受体的表达；星形胶质细胞是抗原呈递细胞（APC），可将抗原呈递给淋巴细胞，也可合成释放 α/β 型干扰素，β-干扰素可明显抑制巨噬细胞、γ-干扰素诱导的免疫相关抗原（Ia 抗原）表达。

（四）其他

星形胶质细胞在许多退行性神经疾病发生中也发挥作用，Huntington 病与中枢神经系统喹啉酸水平升高有关。喹啉酸合成酶及降解酶主要存在于星形细胞。海马内注射高剂量喹啉酸可出现惊厥和神经退行性变化，酷似人类颞叶癫痫改变。

五、细胞骨架与神经毒性

细胞骨架是轴浆运输本身固有的结构成分，也是一个易感位点。如长春新碱（viucristiue）治疗白血病或淋巴瘤时，可出现感觉运动性神经病。微管是轴浆转运系统所依赖的，秋水仙碱能阻止微管形成。神经丝（ueurofilameut，NF）是细胞骨架的另一种结构成分，是几种环境神经毒物的靶位点，例如丙烯酰胺、二硫化碳、正己烷暴露可引起神经元和轴突内神经丝的局部聚集，提示它们可能有同样的毒作用机制。染毒三邻甲苯基磷酸酯（Tri-ortho-cresyl phosphate，TOCP），成年母鸡可出现典型的神经退行性形态学改变，表现为进行性的大脑神经胶质增生、髓鞘脱失及轴突变性，且有明显的剂量和时间依赖性。

有机磷化合物（organophosphoruscompounds，OPs）引起 OPIDN 后不久，可观察到肿胀的轴突内有 NF、微管聚集、滑面内质网增生和空泡形成，此后部分 NF 呈簇状和消失。据报道，给予 OPs 后，Ca^{2+}/CaM 激酶活性升高，神经组织 NF 亚单位及微管蛋白磷酸化作用也增强，干扰了 NF、微管蛋白和微管相关蛋白之间的正常连接，引起细胞骨架成分解聚，且加速其向轴突远端转运，导致在轴突远端聚集。另一方面，在神经毒物致神经病变的机制及其他神经损伤中都有 Ca^{2+}内流升高，激活钙蛋白酶，而 NF 正是钙蛋白酶的作用底物。在给予 OPs 后，可引起中枢及周围神经的钙依赖性蛋白酶活性明显增加，若预先给予钙通道阻断剂，则不会出现该现象。

六、氧化磷酸化与神经毒性

在所有细胞的生命过程中，氧化磷酸化过程均起着关键作用，而中枢神经系统对能量的需求量高，因此对解耦联剂非常敏感。氧化磷酸化过程受阻，可以破坏神经元功能而导致呼吸暂停，引起致命损伤，例如铅、汞以及其他重金属，氧化磷酸化抑制剂 MPTP 可以影响神经元中线粒体功能或通过影响膜完整性或破坏离子通道功能来破坏氧化磷酸化过程。

七、膜损伤与神经毒性

有机铅和无机铅可以通过破坏膜上离子通道而对膜产生破坏作用，干扰线粒体功能，引起能量代谢障碍，导致含髓磷脂膜的损伤。如果膜中同时含有铅和其他重金属则对这种损伤的敏感性会更高。铜可以参与活性氧（reactive oxygen species，ROS）和过氧化脂质的生成，从而引起星形胶质细胞空泡形成，铜毒性还与 AD 症的发生有一定联系。

有些外源化学物（如脂溶性的溶液、酒精溶解物等）可以通过细胞膜，并改变膜脂质成分，在影响膜流动性同时，可进一步影响膜上或膜附近的蛋白-脂质和蛋白-蛋白之间的相互作用。例如，由于酒精具有影响神经递质代谢和释放的作用，在酒精暴露之后，通过增加膜稳定性以及离子流动性可以改变神经元动作电位。

第三节　神经毒性的研究方法与评价

案例 19-3

丙烯酰胺是工业中广泛应用的一种化工原料，具有低毒性、高蓄积性和高危害性等特点，是一种公认的神经毒物。丙烯酰胺的职业中毒多见于长期低浓度接触导致的多发性周围神经病。中国自 1970 年首次报道丙烯酰胺职业中毒病例后，近年来职业性中毒屡见不鲜，将防控丙烯酰胺职业损伤工作提到了较为重要的地位。

问题：

1. 多发性周围神经病的神经毒理学研究方法有哪些？
2. 如何评价长期低浓度接触丙烯酰胺的神经毒性？

由于中枢神经系统的结构和功能非常复杂，所以精确定位一种中枢神经毒性物质在何时、怎样引起毒性作用困难重重。历史上应用不同染色方法，常可得出一些对于神经毒性物质的基本证据。随着现代免疫组化、放射自显影以及细胞化学等方法的出现，为神经毒性的深入研究，提供了技术保障。在传统的研究方法中，需等到毒性作用已经发生之后，才进行研究。由于对活组织进行检测的能力的提高，现在可进行更精细的研究，例如在某一途径中是哪种类型细胞受到影响等。体外可建立具有特定表型的细胞株。随着造影技术的发展，这些方法也可以延伸到体内实验的研究领域。神经系统毒性现代研究方法主要包括行为学、电生理学、病理学、生物化学、分子生物学、形态学、脑成像等。

一、神经行为学方法

神经行为毒理学是研究环境中化学物质和物理因素对实验动物和人的行为影响的一门学科。主要运用心理学、行为科学和神经生理学方法，研究这些作用于神经系统的有害因素在低剂量时对精神活动及神经生理功能方面的影响。

近年来，随着科学技术的发展及环境保护意识的加强，环境中有害因素引起严重神经系统损害的发病率已大为降低，但长期接触较低水平有害因素所致的亚临床改变日益增多。如长期低浓度接触一些有机溶剂、重金属和有机磷化合物，在未表现明显的症状、体征和组织学改变，常表现出神经及心理行为的功能性改变。若未及时发现和处理，多表现为主观的、模糊的和非特异的精神方面的主诉。因此早期发现和检测中枢神经系统轻度功能改变的敏感指标尤为重要。

二、神经电生理学方法

神经电生理测定是检测神经毒性的敏感指标之一，在对多种神经毒物的检测及研究中得到广泛应用。常用的神经毒性电生理效应指标有：应用脑电图（electroencephalogram，EEG）仪记录脑电信号；应用计算机叠加技术，检测特定部位大脑皮层产生的脑诱发电位（brain evoked potential，BEP）；研究单个细胞甚至单个通道蛋白质活动信息的膜片钳技术。目前检测神经功能方法主要包括肌电图、H-反射、脑电图、感觉诱发电位和视网膜电图，用于评价感觉和运动神经的传导速度、神经肌肉功能、中枢感觉投射和脑电改变等。

三、神经化学方法

神经化学改变是许多神经毒物的主要机制。用相应的生物化学方法检测神经递质的合成、储存、释放、再摄取、降解等过程及其含量的改变，可以了解外源化合物对递质系统的作用形式及强度。利用特殊的放射标记递质类似物可对神经递质与特异性膜受体的结合特性进行相关研究。应用酶化学法、酶动力学法等生物化学方法研究有关酶在外源化合物神经毒作用，如神经组织信号传导过程、有关神经递质的合成降解、神经元离子通道调控等的变化，对了解中毒机制具有重要意义。为准确地反映神经系统功能，可采用特殊方法进行体内研究，例如进行微透析、核磁共振，并采用示踪剂评价能量利用、合成状况分析。

四、神经病理学方法

确认神经毒性化学物神经损害及其病变程度的经典方法是神经形态和组织学改变。主要包括肉眼观察和测定脑重量、光学显微镜或电镜检查、组织化学、免疫组织化学检查等方法。在观察受损细胞的特点时，利用免疫组织化学和电镜检查细胞早期反应非常重要。常用的免疫组织化学方法可观察标记物变化，确定神经元、神经胶质细胞以及血管内皮细胞的损伤；电镜观察亚细胞结构改变。中枢神经的血管功能障碍可用不能透过血-脑屏障的染料进行切片观察。

五、分子生物学方法

目前，利用分子生物学开展在基因、蛋白等分子水平上对神经系统发生、发育、分化和功能调节等方面研究，大大提高了神经毒性研究水平。已经应用于神经毒性研究的方法有：免疫组织化学法（immunohistochemistry，IHC）、聚合酶链式反应（polymerase chain reaction，PCR）、原位杂交组织化学技术（in situ hybridization histochemistry，ISHH）、蛋白免疫印迹杂交（western blot，WB）、流式细胞仪技术（flow cytometry，FCM）、荧光原位末端标记法（TdT-mediated dUTP nick-end labeling，TUNEL）检测神经细胞凋亡等。

六、神经影像学方法

磁共振成像（magnetic resonance imaging，MRI）可用于检测和评价非人灵长类动物脑重金属（如锰）蓄积及其神经毒性效应，结合脑内生化、能量代谢信息，半定量分析化合物浓度。氢质子磁共振波谱（^{1}H magnetic resonance spectroscopy，^{1}H-MRS）可观察重金属（如锰、铅）中毒脑内结构损伤和早期神经毒效应改变。

七、体外实验方法

为更好地反映体内神经毒物分布，减少动物的痛苦，节约时间和经费，在神经毒性评价尤其是神经毒物的筛选中体外模型应用已成为首选，尤其是对于一些特殊的问题，如神经递质释放和吸收之间的作用、某种药剂是否安全等。体外培养系统根据复杂性的不同分为无细胞系统、转化细胞培养、原代细胞培养、器官培养四个系统，它们所需实验材料不同，各有优缺点，可综合利用；体外培养方法有全胚体、全脑、特殊脑组织块、凝集细胞、分散细胞和细胞株等培养类型，每种类型培养方法都有其优缺点。由于它们具有明确的培养和毒物暴露条件，在实际应用中受到一定限制。

第四节 行为毒作用的研究方法与评价

案例 19-4

某日，小强的妈妈带着5岁的小强来就诊。妈妈说老师多次反映小强容易发脾气、注意力难以集中。妈妈说他从小就好动、容易分神。妈妈同时说最近小强经常感觉肚子间歇性的疼痛和便秘。妈妈曾经在药店买药给他吃，但没有效果。小强和姐姐、妈妈住在郊区外公外婆家。妈妈和外公都在一家蓄电池厂工作。小强和姐姐放学后经常到厂里玩。小强的姐姐有注意力缺陷。外公患有痛风，而且经常腹痛。检查发现小强的视力正常，但听觉灵敏度稍差，而且语言能力比一般小朋友稍差。红细胞压积减少30%。经询问发现，小强饮食充足、无异食癖，免疫接种正常。检查显示血红蛋白过少和小红细胞症。无失血，大便隐血试验阴性。初步诊断为“轻度缺铁性贫血”，补铁3个月。3月后，小明的症状并未改善，进一步检查后，发现小明的血铅3.5μmol/L，尿δ-氨基-γ-酮戊酸70.0μmol/L，血红细胞游离原卟啉4.5μmol/L；结合腹部隐痛、便秘症状。最终诊断为轻度铅中毒。

问题：

1. 假设你是儿童铅中毒防治中心的医生，一个小孩来就诊，结合病史，除了做实验室检查外，还有哪些方法有利于确诊铅中毒？

2. 你还知道哪些检测行为毒作用的研究方法？

一、建立动物模型

建立模拟人体神经系统病变的动物模型，与已知或未知的神经毒物进行比较研究，对于阐明中毒机制、寻找药物防治具有十分重要的意义。现介绍比较肯定的动物神经系统疾病模型。

1. 帕金森病 PD 病因归于大脑黑质中致密层区域的神经元死亡。黑质神经元以多巴胺为它们的神经递质，在纹状体和苍白球的末端释放。PD 的发病原因与药物、环境因素等有关。支持这种假设是基于几个健康的年轻人服用了一名药剂师制造的海洛因衍生物。由于药剂师的疏忽，没有合成预想的 1-甲基-4-丙基-氧化哌啶（1-methy-4-propion-oxypiperidine，MPPP），而是合成了 MPTP。这些青年注射 MPTP 后，在几小时内发展为 PD 样症状。现在知道 MPTP 本身不是自发的 PD 的原因，但是 MPTP 诱导的 PD 样神经功能障碍与自发的 PD 症状有极强的相似性，表明天然存在的神经毒物可能选择性地损伤黑质纹状体系统，引发或有助于 PD 的神经变性过程。经灵长目动物试验，MPTP 作为能提供人类 PD 非常有意义的动物模型而被应用。

2. 迟发型神经病 鸡作为某些有机磷中毒后引起迟发型神经病的模型已被国际学术界公认。该模型的目的是测试农药的迟发型神经毒性，求出迟发性型神经毒性无作用剂量。试验动物选用遗传背景明确、健康、步态正常的母鸡。阳性对照选用三邻甲苯磷酸酯。观察期一般为 21 天。如未见异常反应或有可疑反应时，需再次给药，继续观察 21 天。亚慢性试验连续给药 13 周并观察，停药后再观察一周。以鸡的站立、运动姿势及运动失调程度为观察指标，观察迟发型神经毒性的最小剂量反应。一般迟发型神经毒性反应在第 7～10 天开始出现并逐渐加重。世界上很多国家的管理部门已把这种模型作为有机磷农药和其他类型农药的筛选和鉴定手段。

二、行为毒理学功能测试方法

（一）功能性观察组合

1. 活动度

（1）家笼观察法：是按照一定的评分规则记录活动的频繁程度，或借助一些测定仪来分析活动度的改变。

（2）开阔场地观察：把动物放入开阔的标准场地，让动物适应一段时间后测定动物的活动度，每只观察 2～3min，按照一定的评分规则记录动物活动。

2. 活动度/惊愕反应

（1）活动力/兴奋性：把动物从笼中抓起放到开阔的场地中，观察动物的反应，包括被抓起时的挣扎和扭动的力度、兴奋性，另外记录动物是否有侵犯性行为。

（2）惊愕反射：测试动物对突然的声刺激的反应，阳性反应为身体突然卷曲、拱起或急剧跳跃。可按照反应的强度进行评分。

3. 步态和姿势特征 把动物放置在开放的实验场所，步态是观察其行走时四肢移动是否协调，如果动物不动，可轻轻地刺它一下，以迫使它走动；姿势是观察其行走时背部、腹部以及身体的矢状面是否平衡。

（二）操作性测试实验

1. 神经反射或反应

（1）瞳孔反应：用一束光线从侧面移向动物的眼睛来观察瞳孔的反应。

（2）眼睑反应：用一个很细的电线在眼睑上由外向内轻轻地划动，观察眼睑是否快速关闭。

（3）耳翼反射：用一个很细的电线在耳翼上由外向内轻轻地划动，观察有否耳朵摇动或耳翼向内变平，否则脑神经可能受损。

（4）伸肌反射：评价脊髓的感觉和运动传导通路对足底压力所产生的反应。

2. 神经-肌肉功能测试和姿势反应

（1）握力实验：用于评价神经-肌肉的协调功能和肌力的强度。

（2）足张开着地实验和翻正反应：是测试动物的正常姿势被人为改变后所做出的反应（姿势反应）。

3. 感觉反应是测试 实验动物对不同的感觉刺激所产生的反应。主要包括视觉靠近反应、视觉定位、听觉反应、嗅觉反应、触摸反应、曲肌反射和夹尾反应，观察动物的反应并按照上述评分规则对动物的反应强度进行评估。

（三）学习和记忆功能测试

1. 小鼠 Y 形迷宫实验 实验时将鼠放在起步点，使适应环境一分钟。打开闸门并按动电钮，给鼠以电击刺激。对训练成功的鼠染毒，进行测验，评价毒物对记忆力的影响。

2. 反射臂迷宫实验 在测试开始时，将大鼠放入迷宫的中央区域，每个臂或其中四个臂尽头的小洞放一小块食物，然后允许大鼠探究迷宫，直到它收集到所有食物。经过一段时间的训练，开始染毒试验，比较染毒前后动物找到食物的准确率和错误率。可以定量评价毒物对动物空间记忆功能的损伤效应。

3. 水迷宫实验方法 ①训练前染毒，比较染毒组和对照组鼠找到平台的准确率、错误率以及找到时所花的时间。②训练后染毒，比较一组大鼠经过训练后染毒前以及染毒后上述指标的改变，第一次训练前将小鼠放在梯子附近，使其自动爬上 3 次以后，每次训练前将小鼠放在梯子附近，背朝楼梯使其自动爬上 1 次，每次训练时，对 2 分钟内未达到终点的小鼠应引导其到达终点，从终点的楼梯上来每次训练或测验时均将头朝起始点，最后计算各组动物 5 次训练和测试的总错误次数、到达终点的总时间及 2 分钟内到达终点的总动物数（百分率），停止训练 5 天后可在不同的时间从起点进行消退实验（记忆再现）。

4. T 形迷宫实验 有三个木制小平台，试验动物位于字母 T 纵杆底端的小平台上，诱饵位于字母 T 横杆两头的小平台上，动物跑到岔口后有两种选择：转向左边或右边的小平台，但是在 T 形纵杆上有一金属布把通向诱饵的路隔成两边，其中一边被有机玻璃阻挡而无法通过而另一条路则可以通过。动物经过一段时间训练后找到食饵的准确率在 85%～100%。比较动物染毒前后通过 T 形杆或找到食饵的准确率就可以判断毒物对空间记忆能力的损伤效应。

5. 小鼠跳台实验 末次染毒后，次日开始训练，将动物放入反应箱内适应环境 3 分钟，然后将动物放置反应箱内的铜栅上立即通以 36V 的交流电，动物受到电击其正常反应是跳回平台以躲避伤害性刺激，多数动物可能再次或多次跳至铜栅上受到电击又迅速跳回平台上，训练一次后将动物放在反应箱内的平台上，记录 5 分钟内各鼠跳下平台的错误次数和第一次跳下平台的潜伏期，以此作为学习成绩。24 或 48 小时后进行重复测验。停止训练 5 天后，可以在不同的时间进行一次或多次记忆消退实验，若染毒组与对照组比较潜伏期、错误次数或跳下平台的动物数差异有显著性，表明毒物引起动物记忆力改变。

6. 小鼠避暗实验 实验时将小鼠面部背向洞口放入明室，同时启动计时器，动物穿过洞口进入暗室受到电击，计时器自动停止，取出小鼠，记录每鼠从放入明室至进入暗室遭电击所需的时间，此即潜伏期，训练 5 分钟并记录 5 分钟内电击次数。24 小时或 48 小时后重做测验。停止训练 5 天后可以在不同的时间进行一次或多次记忆消退实验。

7. 大鼠双向回避实验 将大鼠放入箱内任何一侧，20 秒后开始呈现灯光或蜂鸣音，持续 20 秒后，10 秒内同时给以电刺激，大鼠在遭电击后即逃避，必须跑到对侧顶端并挡住光电管后才可中断电击，此为被动回避反应；在每次电击前给予条件刺激，反复强化后，大鼠在接受条件刺激后即跳向对侧并挡住光电管而逃避电击，此为主动回避反应。连续训练 4～5 回。停止训练 5～50 天内，分 2～3 次测定其记忆消退情况。

（四）感觉运动功能测试

1. 转棒试验　是根据小鼠跌落转棒时的转速或某一转速时跌落转棒的时间来反映动物神经肌肉协调能力，若染毒组跌落转棒时的转速或时间明显小于对照组且差异有显著性，表明毒物对运动功能有影响。

2. 游泳试验　成年小鼠每次游泳 30～60 秒，末次染毒 30min 后，置小鼠在游泳箱中游泳，记录小鼠自游泳开始沉入水底的时间作为小鼠游泳时间，游泳时间的长短可以反应动物运动耐力的程度，若染毒组游泳时间明显小于对照组且差异有显著性，表明毒物对运动功能有影响。

3. 足展开试验　是通过测定大鼠落地后后爪间的距离的变化，了解大鼠给予神经毒物后后肢运动神经损伤情况。将小鼠后肢第四脚趾底涂以墨水，然后背朝上水平位提起于距平面 32cm 高处丢下，测量着地时两后肢展开距离（mm）。

4. 倒挂网格试验　用金属网格将网格平举距地面 1 米高处，将动物平放在网格上然后将网格翻转 180°使动物倒挂在网格上，同时按下秒表计时，根据动物从网格上摔下的时间判断动物神经系统受损和肌力情况。

5. 痛觉测定　常用的有小鼠“热板”法、大鼠鼠尾热刺激法、兔扬爪和缩肢反应等测定法。根据刺激强度、反应时间、反应强度等指标来分析痛觉程度，了解毒物对中枢神经系统的兴奋和抑制或麻醉作用的程度和引起皮肤痛觉过敏、减退或消失的程度。

三、人类行为功能测试

（一）运动功能试验

1. 手提转速度试验　受试者用利手及非利手分别在 30 秒内，以尽快速度从孔中取出栓子，然后快速将栓子水平提转 180°再插入原孔中，分别记录利手及非利手两次正确提转数之和。

2. 简单反应时间试验　受试者见到 Terry84 型简单反应时测定仪上信号红灯闪亮时，快速按相应开关使红灯熄灭，信号红灯不定时闪亮，受试者看到红灯闪亮就马上关掉相应的开关，记录仪可自动记录出正确反应的次数、错误与漏失反应的次数，用于评价视觉感知及手部运动反应时间。

3. 目标瞄准追击试验　用铅笔在 60 秒内尽可能快速地在圆圈内打点，但打点不能触及圆圈的边，共测 2 次，计算 2 次正确打点数和错误打点数的总和，根据打点数的总和评价手部运动速度及准确能力。

（二）识别功能试验

1. 数字广度试验　从韦克斯勒成人智力量表中向受试者读一组数字，然后要求受试者根据听到的数字组合进行倒序复述，按正确复述出序列数打分，每一序列评 1 分，根据得分评价即时听觉、记忆及注意力集中的能力。

2. 学习试验

（1）非联想学习：对任何一种刺激都可能引起中枢神经感觉系统的两种反应：强化这一系统对刺激的兴奋性（敏化作用）和降低兴奋性（习惯作用）引起反应性降低。

（2）联想学习：反映即时听觉、记忆及注意力集中的能力。每套有 12 对 2 个字组成的词构成量表，其中容易的与困难的成对词各 6 对，以每对词 3 秒的速度读出，两对词之间间隔 2 秒，12 对词随机排列，用录音机放送，共放送三遍，每放送一遍后主试者念每对词的前面一个词，要求受试者答出后面一个词来，主试者将结果记录在相应格内。

3. 视觉保留试验 用测试图先向受试者展示一张几何图形，持续 10 秒，然后展示 4 张图形，其中一张与第一次展示图形相同，要求受试者在 10 秒之内认出哪一张与原图相同，正确认出一图打 1 分，根据得分评价大脑几何图形组织和即时视觉记忆能力。

4. 数字译码试验 取自韦克斯勒成人智力量表，可测试视觉感知、记忆、模拟学习及手部反应的能力，测试工具为测试表，表中列有数字及与数字相联系的符号，测试时先向受试者展示 1 ～ 9 数字及其相对应的符号，时间是 20 秒，然后在表内的示例行中试填，时间是 20 秒，继之受试者在表的空格内依次逐一填上相应的译码，全部测试历时 90 秒，每正确填写 1 格得 1 分，根据得分进行评价。

（三）神经行为功能试验组合

人类行为功能的测试一般采用功能组合实验，根据毒物的种类、理化性质、结构特点以及毒作用表现来选择不同的功能组合实验。目前采用最多而且被公认的是神经行为核心测试组合（neurobehavioral core test battery，NCTB）和成人环境神经行为测试组合（adult environmental neurobehavioral test battery，AENTB）。NCTB 组合能有效的检测工作场所毒物暴露所引起的神经行为功能损害，已得到广泛推广和应用。AENTB 检测的项目主要是儿童环境神经行为测试组合（pediatric environmental neurobehavioral test battery，PENTB），对低水平暴露损伤的行为更敏感。

充分利用计算机技术，1990 年建立了神经行为评价系统（neurobehavioral evaluation system，NES and NES2），其中 NES2 的操作界面有多种语言选择提示。行为评价和研究系统（behavioral assessment and research system，BARS）适用于儿童、老年人以及受教育程度较低的人群研究。但是，最有效的测试项目如 SRT、指叩和数字译码作为最基本核心计算机组合（minimum commoncore computerized battery，MCCCB）也有其局限性。

思 考 题

1. 试述神经毒理学与行为毒理学区别与联系？
2. 神经毒作用有哪些特点？请举例说明？
3. 有哪些技术或方法可无创性地获得脑解剖、功能或脑内生化、能量代谢信息？请举例说明。

（唐焕文 鲁 彦）

第二十章　免疫毒理学

第一节　概　述

案例 20-1

多氯联苯和二噁英（dioxins）是广泛存在的污染物，电气、塑料、农药、造纸等工业生产都会产生这类物质。因此，完全避免接触这类物质是不可能的。多氯联苯和 dioxins 是脂溶性毒物，可在食物链尤其是肉类、鱼类和乳制品中蓄积。母亲可通过脐带和母乳将多氯联苯和 dioxins 传给其胎儿或婴儿，对胎儿或婴儿的免疫系统造成不利影响。1989 年世界卫生组织一项报告认为荷兰是环境中具有高浓度的多氯联苯和 dioxins 类化学物质的国家之一。因此，荷兰在 2000 年进行了一项前瞻性研究发现儿童生前暴露多氯联苯和 dioxins 或出生后受母乳中多氯联苯和 dioxins 的影响都会对免疫系统产生不良影响。

该项研究共采用 207 对健康的母亲和婴儿。怀孕期间血清和脐带血中的多氯联苯类化学物的总量反映生前暴露水平；母乳中的多氯联苯类化学物的总量代表出生后暴露水平；同时测量 42 月龄儿童血清中的多氯联苯类化学物的总量。通过问卷调查感染性疾病和过敏性疾病的发病率。测量了免疫接种后麻疹、流行性腮腺炎和风疹的抗体。对 85 名儿童进行了其他免疫学特性评估，包括 B 细胞、T 细胞、单核细胞、粒细胞和淋巴细胞计数。

通过计算机，利用多元回归分析调整混杂因素后发现 42 月龄儿童血清中多氯联苯类化学物量与反复发作的中耳炎、水痘发病率成正相关，与过敏性疾病的发病率成负相关；母乳中高浓度的多氯联苯类化学物与儿童咳嗽、胸痛和痰多成正相关。生前暴露多氯联苯类化学物与出生后淋巴细胞数、T 淋巴细胞数、细胞毒性淋巴细胞数、记忆性淋巴细胞数、激活的 T 淋巴细胞数及 T 淋巴细胞受体表达的增高和麻疹、流行性腮腺炎抗体减少有关。

本项研究的结论是出生前及出生后暴露多氯联苯类化学物可能会导致学龄前儿童的感染性疾病发病率增加、过敏性疾病发病率下降。儿童早期发生普通感染性疾病可能有助于预防过敏的发生。

问题：

1. 暴露于多氯联苯类化学物的学龄前儿童多种免疫学指标发生了改变，这些改变的长期后果是什么？

2. 结论中提出“儿童早期发生普通感染性疾病可能有助于预防过敏的发生。”对于这一点你如何理解？

3. 你是否了解在历史上，一些大的公共卫生事件对污染人群免疫系统的影响？

一、免疫毒性及免疫毒理学概念

（一）免疫毒性及免疫毒理学

通过以前学过的理论知识，我们知道免疫是指机体免于感染性疾病的干扰，维持机体正常稳态环境的机制。免疫系统在体内广泛分布，包括免疫器官、免疫细胞和免疫分子。免疫应答是机体免疫系统对抗原刺激所产生的，以排除抗原为目的的生理过程。这个过程是免疫系统各部分生理功能的综合体现，包括了抗原递呈、淋巴细胞活化、免疫分子形成及免疫效应发生等一系列的生理反应。通过有效的免疫应答，机体得以维护内环境的稳定。机体免疫功能主要包括3方面：①防御功能：用以防御外界有害因素入侵；②自身稳定功能：保持体内组织细胞成分的相对一致，清除衰老或受损细胞成分；③免疫监视功能：防止体内变异细胞出现。

免疫系统精密、平衡的调节是维持正常免疫功能的关键。对免疫系统各个组成部分和免疫应答的干扰及对整个免疫系统平衡的破坏都可能造成免疫功能过度或不足，从而对机体产生不利甚至致命的影响。因此，Tamara等（2003）认为无论最终结果是否改变了宿主的抵抗力，只要对免疫系统或者其组成部分产生有害作用即为免疫毒性。本案例中儿童抗感染能力的下降和一些淋巴细胞的改变都说明多氯联苯类化学物对儿童产生了免疫毒性（immunotoxicity）。对这些现象进行研究的毒理学学科即为免疫毒理学（immunotoxicology）。概括地说免疫毒理学是研究外源化学物对机体免疫系统的损害作用、生物学机制及其危险度评价与管理，在免疫学和毒理学基础上发展起来的一门毒理学分支学科。

（二）免疫毒理学研究概况

人们很早就注意到了某些药物和外源化学物引起的免疫异常现象，如青霉素等药物引起的过敏性休克；职业性接触某些食品添加剂引起的“面包师疱疹”；臭氧、氮氧化物、二氧化硫等空气污染物引起的呼吸道感染发病率升高、病情加重、病程延长等。国外从20世纪60年代末就开始对化学物质的免疫毒性进行研究。但是直到70年代末才发展成为一个学科。由于免疫毒理学在毒理学研究中的重要性，特别是在安全性评价中的作用，它的发展较快。有关免疫毒理学的研究日益增多，多次召开有关免疫毒理学的会议和出版相关的专著。1977年，Vos根据一些外源化学物对实验动物免疫功能的损害，首先较系统地阐述了外源化学物对人体免疫系统可能存在的危害。1983年Gibson等发表了第一本免疫毒理学专著。1984年国际化学品安全规划署和欧共体委员会共同组织了题为“免疫系统是毒物损害的靶”的研讨会。1989年在德国召开了“金属的免疫毒性和免疫毒理学会议”。1993年在瑞典召开“体外免疫毒理学会议”。1994年在英国牛津大学召开“国际环境免疫毒理学及人类健康研讨会”。世界卫生组织于1996年编写了《评价化学物质直接免疫毒性原理及方法》及《实验免疫毒理学》等书籍。这些书籍的出版对免疫毒理学的研究起到了很好的指导作用。美国药品与食品管理局对药品的免疫毒性也提供了许多研究建议。2006年4月美国药品食品监督管理局（Food and Drug Administration，FDA）、人用药品注册技术要求国际协调会（International Conference on Harmonization of Technical Requirements for Registration of Pharmaceuticals for Human Use，ICH）等组织颁布了人用药物的免疫毒性试验指导原则（ICH S8）（http://www.fda.gov/cber/guidelines.htm）。在国际上对药物非临床安全性评价中的免疫毒性研究达成了共识。

我国免疫毒理学研究，从20世纪末开始，在一些医学院校、省、市职防所及一些科研院所相继开展了一些工作，研究了多种外源化学物质对免疫系统功能的影响，并开始有关免疫毒性机制的研究。近年来有一些通过基因敲除小鼠模型研究免疫毒性的文献，积累了不少资料，取得了可喜的成果。1989年中华预防医学会成立免疫毒理学组，1993年中国毒理学会成立免疫毒理专业委员会。在学会的领导组织下，先后召开了多次全国性免疫毒理学术交流会，对推动我国免疫毒理学的发展起到了积极的作用。2011年12月30日我国发布了国家标准《GB/T 27817-2011化学品免疫毒性试验方法》。此标准是在美国环境保护局发布的生物化学品试验指南免疫毒性的基础上修订而成。本标准适用于检测化学品的免疫毒性，规定了化学品免疫毒性试验方法的术语和定义、试验原则、试验方法和试验报告，进一步规范了我国的免疫毒性检测。

（三）历史上几件主要污染事件对免疫系统的影响

1. 中国台湾油症事件 台湾彰化县溪湖镇彰化油脂公司于1979年生产食用米糠油时，冷凝器的多氯联苯液体外泄，污染了食油，造成二千多人发生中毒。中毒人群出现指甲、黏膜色素沉着，眼睑浮肿，同时伴随疲劳、呕吐、免疫功能低下疾病症状。事件并未到此结束，后来的跟踪调查表明，台湾在这事件发生之后，由于多氯联苯在母体内的残留，所生的儿童上呼吸道感染率和中耳炎发生率显著增高，体内多项免疫指标出现异常。

2. 日本米糠油事件　1968 年 3 月，日本北九州市和爱知县一带在生产米糠油时，使用了多氯联苯作脱臭工艺中的热载体，由于管理不善，多氯联苯混入到米糠油中。随着这种有毒的米糠油在各地销售，造成了大批人中毒。患者一开始只是眼皮发肿、手心出汗、全身起红疙瘩，随后全身肌肉疼痛、咳嗽不止，严重时恶心呕吐、肝功能下降。在随后的跟踪调查中发现许多受到暴露的个体出现反复的呼吸道感染，在一次调查中发现有一半的呼吸道感染患者呼吸道症状会持续半年以上。表明机体的抵抗力受到影响。进一步研究发现暴露人群的循环 T 细胞总数减少、迟发超敏反应降低和植物血凝素（phytohemagglutinin，PHA）刺激的淋巴细胞增殖反应增强。

3. 比利时“肉鸡污染事件”事件　1999 年 5 月在比利时发生的“肉鸡污染事件”事件，首先一些养鸡场出现鸡不生蛋、肉鸡生长异常等现象，经调查发现，这是由于比利时饲料公司生产的饲料中含有 dioxins 所致。其中一家饲料厂的饲料中的 dioxins 含量超过允许限量 200 倍以上。肉鸡污染事件的发生对比利时的政治和经济生活造成了巨大影响，由此造成的直接经济损失达 3.55 亿欧元，加上相关食品工业，经济损失超过 10 亿欧元。除了经济损失外，比利时首相和两名部长因采取环保措施不利而在一片责难声中引咎辞职，联合政府垮台，肇事者被送上法庭。此事件发生后，对比利时 207 名青少年血清中 dioxins 与一些免疫学指标的调查发现，嗜酸性粒细胞和自然杀伤细胞的百分数、血清中的 IgA 免疫球蛋白水平以及花粉、屋尘螨特异性 IgE 免疫球蛋白水平都与血清中 dioxins 的毒性当量呈负相关，这说明血清中的 dioxins 对机体的免疫系统产生了毒性。

二、免疫毒理的特点及研究意义

通过上面的案例，我们可以看出在受到一定剂量的多氯联苯类化学物污染的情况下，儿童的生长发育并没有出现明显异常。可是机体的抵抗力和免疫细胞已出现了明显异常。这说明一些外源化学物的免疫毒性可能比其他系统的毒性更敏感。也就是说，在某些情况下，机体接触外源物质后，其他器官还未表现出毒性反应时，已经表现出免疫毒性（如淋巴结细胞构成的减少，淋巴细胞亚群的改变，宿主抵抗能力的降低及特异免疫应答反应的改变）。动物实验的结果也发现很多外源性化学物质对免疫系统的有害作用剂量往往低于它们的一般毒性作用剂量，如小鼠长期接触低剂量的甲基汞、四乙基铅和砷酸钠后，在表现出明显毒性反应之前，就出现免疫系统改变。比如甲醛、氯丁烷、对苯二甲酸甲酯，在低于一般毒性作用的阈剂量之前，发生了超敏反应。

上面案例中由于暴露于多氯联苯类化学物的学龄前儿童多种免疫学指标发生了改变，这些改变除了影响感染性疾病和过敏性疾病外是否会引起其他的病理反应？它的长期后果是什么？随着时间的延长，一些异常的免疫学指标是否会得到恢复？目前这些问题还没有一个明确的答案。免疫系统与其他系统不同的是它不限于体内的某一部位，它包含许多的淋巴器官和大量的具有各种功能的细胞群。免疫功能受到抑制或免疫功能增强都会引起机体的病理反应。免疫功能的改变与多种疾病的发生和发展有关，如癌症、自身免疫性疾病等。被称为超级癌症的获得性免疫缺陷综合征使人们充分认识到了免疫功能的重要性。因此，一些外源化学物质造成的免疫功能的改变的长期后果备受人们的关注。

另外，目前全球范围内儿童过敏性哮喘的发病率上升，特别是一些西方发达国家。已经有一些专家认为这一现象与生活环境的提高使儿童感染性疾病发生率显著降低有关。上面案例中的结论中提出“儿童早期发生普通感染性疾病可能有助于预防过敏的发生。”这是一个很有意义的现象。这一结论是否正确还需要进一步的研究，需要更多的结果来证实。对这一现象的深入研究会促进相关理论的发展。因此，免疫毒理学的研究可以促进其他相关学科的发展。

概括地讲，化学品的免疫毒性具有灵敏性和复杂性。灵敏性是指一些化学品引起免疫系统的剂量往往低于它们引起的一般毒性作用的剂量。但是因为机体有着较大的免疫储备，一般不会表现出来。复杂性是指其毒性表现兼具双重性和选择性。双重性是指化学品对机体可产生免疫增强和免疫抑制两种效应，它取决于化学品的剂量以及接触途径和检测的时间。选择性是指一些化学品可选择性地损伤免疫反应的一个方面或某个特定的免疫细胞亚类。

由于免疫毒理学的以上特点，外源化学物与免疫系统各种组成部分的相互作用已成为非常重要的研究领域。

三、免疫毒理学研究的主要内容

（一）进一步完善免疫毒性检测与评价的方法

目前的一些检测和评价方法缺乏针对性。特别是对于如何评价人群的免疫毒性尚需要进一步的提高。动物免疫毒性的结果如何正确地外推到人群还需要积累更多的经验。

（二）免疫毒性机制的研究

外源性化学物质对机体免疫系统的影响包括直接和间接影响两方面。如何采取有效的方法将整体、细胞、分子、基因水平上的研究方法有机结合，全面分析外源化学物免疫毒性机制是目前研究的一个热点。目前建立的分子免疫毒理学方法，特别是转基因动物模型和基因敲除动物模型在免疫毒理学上的应用正在致力于解决这一问题。

（三）免疫毒性长期影响

研究人群暴露于外源性化学物质后，人群免疫系统产生的变化，以及这些变化给健康带来的长期后果。

（四）对有拮抗外源性化学物免疫毒性的药物或保健品的研究

这方面的研究有助于保护人民身体健康以及职业接触者的安全。特别是目前市场上有各种各样的保健品，如何正确地评价这些保健品对免疫系统的作用是一个十分严峻的工作。只有对这些保健品进行科学的研究才能得出正确的结论、保证人群的健康。

第二节　免疫系统组成与基本概念

高等动物具有完善的免疫功能，而免疫功能又是由免疫系统完成的。免疫系统首先识别各种异物，激活免疫细胞，产生特异杀伤或解毒效应。机体的免疫系统包括免疫器官、免疫细胞和免疫分子。

一、免疫系统的组成和功能

根据免疫器官的发生和作用不同，免疫器官可分成两类，一类称中枢免疫器官，包括胸腺、法氏囊（鸟类）或法氏囊类似器官；另一类是周围免疫器官，包括淋巴结、脾脏、扁桃体与阑尾等。中枢淋巴器官是造血干细胞增殖、分化为 T 和 B 淋巴细胞的场所，周围淋巴器官是发生免疫反应的重要场所。胸腺是一个很重要的中枢淋巴器官，其结构和大小随年龄而有明显的变化。新生儿胸腺约 10～15g，其皮质比较发达。青春期胸腺的重量可达 30～35g，皮质变薄而髓质发达。

随着性成熟，胸腺逐渐退化，其中淋巴细胞减少，而到老年期胸腺仅有 15g 或更小，其中主要为脂肪组织。与皮肤相关淋巴组织和黏膜固有层可被归为第三级淋巴组织。第三级淋巴组织是主要的效应部位，记忆细胞和效应细胞在此发挥免疫学和免疫调节功能。虽然从广义上讲，第三级淋巴组织基本上遍及全身所有组织，但位于肠道的、呼吸道的和泌尿生殖道的内层表面的淋巴组织最重要。因为这些组织有通道直接与外界环境相通。

参与免疫反应的细胞，即免疫细胞有淋巴细胞、单核细胞、中性粒细胞、嗜酸性粒细胞和肥大细胞等。这些细胞的起源是造血干细胞。淋巴细胞的形态与功能十分复杂。以往根据淋巴细胞功能、寿命、分布、理化性状、对有丝分裂的反应和对药物的敏感性不同，将它分成 T 细胞和 B 细胞。而后来发现淋巴细胞表面具有特殊的结构，统称表面标记，一般指表面抗原、表面免疫球蛋白和表面受体。根据淋巴细胞的表面标记不同，可将淋巴细胞分成 T 细胞、K 细胞和 NK 细胞，免疫分子主要包括免疫球蛋白、补体和淋巴因子等。

机体的免疫反应功能主要表现在三个方面，即防御功能、稳定功能和监视功能。防御功能是指病原体侵入机体后，通过各种屏障，包括呼吸道、消化道、血脑屏障及各种抗体、补体所起的防御作用。防御功能正常状态就能杀灭各种病原体。但防御功能过高或过低都有可能产生疾病，过高可产生变态反应，过低则易造成免疫缺损，出现反复感染。稳定功能是指机体在正常情况下有清除衰老和损伤细胞的功能，从而保持机体的动态稳定，这种功能发生异常，就会产生自身免疫。监视功能是指识别和清除体内突变细胞的功能。人体在正常情况下，具有清除突变细胞的能力，众所周知体细胞突变是肿瘤发生的基础，一旦监视功能过低就有可能发生肿瘤。

机体的免疫反应过程是很复杂的，它是由吞噬细胞系和淋巴细胞系共同完成的，这一个过程包括免疫细胞对抗原的识别，即抗原分子与免疫细胞间的相互作用；免疫细胞的活化和分化过程，即免疫细胞间的相互作用，效应细胞和效应分子的效应作用。

二、先天性免疫

哺乳动物的免疫分为两个部分：先天性免疫（innate immunity）和获得性免疫（acquired immunity）。先天性免疫起抵御感染第一道防线的作用，在发生明显感染之前可清除大部分病原体。先天性免疫为非特异性免疫，它包括机体内外物理的和生化的屏障和针对特异反应的免疫细胞。先天性免疫没有免疫记忆。因此，正常健康的成年人，对外源性微生物第二次、第三次刺激的先天性免疫反应强度与初次暴露的强度是相同的。

皮肤是有效的外部屏障，因为大多数微生物不能穿透完整的皮肤。大多数感染性因子可能通过呼吸系统、消化道或泌尿生殖道进入机体。这些途径里都有一些天然的免疫防护机制与感染斗争。

参与非特异的宿主抵抗力有两类普通型的细胞：自然杀伤细胞和吞噬细胞。自然杀伤细胞主要存在于脾脏、血液和腹腔渗出液中。它们能识别感染病毒的细胞和细胞表面发生恶变的细胞并通过一系列复杂的机制导致靶细胞凋亡（DNA 断裂、细胞膜出泡和细胞崩裂）。

吞噬细胞包括多形核细胞和单核/巨噬细胞。多形核细胞能透过血管细胞膜进入组织执行对感染因素的一线防御。它们是极好的吞噬细胞，能清除大多数的微生物。如果多形核细胞不能控制感染，巨噬细胞随即聚集要感染部位。尽管巨噬细胞的吞噬作用是天然的，但是可以通过 T 细胞识别特异的微生物抗原而产生淋巴因子，以增强它们的杀菌活性。在免疫系统中，巨噬细胞是非常特殊的细胞。它们既可以在先天性免疫中发挥清除微生物的作用，又可以作为抗原提呈细胞在获得性免疫中发挥作用。

三、获得性免疫

如果先天性免疫不能控制感染，获得性免疫就会被激活对每个感染因子产生特异性免疫应答消除感染。这部分免疫对病原有记忆能力并能保护宿主将来受同样病原体的感染。因此，特异性和记忆是获得性免疫的两个重要特征。获得性免疫可进一步分为细胞介导的免疫和体液免疫。体液免疫依赖于 B 淋巴细胞产生抗原特异性的抗体。其详细过程涉及抗原提呈细胞、T 细胞和 B 细胞之间的协调及相互作用。

四、神经内分泌免疫

充分的证据表明中枢神经系统、内分泌系统和免疫系统之间存在着密切相互联系。细胞因子、神经肽、神经递质和激素以及它们的受体是这些相互联系的物质基础。因为淋巴细胞上存在许多神经肽、神经递质和激素的受体。这是免疫学中正在蓬勃发展的一个领域，在免疫毒理学中的作用也越来越引起人们的重视。由于这种相互作用非常复杂，本文不做详述。

第三节　免疫毒性作用及机制

一、免疫抑制

（一）外源化学物对机体的免疫抑制作用

免疫抑制（immunosuppression）是指机体的体液免疫功能、细胞免疫功能和巨噬细胞功能、NK 细胞功能受到抑制。目前已发现许多化学物质可以引起机体免疫抑制，导致整个机体抵抗力降低，最终表现为机体对感染性疾病（细菌、病毒、寄生虫等）和肿瘤的易感性增加。大量的动物试验充分证明外源化学物对免疫功能的抑制作用。

由于人群接触某些潜在免疫抑制剂的剂量和接触时间较难估计，并有许多混杂因素，很难对化学物的人群免疫毒性做出准确的评价，但是从一些环境污染案例和临床应用一些免疫抑制药物中可以得出比较可靠的结论。

患有自身免疫性疾病、慢性炎症和器官移植病人使用一些药物后，细菌、病毒和寄生虫感染性并发症的发生率增高。使用免疫抑制剂的器官移植病人继发肿瘤的发生率增高。

（二）引起免疫抑制的外源化学物

引起免疫抑制的外源化学物主要有以下几类：

（1）多卤代芳烃类：多氯联苯（polychlorinated biphenyl，PCB）、多溴联苯（polybrominated biphenyls，PBB）、六氯苯（hexachlorobenzene，HCB）、四氯二苯呋喃（tetrachlorodibenzofuran，TCDF）、四氯二苯对二噁英（tetrachlorodibenzo-*p*-dioxin，TCDD）等。

（2）多环芳烃类：苯并（a）蒽[benz（a）anthracene，BA]、7，12—二甲基苯并（a）蒽（7，12-dimethylbenz（a）anthracen，DMBA）、三甲基胆蒽（3-methylcholanthrene，3-MCA）、苯并（a）芘〔Benzo（a）*pyrene*，B（a）P〕等。

（3）农药类：DDT、敌百虫、甲基对硫磷等。

（4）金属：铅、镉、砷、汞、铬、镍、锌、铜、甲基汞、有机锡等。

（5）大气污染物：二氧化氮、二氧化硫、臭氧、一氧化碳等。

（6）工业污染物：氯乙烯、苯、苯乙烯、联苯胺、三硝基甲苯、石棉等。

（7）治疗用药物：环磷酰胺、氨甲蝶呤、6-巯基嘌呤、5-氟尿嘧啶、环孢菌素 A、雌二醇、白消安等

（三）外源化学物免疫抑制的机制

不同的外源化学物可以通过不同的机制影响免疫功能。总体分析可以从直接作用和间接作用两个方面来研究免疫抑制的机制。

直接作用是指外源性化学物作用于不同的免疫器官、免疫细胞和免疫分子，影响正常的免疫应答。目前认为主要通过以下几个途径：干扰免疫细胞在胸腺和骨髓的发育；干扰抗原提呈机制；干扰 T 细胞功能；干扰 B 细胞功能；干扰细胞增殖。

间接作用是指外源化学物可以通过影响神经内分泌系统的功能，造成免疫功能紊乱，或者继发于其他靶器官毒性而引起免疫损伤。在机体内，免疫系统、神经系统和内分泌系统是一个互相调节的网络。整个网络中任何一个环节的损害都有可能影响正常的免疫功能。慢性疲劳综合征和多种化学物敏感综合征就被认为是神经-内分泌-免疫系统网络功能紊乱所致。

1. 直接作用　许多外源化学物直接作用于机体免疫器官和免疫细胞而引起免疫抑制作用。

（1）细胞毒作用：外源化学物直接作用于免疫细胞，引起细胞死亡，免疫细胞数目减少，免疫器官萎缩，造成免疫功能抑制。

根据细胞死亡的形态学和细胞内生物化学的变化，细胞死亡可分为细胞坏死和细胞凋亡两种。凋亡细胞染色质凝聚、细胞质浓缩，出现凋亡小体。细胞凋亡是一种程序性的细胞死亡。它是机体自我调节的一种生理现象。但也广泛存在于一些病理情况下。有机锡化学物是一类广泛应用于塑料工业、农业和防腐涂料中的化学物。三丁基锡（tributyltin，TBT）是防腐涂料中最常用的有机锡，其毒作用的靶部位主要是免疫系统。较低浓度的有机锡就可引起胸腺萎缩，皮质区胸腺数目减少，抑制巨噬细胞和 NK 细胞活性。TBT 引起胸腺细胞死亡的主要机制可能是导致胸腺细胞内游离钙离子浓度升高而引起细胞凋亡。研究表明，50μmol/L 的 TBT 在体外与大鼠胸腺细胞作用 6h，有 40%的细胞死亡，在细胞死亡前 1h，胞内游离钙浓度明显升高并伴有凋亡小体出现。将胸腺细胞在无钙缓冲液中与 TBT 共育或用细胞内钙离子螯合剂抑制 TBT 引起的胞内游离钙升高，均能有效地阻止 DNA 片段（凋亡小体）的形成和细胞死亡的发生，说明钙离子浓度的升高是 TBT 诱发细胞凋亡的因素。

（2）对淋巴细胞成熟过程的影响：淋巴细胞是由骨髓多能干细胞发育而来。干细胞是一类未分化的母细胞，其中一部分进入胸腺，在胸腺素的作用下，发育成为 T 淋巴细胞。T 淋巴细胞的正常发育需要胎肝或骨髓不断向胸腺提供淋巴干细胞，因此，某些外源化学物对骨髓干细胞的毒性作用可能会引起免疫抑制。

（3）对淋巴细胞增殖、分化的影响：淋巴细胞在受到抗原或有丝分裂原刺激时，静止的淋巴细胞会活化增殖成为有活性的细胞。其活化过程是，抗原或有丝分裂原与淋巴细胞膜上受体结合后，激活膜上的 GTP 结合蛋白，GTP 结合蛋白进一步激活膜上的磷脂酶 C（phospholipase C，PLC），通过一系列复杂的信号转导过程引起淋巴因子的产生，如白介素-2（Interleukin-*2*，IL-2）等。对这一活化过程中任一环节的影响都会改变淋巴细胞的增殖与分化，进而影响免疫功能。

2. 间接作用

（1）对神经内分泌网络的影响：充分的证据表明中枢神经系统、内分泌系统和免疫系统之间存在着密切相互联系。外源化学物对下丘脑-垂体-肾上腺轴（the hypothalamic-pituitary-adrenal axis，HPA）的激活，可分泌许多激素及一些生物活性物质，如糖皮质激素、儿茶酚胺、乙酰胆碱、性激素、内啡肽、甲状腺素、生长激素等。这些激素对免疫系统均有调节作用，其中研究最多的是糖皮质激素，它几乎对所有的免疫细胞都有抑制作用，包括淋巴细胞、中性粒细胞、巨噬细胞、肥大细胞等。

（2）对营养和代谢的影响：营养状况能影响机体免疫功能。营养不良可使免疫系统一级和二级淋巴器官的大小、重量、结构和细胞组成都产生明显的改变，营养不良时，体液免疫、细胞免疫均降低，增加对感染的易感性。单一营养素的缺乏也会对免疫功能有明显的影响，如维生素 A

缺乏可引起脾脏、胸腺退化，外周血淋巴细胞数减少，NK 细胞数明显下降，抗体产生减少。维生素 D 对免疫具有双向调节作用。

（四）常见免疫毒物的免疫抑制作用

1. 多氯联苯并二噁英 到目前为止，有关卤代芳香烃潜在免疫毒性及毒性机制的研究主要集中在 TCDD，主要是因为此化合物的毒性最强。TCDD 暴露导致严重的淋巴器官萎缩。因为胸腺来源的细胞对于肿瘤的监视和宿主抵抗力起重要作用，所以早期的研究集中在 TCDD 引起的细胞免疫功能改变。许多研究表明细胞毒 T 淋巴细胞的发育和活性在 TCDD 暴露后明显地降低，越年幼的小鼠对 TCDD 越敏感。除细胞毒 T 淋巴细胞功能抑制外，TCDD 暴露也可导致 PHA-、ConA-诱导的淋巴细胞增殖反应、迟发过敏反应和移植物抗宿主反应下降。

Webster 幼鼠经母鼠胎盘吸收少量 TCDD 即可导致脾脏空斑形成细胞（plague forming cell，PFC）对绵羊红细胞（sheep red blood cells，SRBC）反应降低。当接触较大剂量 TCDD 时，能抑制对破伤风类毒素和 SRBC 的初次和再次体液免疫应答，且降低循环中 IgG 水平和破伤风类毒素介导的 IgE 产生，这种反应在幼鼠中表现出更明显的剂量-反应关系。B6C3F1 小鼠实验发现接触 TCDD 对 IgM、IgG 及 PFC 对 SRBC 反应的抑制亦存在剂量-反应关系。

4 周龄小鼠暴露于低剂量（1μg/kg）TCDD 4 周（每周 1 次），在不出现任何临床症状和病理改变时，与对照组比，雄性 C57BL/6 小鼠感染 Bern 球菌的死亡率增高，死亡时间明显缩短，但没有发现假狂犬病毒感染的死亡率增加。小鼠每周暴露一次 TCDD（0.04、0.4、4μg/kg），连续 4 周，则小鼠感染单纯疱疹病毒的死亡率显著增加，且在极低 TCDD 染毒剂量下死亡率即明显增加，但未发现明显的剂量-反应关系，结果说明 TCDD 可使机体对某些病毒的易感性增加。其易感性增加可能是 TCDD 通过抑制细胞毒 T 淋巴细胞而导致 T 细胞免疫功能下降所致，因为细胞毒 T 淋巴细胞对消除病毒感染起一定作用。也有学者认为 TCDD 染毒引起机体对细菌和病毒的易感性增加与 TCDD 对体液免疫功能的抑制和血清中补体尤其是 C3 水平下降有关，因为机体对这些微生物的抑制需要体液免疫、补体的激活。

TCDD 对固有免疫的影响还没有得到充分研究。TCDD 表现出抑制多形核白细胞的功能，包括抑制可溶性介质释放导致溶细胞活性下降和抑制细胞生长的活性。未观察到 TCDD 对巨噬细胞介导的细胞毒性、NK 细胞功能的影响。

2. 有机磷农药 有机磷农药的职业暴露导致多形核白细胞趋化性降低和上呼吸道感染增加。长期低剂量地接触马拉硫磷导致体液免疫降低。高剂量直接产生胆碱能效应，也可导致体液免疫功能抑制。但是这种抑制是由化学物直接影响免疫系统还是由胆碱能效应引发的应激反应还不清楚。人单核细胞和鼠脾脏细胞体外暴露马拉硫磷导致淋巴细胞增殖反应降低、细胞毒 T 淋巴细胞（cytotoxic lymphocyte，CTL）产生抑制和刺激物诱导腹腔细胞的呼吸爆发降低。对硫磷不但抑制体液免疫而且抑制细胞免疫。甲基对硫磷暴露后，胸腺萎缩、抗原刺激后生发中心减少、迟发性过敏反应和淋巴细胞增殖反应均受到抑制。这与对硫磷暴露导致对病原易感性增加相一致。

3. 铅 关于铅对细胞介导的免疫功能的影响并不确定。因为报道的结果有显著抑制和没有影响。这种差异不能通过暴露途径和剂量来解释。然而铅对体液免疫的抑制已经得到明确。啮齿类动物暴露于铅，可观察到抗体滴度降低。另外，暴露于铅环境中的儿童感染痢疾后导致腹泻等病程延长。职业暴露的个体患感冒和流感增多，而且表现出分泌性 IgA 的水平降低。近年来，机制方面的研究表明铅可以改变机体的免疫识别，对巨噬细胞处理和提呈抗原的过程有影响。

4. 烟草烟雾 吸烟人的肺泡巨噬细胞的数量高出不吸烟者的 3～5 倍。这可能是肺泡巨噬细胞立生 IL-1 增加，导致进入肺部的其他炎性细胞增加的结果。除巨噬细胞的数量增加外，吸烟者肺部的活化的巨噬细胞增多、胞浆内容物增加。然而尽管这些巨噬细胞处于活化状态，但它们的吞噬活性和杀菌活性降低。除此之外，吸烟者体内免疫球蛋白水平降低和 NK 细胞活性降低。

二、超敏反应

（一）外源化学物引起的超敏反应

超敏反应（hypersensitivity）是指机体再次接触同一抗原时所发生的不同形式的免疫病理损害过程。Coombs 和 Gell 将超敏反应分为四种类型，代表导致组织损伤的四种不同的机制。由 IgE 和肥大细胞介导的Ⅰ型超敏反应以黏膜下肥大细胞的迅速激发为主要特征。Ⅱ型超敏反应以 IgM 或 IgG 介导的细胞溶解等细胞毒性为特征。Ⅲ型超敏反应以 IgM 或 IgG 介导的免疫复合物损伤为特征。Ⅳ型超敏反应也称迟发型超敏反应，是由记忆 T 细胞介导。

（二）职业性接触诱发的超敏反应性疾病

常见的有两种：

1. 接触性皮炎　属于Ⅳ型超敏反应，是指机体经皮肤接受抗原刺激后，当再次接触相同的抗原时，发生的以皮肤损伤为主的病理反应。表现为红肿、皮疹、水疱，严重的可发生剥脱性皮炎。引起接触性皮炎的外源性化学物质有油漆、染料、农药、化妆品和药物等。这些化学物质分子量都较小，属于半抗原，只有进入表皮后与表皮内角蛋白结合形成完全抗原才可引发接触性皮炎。

2. 过敏性哮喘　在欧洲和美国职业哮喘人群约占 0.2%～6%，日本约有 15%的哮喘病例与职业有关。甲苯二异氰酸酯（toluene diisocyanate，TDI）是异氰酸酯类化合物，广泛应用于制造泡沫塑料、粘合剂、橡胶、合成纤维、特种油漆等。TDI 对人黏膜有刺激作用和致敏作用。人长期接触低浓度 TDI，甚至低到 0.39mg/m^3 时，仍可发生呼吸道刺激症状和哮喘。TDI 作业工人中，哮喘患病率约为 5%～10%，其发病过程符合变应性免疫反应机制。TDI 哮喘患者变应原支气管激发实验呈阳性反应，乙酰胆碱吸入实验也呈现气道高反应性，即使脱离接触后，这种高反应性可持续 3 年。TDI 哮喘患者血中抗原特异性 IgE 抗体呈阳性，阳性率为 100%。

（三）外源化学物引起超敏反应的机制

对超敏反应发生的确切机制并不完全清楚。而且不同的超敏反应类型发生机制也不相同。总的来说，目前的观点主要有两点：

1. 外源化学物本身作为抗原或半抗原引发超敏反应　本身就是抗原的化学物质有异种血清蛋白、药粉、微生物、尘螨及一些植物和动物的毛发等。但大多数导致超敏反应的化学物质是半抗原。它们进入体内后，可与某些蛋白或其他大分子载体结合形成复合物从而具有抗原性。这一类化学物质包括：油漆、染料、塑料、农药、磺胺、青霉素和一些重金属等。这些物质可能具有一些结构上的特殊性使它们更容易与一些体内的蛋白相结合。如一些农药易于与表皮细胞内角质蛋白和胶原蛋白结合，而使机体致敏，引发接触性皮炎。

2. 一些外源化学物可以改变抗体免疫应答的敏感性从而导致超敏反应　有些化学物质可以加强机体识别抗原、提呈抗原的能力或增强免疫应答的强度，使机体处在高敏感状态。从而对更多的物质过敏。

对超敏反应发生的确切机制还需要进一步的研究。

（四）药物引起的超敏反应

药物引起的超敏反应是非预测性药物反应的主要类型。药物引起的超敏反应是新药上市后引起不良反应的主要类型，约占 20%～30%。药物引起的超敏反应发生的机制涉及Ⅰ～Ⅳ型超敏反应。某些药物在不同个体或同一个体可以引起不同类型的超敏反应。青霉素是最容易引起超敏反应的物质。

三、自身免疫性疾病

自身免疫（autoimmunity）是由于自身识别障碍，免疫球蛋白及T细胞受体与自身抗原发生反应，导致组织损伤。自身免疫性疾病是因机体免疫系统对自身成分发生免疫应答而导致的疾病。一般认为化学物质诱导的自身免疫病是由于宿主组织或免疫细胞被化学物质改变所引起的，而不是因为化学物质作为抗原或半抗原导致的免疫反应。这些化学物质导致体内自我识别机制的破坏可能是其原因。其中的详细机制并不清楚。

自身免疫性疾病有很多种。与外源性化学物质有关的主要有系统性红斑狼疮、免疫复合物型肾小球肾炎、溶血性贫血、血小板减少症、硬皮病、甲状腺炎等。一些能诱发Ⅱ型、Ⅲ型和Ⅳ型超敏反应的外源化学物质都可以引起自身免疫性疾病，尤以药物为多见。

（一）引起自身免疫的外源化学物

目前已发现许多外源化学物可引起自身免疫病，其中研究最多的是药物，表20-1列举部分引起人类自身免疫病的外源化学物。

表20-1 引起人群自身免疫性疾病的外源化学物

外源化学物	自身免疫性疾病
重金属	
金	免疫复合物性肾小球肾炎
镉	免疫复合物性肾小球肾炎
汞	免疫复合物性肾小球肾炎
药物	
锂	自身免疫性甲状腺病
青霉素	自身免疫性溶血性贫血
甲基多巴	自身免疫性溶血性贫血、自身免疫性肝炎
吡啶硫胺素	天疱疮
氟烷	自身免疫性肝炎
有机溶剂、工业化学物	
联苯胺	系统性红斑狼疮
多溴联苯	自身免疫性甲状腺疾患
多氯联苯	自身免疫性甲状腺疾患
氯乙烯	全身性硬皮病
食品中的化学物、食品添加剂	
酒石酸	系统性红斑狼疮
掺假的菜籽油	全身性硬皮病

（二）外源化学物引起自身免疫的病理特征及特点

外源化学物引起自身免疫反应和自身免疫病，其基本病理特征为化学物质诱导体内自身抗原，刺激机体免疫活性细胞，特别是辅助T细胞，进而激活B细胞，产生一种或多种自身抗体，抗原与抗体结合形成免疫复合物，随血液循环到某些部位沉积下来，干扰相应器官的正常生理功能，并通过激活补体，促使炎性细胞浸润，造成组织损伤。如氯化汞引起的自身免疫性肾炎，可见染毒鼠血清 IgE 和 IgC 浓度明显升高，腘窝淋巴结（popliteal lymph node，PLN）明显增重，脾脏 IgG 分泌细胞增多，血清中抗核抗体、抗 DNA 抗体和抗肾小球基底膜抗体阳性，病理切片可见肾小球基底膜和外周血管有线状或颗粒状免疫复合物沉积。

外源化学物引起自身免疫的一个重要特点是有明显的个体差异，即在同物种间可表现为遗传易感性和遗传抗性，某些品系的小鼠如新西兰黑小鼠（New Zealand black mice，NZB）自身免疫病的发病率特别高。在遗传因素与自身免疫病发病的关系中，主要组织相容性复合体特别受到重视。在人类则与人类白细胞抗原（human leukocyte antigen，HIA）(人类 MHC 编码抗原）有关，如肼苯哒嗪易在 MEg-DR4 特异性抗原人群中诱发系统性红斑狼疮，硫代金盐诱发的免疫肾病却易发生在 HLA-DR3 和 HLA-B8 特异性抗原的人群中。

（三）外源化学物引起自身免疫反应的机制

外源化学物引起自身免疫反应的机制并不完全清楚。目前的观点主要有以下几种：

（1）通过一些尚不明确的机制使机体产生自身抗体，从而导致自身免疫损伤。如长期服用甲基多巴可使机体产生抗血细胞表面抗原的抗体，导致自身免疫性溶血性贫血；长期的高碘摄入会增加机体内的抗甲状腺微粒体抗体和甲状腺球蛋白抗体，是导致自身免疫甲状腺病的主要病因。

（2）造成自身隐蔽抗原暴露或释放，从而导致自身免疫性疾病。吸烟会损伤肺泡毛细血管内皮细胞，使位于毛细血管内皮细胞和肺泡上皮细胞之间的肺基底膜暴露。血液中的抗基底膜 IV 型胶原抗体就会结合在基底膜上，产生免疫损伤，引起肺出血。

（3）影响机体正常的免疫调节功能。某些化学物质可以激活对自身抗原处于耐受状态的 T 淋巴细胞，或通过对抗原提呈细胞的影响，或引起辅助性 T 细胞亚群 Th1 和 Th2 比例失调引起自身免疫。如汞及其化合物引起的自身免疫性肾小球肾炎也被认为与 Th1 和 Th2 比例失衡有关。这一点在动物试验中已得到证实。许多细胞因子，如 TNF-α、干扰素、多种白细胞介素，以及一氧化氮等前炎症因子在自身免疫性疾病的发病机制中的作用也很重要。

（4）遗传和环境因素也影响个体的自身免疫敏感性。已发现自身免疫性疾病具有明显的家族倾向性。有病的个体中有相似的 MHC 基因体征，如携带 HLA-DR2、HLA-DR3、HLA-B8 基因者，系统性红斑狼疮和胰岛素依赖型糖尿病发病率显著高于正常对照人群。*D*-青霉胺引起的类风湿性关节炎和白细胞减少症患者多携带 HLA-DR4。汞及其化合物引起的自身免疫性肾小球肾炎的遗传特异性，在实验动物主要表现在敏感性的物种或品系。

（四）常见免疫毒物引起的自身免疫反应

1. 甲基多巴　甲基多巴曾广泛用于治疗高血压。用此药治疗的病人约 1%出现溶血性贫血。其原因是因为这部分人的血小板和红细胞成为其自身免疫系统的攻击对象。在血小板减少症中，可检出抗血小板抗体。

2. 氟烷　氟烷是药物诱发自身免疫研究最多的一个药。它能引起自身免疫性肝炎。这种医源性疾病在人群中的发病率为 1/20 000。由于氟烷改变自身抗原（特异性肝脏蛋白），使免疫系统能够识别改变的自身抗原而引起肝炎病理变化并产生自身抗体。用大鼠微粒体研究显示，氟烷需要经细胞色素 P450 酶氧化为三氟乙烯烷后才与蛋白结合。调查表明在受影响的个体中有特异性微粒体蛋白的抗体。

第四节　免疫毒性试验方法及评价

一、检 测 方 案

免疫系统在机体中承担着抗感染、抗肿瘤等重要功能。如果机体免疫功能发生障碍，可引起多种感染和肿瘤性病变，直接威胁人类的生命健康。因此，外源化学物对免疫系统的影响越来越引起人们的重视。从 20 世纪 80 年代初开始，各国公共卫生、环境保护和药政管理部门相继尝试制定评价免疫毒性的策略。但是，由于免疫系统功能和组成的高度复杂性，以及免疫毒物毒作用的靶细胞和靶分子的多样性，目前无法通过一种免疫毒理学试验方法来全面地反映外源化学物对整个免疫系统的影响。通常是采用一组免疫毒性试验的方法。不同的国家和不同的组织推荐各自不同的试验组合，包括动物免疫毒性和人群免疫毒性检测方案。

（一）美国国家毒理学规划委员会（NTP）推荐的小鼠免疫毒性检测方案

美国国家毒理学规划委员会（NTP）提出了一个二级毒性检测方案。此方案通过划分不同层次对有潜在免疫毒性进行监控。一般而言，一级测试中若出现某项指标阳性结果，则应进行二级测试试验。此方案是免疫毒理学的精髓，也是各家指导原则提出的评价潜在免疫毒性试验的基础。详细内容见表 20-2。

表 20-2 NTP 推荐的小鼠免疫毒性检测方案（Luster，1988）

检测项目	检测内容
筛选（一级）	
免疫病理	血液学—白细胞总数及分类 脏器重量-体重、脾脏、胸腺、肾脏、肝脏 细胞学—脾脏 组织学—脾脏、胸腺、淋巴结
体液免疫	对 T 淋巴细胞依赖性抗原（RBC）产生 IgM 抗体生成细胞数
细胞免疫	对有丝分裂原 LPS 反应
非特异性免疫	对有丝分裂原 ConA 反应及混合淋巴细胞反应 自然杀伤（NK）细胞活性
广泛研究（二级）	
免疫病理	脾脏中 T、B 淋巴细胞数
体液免疫	对 SRBC 的 IgG 抗体生成细胞数
细胞免疫	细胞毒 T 细胞（CTL）的溶细胞效应及迟发型变态反应（DTH）
非特异性免疫	巨噬细胞—腹腔巨噬细胞数及吞噬能力（静止及活化）
宿主抵抗力的攻击 模型 （观察终点）	**同基因型肿瘤细胞** PYB6 肉瘤（肿瘤发生率） B16F10 黑色素瘤（肺部肿瘤的结节数） **细菌模型** 李斯特菌（死亡率） 链球菌（死亡率） **病毒模型** 流感病毒（死亡率） **寄生虫模型** 疟原虫（寄生物血症）

（二）美国 FDA/CDER 的新药免疫毒理学评价规范

美国的药品评价和研究中心（Center for Drug Evaluation and Research，CDER）于 2006 年 4 月再次公布了新药研究中的免疫毒理学评价规范。提出药物的免疫毒性作用分为 5 种：免疫抑制，免疫原性，过敏反应，自身免疫反应和免疫刺激的副作用。依据 ICH 的基本原则，所有新药都应该进行潜在的免疫毒性评价。包括在常规毒性研究中进行一套基本的毒性筛选参数测定，包括血液学、淋巴器官重量和淋巴器官组织病理学。若常规毒理学研究中发现异常，则进行附加研究和深入研究。推荐了免疫毒性追加研究试验的方法。研究者需要自行选择适当的模型、方法和方案进行免疫毒性的深入研究。除了常规毒性研究的结果，其他因素也可能决定需要进行附加免疫毒性研究，包括药物的药理学特性、潜在的患者群、已知的药物的分类、药物的处置（吸收、分布、代谢和排泄等药代特性）和临床数据等。综合分析采用证据权衡方法进行判定。

进行免疫毒性检测，可采用一系列免疫功能试验。常用的免疫毒性检测方法有：①T 细胞依赖性抗体反应（T cell dependent antibody response，TDAR）；②免疫表型分析；③自然杀伤（NK）细胞活性检测；④宿主抵抗力试验；⑤巨噬细胞，中性粒细胞功能试验；⑥测定细胞介导免疫功能试验。根据试验的要求，遵循具体问题具体分析（case-by-case）的原则，可以选择其他的实验方法用于免疫毒性的评价。如抗体空斑形成细胞（PFC）试验、迟发过敏试验、局部淋巴结分析、有丝分裂原刺激或抗体刺激的淋巴细胞增生反应、混合淋巴细胞反应（mixed lymphocyte reaction，MLR）试验、CTL 介导的试验等。

当免疫毒性试验的结果具有统计学意义时，如何科学评价免疫反应的生物学意义和临床意义十分关键。非临床安全性评价中进行药物免疫毒性研究，有助于药物研发人员在进行临床试验前的药物开发早期预测和发现药物潜在免疫毒性反应。药物免疫毒性评价及其机制的研究仍然是新药研发过程中的重要问题，其评价方法和检测技术仍然需要不断完善和提高。

（三）人群免疫毒性检测方案

有些啮齿类免疫毒性试验方法在人群无法或不宜进行，因此，世界卫生组织提出了一个外源化学物人群免疫毒性检测方案。在 WHO 推荐的方案中包括七个方面：血液学检查、体液免疫、细胞免疫、非特异性免疫、淋巴细胞的表面标记、自身抗体、临床化学检查等。表 20-3 为 WHO 提出的人群免疫毒性检测方案。

表 20-3　WHO 推荐的人群免疫毒性检测方案（WHO，1992）

	对回忆抗原的增殖反应
1	全血细胞计数及分类
2	抗体介导免疫（检测一项或多项） 对蛋白抗原的初次抗体反应 血清中免疫球蛋白水平（IgM、IgG、IgA、IgE） 对蛋白抗原的二次抗体反应（白喉、破伤风或脊髓灰质炎）
3	用流式细胞仪分析淋巴细胞的表型 分析淋巴细胞表面标记 CD3、CD4、CD8、CD20
4	细胞免疫 用试剂盒检测皮肤迟发型过敏反应 对蛋白抗原（KLH）的初次 DTH 反应 对血型抗原的天然免疫（如抗 A、抗 B）
5	自身抗体和炎症 C-反应蛋白 自身抗体滴度 对过敏原产生的 IgE 水平
6	非特异性免疫的检测 NK 细胞数（CD56 或 CD60）或对 K562 细胞的溶解性 吞噬作用（NBT 或化学发光）
7	临床化学指标检测

20世纪80年代由美国国家研究委员会（National Research Council，NRC）也曾提出过一个人群免疫毒性检测方案。它主要分为三个阶段，所有接触免疫毒物的人均需进行第一阶段检测，在第一阶段检测中发现有异常的人及选择部分接触人群进行第二阶段检测，第三阶段检测是在第二阶段中发现有异常的人中进行。

二、检 测 方 法

目前，常用的检测机体综合免疫能力及免疫应答反应的方法都可以用于免疫毒性的评价，包括以下几种。

（一）宿主抵抗力试验

这种试验是在动物身上进行的整体试验，检测机体在接触化学物质后，对细菌、病毒、寄生虫及可移植肿瘤和自发肿瘤的抵抗力。一般认为，B细胞缺损，机体对细菌敏感性升高；T细胞缺损，则对病毒、寄生虫、肿瘤敏感性升高。宿主抵抗力的检测大部分是在小鼠身上进行的，包括对细菌、病毒、寄生虫及可移植肿瘤细胞的抵抗力，只有个别是在大鼠身上进行的。常用的细菌有李斯特菌、链球菌、绿脓杆菌等，病毒性脑炎—心肌病毒（encephalomyocarditis virus，EMC）、单纯性疱疹病毒（herpes simplex virus，HSV）、流感A型病毒（influenza A virus）等，常用的寄生虫有毛线虫和疟原虫，肿瘤细胞有PYB6细胞株，是由多形瘤病毒在C57BL/6小鼠诱发的一种肿瘤，除此而外，还可用B16F10黑色素瘤细胞株、Madisonl09肺癌细胞株等。

在进行宿主抵抗力检测时，所用感染因子的剂量、接种的途径、动物数及实验动物的种属、年龄、性别和健康状态都十分重要。剂量太高太低都得不到满意的结果。一般所选用的剂量能使10%～30%对照组动物产生肿瘤或死亡。

尽管很多宿主抵抗力试验在操作上很简单，但需要较多的动物，与免疫功能检测相比其敏感性较差。因此在免疫毒性筛选上，一般不做宿主抵抗力检测。

（二）病理学常规检查

病理学检查是对机体免疫器官的组织结构进行分析以评价外来化合物对免疫功能的影响。实验动物接触外来化合物后，免疫系统的毒性作用可表现为淋巴器官重量或组织学的变化、淋巴组织及骨髓的细胞量或质的变化。因此病理学检查首先要观察免疫器官的大体形态和大小，然后进行组织病理学检查。主要观察胸腺、脾脏、淋巴结和骨髓的组织结构和细胞类型，同时要注意检查局部黏膜相关淋巴组织，如支气管黏膜相关淋巴组织、肠黏膜淋巴组织等。一般先用常规染色法染色，根据需要选择免疫组织化学的方法进行有针对性的染色方法。许多免疫毒物的研究都是从病理学检查中开始的。比如，许多外源化学物质可以引起胸腺重量下降和胸腺发生萎缩，这就意味细胞免疫功能可能会受到损伤，应着重检查此类化学物的细胞免疫功能毒性。

（三）淋巴细胞增殖反应试验

淋巴细胞增殖试验是测定B淋巴细胞和T淋巴细胞功能的简便方法，重复性也较好。在进行该试验时需用有丝分裂原刺激淋巴细胞转化，常用的有丝分裂原有细菌脂多糖（lipopolysaccharide，LPS）、PHA、刀豆素（ConA）等，LPS主要刺激B淋巴细胞，PHA、ConA刺激T淋巴细胞。经刺激后增殖的淋巴细胞用形态学方法、同位素掺入法和比色分析法进行检测。形态学方法简单，在光学显微镜下计数转化细胞，但客观性差。同位素掺入法常用^{3}H—TdR掺入到DNA后，用液体闪烁仪进行测定，以cpm数来表示转化程度，该法能客观反映淋巴细胞转化情况，但需要有^{3}H

标记的 TdR 和能测同位素的仪器，因此难以在一般实验室进行。1983 年 Mosman 介绍一种比色分析测定活细胞及增殖细胞，它的原理是活细胞及增殖细胞能代谢 MTF [3,（3，4-dimethylthiazolzyl）-2, 5- dephenylte- trazoliumbromide] 产生甲臜（formazan）。甲臜是一种紫色结晶，用酸性异丙醇或二甲基亚砜溶解结晶后，在 ELISA 仪或 721 分光光度计上测定，根据颜色深浅判断淋巴细胞转化程度。该法简单、快速，在对一定数量细胞测定时，具有与同位素掺入同样的灵敏度，值得推广。

淋巴细胞增殖反应在检测外源化学物对免疫系统毒性上不是一个灵敏的方法，这是因为细胞在体外培养条件下，需经几天时间才能达到反应的高峰，这段时间有些受到损伤的细胞得到恢复，这是体外试验或半体外试验中一个共同的问题。

（四）体液免疫功能检测

有许多方法可用来检测体液免疫功能，包括空斑形成细胞（PFC）、抗体产生的量及 B 细胞受体等。

检测外源化学物引起实验动物体液免疫功能最常用的方法是 PFC 测定。在 PFC 测定时需用抗原免疫动物，常用的抗原有 SRBC、牛血清白蛋白（bovine serum albumin，BSA）、钥孔蝛血蓝蛋白（keyhole limpet hemocyanin，KLH）及 LPS 等。动物经 SRBC 免疫后 4 ～5 天，血清中出现特异性抗体，脾脏中有大量抗体形成细胞。对抗体产生的量可用血凝法、酶免疫吸附分析法（ELISA）、免疫电泳、免疫扩散等方法进行检测。

实验结果以 PFC/10^6 脾细胞或 PFC/全脾来表示。一般认为如果 PFC 减少与剂量有关，表明有免疫抑制作用。

（五）细胞免疫功能检测

细胞免疫功能主要由 T 细胞完成，细胞免疫担负着迟发型变态反应、移植排斥、肿瘤免疫等。检测细胞免疫功能的方法有体内法和体外法。体内法包括迟发型变态反应、皮肤移植排斥反应、移植物抗宿主反应；体外法有淋巴细胞增殖、T 细胞毒性及淋巴因子的产生等。体外法虽然经常采用，但是迟发型变态反应的方法应用更广泛、更能准确反映机体细胞免疫状况。

对实验动物进行迟发型变态反应检测时，一般是将抗原定量注入皮内，24 ～48h 后观察结果，若注射部位出现红肿、硬结为阳性结果。

迟发型变态反应是在整体动物身上进行的试验，它比用体外试验更能反映外源化学物对机体免疫功能的影响。在小鼠身上进行迟发型超敏反应（delayed type hypersensitivity，DTH）测定，对鉴定外源化学物的免疫毒性有很好的预测价值，当与 NK 细胞检测及 PFC 测定结果一起进行分析，其预测价值就更高。

（六）巨噬细胞功能试验

巨噬细胞在免疫反应中不仅具有非特异性吞噬功能，还参与细胞免疫和体液免疫。可通过测定体内对异物的清除率、体内和体外对细菌及细胞的吞噬作用、对肿瘤细胞的生长抑制能力来评价巨噬细胞的功能。

（七）NK 细胞活性检测

NK 细胞在机体抗肿瘤、抗感染及免疫调节中起着重要作用，外源化学物对 NK 细胞活性的影响已越来越受到重视。

检测 NK 细胞活性的方法主要有同位素释放法和乳酸脱氢酶（lactate dehydrogenase，LDH）释放法。检测人 NK 细胞活性常用 K562 细胞株作为靶细胞，测定小鼠脾脏 NK 细胞活性用 YAC-1 细胞株作为靶细胞。同位素释放法虽较客观、灵敏，但需要的仪器价格昂贵，并有放射性污染环境的问题。LDH 释放法同样可得到客观、准确的结果，却无上述的缺点，因此它不失为检测 NK

细胞活性较好的方法。

三、免疫毒性评价

和其他靶器官毒性一样，免疫毒性的评价也是外源性化学物免疫毒理研究中的一个重要内容。但是，由于免疫毒性的特殊性，对外源化学物进行免疫毒性评价十分复杂。有以下几个问题需要注意。

1. 不同的外源化学物有不同的要求 虽然有一些化学物免疫毒性检测方案，但目前还缺乏一个由权威机构制定的得到公认的一套组合检测、评价方案。对不同的外源化学物，如农药、临床用药、化妆品、食品等所用的方案并不一致。我国在农药、化妆品、食品安全性评价中提出了对过敏反应进行试验的要求，但目前并未要求进行系统的免疫学毒性试验。已经发布的“化学药物刺激性、过敏性和溶血性研究技术指导原则”和“中药、天然药物免疫毒性（过敏性、光过敏反应）研究的技术指导原则”也只包括超敏反应（包括光过敏）的评价。

2. 区别应激变化与直接免疫毒性 在具体的试验中，最大耐受量或接近最大耐受量的剂量会导致免疫系统发生应激性变化。要注意区别应激引起的变化与真正的直接免疫毒性的不同。

3. 动物试验结果外推到人仍然存在许多问题 一些在动物试验中取得的数据与人群免疫毒性的结果并不一定相一致。需要长期的观察或更实用的指标进行分析。

4. 免疫功能检测与评价指标的选择 仍需要从科学性和实用性角度进一步提高。包括指标的特异性、敏感性、稳定性及是否经济、快速、方便等。一项指标的变化不能等同于免疫毒性。

5. 化学物的免疫毒性常呈现双向性的特点 在较低剂量时，出现一定的免疫“刺激效应”，而较大剂量时则呈现出免疫抑制作用。因此，在免疫毒性评价中应特别重视毒作用的剂量问题。

总之，免疫毒性评价还需要进一步完善。目前的情况下，在进行免疫毒性评价时应综合分析指标变化的统计学和生物学意义；效应的严重程度；量效关系；影响到的物种和终点的数量；可能继发于其他因素的改变（例如：应激）；可能的细胞水平的作用靶点或作用机制；引起上述毒性的剂量与产生其他毒性的剂量关系；作用的可逆性等因素。

思 考 题

1. 简述免疫毒理学的特点及研究意义。
2. 已知引起免疫抑制的化学物有哪几类？简述两个常见化学物质的免疫抑制作用。
3. 世界卫生组织提出的对一个外源化学物人群免疫毒性检测包括哪几个方面？
4. 如何检测与评价外源化学物的免疫毒性作用？

（张增利　赵秀兰）

第二十一章　血液毒理学

案例 21-1

苯的血液与造血毒性研究

在 20 世纪 90 年代末，《慢性职业性苯中毒诊断标准》修订组的专家们做了一项调查，对 315 名苯作业工人及 352 名非苯作业健康工人的外周血血细胞计数、血红蛋白测定、外周血淋巴细胞染色体、骨髓涂片、周围血造血干细胞培养等方面进行了对比研究。调查研究的结果显示：暴露于 318.2mg/m^3（约 99.6ppm）空气苯的作业工人中，外周血中的三系细胞（红细胞、白细胞以及血小板）都有不同程度的减少，白细胞减少较血小板减少和贫血发生的更早；苯作业工人中骨髓红系、粒系的原始和早幼细胞百分比减少，苯作业组外周血粒-单系造血干细胞集落形成率也低于非苯作业的对照组；在染色体核型分析及 G 带分析中发现，苯中毒患者染色体亚二倍体、超二倍体的发生率明显高于对照组，并且存在单体裂隙、断片和微小体等结构改变。而近期研究进一步发现，即使小于 1ppm 的低浓度空气苯暴露工人外周血中白细胞和血小板都有不同程度减少，且祖细胞集落形成率下降较成熟血细胞更为明显。此外，髓过氧化物酶和 NADH-黄递氧化还原酶等代谢关键酶也发生基因突变。

问题：

1. 上述研究结果能提示苯的哪些毒性和特点？
2. 苯的血液与造血毒性的主要机制是什么？

案例 21-1 分析讨论

造血系统是苯毒性作用的靶器官，苯毒性作用主要表现为造血系统的损害。苯对造血系统的毒性作用是多方面的，既存在造血细胞数量上的改变，也可引起功能上的抑制，并且具有一定的遗传毒性作用。

白细胞对苯毒性作用较为敏感，其计数仍是评价苯毒性作用较敏感且有效的指标之一。骨髓细胞分类中骨髓红系、粒系的原始和早幼细胞百分比减少，提示骨髓增殖能力处于抑制状态，也支持周围血细胞减少是骨髓增殖能力减低的一种表现，研究中外周血外周血粒-单系造血干细胞培养进一步证实了苯对造血干细胞的抑制作用，苯作业工人染色体核型及 G 带分析结果提示苯遗传学毒性的存在，并成为白血病发生的重要因素。

近期研究又进一步揭示了低浓度苯暴露就能对血液和造血系统产生毒性作用，且处于高度增殖的祖细胞较成熟血细胞对苯毒性作用更为敏感。苯作业工人外周血中血红蛋白代谢过程关键酶过氧化物酶和 NADH-黄递酶发生改变也证实了苯通过影响血红蛋白代谢过程而引起红细胞系毒性。

第一节　概　　述

血液毒理学（hematotoxicology）是研究药物、非治疗性化学物以及其他环境因素对血液和造血器官有害效应的一门学科，是随着实验血液学的发展而迅速发展起来的毒理学分支，汲取了血液学和毒理学的基础理论。

一、血液系统的结构及特点

血液系统由血液组织和造血器官组成，重量约占体重的8%。其中，血液组织由血浆和血细胞两部分组成，通过循环系统与全身各个组织器官密切联系，参与机体各项生理功能活动，维持机体正常代谢和内外环境平衡，并为机体防御反应提供必要的免疫功能因子。而造血器官由骨髓、胸腺、淋巴结、脾脏等组成，从胚体后期至生后终生，骨髓成为主要的造血器官，产生红细胞系、粒细胞系、单核细胞系和巨噬细胞-血小板系，这些成分称为骨髓成分。脾和淋巴结等淋巴系统及淋巴组织产生淋巴成分。

血细胞的生成经历了一个比较长的细胞增殖、分化、成熟和释放的动力学过程。血液中的各种血细胞均起源于多能造血干细胞（pluripotent hematopoietic stem cell，PHSC），是由PHSC在造血微环境中经多种调节因子的作用逐步完成的。血细胞的生成和发育过程称为造血作用（hematopoiesis），具有满足如运送氧气、宿主防御反应、修复损伤、止血及其他机体重要生理功能。

PHSC是各种血细胞与免疫细胞的起始细胞，具有不断自我复制与多向分化增殖的能力，又称多能干细胞（multipotential stem cell，MSC）。PHSC主要存在于由基质细胞、细胞因子及细胞外基质组成的骨髓造血微环境中。基质细胞指骨髓中的网状细胞、内皮细胞、成纤维细胞、巨噬细胞和脂肪细胞，这些细胞产生细胞因子，调节PHSC的不对称分裂增殖与分化，并为PHSC提供营养和黏附的场所。细胞外基质指骨髓中胶原、蛋白多糖及糖蛋白。造血干细胞通过骨髓造血微环境内多种调控因素的参与，经过一系列复杂过程而发育成为各种成熟血细胞，从多能干细胞开始，血细胞主要沿两条途径之一进行分化，分别发育为髓系干细胞或淋巴系干细胞。髓系干细胞最后发育成红细胞、血小板、巨噬细胞、中性粒细胞、嗜酸粒细胞和嗜碱粒细胞。淋巴系干细胞最后发育成B细胞和T细胞（见图21-1、彩图21-1）。各种因素对血液系统的影响，主要表现在对外周血和骨髓造血系统的成分和功能的影响。

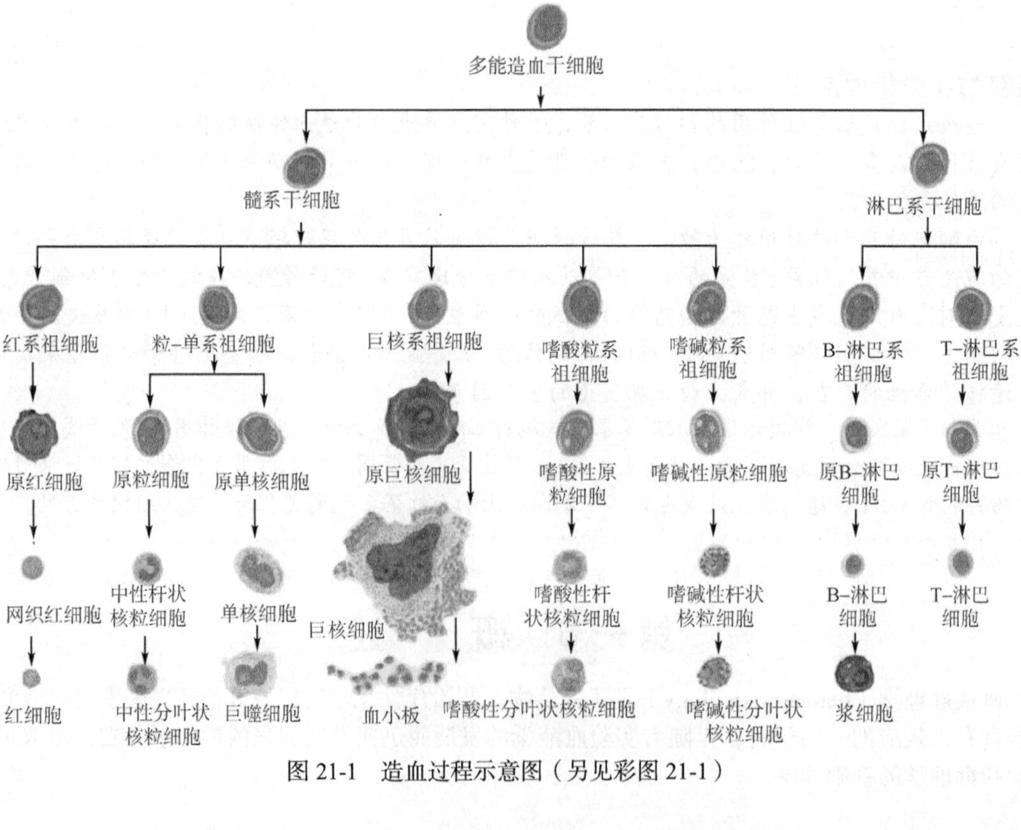

图21-1 造血过程示意图（另见彩图21-1）

二、血液系统的毒作用

血液系统易受到外源化学物损害，常成为外源化学物的靶器官，主要是由于：①进入机体的各种外源化学物经吸收后首先进入血液，再分布于各个组织器官，因而，血液常易接触较高浓度的各种外源性化学物；②各种外源化学物在体内的生物转运和生物转化过程中都依靠血液来运输，因此，血液中的各种成分与外源化学物或其代谢产物接触的机会较多；③血液系统的成分和功能的复杂性，使血液系统很易受到外源化学物的影响；④外周血中的各种细胞均由骨髓中造血干细胞增殖分化而来，高度增殖的处于不同分化阶段的各种血细胞对外源化学物敏感性较高。

血液毒作用（hematotoxicity）可分为原发性和继发性两类。如果血液中一种或多种成分直接受到外源化学物影响，这种效应称为原发血液毒作用；当毒作用作为其他组织损伤或系统紊乱的一种反应结果时，这种效应则被称为继发血液毒作用。原发血液毒作用被认为是外源化学物（特别是药物）比较常见而严重的反应。由于血细胞通常能反映出大范围毒物对其他局部组织和全身作用，所以继发血液毒作用更为常见。继发血液毒作用较原发血液毒作用更具反应性、敏感性、代偿性和普遍性，从而为毒理学家提供了一种监测和确定外源化学物毒性特点的重要和实用的工具。

由于血液样本具有易于采集的特点，关于外源化学物对于血液组织的影响已有大量的评价。外周血作为最重要的生物样品，在毒理学研究中具有重要的作用。外周血样品不仅在实验毒理学中作为血液学和血液生化学检验的标本，用于评价其他器官系统的功能状态，还用于研究生物学标志实验动物外推到人的有效性评价，在分子流行病学研究中常用于检测暴露、效应和易感生物学标志，而且在基因组学、蛋白质组学、代谢组学研究中外周血是最为常用的生物样品。

各种外源化学物造成血液毒作用的结局大致可分为三类：①血细胞生成异常，表现为外周血中某种细胞的减少或增多，如巨幼红细胞性贫血、粒细胞缺乏症、再生障碍性贫血、血细胞增多症和白血病等；②血红蛋白异常和溶血，高铁血红蛋白血症、硫化血红蛋白血症、碳氧血红蛋白血症、溶血性贫血等；③出血性疾病，如血小板减少症、凝血机制障碍而发生的出血等。

第二节　外源化学物对红细胞系的毒作用

案例 21-2　铅暴露引起贫血

为探讨铅中毒引起贫血的机制，奥地利在 1999 年进行了一项病例对照研究。该研究采用 20 名长期从事铅冶炼或铅铸造且无血液病、心血管疾病、肝病和肾病史的铅暴露男工和年龄配对选择无职业性铅接触史的 20 名男性健康对照工人。对受试者进行血铅浓度、尿铅浓度、骨髓多能造血祖细胞计数、红细胞系祖细胞计数、粒细胞/巨噬细胞系祖细胞计数以及红细胞生成素水平进行检测。研究结果发现，铅暴露引起作业工人血铅和尿铅浓度增加，并降低了骨髓中红细胞系祖细胞和粒细胞/巨噬细胞系祖细胞。此外，在铅暴露组中红细胞系祖细胞和粒细胞/巨噬细胞系祖细胞计数均与血铅浓度呈显著负相关，且与尿铅浓度之间的负相关更加显著，显示红细胞系祖细胞和粒细胞/巨噬细胞系祖细胞减少与铅暴露呈剂量依赖性关系。而铅暴露未引起贫血者红细胞生成素上升，血清红细胞生成素浓度与血铅或原始血细胞计数无相关。

问题：

1. 上述研究结果能提示铅的何种血液毒性？
2. 铅暴露引起贫血的主要机制是什么？

红细胞（red blood cell，RBC）是血液中数量最多的一种血细胞，生成于骨髓，平均寿命约为120 天。其主要功能是通过血红蛋白将吸入肺泡的氧运送给组织，同时，将组织中新城代谢产生的一部分二氧化碳通过肺泡排出体外。外源化学物可能影响到红细胞的产生、功能以及其寿命，最常见的是导致红细胞数量的减少，产生贫血；有些化学物也会影响到血红蛋白对氧气的亲和力，从而导致红细胞增多症，但后者比较少见。

贫血是指外周血红细胞容量减少到低于正常范围下限。因红细胞容量测定复杂，临床常以血红蛋白（hemoglobin，Hb）浓度代替。贫血按不同的临床特点有不同的分类，如：按红细胞形态分大细胞性贫血、正常细胞性贫血和小细胞低色素性贫血。

外源化学物引起的真性贫血的发生机制通常有两类，即红细胞生成减少性贫血（分为造血干祖细胞异常所致贫血、造血调节异常所致贫血、造血原料不足或利用障碍所致贫血）和红细胞破坏过多性贫血（溶血性贫血）。这两类机制在某些疾病中可能同时出现，或者由于对其他疾病的潜在代偿作用而出现联合作用。例如，患有先天性溶血性贫血的患者代偿性地对于其他损伤非常敏感，如轻度病毒感染可以引起稳定的红细胞数量急剧减少。

一、对红细胞生成的影响

正常人红细胞的生成包括：造血干细胞阶段、红系祖细胞阶段、红系前体细胞（原红细胞至晚幼红细胞）的增殖与分化阶段、网织红细胞的增殖及成熟过程，以及网织红细胞向外周血释放成熟红细胞的过程。红细胞的分化、增殖过程迅速，从原红细胞分化、发育为网织红细胞只需约 72 小时，再经过约 48 小时即可发育为成熟红细胞。外源化学物可作用于红细胞生成的每个阶段，引起红细胞生成减少。但较为常见的红细胞生成异常如下：

（一）铁粒幼细胞性贫血

红细胞的生成是一个持续的过程，依赖于细胞的频繁分化和血红蛋白的高速合成。血红蛋白的合成依赖于珠蛋白链和血红素两部分的协调生成。外源化学物可以通过影响珠蛋白链合成和血红素合成，导致血红蛋白合成减少而引起贫血。铁粒幼细胞性贫血（sideroblastie anemia）是由血红蛋白合成障碍引起的不同程度小细胞低色素性贫血。血红蛋白合成需铁结合至卟啉环上（见图 21-2），缺铁通常是由于饮食摄入不足或血液丢失增多而所致，任何可致出血的外源化学物都可增加缺铁性贫血发生的危险性。血红蛋白卟啉环合成缺陷而导致的铁粒幼细胞性贫血，其特征是骨髓幼红细胞中铁聚集，聚集的铁沉积在线粒体内导致细胞损伤。外源化学物影响血红素的合成较为常见，可以干扰血红素合成并导致铁粒幼红细胞性贫血的外源化学物有乙醇、氯霉素、异烟肼、铜的螯合与铜缺乏、吡嗪酰胺、环丝氨酸、锌、铅等。

（二）巨幼细胞性贫血

巨幼细胞性贫血（megaloblastic anemia）是由叶酸、维生素 B_{12} 缺乏或其他原因引起的遗传物质 DNA 合成障碍所致的—种贫血，通常影响红细胞系、骨髓细胞系和巨核细胞系，引起形态学和

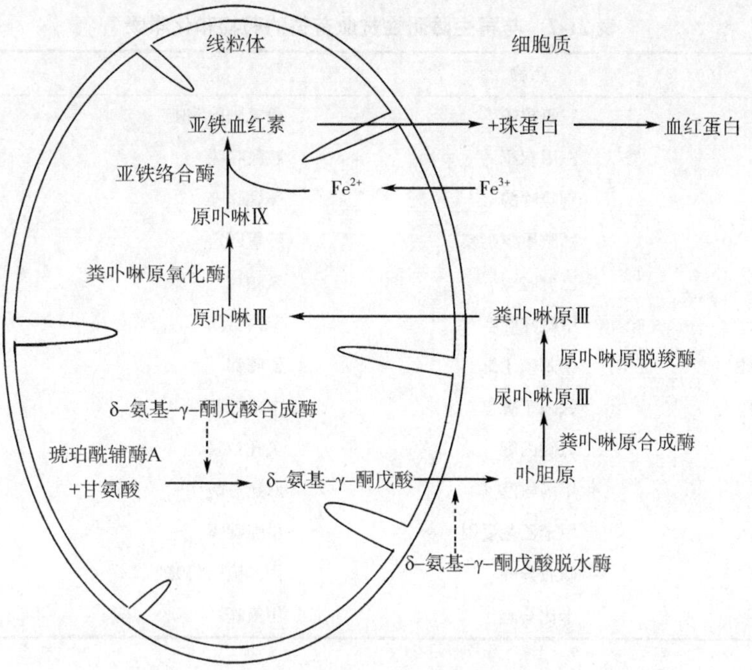

图 21-2　血红蛋白合成过程

生物化学的改变。绝大多数巨幼细胞性贫血是因为叶酸或维生素 B_{12} 缺乏所致。由于引起叶酸和维生素 B_{12} 的缺乏，从而导致巨幼细胞性贫血的一些外源化学物见表 21-1。

表 21-1　与巨红细胞贫血相关的外源化学物

引起叶酸降低的化学物	引起维生素 B_{12} 降低的化学物
苯妥英钠	对氨基水杨酸
去氧苯巴比妥	秋水仙碱
卡马西平	新霉素
苯巴比妥	血液透析
磺胺嘧啶	齐多夫定
考来烯胺	乙醇
氨苯蝶啶	奥美拉唑
吸收不良综合征	
抗代谢药物	

（三）再生障碍性贫血

再生障碍性贫血（aplastic anemia）是由于外源化学物或其活性代谢产物引起造血微环境的异常和影响造血干细胞的分化成熟，引起造血干细胞数量和（或）功能异常，最终导致全血细胞（红细胞、血小板、白细胞）减少的一种综合征。其特征是外周血中全血细胞数目减少、网织红细胞数目减少以及骨髓细胞再生不良。引起再生障碍性贫血的药物和化学物见表 21-2。

表 21-2 与再生障碍性贫血有关的药物和化学物

药物			化学物
氯霉素	三氟拉嗪	叠氮胸腺嘧啶	高氯酸钾
青霉素	三甲双酮	胺酰咪嗪	对硫磷
链霉素	别嘌呤醇	美舍咪唑	二硝基酚
四环素	磺胺甲氧哒嗪	噻氯匹定	氯丹
金霉素	乙琥胺	米帕林	四氯化碳
甲氧西林	甲硫咪哒唑	苯丙氨酯	有机砷
两性霉素 B	甲苯磺丁脲	乙嘧啶	氯苯乙烷
D-青霉胺	氨磺丁脲	卞吡二胺	硫氰酸盐
氯丙嗪	氯磺丙脲	美托拉宗	苯基丁氮酮
西咪替丁	甲丙氨酯	双氯芬酸	金
利眠宁	甲苯乙基妥因	甲呱啶嗪	铋
吲哚美辛	磺胺异唑	丙基硫脲嘧啶	汞
异烟肼	卡比马唑	甲氟喹	苯

一些药物、苯及放射性物质对 PHSC 有肯定的影响，如果大剂量暴露会导致预测性再生障碍性贫血的发生。许多治疗恶性肿瘤用的抗增殖药物有抑制造血包括抑制红细胞生成的作用，因此这些药物的临床应用是骨髓毒性剂量限制性的；密切接触高浓度苯数月内和大剂量放射性物质损伤后 1～4 周也可发生急性再生障碍性贫血；现在资料表明，其他一些化学物也可引起慢性再生障碍性贫血。相比之下，特异性再生障碍性贫血的发生一般与引起这一过程的外源化学物剂量无关，通常认为与免疫反应有关，但是很难获得有关骨髓抑制的体液或细胞机制方面的证据。例如，氯霉素所致再生障碍性贫血与其剂量、疗程无关，但可能与遗传易感性、饮食习惯及相应肠道菌群变异有关。

（四）单纯红细胞再生障碍性贫血

单纯红细胞再生障碍性贫血（pure red cell aplastic anemia）是红系祖细胞增殖障碍，导致骨髓中单纯红细胞系统衰竭为特征的罕见的综合征。外源化学物如异烟肼、苯妥英和硝基咪唑嘌呤等已经比较明确会引起纯红细胞减少症，虽然其机制尚不清楚，但已有证据表明可能与免疫介导反应有关。

（五）继发性贫血

继发性贫血（secondary anemia）是指非造血组织本身，而是其他组织器官疾病所致红细胞生成障碍的贫血，又称为症状性贫血（symptomaticanemia）。如酒精中毒性贫血，化疗后恶性微血管性贫血等。其中，由慢性系统疾病产生的贫血称为慢性病性贫血，如慢性感染、炎症和恶性疾病所致贫血。慢性病性贫血与继发铁缺乏所致贫血的病因不同。通常认为其发展过程可分为 3 个阶段：①少量红细胞减少而引起对骨髓增加红细胞生成需求；②因红细胞生成素（erythropoietin，EPO）产生及红系祖细胞增殖和分化能力受损使骨髓不能满足增加造血需求；③单核-吞噬细胞系统铁的释放能力受损。

二、对血红蛋白呼吸功能的影响

红细胞运输氧气是依赖于其胞内的血红蛋白来运输的，血红蛋白对于肺与组织之间有效运输氧气和二氧化碳是必需的。每一血红蛋白分子由一分子的珠蛋白和四分子亚铁（Fe^{2+}）血红素组成。正常情况下，血红蛋白中亚铁在氧分压高时，与氧结合形成氧合血红蛋白（HbO_2），在氧分压低时，又与氧解离，在组织中释放出氧气还原为血红蛋白，实现运输氧气的功能。外源化学物可影响血红蛋白结构，也可以影响其与氧的亲和力，从而改变血红蛋白的呼吸功能。

（一）高铁血红蛋白

高铁血红蛋白（methemoglobin，MetHb）是指血红蛋白中的亚铁（Fe^{2+}）被氧化成为高铁状态（Fe^{3+}），含有高铁的血红蛋白不能与氧结合和分离。在正常生理条件下，人体高铁血红蛋白占血红蛋白总量的 0.5%～2%。如果超过这个数值即成为高铁血红蛋白血症（methemoglobinemia）。

正常体内红细胞通过一些反应机制将血红素中高铁离子 Fe^{3+}还原为亚铁离子 Fe^{2+}，从而使血液中高铁血红蛋白浓度维持在不超过总血红蛋白 1%的动态稳定状态。维持这种动态平衡的是体内的酶促还原系统和非酶促还原系统。酶促还原系统占全部还原能力的 70%以上，其主要反应机制是细胞色素 B_5 高铁血红蛋白还原酶（又称 NADH-黄递酶）催化还原型烟酰胺腺嘌呤二核苷酸反应和还原型烟酰胺腺嘌呤二核苷酸磷酸黄递酶（又称 NADPH-黄递酶）催化还原核黄素，后者可还原高铁血红蛋白。非酶促还原系统主要为维生素 C 和谷胱甘肽 GSH，可直接还原 MetHb。还原系统通常仅能还原 5%左右的高铁血红蛋白，这一调控系统出现障碍将导致高铁血红蛋白比例提高，从而发生高铁血红蛋白血症。大多数高铁血红蛋白血症是由外源化学物产生高铁血红蛋白的速率超过酶的还原速率所致。

具有氧化作用的外源化学物（氧化剂）使红细胞氧化的作用超过红细胞内的抗氧化能力和还原能力，则产生高铁血红蛋白血症。能引起高铁血红蛋白血症的药物和化学物很多（见表 21-3），分为直接氧化剂和间接氧化剂。直接氧化剂能直接使血红蛋白氧化，如氰化物、亚硝酸盐、NO、NO_2、硝普钠、铜盐（Ⅱ）、三氟化氮、过氧化氢、四硝基甲烷、氯酸盐、苯醌、苯醌（二酰）亚胺、醌类染料（维生素 K_3、甲苯胺蓝、甲基蓝）、铬酸盐、苯胺等，它们氧化脱氧血红蛋白的速率较氧合血红蛋白更快；间接氧化剂在体内需通过代谢产生苯基羟胺才有较强的氧化作用，如苯的氨基、硝基化合物中的苯胺、间苯二胺、甲苯二胺、氨基酚、硝基苯、三硝基甲苯、间苯二酚等以及苯肼。

表 21-3　与高铁血红蛋白形成有关的药物和化学物

药物		化学物
苯佐卡因	非那西丁	硝酸盐
利多卡因	一氧化氮	亚硝酸盐
普鲁卡因	非那吡啶	硝基苯
氨苯砜	甲氧氯普胺	硝基甲苯
亚硝酸异戊酯	氟他胺	苯胺
硝酸异丁酯	亚硝酸银	氯化钾
硝酸甘油	苯醌	汽油
伯氨喹	亚甲蓝（美蓝）	苯胺染料
磺胺类药物		硝酸丁酯

高铁血红蛋白血症以血氧运输异常，组织氧释放降低为特征，其主要表现为缺氧和发绀，临床症状与血中高铁血红蛋白浓度平行。高铁血红蛋白高达 15%即呈现**发绀**；达到 35%以上出现头痛、呼吸困难；超过 60%～70%时，发生呕吐、嗜睡、昏迷、循环衰竭以至死亡。重症高铁血红蛋白血症通常表现为缺氧所致的乳酸血症，血液 pH 下降可以降低血红蛋白对氧

的亲和力，加速组织氧的释放。高铁血红蛋白本身不引起溶血，但外源化学物或其代谢产物如能损害细胞膜或细胞内酶系统则可引起溶血。大多数能引起高铁红蛋白血症的外源化学物能使红细胞产生海因茨小体。海因茨小体是红细胞内氧化变性的珠蛋白的沉淀物。

（二）硫化血红蛋白

硫化血红蛋白（sulfhemoglobin，SulfHb）是一种结构尚不完全清楚的与硫形成稳定结合的血红蛋白。正常血液中不含有 SulfHb，也不存在于红细胞中，血液中 SulfHb 含量超过 2%，即为硫化血红蛋白血症。与 Met Hb 不同，SulfHb 一旦生成，在体内或在体外均不能再恢复为血红蛋白，直至细胞死亡。三硝基甲苯、乙酰苯胺、代森锌、亚乙基双硫代氨基甲酸锌能引起硫化血红蛋白血症。能引起 Met Hb 的外源化学物亦有能增加 SulfHb 产生的机会。硫化氢是否能引起硫化血红蛋白血症意见尚不一致。具有 SulfHb 的红细胞的生命期和渗透性及脆性均正常。由于 SulfHb 不能携氧，故硫化血红蛋白血症的临床表现为发绀或缺氧，与高铁血红蛋白血症症状相似，但一般症状较轻。硫化血红蛋白血症用亚甲蓝、维生素 C 治疗无效。

（三）碳氧血红蛋白

碳氧血红蛋白（carbonylhemoglobin，HbCO）是指一氧化碳（carbon monoxide，CO）与血红蛋白结合而形成的碳氧血红蛋白。CO 与血红蛋白结合的亲和力比氧与血红蛋白结合的亲和力大 240 倍，故其与氧竞争，形成 HbCO，HbCO 的解离速度比氧合血红蛋白（HbO_2）慢 3600 倍，从而干扰氧的传递。CO 除了可与血红蛋白结合以外，还可与其他卟啉蛋白，如细胞色素 a3，肌红蛋白结合，也影响氧的利用。

正常人血液中有少量内源性 CO，机体内 CO 产生量可达 0.01 ～1 ml/（kg·h），人的外周血中 HbCO 含量可高达总血红蛋白的 2.5%，吸烟者可达 5%或更高。当血中 HbCO 含量达到 30%时，可出现明显中毒症状，超过 50%时则出现昏迷、抽搐等严重症状，甚至死亡。日常生活中，CO 的重要来源为吸烟和燃料燃烧（包括汽车尾气），怀孕期间吸烟会导致胎体血中 CO 浓度上升，从而影响胎体发育。

（四）其他

影响血红蛋白呼吸功能的因素还有 pH、2，3-二磷酸甘油酸（2，3-BPG）浓度和温度。氯贝酸和苯扎贝特与 2，3-BPG 相似，可以降低血红蛋白对氧的亲和力却不对红细胞和血红蛋白造成损伤。苯扎贝特的衍生物可能降低对氧的亲和力，增加组织氧供。相反，某些芳香苯甲醛能使血红蛋白氧亲和力增加从而使氧解离曲线左移。

三、对红细胞寿命的影响

红细胞由骨髓释放入循环血液中能持续生存一段时间，随后，被网质内皮细胞吞噬，或破裂而溶解。血液中正常红细胞的生存周期大约是 120 天。在这期间，平均每个红细胞在血管内循环流动 27km，可能受各种因素影响而缩短其寿命。外源化学物所致的任何一种对红细胞的损害如氧化损伤增加、代谢障碍以及细胞膜的改变都可能导致红细胞寿命缩短，出现红细胞数量减少，引发溶血性贫血。溶血性贫血的发病取决于红细胞破坏、血红蛋白降解过程（分为血管内溶血和血管外溶血）和红系造血的代偿能力。红细胞破坏过多引发的溶血性贫血特征通常为外周血中网织红细胞的出现和骨髓中红系增生活跃。引起红细胞破坏的原因很多，获得性溶血性贫血可以分为免疫性和非免疫性两大类。

（一）外源化学物质诱导的非免疫性溶血性贫血

外源化学物质诱导的非免疫性溶血性贫血包括氧化损伤性溶血和非氧化损伤性溶血。氧化损伤性溶血是与氧化损伤相关的外源化学物（见表 21-4）与血红蛋白之间反应导致自由基形成，产生高铁血红蛋白，并使其他巯基酶和红细胞膜成分等重要蛋白质发生变性反应，导致红细胞破坏速率增加，超过骨髓造血的代偿能力而发生的贫血。

表 21-4 与氧化损伤相关的外源化学物

乙酰苯胺	氮苯吡啶苯酚	氮苯吡啶苯酚
萘	伯氨喹	羟胺
呋喃妥因	氯酸盐	磺胺
磺胺甲氧哒嗪	苯肼	亚甲蓝
对氨基水杨酸	硝基苯	萘啶酸
亚磺胺苯砜钠	水杨酸偶氮磺胺吡啶	甲苯胺蓝
氨苯砜	己酰对氨苯乙醚	呋喃唑酮

大多数能引起高铁血红蛋白血症的化学物多能使红细胞内产生变性珠蛋白包涵体，称为海因茨小体（heinz body），但高铁血红蛋白形成剂亚硝酸钠并不产生海因茨小体。红细胞膜上附着有海因茨小体，影响其可塑性，容易在脾内滞留而被破坏，引起溶血性贫血。红细胞出现海因茨小体百分数高者，可因血管内溶血而出现血红蛋白尿。溶血性贫血细胞自身的保护机制存在缺陷则更容易发生氧化损害。最常见的是葡萄糖-6-磷酸脱氢酶（G-6-PD）的缺乏，G-6-PD 缺乏者由于暴露于氧化性外源化学物，红细胞还原型谷胱甘肽迅速减少，这会导致一系列内源性或外源性氧化损伤，并会有血管内外溶血的发生。偶尔这种溶血也会导致严重的疾病（如肾衰竭）或者死亡。

非氧化损伤性溶血的发生与某些外源化学物暴露有关，如吸入氧化砷气体，暴露于三氢化砷、铅、铜、铬等。吸入气态的含砷化合物（砷化三氢）可导致严重溶血，同时伴有贫血、黄疸、血红蛋白尿，机制可能是其与细胞膜和某些酶上的巯基（-SH）结合有关。铅中毒可导致血红蛋白合成障碍，缩短红细胞寿命，产生溶血，特别是地中海性贫血患者对铅中毒尤其敏感。非免疫性溶血反应为剂量相关性，达到一定剂量后，可引起大多数人的溶血。如：长期应用非那西丁引起的“止痛剂滥用综合征”，查无免疫学及氧化性溶血的证据。

（二）外源化学物诱导的免疫性溶血性贫血

免疫反应所致的红细胞损伤是抗原抗体介导的红细胞破坏，即由 IgG 或 IgM 抗体介导与表达在红细胞表面上的抗原相互作用而引起溶血。外源化学物介导的抗体同红细胞结合有多种机制：①某些外源化学物如青霉素，这种外来药物作为半抗原结合在细胞表面引起免疫反应，引发此类免疫反应的抗体只能结合表面被药物包裹的红细胞；②某些外源化学物以奎尼丁最为典型，可与红细胞表面的某些成分结合导致细胞膜上一个或多个成分发生构象变化，从而引发一系列特异性抗体生成，其中一部分抗体只能识别药物与膜成分结合复合物，—部分抗体只有在药物存在情况下特异性识别改变的膜成分，另一部分抗体在药物存在或不存在的情况下都能识别膜成分；③某些外源化学物如 α-甲基多巴，可引起外源化物诱导性自身抗体生成，这种抗体与自身免疫性溶血性贫血患者中出现的抗体相似，其生成机制尚不清楚。

案例 21-2 分析讨论

血液和造血系统是铅暴露毒性作用的靶器官之一，可对血液产生红细胞生成障碍、损伤性溶血、白细胞减少以及凝血功能障碍等多方面影响。本研究主要揭示了铅暴露所引起的贫血的机制。铅作业工人中骨髓细胞分类中红细胞系祖细胞和粒细胞/巨噬细胞系祖细胞计数减少，提示铅暴露可以抑制骨髓增殖能力。本研究结果提示，除红细胞寿命缩短和血红蛋白合成抑制外，铅引起贫血的机制还可能涉及红细胞系祖细胞减少和红细胞生成素产生相对不足而导致红细胞系祖细胞成熟障碍等原因。

知识拓展 21-1

药物诱导的血管内溶血

药物诱导的血管内溶血常常是严重的临床事件，可在短期内引起大量血管内溶血（红细胞结构完整性破坏），形成血红蛋白血症。起病急骤，严重的腰背及四肢酸痛，伴头痛、呕吐、寒战，随后高热、面色苍白和血红蛋白尿、黄疸，严重者出现周围循环衰竭和急性肾衰竭。慢性溶血性贫血以血管外溶血（由单核-巨噬细胞系统主要是脾破坏红细胞）多见，特征有贫血、黄疸、肝脾大。长期高胆红素血症可并发胆石症和肝功能损害。婴幼儿时期起病者可有骨骼改变。确定有无溶血须有以下两方面实验室检查的证据：

1. 红细胞破坏增加的证据 ①红细胞生存时间缩短，正常^{51}Cr标记的人红细胞生存时间，其 $t_{1/2}$ 为 25 ～32 天；②间接胆红素增高、尿胆原增加、尿胆红素阴性；③血浆游离血红蛋白增加。血清结合珠蛋白降低或消失，出现高铁血红蛋白血症；④血涂片出现异形红细胞，包括球形、破碎红细胞等。

2. 红细胞代偿性增生的证据 ①血象：不同程度的贫血，红细胞比容下降，但网织红细胞明显增加；②骨髓象：增生性贫血，红系明显增生，粒/红比例下降或倒置，出现红系增生群，红细胞有丝分裂多见，红系中以中/晚幼红细胞增生为主。

第三节 外源化学物对白细胞系的毒性

案例 21-3 烷化剂及抗肿瘤剂引起中毒性白血病

烷化剂及其他抗肿瘤剂在临床癌症治疗过程中可引起治疗相关继发性急性髓性白血病和骨髓增生异常综合征等类型的中毒性白血病。为了探讨继发性急性髓性白血病发生的相关机制，2011 年《Blood》杂志发表的一项研究，对 200 名抗肿瘤药物引起的继发性治疗相关急性髓性白血病患者和 2653 名原发性急性髓性白血病的患者进行细胞遗传学和分子遗传学比较分析，结果发现治疗相关继发性急性髓性白血病患者出现更高频率的细胞遗传学异常，包括 5 号和 7 号染色体出现较高比例的复合体核型和单体核型、11q23 异位比例过高。此外，与原发性急性髓性白血病患者相比，还发现治疗相关继发性急性髓性白血病患者出现较低频率的核仁磷酸蛋白基因和 FMS 样酪氨酸激酶 3 跨膜区内部串联重复突变，并降低对化学治疗的敏感性。

问题：

1. 上述研究结果能提示抗肿瘤剂的何种血液毒性？
2. 与原发性急性髓性白血病相比，抗肿瘤剂引起的继发性急性髓性白血病有何特点？

白细胞是人体血液中非常重要的一类血细胞，包括粒细胞、单核细胞和淋巴细胞。它们的形态结构和生理功能多样，但是，彼此之间不是孤立的，在机体的防护、免疫和创伤治愈过程中起协同作用，成为机体防御系统的一个重要组成部分。白细胞的生成与红细胞类似，起源于骨髓造血干细胞，经历定向祖细胞、前体细胞，而后成为具有各种细胞功能的成熟白细胞。外源化学物可能影响到白细胞的产生、功能等，常见的是导致粒细胞减少症和中毒性白血病。

一、对粒细胞生成的影响

中性粒细胞的高度增殖使它们的祖细胞与前幼粒细胞对有丝分裂抑制剂特别敏感，这种非特异性损伤效应程度往往与剂量有关。外周血中白细胞数持续低于 4×10^9/L 时，称白细胞减少症（leukopenia）。

当外周血中性粒细胞低于 1.5×10^9/L 时，称粒细胞减少症（granulocytopenia），此时患者容易发生感染；当外周血中性粒细胞低于 0.5×10^9/L 时，称粒细胞缺乏症（agranulocytosis），此时患者则极易发生严重感染。白细胞减少症发展到粒细胞缺乏阶段时，边缘池和骨髓中均缺乏中性粒细胞。

粒细胞减少症是外源化学物诱导骨髓损害的最常见表现。烷化剂（如氮芥、白消安、苯丁酸氮芥和环磷酰胺）和抗代谢类药物（如甲氨蝶呤和 5-氟尿嘧啶）是引起白细胞减少和粒细胞减少症、缺乏症的最常见药物。大鼠长期经口摄入无机铅导致早期髓系细胞和红系细胞的不同步增殖改变，白细胞总数减少，而粒细胞数接近正常。甲氨蝶呤、阿糖胞苷、柔红霉素、环磷酰胺、顺铂和亚硝基脲对静止期和分化期的白细胞有毒性，通常发生在用药 7～14 天后。异丁烯酸甲酯单体在临床浓度范围内也对中性粒细胞和单核细胞有毒性。

中毒性中性粒细胞减少可根据其发生机制而分为免疫性或非免疫性，前者引起的中性粒细胞减少会导致外周血中性粒细胞破坏、祖粒细胞破坏或同时引起两者破坏。免疫性外源化学物发挥半抗原作用，这是必须有药物存在才引起的细胞损伤，在药物不存在的情况下会诱导免疫细胞产生抗中性粒细胞抗体。外源化学物诱导的损伤可以是抗体介导的，也可能是细胞介导的。

二、对粒细胞功能的影响

已证实某些外源化学物如乙醇、糖皮质激素和碘克酸等在体内外都可损害粒细胞的吞噬和消化微生物的作用。有报道，服用海洛因（二醋吗啡）的患者和长期用美沙酮维持戒毒的阿片滥用者体内超氧化物生成减少，而超氧化物具有杀伤微生物的能力和趋化作用。也有报道，抗痤疮药物中的锌盐可损害粒细胞趋化性，造影剂约海克所（iohexol）和碘格利酸盐（ioxaglate）能抑制吞噬作用。

三、中毒性白血病

白血病（leukemia）是一类起源于骨髓造血组织某一细胞系的增殖疾病。白血病细胞具有增殖能力，但增殖失控，且失去了分化成熟能力，而停滞在细胞发育的不同阶段。在骨髓和其他造血组织中白血病细胞大量增生累积，并浸润其他器官和组织，抑制正常造血，同时发生贫血、出血和感染。组织某一细胞系的增殖疾病。白血病细胞具有增殖能力，但增殖失控，且失去了分化成熟能力，而停滞在细胞发育的不同阶段。在骨髓和其他造血组织中白血病细胞大量增生累积，并浸润其他器官和组织，抑制正常造血，同时发生贫血、出血和感染。

（一）白血病的分类与分型

根据白血病细胞的成熟程度和自然病程，将白血病分为急性和慢性两大类。急性白血病（acute leukemia，AL）的细胞分化停滞在较早阶段，多为原始细胞及早期幼稚细胞，病情发展迅速，自然病程仅几个月。慢性白血病（chronic leukemia，CL）的细胞分化停滞在较晚的阶段，多为较成熟幼稚细胞和成熟细胞，病情发展缓慢，自然病程为数年。其次，根据主要受累的细胞系列可将 AL 分为两型：急性淋巴细胞性白血病（acutelymphoblastic leukemia，ALL）和急性非淋巴细胞性白血病（acute nonlymphoblastic leukemia，ANLL），后者又称急性髓细胞性白血病（acute myelogenous leukemia，AML）。CL 则分为慢性粒细胞白血病（chronic myeloid leukemia，CML）、慢性淋巴细胞性白血病（chronic lymphoblastic leukemia，CLL）以及少见类型的白血病，如毛细胞白血病（hairy cell leukemia，HCL）、幼淋巴细胞白血病（prolymphocyticleukemia，PLL）和骨髓增生异常综合征（myelodysplastic syndrome，MDS）等。

（二）中毒性白血病产生机制

AML 是与外源化学物暴露相关的主要疾病，其次是 MDS。这表明骨髓抑制在特定条件下可能会导致白血病，毒性反应具有连续性，这也与细胞遗传学异常有关，特别是 5 号和 7 号染色体的全部或部分丢失。值得注意的是，当用烷化剂或其他抗肿瘤剂治疗患 MDS 和（或）AML 患者后，患者的这些染色体缺失频率为 67%～95%。在职业性苯暴露的 AML 患者可以观察到同样的变化，它们表现的非整倍性更多地涉及 7 号染色体。与继发性 AML 相比，5 号染色体和 7 号染色体丢失频率相对较低，表明这些细胞标志基因可用于鉴别毒性暴露和其他引起白血病的病因。变化的骨髓祖细胞增殖会导致靶细胞群分裂增多，从而会由于非连接不良而导致杂合性的克隆丢失（如 5q-），结果诸如粒细胞巨噬细胞集落刺激因子（granulocyte macrophage colony-stimulating factor，GM-CSF）基因单纯性不足会使得在异常克隆中细胞转化率增高、细胞异常成熟及无效造血（如 MDS）。随后，其他原癌基因激活，导致在以后的亚克隆及 AML 进展中引起细胞迅速增长及独立性存活。

白血病其他形式，包括 CML、CLL、ALL 和多发性骨髓瘤，与职业性暴露或烷化剂治疗之间有弱相关性，后者已被证明与苯暴露有关，尽管还有待证明其病因关系。

MDS 是一组起源于造血干细胞，以血细胞病态造血、高风险向急性白血病转化为特征的难治性血细胞质和量异常的异质性疾病。MDS 是老年性疾病，继发性 MDS 见于烷化剂、放射线、苯等有机毒物密切接触者。

（三）致白血病的外源化学物

一些外源化学物与人类白血病发生的关系一直受到各方关注。在癌症化疗中使用的多数烷化剂能引起 MDS 和（或）AML，包括环磷酰胺、左旋溶肉瘤素、白消安、苯丁酸氮芥和亚硝基脲复合物如卡莫司汀；其他溶瘤细胞剂包括硫唑嘌呤、甲基苯肼、多柔比星和博来霉素可引起继发性白血病，这些药物的危险性随治疗方案而有较大变化。据报道，用烷化剂治疗的患者中 MDS 或 AML 发生率为 0.6%～17%，平均相对危险度为 100 倍。治疗相关的 MDS 比起原发或自发 MDS 来说转化为 AML 的可能性更大。拓扑异构酶Ⅱ抑制剂，特别是鬼臼毒素依托泊苷和替尼泊苷能诱导 AML。

在芳香烃中，只有苯已被证明可导致白血病。仍没有实验证据表明含取代基的苯能引起白血病。高剂量 γ-射线或 χ-射线被认为与 ALL、AML 和 CML 有关，这一点在广岛、长崎原子弹爆炸的幸存者中得以表明，但比放射性坠尘或诊断性 X 线片还要低的辐射剂量与这些疾病的关系却不明显。在是否与白血病发生有关存在争议性的外源因素还包括 1，3-丁二烯，非电离辐射（电磁波、微波、红外线、可见光和紫外光谱的高频端）和吸烟等。

案例 21-3 分析讨论

在临床癌症治疗过程中，烷化剂及其他抗肿瘤剂可以引起继发性急性髓性白血病。与原发性急性髓性白血病相比，烷化剂及其他抗肿瘤剂引起的继发性急性髓性白血病存在 5 号和 7 号染色体异常、核仁磷酸蛋白基因和 FMS 样酪氨酸激酶 3 跨膜区内部串联重复的突变以及对化疗的敏感性降低等特点。本研究结果提示抗肿瘤剂引起急性髓性白血病涉及染色体异常和基因突变等细胞遗传性异常。此外，这些细胞标志基因可用于鉴别毒性暴露和其他引起白血病的病因。

第四节　外源化学物对血小板及凝血功能的毒性

案例 21-4　利福平引起血小板减少性紫癜

利福平，一种利福霉素类半合成广谱抗菌药，可用于抗结核治疗。某患者，女，54 岁，2013 年 6 月 14 日因“双下肢皮肤瘀点瘀斑 2 天”就诊入院。患者 5 天前因患肺结核在当地医院给予利福平（0.45g，1 次/日），治疗 3 天后，双下肢皮肤出现瘀点、瘀斑以及牙龈出血、流鼻血，急诊入院。查体：体温 36.5℃，心率 104 次/min，呼吸频率 22 次/min，血压 126/80 mmHg，鼻腔内有黏膜出血结痂痕迹，双下肢皮肤可见散在的瘀斑、瘀点，不高出皮肤，压之不褪色，心肺腹阴性。

问题：

1. 除肺结核之外，患者可能患何种疾病？
2. 为明确诊断，应做哪些检查？

止血系统是一个多成分组成的系统，主要包括循环中的血小板、多种血浆蛋白和血管内皮细胞，其功能是防止血液因血管受损流出，并使循环中的血液保持流动状态。止血过程包括三个基本过程，即受伤的小血管收缩，血小板血栓形成，纤维蛋白凝块的形成和维持。凝血过程分三期，有多种凝血因子参与，形成凝血酶原酶、形成凝血酶原和形成纤维蛋白。体内存在抗凝和纤溶机制，能预防正常状态下血管内血液凝固，并适当限制和调节血凝反应。止血系统成分的变化或系统活性变化会导致止血功能紊乱，包括流血过多和血栓形成。止血系统是外源化学物毒性作用的靶之一。

一、对血小板生成的影响

人外周血中血小板正常数量范围是（100 ～300）$\times 10^9$/L，血小板必须达到一定数量才能维持正常的止血功能。当血小板低于 50×10^9/L 时，可出现小的皮下出血点、瘀斑以及齿龈、胃肠道或尿道出血等症状。外源化学物可能会通过减少血小板数量或损害血小板功能来影响血小板在止血过程中的作用。血小板减少症（thrombocytopenia）可能是由于血小板生成减少或者是破坏增多而产生。某些作用于造血前体细胞的抗增殖剂通过对造血祖细胞（包括巨噬细胞系祖细胞）的作用而引起血小板生成减少，这是化疗中常见的副作用。噻嗪类利尿剂、二乙烯基雌酚、重组 GM-CSF 和丙卡巴肼也被认为能抑制血小板的生成，但其机制还不明确。

（一）特发性血小板减少性紫癜

特发性血小板减少性紫癜（idiopathic thrombocytopenic purpura，ITP）又称原发免疫性血小板减少症（primary immune thrombocytopenia，ITP），是一种自身免疫性疾病。该病是由于患者对自身血小板抗原的免疫失耐受，产生体液免疫和细胞免疫介导的血小板过度破坏和血小板生成抑制，导致血小板减少。原发免疫性血小板减少症在临床上是特异性的外源化学物诱导的增生不良性贫血重要组成部分，增生不良性贫血最初表现的皮肤黏膜出血就是继发于血小板减少。

外源化学物可通过多种机制经免疫介导而增加血小板的破坏，其机制包括：①一些药物如青霉素、利尿药（噻嗪类化合物、呋塞米）、抗菌药（如磺胺类、链霉素、利福平）、奎宁、抗炎药（如保泰松）或镇痛解热药（如非那西丁）作为一种半抗原与血小板膜成分结合，引起一些半抗原所特有的免疫反应。相应的抗体结合到血小板膜的半抗原上，从而使被抗体包被的血小板从循环中清除；②某些外源化学物引起血小板膜糖蛋白改变，然后结构改变的蛋白质产生抗体反应。在药物存在的情况下，反应的抗体结合到改变的血小板抗原上，导致血小板被单核吞噬细胞从循环中移去；③某些外源化学物改变凝血因子结构，引起与内源性抗体产生反应的因子的某些肽链（称为 neo 抗原决定簇，因为它们真正参与免疫反应）结构暴露出来，从而导致这些因子被吞噬；④某些外源化学物如肝素作为抗原与某些凝血因子结合后，暴露出一个新的抗原决定簇，然后就会产生针对这种新抗原决定簇的免疫反应，导致血小板凝集，从而导致血栓形成的危险（血凝块脱落，堵塞微血管，损害微循环）。

去氨加压素（desmopressin）是一种合成的抗利尿激素类似物，是非免疫介导血小板破坏增多的一种代表性药物。去氨加压素诱导 vWF 和因子Ⅷ在血浆中的浓度增加 2 ～5 倍，通常用于治疗患有 von Willebrand 病和其他有大出血症状的患者。在一些患有 2B 型 von Willebrand 病的患者中去氨加压素会导致血小板减少或加重其减少程度。这些病例的血小板减少与内皮细胞释放异常

vWF 有关，这种异常 vWF 对 GPIb/Ⅸ/Ⅴ的亲和性增高，vWF 与其受体的结合导致循环中的血小板被清除。

（二）血栓性血小板减少性紫癜

血栓性血小板减少性紫癜（thrombotic thrombocytopenic purpura，TTP）是一种消耗性血小板减少综合征，其特征是血小板减少，可突然发生微血管病性溶血性贫血和多器官衰竭。该综合征常发生在感染之后，也可发生在服用一些药物之后。对 TTP 发病机制研究表明，患者 vWF-裂解蛋白酶（ADAMTS-13）缺乏（基因突变或抑制性抗体所致），不能将微血管内皮细胞损伤时释放的超大分子 vWF 多聚体裂解，超大分子 vWF 多聚体使血小板黏附和聚集，导致损伤的微血管内血小板血栓形成和 TTP 发生。噻氯匹定、氯吡格雷、可卡因、丝裂霉素和环孢素等药物可引起 TTP 和 TTP 样综合征。

二、对血小板功能的影响

血小板功能依赖许多生化反应途径的协调作用，已经发现多种外源化学物能在体内外抑制血小板功能。影响血小板功能的主要药物包括非甾体抗炎药、含 β-内酰胺的抗生素、心血管药物（特别是 β 阻滞剂）、治疗精神病的药物、麻醉剂、抗组胺剂和一些化疗药物。

外源化学物可能通过多种机制干扰血小板功能。某些药物（如非甾体抗炎药）抑制磷脂酶 A2/环氧化酶途径及血栓烷 A2 的合成。其他药物（如抗生素、血小板抑制剂、氯吡格雷）可能影响血小板及其受体的相互作用。由于血小板反应依赖胞质钙的迅速增多，所以任何干扰钙转运的因素可能都会抑制血小板功能（如钙通道抑制剂）。有时，药物诱导的抗体结合到关键血小板受体，从而抑制其功能。这种抗体诱导的功能缺陷可能会加重出血危险性，并伴有外源化学物诱导的血小板减少症。

三、对凝血功能的影响

凝血功能异常主要是骨髓抑制、免疫反应使血小板数目下降且其功能受到抑制的结果。纤维蛋白块的形成是一系列含丝氨酸的蛋白酶激活的结果，这种蛋白酶在凝血酶形成时达到顶峰。凝血酶是一种多功能酶，可以将纤维蛋白原转化为纤维蛋白，激活因子Ⅴ、Ⅷ、Ⅺ、ⅩⅢ，C 蛋白和血小板，并可与多种细胞（如白血病细胞和内皮细胞）相互作用，从而激活细胞信号途径。当血液与组织因子接触时，就会引发凝血级联反应，这种组织因子是一种通常不存在于血液循环中，却存在于多数血管外组织的膜蛋白。凝血级联反应中带负电荷的磷脂表面对于酶与底物相互作用是必不可少的。活化的血小板上磷脂酰丝氨酸转位到外膜面上可提供此表面，有利于把凝血酶局限在血小板被激活的血管损伤处。

外源化学物对纤维蛋白块的形成最常见的毒性影响与这一过程中所必需的一种或几种关键蛋白减少有关。凝血因子活性的降低可能是由于蛋白合成减少或清除增多。合成减少通常反映肝细胞受损或维生素 K 代谢受干扰，然而清除增多通常是因为产生了针对特定的凝血因子的抗体。

（一）凝血蛋白合成减少

大多数参与凝血级联反应的蛋白质是在肝脏合成，因此任何损坏肝功能的因素都会使凝血因子减少，引起凝血障碍。凝血级联反应的一般检测方法，血浆凝血酶原时间（prothrombin time，PT）和活化部分促凝血酶原时间（activated partial thromboplastin time，APTT），可用用来筛选肝功能障碍及凝血因子的下降。循环中凝血因子半衰期变化很大，其中凝血因子Ⅶ半衰期最短。因此，在急性中毒时（如乙酰氨基苯过量），对凝血的影响中最先可以看到凝血因子Ⅶ水平下降，它的下降会导致PT的延长，而APTT正常，在慢性中毒时，PT和（或）APTT受影响。

凝血因子Ⅱ、Ⅶ、Ⅸ、Ⅹ都依赖维生素K来合成。任何干扰维生素K代谢的因素都会导致这些因子缺乏，并出现出血倾向。当服用影响维生素K从小肠吸收的药物或干扰维生素K环氧化物还原的药物时，就会出现上述情况（表21-5）。茚满二酮类灭鼠剂（如敌鼠）是获得性维生素K缺乏的另一原因。这些药物在体内有很长的半衰期，因而接触这些药物后，凝血障碍会持续几周或几个月。有时需要区别真正的维生素K缺乏与维生素K环氧化物还原受阻，这可以通过测量血清或血浆中维生素K和维生素K环氧化物的水平较容易地完成，即在维生素K不足时，维生素K或维生素K环氧化物都会下降，然而在维生素K环氧化物的还原受干扰时，维生素K环氧化物明显增多。

表21-5　影响维生素K依赖性凝血因子合成的因素

药物	其他
广谱抗生素	灭鼠剂（如溴鼠灵、华法林钠等）
头孢菌素	静脉内维生素E
N-甲基-硫代四唑	膳食缺乏
消胆胺树脂	吸收不良症

除了一些凝血因子合成的特殊抑制剂（如维生素K拮抗剂）外，外源化学物所致严重的肝损伤也可减少凝血因子合成，这类化学物包括：①工业毒物：锑、砷、铅、磷、硒、铂、苯、二氧杂环乙烷、苯肼、间苯二酚、氯代烃（如三氯甲烷、四氯化碳、二氯乙烷）；②药物：乙酰唑胺（碳酸脱氢酶）、环丝氨酸、异丙烟肼、紫霉素（抗结核药）、磺胺类抗生素、对乙酰氨基酚（止痛药）、金复合物（治疗风湿病用药）、氯丙嗪（中枢镇静药）、单胺氧化酶抑制剂、维生素A。

（二）凝血因子清除增加

机体对外源化学物的特异性反应包括凝血蛋白反应性抗体的形成，这些抗体结合到凝血因子上形成免疫复合体，其可被迅速从循环中清除，并导致凝血因子不足。随着起始因素消退，抗体也常随时间消退。但在急性期，这些患者会发生致命性的大出血。受影响的因子包括因子Ⅷ、因子Ⅴ、因子ⅩⅢ、vWF、凝血酶原和凝血酶（表21-6）。除了引起凝血因子在循环中清除增加外，这些抗体常常抑制凝血因子功能。这样就可在体外通过评价抗体与正常凝血因子的相互作用来分析抗体。

表21-6　导致特定凝血因子制剂形成的外源化学物

凝血因子外源化学物	凝血因子外源化学物
凝血酶	牛凝血酶，纤维蛋白凝胶
因子Ⅴ	青霉素，链霉素，庆大霉素，头孢菌素
因子Ⅷ	牛凝血酶，青霉素，氯霉素，氨苄西林，苯妥英，甲基多巴，硝基呋喃酮，苯基丁氮酮（保泰松）
Von Willebrand因子	环丙沙星，水合木糖淀粉，丙戊酸，灰黄霉素，四环素，杀虫剂

狼疮抗凝剂是一种能在体外干扰磷脂依赖性凝血反应的抗体。这些抗体攻击磷脂结合蛋白，其中包括凝血酶原和β_2-糖蛋白-1。这些抗体通常不会引起任何特定凝血因子减少。但是，在体内，这些抗体增强促凝血机制并干扰C蛋白系统。所以，这些抗体将增加血栓形成危险性。已经发现，狼疮抗凝剂的产生与多种药物有关，如某些抗精神病药、抗生素、普鲁卡因胺、苯妥英、肼屈嗪、奎尼丁等。

（三）弥散性血管内凝血

弥散性血管内凝血（disseminated intravascular coagulation，DIC）是由许多疾病引起的一组严重的出血综合征。其特征是凝血功能亢进，在微血管内形成广泛的微血栓，导致消耗性的低凝血和继发性的纤溶亢进等病理变化，临床以出血、栓塞、微循环障碍和溶血等为特点。酸、碱、氯化汞、四氯化碳及二氯乙烷等氯化烃所致大面积黏膜溃破或薄壁组织细胞坏死之后可继发 DIC；甲醇、甲酸、一氧化碳、胆碱酯酶抑制剂、降血糖药双缩胍引起的低血糖等所致的酸中毒可促进血栓形成；蛇毒素通过蛋白水解作用破坏凝血酶原而引起 DIC。

案例 21-4 分析讨论

患者有出血表现，考虑有止血功能障碍，对患者进行血常规检测，结果为 WBC 5.4×10^9/L，RBC 3.0×10^{12}/L，Hb 94 g/L，PLT31×10^9/L；骨髓穿刺涂片示：骨髓巨核细胞数量轻度增加，发育成熟障碍。诊断为：血小板减少性紫癜。利福平作为一种半抗原，可引起机体变态反应，体内产生血小板相关免疫球蛋白 G，导致血小板破坏增加，出现紫癜。该患者可能为服用利福平所导致，立即停用利福平，并进行相应治疗，1 周后双下肢瘀点、瘀斑消退，复查 PLT 为 108×10^9/L，治愈出院。

第五节 血液毒性的检测和评价

血液毒理学研究用来判断和评价外源化学物对造血系统、血细胞功能完整性和凝血机制的毒作用。外周血液学和骨髓组织学分析是评价造血功能的主要方法。由于造血过程的复杂性和血液成分所执行功能的重要性，加之外源化学物引起血液和造血系统毒作用的复杂性，在研究评价接触外源化学物对人类血液的毒作用时，需要合理、严密的试验设计和精细的、良好控制的实验研究。

一、动物模型与血液监测

动物模型是评价环境化学物的血液毒性的有效方法之一。理想的动物模型是其毒效学与人相似，应选择适用于研究和预测人体血液毒性的动物物种，通常使用的动物是大鼠和小鼠，也可使用较大型的动物，如犬和猴，各有一定的优缺点。选用动物模型评价血液毒性，除了要考虑一般毒理学实验中遵循的原则外，还应特别注意各种动物造血系统的特性。大鼠、小鼠作为动物模型的优点是它们体积小，经济实用，但小鼠代谢率较高，可能影响受试物对造血系统的效应。另外，大鼠、小鼠体积小和有限的血容量也限制了对血液和骨髓标本的频繁采集，通常需动物分次宰杀来满足对血液学效应评价的要求。使用大鼠、小鼠动物模型时，还要考虑啮齿类与人类红细胞寿命、白细胞分布和免疫生物学特性等区别。犬、猴作为血液毒性评价模型的优点是在造血和血细胞动力学上与人较相似，且其体积大，可连续从血液和骨髓采样，但需要相对较多的受试物，实验中也容易引起呕吐。

外周血液学监测（特别是临床前毒理学研究），应提供单剂量和多剂量暴露效应的信息，包括红细胞参数（红细胞计数、血红蛋白、红细胞压积、平均红细胞容积、平均血红蛋白浓度）、白细胞参数（白细胞绝对数和分类计数）、血小板计数、筛选性凝血试验、外周血细胞形态学和骨髓细胞学和组织学检查。如有需要，还应该用其他试验来检查潜在血液毒性特征，这些试验包括网织红细胞计数、海因茨小体制备、细胞相关抗体试验（红细胞、血小板、中性粒细胞）、红细胞渗透脆性试验、红细胞动力学/铁循环分析、细胞化学/组织化学染色、电子显微镜检查、体外造血功能测定、血小板聚集、血浆纤维蛋白原浓度、凝血因子检测、凝血酶时间和出血时间。涉及的分析检测技术包括化学、生物化学、组织化学、免疫细胞化学、细胞生物学、细胞遗传学、分子生物学、基因组学等。

因为不同的动物物种，其血液学特征和对疾病的反应不同，毒理学研究工作者有必要充分了解用做临床前危险性评价的动物模型的血液学特点。

二、体外骨髓实验的应用

与其他靶器官危险性评价相比，用体外方法评价潜在血液毒性更好，因为它比体内试验更快、更经济，而提供的数据通常能解释或阐明毒作用机制。外源化学物诱导的骨髓抑制是由他们对特异造血干细胞或对造血微环境的效应所导致的。分别用短期的生成实验和长期的功能试验可以分辨并明确这些效应。前者包括红细胞刺激形成单位（burst forming unit-erythroid，BFU-E），红细胞集落形成单位（colony forming unit-erythroid，CFU-E），粒细胞/单核细胞集落形成单位（colony-forming units-granulocyte macrophage，CFU-GM），巨核细胞集落形成单位（colony forming unit-megakaryocyte，CFU-MK），和粒细胞、红细胞、巨核细胞、单核细胞集落形成单位（colony forming unit-granulocyte，erythrocyte，monocyte and megakaryocyte，CFU-GEMM），这些已经由几种实验室动物发展形成。因此有可能以一种严格控制暴露期间药物浓度的方式检测对于骨髓系、红细胞系和巨核细胞系的效应。

进行临床前危险性评价时，体外克隆生成试验最好与体内测试相结合。体外骨髓干细胞实验的其他优点包括能够检测外源化学物及其代谢物对血清及其他细胞成分（如淋巴细胞）的效应。也许最重要的是能在临床前情况下直接测试人类造血干细胞，由此避免外推因素的影响。要阐明可能的代谢活动，可通过细胞培养，利用 S9 混合物或用分离的干细胞或其他类型表达细胞色素 P450（cytochrome P450，CYP450）的细胞对代谢系统进行研究。人类细胞的敏感性，可通过各种动物模型与人体血液毒性的相对预计值的比较而得到。

尽管这些讨论主要是关于安全性评价过程中的体外造血生成试验，但这些实验也是探讨人类血细胞减少症的毒性机制的非常有用的工具。应用这些实验可将临床观察到的血液毒性分为四类：①急性暴露于细胞毒性抑制剂之后的可逆性血球减少；②成熟型血细胞永久性生成减少；③一次或数次急性毒物暴露之后的细胞摄入或血细胞数剧增；④慢性暴露于毒物期间，进行性的、一种或多种血细胞系的减少。在所有这些情况下，体外和半体内造血生成试验都有助于理解毒效应机制和制定处理策略。

外源化学物对造血系统的作用受到化学物本身性质和作用人群反应性两方面的影响。许多已知能引起剂量依赖性血液毒性的外源化学物的作用方式是可断定的。其他药物仅在少数易感个体引起毒性，这些药物通常包括那些对多数个体没有造血毒性的药物。在患者或一般人群广泛暴露之前就进行相关检测并描述其特征的最大挑战就是这些特异质反应，包括贫血、血小板减少症、溶血和白细胞减少症，可能是免疫介导的或与其他机制有关。患者或一般人群血液毒性的危险因素包括：①与药物代谢和解毒相关的药物基因改变，导致对药物或其中间产物的清除能力降低；②组织相容性抗原；③与自身或其他药物的相互作用；④造血干细胞对损害的敏感性增加；⑤先前存在的骨髓疾病；⑥存在使药物倾向于被氧化或其他变化的代谢缺陷。

WHO 建立了的血液毒性的分级标准，可用来制定患者的最大耐受剂量，并有助于已知抑制造血药物（细胞毒抗癌药、免疫抑制药、抗病毒药等）治疗计划的建立。

思　考　题

1. 血液系统易受到外源化学物损害的原因有哪些？
2. 举例说明外源化学物对红细胞系的影响。
3. 举例说明外源化学物对白细胞系的影响。
4. 外源化学物是如何影响止血功能的？

（范广勤　王　莹）

第二十二章　心血管毒理学

第一节　概　　述

一、心血管毒理学概念

心血管毒理学（cardiovascular toxicology）是研究外源性和内源性有害物质对心血管系统的损害作用、作用机制以及中毒的诊断、治疗和预防的一门学科。心血管毒理学是靶器官毒理学重要的组成部分，是一门边缘和交叉学科。由于心血管系统在机体中的重要作用以及心血管疾病在人类重大疾病中的重要地位，近年来心血管毒理学研究十分活跃，越来越多的毒理学家介入这一充满挑战性的领域。

心血管毒物（cardiovascular toxicant）是指具有心血管毒作用并可能引发心血管系统损伤和导致心血管疾病的物质的总称。心血管毒物种类很多，可以分为具有心血管毒作用的外源性化学物质和内源性物质。外源化学物根据其来源不同可分为环境心血管毒物、工业心血管毒物、药物和天然物质。学者们采用毒理学、细胞生物学、分子生物学、遗传学、免疫学、诊断学以及医学影像学等学科的原理与技术方法，开展了心血管毒作用研究、毒作用机制的探讨、临床心血管药物毒理学评价，心肌基因治疗和干细胞治疗等一系列具有创新意义的研究工作，使心血管毒理学成为毒理学研究中进展迅速、成果显著的研究领域。

二、心血管系统构成特点及与毒作用的关系

心血管系统是一个封闭的管道系统，由心脏和血管组成。心脏是动力器官，血管是运输血液的管道。通过心脏有节律性的收缩与舒张，推动血液在血管中按照一定的方向不停地循环流动，称为血液循环。心血管系统主要的生理功能为运输营养物质、氧气、激素到全身各组织、器官和细胞，供其新陈代谢，并将外源化学物及体内代谢产物分别运送到肺、肾、皮肤等器官并排出体外。

心脏的基本组成单位是心肌细胞，心肌细胞具有自律性、兴奋性、传导性和收缩性。根据心肌细胞组织学特点、电生理特性以及功能上的区别，将心肌细胞分为工作细胞（心房肌和心室肌）和特殊分化的心肌细胞（窦房结、结间束、房室结、房室束、束支及其分支、浦肯野纤维等），即心脏起搏传导系统的心肌细胞。两类心肌细胞分别实现一定的职能，互相配合，完成心脏的整体活动。心肌细胞可分支，细胞间呈串联排列；两细胞在闰盘处的细胞膜紧密相贴，该处的电阻很低，仅为其余部分细胞膜电阻的 1/400，在电位差的驱动下，一些离子可通过闰盘纵向流动，使动作电位很容易从一个心肌细胞传导到另一个心肌细胞。窦房结所产生的窦性节律兴奋，沿着心脏起搏传导系统顺序传递到左右心房和心室，引起心房和心室节律性的有顺序起搏收缩。

血管一般由内膜、中膜和外膜构成，内膜很薄，由附着于基膜的单层内皮细胞和亚内皮细胞构成；中膜最厚，由多层环状或螺旋状的平滑肌与弹性纤维及胶原蛋白交互构成；外膜主要由疏

松纤维结缔组织构成。静脉管壁较薄（中膜弹力纤维和平滑肌较少）。毛细血管管壁极薄，主要由附着于基膜的内皮细胞构成，基膜外有很薄一层的结缔组织。外源化学物在吸收进入血液后能直接或间接引起血管系统的损伤。

心血管系统具有内分泌功能，如心脏可以产生心钠素，血管壁可以产生内皮源性舒张因子与内皮素，心肌细胞也具有特有的受体和信号转导系统，这些在调节心血管系统的功能方面都具有重要的作用，也成为毒作用机制的重要一环。心肌细胞强有力的收缩是保障心脏功能的基础，心肌收缩需要能量的释放，因此心脏富含各种功能的酶，如肌钙蛋白、肌红蛋白、肌酸激酶、乳酸脱氢酶等。这些蛋白和酶类的改变可作为心肌损伤的标志并已在临床上得到广泛应用。

第二节　外源化学物对心血管系统的毒作用

案例 22-1

氟乙酰胺是一种高效、剧毒、内吸性及残留性强的广谱有机氟杀虫剂，无味无臭，化学性质稳定，常用于浸泡食物以诱杀鼠。2003 年 6 月～2008 年 12 月收集急救中心 88 例急性氟乙酰胺中毒患者，46 例患者在中毒 20min～2h 内均有不同程度的恶心、呕吐、烦躁、心悸、胸闷和腹痛，心电图结果显示出心律失常，并且服毒量越大，症状越重，其中 3 人死亡。全部患者诊断均符合有机氟中毒的标准，同时排除了其他农药或毒物的中毒。

问题：

1. 氟乙酰胺引起中毒患者死亡的主要原因是什么？
2. 氟乙酰胺的中毒患者心电图有哪些改变？

外源化学物对心血管系统的作用是多方面的，高剂量外源化学物或其活性代谢物直接作用引起心血管系统毒作用，也可以是低剂量长期暴露间接诱发心血管疾病。外源化学物引起心血管系统的毒作用也是复杂的，表现为心脏和血管的功能紊乱，导致心律失常甚至骤停、传导阻滞、心肌肥大、缺血性心脏病、心肌及血管细胞凋亡、坏死和心力衰竭等一系列功能和器质性改变。

外源化学物对心血管系统产生的毒作用取决于毒物的种类、作用时间与作用强度（即暴露水平）以及个体差异，不同的外源化学物对心血管系统毒作用机制不同，引起的毒作用也不相同，外源化学物心脏损伤效应及作用途径见图 22-1。在各类外源化学物中，目前对心血管毒作用的药物了解相对较多，而对环境和工业心血管毒物了解较少，主要原因是环境和作业场所的毒物成分复杂，作用浓度较低，监测和评价困难。

一、外源化学物对心脏的毒作用

外源化学物短时间作用心脏出现的早期反应是生化改变，如心肌酶变化、能量代谢及离子稳态的改变，通常导致心律异常（arrhythmia）。一般心律异常是可以恢复的，并经常作为其他类型心功能紊乱的并发症出现。

外源化学物的持续作用可以激活转录因子，通过肥大基因激活和转录因子上调引起心肌肥大（myocardial hypertrophy），非生理状态心肌肥大在初期表现为心脏对心血管毒物作用产生的适应性、代偿性改变，这时心肌损伤可以恢复；如果心血管毒物持续作用，心脏会进一步发展出现生理、生化、形态及功能的一系列的改变，导致以心肌细胞凋亡（apoptosis）和坏死为形态学特征的心肌细胞死亡，并进一步发展为不可逆的心肌损伤甚至心力衰竭（cardiac failure）。

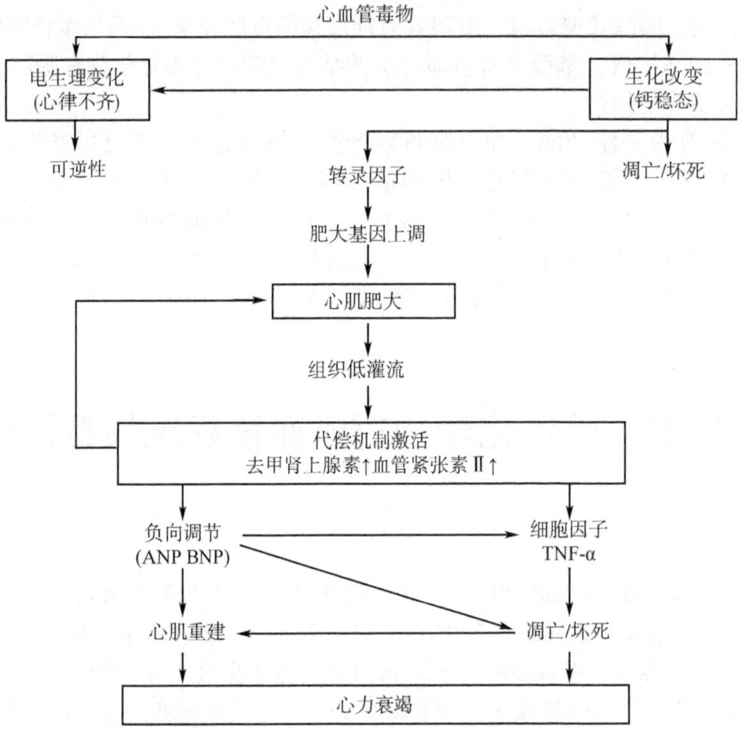

图 22-1 心血管毒物致心脏损伤示意图

(一)环境心血管毒物引起的心脏毒作用

环境心血管毒物主要指来源于环境的具有心血管毒作用的污染物。目前对环境心血管毒物了解不多，有些对心血管毒作用是通过流行病学调查确定的，毒物有效成分，剂量-效应关系和毒作用机制不是十分清楚。现有研究表明，环境心血管毒物可导致心律失常，传导障碍，心肌肥大，心肌细胞凋亡及坏死，环境及工业心血管毒物的心脏毒作用及可能机制见表 22-1。

随着空气污染的加重，空气污染物与心脏毒作用关系受到关注。悬浮颗粒物心脏毒作用的研究包括流行病学调查和实验室研究两个方面。美国国家空气污染与死亡率和发病率关系研究计划对美国 20 个城市近 5000 万人的资料分析显示，人群死亡率与死亡前日颗粒物浓度有关。PM_{10} 每升高 10μg/m^3 可引起总死亡率和心脑肺疾病死亡率分别上升 0.21%和 0.31%。欧洲环境污染与健康研究计划对欧洲 29 个城市 4300 万人资料分析后发现，PM_{10} 每升高 10μg/m^3 可引起总死亡率和心血管疾病死亡率分别上升 0.6%和 0.69%。其他研究也表明，大气污染与心血管疾病死亡率、住院率、急诊率和疾病恶化率增加有关。我国北京、太原和上海等地的研究也显示，大气污染特别是颗粒污染与心脑血管疾病死亡率和发病率增加有关。

由于空气悬浮性颗粒物常附着重金属颗粒和其他环境污染物，研究悬浮性颗粒物的心脏毒作用要充分考虑到附着物特别是重金属的心脏毒作用。目前了解的与心脏毒作用有关的重金属包括镉、铅、钴。长期镉暴露可能引起心肌肥大和动脉粥样硬化；铅暴露可导致心律不齐和心脏退行性改变，并可能与高血压有关；钴暴露可引起心肌细胞损伤，导致心肌病。

(二)工业心血管毒物引起的心脏毒作用

工业心血管毒物主要包括各类有机溶剂、卤代烃类以及重金属等。有机溶剂（如乙醇、乙醛、甲醇等）具有良好的脂溶性，能够影响细胞膜流动性、通透性及离子稳态，对心肌有直接或间接的毒作用，甚至导致细胞死亡。同时溶剂本身的自然毒性会破坏细胞基础代谢，阻碍能量的产生而影响心肌收缩；另外，这些溶剂还能影响心脏功能的神经-体液调节，扰乱交感和副交感神经对心脏的控制，引起其他调节心脏功能激素的释放。卤代烃具有高亲脂性，可以影响传导，使心率下降，心肌收缩功能减弱。常见的引起心脏毒作用的重金属有镉、铅、钴，还有金属银、镍、镧等。

乙醇的心脏毒作用可分为急性酒精中毒和慢性酒精中毒两种。乙醇急性中毒出现负向传导效应（传导下降）和心室纤颤阈值降低，可明显损害心肌的收缩和舒张功能。长期或慢性暴露主要引起心率异常。慢性酒精摄入导致心肌结构和功能异常以及与充血性心力衰竭症状类似的酒精性心脏病。

乙醇摄入有关的心肌损伤主要是由其代谢产物乙醛造成的。乙醇在肝脏中乙醇脱氢酶作用下产生大量乙醛，在损伤肝脏同时，乙醛可转运至心脏对心肌产生毒作用。乙醛对心肌的直接毒作用应包括抑制蛋白合成、影响线粒体呼吸及干扰肌动蛋白与肌球蛋白的连接。酒精性心肌病影响因素较多，一般认为，一定条件下乙醇单独作用或多因素联合作用导致酒精性心肌病，但确切机制仍不清楚。

表 22-1　环境及工业心血管毒物的心脏一般毒作用及可能机制

毒物种类	心脏毒作用	可能机制
悬浮颗粒	心律失常；心律↓；ST 段改变；心肌梗死	内皮素↑；CRP↑
尼古丁	心肌梗死；心率↑	氧化应激
多环芳烃	心肌细胞死亡	基因突变；DNA 加合物，细胞转化；细胞坏死
电离辐射	心肌损伤	DNA 损伤
丙烯醛	细胞凋亡；细胞坏死	线粒体损伤；膜完整性破坏；氧化应激
一氧化碳	心肌梗死；心动过速；传导阻滞	线粒体损伤；氧化磷酸化
重金属镉	心肌肥大；传导↓；心肌收缩力↓	细胞凋亡；离子稳态改变
重金属钴	心肌细胞损伤	与 Ca^{2+}竞争结合
重金属铅	心律不齐；心肌收缩力↓；退行性改变	与生物大分子形成复合物
砷	心肌缺血；T 波倒置；QT 间期延长	
农药	传导障碍；心律不齐；心肌细胞死亡	酶活性抑制；乙酰胆碱堆积细胞坏死
臭氧	心肌细胞死亡	氧化损伤
含铅汽油	心肌坏死；纤维变性	影响膜完整性；线粒体损伤
亚硝酸盐	心律失常；心肌缺血	氧化损伤
有机溶剂	心律失常；猝死	副交感神经活性↓；离子稳态改变；肾上腺素敏感性↑
卤代烃类	心律失常；负向肌力效应；心排血量↓	副交感神经活性↓；离子稳态改变；肾上腺素敏感性↑；冠脉血流改变
酮类	心律失常	副交感神经活性↓；离子稳态改变；肾上腺素敏感性↑；冠脉血流改变
氯气	传导阻滞；脂肪纤维化变性	氧化损伤；抑制酶活性
乙醇	心律失常；（急性）传导↓；（慢性）心肌病	[Ca^{2+}]稳态改变；氧化应激；蛋白合成抑制；线粒体损伤
氟乙酰胺	心律失常；心肌坏死	干扰线粒体氧化磷酸化
氯甲烷	心动过速；ST 段下降	干扰甲基化
甲烷	心动过速；传导↓；心肌缺氧	机制不详
硫化氢	迟发性心肌梗死；心肌损伤	心肌酶谱改变；其他机制？
二硫化碳	冠心病？	机制不详

（三）药物引起的心脏毒作用

案例 22-2

2006 年 1 月～2008 年 6 月某医院收治的经组织学或细胞学确诊的各种癌症患者 76 例，男性 30 例，女性 46 例，年龄 31～60 岁，所有患者均无基础心脏病（病史、体检、心电图、胸片、实验室检查无异常）。所有肿瘤病人使用表阿霉素每次 70～90mg/m^2，同时联合其他化疗药物，每 21 天一次，共 4～6 个周期。用药后有 30 例患者出现心电图改变，其中 12 例出现窦性心动过速，占 40%（12/30 例），6 例出现低电压，占 20%（6/30 例），4 例出现房性期前收缩，占 13.3%（4/30 例），14 例出现 ST 段下移，占 46.66%（14/30 例），2 例出现 ST-T 改变，占 6.6%（2/30 例），用表阿霉素治疗后，心电图改变的发生率为 39.46%。

资料来源：当代医学，2010，16（2）：147-148

问题：

1. 应用该化疗方案时应注意什么？
2. 该化疗方案的心脏毒作用反应提示了什么？
3. 表阿霉素的治疗方案引起心脏毒作用机制是什么？

抗肿瘤药中最常用的化疗药和最新生物学及靶向治疗药物可对心肌产生直接的毒作用，如多柔比星（阿霉素）、柔红霉素、表柔比星（表阿霉素）、吡柔比星（吡喃阿霉素）、阿克拉霉素等对心肌细胞具有独特的亲和力，易在心脏特异性蓄积。抗精神病药，如吩噻嗪类（氯丙嗪等）、笨二氮卓类（氯氮卓、地西泮和硝西泮）及三环类抗抑郁药（丙咪嗪、阿咪替林、氯丙咪嗪及多塞平）对心脏具有奎尼丁样作用，导致心律失常。

抗病毒药物可诱导产生心脏毒作用。齐多夫定（zidorudine，AZT）是一种广泛应用的抗病毒药物，应用 AZT 进行不连续的治疗可改善左心室功能，可引起少数成年患者心肌肥大。近年来，采用高效抗逆转录病毒疗法（highly active anti-retroviral therapy，HAART）治疗艾滋病，显著提高了艾滋病患者的存活率，同时也带来了心脏毒作用的不良反应。标准的 HAART 治疗方案是用两种核苷逆转录酶抑制剂（nucleoside reverse transcriptase inhibitor，NRTI）和一种蛋白酶抑制剂（proteinase inhibitor，PI）或一种非核苷逆转录酶抑制剂（non-nucleoside reverse transcriptase inhibitor，NNRTI）联合作用。单纯 NRTI（如 AZT）已显示能够引起心脏毒作用，HAART 联合治疗方案更增加了心脏毒作用的发生。其毒作用机制尚不清楚。在 HAART 引起心脏毒作用的研究中多数报道了线粒体的损伤如 AZT 作用类似于线粒体 DNA 聚合酶的非竞争性抑制剂，提示 HAART 心脏毒作用的机制可能是药物作用于线粒体产生的毒作用结果。

砷属于环境心血管毒物，也是具有心血管毒作用的药物。砷的三氧化物用于易复发和难治的急性早幼粒细胞性白血病治疗具有很好的疗效。美国已于 2000 年将一种砷的三氧化物应用于临床，砷的三氧化物在临床观察到的血清浓度范围内可引起急性早幼粒细胞性白血病患者严重的室性心动过速。药物的发现及其临床应用中，引起心脏毒作用的药物很多，这些药物使用不当或长期使用都可造成心肌损害。药物的心脏毒作用及可能机制见表 22-2。

表 22-2 具有心血管毒作用药物的心脏毒作用及可能机制

毒物种类	心脏毒作用	可能机制
抗心律失常药物	传导速率↓；早期心律失常；心动过缓传导阻滞；动作电位间期↑；QT 间期延长 AV 传导↓；负向肌力效应；负变时性效应	Na^+通道阻滞，K^+通道阻滞，Ca^{2+}通道阻滞；β-肾上腺素受体阻滞
影响肌收缩力药物及相关药物	影响动作电位延续时间；AV 传导↓拟副交感神经效应剂（低剂量）拟交感神经效应剂（高剂量）	抑制 Na^+-K-ATP 酶；$[Ca^{2+}]$↑

续表

毒物种类	心脏毒作用	可能机制
$[Ca^{2+}]$致敏剂	舒张功能↓；早期心律失常	$[Ca^{2+}]$敏感性↑；抑制磷酸二酯酶抑制黄嘌呤氧化
儿茶酚胺类	心动过速；心肌细胞死亡	β-肾上腺素受体活化冠状血管收缩；线粒体功能障碍；氧化应激反应；细胞凋亡
支气管扩张药	心动过速	β-肾上腺素受体非选择性活化
抗肿瘤药物	心肌病；心力衰竭	β-肾上腺素受体非选择性活化改变离子稳态；氧化应激反应冠状血管痉挛；细胞凋亡；线粒体损伤
抗菌药	负向肌力效应；动作电位持续时间↑QT 间期延长；早期心律失常	$[Ca^{2+}]$↓；K^+通道阻滞
抗真菌药	负向肌力效应；早期心律失常；传导阻滞	膜通透性↑，Na^+通道阻滞；Ca^{2+}通道阻滞
抗病毒药物	心肌病	冠状血管痉挛；线粒体损伤
中枢神经药物	ST 段升高；QT 间期延长；传导阻滞早期心律失常；心动过缓；抗胆碱能效应心房颤动；负向肌力效应；ST 段降低	改变离子稳态；Na^+通道阻滞，K^+通道阻滞；Ca^{2+}通道阻滞
麻醉剂	负向肌力效应；心排血量↓早期心律失常；传导速率↓心脏传导阻滞；心肌细胞坏死拟交感神经效应；兴奋性↓缺血/心肌梗死	Ca^{2+}通道阻滞；改变稳态 $Ca^{2+}Na^+$通道阻滞；冠状血管痉挛氧化应激反应；线粒体损伤 β-肾上腺素能受体敏感性增加细胞凋亡
抗组胺药	动作电位延续时间↑；QT 间期延长；早期心律失常	K^+通道阻滞
免疫抑制剂	心肌病；心力衰竭	改变 Ca^{2+}稳态

（四）内源性物质和天然物质引起的心脏毒作用

具有心血管毒作用的内源性物质和天然物质主要包括类固醇激素（steroid hormone）、人工合成的类激素、细胞因子（cytokine）和动物毒素（animal toxin）及植物毒素（plant toxin）等物质。内源性物质和天然物质引起的心脏毒作用和可能机制见表 22-3。

机体产生的类固醇及相关激素主要包括雌激素、孕酮、雄激素和肾上腺皮质激素，研究证明心肌存在类固醇激素受体，因此心脏是类固醇作用的靶器官之一。类固醇相关激素受体（如维生素 D 和视黄酸受体）属于转录因子超家族，它们主要通过影响基因转录而发挥作用。另外证据表明类固醇及类固醇受体复合物可能通过非基因调控途径发挥作用，包括改变生长或死亡的信号通路，对膜结合生长因子受体的调节作用以及改变离子通道功能等，最终导致心肌纤维化、心肌梗死、心肌肥大以及心力衰竭。

现已认定 100 多种不同的细胞因子具有心脏毒作用，它们主要通过上调一氧化氮合成酶的表达，引起离子稳态的改变，诱导细胞凋亡。这些细胞因子按其对心血管影响分为前炎症细胞因子、抗炎症细胞因子和心肌保护细胞因子。前炎症细胞因子包括肿瘤坏死因子-α（TNF-α）、白细胞介素-1β（IL-1β）、白细胞介素-2（IL-2）以及白细胞介素-6（IL-6）等。

TNF-α 可以诱导心肌细胞凋亡，TNF-α 诱导心肌细胞凋亡的机制并不完全清楚，可能与 TNF-α 增加心肌细胞的神经酰胺和鞘氨醇产物有关。TNF-α 也可诱导心肌细胞表达 IL-6 对心肌细胞功能造成不利影响，IL-6 可能通过诱导氮氧化物合成酶的表达和增加氮氧化物产物导致心肌细胞收缩力降低。

动物毒素包括蛇毒以及蜘蛛、蝎子和某些海洋生物所含有的毒素。植物毒素包括洋地黄、夹竹桃和附子等植物所含有的毒素。动植物毒素含有心血管毒作用成分，并可对心血管系统造成损伤。

表 22-3 内源性物质和天然物质的心脏一般毒作用及可能机制

毒物种类	心脏毒作用	可能机制
雌激素		
天然雌激素	QTc 间期延长?	K^+通道性别差异表达?
合成雌激素	心脏保护作用?	抗凋亡;抗氧化;Ca^{2+} 通道阻滞? 抑制 Na-K-ATP 酶活性↑?
非甾体雌激素		
孕激素	增强可卡因毒性?	机制不详?
雄激素	心肌梗死;心肌肥大	线粒体损伤;[Ca^{2+}] 稳态改变;其他机制?
糖皮质激素	心肌肥大;心肌纤维化	胶原蛋白表达增加;其他机制?
盐皮质激素	心肌纤维化;心力衰竭	胶原蛋白表达增加;其他机制?
甲状腺激素	心悸;正向肌力效应;心排血量↑心肌肥大;心律失常	[Ca^{2+}]稳态改变
白细胞介素-1β	负向肌力效应;心肌细胞死亡	NO 合成酶表达增加;细胞凋亡
白细胞介素-2	负向肌力效应;心肌细胞死亡	NO 合成酶表达增加;细胞凋亡
白细胞介素-6	负向肌力效应;心肌细胞死亡	NO 合成酶表达增加;细胞凋亡
干扰素 γ	心肌病;心律失常	NO 合成酶表达增加;离子稳态改变
肿瘤坏死因子-α	负向肌力效应;心肌细胞死亡	NO 合成酶表达增加;细胞凋亡 鞘氨醇增加;[Ca^{2+}]一过性降低

二、外源化学物对血管的毒作用

案例 22-3

苯并[a]芘是焦炉逸散物中重要的污染物，其在工业上的来源和接触途径与焦炉逸散物相同。某焦化厂 880 名工人为暴露组，氧气厂 710 名工人为对照组。工作时间稳定，无精神疾病，无滥用药物等历史；自愿按照要求参加体检项目。研究对象排除标准：新入职的工人；入职前即有高血压，心脏病病史者。测量所有研究对象血压、心电图、血脂和血糖的水平。并根据公司的职业体检资料收集研究对象的年龄、工龄、职业史等信息。结果：焦化组工人中血压异常和心电图异常的检出率均高于对照组，并且有统计学意义。

问题：

1. 苯并[a]芘是引起血压异常的危险因素吗?
2. 苯并[a]芘引起血压异常的机制?

目前了解的血管毒物按其来源可分为环境和工业心血管毒物、具有血管毒作用的药物以及天然物质和内源性物质。具有血管毒作用的天然物质和内源性物质包括细菌毒素 T-2 毒素、同型半胱氨酸等。

(一)环境及工业心血管毒物引起的血管毒作用

环境和工业心血管毒物包括脘基胺类、重金属类、硝基芳香类化合物、多环芳烃类化合物、一氧化碳、二氧化硫、丁二烯、氮氧化物、臭氧等(见表 22-4)。环境及工业心血管毒物可以通过损伤内皮细胞和(或)中层平滑肌细胞导致或加重动脉粥样硬化。

某些芳香族化合物是引起和(或)促进动脉粥样硬化过程的血管毒物。多环芳烃是典型的环境污染物和心血管毒物，是研究较多的芳香族化合物，特别是苯并(a)芘。芳香族化合物致动脉粥样硬化作用涉及细胞色素 P450 介导前体化合物转为有毒代谢中间产物，这些化合物的生物转化主要发生在主动脉平滑肌。苯并（a）芘和相关化合物引起的平滑肌细胞增殖和迁移增强可能涉及一个致突变过程，致动脉粥样硬化过程的“引发”涉及靶基因的突变，而“促进”涉及有丝分裂信号传导，包括生长相关基因表达和蛋白磷酸化作用。培养的主动脉平滑肌细胞中观察到姐妹染色体交换、基因突变和 DNA 的程序外合成，提示苯并（a）芘的血管毒作用可能是由遗传损伤导致细胞生长抑制造成的。苯并（a）芘还可影响细胞周期调控、基因表达、抗氧化防御机制和基因组稳定性。总之，苯并（a）芘通过芳香烃受体介导的通路增强生长相关基因转录，与 PKC 相互作用及 PKC 失活将母体化合物转为可与 DNA 共价结合形成 DNA 加合物的代谢产物的几种机制引起平滑肌细胞增殖。

工业毒物对血管也有直接损伤作用，长期接触氯乙烯的工人可出现肢端动脉痉挛；接触低浓度二硫化碳可引起血脂和血压轻度增高，心功能下降以及血管调节功能障碍，因此慢性中毒者常发生高胆固醇血症，导致脑、心、肾早期动脉硬化；亚硝酸盐对血管舒缩中枢、周围血管具有麻痹作用。严重中毒者可引起血压下降。

脂肪胺中的丙烯胺（3-氨基丙烯）可用作抗真菌剂，比其他高分子量不饱和胺毒性强。动物实验采用多种暴露方式都证实丙烯胺具有选择性心血管毒作用，可使暴露于丙烯胺动物的心肌、主动脉和冠状动脉受损。慢性给药产生类似动脉粥样硬化的平滑肌细胞增殖和纤维化。丙烯胺的血管特异性生物激活是产生毒作用的先决条件，苯甲胺氧化酶催化丙烯胺的氧化去氨基，这种酶在心血管组织的浓度高于任何其他组织，研究表明慢性酶抑制与初断乳大鼠主动脉中间弹性蛋白结构解体、间质退行性改变和血管平滑肌细胞改变有关。因此，过多的去氨基反应可能引起内皮损伤和动脉粥样硬化，导致氧化应激。血管平滑肌和线粒体是丙烯胺毒作用的早期靶标，丙烯胺毒性与线粒体的胺氧化酶活性及富集程度相一致。谷胱甘肽与膜的完整性有关，所以丙烯醛和（或）氢过氧化物损伤谷胱甘肽可能破坏膜完整性和线粒体功能。

表 22-4 环境及工业毒物的血管毒作用

毒物种类	血管毒作用	相关疾病
丙烯胺	平滑肌细胞损伤；大动脉平滑肌内膜增生	动脉粥样硬化
β-氨基丙睛	血管结缔组织损伤；大动脉的损伤；动脉粥样硬化；动脉瘤	
硼	出血；水肿；肺内毛细血管通透性增加	肺水肿
丁二烯	多脏器血管肉瘤	
氨甲酰基肼	肺血管肿瘤	癌症
二硫化碳	眼底及视网膜微血管受损 直接损伤内皮细胞；动脉粥样硬化	冠脉疾病动脉粥样硬化
氯代苯氧型除草剂		高血压
二甲基亚硝胺	肝脏血运减慢；出血；坏死	静脉阻塞
4-氟-10 甲基-12 苯基奈	肺动脉损伤；冠状动脉损伤	
甘油	强烈收缩肾血管	急性肾衰
氟化氢	出血肺水肿	肺水肿
百草枯	肺、脑血管损伤	脑紫癜
多环芳香烃	血管平滑肌增生	动脉粥样硬化
吡咯烷类生物碱	肺血管炎；平滑肌细胞血管损伤肝脏中结缔组织的内皮及血管增生	肺动脉高压肝静脉闭塞
有机磷杀虫剂		脑动脉硬化
氯乙烯	门静脉高压；肝血管瘤	动脉粥样硬化、癌症
汽车尾气	大脑半球的出血及梗死；主动脉粥样硬化	动脉粥样硬化

续表

毒物种类	血管毒作用	相关疾病
一氧化碳	内膜损伤；水肿；动脉粥样硬化	动脉粥样硬化
氮氧化物	小动脉内皮细胞空泡形成肺泡毛细血管膜增厚、水肿	肺水肿
臭氧	肺动脉损伤	肺水肿

（二）药物引起的血管毒作用

药物及其相关毒物的血管毒作用详见表 22-5。某些治疗药物（如抗菌剂和抗凝剂）可引起中毒性和过敏性血管炎，甚至通过损伤大血管引起出血。

中毒性血管炎多数累及中、小动脉，病变常呈节段性分布。血管壁全层炎细胞浸润，各种炎细胞均可见。活动性病变以中性粒细胞浸润为主。过敏性血管炎多数累及小动脉和毛细血管，偶尔累及小静脉，血管的三层结构均有淋巴细胞、嗜酸粒细胞为主的炎细胞浸润。

某些药物可通过使血小板，聚集黏附性增强，凝血因子增多或活性增强导致动脉和静脉中栓塞形成，或通过影响抗凝血原Ⅲ（如口服避孕类固醇）或抑制纤维蛋白分解（如皮质甾类、含汞制剂）导致栓塞。

有些药物引起的急性中毒可以见到毛细血管损伤导致的斑点性出血，严重者可通过损伤大血管引起出血，药物主要是通过改变凝血机制增加出血发生的可能。

表 22-5 药物及其相关毒物的血管毒作用

毒物种类	血管毒作用	相关疾病
抗生素/抗有丝分裂药物	肺内皮细胞的损害；胃肠道出血；持续的肾血臂狭窄；门静脉血栓形成	肾衰竭
血管活性药物	视网膜血管痉挛；冠状动脉痉挛阻塞	散在动脉损伤
	血管痉挛（伴中度萎缩）	血栓导致周围组织坏死
	外周动脉血栓（高脂血症的大鼠）	参与血栓形成
	门静脉内皮细胞损伤	冠状动脉疾病
	血管内膜增生；冠状动脉老化	血管舒张
	改变主动脉内皮细胞的结构	
	微绒毛增加；内皮细胞受损	
代谢药物	微血管的损伤	糖尿病；失明
抗凝血药	脊柱血肿；硬膜下血肿；脉管炎	顽固性出血
氰基丙烯酸酯胶粘剂	肉芽增生及瘢痕生成，血管坏死；血管壁退行性变；血栓	
其他		
富马酸氨苯唑啉	肺动脉内膜、中膜增厚	肺动脉高压
阿司匹林	内皮损伤；胃糜烂	
胆固醇	动脉损伤	动脉粥样硬化
高半胱氨酸	血管的脆性增加；内皮丢失促进粥样斑中的平滑肌细胞增生	动脉粥样硬化
口服避孕剂	脑及外周血管的血栓形成	血栓栓塞症
青霉胺	结缔组织的血管损伤—血管壁基质损伤；肾小球免疫复合物沉积；抑制血管结缔组织合成	肾小球肾炎
血栓素	末端脑血管收缩	脑血管缺血

第三节　外源化学物对心血管系统的毒作用机制

案例 22-4

1988 年 4 月，辽宁省某山村一户居民办丧事聚餐，聚餐者 27 人全部中毒，其中 14 人发生心脏骤停，持续室颤，抢救无效而死亡。采集聚餐剩余的食物和患者呕吐物进行检验，在炒菜、呕吐物和豆油中均检测出对硫磷农药，经调查证实，装豆油的瓶子曾经装过农药，致使豆油中混有农药对硫磷，根据有机磷定性结果，结合临床症状和体征证实该起中毒为对硫磷引起。

问题：

1. 有机磷农药引起中毒患者死亡的主要原因是什么？
2. 有机磷农药心脏毒作用的机制有哪些？

一、心脏毒作用机制

（一）心脏毒作用的一般机制

心血管毒物种类繁多，所致心血管的毒性效应也复杂多样，不同的心血管毒物的毒作用机制也不尽相同。心脏毒作用的一般机制及产生的细胞毒性效应和器官改变见表 22-6。

表 22-6　心脏毒作用的一般机制

一般机制	细胞效应	器官改变
干扰离子内环境稳态		
Na^+, K^+-ATP 酶活性	$[Ca^{2+}]$↑；传导速率↓	正向肌力效应；心律失常
Na^+通道阻滞	Na^+通道活性↓；传导速率↓	心律失常
K^+通道阻滞	K^+通道活性↓；复极化↓；动作电位延续时间↑	心律失常
		负向肌力效应
Ca^{2+}通道阻滞	L-型 Ca^{2+}释放↓；诱导 Ca^{2+}释放；AV 传导↓	负变时性效性
		心动过缓
冠状血流改变	缺血（ATP 耗竭）	心肌梗死
冠状血管收缩或闭塞	细胞内酸中毒	心肌细胞死亡（坏死）
		心肌重建
缺血/再灌注损伤	氧化应激反应 Ca^{2+}↑；细胞 PH 改变	心肌细胞死亡
氧化应激反应	过氧化作用；线粒体功能障碍	心肌细胞死亡
	DNA 损伤；$[Ca^{2+}]$稳态改变	
细胞器功能紊乱		
肌纤维膜损伤	改变膜完整性	心肌细胞死亡
肌质网功能紊乱	改变$[Ca^{2+}]$稳态	心肌细胞死亡
线粒体损伤	ATP 酶耗竭；细胞色素 *c* 释放	心肌细胞死亡
	改变线粒体$[Ca^{2+}]$稳态	
细胞凋亡	细胞皱缩；肌纤维出胞；染色质凝聚	心肌细胞死亡
	膜磷脂再分布；DNA 断裂	
增生改变-细胞胀亡	细胞肿胀；肌纤维出胞	心肌细胞死亡
	染色质凝聚；线粒体肿胀	

干扰离子稳态（ion homeostasis）：心肌动作电位和兴奋-收缩偶联依赖于Ca^{2+}、K^+、Na^+离子通道活性（ion channel activity）和离子稳态，任何外源化学物只要能够影响离子转运和离子稳态，均可造成心肌的损伤。

冠状动脉血流改变（altered coronary blood flow）：心血管毒物可诱发冠状动脉的痉挛、狭窄，并引起冠状动脉血流改变，造成心肌供血不足、心肌缺氧，引发细胞代谢异常，最终导致缺血性心脏病。

缺血-再灌注损伤（ischemia/reperfusion injury）：心肌供血不足导致心肌细胞酸中毒、氧化磷酸化障碍和 ATP 衰竭，持续缺血心肌组织再灌注会导致组织继发性损伤，损伤作用与氧自由基形成、Ca^{2+}过负荷、细胞 pH 改变及线粒体氧化磷酸化过程有关。

心肌肥大（heart hypertrophy）：心肌细胞属终末分化细胞，在机体发育过程中可出现生理性肥大。心血管毒物可使心肌肥大基因过度表达，形成病理性心肌肥大，使心肌细胞受损，诱发肥大性心肌病。

氧化应激（oxidative stress）：在生理及病理性情况下，心肌细胞均有活性氧生成，生理状况下体内的抗氧化系统可以及时清除自由基，防止氧化损伤。心血管毒物通过引起机体的氧化-抗氧化过程失衡，诱发脂质过氧化反应，造成心肌细胞的氧化损伤。

细胞凋亡与坏死（apoptosis and necrosis）：细胞凋亡与坏死是心肌损伤过程中常见的两种死亡形式，虽然形态学特征不同，作用机制和调控途径也不同，但是两种细胞死亡的形式在细胞损伤过程中往往同时出现，二者既有区别，又有联系。以往研究认为心肌梗死是由坏死造成的，现在认识到凋亡在心肌梗死形成中起到相当大的作用。

线粒体损伤（mitochondrial injury）：心脏含有丰富的线粒体，心血管毒物通过影响细胞呼吸链电子传递，使氧化磷酸化异常，细胞能量代谢障碍，造成线粒体结构和功能的改变，产生的活性氧可造成细胞氧化应激。另外，线粒体途径既可以导致细胞凋亡又可以导致细胞坏死。

案例 22-4 中有机磷农药中毒的主要死亡原因就是其心脏毒作用造成的心脏骤停，有机磷农药心脏毒作用机制主要有以下几点：①缺氧：缺氧使心脏损伤，心肌收缩抑制，诱发心律失常；②神经系统功能不全：有机磷抑制胆碱酯酶的活性，致使乙酰胆碱在体内大量积累，造成窦性心动过缓、房室传导阻滞甚至心跳停止；③干扰离子稳态：缺氧并发酸中毒和电解质紊乱、较高浓度有机磷农药和解磷定可直接致严重心律失常；④短时间内大量出汗和肺水肿使有效循环量骤减，可致心律失常。

（二）心脏植物神经功能改变

正常情况下，心脏的节律性活动由窦房结的自律性控制，而窦房结自律细胞的活动受交感神经和迷走神经的双重支配，交感和迷走神经间的相互协调维持着正常的心跳节律。外源化学物暴露可引起交感神经兴奋而副交感神经抑制，从而导致心脏植物神经协调失衡，增加心律失常和心脏性猝死等心血管疾病发生的风险。

心率变异度（heart rate variability，HRV）是衡量心脏植物神经功能的量化指标，研究表明 HRV 降低和颗粒物暴露存在关联，在老年人、健康成年人和心血管疾病患者的研究中均有证实 $PM_{2.5}$ 可作用于肺植物神经系统受体，导致植物神经系统张力改变，心率变异性下降，自发性室性心律失常发生率增加。动物实验结果显示，可吸入颗粒物在染毒大鼠的室间隔和左室侧壁神经的分布增多，说明可吸入颗粒物具有影响大鼠心脏交感神经分布的作用，从而证实了可吸入颗粒物具有导致心脏交感神经重构的作用。

（三）心肌适应

心肌适应是心室肌在结构和功能上发生适应性改变的过程，这个过程也称心肌重建（remodeling）或心肌改构。在正常心肌成熟过程中，心肌重建是心脏满足对机体不断增加需求的适应性变化过程。短期暴露于环境心血管毒物，心肌重建过程可能是适应性的，但是如果长期暴露则会产生适应不良的病理性变化，最终导致心肌功能紊乱和不可逆性心肌功能损害。心肌重建的主要特征是与心室形态变化相联系的心肌细胞质量增大，以及代偿修复过程中的心肌形态功能改变。

有学者提出心肌预适应（preconditioning）的概念，即预先给予心肌某种适宜的刺激（如短暂缺血、机械刺激或药物等），可以使心肌对随后受到的更强的有害刺激产生耐受性或适应性。心肌预适应是一种内源性自我保护方式。研究证实，心肌预适应能引起腺苷、缓激肽、去甲肾上腺素、血管紧张素Ⅱ、内啡肽、内皮素等多种内源性物质及细胞因子释放，这些物质可与G蛋白耦联相关受体作用，激活PKC，通过PKC途径活化机体抗损伤及保护机制的基因及其产物，如金属硫蛋白和热休克蛋白等，使心肌对心血管毒物的损伤产生适应和耐受。目前心肌细胞适应性反应的机制尚不十分清楚，心肌适应对预防和治疗心血管疾病具有重要意义。

二、血管毒作用机制

血管毒物可以通过呼吸、皮肤、胃肠道及静脉吸收，到达人体的其他部位之前先接触血管细胞，这使得血管细胞极易成为靶细胞而遭受毒物的侵害，流行病学调查及实验室研究均证实了血管毒物与动脉粥样硬化及其相关心血管疾病发病率及死亡率有关。

血管毒作用可涉及多种细胞和细胞成分的相互作用。血管内皮细胞是第一层细胞屏障，因此对毒物侵害更为敏感。内皮的损伤可由再灌注产生的氧自由基产物引起，血管毒物还可引起中层平滑肌细胞和外膜以及纤维细胞的损害。血管毒作用受细胞外基质蛋白、凝血因子、调节血管功能的激素和生长因素及血浆脂蛋白等因素的影响。

血管毒物能在血管产生变性或炎症反应，变性和炎症反应产生的化学物质能和血管壁的结构和功能成分发生相互作用，使血管内皮细胞死亡和产生硬化症，血管中层平滑肌细胞的损害与血管中层的变性有关。

血管毒作用的可能机制包括（图 22-2）：①毒物改变膜结构和功能，引起血管反应性与选择性改变；②化学物质暴露引起氧化应激，导致基因调节机制、抗氧化损伤机制紊乱以及稳态丧失，从而产生血管毒性；③血管特异性毒物的生物活化，产生有活性的中介物和（或）氧自由基，诱导细胞损伤；④血管细胞中活性毒物蓄积。不同的血管毒物通常涉及不同的机制，但也可能多种机制并行。

氧自由基的产生超过了机体抗氧化系统的清除功能是血管损伤的重要机制。低密度脂蛋白（LDLs）被血管细胞释放的氧自由基氧化，被认为是启动和加重动脉粥样硬化过程的关键环节。LDLs 氧化过程中产生 ROS，可以直接损伤内皮细胞，同时增加单核细胞和 T 淋巴细胞在血管局部的黏附，血管内皮细胞及巨噬细胞释放的生长调节因子促使平滑肌细胞增殖及胞外基质蛋白分泌，导致动脉粥样硬化形成。

此外，血管对某些血管毒物的选择性蓄积也是引起血管毒性的重要因素，但目前对其机制尚不清楚。已有多种血管毒物成分在动脉粥样硬化灶中被确认，血管毒作用的产生是血管毒物与血管细胞及非血管细胞如单核细胞、T淋巴细

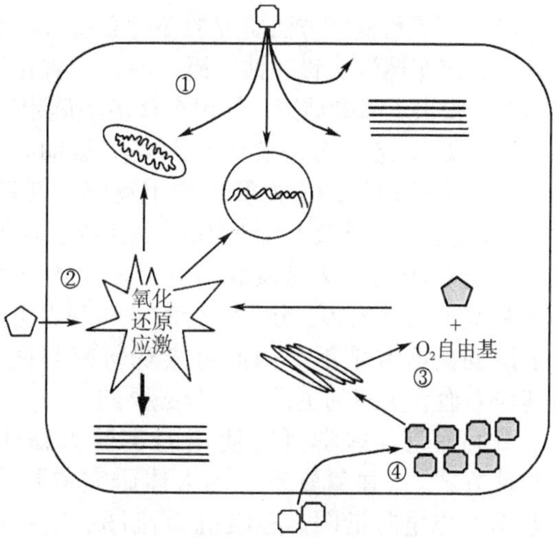

图 22-2　血管毒作用损伤的可能机制

胞相互作用的结果，这一过程中血浆脂蛋白、胞外基质蛋白、凝血因子、免疫复合物、激素及细胞因子发挥了重要作用。

第四节 心血管毒作用的检测与评价

案例 22-5

在美国第三次国家健康与营养调查中，对年龄≥40 岁的 6889 名参与者，进行心电图记录，并采用原子吸收光谱法测定所有人的尿镉含量。男性人群尿镉平均水平为（0.6±0.02）μg/g 肌酐，女性为（0.8±0.02）μg/g 肌酐；在男性群体中，尿镉水平四分位最高与最低等分相比，多因素调整的心率、PRrr 间期、QTrr 间期和 QRS 间期变化及其 95%CI 分别为 1.72（0.05～3.4）次/分，–3.87（–7.3～–0.45）ms，–0.39（–4.09～3.22）ms 和–2.64（–4.96～–0.33）ms。在女性群体，上述相应的心电图参数变化及其 95%CI 分别为–0.19（–1.72～1.33）次/分，–0.09（–4.13～3.94）ms，1.59（–1.05 ～4.23）ms 和–1.11（–2.68～0.47）ms。由此可见尿镉水平与美国男性一般人群的心电图改变存在一定的关联，低水平镉暴露与男性的心率加快和 PR 间期缩短以及男女的 QRS 间期缩短有关，提示慢性低水平镉暴露可能为男性人群心动过速发生的危险因素之一。

问题：

1. 哪些职业能接触到金属镉及其化合物？
2. 镉暴露引起心电图改变的可能机制是什么？

一、心血管毒理学研究方法

心血管毒理学的研究方法可分为宏观研究方法和微观研究方法。

宏观研究方法主要采用循证医学和流行病学的理论和方法，研究心血管毒物暴露与心血管疾病的关系，观察暴露人群发病率和死亡率的变化，获取群体信息，进行归因分析及危险性评价，可以确定心血管毒物与毒作用的因果关系及剂量-反应关系，进而采取积极的干预措施。宏观研究方法包括回顾性调查、病例对照研究、定群研究、前瞻性队列研究及回顾性队列研究。目前采用流行病学方法研究的环境心血管毒物及职业心血管毒物包括悬浮性颗粒、吸烟与被动吸烟、汽车尾气、铅、钴、镉、砷、一氧化碳、二硫化碳等，对有些心血管毒物与心血管疾病的关系得出了明确结论，但仍有众多不确定因素，尚需进一步研究证实。

微观研究方法是指针对人或实验动物个体所进行的实验研究，目的是了解心血管毒物对人或实验动物的心血管毒作用效应、剂量-效应关系、时间-效应关系以及毒作用机制。研究的效应指标可涉及人或动物整体、系统、器官、组织、细胞、亚细胞及分子等多个层面。

宏观研究方法与微观研究方法既有区别又有联系，现代流行病学方法中增加了大量的实验流行病学内容，分子流行病学和基因组流行病学研究为流行病学研究工作提供了大量分子层面的实验依据。因此将宏观研究与微观研究相结合，对全面了解心血管毒物的毒作用及其与心血管疾病的关系是十分必要的。

心血管毒理学研究使用的实验方法通常是传统毒理学的实验方法，分为体内和体外两种方式。心血管毒理学的人体研究主要采用临床医学方法，如心血管功能检测可采用心电图、心电向量图、心阻抗血流图、超声心动图及磁共振技术等，研究心血管毒物暴露与心血管疾病的关系。实验动物是毒理学研究不可缺少的模型，通过动物实验可以了解心血管毒物在实验动物体内吸收、分布、蓄积、代谢和排泄过程，分析在不同作用时间和剂量条件下对机体尤其是对心血管系统的急性毒作用、蓄积性毒作用、亚慢性毒作用和慢性毒作用，观察心血管毒物可能引起的基因突变、染色体损伤及其后果，探讨心血管毒物的毒作用机制，并依据掌握的毒理学资料对受试毒物进行安全性评价和采取必要的防治措施。目前心血管毒理学实验大量采用了体外实验的方法，对了解心肌细胞形态、功能变化，信号传导过程及基因调控过程起到了重要作用。例如心肌细胞损伤模型能排除神经、体液等因素的影响，使所有的细胞处于均一环境中，可以有效地观察心血管毒物对心肌细胞的直接作用，但是离体条件的实验结论往往需要考虑生理条件下的诸多影响因素并加以验证。心肌细胞的全胚体培养方法整合了体内和体外试验方法的特点，在心血管毒理学研究尤其是心肌细胞和心脏发育研究方面有着广泛的应用。胚体心肌培养技术、流式细胞技术、激光共聚焦扫描显微技术、心血管疾病动物模型和转基因动物模型，就是适应心血管毒理学研究特殊要求的体现。

二、形态学和功能学检测与评价

心血管毒物可引起心血管系统中脏器、组织、细胞及生物大分子的一系列形态和功能改变，检测和评价这些形态与功能改变对确定心血管毒物的毒作用、判断毒物与损伤效应及心血管疾病的关系、探讨毒作用机制十分重要，对心血管毒作用的拮抗和心血管疾病的有效防治亦具有理论意义。

心血管毒作用的形态学检测包括组织病理学方法、免疫组织化学、分子杂交、图像分析技术和激光共聚焦扫描显微技术。组织病理学方法是对毒物造成的心血管损伤进行光镜下的病理分析，也可以采用电镜对心脏血管组织及其亚细胞结构进行超微结构观察。免疫组织化学（immunohistochemistry）方法是对心脏、血管细胞中的抗原抗体反应进行检测。分子杂交（molecular hybridization）以及原位杂交（in situ hybridization）方法可以从形态学角度证实组织和细胞中特异性DNA或RNA序列的存在。图像分析技术可采集心血管系统损伤的形态学数据并加以量化处理。激光共聚焦扫描显微技术（Confocal laser scanning microscopy，CLSM）可对心脏和血管活细胞进行动态观察。

心血管毒作用的功能学检测包括心血管功能检测和心脏血管细胞功能检测。心血管功能检测方法包括采用心电图、心电向量图、心阻抗血流图、多导生理信号记录仪、超声心动图及核磁共振技术等。同时还可以利用生物化学、细胞生物学及分子生物学技术对心血管损伤早期出现的敏感、特异的生物学标志物进行检测。对心脏血管细胞功能的检测可从细胞、亚细胞及分子水平进行，如细胞膜结构功能的改变、酶活性变化、线粒体等细胞器功能的改变、细胞氧化损伤、细胞凋亡和坏死、DNA 损伤与修复、基因结构功能改变、信号传导过程、分子调控过程等。

心血管毒作用的形态学观察与心血管毒作用的功能学检测可以相互印证。细胞形态学的改变可能体现出功能变化，如心肌细胞凋亡和坏死可采用形态学方法检测，但实质是反映心肌细胞功能的改变；荧光蛋白作为指示蛋白在细胞内的定位、定性分析也是反映目的基因的功能变化。反之，功能变化也可体现形态学异常，如心肌细胞损伤后可检测心房钠尿肽（ANP）在血中含量变化，提示出现心肌梗死的形态学改变和病理学改变。

三、心脏毒作用动物模型

（一）心肌缺血与心肌梗死动物模型

冠状动脉供血不足可出现心肌缺血或心肌梗死，因此心肌缺血性动物模型，一般均为造成冠状动脉狭窄或堵塞，或辅以增加心脏负荷的方法，包括电刺激、药物法及冠状动脉阻塞法。最常用的心肌缺血模型动物是犬，犬的体重适中，易于手术，抵抗力较强，不易在实验中死亡。此外，大鼠、家兔、猫、猪、豚鼠等也常被应用。

冠状动脉堵塞法是最常用的方法，可选用犬、兔、猪等，结扎冠状动脉造成心肌缺血坏死，用油质或塑料微粒也可致冠状动脉发生阻塞；电刺激法是将电极埋入右侧下丘脑背内侧核，以强弱电刺激而造成心肌缺血；药物造成的心肌缺血方法较多，可用垂体后叶素给家兔静脉推注或滴注可致心肌缺血，异丙基肾上腺素皮下注射可使大鼠、豚鼠、兔、犬等心肌缺血。

（二）心力衰竭动物模型

心力衰竭模型通常用犬、猫、豚鼠，也可用大鼠，兔。心力衰竭的常用模型是用戊巴比妥钠静脉滴注的猫、犬或豚鼠，另外，可用普萘洛尔（心得安）、维拉帕米（易搏定）在豚鼠等动物身上复制心力衰竭模型。结扎左冠状动脉主干亦可诱发大鼠、兔的心力衰竭模型。

（三）心律失常动物模型

用于心律失常的动物有小鼠、大鼠、豚鼠、兔、猫和犬等，目前常用的心律失常动物模型有以下三种：

1. 药物诱发的心律失常动物模型 常用于诱发心律失常的药物为哇巴因，亦可用地高辛、毛花苷丙（西地兰）等。此外，乌头碱、氯仿、氯化钡或氯化钙可诱发大鼠心律失常，犬心房局部应用乙酰胆碱也能诱发心律失常。

2. 电刺激引起的心律失常动物模型 电刺激中枢、外周神经及心脏均可引发心律异常。

3. 冠状动脉结扎引起心肌梗死后心律失常动物模型 冠状动脉结扎引起心肌梗死后，可诱发心律失常，这与人心肌梗死后心律失常很相似，也是一种重要的心律失常动物模型。

（四）心肌肥大动物模型

心肌肥大包括心室肥厚和扩张。高血压病、主动脉瓣狭窄或肺动脉瓣狭窄时，心室收缩期负荷增重，久而导致心室壁肌肉增厚。常见的心肌肥大动物模型有：自发性高血压大鼠心肌肥大模型，大鼠压力超负荷性心肌肥大模型，大鼠容量超负荷心肌肥大模型，大鼠肾性高血压致心肌肥大模型，大鼠慢性肾衰性心肌肥大模型，甲状腺素诱发大鼠心肌肥大模型，异丙肾上腺素诱发大鼠心肌肥大模型，血管紧张素Ⅱ诱发大鼠心肌肥大模型和硝基精氨酸诱发大鼠心肌肥大模型。

（五）斑马鱼心脏毒作用动物模型

近年来，斑马鱼被逐渐用于心脏毒作用的评价。心脏是斑马鱼第一个发育起来并发挥作用的器官，完全形成仅需要2天。斑马鱼的心脏只有一个心房和一个心室，房室之间有房室瓣，与3周的人胚胎心脏相似。斑马鱼在心脏的形态结构、生理功能、基因结构和功能、基因调控途径以及疾病特征等方面都与人类相似。而且斑马鱼体外发育，胚胎透明，可以直接在活体上观察斑马鱼心脏的大小、形状、心脏跳动。因此，斑马鱼非常适合用于化学物质的心脏毒作用研究。

四、心血管疾病转基因动物模型

转基因动物模型（Transgenic Animal Models）是指通过一定的基因转移方式，使外源基因在受体动物体内表达，从而选育出其表型与人类疾病症状相似的动物品系。与其他方法建立的动物模型相比，转基因动物模型具有许多优点，如遗传背景清楚，模型动物的症状单一，更接近病人症状；建立过程操作简便，周期短，不需要特殊的饲养条件即可保持疾病症状等。心血管疾病转基因动物模型（transgenic animal models of cardiovascular diseases）的建立，不但能从动物整体水平和组织器官水平上进行心血管疾病发病机制的研究，而且还可以深入到细胞水平和分子水平，是药物筛选和心血管毒作用评价比较理想的实验动物体系。目前已建立的心血管疾病转基因动物模型有以下几种：

（一）动脉粥样硬化（atherosclerosis，AS）转基因动物模型

AS 是一种多基因疾病，其形成和脂代谢紊乱有着密切的关系。高脂血症是 AS 的前期征兆。目前已对载脂蛋白（Apo）ApoAⅠ、ApoAⅡ、Apo B、Apo CⅡ、Apo CⅢ、Apo E、Apo（a）以及低密度脂蛋白受体（LDLR）和胆固醇脂转移酶（CETP）等进行了转基因动物研究，并建立了缺 LDLR 基因高胆固醇血症小鼠，转 Apo（a）基因的 AS 小鼠和因非高密度脂蛋白胆固醇(nHDLc)升高而加快 AS 发展的 ApoAⅡ转基因小鼠等动物模型。

（二）高血压转基因动物模型

高血压是一种多基因调节的疾病，其发病机制还不甚清楚。肾素-血管紧张系统（renin angiotensin system，RAS）在血压调节中起着关键的作用，因此对高血压的相关基因包括 RAS 的一些基因进行了转基因动物研究，先后建立了血管紧张素原（angiotensinogen，AO）、肾素（renin，Ren）、心房利钠因子（atrial natriuretic factor，ANF）和精氨酸加压素（argininevasopressin，AVP）转基因动物品系，包括高血压大鼠、高血压小鼠和低血压小鼠的转基因动物模型。

（三）心律失常和心肌肥厚转基因动物模型

引起心律失常和心肌肥厚的因素很多，其发病机制尚不完全清楚。Field 用 ANF 启动子调节 SV40T 抗原基因构成一个融合基因，以该融合基因建立的转基因小鼠表现为心律失常和右房肥大。

（四）血栓形成转基因动物模型

血纤维蛋白溶酶在血栓形成和溶解过程中起着关键性的作用。血纤维蛋白溶酶通常以非活性的酶原形式存在，在其激活剂的存在下才可转化为活性形式。血纤维蛋白溶酶原激活剂的抑制剂（plasminogen activator inhibitor-1，PAI-1）则可有效地抑制血纤维蛋白溶酶原的激活。Erickson 等通过 PAI-1 转基因小鼠的研究，建立了一种能自然形成血栓的转基因小鼠模型。

目前转基因动物模型仍存在一定的问题。譬如有时转基因动物模型缺乏典型的像病人那样的症状，外源基因插入宿主基因组而引起插入突变，破坏宿主基因组基因而产生异常，甚至导致转基因动物的不育和死亡；外源基因在转基因动物体内的表达有时会影响转基因动物的内环境，症状严重的还易早死；外源基因在宿主染色体上的部分整合导致外源基因的不表达，不出现预期的症状或与预期的结果不符合，有时还会出现整合的外源基因遗传丢失而导致转基因动物模型症状的不稳定遗传等。尽管如此，理想的转基因动物模型必将会日益增多，为心血管疾病的预防和治疗提供理想的实验动物。

思　考　题

1. 心血管系统构成的哪些特点与外源化学物毒作用关系密切？
2. 外源化学物对心血管系统的毒作用有哪些？
3. 说明心肌细胞凋亡和坏死的相互关系及对心肌细胞毒作用损伤作用。
4. 简述心肌重建的生理和病理学意义。
5. 简述心血管毒物的心脏毒作用的一般机制。

（曹　军　黄丽华）

第二十三章 皮肤毒理学

案例 23-1 砷的皮肤毒性研究

患者，女，20 岁，学生，因“双手掌皮肤皮疹及角化，全身躯干皮肤出现广泛性色素沉着及色素脱失”于 2013 年 7 月 23 日入某医院皮肤科就诊。患者在 6 年前全身出现鳞屑性斑块确诊为银屑病，患者自 2011 年 10 月起开始使用中药偏方治疗“银屑病”，药物成分剂量不详，未行进一步检测。使用方法为隔日口服 1 包，累计服药 1 年半，于 2013 年 4 月患者开始出现双手皮疹样改变，伴全身皮肤色素沉着，色素脱失改变，前胸、后背和腹部出现花斑，手掌、脚掌皮肤粗糙，触摸有砂纸样感，并且出现头晕、失眠、乏力等症状，于是来到某医院皮肤科就诊。入院时查体：一般情况尚好，躯干皮肤弥漫性色素沉着，其间散在点状色素减退斑，双手掌见红色的角化性丘疹，质硬；全身皮肤散在形态、大小不一的红斑，红斑表面覆盖有银白色鳞屑；心肺及腹部检查未发现异常；生理反射正常，病理反射阴性。实验室检查：血、尿及大便常规正常，肝功能、腹部 B 超正常，心电图、胸片未见异常，尿砷 0.784mg/L（正常参考值不超过 0.1mg/L），诊断为慢性药物中毒。嘱患者停用中药，患者住院后对其予以 5%二巯基丙磺酸钠驱砷治疗，每次 0.25g，每日 1 次，肌肉注射，连续 3d、间歇 4 d 为 1 个疗程，驱砷过程中尿砷最高达 1.05mg/L。除驱砷治疗外，同时给予维生素 B 族、谷维素等对症治疗。住院驱砷治疗 3 个疗程后，患者胸部、双小腿外侧出现银屑病斑疹，双手掌和足跖过度角化性丘疹好转，皮肤色素沉着斑颜色略变淡。尿砷值降低至正常。

问题：

1. 此中成药可能含有哪些成分，从而导致患者慢性中毒？
2. 皮肤的生物转化作用在皮肤毒理学中的意义？
3. 如何看待皮肤对外源化学物的屏障作用和经皮吸收作用？

皮肤毒理学（dermatotoxicology）是皮肤病学与毒理学结合而形成的一门新的分支学科。皮肤毒理学主要研究外来因素（化学、物理和生物因素）对皮肤的直接损害以及通过皮肤吸收引起的局部或全身毒作用及其机制，从而为其危险度评价和制定防治措施提供科学依据的一门基础应用学科。

环境中的外来因素包括化学因素（如工业化学物、环境污染物、农药、药物、食品添加剂、化妆品、生活洗涤用品等）、物理因素（如日光、机械性刺激、电离与非电离辐射和环境温度等）和生物因素（如花粉、霉菌、动物皮毛等）。一旦外来因素的有害作用超出皮肤的防护能力就会导致各种各样的皮肤损伤或全身中毒。目前已知的 8 万～10 万种化学物质中约有四分之一可以经皮吸收，从而引起急性和慢性中毒。因此，深入研究皮肤功能和理化因素的相互作用，探讨控制毒物经皮吸收的条件和发挥皮肤的天然屏障作用，对防治皮肤损伤和经皮中毒有非常重要的意义。

第一节 皮肤的解剖结构与功能

一、皮肤的解剖结构

皮肤覆盖整个体表，是人体面积最大的器官，对机体有重要的保护作用，但也最容易受到外来因素损伤成为毒物的靶器官。影响皮肤解剖结构的外来因素可以损伤皮肤的屏障功能从而改变毒物的吸收速率，因此要研究特定毒物经皮吸收、代谢以及其皮肤毒性，必须首先掌握皮肤的解剖学结构。

皮肤由表皮和真皮组成，真皮下面为皮下组织。表皮与真皮之间为基膜。此外，还有丰富的血管、淋巴管、神经、肌肉和各种皮肤附属器，包括汗腺、毛囊、皮脂腺等。人体各部位皮肤厚度不一，背、颈、手掌和足底处最厚，腋窝和面部皮肤最薄。

（一）表皮

表皮由外胚层分化而来，是皮肤的最外层，并由真皮供给其所需营养。组成表皮的细胞主要是角质形成细胞，是一种不断分化的复层鳞状上皮细胞，根据角质形成细胞的发展阶段和特点，从内向外可将其分为五层，依次为基底细胞层、棘细胞层、颗粒层、透明层和角质层。

表皮的组成细胞除了角质形成细胞以外，还包括黑色素细胞（melanocyte）和郎格汉斯细胞（Langerhans cell）和默克尔细胞（Merkcl Cell）等非角质化细胞，它们散布在角质形成细胞之间。

黑色素细胞起源于胚胎神经脊细胞，与基底细胞层紧密相邻，黑色素细胞分泌的黑色素主要包括真黑色素和棕黑色素，经黑色素细胞树突释放至角质细胞，黑色素细胞与周围 30 ～40 个角质细胞形成“黑色素单位”，黑色素具有吸收和分散紫外线从而保护皮肤免受紫外线侵害、清除自由基、参与氧化还原反应和储存离子等功能。皮肤的颜色取决于表皮细胞内黑色素的类型及其在表皮层中的位置，而与黑色素细胞的数目无关，也有研究表明不同种族人群的黑色素细胞数目并没有明显差异。

朗格汉斯细胞位于棘细胞层，胞质中含有棒状或球拍状朗格汉斯细胞小体，主要负责抗原的识别和提呈，在皮肤免疫反应（如迟发型超敏反应）中起着重要作用。默克尔细胞位于基底层细胞之间，胞核呈圆形，呈深凹陷或分叶状，细胞顶部伸出几个较粗短的突起到角质形成细胞之间。表皮与真皮之间有一层基膜带（basement membrane zone，BMZ），用过碘酸—雪夫染色呈紫红色均质条带，厚度约 0.5～1.0μm，其在真皮和表皮的连接中发挥着重要作用，同时还具有一定的渗透屏障作用，可以调节生物分子的进出、影响细胞活动及伤口修复的功能。

（二）真皮

真皮由中胚层分化而来，位于基膜之下，与表皮牢固相连，深部与皮下组织相连，与后者无明显界限。真皮在全身各部位厚度不一，一般为 1～3mm，手掌、足底的真皮较厚，约为 3mm 以上，眼睑等处最薄，约为 0.6mm。真皮从上至下分为乳头层和网织层两层。乳头层的胶原纤维较纤细，含细胞较多，为凸向表皮底部的乳头状隆起，与表皮呈犬齿交错样相接，内含丰富的毛细血管和毛细淋巴管。网织层位于乳头层下方，细胞成分较少，主要由脂肪细胞构成，具有热量屏障和机械性软垫的功能，并且是某些毒物的储存场所。皮下组织位于真皮下方，由疏松结缔组织及脂肪小叶组成，又称皮下脂肪层，含有血管、淋巴管、神经、小汗腺和顶泌汗腺等。

（三）皮肤附属器

（1）毛发与毛囊：毛发由角化的上皮细胞构成，位于皮肤以外部分称毛干，位于皮肤以内的部分称毛根，毛根末端膨大部分称毛球，毛球下端的凹入部分称毛乳头，包含结缔组织，神经末梢和毛细血管等，为毛球提供营养。毛发生长周期分为生长期（约 3 年）、退行期（约 3 周）和休止期（约 3 月）。不同部位的毛发长短与其生长周期时间不同有关，毛发的生长受遗传、健康、营养和激素水平等多种因素的影响。皮肤对外源化学物的反应会受到接触部位皮肤的毛发数量和生长方式的影响，所以，在皮肤毒理学动物实验中，为了保证动物毛发生长周期的同步性，需要在实验前一天将所有试验动物的毛发剃除，以保证动物具有同步的毛发生长周期。

（2）皮脂腺：属泡状腺体，由腺泡和短导管构成。皮脂腺为全浆腺，腺体细胞由外向内逐渐增大，胞浆内脂滴增多，最终破裂而释出脂滴，经导管排出。在黏膜、唇红部、妇女乳晕、大小阴唇、眼睑、包皮内侧等区，皮脂腺不与毛囊相连，腺导管直接开口于皮肤表面。皮脂腺分布广泛，存在于掌跖和指趾屈侧以外的全身皮肤，头、面及胸背上部等处皮脂腺分布较多，称为皮脂溢出部位。

（3）汗腺：分为小汗腺和顶泌汗腺。小汗腺属单曲管状腺，分为分泌部和导管部。分泌部位于真皮深部和皮下组织，由单层分泌细胞排列成管状，盘绕如球形。导管部也称汗管，由两层小立方形细胞组成。除唇红、包皮内侧、龟头、小阴唇及阴蒂外，小汗腺遍布全身，为160万 ～400万个，以足跖、腋、额部较多，背部较少。顶泌汗腺曾称为大汗腺，属大管状腺体，由分泌部和导管组成。导管的结构与小汗腺相似，但通常开口于毛囊的皮脂腺入口上方，少数直接开口于表皮。顶泌汗腺主要分布在腋窝、乳晕、脐周、会阴部和肛门周围等。

二、皮肤的功能

皮肤具有屏障、吸收、分泌与排泄、感觉、调节体温、呼吸、新陈代谢七大生理功能。完整的皮肤屏障可以保护机体各种组织和器官免受机械性、物理性、化学性和生物性等因素的侵袭，保持机体内环境的稳定。同时，经皮肤吸收是机体的一个重要吸收途径。外源性化学物质经皮肤吸收，一般可分为二个阶段，第一阶段是穿透阶段，即外源性化学物质透过皮肤表皮角质层的过程。第二阶段为吸收阶段，即由角质层进入乳头层和真皮，并被吸收进入血液。

影响经皮肤吸收的因素有很多，不仅取决于外源性化学物质本身的理化性质，如脂溶性和分子量大小；而且取决于化学物与皮肤接触的条件，如化学物的浓度、与皮肤接触的面积、持续时间、皮肤表面的温度以及不同溶剂等。此外，人体不同部位皮肤由于角质层厚薄不同，其对外源性化学物质的通透性也有所不同，一般吸收能力是阴囊 > 腹部 > 额部 > 手掌 > 足部，不同物种动物皮肤通透性不同，豚鼠、猪和猴的皮肤通透性与人相似，而大鼠及兔的皮肤通透性较人为高。皮肤完整性对皮肤通透性有决定性作用，如果角质层受损，可使皮肤对各种化学物质通透性增加。经皮肤吸收还受到环境温度、湿度及 pH 的影响，在高温环境中外源性化学物质一般较易经皮肤吸收，尤其是在高湿、高温和无风环境中，因皮肤表面有大量汗液分泌，外源性化学物质易于溶解和黏附，从而延长其与皮肤接触时间，可增加吸收，汗液排泄还可以有效散热降温，调节体温。

皮肤的分泌与排泄功能主要通过汗腺和皮脂腺完成，皮肤的汗腺可分泌汗液，皮脂腺可分泌皮脂，皮脂与汗液混合，形成乳化皮脂膜，可以滋润角质层，防止皮肤干裂，对皮肤有保护作用。汗液呈酸性（pH4.5～5.5），大量出汗时 pH 可达 7.0 左右，皮肤表面呈弱酸性，可以阻止皮肤表面细菌、真菌侵入，并具有抑菌杀菌作用。皮肤内含有丰富的感觉神经末梢，可感受外界各种刺激，产生各种不同感觉，如触觉、痛觉、压力觉、热觉和冷觉等。

案例 23-2

慢性砷中毒患者躯干部皮损组织病理检查结果显示：黑色素细胞出现的异常变化或损伤表现包括，基底层黑素颗粒明显增加，棘细胞层出现黑素颗粒，真皮浅层可见噬色素细胞及黑素颗粒；其他皮肤损伤表现包括角化不全，微脓肿，表皮突下延，真皮乳头减少，真皮乳头可见毛细血管扩张，浅层血管周围淋巴细胞浸润，基底层增厚，出现异型核细胞表皮层紊乱、基底层液状变性、真皮水肿、真皮细胞浸润、角质形成细胞核浓缩等。

问题：

1. 黑色素细胞在砷致皮肤色素异常机制中发挥怎样的作用？
2. 常见皮肤毒作用的类型和机制有哪些？
3. 如何正确评价各种有害因素对皮肤的毒作用性质及危险度？

第二节　皮肤的毒作用类型

一、皮　　炎

皮炎按致病原因不同可分为接触性皮炎、光感性皮炎、电光性皮炎、药疹样皮炎和放射性皮炎。

（一）接触性皮炎

接触性皮炎（contact dermatitis）又称环境与职业性皮炎，是由于接触某种物质后在皮肤、黏膜接触部位发生的急性或慢性炎症反应。它在职业因素和化妆品引起的皮肤病中约占 90%以上，是严重影响接触者健康的皮肤疾患，根据发病机制不同可以分为两大类，一类是原发刺激性接触性皮肤炎，另一类是过敏性接触性皮肤炎，前者是因为物品急性或是慢性刺激而引起，可见于任何人；后者是因为机体特异性体质发生过敏现象，仅发生于少数人。

原发刺激性接触性皮炎，简称刺激性皮炎，约占接触性皮炎的 60%～80%，是由致病物原发性刺激作用引起，即在接触部位通过非免疫机制直接作用于皮肤而发病。原发性刺激物包括强酸、强碱、某些金属盐类。刺激性皮炎的发病机制很难用一种特定的病理生理机制阐明，直接的腐蚀剂、蛋白溶酶、氧化还原剂和脱水剂等刺激物主要是破坏角蛋白的超微结构或直接损伤重要的细胞大分子或亚细胞器。

过敏性接触性皮肤炎，又叫变应性接触性皮炎，简称变应性皮炎，由致敏原如肥皂、洗涤剂、有机溶剂等引起。正常情况下接触者很少发病，只有在反复或长期接触后才可发病，因此又称之为累积性刺激性皮炎，属迟发型过敏反应，即由 T 淋巴细胞介导的细胞免疫反应（Ⅳ型变态反应）。随着研究深入，人们发现接触性变态反应性皮炎已经不限于Ⅳ型超敏反应，还存在Ⅰ型变态反应或Ⅲ型变态反应,其发病机制非常复杂。仅少量致敏原即可诱发明显变态反应性皮炎，这点不同于刺激性皮炎,后者的反应强度与接触物的剂量成正比。变态反应性皮炎的发病过程一般是：初次接触不发病，接触致敏原 5～14 天或更长时间，再次接触相同致敏原，会在 24 小时内发病，反应程度与致敏原性质和个体素质有关。同样条件下，接触者中只有少数人会发病，变态反应性皮炎约占接触性皮炎的 20%。引发变态反应性皮炎的致敏原多是小分子量半抗原，分子量小于 1000Da，具有亲电子或亲水性，其中有的致敏物质原型需经皮肤代谢转化形成半抗原。半抗原本身不致敏，它必须穿透角质层与表皮载体蛋白结合形成完全抗原才具有致敏作用，两者通常是共价结合，如金属半抗原与表皮蛋白可形成稳定的非共价键结合物。

刺激性皮炎皮肤损伤主要发在直接接触刺激物的部位，界限清楚，皮疹分布部位与刺激物的状态有关。如果刺激物为固态、液态常累及手部和前臂；如果刺激物为烟雾或气体常累及面部、颈部及上胸“V”形区；如果刺激物为粉尘，皮肤皱襞处较为明显；因工作服被污染或因搔抓等原因所引起的皮疹常发生于腰部、股内侧、外阴等处。变应性皮炎的基本损害与刺激性皮炎相同，常呈现湿疹样改变，少见大疱，自觉瘙痒，皮损初期发生于接触部位，随后向周围及远隔部位扩散。严重者泛发全身。

（二）光感性皮炎

光感性皮炎是接触光感性物质并受到日光或人工紫外线光源照射引起的皮肤炎症性反应，根据其发病机制不同，可分为光毒性（phototoxicity）接触性皮炎与光变应性（photoallergy）接触性皮炎。光毒性皮炎与刺激性皮炎相似，是被光激活的光感性物质对皮肤毒性作用的结果，没有免疫过程。首次接触光感物光照后，同样条件下大多数人发病，“沥青中毒”即为典型的光毒性皮炎，多发于夏季。皮损只发生于暴露部位，面部最易受累，有明显的光照界限，一般在接触光感物光照后数分钟到几小时内发病，呈急性炎症，轻者局部皮肤出现红斑、水肿、伴有烧灼感，重者可在红斑水肿的基础上出现水疱，水疱破裂后糜烂、结痂，常伴有眼结膜炎及全身症状。常在愈后留有弥漫性色素沉着。光变应性皮炎与变应性皮炎发病机制相同，是一种免疫学抗原-抗体反应，所不同的是光变应性皮炎必须要有光能参与才能引发，被光激活的光敏物（光半抗原）与载体结合形成完全抗原，属Ⅳ型变态反应，因此，初次接触光变应性物质及光照后不发病，经过 5～14 天或更长时间再接触及光照时发病，同样条件下患病者只有少数人发病，皮疹表现与一般变应性皮炎或急性湿疹无异，即在红肿的基础上出现针头大小的密集丘疹、水疱，严重者可伴有少量渗出，自觉瘙痒，亦可伴灼痛。病程往往较光毒性皮炎长，一般不伴有全身症状，愈后不留色素沉着，如不停止接触可反复发作长期不愈。

（三）电光性皮炎

电光性皮炎是接触人工紫外线光源如电焊器、水银石英灯引起的皮肤急性炎症，本病由单独物理因素引起，主要见于电焊工及辅助人员，在无适当防护措施或防护不严的情况下，在照射后数小时内发病，皮损发生在颜面、颈项、手背和前臂等暴露部位，表现为急性炎症，其反应程度与光线强弱和照射时间长短有关，轻者表现为界限清楚的水肿性红斑，有灼热感及刺痛感，重者在水肿性红斑的基础上出现水疱或大疱，甚至表皮坏死，疼痛剧烈。本病常伴发电光性眼炎。

（四）药疹样皮炎

药疹样皮炎（drugeruption）是指接触某些工业化学物质后引起的皮肤、黏膜变应性炎症反应，严重时可伴有内脏病变的职业性皮肤病。因职业接触三氯乙烯、硫酸二甲酯、丙烯腈、甲胺磷或乐果等化学物质引起的重症多形红斑、大疱性表皮松解症或剥脱性皮炎等多型皮损，常累及黏膜，伴有发热，严重时发生肝、肾或其他脏器损害，类似于某些药物通过各种途径进入人体后引起的药物性皮炎，本病发病率不高，但病情常较严重，处理不当可致死，应引起重视。

（五）放射性皮炎

放射性皮炎（radiodermatitis）是指电离辐射（X、γ 及 β 射线等）引起的急、慢性皮炎和皮肤黏膜溃疡，电离辐射能引起组织细胞 DNA 发生可逆或不可逆损伤，引起细胞死亡或 DNA 突变，而引起皮肤炎症、萎缩、色素紊乱甚至肿瘤形成。发病过程及程度因不同类型辐射的生物学效应差异、辐射剂量、组织细胞敏感性等的不同而不同，放射治疗过程中未按规程操作、防护不严或是意外事故均易引起放射性皮炎。

二、痤　　疮

痤疮（acne）是一种毛囊皮脂腺的慢性炎症性皮肤病，临床表现为粉刺、丘疹、脓疱、结节、囊肿及瘢痕，称之为“多形性疾病”，发病与雄激素、细菌、遗传、生活习惯和环境等因素等有关。痤疮的非炎症性皮损表现为粉刺，由毛囊漏斗过度角化而形成，分为开放性粉刺和闭合性粉刺。开放性粉刺又称黑头，表现为圆顶状丘疹，中央有显著扩张的毛囊开口。闭合性粉刺又称白头，典型皮损是约 1 毫米大小的白色或淡红色丘疹，无明显毛囊开口。粉刺进一步发展会演变成各种炎症性皮损，表现为丘疹、脓疱、结节和囊肿等。炎性丘疹呈红色，直径 1 ～5mm 不等；脓疱大小一致，其中充满了白色脓液；结节直径大于 5 毫米，触之有硬结和疼痛感；囊肿的位置更深，充满了脓液和血液的混合物。这些皮损还可融合形成大的炎性斑块和窦道等。炎症性皮损消退后常常遗留色素沉着、持久性红斑、凹陷性或肥厚性瘢痕。皮损好发于面部、上胸和背部等富含皮脂腺的部位，但中毒性痤疮损伤部位与暴露部位有关。

油性痤疮是由石油、煤焦油及其分馏产品等因素引起，在试验动物和人的皮肤均可导致痤疮样改变。油性痤疮任何年龄均可发病，主要见于反复接触致病物的部位，如面部、四肢、躯干、臀部及外阴部等，一般接触数月后逐渐发生，皮疹为毛囊性，表现为毛孔扩张、毛囊口角化、毳毛折断及黑头粉刺，常有炎性丘疹、毛囊炎、结节及囊肿。较大的黑头粉刺挤出栓塞物后，常留有特殊形态的“压模样”瘢痕。皮损一般无自觉症状或有轻度痒感。

氯痤疮是泛指某些卤素化合物引起的痤疮，其中主要是氯和溴芳香族化合物，而单纯的氯和溴不引起痤疮。可以导致氯痤疮的化合物主要有多氯奈、多溴萘、多氯联苯、多溴联苯、多氯苯、多氯酚等，某些氯代芳烃除皮肤接触外，吸入或摄入均能导致氯痤疮。如多氯联苯中毒时会出现皮肤痤疮样皮疹，此时应该首先处理全身中毒问题。氯痤疮同样发生于反复接触致病物的部位，任何年龄均可发病。氯痤疮多发于面部皮肤，特别是靠近眼睛和耳后的皮肤往往最先出现症状，双肩、背部和外生殖器等部位也会出现粉刺和淡黄色脓疱，严重时会波及躯体、手臂、腿、睑、颈等部位，残留严重瘢痕，同时伴有多毛症、色素沉着、指甲棕色改变、结膜炎和眼分泌物增多等表现。同工种同样劳动条件下可有较多同类患者，首次接触卤代多环芳烃类化学物后，短则1～3周即出现氯痤疮，长则几个月内没有症状，脱离致病物一定时间后，病情可减轻或痊愈，但囊肿不易消退，再次接触致病物后，病情可复发或加重。氯痤疮的组织学检查可见皮脂腺进行性退化、皮脂腺细胞角质化以及毛囊过度角化隆出，这点与其他形式的痤疮有所区别。

三、色 素 异 常

许多因素影响皮肤色素的形成。黑色素由酪氨酸经一系列酶促反应形成。如果指导酶合成的遗传物质错误或酪氨酸类似物干扰均可导致色素形成异常。其他如表皮的厚度和局部的血流都影响皮肤的颜色。色素过渡沉着多由于黑色素生成增多或内源性或外源性色素在真皮上部沉积所致。黑色素和含铁血黄素是常见的内源性物质；外源性色素过渡增多见于真皮组织金属和药物沉积。相反，黑色素丢失和黑色素细胞损伤或血管异常可导致色素沉着减少。白斑病和色素减退表示皮肤黑色素完全丢失。许多药物和化学物质能够干扰色素的正常形成和清除，对黑色素形成细胞有直接毒作用。酚和邻苯二酚是极强的化学脱色物，导致皮肤色素丢失。

人类黑色素细胞起源于胚体神经嵴，在胚胎发育第七周进入表皮，在胚体移行过程中，少数成黑色素细胞中途停滞或转化为无黑素的静止黑色素细胞。胚胎时期的黑色素细胞不合成黑色素，黑色素细胞具有分泌和形成黑色素的功能，黑色素的合成主要是在黑色素细胞的黑色素小体中完成，以酪氨酸为底物，在酪氨酸酶作用下合成黑色素，黑色素在黑色素细胞内合成后，经黑色素细胞树突释放至周边角质细胞，黑色素细胞与周围30～40个角质细胞形成“黑色素单位”，形成的黑色素具有吸收和分散紫外线、清除自由基等功能，保护机体免受紫外线损伤。底物和酶决定合成的黑色素的种类，目前普遍认为酪氨酸酶是黑色素形成过程中主要限速酶，其活性大小决定着黑色素形成的数量，其催化的酶促反应受多巴、巯基化合物、微量元素、激素等多种因素的影响。指导酪氨酸酶合成的遗传物质错误或酪氨酸类似物干扰均可导致色素形成异常。慢性砷中毒患者以皮肤损害为主要表现，病理检查发现，患者黑色素细胞出现异常改变，黑色素产生增多，黑色素细胞凋亡等改变。慢性砷中毒毒性作用机制至今尚未完全阐明，而砷致皮肤黑色素细胞损害也被认为是砷中毒发病机制之一。

根据临床表现不同，色素异常分为色素增加和色素减退两大类。引起皮肤色素增多的因素主要有，过度接触日光、紫外线、红外线、口服避孕药、长期接触煤焦油、石油及其分馏产品、橡胶添加剂、某些颜料、染料及其中间体，有些化妆品中含有的矿物油及烃类化合物、香料、表面活化剂和防腐剂。280～480nm 紫外线可增加黑色素细胞活性，引起黑色素细胞沉着。煤焦油和沥青中含有蒽、菲、萘等化合物，具有很强的光敏作用，在日光照射下可使暴露部位皮肤产生炎症，导致色素沉着。职业性接触上述物质，可引起职业性黑变病。化妆品中某些化学物质也具有一定的光敏作用，长期外用可诱发光敏性皮炎、黑色素代谢紊乱和皮肤色素沉着等。

白斑病和色素减退表示皮肤黑色素完全丢失，许多药物和化学物质均可干扰色素形成和清除，对黑色素形成细胞有直接毒性作用。如苯基酚和烷基酚类物质具极强的化学脱色作用，可以导致皮肤色素脱失。实验证实某些酚类和儿茶酚胺类对皮肤黑色素细胞具有选择毒性作用，竞争性结合酪氨酸酶，抑制酪氨酸合成，从而抑制黑色素生成。因此，由于职业因素接触或吸收上述化学物质可导致职业性白斑。

四、皮肤溃疡

皮肤溃疡是长期不能愈合，皮肤组织缺损液化感染坏死的一种体表疾病。直接接触铬、铍、砷等化合物可致皮肤局限性水肿性红斑或丘疹，继之中心演变成淡灰色或灰褐色坏死，数天内破溃，绕以红晕，而后溃疡四周逐渐高出皮面。典型的溃疡多呈圆形，直径为 2～5mm，表面常有少量分泌物，或覆以灰黑色痂，周边为宽 2～5mm 质地坚实的暗红色堤岸状隆起，使整个皮损状似鸟眼。恢复过程中炎症逐渐消退，溃疡变浅、缩小、愈合，最后堤岸状隆起逐渐变平，遗留轻度萎缩性瘢痕，如果继续接触刺激物，溃疡难以愈合。病程可长达数月乃至数年。溃疡可有轻度压痛，疼痛一般不明显，但可于接触强刺激物后加重，如铬溃疡（铬疮）、铍溃疡等。高浓度铬、铍、砷是强氧化剂，产生刺激性和腐蚀性作用。现认为铬溃疡（铬疮）是因为六价铬经伤口穿透皮肤引起腐蚀所致，铬溃疡多见于生产及使用铬盐、金属镀铬、鞣革、胶版印刷、铬矿冶炼等行业。铍溃疡的致病物主要是氟化铍、氯化铍。

五、荨麻疹

荨麻疹（urticaria）是一种常见皮肤病，俗称风团，是由于皮肤、黏膜小血管反应性扩张及渗透性增加而产生的一种局限性水肿反应。发病部位表皮和浅表真皮水肿，水肿部位发红，与正常皮肤之间界限清楚，自觉刺痒，并有一种烧灼感。根据病程不同，可分为急性荨麻疹和慢性荨麻疹两类，前者在短时间内可以痊愈，后者则反复发作，长达数月至数年。

荨麻疹发病机制有变态反应与非变态反应两种。变态反应性荨麻疹主要是Ⅰ型速发型超敏反应，少数为Ⅱ型细胞毒型超敏反应或Ⅲ型免疫复合物型超敏反应。Ⅰ型速发型超敏反应引起的荨麻疹发病机制为：变应原诱导机体产生 IgE 抗体，与肥大细胞和嗜碱性粒细胞结合，使机体处于致敏状态，当该变应原再次与机体接触，与肥大细胞和嗜碱性粒细胞表面 IgE 特异性结合，促使肥大细胞和嗜碱性粒细胞脱颗粒，引发一系列化学介质释放，引起变态反应性荨麻疹的化学介质主要是组胺，其次是激肽，引起血管通透性增加、毛细血管扩张、平滑肌收缩和腺体分泌增加等，从而引起皮肤、黏膜、消化道和呼吸道一系列临床症状，如鼻炎、结膜炎、哮喘等。Ⅱ型超敏反应引起的荨麻疹如输血反应，多见于 IgA 缺乏患者。Ⅲ型超敏反应引起的荨麻疹称为荨麻疹性血管炎。非变态反应性荨麻疹是最常见的类型，大多数患者首次暴露于致病原即发病，常见的致病药物有阿托品、箭毒、吗啡、奎宁、阿司匹林等；致病毒素有蛇毒、细菌毒素、海蜇毒素、昆虫毒素等；致病食物有生贝壳类动物、龙虾、蘑菇、草莓等。荨麻疹可能局限于某部位，也可能扩展到全身，因致病原的种类、浓度以及皮肤部位的不同，反应强度有所不同。非变态反应性荨麻疹发病机制是上述物质进入机体激活补体或直接刺激肥大细胞引起组胺、激肽等释放。

六、皮肤肿瘤

皮肤肿瘤为人类常见肿瘤，皮肤肿瘤起源于表皮、毛囊、汗腺和皮脂腺，也可起源于真皮和皮下组织。常见的上皮肿瘤包括乳头状瘤、鳞状上皮癌、基底细胞癌、黑色素瘤、上皮癌等；间质肿瘤包括纤维瘤、纤维肉瘤、类肉瘤、组织细胞瘤、脂肪瘤、血管瘤、肥大细胞瘤、神经纤维瘤等。其中基底细胞癌最为常见，其次是鳞状上皮癌。

引起皮肤肿瘤的主要因素可分为物理因素和化学因素，物理因素包括热、光线、放射线等，导致人类发生皮肤癌的主要原因是紫外线照射。一般癌前要经过皮炎、皮肤变性、色素沉着等变化过程，潜伏期可达20～30年，由于环境、患者体质、肤色等因素不同，偶可见较早发病的患者。电离辐射如X射线和γ射线等，也会引起不同皮肤肿瘤发生，研究表明日光紫外线可损害表皮细胞DNA，紫外线可诱导嘧啶二聚体形成，引发关键基因突变。皮肤癌在热带和白种人中发病率非常高，尤其是头、颈部位容易发病。避免阳光直射是预防皮肤癌前病变的最好方法。体外长期接触放射线可发生皮肤癌、白血病、肉瘤或骨肉瘤。电离辐射也可用于治疗多种皮肤疾患，如痤疮、特异反应性皮炎、牛皮癣和金钱癣等，高水平电离辐射可导致皮肤癌发病危险性增加，并可诱发放射性皮炎，这是由于分泌弹性纤维的成纤维细胞死亡和早熟性老化的结果。

可以引起皮肤癌的化学因素主要有煤焦油、沥青、页岩油、石蜡、氯丁二烯、砷化物等，多见于与煤焦油类物质接触的工人。在煤焦油类物质中，主要包括致癌性最强的苯并（a）芘以及其他一些致癌性较弱的多环芳烃类物质。

1775年英国医生Pott通过流行病学调查研究发现扫烟囱工人罹患阴囊癌与工作中接触煤焦油类物质密切相关，此后，许多含多环芳烃物质如煤焦油、沥青和煤烟被认为与人和动物皮肤癌发生有关。无机砷化合物也可诱发皮肤癌，早期临床表现为四肢及面部皮肤过度角化、色素增多、溃疡形成，属于癌前病变，进而可发展成扁平细胞角化癌或腺癌。砷致癌作用机制目前仍不清楚，可能与引起染色体断裂、基因扩增、诱导细胞恶性转化促进肿瘤发生和发展有关。

案例23-1分析讨论

本例患者全身皮肤变黑，掌跖角化，指甲扁平，符合砷中毒的临床表现，且尿砷高于正常，使用驱砷治疗后症状好转，银屑病并发砷中毒诊断成立。

药源性砷中毒多为亚急性或慢性中毒，其毒性作用机制可能是砷进入机体后，与巯基结合从而引起含巯基酶失去活性，影响细胞代谢，甚至导致细胞死亡。砷中毒引起的皮肤改变，也主要是由于砷剂与含巯基的表皮角蛋白结合，抑制巯基活性而使酪氨酸酶活性增加，从而产生较多黑色素，使皮肤色素改变，常为色素沉着伴色素脱失。

慢性砷中毒造成机体多个器官系统受损，其中皮肤损害是砷中毒的特征性损害，主要包括角化过度、色素脱失和色素沉着。

黑色素的代谢是一个复杂的过程。其基本过程主要是：苯丙氨酸在苯丙氨酸羟化酶（PAH）作用下，生成酪氨酸，该反应不可逆。此后，在黑色素细胞中，酪氨酸在酪氨酸酶（TYR）作用下，羟化生成多巴，后者再通过氧化、脱羧等一系列反应生成吲哚-5，6-醌。黑色素即是吲哚醌的聚合物。TYR催化酪氨酸生成多巴的过程是黑色素合成的重要步骤，TYR是黑色素代谢过程中的关键限速酶。有研究采用人类黑色素瘤细胞株作为研究对象，将TYR作为靶点，探讨砷致黑色素细胞黑色素代谢异常的机制，结果提示砷性皮肤色素脱失可能与砷致黑色素细胞发生凋亡有关，个体间在黑色素代谢方面差异很可能是造成对同样暴露条件下个体间反应差异的主要原因。

第三节 皮肤毒理学研究方法和评价

随着相关学科的迅猛发展，皮肤毒理学在深入探讨各种理化因素对皮肤毒性作用机制，建立灵敏而准确的皮肤毒性检测方法等方面有了长足发展，为正确评价各种理化因素对皮肤毒作用的性质及危险度提供了可靠的依据。皮肤毒理学研究方法发展非常迅速，尤其是体外皮肤毒理学试验方法。近年来建立了一系列灵敏可靠的皮肤毒性检测方法，包括皮肤致敏试验、皮肤刺激试验、光变态试验、光刺激试验、皮肤吸收试验、皮肤接触性荨麻疹试验、皮肤急性和慢性毒性试验等。

一、皮肤致敏试验

皮肤致敏试验目的是通过动物实验预测化学物质经皮肤接触引起人类皮肤致敏反应的危害，首选健康、成年豚鼠作为实验动物，包括致敏（诱导）和激发两个阶段。

其基本方法都是通过皮肤重复染毒建立免疫系统反应模型，以较低或中等浓度受试物每天或每周 4～5 天对实验动物进行涂皮或皮下注射，一般需 14 天，此阶段称为诱导阶段。间隔 10～14 天后，用激发剂量（通常低于诱导剂量）受试物处理对侧未染过毒的皮肤部位，此阶段为激发阶段。然后观察 24、48 和 72 小时后有无皮肤反应并对反应程度进行评分，比较诱导及激发后水肿、红斑出现的情况，判断受试物是否能产生皮肤变态反应。

皮肤致敏试验可以在涂皮后开放或包裹封闭两种状态下进行，液体受试物可使用较小的剂量涂皮或皮下注射，粉末或半固体受试物的检测可以用合适的溶剂（或赋形剂）采用封闭式染毒，即局部封闭涂皮法（buehler test，BT）及皮内和涂皮相结合的方法（guinea pig maximization test，GPMT）。局部涂皮法适用于强致敏物的筛选，致敏途径与实际接触途径相似，操作简便，但接触剂量不易控制。皮内和涂皮相结合的方法，致敏性强，检出率高，适用于弱致敏物的筛选。通常采用的阳性对照有 2，4-二硝基氯代苯（DNCB）或对苯二胺等。以上两种方法均以豚鼠为实验动物，近年来又新发展两种检测方法，小鼠耳肿实验（mouse ear swelling test，MEST）和及啮齿类动物局部淋巴结实验（murine local lymph node assay，LINA），由于这两种方法简便易行，小鼠价格也相对低廉，实验用材少，并且可以较好预测人群接触外源化学物的致敏性，从而得到广泛应用。有些外源化学物也可在人群进行实验，如重复刺激贴斑试验、人最大反应试验。

二、皮肤刺激试验

皮肤刺激试验包括单次和多次皮肤刺激试验，完整皮肤和破损皮肤刺激试验等。观察终点为皮肤刺激和皮肤腐蚀。皮肤刺激（dermal irritation）是指其皮肤接触化学物后产生的局部可逆性炎症变化；皮肤腐蚀（dermal corrosion）是指其皮肤接触化学物后产生的局部不可逆性组织损伤。原发性刺激症状出现于初次接触的接触部位，与皮肤变态反应有所不同。皮肤刺激试验常用的实验动物是皮肤相对比较敏感的家兔和豚鼠，将受试物一次（或多次）涂敷于受试动物，在规定时间间隔内采用自身对照观察动物皮肤局部刺激或腐蚀作用，并对反应程度进行评分。

皮肤刺激性实验常用的方法是皮肤斑贴试验，选用成年、健康、皮肤无损伤的动物，至少 4 只，试验前 24 小时将动物背部脊柱两侧脱毛处理，每处脱毛面积约 3cm×3cm，不能损伤表皮。24 小时后取受试物 0.5ml 或 0.5g 直接涂在皮肤上，然后用纱布及玻璃纸覆盖，再用无刺激性胶布和绷带固定，敷帖 4 小时，根据实际需要也可延长至 24 小时。试验结束后，用温水或无刺激性溶剂洗去残留受试物。去除受试物后 1 小时、24 小时、48 小时观察涂抹部位皮肤反应红斑和水肿情况，按其严重程度进行评分，将不同时间的观察结果综合得出原发反应刺激指数。观察时间的确定应以足以观察到可逆或不可逆刺激作用为准，一般不超过14天。在许多研究中，人为将动物皮肤某部位擦伤，比较受试物对完整皮肤及受损皮肤造成的刺激反应的情况，分析两者是否存在一定的关联。

不是所有化学物都适合作皮肤刺激试验，以下情况可以不做皮肤刺激试验。①可能有腐蚀性的物质（pH≤2或pH＞11.5）；②急性经皮毒性试验显示有很强系统毒性的物质；③在急性经皮毒性试验中染毒剂量达到2000mg/kg时仍未产生皮肤刺激体征的物质。

三、光变态试验

化学物引起的光变态反应（photosensitisation）通常是Ⅳ型迟发型超敏反应，需要经诱导及激发两个阶段。在局部或全身接触后受试物后，暴露于太阳光可导致类似过敏反应的表现，局部反应称为光接触皮炎（photocontact dermatitis），全身反应称为全身性光致敏反应（systemic photoallergy），表现为急性荨麻疹，持续性湿疹或迟发型疱疹，并且经常波及日光未照射部位的皮肤。产生这些作用的化学物质都具有环状结构，能吸收太阳光及人工光源的紫外光（波长≤320nm）。常见的光变态反应化学物有：氨基苯甲酸、氯丙嗪，异丙嗪、对氨基苯磺酰胺、三叠氮化合物等。在光的作用下，化学物的活性中间产物与细胞内或血浆内蛋白结合产生抗原物质从而刺激机体产生抗体。急性荨麻疹可能是抗体介导的免疫反应，而迟发性红斑和湿疹可能是细胞介导的免疫反应。

光变态反应，常选用家兔和豚鼠做实验动物。一般情况下，受试物经口或经静脉注射染毒10～14天，间隔14～21天后给予受试物激发且暴露于适宜波长的光照射，用已知的光过敏原作为阳性对照，其观察及评分标准类似于皮肤原发性刺激反应。

四、光刺激试验

光刺激反应（potoirritation）是全身或局部接触某化学物后，经光照引起，通常由紫外线A引起，偶尔也与紫外线B有关。急性光毒性可出现红斑、水疱，慢性光毒性可导致色素沉着和受损部位皮肤增厚。许多化学物质都会产生光刺激反应，它们的共同特点是结构中含有多个苯环结构。在合适波长紫外光（＜320nm）照射下，化学物质转变为活性中间产物，产生直接皮肤细胞毒性反应，表现为迟发性红斑及色素沉着，继而脱皮。一般选豚鼠或家兔做实验动物，在动物背部去毛部位涂敷受试物，用光线照射涂敷受试物的部位，通过与未照射部位的反应之差别来评价光毒性的有无。

五、皮肤吸收实验

传统皮肤吸收实验方法是在无危害性整体经皮吸收实验技术之上发展起来的，包括LVD（laser doppler velocimetry）和PPG（photopluse plethysmograph）两种方法。这两项技术可以在给药量极少，不伤害身体的前提下，对化学物质的经皮吸收速率做出准确评价，并为安全有效地在人体进行化学物质经皮渗透机制的深入研究提供了捷径。有学者提出采用家兔在体单侧耳灌流经皮吸收模型评估氟布洛芬经皮吸收，认为该法是研究化学物质经皮吸收的有效方法之一，尤其是在研究物质经皮吸收代谢方面，而在体猪耳静脉灌流经皮吸收模型为更好地评价化学物质的经皮吸收和局部渗透情况提供了一种新方法。离体皮肤吸收实验装置通常采用静态渗透式装置、流动渗透式装置，在评价整体皮肤吸收速率方面具有快速、简易、灵敏的特点。

六、体外皮肤培养的应用

由于动物皮肤与人体皮肤有很大差别，动物实验结果很难预测理化因素作用于人体后的真实情况，采用人离体皮肤进行体外评价理化因素经皮渗透的作用及作用机制使合适可行的，但人离体皮肤来源有限，变异性很大，其使用受到一定限制。而体外培养的皮肤使用方便，变异性小，来源也较容易，因此可以用来替代动物皮肤和人尸体皮肤或活体皮肤，避免皮肤剥离等繁琐操作和易于破损的缺点，其应用受到人们广泛重视。单层皮肤细胞培养方便、经济，可以在一定程度上反映理化因素的代谢、最初的刺激情况及过敏反应的情况，但缺点是该模型过于简化。皮肤三维培养（重建表皮、真皮类似物等）类似于人体正常情况，是体外测试及研究的优良工具，采用该种模型观察化学物涂抹后皮肤结构和生理功能的改变，可较真实地反映体内实际情况，不仅可用于化妆品和洗护发产品对人体皮肤的刺激性研究，重建表皮还可以研究表皮终末分化以及表皮细胞分化调节物、表皮对刺激反应的机制等。

思 考 题

1. 如何理解皮肤既是防御外来因素侵袭的第一道防线，同时又是最容易受到外来因素损伤的毒物的靶器官？
2. 引起皮肤毒作用的主要有害因素有哪些？
3. 经皮吸收是毒理学一个重要的吸收途径，影响外源化学物经皮吸收的因素有哪些？
4. 刺激性皮炎与变态反应性皮炎有何异同点？
5. 皮肤毒理学研究方法已经有较大发展，体现在哪些方面？

（裴秋玲　高　怡）

参考文献

辐射案例大全. 2014. 国家环保部

国际化学品安全规划署，欧洲联盟委员会合编. 2014. 国际化学品安全卡. 北京：化学工业出版社

国家卫生和计划生育委员会. 2014.《2013 中国卫生统计年鉴》. 北京：中国协和医科大学出版社

霍奇森 E，等，江桂斌等译. 2011. 现代毒理学. 北京：科学出版社

刘树铮. 2009. 医学放射生物学. 第 3 版. 北京：原子能出版社

苏旭. 2013. 核和辐射突发事件处置. 北京：人民卫生出版社

孙世澜，关天俊，袁海. 2014. 肾脏病新理论新技术. 北京：人民军医出版社

王洪岩，李鑫，徐有青. 2014. 酒精性肝病发病机制研究进展. 实用肝脏病杂志，17(1)：5-8

王先良. 2014. DNA 甲基化与环境化学污染物的表观遗传效应. 北京：中国环境出版社

王心如. 2012. 毒理学基础. 第 6 版. 北京：人民卫生出版社

曾益新. 2012. 肿瘤学. 第 3 版. 北京：人民卫生出版社

张爱华，孙志伟. 2008. 毒理学基础. 案例版. 北京：科学出版社

张志勇. 2014. 纳米毒理学研究方法与实验技术. 第 1 版. 北京：科学出版社.

中国科学技术协会中国毒理学会. 2011. 毒理学科学发展报告（2010—2011）. 北京：中国科学技术出版社

周宗灿，付立杰. 2012. 现代毒理学简明教程. 北京：军事医学科学出版社

庄志雄. 2006. 靶器管毒理学. 北京：化学工业出版社

《经济合作与发展组织（OECD）化学品测试准则》编译委员会编译. 2013. 经济合作与发展组织化学品测试准则. 北京：中国农业出版社

WHO. 2014. 国际酒精消费及危害监测指南

Anderson JO，Thundiyil JG，Stolbach A. 2012. Clearing the air： a review of the effects of particulate matter air pollution on human health. J Med Toxicol，8(2)：166-175

Bajt ML，Ramachandran A，Yan HM，et al. 2011. Lemasters JJ，Jaeschke H. Apoptosis-inducing factor modulates mitochondrial oxidant stress in acetaminophen hepatotoxicity. Toxicol Sci，122(2)：598-605

Bouhifd M，Andersen ME， Baghdikian C， et al. 2015. The Human Toxome Project. ALTEX. 32(2)：112-124

Campbell JL， Clewell RA，Gentry PR，et al. 2012. Physiologically based pharmacokinetic/toxicokinetic modeling. Computational Toxicology， Methods in Molecular Biology Series：439–499

Casciano DA，Sahu SC. 2011. Handbook of Systems Toxicology. West Sussex：John Wiley & Sons

Coen M. 2015. Metabolic phenotyping applied to pre-clinical and clinical studies of acetaminophen metabolism and hepatotoxicity. Drug Metab Rev，47(1)：29-44

Dara L，Johnson H，Suda J，et al. 2015. Receptor interacting protein kinase 1 mediates murine acetaminophen toxicity independent of the necrosome and not through necroptosis. Hepatology，62(6)：1847-1857

Deng Z，Chen F，Zhang M，et al. 2016. Association between air pollution and sperm quality：A systematic review and meta-analysis. Environ Pollut，208(Pt B)：663-639

Derelanko MJ，Auletta CS. 2014. Handbookof Toxicology (Third edition). Florida：CRC Press

EPA. 2005. Guidelines for Carcinogen Risk Assessment (Cancer Guidelines). Federal Register Notice

Ernest Hodgson. 2010. Textbook of Modern Toxicology (Fourth Edition). West Sussex：John Wiley & Sons

European Food Safety Authority. 2009. Cadmium in food: Scientific opinion of the panel on contaminants in the food chain. EFSA J，980 (3)：1-139

Gill, N, Singh S, Aseri TC. 2014. Computational disease gene prioritization: an appraisal. J Comput Biol, 21(6): 456-465

Global Burden of Disease Cancer Collaboration. 2015. The Global Burden of Cancer 2013. USA: JAMA Oncol. (4): 505-527

Gore AC, Chappell VA, Fenton SE, et al. 2015. EDC-2: The Endocrine Society's Second Scientific Statement on Endocrine-Disrupting Chemicals. Endocr Rev. 36(6): E1-E150

Kellen E, Zeegers MP, Hond ED, et al. 2007. Blood cadmium may be associated with bladder carcinogenesis: The Belgian case-control study on bladder cancer. Cancer Detect Prev, 31(1): 77-82

Kensler TW, Roebuck BD, Wogan GN, et al. 2011. Aflatoxin: a 50-year odyssey of mechanistic and translational toxicology. Toxicol Sci. 120(1): S28-48

Klaassen CD. 2013. Casarett & Doull's Toxicology-The Basic Science of Poisons. Eighth Edition. New York: The McGraw-Hill Companies, Inc

Landrigan PJ, Espina C, Neira M. 2011. Global Prevention of Environmental and Occupational Cancer. Environmental Health Perspectives. A280-A281

McElroy JA, Shafer MM, Trentham-Dietz A, et al. 2006. Cadmium exposure and breast caner risk. J Natl Cancer Inst, 98 (12): 869-873

McQueen CA. 2010. Comprehensive Toxicology (2nd Edition). Oxford. UK: Elsevier Ltd

National Research Council. 2007. Toxicity Testing in the 21st Century: A Vision and a Strategy. Washington, DC: National Academy

National Research Council. 2009. Science and Decisions. Washington, DC: National Academy

NRC. 2000. Scientific Frontiers in Developmental Toxicology and Risk Assessment. Washington, DC: National Research Council

Pavlidis P, Gillis J. 2013. Progress and challenges in the computational prediction of gene function using networks: 2012-2013 update. 2 (1): 230

Qian X, Ba Y, Zhuang Q, et al. 2014. RNA-Seq technology and its application in fish transcriptomics. OMICS A Journal of Intergrative Biology, 18(2): 98-110

Robledo CA1, Yeung E, Mendola P, et al. 2015. Preconception maternal and paternal exposure to persistent organic pollutants and birth size: the LIFE study. Environ Health Perspect, 123(1): 88-94

Rowlands JC, Sander M, Bus JS, et al. 2014. Future Tox: Building the Road for 21st Century Toxicology and Risk Assessment Practices. Toxicological Sciences, 137(2): 269–277

Shokralla S, Spall JL, Gibson JF, et al. 2012. Next-generation sequencing technologies for environmental DNA research. Mol Ecol, 21(8): 1794-1805

The Joint FAO/WHO Expert Committee on Food Additives. 2011. WHO Technical Report Series No.960. Evaluation of certain food additives and contaminants. Geneva: WHO

United Nations. 2011. Globally Harmonized System of Classification and Labelling of Chemicals(GHS), fourth edition. New York & Geneva United Nations Publications

Van Vliet E. 2011. Current standing and future prospects for the technologies proposed to transform toxicity testing in the 21st century. ALTEX, 28 (1): 17-44

Vattanasit U, Navasumrit P, Khadka MB, et al. 2014, Oxidative DNA damage and inflammatory responses in cultured human cells and in humans exposed to traffic-related particles. Int J Hyg Environ Health, 217(1): 23-33

Weldon BA, Shubin SP, Smith MN, et al. 2016. Urinary microRNAs as potential biomarkers of pesticide exposure. Toxicol Appl Pharmacol, http://dx.doi.org/10.1016/j.taap.2016.01.018

Wolf JB, 2013. Principles of transcriptome analysis and gene expression quantification: an RNA-seq tutorial. Molecular Ecology Resources, 13(4): 559-572

索　引

D

E

F

G

H

T

W

X

Y

Z